MARILYNN E. DOENGES
MARY FRANCES MOORHOUSE
ALICE C. GEISSLER-MURR
PRÉFACE DE MARIE-THÉRÈSE CÉLIS

3e édition

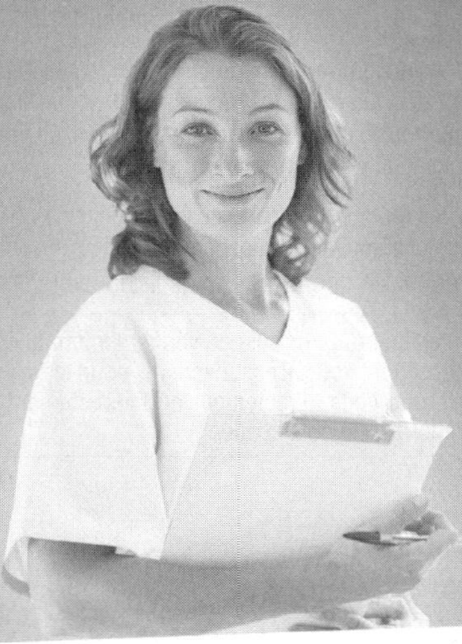

DIAGNOSTICS INFIRMIERS

INTERVENTIONS et JUSTIFICATIONS

de boeck

Authorized translation from the English langage work, entitled *Nurse's Pocket Guide – Diagnoses, Prioritized Interventions, and Rationales*, 12th edition, by Marilynn E. Doenges, Mary Frances Moorhouse and Alice C. Murr, published by The F.A. Davis Company, Philadelphia, Pennsylvania.

Cet ouvrage est une version française de la 12e édition de *Nurse's Pocket Guide – Diagnoses, Prioritized Interventions, and Rationales*, de Marilynn E. Doenges, Mary Frances Moorhouse and Alice C. Murr, publiée et vendue à travers le monde avec l'autorisation de F.A. Davis Company.

Dans cet ouvrage, les termes désignant les professionnels de la santé ont valeur de générique et s'appliquent aux personnes des deux sexes.
Le manuel est rédigé en conformité avec la nouvelle orthographe.

Dépôt légal – Bibliothèque et Archives nationales du Québec, 2012
Dépôt légal – Bibliothèque nationale du Canada, 2012

Diffusion pour l'Europe et l'Afrique.
Groupe De Boeck s.a.
Éditions De Boeck Université
rue des Minimes 39, B-1000 Bruxelles

3e édition

Imprimé au Canada

D. 2012/0074/087

ISBN DE BOECK : 978-2-8041-6554-3
ISBN ERPI : 978-2-7613-4011-3
1234567890 IG 15 14 13 12
13027 ABCD V07

PRÉFACE DE MARIE-THÉRÈSE CÉLIS-GERADIN[1]

Le tout nouveau *Diagnostics infirmiers – Interventions et justifications*, de M.E. Doenges, M.F. Moorhouse, A.C. Murr et D. Schmouth, est la traduction de la 12e édition anglaise. La précédente édition française, parue en 2007, a été substantiellement retravaillée. Les auteures et l'adaptatrice ont apporté des améliorations appréciables, notamment pour aider les infirmières dans la rédaction des plans de soins.

Le manuel inclut les derniers diagnostics infirmiers de NANDA International, traduits par l'AFEDI (Association francophone européenne des diagnostics, interventions et résultats infirmiers) et l'AQCSI (Association québécoise des classifications de soins infirmiers) en 2010. Chaque diagnostic infirmier fait l'objet d'un plan de soins qui se complète par une proposition de résultat et d'intervention tirés respectivement de la CRSI (NOC) et de la CISI (NIC), les dernières classifications de nos collègues de la University of Iowa. Les auteures suggèrent d'ailleurs la consultation de ces deux ouvrages[2].

Les interventions comprennent davantage de justifications, élément appréciable pour les infirmières qui doivent choisir des activités pertinentes en vue de concevoir et d'appliquer un projet de soins infirmiers, comme le précise le référentiel de compétences. Toutes ces propositions leur seront très utiles pour la réalisation d'un plan de soins *personnalisé,* qui sous-entend **la négociation avec la personne soignée**. En effet, il ne faut pas oublier le rôle que joue chaque infirmière dans l'exactitude du choix des diagnostics infirmiers et de leur utilisation clinique. Les infirmières *diagnosticiennes* utilisent le raisonnement diagnostique en collaboration avec la personne afin de cibler les meilleurs diagnostics et les interventions en fonction des résultats attendus par la personne.

---

1. Présidente de l'AFEDI (Association francophone européenne des diagnostics, interventions et résultats infirmiers. Maître-assistant à la HELHa (Haute École Louvain en Hainaut, Département de soins infirmiers, Tournai, Belgique).
2. La 5e édition de la CISI (NIC) a été traduite par l'AFEDI en 2010.

Les infirmières, qui visent **une pratique fondée sur les preuves ou sur des données probantes** (*evidence-based practice*), voient leur tâche compliquée en raison de la diversité et de la complexité de l'être humain. Elles doivent sans cesse travailler à augmenter le degré d'exactitude de leur interprétation afin d'améliorer la qualité des soins et d'éviter de causer un préjudice aux personnes soignées.

> La démarche diagnostique en soins infirmiers diffère de la démarche diagnostique médicale, en ce que, dans les situations où c'est possible, la personne ou les personnes qui sont la cible des soins infirmiers seront intimement associées comme partenaires des infirmières durant la collecte des données, le bilan et la démarche diagnostique. [...] Les expériences de problèmes de santé ainsi que les réponses à ceux-ci et aux processus de vie des gens ont des significations différentes pour chacun d'eux et ces significations sont identifiées avec l'aide des infirmières. Il est aussi établi que les infirmières ne peuvent pas donner la santé avec leurs diagnostics et interventions ; ce sont les gens eux-mêmes qui adoptent des comportements de santé dans ce sens. **Afin d'atteindre des changements dans les comportements qui affectent la santé, c'est ensemble que les personnes et les infirmières doivent identifier les diagnostics les plus exacts, capables de guider les soins infirmiers pour parvenir à des résultats de santé positifs**[3]. Les interventions infirmières relatives aux diagnostics des réponses humaines offrent des voies complémentaires, à côté des problèmes traités médicalement, pour que la santé des gens soit promue, protégée et restaurée[4].

En outre, la classification de NANDA-I de 2011 contient 24 diagnostics infirmiers de promotion de la santé dont le titre commence par **Motivation à...** Ces diagnostics impliquent la validation par la personne soignée, puisque la motivation mène à adopter des conduites favorables à la santé. L'approche est cohérente avec les préoccupations de santé publique actuelles concernant l'augmentation du nombre de personnes sédentaires et de jeunes en surpoids ainsi que des maladies chroniques. C'est la raison pour laquelle s'est développée également la pratique de l'**éducation du patient**, qui est centrée sur celui-ci et sur la façon dont il peut prendre en charge sa santé et devenir partenaire de soins. L'**éducation thérapeutique** s'est progressivement répandue depuis une vingtaine d'années. D'abord

---

3. C'est nous qui soulignons.
4. M. LUNNEY, « Collecte des données, jugement clinique et diagnostics infirmiers : comment déterminer le diagnostic exact ? », dans *Diagnostics infirmiers. Définitions et classifications 2009-2011*, NANDA International, traduction française par l'AFEDI et l'AQCSI, Paris, Elsevier Masson, 2010, p. 7.

intuitive et empirique, elle connait actuellement une réelle structuration qui se veut garante d'efficacité. Elle fait partie intégrante de la prise en charge des personnes.

L'éducation thérapeutique comprend des activités organisées doublées d'un soutien psychosocial, conçues pour rendre les personnes conscientes et les informer sur leur maladie, les soins, l'organisation et les procédures hospitalières, ainsi que sur les comportements liés à la santé et à la maladie. Les diagnostics infirmiers et les plans de soins seront utiles pour réaliser les **démarches éducatives** qui aident les individus (ainsi que leur famille) à comprendre leur maladie et leur traitement, à collaborer au projet, à assumer leurs responsabilités et à se prendre en charge dans le but de maintenir et d'améliorer leur qualité de vie.

V. Henderson insistait également sur le fait que l'infirmière aide la personne à trouver le problème qu'elle a plutôt que de décider de la nature du problème. Chacun est distinct, unique et complexe, et les individus peuvent ne pas réagir aux problèmes de santé et au processus de vie de la manière que les infirmières le prévoient. Pour obtenir des interprétations exactes, les infirmières doivent reconnaitre et **valider la signification des données récoltées avec la personne et la famille**. Une telle démarche requiert d'excellentes relations avec les personnes soignées combinées aux compétences techniques associées à l'anamnèse.

L'utilisation des modes fonctionnels de santé de M. Gordon pour la collecte des données présente un grand intérêt. Dans la dernière édition des diagnostics infirmiers de NANDA-I, M. Lunney recommande également cette anamnèse dans son article sur l'exactitude du diagnostic infirmier. Il est intéressant de souligner que cette approche s'applique dans les différents contextes de la pratique infirmière et qu'elle est centrée sur les comportements de la personne plutôt que sur les problèmes médicaux.

Rappelons que les diagnostics et les plans de soins sont pertinents pour tous types de pratique et dans différents domaines de spécialisation, et que leur usage est soumis aux différentes législations et aux formations des infirmières dans les différents pays. En effet, les pratiques des États-Unis et du Canada sont différentes de celles de l'Europe.

TABLE DES MATIÈRES

MODE D'EMPLOI DU GUIDE PRATIQUE

C'est aux États-Unis que la notion de diagnostic infirmier a pris son essor. La prise de position sociale adoptée en 1980 par l'American Nurses Association (ANA), la pratique infirmière consiste à diagnostiquer et à traiter les réactions de la personne aux problèmes de santé réels ou potentiels. Associée aux normes de compétence élaborées par l'ANA, cette définition a servi de tremplin à l'utilisation des diagnostics infirmiers. Une telle prise de position renforce la reconnaissance du rôle clé des soins infirmiers dans la survie des personnes, dans le maintien et le recouvrement de leur santé ainsi que dans la prévention de la maladie. Les changements apportés au système de santé au cours des dernières décennies ont fait ressortir la nécessité de bâtir un cadre commun de communication permettant d'assurer la continuité des soins aux personnes qui se déplacent d'un service à un autre dans le réseau de la santé. L'évaluation et la traçabilité des soins jouent un rôle crucial dans ce processus.

Diagnostics infirmiers, interventions et justifications, 6e édition, s'inscrit dans cette ligne de pensée. Ce guide pratique s'adresse à l'infirmière et à l'étudiante en soins infirmiers. Il a été conçu de manière à faciliter le repérage d'interventions associées aux diagnostics infirmiers approuvés par NANDA International (NANDA-I), anciennement l'Association nord-américaine du diagnostic infirmier. Ces interventions représentent un ensemble d'actions que l'infirmière peut mettre en œuvre auprès de la personne, de la famille et de la collectivité dans différents contextes de soins, tant en milieu hospitalier que dans les domaines de la santé communautaire ou des soins à domicile.

Dans ce guide, les diagnostics infirmiers sont présentés sous deux formes, soit par ordre alphabétique, au tout début du livre, et groupés par modes fonctionnels de santé, à la toute fin de l'ouvrage.

Au **chapitre 1**, nous décrivons brièvement la démarche de soins infirmiers.

Le **chapitre 2** comprend : un modèle d'instrument de collecte des données conçu à partir des modes fonctionnels de santé de

Gordon, dans différents contextes de soins, notamment en médecine et en chirurgie, en psychiatrie et en périnatalité (section 1) ; une description de la typologie des modes fonctionnels de santé de Gordon (section 2) ; un cas type illustrant l'application de l'instrument de collecte des données, un exemple de plan de soins et sa représentation graphique sous forme de carte mentale (section 3) ; différents systèmes d'inscription des notes au dossier (section 4).

Le **chapitre 3** est entièrement consacré aux **diagnostics infirmiers** – inscrits par ordre alphabétique[1] – adoptés par NANDA-I dans son édition de 2009-2011. Les diagnostics suivants ont été retirés et ne figurent plus dans cet ouvrage : Incontinence urinaire totale, Opérations de la pensée perturbées, Prise en charge efficace du programme thérapeutique, Prise en charge inefficace du programme thérapeutique par la collectivité, Recherche d'un meilleur niveau de santé, Syndrome du traumatisme de viol : réaction mixte et Syndrome du traumatisme de viol : réaction silencieuse. Ils pourront être soumis de nouveau à NANDA-I à la suite de travaux complémentaires.

Sous chaque entête de diagnostic infirmier apparaissent le domaine, la classe, le code de la Taxinomie II, les dates où le diagnostic a été proposé et révisé, de même que le mode fonctionnel de santé de Gordon. La Taxinomie II comprend 13 domaines, 47 classes, 201 diagnostics infirmiers et leurs codes respectifs. Nous renvoyons les étudiantes et les infirmières à l'appendice 1, qui présente la définition des domaines et des classes de la Taxinomie II, de même qu'un schéma les illustrant. Un encadré précisant les notions de domaine, de classe, de catégorie diagnostique et de code y figure également. Même si les infirmières utilisent surtout les diagnostics infirmiers dans leur pratique, la compréhension de la structure taxinomique leur permet de mieux en saisir la portée sur la recherche et l'informatisation des soins.

Pour chaque diagnostic infirmier, on trouvera, dans l'ordre, la définition, les facteurs favorisants ou les facteurs de risque, les caractéristiques, les résultats escomptés et les critères d'évaluation, les interventions et leurs justifications, l'information à consigner, ainsi que des exemples tirés de la *Classification des résultats de soins infirmiers* (CRSI [NOC]) et de la *Classification des interventions de soins infirmiers* (CISI [NIC]). Les définitions, les facteurs favorisants ou les facteurs de risque et les caractéristiques présentés sont conformes à ceux de NANDA-I. Les ajouts des auteures dans l'une ou l'autre de ces rubriques de même que dans le titre du diagnostic infirmier sont placés entre crochets.

---

1. Le classement suit l'ordre alphabétique, mais d'après le mot clé. Ainsi, le diagnostic Risque d'accident est classé sous « Accident ».

Dans cette nouvelle édition, afin de faciliter le processus diagnostique de l'infirmière, nous nous sommes efforcés de classer les **caractéristiques** par ordre d'importance. Pour ce faire, l'ouvrage de Marjory Gordon, *Manuel of Nursing Diagnosis* (Toronto, Jones & Bartlett, 2010), a servi de cadre de référence. En comparant les données subjectives et objectives recueillies auprès de la personne, de la famille ou de la collectivité aux caractéristiques des diagnostics infirmiers, l'infirmière peut confirmer ou infirmer ses hypothèses diagnostiques.

Nous proposons des **résultats escomptés (objectifs) et des critères d'évaluation** afin d'aider l'infirmière ou l'étudiante en soins infirmiers à formuler des objectifs s'appliquant à une situation particulière et à évaluer ses interventions. Le délai prévu pour l'atteinte de l'objectif doit être précisé dans l'énoncé.

Les **interventions** sont groupées selon les domaines de priorité de soins. Elles portent principalement sur les soins à l'adulte, mais des remarques sur différents groupes d'âge y figurent également. Les domaines de priorité de soins se rapportent surtout à l'évaluation des facteurs favorisants ou des facteurs de risque, à l'évaluation et à la résolution du problème ou à la prévention des facteurs de risque et à l'enseignement des mesures visant le mieux-être de la personne. Certaines interventions s'inscrivent dans une collaboration ou en interdépendance avec d'autres professionnels de la santé (médecins, diététiciens, physiothérapeutes, etc.). L'infirmière devra déterminer à quel moment une telle collaboration s'avère nécessaire et, le cas échéant, prendre les mesures qui s'imposent. En général, nous n'avons pas présenté systématiquement les interventions qui relèvent d'un domaine de spécialité (comme l'obstétrique). Par exemple, pour le diagnostic Douleur aigüe, nous recommandons à l'infirmière d'administrer des analgésiques selon l'ordonnance, mais nous ne donnons pas de consignes particulières à l'anesthésie péridurale. Des **justifications** d'ordre physiopathologique et psychosocial sont présentées en caractère noir à la suite de l'intervention.

La rubrique **Information à consigner** rappelle à l'infirmière qu'il est important de noter ses observations, ses interventions et les résultats à chaque étape de la démarche de soins.

Les **exemples** tirés de la *Classification des résultats de soins infirmiers* (CRSI [NOC]) et de la *Classification des interventions de soins infirmiers* (CISI [NIC]) sont indiqués à titre de référence. Ces classifications sont le fruit de travaux menés par plusieurs groupes de recherche depuis plus de 20 ans dans le cadre de l'Iowa Intervention Project (Bulechek, Butcher et Dochterman ; Moorhead, Johnson, Mass et Swanson). Nous suggérons aux lecteurs de consulter les divers ouvrages de Joanne C. McCloskey et de Marion Johnson pour obtenir plus de renseignements.

Le **chapitre 4** présente des exemples d'énoncés diagnostiques associés à plus de 430 situations se rapportant à des problèmes médicaux, à des interventions chirurgicales, à des épreuves diagnostiques ou à des évènements de la vie, dans différents domaines de spécialisation. Ils sont formulés en deux parties, soit le titre du diagnostic infirmier, puis les facteurs favorisants ou les facteurs de risque. Ces exemples permettent à l'infirmière d'enrichir son champ d'hypothèses en fonction d'une situation donnée. Comme la démarche de soins infirmiers est un processus continu et permanent, d'autres diagnostics peuvent s'appliquer selon l'état de la personne ou l'évolution de sa situation. Par conséquent, l'infirmière doit continuellement recueillir des données auprès de la personne pour confirmer ou infirmer ses hypothèses.

Nous encourageons les infirmières à utiliser les diagnostics infirmiers approuvés par NANDA-I dans la pratique clinique, la recherche, l'enseignement, l'administration ou l'informatisation des soins infirmiers. Des cliniciennes, des éducatrices et des chercheuses provenant de disciplines et d'institutions diverses sont engagées dans la formulation, l'expérimentation et l'affinement des diagnostics. Au fil de ce processus, les infirmières sont invitées à communiquer leurs réflexions et leurs idées à NANDA-I, en ligne, à l'adresse www.nanda.org, ou à l'adresse postale suivante : NANDA International, P.O. Box 157, Kaukauna, WI 54130-0157, USA.

LA DÉMARCHE DE SOINS INFIRMIERS

CHAPITRE 1

Les soins infirmiers, qui relèvent autant d'une science que d'un art, ont pour but de répondre aux besoins physiques, psychologiques, sociologiques, culturels et spirituels de la personne. Une science, car un vaste cadre théorique leur sert d'assise ; un art, car leur prestation se fonde sur les compétences cliniques et les aptitudes de chacune des infirmières.

Il y a plusieurs années, la profession infirmière a mis en avant un processus de résolution de problèmes en trois étapes (évaluation initiale, planification et évaluation finale) s'inspirant de la méthode scientifique, qui consiste à observer, à mesurer, à recueillir des données et à analyser des résultats. Cette approche, utilisée pour la première fois dans les années 1950, a été appelée *nursing process*. Shore (1988) décrit la démarche de soins infirmiers comme un processus qui « combine par la méthode scientifique les meilleurs aspects de l'art de la pratique infirmière avec les éléments les plus pertinents de la théorie des systèmes ». Cette démarche associe une approche interactive et interpersonnelle à un processus de résolution de problèmes et de prise de décisions (Peplau, 1952 ; King, 1971 ; Yura et Walsh, 1988).

La démarche de soins fait aujourd'hui partie intégrante des programmes d'études en soins infirmiers et du cadre juridique régissant l'exercice de la profession. Elle comporte cinq étapes, dont voici la description.

1. La collecte des données

La collecte de données est un processus dynamique comprenant trois activités de base : la collecte systématique des données, leur classement et leur consignation.

Les données subjectives sont des renseignements que la personne et les proches fournissent sur leur perception de la situation. Elles doivent être rapportées dans leurs mots. Dans certains cas, il peut être nécessaire de résumer l'information en s'assurant de préserver l'essence des propos. Il est important d'accepter la description que la personne fait de sa situation et des sentiments qu'elle éprouve, sans porter de jugement.

Les données objectives proviennent, quant à elles, de sources diverses, notamment de l'examen physique, des épreuves diagnostiques, des examens de laboratoire, des dossiers antérieurs et des entretiens avec d'autres professionnels de la santé.

L'infirmière construit ainsi le profil de la personne, qui fournit les données de base sur ses capacités fonctionnelles, son mode de vie, son stade de développement, sa condition socioéconomique, ses valeurs culturelles, ainsi que son état physique, psychologique, cognitif et spirituel. Elle peut employer différents instruments de collecte des données. Dans son édition de 2009-2011, NANDA-I présente un outil d'évaluation structuré à partir des modes fonctionnels de santé de Gordon. Le modèle d'instrument de collecte des données présenté au chapitre 2 (section 1) en constitue un exemple. Il s'agit ici de l'évaluation initiale, réalisée au moment du premier contact avec la personne. On fait ensuite de nouvelles évaluations pour répondre aux besoins changeants de l'individu (évaluations subséquentes).

2. L'analyse et l'interprétation des données : la formulation des diagnostics infirmiers

À l'étape de l'analyse des données, l'infirmière observe les réactions de la personne, de la famille ou de la collectivité. Elle utilise le raisonnement diagnostique pour tirer des conclusions quant à la signification des données recueillies. Il s'agit alors pour elle de regrouper les indices et d'émettre des hypothèses diagnostiques qu'elle confirmera ou infirmera en se référant à la définition, aux caractéristiques, aux facteurs favorisants ou aux facteurs de risque des diagnostics infirmiers de NANDA-I. Le groupement des diagnostics infirmiers par mode fonctionnel de santé (voir à la toute fin du livre) facilite ce processus.

La formulation de l'énoncé varie selon le type de diagnostic.

- Pour un **diagnostic actuel**, trois composantes sont présentes dans l'énoncé, soit le titre, les facteurs favorisants et les données se rapportant aux caractéristiques
- Pour un **diagnostic de risque**, il n'y a ni signe ni symptôme ; seuls le titre et les facteurs de risque constituent l'énoncé.

- Pour un **diagnostic de promotion de la santé ou de bienêtre**, il n'y a pas de facteur favorisant ; la motivation de la personne, de la famille ou de la collectivité est appuyée par les caractéristiques.

Rappelons que « le diagnostic infirmier est un jugement clinique sur les réactions d'une personne, d'une famille ou d'une collectivité aux problèmes de santé présents ou potentiels ou aux processus de vie. Il sert de base au choix des interventions de soins visant l'atteinte des résultats dont l'infirmière est responsable. » (Définition approuvée à la 9e conférence biennale de NANDA, 1990.)

3. La planification des soins

Au stade de la planification des soins, l'infirmière établit les priorités, détermine les résultats escomptés et choisit les interventions, ce qui mène à la rédaction du plan de soins. Dans la mesure du possible, la personne et les proches doivent participer à toutes les étapes de sa réalisation.

L'établissement des **priorités** est une tâche complexe qui permet à l'infirmière de préciser les **résultats escomptés** en fonction des besoins de la personne et de son état de santé. Ces résultats représentent les objectifs que la personne souhaite atteindre. Ils servent aussi de **critères d'évaluation** pour déterminer si le problème a été résolu ou le besoin pris en charge, et s'il convient de modifier le plan de soins. Les objectifs doivent être concis, réalistes et mesurables, par exemple : « La personne comprendra le lien entre la maladie chronique (diabète sucré) et les changements circulatoires d'ici deux jours. » ou « La personne effectuera correctement l'autosurveillance de son taux de glycémie d'ici 48 heures. »

Ensuite, l'infirmière circonscrit les **interventions** grâce auxquelles on pourra atteindre les résultats escomptés. Elle doit posséder une solide base de connaissances, car les interventions doivent répondre aux besoins particuliers de chaque personne. Leur choix dépend de l'âge de la personne, de sa situation et de ses forces. Il peut s'agir d'interventions autonomes, d'interventions de collaboration ou d'interventions d'interdépendance. Les interventions doivent être datées et signées.

Le **plan de soins** fournit les données nécessaires en matière d'imputabilité et d'assurance de la qualité ; il fait partie intégrante du dossier de la personne. Il peut être écrit à la main sur un formulaire normalisé ou informatisé. La façon de le rédiger est régie par la politique de l'établissement, mais nous suggérons quelques critères pour sa mise en application.

- Le plan de soins se fonde sur les normes de la pratique, sur les connaissances scientifiques et sur les politiques de l'établissement.
- Il ne met pas en péril la sécurité de la personne.
- Les énoncés diagnostiques s'appuient sur les données recueillies auprès de la personne et de ses proches.
- Les objectifs sont mesurables, observables et atteignables.
- Les interventions sont consignées dans un ordre logique et elles favorisent l'atteinte des résultats escomptés.
- Le plan propose des soins individualisés ; on y met en évidence les préoccupations de la personne et de ses proches, ainsi que leurs attentes, leurs capacités physiques et psychosociales et leurs valeurs culturelles.

L'infirmière peut utiliser les classifications d'interventions (CISI) et de résultats (CRSI) pour élaborer le plan de soins. Ces classifications sont des outils d'amélioration de la qualité des soins.

4. La mise en application du plan de soins

À l'étape de la mise en application du plan de soins, l'infirmière réalise les interventions planifiées. En s'appuyant sur ses connaissances et son expérience, elle adapte ses interventions aux besoins changeants de la personne. Le cas échéant, elle doit considérer les questions éthiques et juridiques, et respecter les décisions de la personne quant au choix des traitements et des interventions. Il lui faut s'assurer que les interventions qu'elle met en œuvre sont : (1) compatibles avec le plan de soins ; (2) réalisées de manière adéquate et sécuritaire ; (3) évaluées quant à leur efficacité ; (4) documentées en temps opportun.

5. L'évaluation

L'évaluation consiste dans l'appréciation des progrès réalisés par la personne vers l'atteinte des résultats escomptés. L'infirmière doit considérer les réactions de la personne à l'intervention et mesurer l'efficacité de cette dernière. Elle verra à modifier le plan de soins au besoin.

L'évaluation est un processus continu visant à déterminer : (1) si les interventions sont appropriées ; (2) si elles doivent être modifiées ; (3) si de nouveaux besoins se manifestent ; (4) s'il est nécessaire de consulter d'autres professionnels de la santé ; (5) s'il est indiqué de revoir les priorités pour répondre aux besoins de la personne.

La comparaison des résultats et l'efficacité des interventions constituent le fondement de recherches visant à valider la démarche de soins infirmiers et à soutenir une pratique axée sur des résultats probants. Il est également nécessaire de faire appel à une évaluation externe pour améliorer les normes de la pratique infirmière et pour établir les protocoles, les politiques et les règlements qui régiront la prestation de soins infirmiers dans une situation particulière ou un milieu de soins donné.

Bien que les étapes de la démarche de soins infirmiers soient présentées ici comme des activités séparées et distinctes, elles sont en interaction constante et forment une boucle ininterrompue de réflexions et d'actions.

Pour appliquer efficacement la démarche de soins, l'infirmière doit posséder un bagage de connaissances en soins infirmiers, mais aussi dans les disciplines connexes (médecine, psychologie, etc.). Les habiletés de communication (empathie, etc.), les capacités cognitives et psychomotrices, de même que la créativité et l'intuition, sont également essentielles pour la mise en pratique des connaissances théoriques. L'infirmière doit faire preuve de souplesse pour être en mesure de s'adapter aux changements et aux évènements imprévisibles qui caractérisent sa pratique quotidienne.

La prise de décision étant d'une importance cruciale à chaque étape de la démarche, l'infirmière doit s'appuyer sur certains principes, dont voici les plus importants.

- La personne est un être humain qui a sa valeur et sa dignité. Ces qualités lui donnent le droit de participer aux décisions relatives à ses soins et à leur prestation.
- Chez l'être humain, certains besoins fondamentaux doivent être satisfaits. S'ils ne le sont pas, la personne requerra l'intervention d'autrui jusqu'à ce qu'elle puisse se reprendre en main. Les professionnels de la santé doivent donc prévoir et mettre en œuvre des actions visant à sauver la vie d'autrui ou à favoriser son rétablissement et son autonomie.
- La personne a droit à une bonne qualité de vie et à des soins infirmiers prodigués avec respect, compassion et compétence, axés sur la promotion de la santé et la prévention de la maladie.
- La relation thérapeutique que l'infirmière établit avec la personne constitue un aspect important de la démarche de soins. L'infirmière doit créer un climat de confiance amenant la personne à exprimer ouvertement ses sentiments et ses attentes.

Notre compréhension de ce que l'infirmière est et de ce qu'elle fait continue d'évoluer. Les infirmières ont lutté pendant des années pour obtenir une reconnaissance professionnelle en définissant leur travail à partir de paramètres de soins infirmiers.

Pour obtenir cette reconnaissance, elles se sont regroupées à l'échelle nationale et internationale et ont mené des recherches pour déterminer les problèmes qui relèvent de leur compétence et pour en faire l'énoncé (diagnostic infirmier). L'American Nurses Association (ANA), par ses prises de position sociales (1980 et 1995) et par l'élaboration de critères de compétence (1973 et 1991), a encouragé et soutenu l'emploi des diagnostics infirmiers dans la pratique.

Même si elle n'est pas encore complète, la liste des diagnostics de NANDA-I fournit aux infirmières les renseignements dont elles ont besoin pour porter un jugement professionnel. Elles peuvent se familiariser avec cette terminologie et en dégager les forces et les faiblesses, de façon à être en mesure de contribuer à la recherche et à l'avancement dans ce domaine. Il est possible de faire appel à ces diagnostics à l'intérieur des cadres conceptuels existants, car ils s'inscrivent dans une approche universelle qui s'adapte bien à tous les modèles de soins infirmiers.

Les diagnostics de NANDA-I modifient en profondeur la pratique infirmière. Alors qu'elle reposait auparavant sur des variables telles que les signes, les symptômes, les examens et les diagnostics médicaux, elle se fonde aujourd'hui sur l'analyse des réactions de la personne, formulées en termes de diagnostics infirmiers. Ceux-ci constituent l'élément clé qui oriente l'acte professionnel. En effet, c'est à partir de ces diagnostics que l'infirmière pourra nommer et résoudre des problèmes définis et donner un sens à sa pratique. La précision du diagnostic infirmier constituera ainsi un standard se traduisant par une amélioration de la prestation des soins.

Les terminologies normalisées (comme celle des diagnostics de NANDA-I), de même que les classifications d'interventions (CISI) et de résultats en soins infirmiers (CRSI), contribuent à l'avancement de la pratique infirmière. En voici les avantages.

- Elles assurent une meilleure communication entre les infirmières, les équipes de soins, les unités de soins, les divers professionnels de la santé et les établissements de santé.
- Elles offrent un point d'appui aux cliniciennes, aux enseignantes et aux chercheuses qui tentent de recueillir des données sur la démarche de soins, d'en analyser les composantes et de l'améliorer.

La démarche de soins constitue l'essence même des soins infirmiers, et l'utilisation d'un langage normalisé permet de structurer le savoir infirmier au profit de la personne, de la famille et de la collectivité.

DE LA THÉORIE À LA PRATIQUE

CHAPITRE 2

C'est en établissant le profil de chaque personne à partir de la collecte des données que l'infirmière peut en reconnaitre les besoins, les réactions et les problèmes. Afin de faciliter la collecte, l'analyse et l'interprétation des données dans le cadre de la démarche de soins, nous présentons un modèle d'instrument d'évaluation servant à recueillir l'information nécessaire à la validation des diagnostics infirmiers (voir la section 1). Ce modèle a été conçu dans une perspective de soins infirmiers plutôt que dans le cadre médical classique d'examen des systèmes et des appareils. Ainsi, l'infirmière oriente son jugement vers les diagnostics infirmiers plutôt que vers les diagnostics médicaux.

Pour mettre en évidence cette perspective, nous présentons à la section 2 la typologie des modes fonctionnels de santé de Gordon. Cette typologie, qui comporte 11 modes, est partie intégrante d'une approche holistique applicable dans différents champs d'exercice, quels que soient l'âge et l'état de santé de la personne. Elle fournit une structure d'évaluation uniformisée qui peut être utilisée avec différents modèles en soins infirmiers (par exemple ceux de Henderson, d'Orem et de Roy). La collecte des données est alors axée sur la reconnaissance de modes de santé fonctionnels (santé, bienêtre, forces de la personne) et de modes de santé dysfonctionnels (problèmes actuels ou potentiels). Dans ce contexte, les renseignements recueillis doivent être comparés aux données de base de la personne, aux normes propres à son groupe d'âge de même qu'aux normes culturelles et sociales.

Le groupement des diagnostics infirmiers que propose Gordon (voir à la toute fin du manuel) renferme un ensemble d'hypothèses que l'infirmière peut confirmer ou infirmer en comparant les données recueillies aux caractéristiques, aux facteurs favorisants ou aux facteurs de risque. Les modes de santé (fonctionnels ou dysfonctionnels) étant basés sur des séquences de comportements caractéristiques de la personne plutôt que sur des systèmes et des appareils particuliers, on doit les évaluer et les analyser en tenant compte de leurs interrelations. Pour cette raison, nous incitons l'infirmière à garder l'esprit ouvert, à explorer toutes les pistes et à recueillir toutes les données avant de choisir le diagnostic qui traduit le mieux la situation de la personne.

Les résultats escomptés (objectifs) orientent le choix des interventions et l'évaluation de la réaction de la personne. Les interventions incluent les actions de l'infirmière, celles de la personne et celles des proches. Elles doivent aider la personne non seulement à atteindre un certain équilibre physiologique, mais aussi à promouvoir sa santé et à devenir plus autonome. Pour cela, la personne doit participer à ses soins et, notamment, prendre part aux décisions concernant les soins et les résultats escomptés.

À partir d'un cas type, la section 3 montre une application de l'instrument de collecte des données et la planification des soins qui s'ensuit. Le plan de soins comprend les énoncés diagnostiques, les résultats escomptés et leurs indicateurs (CRSI), de même que les interventions (CISI) et les justifications. Nous proposons aussi de représenter le plan de soins d'une personne au moyen d'une carte mentale. La carte mentale permet de visualiser les interrelations entre les données d'évaluation, les diagnostics infirmiers, les résultats escomptés et les interventions. Elle retient les éléments les plus intéressants du plan de soins traditionnel (résolution de problèmes et catégorisation), mais l'aspect linéaire ou en colonnes est remplacé par un schéma qui fait appel à l'ensemble du cerveau. Cette représentation réunit l'hémisphère gauche, auquel est associée la résolution de problèmes linéaire, et l'hémisphère droit, dont relève la pensée libre, intégrée et créative. Le recours à la carte mentale dans l'élaboration du plan de soins permet à l'infirmière de considérer la situation de la personne d'un point de vue holistique. Cette démarche créative renforce le jugement critique et facilite le processus de planification des soins.

Enfin, pour parfaire l'apprentissage, nous avons inclus dans la section 4 des exemples d'inscription de renseignements au dossier. Le plan de soins fait état de la planification effectuée et il sert également de cadre ou de guide pour l'enregistrement des soins prodigués. L'infirmière responsable de la personne doit en analyser périodiquement les progrès, évaluer l'efficacité du plan et consigner les renseignements au dossier. En rédigeant des notes structurées, elle aide les intervenants qui consultent le dossier à se former une idée nette et précise de l'évolution de la situation de la personne et à porter un jugement éclairé sur le suivi à faire. La meilleure façon de rédiger des notes claires et structurées consiste à les présenter sous forme d'énoncés descriptifs ou d'observations. Les notes sur les comportements de la personne et ses réactions au traitement fournissent à l'équipe interdisciplinaire de précieux renseignements grâce auxquels chacun pourra déterminer si l'une ou l'autre des interventions en cours doit être interrompue ou modifiée afin d'atteindre les résultats escomptés.

Les notes sur l'évolution de la situation, de même que les observations de l'infirmière, font partie intégrante du dossier et doivent inclure tous les évènements importants du quotidien de la personne. Elles reflètent la façon dont on applique le plan de soins et constituent une preuve que les mesures et les précautions appropriées ont été prises. Aussi bien les interventions exécutées que les progrès accomplis vers l'atteinte des résultats escomptés doivent y figurer. L'infirmière rédigera ses notes de façon claire et objective, inscrira la date et l'heure précises de chaque intervention et signera le tout.

Lorsqu'elle utilise un système de notes efficace, l'infirmière favorise l'individualisation des soins. En effet, si elle a une idée précise de l'évolution de la personne, il lui est plus facile d'assurer la continuité des soins et de vérifier la progression vers l'atteinte des résultats.

SECTION 1

MODÈLES D'INSTRUMENT DE COLLECTE DES DONNÉES NÉCESSAIRES À LA VALIDATION DES DIAGNOSTICS INFIRMIERS

Nous présentons ici un instrument de collecte des données suivant les modes fonctionnels de santé de Gordon. Les modes peuvent être classés par ordre de priorité selon la situation de la personne ou selon les besoins particuliers de l'utilisateur. Le modèle permet de recueillir les renseignements de façon structurée, en vue d'obtenir une évaluation globale de l'état de santé de la personne. Ainsi, l'infirmière évalue et analyse les modes fonctionnels de santé en tenant compte de leurs interrelations. Certains modes sont explorés de façon plus approfondie selon la situation de la personne, et les hypothèses diagnostiques émises guident alors l'infirmière vers la recherche d'indices additionnels. La rubrique « Autres » facilite l'inscription de données complémentaires. Au besoin, l'infirmière peut placer à côté d'une rubrique des mentions telles que « à préciser ultérieurement » ou « ne s'applique pas ».

Comme le souligne NANDA-I, les données doivent être enregistrées sous forme d'indices et non d'inférences, ces dernières étant des interprétations que la personne fait à partir d'indices. Il faut donc éviter d'introduire des diagnostics infirmiers dans la collecte des données (ex. : Anxiété), à moins qu'ils aient été formulés explicitement par la personne.

Ce modèle d'instrument de collecte des données peut être adapté de façon à répondre aux besoins de groupes particuliers. À la fin de cette section se trouvent des extraits du modèle utilisé dans des contextes de soins psychiatriques et de soins obstétricaux.

MODÈLE D'INSTRUMENT DE COLLECTE DE DONNÉES CHEZ L'ADULTE DANS UN CONTEXTE DE SOINS EN MÉDECINE ET EN CHIRURGIE

Renseignements généraux

Nom: ____________________

Âge: ____________ Date de naissance: ____________

Sexe: ____________ Groupe ethnique: ____________

Date d'admission: ____________ Heure: ____________

Provenance: ____________________

Diagnostic à l'admission: ____________________

Antécédents médicaux: ____________________

Source des renseignements: ____________________

Fiabilité (de 1 à 4, 4 représentant la plus élevée): ____________

Proches (conjoint, membres de la famille, amis): ____________

____

Perception et prise en charge de la santé

DONNÉES SUBJECTIVES

Description de l'état de santé: ____________________

____

Actions entreprises pour le maintien et le recouvrement de la santé:

____

Croyances et valeurs en matière de santé (reliées aux pratiques religieuses ou culturelles): ____________________

____

Origine ethnique: ____________ Habitudes, mode de vie: ____________

____

Utilisation de mesures de sécurité (ceinture, casque, etc.): ____________

Participation à des programmes de dépistage: ____________

Connaissance des pratiques d'autoexamen (seins, tension artérielle, etc.):

____

Description du problème actuel: ____________________

____

Motif de l'hospitalisation: ____________________

Antécédents médicaux:

Accidents: ____________ Chirurgies: ____________

Fractures, luxations: ____________ Maux de dos: ____________

Infections transmissibles sexuellement (date, type, comportements à risque): ____________________

____

Altérations du système immunitaire: ____________ Arthrite: ________

Convulsions: ________________ Moyens de prévention: ________

Allergies: ____

Réactions: ____

Transfusions sanguines: Dates: ______________________________

Réactions: ____

Autres: ____

Médicaments prescrits:

Nom, dosage, fréquence: ____________________________________

____

Prise régulière: ____________ But: ________________________

Effets secondaires, problèmes: _______________________________

Médicaments en vente libre: _________________________________

Drogues: ___________ Tabac: _____ Chique: ________________

Alcool: ________________ Quantité, fréquence: _______________

Herbes médicinales: _______________________________________

Facteurs de risque liés à l'environnement:

Exposition à des maladies infectieuses (voyages, etc.): __________

Lieu de résidence, pays visités: ______________________________

Exposition à des vapeurs toxiques: ____________________________

Autres: ____

Facteurs de risque familiaux (préciser le lien de parenté):

Diabète: ______________ Tuberculose: ______________________

Trouble thyroïdien (préciser): _________________________________

Cardiopathie: ___________ Hypertension: ____________________

Épilepsie: _____________ Néphropathie: _____________________

Cancer: _______________ Accident vasculaire cérébral: ________

Problème de santé mentale: ____________________________________

Autres: ____

Gestion des problèmes de santé (médication, traitements, etc.):

____

Persistance ou aggravation du problème: _______________________

Attentes à l'égard du personnel soignant: ______________________

Autres: ____

DONNÉES OBJECTIVES

Réactions physiologiques observées: ____________________________

Résultats des examens de laboratoire (cultures, FS, etc.): __________

____

Autres: ____

Nutrition et métabolisme

DONNÉES SUBJECTIVES

Type de régime alimentaire: ____________________

Nombre de repas et de collations par jour: ____________________

Habitudes alimentaires aux 3 repas: ____________________

Apport en calories, en glucides, en protéines, en lipides (g/j): ____________________

____

Dernier repas (ration): ____________________

Apport liquidien quotidien: ____________________

Suppléments vitaminiques ou alimentaires: ____________________

Préférences alimentaires: ____________________

Interdictions alimentaires: ____________________

Appétit: __________ Goût: __________ Odeur: __________

Nausées, vomissements: __________ Malaises gastriques: __________

Allergies, intolérances alimentaires: ____________________

Problèmes de mastication ou de déglutition: ____________________

Prothèse dentaire: ____________________

Poids habituel: __________ Changements pondéraux: __________

Satisfaction relative au poids: ____________________

Problèmes cutanés (lésions, sècheresse, retard de la cicatrisation, etc.):

____

Antécédents de problèmes nutritionnels et métaboliques: __________

____

Autres: ____________________

DONNÉES OBJECTIVES

Poids: __________ Taille: __________

Configuration morphologique: __________ % de graisse corporelle: __________

Turgescence de la peau: ____________________

Température: __________ Coloration: __________

État des muqueuses: ____________________

État des dents et des gencives: __________ Haleine: __________

Apparence de la langue: ____________________

Fonction de déglutition: ____________________

État des ongles et des cheveux: ____________________

Température corporelle: __________ Diaphorèse: __________

Œdème:

Généralisé: __________ Déclive: __________

Palpébral: __________ Ascite: __________

Gonflement de la veine jugulaire: ____________________

Temps de remplissage capillaire: ____________________

Résultats des analyses de laboratoire (glycémie, Hb-Ht, électrolytes, etc.): ______

Intégrité de la peau (inscrire le siège sur le schéma qui suit): ______

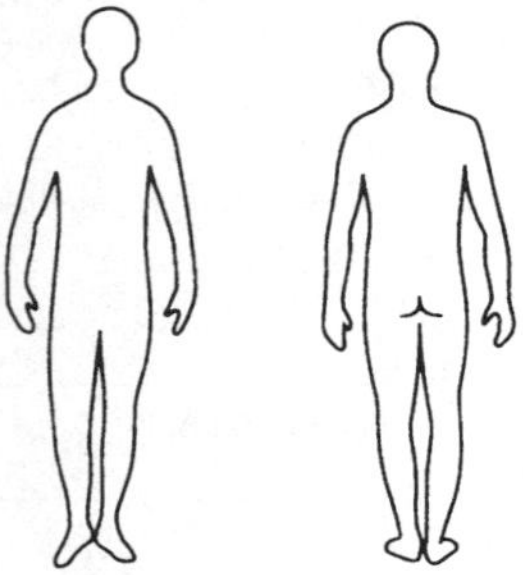

Cicatrices: ______ Éruptions: ______

Lacérations: ______ Ulcérations: ______

Ecchymoses: ______ Ampoules: ______

Brulures (degré et %): ______

Écoulement: ______

Force générale: ______ Tonus musculaire: ______

Autres: ______

Élimination

DONNÉES SUBJECTIVES

Mode habituel d'élimination intestinale:

Fréquence des selles: ______ Dernière selle: ______

Caractéristiques des selles (consistance, couleur): ______

Malaises: ______ Perte de contrôle: ______

Changement du mode habituel d'élimination intestinale: ______

Usage de laxatifs: ______

Antécédents de problème intestinal (saignements,hémorroïdes, constipation, diarrhée, etc.): ______

Mode habituel d'élimination vésicale:

Fréquence des mictions: ______ Quantité: ______

Caractéristiques des urines (couleur, odeur): ______

Douleur, brulure à la miction: ______

Perte de contrôle: ______ Difficulté à vider la vessie: ______

Changement du mode habituel d'élimination vésicale: ______

Usage de diurétiques: ______

Antécédents de problème rénal ou vésical: ______

Autonomie en lien avec l'élimination: ______

Transpiration, odeur: ______________________

Autres: ______________________

DONNÉES OBJECTIVES

Abdomen:

Sensibilité: __________ Emplacement de la douleur: __________

Abdomen mou ou ferme: __________ Masse palpable: __________

Profil et circonférence de l'abdomen: __________

Bruits intestinaux: __________ Siège: __________ Type: __________

Hémorroïdes: ______ Présence de sang occulte dans les selles: ______

Vessie palpable: __________ Tonus du sphincter anal: __________

Aides techniques (culottes d'incontinence, sonde à demeure, etc.):

____

Appareil de stomie: ______________________

Résultats des analyses (culture et antibiogramme des urines, Chemstix, etc.): ______________________

Autres: ______________________

Activité et exercice

DONNÉES SUBJECTIVES

Profession, métier: __________ Qualité de l'énergie: __________

Activités physiques: Type: __________ Fréquence: __________

Durée: __________ Intensité: __________

Loisirs: Seul: __________ En groupe: __________

Degré de satisfaction lié aux activités: __________

Activités de la vie quotidienne: Échelle d'évaluation de l'autonomie fonctionnelle

0 – Est complètement autonome.
1 – Doit utiliser des aides techniques.
2 – A besoin d'aide, de surveillance ou d'enseignement.
3 – A besoin du soutien de quelqu'un et d'aides techniques.
4 – Est dépendant, ne participe pas.

Se déplacer: ______________________

Préparer les repas: ______________________

Se nourrir: ______________________

Se laver: __________ Se vêtir, soigner son apparence: __________

Utiliser les toilettes: ______________________

Entretenir le domicile: __________ Faire les courses: __________

Aides techniques: Béquilles: __________ Chaise d'aisances: __________

Déambulateur: __________ Canne: __________

Attelle ou orthèse: __________ Prothèse: __________

Fauteuil roulant: __________ Autres: __________

Routine des soins personnels: ______________________

Antécédents:

Problèmes neurologiques (traumatisme crânien, AVC, traumatisme médullaire, etc.): ______

Problèmes cardiovasculaires (hypertension, angine, insuffisance veineuse ou artérielle, etc.): ______

Problèmes respiratoires (asthme, emphysème, pneumonie à répétition, etc.): ______

Problèmes musculosquelettiques (blessures, arthrite, ostéoporose, tendinite, etc.): ______

Symptômes affectant l'activité (toux, dyspnée, palpitations, engourdissement des membres, etc.): ______

Traitements affectant l'activité:

Emploi d'un ventilateur: ______ Oxygénothérapie: ______

Autres: ______

______

DONNÉES OBJECTIVES

Réactions observables à l'activité: Pouls: ______

Respiration: ______ Pression artérielle: ______

Oxymétrie pulsée (saturation en oxygène): ______

Évaluation neuromusculaire: Masse musculaire: ______

Tonus musculaire: ______ Posture: ______

Tremblements: ______ Vertiges: ______

Amplitude des mouvements: ______ Force: ______

Démarche: ______ Équilibre: ______

Coordination: ______ Difformités: ______

Évaluation de la fonction cardiovasculaire

Pression artérielle:

Droite: Couché: ______ Assis: ______ Debout: ______

Gauche: Couché: ______ Assis: ______ Debout: ______

Pression différentielle: ______ Trou auscultatoire: ______

Pouls (palpation):

Carotidien: ______ Temporal: ______

Jugulaire: ______ Radial: ______

Fémoral: ______ Poplité: ______

Pédieux: ______ Tibial postérieur: ______

Frémissement palpatoire: ______ Choc en dôme: ______

Bruits du cœur: Fréquence: ______ Rythme: ______ Qualité: ______

Souffles: ______ Frottement pleural: ______

Bruits vasculaires (préciser): ______

Coloration: Lits unguéaux: ______ Lèvres: ______

Muqueuse buccale: ______ Langue: ______

Conjonctive: ______ Sclérotique: ______

Évaluation de la fonction respiratoire

Respiration : Rythme : ______ Amplitude : ______ Symétrie : ________

Utilisation des muscles accessoires : ____________________

Battement des ailes du nez : ____________________

Bruits respiratoires normaux : ____________________

Bruits respiratoires adventices : ___________ Bruits vocaux : _________

Expectorations (caractéristiques) : ____________________

État de conscience : ____________________

Pupilles : Diamètre : G : ______________ D : ______________

Réflexe photomoteur : G : ______________ D : ______________

Apparence générale : ____________________

Tenue vestimentaire : ____________________

Autres : ____________________

____

____

Sommeil et repos

DONNÉES SUBJECTIVES

Habitudes de sommeil :

Nombre d'heures/nuit : ____________ Heure du coucher : __________

Heure d'endormissement : ________ Heure du réveil : __________

Réveils fréquents : ____________ Réveil précoce : __________

Cauchemars : ____________________

Rituels au coucher : ____________________

Aides au sommeil (médicaments, relaxation) : ____________________

Sensation de repos au réveil : ____________________

Siestes : _______ Programme de repos et de relaxation : __________

Antécédents de problèmes physiques ou psychologiques en lien avec le sommeil et le repos : ____________________

Facteurs aggravant les problèmes de sommeil (douleur, aide respiratoire, etc.) : ____________________

Autres : ____________________

____

DONNÉES OBJECTIVES

Degré d'attention, capacité de se concentrer : ____________________

Autres : ____________________

Cognition et perception

DONNÉES SUBJECTIVES

Langue d'usage : ______________ Langue seconde : ______________

Degré de scolarité : ____________________

Difficultés d'apprentissage: ____________________

Antécédents de problèmes neurologiques (AVC, traumatisme cérébral, tumeur cérébrale, etc.): ____________________

Séquelles: ____________________

Problème de santé mentale: ____________________

Odorat: Perte: __________ Changement: __________

Gout: Perte __________ Changement: __________

Vision:

Baisse de l'acuité visuelle: ______ Changements récents: ______

Dernier examen: __________ Verres correcteurs: ______

Lentilles cornéennes: ______ Glaucome: ______

Cataractes: ____________________

Audition:

Baisse de l'acuité auditive: ______ Changements récents: ______

Dernier examen: __________ Prothèses auditives: ______

Douleur: ____________________

Siège: ____________________

Intensité (de 1 à 10, 10 représentant le plus intense): ______

Fréquence: __________ Caractéristiques: ______

Irradiation douloureuse: ______ Durée: ______

Facteurs déclenchants et aggravants: ____________________

Méthodes de soulagement: ____________________

Symptômes associés: ____________________

Effets sur les activités: ____________________

sur les rapports interpersonnels: ____________________

Autres: ____________________

____

DONNÉES OBJECTIVES

Douleur: Comportement de protection de la région atteinte:

Posture: __________ Gestes: __________

Expression du visage: ____________________

État mental (noter la durée du changement):

Orientation: Temps: ______ Lieu: ______ Personnes: ______

Idées délirantes: ____________________

Hallucinations: __________ Illusions: __________

Langage: Élocution: __________ Capacité de lire: __________

Capacité d'écrire: __________ Capacité de comprendre: ______

Mémoire: Récente: __________ Lointaine: __________

Capacité de prendre une décision: ____________________

Capacité de planifier une activité: ____________________

Autres: ____________________

____

Perception de soi et concept de soi

DONNÉES SUBJECTIVES

Identité personnelle (description de soi et de ses forces sur les plans physique, cognitif ou émotionnel) : ______________________________

____

Image corporelle (remarques concernant son corps, ce qui est aimé ou non) : ______________________________

____

Estime de soi (perception de sa valeur) : ______________________________

____

Situations qui génèrent habituellement :

Colère : ______________________________

Anxiété : ______________________________

Humeur dépressive : ______________________________

Sentiment de perte de contrôle : ______________________________

Moyens habituellement pris pour maitriser ces réactions : __________

____

Impact de la situation actuelle (maladie, accident, changement de rôle, etc.) sur l'image corporelle et l'estime de soi : ______________________________

____

Limites résultant de la situation actuelle : ______________________________

____

Sentiments éprouvés devant la situation actuelle (impuissance, désespoir, etc.) : ______________________________

Expression d'idées de violence (envers soi) : ______________________________

Autres : ______________________________

____

DONNÉES OBJECTIVES

Description du langage corporel : Posture : ______________________________

Mouvements : ______________ Contact visuel : ______________

Débit verbal : ______________ Intonation : ______________

Réactions physiologiques observées : ______________________________

Modification du flux énergétique : Température : ______________

Couleur : ______________ Répartition : ______________

Mouvement : ______________ Sons : ______________

Autres : ______________________________

____

Relation et rôle

DONNÉES SUBJECTIVES

Situation professionnelle: Métier, profession: ____________________

Salarié: ____________________ Sans emploi: ____________________

Invalidité temporaire: ____________ Invalidité permanente: ____________

Ressources pécuniaires (suffisantes pour satisfaire les besoins): ________

Structure familiale (utilisation d'un génogramme):

Famille nucléaire: ____________ Famille élargie: ____________

Famille monoparentale: ________ Famille recomposée: ____________

Nombre d'enfants et leur âge: ____________________

Dynamique familiale:

Prise de décisions: ____________ Modes de communication: ________

____

Façon habituelle de faire face aux difficultés: ____________________

____

Réseau de soutien: Conjoint: ____________ Amis et voisins: ____________

Membres de la famille partageant le même domicile: ____________

Membres de la famille résidant ailleurs: ________ Aucun: ________

Perception des rôles: Au sein de la famille: ____________________

Au travail: ____________ Au sein du groupe d'amis: ____________

Responsabilités liées aux rôles dans la vie courante: ____________

____

Façon de gérer la responsabilité d'une personne à charge: ____________

____

Degré de satisfaction dans l'exercice des différents rôles: ____________

____

Impact de la perte sur l'exercice des rôles: ____________________

Perception des relations: Au sein de la famille: ____________________

Au travail: ____________________

Au sein du groupe d'amis: ____________________

Réactions ou inquiétudes de la famille relativement à la maladie
ou à l'hospitalisation: ____________________

Problèmes familiaux ou sociaux liés à la maladie: ____________________

____

Façon de faire face aux problèmes familiaux ou sociaux: ____________

____

Rapports sociaux: Qualité: ____________________

Fréquence (ailleurs qu'au travail): ____________________

Établissement de relations significatives: ____________________

Sentiment de faire partie de son milieu ou d'être isolé: ____________

Expression d'idées de violence (envers les autres): ____________

Autres: ____________________

____

DONNÉES OBJECTIVES

Propos: Clarté: ______________ Vocabulaire: ______________

Intelligibilité: ______________ Congruence: ______________

Situations affectant la communication (dysarthrie, aphasie, laryngectomie, aides techniques à la parole, etc.): ______________

____

Type d'interaction de la personne avec les proches (conjoint, famille ou amis): ______________

Communication verbale: ______________

Communication non verbale: ______________

Autres: ______________

____

Sexualité et reproduction

DONNÉES SUBJECTIVES

Activité sexuelle: Perception de la satisfaction: ______________

____

Changements récents (capacité, fréquence, intérêt, etc.): ______________

____

Inquiétudes ou difficultés d'ordre sexuel: ______________

Méthodes de contraception: ______________ Emploi du condom: ______

Préoccupations d'ordre sexuel liées à la maladie ou à la chirurgie: ______

____

Autres: ______________

Fonction de reproduction chez la femme

Puberté: Âge: ______ Difficultés éprouvées: ______________

Menstruation:

Durée: ______________ Nombre de serviettes hygiéniques par jour: ____

Dernière menstruation: __________ Saignements entre les règles: ____

Pertes vaginales: ______________

Enceinte actuellement: Date présumée de l'accouchement: ______________

Ménopause: Âge: ______________ Hormonothérapie: ______________

Problèmes éprouvés (bouffées de chaleur, manque de lubrification vaginale, etc.): ______________

Antécédents de chirurgie ou de problèmes affectant le système reproducteur (hystérectomie, infertilité, etc.): ______________

Autoexamen des seins: ______ Dernier frottis vaginal (PAP): ______________

Fonction de reproduction chez l'homme

Andropause: Difficultés éprouvées: ______________

Antécédents de chirurgie ou de problèmes de santé affectant le système reproducteur (trouble de la prostate, vasectomie, etc.): ______________

____

Dernier examen de la prostate: ______________

DONNÉES OBJECTIVES

Facilité à parler de sa sexualité: ______

Présence de condylomes, de lésions génitales: ______

Résultats des tests de dépistage des ITS: ______

Chez la femme: Examen des seins: ______

Pertes vaginales: ______

Chez l'homme: Pertes péniennes: ______

Apparence des testicules, nodules: ______

Autres: ______

______

Adaptation et tolérance au stress

DONNÉES SUBJECTIVES

Facteurs de stress: ______

Perception du degré de stress: ______

Description des réactions globales et spécifiques au stress: ______

______

Nature et efficacité des stratégies habituelles de gestion du stress:

______

Connaissance et utilisation des techniques de gestion du stress:

______

Changements importants ou situations de crise survenus récemment:

______

Stratégies d'adaptation habituellement utilisées: ______

______

Perception de la maitrise des évènements: ______

______

Comportements d'évitement et de fuite (consommation d'alcool, de drogues, etc.): ______

Stratégies d'adaptation de la famille à une situation problématique:

______

Autres: ______

______

DONNÉES OBJECTIVES

Capacité de résoudre un problème, de s'affirmer: ______

Propos reflétant le locus de contrôle: Interne: ______ Externe: ______

Signes affectifs et comportementaux (décrire):

Calme: ______ Agitation: ______

Irritabilité: ______ Repliement sur soi: ______

Tristesse: ______ Autres: ______

Réactions physiologiques: ______

Mécanismes de défense (déni, intellectualisation, etc.): ______________

____

Valeurs et croyances

DONNÉES SUBJECTIVES

Valeurs, buts et croyances guidant les choix: ______________

____

Importance de la spiritualité et de la religion: ______________

____

Pratiques religieuses: ______________

Restrictions imposées par la religion: ______________

Impact des problèmes de santé sur la spiritualité et les croyances:

____

Conflits de valeurs en lien avec le problème de santé: ______________

____

Sentiments éprouvés: Harmonie intérieure: ______________

Vulnérabilité: ______________ Culpabilité: ______________

Autres: ______________

____

DONNÉES OBJECTIVES

Capacité d'introspection: ______________

Autres: ______________

Plan de congé

Date de l'entrevue: ______________

1) Date prévue du congé: ______________
2) Ressources fiables: ______________
   Humaines: ______________
   Matérielles: ______________
   Communautaires: ______________ Groupes de soutien: ______________
3) Prévoyez-vous des changements dans votre mode de vie après votre congé? Pensez-vous avoir besoin d'aide? ______________

   ____
4) Si oui, dans quel domaine?
   Préparation des repas: ______________ Courses: ______________
   Transport: ______ Marche: ______ Autres: ______________
   Traitement médicamenteux, y compris intraveineux: ______________
   Autres traitements: ______________
   Soin des plaies: ______________ Matériel nécessaire: ______________
   Aide pour les soins personnels (préciser): ______________
   Aménagement du domicile (préciser): ______________

5) Autres changements prévus après le congé:
Possibilité de logement ailleurs qu'au domicile (préciser): ____________
____
Demandes de consultation: ______________________________
Services sociaux: ______________ Réadaptation: ______________
Diététique: ______________ Soins à domicile: ______________
Inhalothérapie: ______________ Équipement: ______________
Matériel: ______________________________
Autres: ______________________________

On pourra enrichir ou modifier ce modèle en fonction des contextes de soins. À titre d'exemple, nous présentons dans les pages qui suivent des extraits du modèle destiné aux personnes hospitalisées dans des contextes de soins en psychiatrie et en périnatalité.

MODÈLE D'INSTRUMENT DE COLLECTE DE DONNÉES DANS UN CONTEXTE DE SOINS EN PSYCHIATRIE (EXTRAIT)

Perception de soi et concept de soi

DONNÉES SUBJECTIVES

Quelle sorte de personne êtes-vous (négative, positive, etc.)? ____________

____

Quelle perception avez-vous de votre corps? ____________

À combien évaluez-vous l'estime que vous avez de vous-même (de 1 à 10, 10 correspondant à une haute estime)? ____________

Caractérisez les humeurs qui vous préoccupent:

Dépression: ____________

Culpabilité: ____________ Sentiment d'irréalité: ____________

Hauts et bas: ____________ Apathie: ____________

Coupure d'avec le réel: ____________ Détachement: ____________

Êtes-vous une personne nerveuse? ____________

Êtes-vous une personne sensible? ____________

Changements récents: ____________

Pertes ou changements importants (date): ____________

Manifestations de chagrin ou étapes du processus de deuil: ____________

Sentiments éprouvés:

Vulnérabilité: ____________ Désespoir: ____________ Impuissance: ____________

Autres: ____________

____

DONNÉES OBJECTIVES

Stabilité du comportement: ____________

Verbal: ____________

Non verbal: ____________

Motricité: ____________ Posture: ____________

Débit verbal: ____________ Contact visuel: ____________

Hyperactivité: ____________ Hypoactivité: ____________

Gestes stéréotypés: ____________

Autres: ____________

____

Adaptation et tolérance au stress

DONNÉES SUBJECTIVES

Facteurs de stress: ____________

Perception du degré de stress: ____________

Nature et efficacité des stratégies habituelles de gestion du stress: ____________

Situations de crise survenues récemment: ____________

Autres: ____________

DONNÉES OBJECTIVES

Signes affectifs et comportementaux (décrire):

Calme: ________ Amical: ________

Coopératif: ________ Évasif: ________

Agressif ou hostile: ________ Renfermé: ________

Craintif: ________ Irritable: ________

Agité: ________ Passif: ________

Dépendant: ________ Euphorique: ________

Autres: ____________

Mécanismes de défense:

Projection: ________ Déni: ________

Annulation rétroactive: ____________

Rationalisation: ____________

Agressivité passive: ________ Sublimation: ________

Répression: ____________

Intellectualisation: ________ Somatisation: ________

Régression: ________ Identification: ________

Introjection: ________ Type de réaction: ________

Isolement: ______ Déplacement: ______ Substitution: ______

Réactions physiologiques observées: ____________

Autres: ____________

Cognition et perception

DONNÉES SUBJECTIVES

Somnambulisme: ________ Écriture automatique: ________

Dépersonnalisation: ____________

Perceptions différentes de celles des autres: ____________

Capacité de suivre des instructions: ____________

Capacité de calculer: ____________

Capacité d'accomplir les activités quotidiennes: ____________

Capacité de planifier une activité: ____________

Évanouissements: ________ Étourdissements: ________

Voile noir: ______________________ Convulsions: ____________________

Autres: ____

____

DONNÉES OBJECTIVES

État mental (noter la durée du changement): __________________________

Désorientation: Temps: _______ Lieu: _________ Personnes: _____

Mémoire: Immédiate: _____ Récente: __________ Lointaine: _____

Idées délirantes: _________ Onirisme: ______ Hallucinations: _____

Illusions: ____

État de conscience: Lucidité: ______________ Somnolence: ___________

Stupeur: ________ Léthargie: _________ État comateux: ___________

Maitrise de l'impulsivité:

Affection: _________ Agressivité: _________ Hostilité: ___________

Propos:

Structure (ex.: silences spontanés, soudains): ____________________

Contenu: ____

Coq-à-l'âne: ____

Progression claire, logique: _____________________________________

Langage: Élocution: ___________ Capacité de comprendre: ___________

Humeur: Affect:____

Gamme d'émotions: ___________ Intensité: __________________________

Capacité d'introspection: ____

Capacité d'attention, de calcul: ______________________________________

Jugement: ____

Capacité de suivre des instructions: __________________________________

Capacité de résoudre des problèmes: __________________________________

Autres: ____

____

MODÈLE D'INSTRUMENT DE COLLECTE DE DONNÉES DANS UN CONTEXTE DE SOINS EN PÉRINATALITÉ : PÉRIODE PRÉNATALE (EXTRAIT)

Perception et prise en charge de la santé

DONNÉES SUBJECTIVES

Allergies, sensibilité : ______________________

Type de réactions : ______________________

Altérations antérieures du système immunitaire : ______________________

Cause : ______________________

Antécédents d'infections transmissibles sexuellement (date et type) :

____

Date des examens : ______________________

Comportements à risque : ______________________

Transfusions sanguines (nombre) : ______________________

Date : __________ Réaction (décrire) : ______________________

Maladies infantiles : ______________________

Vaccins reçus : ______________________

Exposition récente aux oreillons : ______________________

Autres infections virales : ______________________

Exposition au rayonnement : ______________________

Exposition à des animaux domestiques : ______________________

Antécédents de problèmes obstétricaux et gynécologiques : ______________________

Hypertension de la grossesse : ____ Néphropathie : ______________________

Hémorragies : ______________________ Cardiopathie : ______________________

Diabète : ______________________ Infection : ______________________

Infection des voies urinaires : _____ Chirurgie utérine : ______________________

Anémie : ______________________ Incompatibilité ABO ou Rh : _____

Date de la dernière grossesse : ______________________

Type d'accouchement : ______________________

État de santé des enfants vivants : ______________________

Antécédents d'accidents :

Fractures, luxations : ______________________ Sévices : ______________________

Arthrite, instabilité des articulations : ______________________

Maux de dos : ______________________

Modifications des grains de beauté : ______________________

Tuméfaction ganglionnaire : ______________________

Gestion des problèmes de santé : ______________________

Autres : ______________________

____

DONNÉES OBJECTIVES

Peau:

Température: ________________ Diaphorèse: ________________

Intégrité: ________________ Cicatrices: ________________

Éruptions: ________________ Ecchymoses: ________________

Fœtus:

Fréquence cardiaque: __________ Position: ________________

Méthode d'auscultation: ________________________________

Hauteur du fond utérin: ________________________________

Estimation de l'âge gestationnel: ________________________

Mouvements: ________________ Ballotement: ________________

Groupe sanguin et facteur Rh:

Mère: ________________ Père: ________________

Dépistage:

Anémie à hématies falciformes: ________________________

Rubéole: ________________ Hépatite: ________________

Alphafœtoprotéine: ________________________________

Examen sérologique de la syphilis:

Positif: ______ Négatif: ______ Date: ________________

Résultats des cultures (cervicales, rectales): ________________

Examen du système immunitaire: ________________________

Autres: ____

Sexualité et reproduction

DONNÉES SUBJECTIVES

Préoccupations d'ordre sexuel: ________________________

Âge à la puberté: ________________ Cycle menstruel: ________________

Durée: ____

Dernière menstruation: ________________ Quantité: ________________

Saignements ou crampes depuis la dernière menstruation: __________

Pertes vaginales: ________________________________

Date présumée de la conception: ________________________

Date présumée de l'accouchement: ________________________

Autoexamen des seins: ________________________________

Dernier frottis vaginal (PAP): ______________ Résultat: ________________

Méthode de contraception utilisée récemment: ________________

Profil obstétrical:

Nombre de grossesses: ________________________________

Nombre d'accouchements: ________________________________

Avortements: ________________ Enfants vivants: ________________

Naissances à terme: ____________ Prématurité: ________________

Grossesse multiple: ________________________________

Pour chaque accouchement, préciser:

Date: ____________________

Lieu de l'accouchement: ____________________

Durée de la gestation (semaines): ____________________

Durée du travail (heures): ____________________

Type d'accouchement: ____________________

Naissance (vivant ou mort): ____________________

Poids du bébé: ____________________

Apgar: ____________________

Complications chez la mère et le bébé: ____________________

Autres: ____________________

____

DONNÉES OBJECTIVES

Région pelvienne: Vulve: __________ Périnée: __________

Vagin: __________ Col de l'utérus: __________

Utérus: __________ Annexes: __________

Diamètre promontorétropubien (cm): __________

Diamètre transverse: Détroit inférieur (cm): __________

Forme du sacrum: __________ Arc pubien: __________

Coccyx: __________ Échancrures ischiatiques: __________

Épines ischiatiques:

Adéquates: __________ À la limite: __________ Espace réduit: __________

Détroit supérieur: ____________________

Détroit moyen: ____________________

Détroit inférieur: ____________________

Type d'accouchement prévu: ____________________

Examen des seins: __________ Mamelons: __________

Test de grossesse: ____________________

Sérologie: __________ Date: __________

Autres: ____________________

____

MODÈLE D'INSTRUMENT DE COLLECTE DE DONNÉES DANS UN CONTEXTE DE SOINS EN PÉRINATALITÉ : TRAVAIL ET ACCOUCHEMENT (EXTRAIT)

Cognition et perception

DONNÉES SUBJECTIVES

Déclenchement du travail (date, heure) : ______________________

Début des contractions régulières (heure) : ______________________

Type de contractions : ________ Fréquence : ________ Durée : ________

Siège de la douleur : ______________________

Abdominale : ________________ Lombaire : ________________

Intensité de la douleur : Légère : _____ Modérée : _____ Intense : _____

Méthodes de soulagement :

Techniques de respiration-relaxation : ______________________

Position : _____ Massage de la région sacrée : _____ Effleurage : _____

Autres : ______________________

____

DONNÉES OBJECTIVES

Expression faciale : ______________ Difficulté à se concentrer : _______

Mouvement du corps : ______________________

Modification de la pression artérielle : ___________ Pouls : ___________

Autres : ______________________

____

Perception et prise en charge de la santé

DONNÉES SUBJECTIVES

Allergies, sensibilité : ______________________

Réaction (décrire) : ______________________

Antécédents d'infections transmissibles sexuellement (date, type) :

____

Première visite prénatale (mois) : ______________________

Problèmes ou traitements obstétricaux antérieurs et actuels :

Facteur inhibiteur de la prolactine : ______________________

Néphropathie : ________________ Hémorragies : ________________

Cardiopathie : ________________ Diabète : ________________

Infection (préciser) : ____________ Infection des voies urinaires : ______

Chirurgie utérine : ____________ Incompatibilité ABO ou Rh : ______

Anémie : ______________________

Temps écoulé depuis la dernière grossesse: ______________________

Type d'accouchement antérieur: ______________________

État de santé des enfants vivants: ______________________

Transfusions sanguines: ______________________

Nombre: ______________ Date: ______________

Réaction (décrire): ______________________

Stature et taille de la mère: ______________________

Fractures, luxations: ______________________

Taille du bassin: ______________________

Arthrite, instabilité des articulations: ______________________

Problèmes ou déformation du rachis: ______________________

Cyphose: ______________ Scoliose: ______________

Traumatisme: ______________ Chirurgie: ______________

Prothèses, aides techniques à la mobilité: ______________________

DONNÉES OBJECTIVES

Peau:

Température: ______________________

Intégrité de la peau: ______________ Éruptions: ______________

Lésions: __________ Ecchymoses: __________ Cicatrices: __________

Paresthésie et paralysie: ______________________

État du fœtus:

Rythme cardiaque: ______________ Position: ______________

Méthode d'auscultation: ______________ Hauteur du fond utérin: __________

Estimation de l'âge gestationnel: ______________________

Activité, mouvements: ______________________

Tests de réactivité fœtale (O/N): ______________________

Date et test: ______________ Résultats: ______________

Déroulement du travail:

Dilatation: ______________ Effacement: ______________

Fœtus:

Descente: ______________ Engagement: ______________

Présentation: ______________ Station: ______________

Position: ______________________

Membranes:

Intactes: __________ Rompues (date, heure): ______________

Test à la nitrazine: ______________________

Quantité de liquide amniotique: ______________________

Caractéristiques: ______________________

Groupe sanguin et facteur Rh: Mère: ______________ Père: ______________

Dépistage:

Anémie à hématies falciformes: ______________________

Rubéole: ______________ Hépatite: ______________

VIH: ______________________ Tuberculose: ____________

Examen sérologique de la syphilis:

Positif: ____________________ Négatif: ________________

Cultures cervicales, rectales:

Positif: ____________________ Négatif: ________________

Condylomes, lésions vaginales: ____________________________

Varices périnéales: _____________________________________

SECTION 2

TYPOLOGIE DES MODES FONCTIONNELS DE SANTÉ DE GORDON

Selon Gordon, les modes fonctionnels de santé émergent de l'interaction entre la personne, la famille, la collectivité et l'environnement. Ils sont influencés par des facteurs biologiques, développementaux, spirituels, sociaux et culturels. Un mode fonctionnel est un ensemble de comportements liés à la santé, alors qu'un mode dysfonctionnel correspond à un problème de santé. Chacun étant l'expression d'une intégration biopsychosociale, on doit les évaluer et les analyser en tenant compte de leurs interrelations.

La concordance entre les catégories servant à structurer la collecte des données (voir la section 1) et le groupement des diagnostics infirmiers (voir la liste à la toute fin) permet d'établir un lien étroit entre l'évaluation de l'état de santé de la personne, de la famille ou de la collectivité et le choix des diagnostics infirmiers. Ainsi, les données recueillies sur un mode fonctionnel de santé (ex. : perception et concept de soi) peuvent être comparées aux caractéristiques des diagnostics infirmiers s'y rapportant (ex. : Peur, Anxiété, Sentiment d'impuissance, etc.). Le processus diagnostique, notamment la différenciation du problème ou de la réaction, est ainsi facilité. Voici les définitions de chacun des modes fonctionnels de santé.

Perception et prise en charge de la santé

Ce mode se rapporte à la perception qu'ont la personne, la famille ou la collectivité de leur santé et de leur bienêtre, de même qu'aux moyens qu'ils prennent pour s'en occuper. Plus précisément, il s'agit de la gestion des facteurs de risque, de l'utilisation des mesures de sécurité, des comportements liés aux activités de promotion de la santé, de l'observance des prescriptions médicales ou infirmières et du suivi des soins.

Nutrition et métabolisme

Ce mode a trait aux aliments et aux liquides que la personne consomme, ainsi qu'à ses besoins métaboliques et aux indices concernant la transformation et l'utilisation des aliments dans son organisme. Il s'agit des habitudes de la personne sur le plan de la nutrition ; des mesures du poids, de la taille et de la température ; de l'état de la peau, des cheveux, des ongles, des muqueuses et des dents.

Élimination

Ce mode se rapporte à la fonction d'élimination de la personne (transpiration, élimination intestinale et urinaire). Il s'agit de ses habitudes sur ce plan, de sa perception de la régularité de sa fonction d'élimination, des changements ou des perturbations qui surviennent dans les mécanismes liés à cette fonction et des moyens utilisés pour la contrôler.

Activité et exercice

Ce mode touche la motivation et la capacité qu'a la personne de s'engager dans des occupations exigeant une dépense énergétique. Il s'agit des activités de la vie quotidienne, des loisirs et des sports pratiqués seul ou en groupe, des limitations imposées par la maladie et des facteurs affectant les activités de la personne (déficits neuromusculaires, problèmes respiratoires, troubles cardiaques, etc.).

Sommeil et repos

Ce mode concerne les habitudes de sommeil, de repos et de relaxation de la personne, sa perception de la qualité et de la quantité de sommeil et de repos requis, les perturbations du sommeil et les moyens utilisés pour les contrer.

Cognition et perception

Ce mode a trait aux fonctions sensorielles et cognitives. Il s'agit de l'acuité des sens (vue, audition, olfaction, toucher, gout) et des moyens de compensation utilisés, de la perception de la douleur et des méthodes visant à la soulager, des capacités qu'a la personne de percevoir, de comprendre, de mémoriser et de prendre des décisions à partir des renseignements provenant de son environnement interne et externe.

Perception de soi et concept de soi

Ce mode se rapporte à la conception que la personne a d'elle-même et à la façon dont elle perçoit ses capacités, son image corporelle, son état émotionnel et son estime de soi.

Relation et rôle

Ce mode a trait aux rôles qu'assume la personne ainsi qu'aux responsabilités et aux interactions qui y sont liées. La perception de ces rôles, le degré de satisfaction éprouvé et les difficultés sur les plans familial, professionnel et social font partie de la description de ce mode fonctionnel de santé.

Sexualité et reproduction

Ce mode se rapporte aux satisfactions et aux insatisfactions de la personne sur le plan sexuel, ainsi qu'à tout ce qui touche ses fonctions de reproduction. La perception du degré de satisfaction et la verbalisation des inquiétudes ou des difficultés font partie de la description de ce mode fonctionnel de santé.

Adaptation et tolérance au stress

Ce mode a trait aux stratégies d'adaptation qu'emploient généralement la personne, sa famille ou la collectivité, et à leur efficacité pour composer avec le stress. Le réseau de soutien de la personne, ainsi que la perception qu'elle a de son habileté à affronter les situations stressantes ou menaçantes, font partie de la description ce mode fonctionnel de santé.

Valeurs et croyances

Ce mode renvoie aux valeurs, aux croyances et aux objectifs qui guident les choix, les décisions et le mode de vie de la personne. La conception de la qualité de vie, les attentes et la perception des conflits liés aux valeurs et aux croyances font partie de la description de ce mode fonctionnel de santé.

SECTION 3

COLLECTE DE DONNÉES ET EXEMPLE DE PLAN DE SOINS INFIRMIERS

Description de la situation

M. Roger Dupont, qui souffre depuis cinq ans d'un diabète non insulinodépendant (type II), consulte son médecin au sujet d'une plaie de pression à la région médiane du talon gauche qui dure depuis trois semaines. Les examens de dépistage effectués au bureau du médecin indiquent une glycémie capillaire de 20 mmol/L. Parce qu'il habite loin et que les services communautaires de sa région sont insuffisants, M. Dupont est hospitalisé.

Ordonnances médicales à l'admission

- Culture et antibiogramme de la plaie
- Glycémie IV à l'admission et glycémie capillaire qid par la suite
- Numération globulaire, électrolytes, lipides sériques, hémoglobine glycolysée le matin
- Diabeta 10 mg po bid
- Glucophage 500 mg po qd pour commencer ; sera augmenté graduellement
- Radiographie pulmonaire et ECG
- 15 UI d'insuline NPH tous les matins
- Commencer l'enseignement sur l'insulinothérapie en vue du congé
- Dicloxacilline 500 mg po, q6h après le prélèvement de plaie
- Tylenol 325 mg po, q4h prn, si douleur
- Diète à 10 000 kilojoules (2400 Cal) à consommer en 3 repas et 2 collations
- Peut s'assoir à volonté dans un fauteuil, les jambes en position déclive prn
- Arceau de lit pour les pieds
- Signes vitaux qid

Renseignements généraux

Nom : Roger Dupont
Âge : 65 Date de naissance : 1945-05-02 Sexe : M
Date d'admission : 2010-06-28 Heure : 19 h
Provenance : domicile
Source d'information : M. Dupont lui-même
Fiabilité (1-4) : 4
Proches (membre de la famille ou ami) : épouse

Perception et prise en charge de la santé

DONNÉES SUBJECTIVES

- Croyances et pratiques en matière de santé: «Je règle moi-même mes petits bobos. Je vais chez le médecin seulement quand quelque chose est cassé.»
- Tabagisme: cigarettes avec filtre
  - Nombre de paquets par jour: 1/2
  - Nombre d'années: + 40 ans
- Facteurs de risque familiaux (préciser le lien de parenté):
  - Diabète: oncle maternel
  - Tuberculose: frère mort à 27 ans
  - Épilepsie: 0 Néphropathie: 0 Cancer: 0
  - Cardiopathie: père mort à 78 ans d'une crise cardiaque
  - Accident vasculaire cérébral: mère morte à 81 ans
  - Hypertension: mère
- Médicaments prescrits:
  - Nom: Diabeta Dose: 10 mg bid
  - Fréquence: 8 h – 18 h
  - Dernière dose: 18 h But: équilibrer le diabète
  - Prend ses médicaments régulièrement: oui
- Autosurveillance du taux de glucose dans le sang et l'urine: «J'ai arrêté il y a plusieurs mois quand j'ai manqué de *Testape*. De toute façon, c'était toujours négatif.»
- Médicaments en vente libre: aspirine à l'occasion
- Consommation d'alcool: dans le contexte de rencontres sociales
  - Fréquence: 1 bière à l'occasion
- Diagnostic à l'admission (médecin): hyperglycémie, lésion au talon gauche
- Motif de l'hospitalisation (selon M. Dupont): «J'ai une plaie au talon gauche, et le médecin s'inquiète au sujet de mon taux de sucre; il dit que je devrais apprendre à faire le test sur bandelette.»
- Problème actuel: «Il y a trois semaines, je me suis fait une ampoule au pied en portant des bottes neuves. Comme ça me faisait mal, j'ai crevé l'ampoule, mais ça n'a pas réglé le problème.»
- Attentes à l'égard du personnel soignant: «Me débarrasser de cette infection et équilibrer mon taux de sucre.»
- Antécédents de problèmes de santé, d'hospitalisations, de chirurgies: herniorraphie inguinale droite en 1969
- Signe d'absence de progrès: lésion au talon gauche depuis 3 semaines
- Dernier examen médical: examen complet il y a 1 an; suivi aux 3 mois
- Allergies, sensibilité: 0
- Transfusions sanguines: 0

DONNÉES OBJECTIVES

- État affectif : calme
- Autre : s'inquiète du passage possible « des pilules aux piqures »

Nutrition et métabolisme

DONNÉES SUBJECTIVES

- Régime alimentaire habituel : 10 kilojoules (2400 calories). « Je triche parfois au dessert, mais ma femme me surveille de près. »
- Nombre de repas par jour : 3, et 1 collation
- Dernier repas (portion) : diner ; sandwich au rosbif, soupe aux légumes, poire, fromage, café décaféiné
- Habitudes alimentaires :
  - Petit déjeuner : jus de fruits, pain grillé, jambon, café décaféiné
  - Déjeuner : viande, pommes de terre, légumes, fruit, lait
  - Diner : sandwich à la viande, soupe, fruit, café décaféiné
  - Collation : lait et biscuits au coucher
  - Boisson habituelle : lait écrémé, 2 ou 3 tasses de café décaféiné, « beaucoup d'eau » (quelques litres)
- Inappétence : « Depuis quelque temps, j'ai moins d'appétit que d'habitude. »
- Nausées, vomissements : 0
- Malaises gastriques, intolérances alimentaires : « Le chou me cause des gaz, j'ai quelquefois des brulures d'estomac. »
- Allergies : 0
- Problèmes de mastication ou de déglutition : non
- Prothèse dentaire : supérieure, partiel bien adapté
- Masse habituelle : 80 kg
- Changements pondéraux : a perdu environ 2 kg ce mois-ci

DONNÉES OBJECTIVES

- Poids actuel : 78 kg Taille : 1,78 m
- Configuration morphologique : trapu
- Turgescence de la peau : bonne, peau tannée
- Remplissage capillaire : lent dans les 2 pieds (environ 5 s)
- Gonflement de la veine jugulaire : 0
- État des dents et des gencives : bon ; aucun problème de saignement ou d'irritation
- Apparence de la langue : bien centrée, rose
- Apparence des muqueuses : intactes, roses
- Examens effectués au bureau du médecin : glycémie capillaire à 20 mmol/L ; glycémie capillaire à 25 mmol/L à l'admission
- Température : 37,5 °C
- Intégrité de la peau : plaie au talon gauche, de 2,5 cm de diamètre et de 3 mm de profondeur ; lèvres de la plaie rouges ;

écoulement de couleur crème et rosée, peu abondant ; odeur de moisi peu prononcée
- Guérison lente : aucune amélioration depuis 3 semaines
- Cicatrices : herniorraphie droite
- Éruptions : 0 Lacérations : 0 Ecchymoses : 0
- Ampoules : 0

Élimination

DONNÉES SUBJECTIVES

- Habitudes d'élimination intestinale : presque tous les matins
- Usage de laxatifs : jus de pruneaux chaud à l'occasion
- Caractéristiques des selles : fermes, brunes
- Dernière selle : ce matin
- Antécédents de :
  - Saignements : 0
  - Hémorroïdes : 0
- Constipation : parfois
- Caractéristiques de l'urine : jaune pâle
- Antécédents de troubles rénaux ou vésicaux : 0
- Changements dans la fréquence ou la quantité des mictions : aucun
- Usage de diurétiques : non

DONNÉES OBJECTIVES

- Abdomen :
  - Sensible : non
  - Mou ou ferme : mou
- Masse palpable : aucune
- Bruits intestinaux : présents aux 4 quadrants

Activité et exercice

DONNÉES SUBJECTIVES

- Loisirs : lecture, cartes. « Je n'ai pas le temps de faire grand-chose. De toute façon, la plupart du temps je suis trop fatigué après le travail pour faire quoi que ce soit. »
- Contraintes physiques : « Quand je mange ailleurs, il faut que je fasse attention. Je ne peux pas manger n'importe quoi. »
- Activités de la vie quotidienne : autonomie dans tous les domaines
- Problèmes musculosquelettiques : « Je pense que je fais un peu d'arthrite dans les genoux. »
- Antécédents d'accidents : fracture et luxation à la clavicule gauche (est tombé d'un tracteur en 1966)
- Heure préférée pour le bain : le soir
- Claudication : 0

- Membres : engourdissements et picotements : « J'ai les pieds froids et des picotements, comme de petites aiguilles qui me piquent la plante des pieds quand je marche jusqu'à la boite aux lettres située à 0,5 km de chez moi. »
- Hémoptysie : 0
- Dyspnée : 0 Toux : parfois le matin Expectorations : blanchâtres
- Antécédents de problèmes respiratoires (emphysème, asthme, pneumonie, etc.) : aucun
- Traitement affectant l'activité (oxygénothérapie, ventilateur, etc.) : aucun

DONNÉES OBJECTIVES

- Réactions à l'activité observées ; protège le pied gauche quand il marche
- Évaluation neuromusculaire :
  - Masse musculaire : muscles symétriques
  - Tonus musculaire : normal
- Posture : se tient droit
- Amplitude des mouvements : complète
- Force : égalité des 4 membres ; protège habituellement le pied gauche
- Difformités : 0
- État mental : éveillé, bonne orientation spatiotemporelle, reconnait les personnes
- Apparence générale : propre, rasé, cheveux courts ; mains sèches et rudes ; pieds secs, fendillés et squameux
- Cuir chevelu et sourcils : plaques blanches
- Odeurs corporelles : aucune
- Pression artérielle :
  - Droite : couché : 146/90 assis : 140/86 debout : 138/90
  - Gauche : couché : 142/88 assis : 138/88 debout : 138/84
- Pouls périphériques :
  Radial : 3+ (normal) Poplité : 1+ (faible)
  Pédieux : 1+ (faible) Tibial postérieur : 1+ (faible)
- Pouls : Apexien : 86 Radial : 86
  Rythme : régulier Qualité : bien frappé
- Souffles : 0 Frottement pleural : 0
- Bruits respiratoires : râles à l'auscultation, disparaissant à la toux
- Membres :
  - Température : les pieds froids, le reste chaud
  - Couleur : pâle aux jambes
  - Varices : quelques veines superficielles augmentées de volume aux mollets
  - Signe d'Homans : 0
  - Ongles (anomalies) : ongles d'orteil épais, jaunes, cassants

- Pilosité (caractéristiques) : poil dru jusqu'au mi-mollet, pas de poil sur les chevilles et les orteils

• Couleur :
  - Générale : figure et bras rouge foncé
  - Muqueuses, lèvres : roses
  - Conjonctive, sclérotique : blanches
• Respiration :
  Rythme : 22 Amplitude : bonne Symétrie : bilatérale, égale
• Cyanose : 0 Hippocratisme digital : 0
• Caractéristiques des expectorations : non observées
• Degré de conscience et d'agitation : éveillé, bien orienté, détendu

Sommeil et repos

DONNÉES SUBJECTIVES

• Sommeil :
  - Nombre d'heures : de 6 à 8 par nuit
  - Siestes : non
  - Aides au sommeil : non
  - Insomnie : « Aucune depuis que je prends du café décaféiné. »
  - Reposé au réveil : généralement ; réveil à 4 h 30

Cognition et perception

DONNÉES SUBJECTIVES

• Céphalées : Siège : « Parfois derrière les yeux, quand je m'inquiète trop. »
• Antécédents de problèmes neurologiques (AVC, tumeur cérébrale, convulsions, etc.) : aucun
• Nez : Épistaxis : 0 Odorat : pas de problème
• Yeux : lunettes pour lire ; baisse de la « vision de loin » ; « ma vue semble plus brouillée maintenant »
  - Dernier examen : il y a 2 ans
• Oreilles : Baisse de l'acuité auditive :
  - Droite : « un peu », compensée en tournant la « bonne oreille » vers la personne qui parle
  - Gauche : non
  - Dernier examen : aucun
• Langue d'usage : français
• Langue seconde : 0
• Capacité de lire et d'écrire : oui
• Degré de scolarité : 2 ans de cours technique
• Problème prioritaire : Siège de la douleur : « Au milieu du talon gauche. » Intensité (1-10) : 5
• Fréquence et durée : « Ça me fait mal tout le temps. »
• Caractéristique : sourde
• Irradiation douloureuse : non

- Facteurs déclenchants : chaussures, marche
- Méthodes de soulagement : aucune
- Autres malaises : maux de dos après un effort soutenu, soulagés par de l'aspirine et une friction avec du liniment

DONNÉES OBJECTIVES

- État mental : éveillé, bonne orientation spatiotemporelle, reconnait les personnes et la situation
- Affect : soucieux
- Mémoire récente et lointaine : bonne
- Élocution : langage clair et cohérent
- Circonférence et réaction des pupilles : pupilles égales, rondes, réaction à la lumière, accommodation
- Expression du visage : grimaces lorsqu'on palpe les bords de la plaie au talon
- Comportement de protection de la région atteinte : retire le pied
- Réaction émotive à la douleur : tendu, irrité
- Baisse de concentration : non

Relation et rôle

DONNÉES SUBJECTIVES

- Situation professionnelle : agriculteur autosuffisant, de classe moyenne ; changements récents : 0
- État matrimonial : marié
- Durée de la relation : 43 ans
- Personne partageant le domicile : épouse
- Ressources pécuniaires : pas d'assurances ; nécessité d'embaucher quelqu'un pour le remplacer pendant son séjour à l'hôpital
- Famille élargie : une fille qui vit en ville (à 50 km), une fille mariée et un petit-fils habitant dans une autre province
- Rôle au sein de la cellule familiale : dirige seul la ferme ; mari, père, grand-père
- Problèmes familiaux ou sociaux reliés à la maladie : aucun jusqu'à maintenant
- Mode de communication : « Ma femme et moi, on s'est toujours parlé. Vous connaissez le 11e commandement : Ne va pas te coucher fâché ! »
- Autonomie : dans tous les domaines
- Fréquence des rapports sociaux (autres qu'au travail) : rencontre quelques couples ; son épouse et lui jouent aux cartes 2 ou 3 fois par mois

DONNÉES OBJECTIVES

- Communication verbale et non verbale avec les proches : parle calmement avec son épouse qui est à son chevet, la regarde dans les yeux; attitude détendue; tous les deux lisent et commentent le journal

Sexualité et reproduction

DONNÉES SUBJECTIVES

- Sexuellement actif: oui
- Emploi du condom: non (monogame)
- Changements récents dans la fréquence et l'intérêt: « Je suis trop fatigué ces temps-ci. »
- Antécédents d'infections transmissibles sexuellement (date et type): 0
- Pertes péniennes: 0 Trouble de la prostate: 0
- Vasectomie: 0
- Autoexamen:
  - Seins: non
  - Testicules: non
- Dernière proctoscopie: il y a 2 ans
- Dernier examen de la prostate: il y a 1 an
- Inquiétudes ou difficultés d'ordre sexuel: « Je n'ai aucun problème, mais il faudrait demander à ma femme si elle a des sujets de plainte. »

DONNÉES OBJECTIVES

- Examen:
  - Seins: pas de masse
  - Pénis: examen reporté
  - Testicules: examen reporté

Adaptation et tolérance au stress; perception de soi et concept de soi

DONNÉES SUBJECTIVES

- Facteurs de stress signalés par la personne: « Les problèmes habituels de l'agriculteur: le temps, les insectes, le directeur de banque. »
- Stratégies habituelles de gestion du stress: « Je me tiens occupé et je parle à mes bêtes. Elles m'écoutent très bien. »
- Perception de la maitrise des évènements: « J'ai la situation bien en main, sauf en ce qui concerne le temps et ce diabète. »

DONNÉES OBJECTIVES

- État affectif: calme la plupart du temps; semble frustré par moments

- Réactions physiologiques observées : de temps à autre, soupire profondément, fronce les sourcils, hausse et raidit les épaules, s'occupe les mains avec un objet, gesticule
- Autre : s'inquiète du passage possible « des pilules aux piqures »

Valeurs et croyances

DONNÉES SUBJECTIVES

- Importance de la religion : « Ma foi en Dieu m'aide à traverser les épreuves. »
- Pratiques religieuses : « Je vais à l'église le dimanche. »

DONNÉES OBJECTIVES

- Capacité d'introspection : répond promptement et brièvement aux questions se rapportant aux valeurs et aux croyances (à préciser ultérieurement)

Plan de congé

Date de l'entrevue : 2010-06-28

1) Date prévue du congé : 2010-07-01
2) Ressources fiables :
   - Humaines : lui-même et son épouse
   - Matérielles : « Si ça ne me prend pas trop de temps à guérir, nos économies nous permettront de tenir le coup. »
3) Autre soutien : groupe de soutien pour diabétiques (ne s'y est pas joint)
4) Prévoyez-vous apporter des changements à votre mode de vie après votre congé ? « Je participerai davantage à mon traitement. »
5) Prévoyez-vous avoir besoin d'aide après votre congé ? « Oui. »
6) Dans quel domaine ? « Je pourrais avoir besoin d'aide à la ferme pendant plusieurs jours. »
7) Enseignement : doit se familiariser avec sa pharmacothérapie, les modifications de sa diète et les soins de sa plaie ; devrait cesser de fumer
8) Demandes de consultation :
   - Matériel : pharmacie du centre-ville
   - Équipement : glucomètre
9) Suivi : visite au centre de santé communautaire 1 semaine après le congé afin d'évaluer la cicatrisation de la plaie et d'estimer le besoin d'apporter des changements au programme thérapeutique

PLAN DE SOINS INFIRMIERS : PERSONNE SOUFFRANT D'UN DIABÈTE SUCRÉ

Énoncé diagnostique

1. ***Atteinte à l'intégrité de la peau*** reliée à une pression, à une altération de l'état métabolique, à un trouble circulatoire et à une perte de sensation, se manifestant par une plaie de 2,5 cm de diamètre et de 3 mm de profondeur et par un écoulement de couleur crème et rosée, peu abondant.

Résultat escompté

Cicatrisation : 2e intention (CRSI)

Indicateurs :

- La plaie ne produira plus d'écoulement purulent d'ici 48 heures (2010-06-30, 19 h).
- Les tissus atteints montreront des signes de guérison : les lèvres de la plaie seront propres et roses d'ici 84 heures (2010-07-01, 7 h).

INTERVENTIONS	JUSTIFICATIONS
Soins d'une plaie (CISI)	
• Irriguer la plaie avec du sérum physiologique stérile à la température de la pièce, tid	On nettoie la plaie sans endommager les tissus fragiles.
• Couvrir la plaie d'un pansement humide et d'un pansement sec stériles et les changer tid (ou utiliser un autre type de pansement selon le protocole de l'établissement).	Les pansements stériles permettent d'éviter la contamination croisée.
• Évaluer la plaie à chaque changement de pansement. Faire le dessin de la plaie à l'admission et à la sortie.	On peut ainsi estimer l'efficacité du traitement et déterminer si d'autres mesures s'imposent.
Contrôle de l'infection (CISI)	
• Se conformer aux mesures de précaution en vigueur.	L'utilisation de gants ainsi que la manipulation appropriée des pansements contaminés réduisent le risque de propagation de l'infection.
• Prélever pour culture un échantillon stérile de l'écoulement de la plaie à l'admission.	La culture et l'antibiogramme permettent de déceler l'agent infectieux et de choisir le traitement approprié.

INTERVENTIONS	JUSTIFICATIONS
• Administrer la dicloxacilline prescrite, 500 mg po, q6h, à compter de 22 h. Relever tout signe de toxicité (prurit, urticaire, éruptions).	On traite l'infection et on prévient les complications. La nourriture interférant avec l'absorption du médicament, ne pas administrer à l'heure des repas. Même si la personne n'a jamais eu de réaction à la pénicilline, cela peut se produire à n'importe quel moment.

Énoncé diagnostique

2. ***[Déséquilibre de la glycémie]*** relié à une prise en charge inefficace du diabète et à une surveillance inadéquate du taux de glucose sanguin, révélé par une glycémie capillaire de 25 mmol/L au moment de l'admission.

Résultat escompté

Contrôle du glucose sanguin (CRSI)

Indicateur:

- La glycémie capillaire à jeun sera de 6,5 mmol/L d'ici 36 heures (2010-06-30, 7 h).

INTERVENTIONS	JUSTIFICATIONS
Traitement de l'hyperglycémie (CISI)	
• Effectuer une glycémie capillaire qid.	L'analyse de la glycémie au chevet de la personne permet d'évaluer sans délai l'efficacité du traitement et de modifier en conséquence l'administration des médicaments.
• Administrer les antidiabétiques prescrits:	Le but est de traiter le dysfonctionnement métabolique sous-jacent en réduisant l'hyperglycémie et en favorisant la guérison.
– 10 UI d'insuline Humulin-N (insuline NPH), sc bid (matin et soir) après la glycémie capillaire;	L'insuline à effet intermédiaire commence à agir de 2 à 4 heures après l'administration, atteint un pic de 6 à 12 heures après celle-ci et a une durée d'action de 18 à 24 heures. Elle augmente le transport du glucose dans les cellules et favorise sa conversion en glycogène.

INTERVENTIONS	JUSTIFICATIONS
– Diabeta 10 mg po bid ;	Ce médicament réduit le taux de glucose en stimulant la production d'insuline par le pancréas et en augmentant la sensibilité des récepteurs à l'insuline.
– Glucophage 500 mg chaque jour. Noter l'apparition d'effets secondaires.	Le Glucophage diminue le taux de glucose sérique en réduisant la production de glucose hépatique et l'absorption du glucose intestinal, et en augmentant la sensibilité à l'insuline. Son administration, de concert avec le Diabeta, peut permettre à la personne de cesser l'emploi d'insuline une fois que la dose cible a été atteinte (ex. : 2000 mg/jour). L'augmentation de la dose doit être graduelle pour limiter les effets secondaires comme la diarrhée, les crampes et les vomissements, susceptibles de provoquer une déshydratation et une azotémie prérénale.
• Assurer un apport quotidien de 10 000 kilojoules (2400 Cal) couvrant 3 repas et 2 collations.	Si le régime alimentaire est approprié, les taux de glucose et les besoins en insuline diminueront, ce qui pourra prévenir les épisodes hyperglycémiques, réduire le taux de cholestérol sanguin et favoriser la satiété.

Énoncé diagnostique

3. ***Douleur aigüe*** reliée à un agent physique (plaie au talon gauche), se manifestant par l'expression verbale d'un malaise et un comportement de protection.

Résultat escompté

Maitrise de la douleur (CRSI)

Indicateurs :

- La personne se dira soulagée de sa douleur dans l'heure suivant l'administration de l'analgésique.
- Elle se dira capable de maitriser sa douleur avant sa sortie du centre hospitalier (2010-07-01).

INTERVENTIONS	JUSTIFICATIONS
Contrôle de la douleur (CISI)	
• Noter les caractéristiques de la douleur à partir de la description qu'en fait la personne.	Ainsi, on peut établir un critère d'évaluation des améliorations ou des changements.
• Poser un arceau de lit pour le pied. Conseiller à la personne de porter des pantoufles amples lorsqu'elle marche.	On évite alors la pression sur la région atteinte, qui pourrait entrainer une vasoconstriction et une augmentation de la douleur.
• Administrer le Tylenol prescrit, 325 mg po, q4h prn. Noter s'il soulage efficacement la douleur.	On peut atténuer la douleur en donnant régulièrement la médication.

Énoncé diagnostique

4. ***Irrigation tissulaire périphérique inefficace*** reliée à la diminution du débit artériel, se manifestant par des pouls périphériques ralentis, des pieds pâles et froids, des ongles épais et cassants, des engourdissements et des picotements aux pieds lorsque la personne marche 0,5 km.

Résultat escompté

Connaissances: diabète (CRSI)

Indicateurs:

- La personne comprendra la relation entre sa maladie (diabète sucré) et les changements circulatoires d'ici 48 heures (2010-06-30, 19 h).
- Elle connaitra les mesures de sécurité requises et les soins des pieds d'ici 48 heures (2010-06-30, 19 h).
- Elle s'hydratera de manière adéquate pour que les ingestas et les excrétas s'équilibrent, que la peau et les muqueuses demeurent humides et que le remplissage capillaire s'effectue rapidement (en moins de 4 secondes).

INTERVENTIONS	JUSTIFICATIONS
Soins circulatoires: insuffisance artérielle (CISI)	
• Placer les extrémités dans une position déclive si nécessaire.	Cela empêche l'interruption du débit sanguin.
• Rechercher les signes de déshydratation. Mesurer les ingestas et les excrétas. Inciter la personne à boire beaucoup de liquides.	La glycosurie peut provoquer une déshydratation entrainant une diminution du volume sanguin circulant et de l'irrigation tissulaire périphérique.

INTERVENTIONS	JUSTIFICATIONS
• Recommander à la personne de porter des vêtements ou des chaussettes amples et des chaussures bien ajustées.	Les entraves à la circulation et la diminution des sensations peuvent provoquer ou aggraver les lésions tissulaires.
• Insister sur la nécessité de prendre les précautions nécessaires en ce qui concerne l'utilisation de coussins chauffants, l'emploi de bouillottes et la prise de bains de pieds chauds.	La chaleur accroit les besoins métaboliques des tissus atteints. L'insuffisance vasculaire, en modifiant la sensation de douleur, augmente le risque de lésions.
• Recommander à la personne de cesser de fumer.	La vasoconstriction associée au tabagisme et au diabète altère la circulation périphérique.
• Lui expliquer les complications vasculaires de la maladie (ulcérations, gangrène, changements dans la structure des muscles ou des os).	La bonne équilibration du diabète sucré ne prévient pas toujours les problèmes, mais elle peut en réduire la gravité. Parmi les complications de cette affection, les lésions aux pieds constituent la première cause d'amputation non traumatique d'un membre inférieur. **Remarque**: Lorsque la peau des pieds est sèche, fissurée, squameuse et froide et que la marche prolongée est douloureuse, on peut soupçonner une atteinte vasculaire dont l'intensité varie de légère à moyenne (neuropathie autonome). Cette atteinte peut réduire la réaction de l'organisme à l'infection, retarder la guérison d'une plaie et augmenter le risque de déformation osseuse.
• Passer en revue, avec la personne, les soins des pieds décrits dans le plan d'enseignement.	La diminution de l'irrigation tissulaire dans les membres inférieurs peut entrainer des complications graves et persistantes au niveau cellulaire.

Énoncé diagnostique

5. ***Connaissances insuffisantes*** reliées à l'interprétation erronée ou à l'oubli de l'information reçue, se manifestant par une mauvaise application des directives concernant l'autosurveillance de la glycémie et les soins des pieds, ainsi que par la non-reconnaissance des signes ou des symptômes d'hyperglycémie.

Résultat escompté

Connaissance : traitement du diabète (CRSI)

Indicateurs :

- La personne effectuera correctement l'autosurveillance de sa glycémie d'ici 36 heures (2010-06-30, 7 h).
- Elle comprendra le processus morbide et le traitement d'ici 39 heures (2010-06-30, 10 h).
- Elle effectuera correctement l'auto-injection d'insuline d'ici 84 heures (2010-07-01, 7 h).

INTERVENTIONS	JUSTIFICATIONS
Enseignement : processus de la maladie (CISI)	
• Apprécier le degré de connaissances de la personne ; établir un ordre de priorité dans ses besoins d'apprentissage ; lui demander si elle souhaite que son épouse reçoive aussi l'enseignement.	On établit ainsi avec précision les connaissances que la personne doit acquérir, ce qui permet d'orienter l'enseignement et la planification. L'épouse, si elle le souhaite, pourra rafraichir la mémoire de son conjoint et l'aider à suivre les directives.
• Procurer à la personne un guide d'apprentissage sur le diabète (2010-06-29). Lui faire voir un film sur le sujet (2010-06-29, 16 h) au moment de la visite de son épouse. L'inscrire à une séance d'information (2010-06-30) dans la matinée. Revoir les renseignements obtenus et en discuter avec la personne et son épouse, s'il y a lieu.	Ces méthodes servent à donner de l'information, à renforcer l'enseignement et à faciliter l'apprentissage et la compréhension.
• Discuter avec la personne des facteurs influant sur le diabète (stress, maladie, exercice, etc.).	Le traitement médicamenteux et la diète devront être modifiés en fonction des facteurs de stress à court ou à long terme.
• Expliquer les signes et les symptômes de l'hyperglycémie (fatigue, nausées, vomissements, polyurie, polydipsie) ; discuter des actions visant à prévenir l'hyperglycémie et préciser les indices que la personne doit reconnaitre afin de consulter promptement, le cas échéant.	Si la personne comprend et reconnait ces signes et ces symptômes, et qu'elle sait quand et comment intervenir, il lui sera plus facile d'éviter les rechutes et de prévenir les complications.

INTERVENTIONS	JUSTIFICATIONS
• Informer la personne sur la façon de procéder à un examen minutieux et régulier des pieds et sur les soins appropriés (examen quotidien pour déceler les lésions, les points de pression, les cors et les callosités ; façon correcte de couper les ongles ; bain quotidien ; application d'une bonne lotion hydratante bid ; port de chaussettes amples ; adaptation graduelle aux chaussures neuves ; protection des pieds en tout temps ; en cas de lésion au pied ou de rupture de l'épiderme, nettoyage à l'eau savonneuse et pansement sec stérile ; examen de la plaie et changement quotidien du pansement ; consultation rapide en cas de rougeur, d'œdème ou d'écoulement).	Ainsi, on réduit le risque de lésion tissulaire et on aide la personne à prévenir les problèmes de cicatrisation.
• Prévoir une consultation auprès d'un diététiste pour évaluer les choix alimentaires de la personne et l'aider à planifier ses collations et ses repas.	On conserve le même apport énergétique total, mais on le répartit en trois repas et deux collations. Les choix alimentaires (ex. : augmentation de la vitamine C) devraient favoriser la guérison.
• Passer en revue les effets du tabagisme et inciter la personne à consulter son optométriste pour un examen de la vue.	Le tabagisme augmente le risque de complication vasculaire et peut accroitre la résistance de la personne à l'insuline. Un examen périodique de la vue est indispensable en raison du risque de rétinopathie diabétique.
Enseignement : médication prescrite (CISI)	
• Enseigner à la personne le mode d'action de l'insuline Humulin-N.	Il s'agit d'une insuline à effet intermédiaire, d'une durée de 18 à 24 heures, ayant un pic d'action après une période de 6 à 12 heures.
• Garder l'insuline d'usage courant à la température ambiante (si utilisée dans les 30 jours) ; remiser les réserves au réfrigérateur.	Le froid entrave l'absorption de l'insuline. La réfrigération élimine les grandes variations de température et prolonge la durée de vie du médicament.

INTERVENTIONS	JUSTIFICATIONS
• Faire la démonstration du dosage et de la technique d'auto-injection de l'insuline selon le matériel choisi (stylo injecteur, seringue). Noter le degré de maitrise de la personne.	Il faudra sans doute plusieurs démonstrations et exercices avant que la personne et son épouse puissent facilement appliquer les techniques enseignées.
• Recommander à la personne de pratiquer la rotation des points d'injection et lui fournir un diagramme (rotation en Z sur la partie inférieure de l'abdomen).	Ainsi, on régularise l'absorption du médicament. La partie inférieure de l'abdomen est facile d'accès pour la personne, et la rotation en Z réduit les lésions tissulaires.
• Renseigner la personne sur les signes et les symptômes de l'hypoglycémie (fatigue, nausées, céphalées, sensation de faim, sueurs, tremblements, anxiété, difficulté à se concentrer) et sur les mesures à prendre.	En sachant ce qu'il faut surveiller, la personne préviendra ou réduira les complications. Elle peut, par exemple, boire une demi-tasse de jus de raisin pour profiter d'un effet immédiat, puis prendre, dans la demi-heure qui suit, une collation composée d'une tartine au beurre d'arachide ou au fromage, ou d'un fruit et d'une tranche de fromage, pour profiter d'un effet prolongé. On recommande aussi des comprimés de 15 g de glucose aux diabétiques qui prennent des sécrétagogues, notamment du Diabeta, en association avec l'insuline (voir les directives de l'établissement).
• Revoir avec la personne les règles à suivre les jours de maladie (par exemple, appeler le médecin si elle est trop malade pour se nourrir normalement ou pour rester active). Prendre l'insuline selon l'ordonnance. Noter ses observations dans un carnet.	La connaissance des mesures à prendre en cas de maladie, bénigne ou grave, favorise la compétence en matière de soins personnels et réduit le risque d'hyperglycémie ou d'hypoglycémie.
• Enseigner à la personne et au conjoint comment effectuer la glycémie capillaire qid jusqu'à ce que la glycémie soit stable, puis bid en alternant les heures (par exemple, à jeun et avant le repas du soir; avant le repas du midi et au coucher). Leur demander d'en faire la démonstration et observer.	Les tests de glycémie capillaire fournissent rapidement des données précises sur la maitrise du diabète. La démonstration effectuée par la personne et son conjoint permet à l'infirmière de vérifier si les mesures enseignées ont été correctement apprises.

INTERVENTIONS	JUSTIFICATIONS
• Inciter la personne à noter par écrit les résultats des tests de glycémie capillaire, la prise d'antidiabétiques, les doses d'insuline et les points d'injection, ainsi que toute réaction physiologique inhabituelle et son régime alimentaire. Lui indiquer les résultats souhaités (par exemple, glycémie à jeun de 4,5 à 6,1 mmol/L et avant les repas de 4,5 à 7,2 mmol/L).	On fournit ainsi au personnel soignant des données précises lui permettant d'évaluer l'efficacité du traitement et les besoins de la personne.

LA CARTE MENTALE : UNE AUTRE APPROCHE POUR LA PLANIFICATION DES SOINS

Le schéma d'une carte mentale se construit à partir du centre de la page, qui est représenté par la personne, concept clé de cette approche. Cette disposition rappelle que le plan de soins doit être axé sur la personne, et non sur le diagnostic médical. À cette notion centrale se greffent des concepts illustrant le plan de soins de la personne. Ils peuvent être regroupés à l'aide de formes géométriques, d'un code de couleurs ou selon leur emplacement sur la page. Les liens entre les groupes d'idées sont représentés par des flèches accompagnées de mentions explicatives. Ainsi, plusieurs éléments d'information peuvent être reliés directement à la personne.

La carte mentale doit donner une vue d'ensemble du plan de soins de la personne en mettant en relation les données d'évaluation, les diagnostics infirmiers, les résultats escomptés et les interventions. La schématisation de la carte mentale peut débuter par l'un ou l'autre de ces concepts, qui sont disposés séparément sur la page, groupés, puis mis en relation. Il est essentiel de comprendre qu'il n'existe aucun ordre préétabli entre ces éléments, car tous les regroupements sont aussi importants les uns que les autres. Toutefois, il doit y avoir une constance dans la présentation des données se rapportant aux concepts de même que dans leur mise en relation.

La figure 2.1 présente une carte mentale qui se rapporte à M. Roger Dupont, atteint de diabète de type II, dont le profil a été décrit au début de cette section.

FIGURE 2.1 ■ Carte mentale de M. Roger Dupont

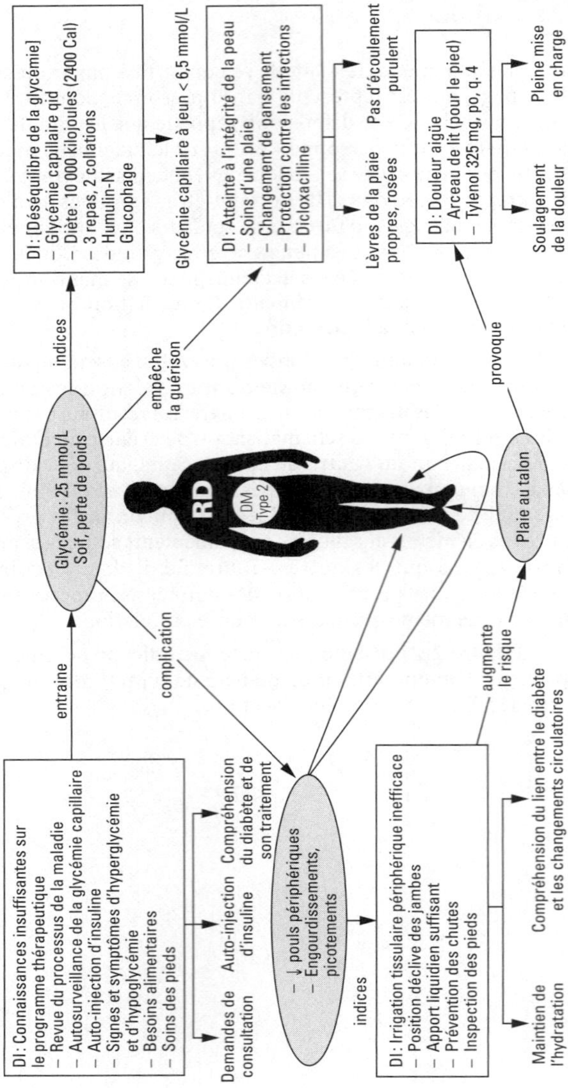

SYSTÈMES D'INSCRIPTION AU DOSSIER : S.O.A.P., S.O.A.P.I.E.R. ET FOCUS (D.I.R.)

Il existe plusieurs systèmes d'enregistrement des notes au dossier : l'inscription d'un ensemble de renseignements couvrant tout le quart de travail (ex. : de 8 h à 16 h) ; les notes précisant l'heure des observations et des interventions (ex. : 8 h 30, a mangé tout le contenu de son cabaret) ; ainsi que celles établies à partir de la définition d'un problème (méthode S.O.A.P., S.O.A.P.I.E.R.) ou selon le système Focus.

La méthode S.O.A.P., S.O.A.P.I.E.R., qui a été conçue par des médecins pour des soins donnés de manière épisodique, exige que toutes les inscriptions figurant au dossier soient faites en fonction d'un problème issu d'une liste (voir l'exemple 1).

Le système Focus (voir l'exemple 2) a été conçu par des infirmières en vue de faciliter la consignation de données fréquentes et répétées sur l'état de santé de la personne et sur les soins s'y rattachant. La personne est ici considérée dans une perspective de santé. Le *focus* est habituellement un diagnostic infirmier ; ce n'est *jamais* un diagnostic médical ni une intervention infirmière (soin d'une plaie, insertion d'une sonde à demeure, gavage, etc.). Les autres composantes du système, notamment les données d'évaluation, les interventions et les réactions, facilitent le repérage des renseignements sur la situation de la personne. Voici les quatre éléments du système Focus.

1. **Focus** : diagnostic infirmier ou problème de la personne, signes ou symptômes potentiellement importants (fièvre, arythmie, œdème, etc.), évènement important ou altération considérable de l'état de la personne, critères de soins particuliers ou directives particulières de l'établissement.
2. **Données** : renseignements subjectifs et objectifs décrivant le problème ou confirmant l'exactitude du diagnostic infirmier.
3. **Interventions** : soins infirmiers immédiats ou futurs, définis en fonction des données recueillies et correspondant aux objectifs de la personne ainsi qu'aux interventions infirmières formulées dans le plan de soins.
4. **Réactions** : résultats des interventions, qui permettent de vérifier si les objectifs ont été atteints.

Les exemples suivants se fondent sur les données tirées du profil de M. Roger Dupont, présenté à la section 3 de ce chapitre.

EXEMPLE 1

Modèle S.O.A.P., S.O.A.P.I.E.R.

S = données Subjectives
O = données Objectives
A = Analyse des données
P = Planification
I = Intervention
E = Évaluation
R = Révision

Date et heure	Problème*	Notes
2010-06-28		
21 h	N° 3: Douleur aigüe	S: Se plaint d'une douleur sourde et pulsative au pied gauche; douleur non irradiante.
		O: Muscles tendus; change souvent de position dans son lit; semble inconfortable.
		A: Douleur persistante.
		P: Selon le plan de soins.

Afin de mieux documenter la démarche de soins infirmiers, certains établissements ajoutent les étapes Intervention (I), Évaluation (E) et, si le plan n'a pas été efficace, Révision (R).

22 h		I: Arceau de lit pour le pied; administration de Tylenol 325 mg po
		E: Douleur soulagée; semble détendu.
		B. Joseph, inf.
2010-06-29		
11 h	N° 5: Connaissances insuffisantes sur le diabète	S: « Mon épouse et moi aurions des questions à vous poser. »
		O: Un exemplaire de la liste de questions est joint au plan d'enseignement.
		A: M. Dupont et son épouse doivent revoir l'information reçue et s'exercer à l'auto-injection d'insuline.
		P: Ils assistent à des séances d'information et lisent *Vivre avec son diabète*. Rencontre à prévoir avec la diététicienne.

* Comme il est inscrit dans le plan de soins.

Date et heure	Problème*	Notes
		I: M. Dupont s'administre de l'insuline devant son épouse. Remise d'une brochure sur la technique d'auto-injection. Rendez-vous avec la diététicienne à 13 h pour qu'elle réponde aux autres questions de la liste.
		E: M. Dupont est plus à l'aise avec l'auto-injection ; il la fait sans hésitation, correctement et sans trembler. Il explique à son épouse les étapes à suivre et leur raison d'être. Le couple sait à qui s'adresser s'il a des problèmes ou des questions.
		R: Aucune révision nécessaire.
		E. Marsan, inf.
2010-06-29		
16 h	N° 1 : Atteinte à l'intégrité de la peau	S: « Ça fait mal. » (Quand on palpe les tissus autour de la plaie.)
		O: Léger écoulement séreux sur le pansement, lèvres de la plaie rosées, aucune odeur.
		A: Premiers signes de guérison de la plaie ; pas d'infection.
		P: Poursuite des soins cutanés décrits dans le plan de soins.
		I: Irrigation de la plaie au sérum physiologique tid Pansement humide et pansement sec stériles à la suite, fixés avec un bandage micropore.
		E: La plaie est propre, sans écoulement.
		R: Aucune révision nécessaire.
		E. Marsan, inf.

* Comme il est inscrit dans le plan de soins.

EXEMPLE 2

Système Focus (D.I.R.)[2]

D = Données **I = Interventions** **R = Réactions**

Date et heure	Focus		
2005-06-28			
21 h	Douleur au pied gauche	D:	Se plaint d'une douleur sourde et pulsative au pied gauche; douleur non irradiante. Muscles tendus. Est agité au lit.
		I:	Arceau de lit pour le pied gauche. Administration de Tylenol 325 mg po
22 h	Douleur au pied gauche	R:	Dit que la douleur est soulagée; semble détendu.
		B. Joseph, inf.	
2005-06-30			
11 h	[Besoin d'apprentissage] sur le diabète	D:	A assisté à une séance d'information avec son épouse. Tous deux ont lu *Vivre avec son diabète.*
		I:	Liste de questions préparée par M. Dupont et son épouse, jointe au plan d'enseignement. Remise d'une brochure sur la technique d'auto-injection pour consultation ultérieure. Rendez-vous avec la diététicienne à 13 h pour qu'elle réponde aux autres questions. Démonstration de la préparation et de l'auto-injection de l'insuline.
		R:	M. Dupont est plus à l'aise avec l'auto-injection; il la fait sans hésiter, correctement et sans trembler. Il explique à son épouse les étapes à suivre et leur raison d'être. Le couple sait à qui s'adresser s'il a des problèmes ou des questions.
		E. Marsan, inf.	

2. D'après Susan Lampe, *Focus Charting,* Creative Health Care Management, Inc., 1701, American Blvd. East, Minneapolis, MN 55425.

Date et heure	Focus		
2005-06-30			
16 h	Atteinte à l'intégrité de la peau au talon gauche	D:	Léger écoulement séreux sur le pansement ; bords de la plaie rosés ; aucune odeur ; dit ne pas avoir mal, sauf lorsqu'on palpe les tissus environnants.
		I:	Irrigation avec sérum physiologique selon l'ordonnance. Pansement humide et pansement sec stériles à la suite, fixés avec un bandage micropore.
		R:	Plaie propre et sans écoulement.
		E. Marsan, inf.	

L'exemple qui suit illustre une difficulté de la personne qui ne requiert pas pour le moment la définition d'un problème (diagnostic infirmier) figurant au plan de soins. Le modèle S.O.A.P. ne convient guère dans une telle situation.

2005-06-28			
20 h 20	Malaises épigastriques	D:	Se plaint d'avoir « mal à l'estomac, une sensation de brulure » en posant la main sur la région épigastrique. Peau chaude et sèche, couleur rosée, signes vitaux inchangés.
		I:	Administration de Mylanta, 30 mg po ; tête du lit surélevée à environ 15 degrés.
		R:	Se dit soulagé. Semble détendu et reposé.
		B. Joseph, inf.	

DIAGNOSTICS INFIRMIERS PAR ORDRE ALPHABÉTIQUE

CHAPITRE **3**

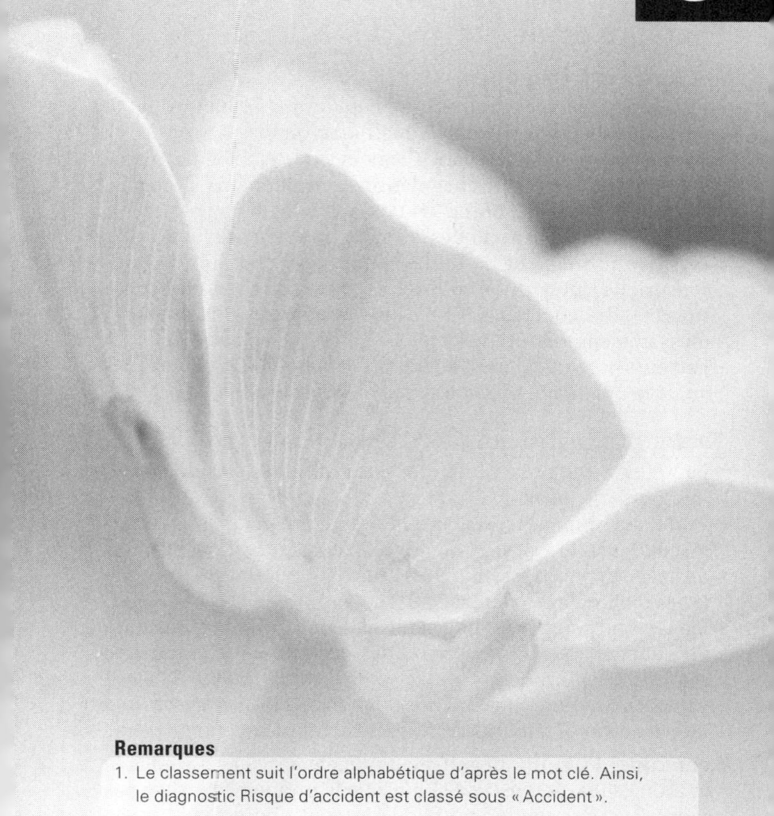

Remarques

1. Le classement suit l'ordre alphabétique d'après le mot clé. Ainsi, le diagnostic Risque d'accident est classé sous « Accident ».
2. Les informations entre crochets ont été ajoutées par les auteures afin de clarifier les diagnostics infirmiers et d'en faciliter l'utilisation.

ACCIDENT

RISQUE D'ACCIDENT

Taxinomie II: Sécurité/protection – Classe 2: Lésions (00035)
[Mode fonctionnel de santé de Gordon: Perception et prise en charge de la santé]
Diagnostic proposé en 1978

DÉFINITION ■ Situation dans laquelle une personne risque de se blesser parce que les conditions dans lesquelles elle se trouve dépassent ses capacités d'adaptation et de défense.

Facteurs de risque

Facteurs intrinsèques

- Facteurs physiques (rupture de l'épiderme, réduction de la mobilité); hypoxie tissulaire; malnutrition
- Formule sanguine anormale (leucocytose, leucopénie, modification des facteurs de coagulation, thrombopénie, drépanocytose, thalassémie, baisse du taux d'hémoglobine)
- Dérèglements biochimiques; dysfonction sensorielle
- Dysfonctionnement de l'intégration nerveuse [intégration sensorielle, intégration motrice et fonctions mentales supérieures], des effecteurs [fibres musculaires squelettiques] ou du système immunitaire
- Facteurs psychologiques (affectivité, orientation); facteurs liés au développement physiologique ou psychosocial

Facteurs extrinsèques

- Facteurs biologiques (degré d'immunité de la collectivité, microorganismes)
- Facteurs chimiques (polluants, poisons, drogues, agents pharmaceutiques, alcool, nicotine, agents de conservation, produits de beauté, colorants); matières nutritives (vitamines, certains types d'aliments)
- Facteurs physiques (aménagement, structure et organisation du quartier, de l'immeuble ou des équipements); modes et moyens de transport
- Facteurs humains (agents nosocomiaux, mode d'affectation du personnel; facteurs cognitifs, affectifs et psychomoteurs)

Remarque: Pour un diagnostic de risque, il n'y a ni signes ni symptômes (caractéristiques) puisque le problème n'existe pas encore; les interventions infirmières sont plutôt axées sur la prévention.

Résultats escomptés (objectifs) et critères d'évaluation

- La personne comprend les facteurs contribuant au risque d'accident.
- La personne adopte des habitudes de vie et des conduites visant la réduction du risque et la prévention des accidents.
- La personne rend son environnement plus sûr.
- La personne n'a pas d'accident.

Interventions

De nombreux aspects de ce diagnostic infirmier recoupent d'autres diagnostics. Pour cette raison, nous avons choisi de présenter ici ces interventions s'appliquant à tout risque d'accident. Bien que les situations présentant un risque d'accident aient certains points communs, nous recommandons à la lectrice de consulter les autres diagnostics infirmiers pertinents: Intolérance à l'activité; Risque de fausse route (risque d'aspiration); Risque de température corporelle anormale; Débit cardiaque diminué; Confusion aigüe; Confusion chronique; Risque de contamination; Risque de chute; Syndrome d'interprétation erronée de l'environnement; Échanges gazeux perturbés; Entretien inefficace du domicile; Mobilité réduite [préciser]; Exercice du rôle parental perturbé; Risque de perturbation dans l'exercice du rôle parental; Alimentation déficiente; Risque d'intoxication; Trouble de la perception sensorielle; Atteinte à l'intégrité de la peau; Privation de sommeil; Risque de suffocation; Irrigation tissulaire périphérique inefficace; Risque d'infection; Risque de traumatisme; Risque de violence envers les autres; Risque de violence envers soi; Errance.

PRIORITÉ Nº 1 – Évaluer les facteurs de risque

- Procéder à l'évaluation des facteurs de risque se rapportant à la sécurité de la personne au cours de la planification des soins et en prévision du congé, afin de réduire le risque d'accident.
- Vérifier les connaissances de la personne en matière de sécurité et de prévention des accidents, ainsi que les facteurs de motivation l'incitant à prévenir les accidents à son domicile, dans son quartier et à son travail.
- Noter l'âge et le sexe de la personne, son stade de développement, son aptitude à prendre des décisions, son degré d'habileté et ses capacités cognitives, **afin d'évaluer sa capacité à se protéger et à protéger les autres et d'orienter le choix des interventions visant à réduire le risque d'accident**.
- Recueillir des données sur l'humeur de la personne, ses stratégies d'adaptation, son degré d'estime de soi et son tempérament

(agressif, impulsif). **Ces éléments peuvent l'amener à agir à la légère ou à prendre des risques sans penser aux conséquences.**
- Évaluer la force musculaire de la personne, sa motricité globale et sa motricité fine.
- Préciser sa situation socioéconomique et noter les ressources dont elle dispose.
- Évaluer ses réactions émotionnelles et comportementales à des situations de violence potentiellement dangereuses (jugement par les voisins, par les pairs, etc.), **afin de déterminer si ces réponses compromettent sa sécurité ou celle des autres**.
- Apprécier le risque d'abus, de négligence ou de violence de la part des proches.
- Rechercher les signes de blessures et préciser s'ils sont récents (ecchymoses, fractures, absentéisme scolaire ou professionnel) ; déterminer s'il s'agit de blessures intentionnelles ou de violence de la part des proches.

PRIORITÉ N° 2 – Aider la personne et ses proches à réduire ou à éliminer les facteurs de risque

- Offrir les soins dans un contexte sécuritaire (respect des normes de sécurité, des politiques de l'établissement et des règles de soins infirmiers) pour éviter les erreurs susceptibles de causer des blessures à la personne et pour lui montrer, ainsi qu'à ses proches, les conduites adéquates.
  - Maintenir le lit ou la chaise à sa position la plus basse et en bloquer les roues.
  - S'assurer que la voie jusqu'à la salle de bains est libre et bien éclairée.
  - Placer à portée de la main les accessoires fonctionnels (déambulateur, canne, lunettes, appareil auditif).
  - Demander à la personne de solliciter de l'aide au besoin ; veiller à ce qu'un dispositif d'éclairage soit à sa portée et à ce qu'elle sache comment s'en servir.
  - Vérifier si certains des éléments du milieu de soins sont non sécuritaires et apporter les modifications requises.
  - Administrer les médicaments et les perfusions en respectant la règle des six bons éléments (la bonne personne, le bon médicament, la bonne voie d'administration, la bonne dose, le bon moment et la bonne raison).
- Décrire à la personne tous les traitements et tous les médicaments qui lui sont administrés.

§ Consulter les diagnostics infirmiers indiqués précédemment.

- Élaborer un plan de soins en collaboration avec la famille afin de pouvoir répondre aux besoins de la personne et de ses proches.
- Informer la personne des problèmes de santé ou des situations susceptibles d'accroitre le risque d'accident (faiblesse, démence,

blessure à la tête, immunosuppression, polymédication, prise d'alcool ou d'autres drogues, produits chimiques nocifs, etc.).

- Dresser la liste des mesures ou des dispositifs appropriés **afin d'éliminer les dangers menaçant la sécurité de la personne**. Consulter le médecin ou l'ergothérapeute au besoin.
- Inciter la personne à utiliser des techniques de gestion du stress et des émotions (colère, hostilité).
- Lui expliquer les conséquences des facteurs de risque énumérés précédemment si elle hésite à les corriger (cancer de la bouche chez les jeunes qui utilisent la chique; avortements spontanés, syndrome d'alcoolisme fœtal et symptômes de sevrage du nouveau-né chez les femmes enceintes qui fument ou qui consomment de l'alcool et d'autres drogues; chute consécutive au refus d'employer un appareil ou un accessoire fonctionnel; intoxication chez l'enfant qui a accès à l'armoire à pharmacie; etc.).
- Amener la personne à reconnaitre et à maitriser les situations ou les émotions qui sont à l'origine des accidents (fatigue, colère, irritabilité, etc.).
- L'encourager à participer à des programmes d'entraide (ateliers sur l'affirmation de soi, sur la pensée positive, etc.) **afin de rehausser son estime de soi et sa confiance en soi**.
- Procéder à une évaluation du domicile et préciser les mesures visant à éliminer les dangers menaçant la sécurité de la personne (garder sous clé les médicaments et les substances nocives **afin de réduire le risque d'intoxication**, verrouiller les portes extérieures **afin de prévenir les fugues**, mettre les allumettes ou le matériel de fumeur hors de portée, mettre la cuisinière hors fonction si la personne présente des troubles cognitifs, etc.).
- Discuter avec l'aidant naturel de ses inquiétudes relatives à l'éducation d'un enfant atteint d'un trouble cognitif ou au soin d'une personne en perte d'autonomie; déterminer ses besoins et repérer les services d'aide pertinents (gardiennage avant et après l'école, centre de jour pour personnes âgées, etc.).

PRIORITÉ Nº 3 – Donner un enseignement visant le mieux-être de la personne

- Déterminer les besoins de la personne en matière de prévention des accidents; repérer les ressources offertes à cette fin (cours de premiers soins ou de RCR, formation de gardienne d'enfants, cours de sécurité aquatique ou de maniement des armes, programmes d'abandon du tabac ou des drogues, programmes d'exercices ou de contrôle du poids, mesures de sécurité au travail, etc.
- Donner à la personne les numéros de téléphone pertinents (médecin, 911, centre antipoison, police, services d'alerte médicale et de récupération des matières dangereuses, etc.).

- La diriger vers les services appropriés (counseling, psychothérapie, conseils sur l'établissement d'un budget, cours destinés aux parents, etc.).
- Lui fournir de la documentation écrite **afin qu'elle puisse s'y référer pour un apprentissage personnel**.
- La sensibiliser aux problèmes de conception architecturale, de matériel, de transport et de pratiques en milieu de travail susceptibles d'entrainer des accidents.
- Dresser une liste des ressources communautaires, des voisins ou des amis pouvant fournir certains services aux personnes âgées ou handicapées (entretien domiciliaire, enlèvement de la neige ou de la glace des trottoirs et des escaliers, etc.).

Information à consigner

Évaluations (initiale et subséquentes)

- Inscrire les facteurs de risque et les données physiques observées (ecchymoses, coupures).
- Noter le degré de compréhension de la personne et de ceux qui s'en occupent relativement aux problèmes de sécurité qui les concernent.

Planification

- Rédiger le plan de soins et inscrire le nom de chacun des intervenants.
- Rédiger le plan d'enseignement.

Application et vérification des résultats

- Noter les réactions de la personne aux interventions et à l'enseignement, ainsi que les mesures qui ont été prises.
- Relever les actions spécifiques qui ont été entreprises et les changements qui ont été apportés.
- Consigner les objectifs atteints ou les progrès accomplis vers leur réalisation.
- Préciser les modifications apportées au plan de soins.

Plan de congé

- Noter les besoins de la personne ainsi que les changements à apporter dans ses habitudes et son milieu de vie.
- Consigner les demandes de consultation.

EXEMPLES TIRÉS DE LA CRSI (NOC) ET DE LA CISI (NIC)

- RÉSULTAT : Mesures de sécurité : comportement personnel
- INTERVENTION : Surveillance : sécurité

ACTIVITÉ

INTOLÉRANCE À L'ACTIVITÉ [préciser le degré]

Taxinomie II: Activité/repos – Classe 4: Réponses cardiovasculaires/respiratoires (00092)
[Mode fonctionnel de santé de Gordon: Activité et exercice]
Diagnostic proposé en 1982

DÉFINITION ■ Manque d'énergie physique ou psychique qui empêche une personne de poursuivre ou de mener à bien les activités quotidiennes requises ou désirées.

Facteurs favorisants

- Faiblesse générale
- Sédentarité
- Alitement ou immobilisation
- Déséquilibre entre l'apport et les besoins en oxygène; [anémie]
- [Déficit cognitif, état affectif; processus morbide sous-jacent, maladie dépressive]
- [Douleur, vertiges, dysrythmies, stress extrême]

Caractéristiques

- Fréquence cardiaque ou pression artérielle anormales après une activité
- Rapport verbal de fatigue ou de faiblesse
- Modifications électrocardiographiques indiquant des arythmies ou une ischémie
- Malaise ou dyspnée d'effort
- Verbalisation d'un manque de gout ou d'intérêt pour réaliser une activité
- Pâleur, cyanose

Échelle d'évaluation du degré d'intolérance à l'activité (Gordon, 2010)

- **Niveau I:** la personne peut marcher d'un pas normal sur une surface plane aussi longtemps qu'elle le désire; elle peut monter un étage ou plus, mais est alors plus essoufflée que la normale.
- **Niveau II:** la personne peut marcher une distance de 150 m sur une surface plane sans problème; elle peut monter un étage lentement sans s'arrêter.

- **Niveau III:** la personne ne peut marcher plus de 15 m sur une surface plane sans faire de pause; elle est incapable de monter un étage sans s'arrêter.
- **Niveau IV:** la personne souffre de dyspnée et de fatigue au repos.

Résultats escomptés (objectifs) et critères d'évaluation

- La personne énumère les facteurs négatifs influant sur sa tolérance à l'activité.
- La personne élimine ou réduit les effets des facteurs diminuant sa tolérance à l'activité, dans la mesure du possible.
- La personne applique les mesures recommandées pour améliorer sa tolérance à l'activité.
- La personne participe de bon gré aux activités nécessaires ou désirées.
- La personne signale une augmentation mesurable de sa tolérance à l'activité.
- La personne présente une amélioration des signes physiologiques d'intolérance: son pouls, sa respiration et sa pression artérielle restent dans les limites de la normale.

Interventions

PRIORITÉ Nº 1 – Déterminer les facteurs favorisants

- Rechercher la présence de facteurs qui contribuent à la fatigue (âge, santé fragile, maladie aigüe ou chronique, insuffisance cardiaque, hypothyroïdie, cancer, traitements contre le cancer). **La fatigue influe sur la capacité réelle et perçue de la personne à participer à des activités.** (Consulter le diagnostic infirmier Fatigue.)
- Apprécier les limites réelles et perçues de la personne, ainsi que la gravité du déficit en fonction de son état habituel. **On dispose ainsi de données de base permettant d'orienter l'enseignement ou toute autre intervention axée sur la qualité de vie.**
- Noter les plaintes relatives à la faiblesse, à la fatigue, à l'insomnie, à la douleur ou à la difficulté à accomplir des tâches. **Ces symptômes peuvent découler d'une intolérance à l'activité ou d'un facteur la favorisant.**
- Mesurer les signes vitaux avant, pendant et après l'activité, afin d'évaluer la réaction cardiorespiratoire à l'exercice. Noter le degré de fatigue de la personne.
- Apprécier l'aptitude de la personne à se tenir debout et à se déplacer, ainsi que l'assistance ou l'équipement dont elle a besoin. De cette façon, **il est possible de déterminer son état actuel et ses besoins en regard des activités requises ou désirées**.

- Faire la distinction entre les besoins et les désirs de la personne **pour évaluer la pertinence des activités** (**ex. : elle aimerait jouer au tennis alors qu'elle est à peine capable de gravir un étage**).
- Rechercher les facteurs affectifs et psychologiques qui influent sur l'état de la personne. **Le stress et l'état dépressif peuvent exacerber les effets d'une maladie ; par ailleurs, l'obligation de demeurer inactif peut induire l'état dépressif.**
- Noter les facteurs reliés au traitement, comme les effets indésirables et les interactions des médicaments.

PRIORITÉ N° 2 – Aider la personne à prendre des mesures quant aux facteurs contribuant à sa fatigue, compte tenu de ses capacités

- Mesurer régulièrement les signes vitaux de la personne et recueillir des données sur ses opérations mentales. Noter les perturbations de sa pression artérielle, de sa fréquence cardiaque et de sa fréquence respiratoire ; consigner les changements de couleur de sa peau (pâleur, cyanose) et la confusion.
- Doser l'activité de la personne **de façon à prévenir l'épuisement**. Si une activité entraine une altération physiologique indésirable, en réduire l'intensité ou la cesser.
- Administrer de l'oxygène ou des médicaments au besoin, et observer les réactions de la personne.
- Augmenter graduellement l'intensité des exercices ou des activités ; enseigner à la personne **comment ménager ses forces** (ex. : elle peut se reposer 3 minutes au cours d'une promenade de 10 minutes ou s'assoir au lieu de rester debout quand elle se brosse les cheveux).
- Intégrer au plan de soins des périodes de repos soigneusement dosées, **afin de réduire la fatigue**.
- Créer un climat d'encouragement tout en demeurant conscient de la difficulté de la situation pour la personne. **Cette attitude aide à atténuer son sentiment de frustration et à canaliser son énergie.**
- Inciter la personne et ses proches à participer le plus possible à la planification des activités.
- Encourager la personne à exprimer les sentiments qui contribuent à son problème ou qui en résultent.
- L'assister dans la pratique de ses activités ; lui fournir le soutien technique nécessaire (béquilles, déambulateur, fauteuil roulant, etc.) en s'assurant qu'elle l'utilise correctement, **afin de la protéger contre les accidents**.
- Appliquer des mesures de soulagement de la douleur **afin de faciliter sa participation aux activités**. (Consulter les diagnostics infirmiers Douleur aigüe et Douleur chronique.)

- Diriger au besoin la personne vers des spécialistes d'autres disciplines (physiatre, conseiller psychologique ou psychothérapeute, ergothérapeute, physiothérapeute, spécialiste en loisirs), **afin de lui proposer un plan de soins personnalisé**.

PRIORITÉ N° 3 – Donner un enseignement visant le mieux-être de la personne

- Planifier un maximum d'activités en tenant compte des capacités de la personne. **On transmet ainsi l'idée de normalité associée à l'amélioration progressive des capacités.**
- Tenir compte des attentes de la personne, de ses proches et des membres de l'équipe soignante **dans l'établissement des objectifs**. Explorer les conflits possibles et les différences **pour convenir du plan le plus efficace**.
- Montrer à la personne et à ses proches comment évaluer la réaction à l'exercice ; leur indiquer les signes et les symptômes **signifiant qu'il faut réduire le degré d'activité**.
- Planifier une augmentation progressive du degré d'activité et de la participation à l'exercice en fonction de la tolérance de la personne. **L'entrainement graduel peut améliorer l'état de santé de la personne et sa tolérance à l'activité.**
- Informer la personne de ses progrès quotidiens ou hebdomadaires **pour entretenir sa motivation**.
- La renseigner sur les mesures de sécurité et lui demander de s'exercer à les appliquer, **afin de prévenir les accidents**.
- L'informer du lien qui existe entre son style de vie et sa tolérance à l'activité (alimentation, apport liquidien, renoncement au tabac, santé mentale, etc.).
- L'inciter à avoir une attitude positive et à utiliser des techniques de relaxation, de visualisation ou d'imagerie mentale, selon ses besoins, **afin d'accroitre son sentiment de bienêtre**.
- L'encourager à participer à des activités sociales et récréatives. (Consulter le diagnostic infirmier Activités de loisirs insuffisantes.)

Information à consigner

Évaluations (initiale et subséquentes)

- Inscrire le degré d'intolérance à l'activité en se référant à l'échelle d'évaluation présentée à la page 73.
- Consigner les facteurs reliés au problème.
- Noter les plaintes de la personne.
- Noter les signes vitaux avant, pendant et après l'activité.

Planification

- Rédiger le plan de soins et inscrire le nom de chacun des intervenants.
- Rédiger le plan d'enseignement.

Application et vérification des résultats

- Noter les réactions de la personne aux interventions et à l'enseignement, ainsi que les mesures qui ont été prises.
- Consigner les modifications apportées au plan de soins.
- Noter dans quelle mesure la personne comprend le plan d'enseignement et la matière présentée.
- Consigner les objectifs atteints ou les progrès accomplis vers leur réalisation.

Plan de congé

- Inscrire les demandes de consultation.
- Noter les besoins à long terme de la personne et le nom des responsables des mesures à prendre.

EXEMPLES TIRÉS DE LA CRSI (NOC) ET DE LA CISI (NIC)

- RÉSULTAT : Tolérance à l'activité
- INTERVENTION : Limitation de la dépense énergétique

ACTIVITÉ

RISQUE D'INTOLÉRANCE À L'ACTIVITÉ

Taxinomie II : Activité/repos – Classe 4 : Réponses cardiovasculaires/respiratoires (00094)

[Mode fonctionnel de santé de Gordon : Activité et exercice]

Diagnostic proposé en 1982

DÉFINITION ■ Situation dans laquelle une personne risque de manquer d'énergie physique ou psychologique pour poursuivre ou mener à bien les activités quotidiennes requises ou désirées.

Facteurs de risque

- Antécédents d'intolérance
- Problèmes circulatoires ou respiratoires ; [dysrythmies]
- Mauvaise forme physique ; [vieillissement]
- Inexpérience de l'activité
- Maladie évolutive ou débilitante, anémie
- Répugnance ou incapacité à exécuter une activité

Remarque : Pour un diagnostic de risque, il n'y a ni signes ni symptômes (caractéristiques) puisque le problème n'existe pas encore ; les interventions infirmières sont plutôt axées sur la prévention.

Résultats escomptés (objectifs) et critères d'évaluation

- La personne établit un lien entre son état de santé et le risque d'intolérance à l'activité.
- La personne participe à un programme de conditionnement physique ou de réadaptation.
- La personne trouve des façons de maintenir le degré d'activité qu'elle désire (ex. :elle peut marcher dans un centre commercial s'il fait mauvais).
- La personne connait les malaises ou les symptômes exigeant un nouvel examen médical.

Interventions

PRIORITÉ Nº 1 – Évaluer les facteurs influant sur la situation actuelle

- Noter les diagnostics médicaux et les traitements (sida, maladie pulmonaire obstructive chronique [MPOC], cancer, insuffisance cardiaque et autres problèmes cardiaques, anémie, modalités de médication ou de traitement, interventions chirurgicales importantes, traumatismes musculosquelettiques, troubles neurologiques, insuffisance rénale, etc.) **susceptibles d'empêcher la personne de respecter le degré d'activité désiré**.
- Questionner la personne ou ses proches sur son degré habituel d'énergie, **afin de connaitre leur perception de la capacité de la personne à accomplir les activités nécessaires ou désirées**.
- Rechercher les facteurs **qui pourraient empêcher ou perturber l'activité**: âge, déclin fonctionnel, résistance de la personne à l'effort, états douloureux, problèmes respiratoires, déficiences visuelles ou auditives, climat ou température, lieux dangereux pour faire de l'exercice, besoin d'aide à la mobilité.
- Déterminer le degré d'activité pertinent et l'état physique de la personne en l'observant, en évaluant sa tolérance à l'exercice ou en utilisant une échelle de tolérance à l'activité (Gordon, 2010). **On dispose ainsi d'un point de référence pour évaluer les progrès.**

PRIORITÉ Nº 2 – Définir de nouvelles façons de garder la personne active, compte tenu des contraintes actuelles

- Établir un programme d'exercices physiques de concert avec la personne et les membres de l'équipe interdisciplinaire (physiothérapeute, ergothérapeute, physiatre, infirmière clinicienne, conseiller en réadaptation, etc.). **La coordination de toutes les interventions augmente les chances de réussite.**

- Choisir un programme de conditionnement physique adapté; inciter la personne à faire partie d'un groupe d'activités **afin de prévenir ou de limiter la détérioration de son état**.
- Lui montrer comment exécuter les activités qui ne lui sont pas familières et lui proposer de nouvelles façons d'accomplir celles qu'elle connait, **afin de préserver son énergie et d'assurer sa sécurité**.

PRIORITÉ Nº 3 – Donner un enseignement visant le mieux-être de la personne

- Expliquer à la personne ou à ses proches le lien entre la maladie (ou l'affection débilitante) et la capacité à accomplir les activités désirées. **Cette prise de conscience peut faciliter l'acceptation des limitations et la planification de changements d'ordre pratique.**
- Informer la personne des facteurs susceptibles de provoquer une intolérance à l'activité, comme le tabagisme (si elle a des problèmes respiratoires) ou le manque de motivation et d'intérêt concernant l'exercice. **Cela peut l'encourager à entreprendre des changements.**
- Aider la personne et ses proches à effectuer les changements nécessaires en ce qui a trait notamment à l'utilisation d'oxygène d'appoint. **Ainsi, on améliorera la capacité de la personne à participer aux activités désirées.**
- Nommer et expliquer chacun des symptômes nécessitant une consultation médicale **afin de permettre une intervention au bon moment**.
- Diriger la personne vers les services qui lui procureront l'aide ou l'équipement nécessaires, **afin de préserver son degré d'activité**.

Information à consigner

Évaluations (initiale et subséquentes)

- Noter les facteurs de risque s'appliquant à la personne.
- Inscrire son taux actuel de tolérance à l'activité.

Planification

- Consigner les mesures de traitement et les aides techniques choisies, notamment les programmes de physiothérapie ou d'exercices.
- Inscrire les changements prévus dans le mode de vie de la personne, le nom des responsables des mesures à prendre et les modalités du suivi.

Application et vérification des résultats

- Noter les réactions de la personne aux interventions et à l'enseignement, ainsi que les mesures qui ont été prises.

- Consigner les objectifs atteints ou les progrès accomplis vers leur réalisation.
- Noter les modifications apportées au plan de soins.

Plan de congé

- Inscrire les demandes de consultation relatives au suivi médical.

EXEMPLES TIRÉS DE LA CRSI (NOC) ET DE LA CISI (NIC)

- RÉSULTAT : Endurance
- INTERVENTION : Limitation de la dépense énergétique

ACTIVITÉS

ACTIVITÉS DE LOISIRS INSUFFISANTES

Taxinomie II : Activité/repos – Classe 2 : Activité/exercice (00097)
[Mode fonctionnel de santé de Gordon : Activité et exercice]
Diagnostic proposé en 1980

DÉFINITION ■ Baisse d'intérêt pour les activités de loisirs ou impossibilité d'en avoir [en raison de facteurs internes ou externes relevant ou non de la volonté].

Facteurs favorisants

- Milieu offrant peu de possibilités de loisirs [séjour prolongé en centre hospitalier, traitements longs et fréquents, confinement au domicile]
- [Handicap physique, alitement, fatigue, douleur]
- [Problème relié au développement ou à un évènement particulier ; manque de ressources]
- [Trouble psychologique (ex. : maladie dépressive)]

Caractéristiques

- Plaintes relatives à l'ennui (la personne aimerait avoir quelque chose à faire, à lire, etc.)
- Impossibilité de s'adonner à son passetemps favori à l'hôpital [ou à la maison]
- Altération des capacités ; handicap
- [Épuisement affectif, désintérêt, déficit d'attention]
- [Agitation, larmes]
- [Léthargie, repli sur soi]
- [Animosité]
- [Excès de table ou manque d'intérêt pour la nourriture ; perte ou gain de poids]

Résultats escomptés (objectifs) et critères d'évaluation

- La personne adopte les stratégies d'adaptation appropriées.
- La personne s'engage dans des activités divertissantes tout en respectant ses limites.

Interventions

PRIORITÉ N° 1 – Évaluer les facteurs favorisants

- Apprécier l'état physique, cognitif et émotionnel de la personne, ainsi que son milieu de vie, **afin de vérifier s'il y a privation sensorielle ou possibilité de perte des activités de loisirs souhaitées ; on est alors en mesure d'intervenir rapidement ou de prévenir la perte de telles activités**. Recueillir des données sur les loisirs qui sont offerts dans l'environnement de la personne.
- Noter les répercussions de l'invalidité ou de la maladie de la personne sur son mode de vie (victime de dépression grave, enfant atteint de leucémie, personne âgée ayant subi une fracture de la hanche, etc.), **de façon à obtenir une base de comparaison en vue des évaluations et des interventions**.
- Noter l'âge, le sexe et le degré de développement de la personne, les facteurs culturels présents et l'importance que revêt une activité donnée pour la personne. **Ainsi, on pourra encourager cette dernière à participer à une activité qui renforce son estime de soi et son sentiment d'accomplissement.**
- Déterminer la capacité réelle de la personne à prendre part aux activités proposées ; noter son champ d'attention, ses limites et sa tolérance physiques, son intérêt et ses besoins de sécurité. **La maladie aigüe, la dépression, les problèmes de mobilité, l'isolement de protection et la privation sensorielle peuvent interférer avec la pratique de l'activité souhaitée.**

PRIORITÉ N° 2 – Encourager la personne à chercher des solutions

- Appliquer les mesures appropriées pour faire face aux conditions concomitantes comme l'anxiété, la dépression, le deuil, la démence, les blessures physiques, l'isolement, l'immobilité, la malnutrition et la douleur aigüe ou chronique. **Ces conditions affectent la capacité de la personne à participer à des activités de loisirs significatives.**
- Reconnaitre les besoins de la personne et tenir compte de ses sentiments, **afin d'établir une relation thérapeutique et de créer un climat propice à l'expression de sentiments positifs**.

- Passer en revue les activités, les passetemps et les loisirs que la personne préférait avant l'apparition du problème. Discuter des raisons pour lesquelles elle ne pratique plus ces activités et déterminer si elle peut et souhaite recommencer à s'y adonner.
- Inciter la personne à diversifier ses activités (musique, émissions d'information ou éducatives, télévision, DVD, cinéma, ordinateur ou internet, lecture, visites, jeux, artisanat, massages, aromathérapie, soins de beauté, cuisine, sorties sociales, jardinage, groupes de discussion, etc.). **Les activités choisies doivent être pertinentes aux yeux de la personne ; il ne faut pas qu'elles soient trop exigeantes sur les plans physique et émotionnel, afin que la personne en retire le plus de bénéfices possible.**
- Inciter la personne à prendre part aux décisions relatives à l'horaire et à la fréquence de ses longs traitements, afin de favoriser la détente et de contrer le sentiment d'ennui.
- L'encourager à collaborer à la planification de l'horaire des activités obligatoires et facultatives. **Si elle préfère regarder son émission favorite à l'heure du bain, on reportera ce dernier. Ainsi, la personne sentira qu'elle maitrise la situation.**
- Éviter de modifier l'horaire de la personne sans en discuter avec elle. **Il est important qu'elle considère le personnel soignant comme fiable.**
- Sortir la personne de son cadre habituel (la changer de pièce ou l'amener à l'extérieur) **afin de la stimuler, de contrer son sentiment d'ennui et de lui donner une impression de normalité et de maitrise de sa vie**.
- Dresser une liste de ce que la personne a besoin pour se déplacer (fauteuil roulant, déambulateur, transport adapté, aide de bénévoles, etc.).
- Procéder périodiquement à des changements dans le décor de la pièce où se trouve la personne si elle est alitée pour une longue période ; la consulter au préalable à ce sujet. On peut, par exemple, poser de nouveaux tableaux d'affichage chaque saison, changer la couleur de la chambre, réaménager le mobilier, fixer des photos ou des images différentes ; **ces mesures sont stimulantes pour la personne**.
- Lui proposer des activités : s'occuper d'oiseaux ou de poissons, aménager un terrarium, faire du jardinage dans un bac à fleurs. **Encourager sa participation en lui demandant de nommer les espèces d'oiseaux, de choisir les graines à donner, etc.**
- Permettre les expressions d'agressivité sans toutefois tolérer les passages à l'acte. **La possibilité d'exprimer sa colère et son désespoir constitue un pas vers la résolution de problèmes, mais les comportements destructeurs entravent cette dernière, car ils nuisent à l'estime de soi.**

- Consulter au besoin le responsable des loisirs, l'ergothérapeute, le responsable des jeux, de la musique ou de la thérapie par le mouvement, **afin de choisir des activités qui tiennent compte des préférences de la personne et qui sont adaptées à sa situation**.

PRIORITÉ Nº 3 – Donner un enseignement visant le mieux-être de la personne

- Explorer les possibilités d'activités en tenant compte des talents et des aptitudes de la personne.
- La diriger vers les groupes de soutien, les clubs de loisirs ou les organismes de services appropriés.

§ Consulter les diagnostics infirmiers Sentiment d'impuissance et Isolement social.

Information à consigner

Évaluations (initiale et subséquentes)

- Inscrire les données d'évaluation, notamment les obstacles qui empêchent la personne de s'adonner aux activités désirées.
- Noter les activités que la personne choisit.

Planification

- Rédiger le plan de soins et inscrire le nom de chacun des intervenants.

Application et vérification des résultats

- Noter les réactions de la personne aux interventions et à l'enseignement, ainsi que les mesures qui ont été prises.
- Consigner les objectifs atteints ou les progrès accomplis vers leur réalisation.
- Inscrire les modifications apportées au plan de soins.

Plan de congé

- Noter les besoins à long terme de la personne et le nom des responsables des mesures à prendre.
- Consigner les demandes de consultation et les ressources communautaires auxquelles la personne peut recourir.

EXEMPLES TIRÉS DE LA CRSI (NOC) ET DE LA CISI (NIC)

- RÉSULTAT : Participation à des loisirs
- INTERVENTION : Thérapie récréationnelle

ALIMENTATION

ALIMENTATION DÉFICIENTE

Taxinomie II : Nutrition – Classe 1 : Ingestion (00002)
[Mode fonctionnel de santé de Gordon : Nutrition et métabolisme]
Diagnostic proposé en 1975 ; révision effectuée en 2000

DÉFINITION ■ Apport nutritionnel inférieur aux besoins métaboliques.

Facteurs favorisants

- Incapacité d'ingérer ou de digérer des aliments ou d'absorber des matières nutritives en raison de facteurs biologiques, psychologiques ou économiques
- [Augmentation des besoins métaboliques (due à des brulures, par exemple)]
- [Manque d'information, renseignements erronés ou idées fausses]

Caractéristiques

- Poids corporel inférieur de 20 % ou plus au poids idéal [selon la taille et l'ossature] ; [tissu adipeux sous-cutané ou masse musculaire réduits]
- Apport alimentaire inférieur à la ration quotidienne recommandée
- Dégout ou manque d'intérêt pour la nourriture ; altération du sens du gout ; satiété immédiate après l'ingestion de nourriture ; incapacité à digérer
- Douleur abdominale avec ou sans pathologie ; crampes abdominales
- Impression d'être incapable d'ingérer des aliments
- Perte de poids malgré une ration alimentaire adéquate
- Manque [flagrant] de nourriture
- Faiblesse des muscles servant à la déglutition ou à la mastication
- Ulcère buccal, inflammation de la cavité buccale
- Manque de tonus musculaire
- Fragilité des capillaires
- Bruits intestinaux hyperactifs
- Diarrhée ou stéatorrhée
- Pâleur des conjonctives et des muqueuses
- Perte excessive de cheveux [ou accroissement de la pilosité sur le corps (duvet)] ; [arrêt de la menstruation]
- [Résultats anormaux des examens de laboratoire (albumine réduite, diminution des protéines totales ; carence en fer ; déséquilibre électrolytique ; etc.)]

Résultats escomptés (objectifs) et critères d'évaluation

- La personne prend du poids graduellement.
- La personne comprend les causes de son problème et les interventions nécessaires.
- La personne adopte des habitudes de vie et des conduites favorisant l'atteinte et le maintien de son poids santé.
- Les valeurs des examens de laboratoire sont normales, et tous les signes de malnutrition inscrits dans les caractéristiques sont absents.

Interventions

PRIORITÉ Nº 1 – Évaluer les facteurs favorisants

- Vérifier si les facteurs de risque de la malnutrition sont présents : personne âgée placée en institution, individu souffrant d'une maladie chronique, enfant ou adulte vivant dans une situation de pauvreté ou de faible revenu, personne ayant des lésions au visage ou à la mâchoire, ou ayant subi une chirurgie intestinale ou une chirurgie bariatrique restrictive, individu dont le métabolisme basal est augmenté [brulures, hyperthyroïdie, etc.], personne souffrant de syndromes de malabsorption, d'intolérance au lactose, de mucoviscidose ou de maladie pancréatique, individu dont l'apport alimentaire est réduit sur une longue période ou qui a déjà présenté des carences nutritionnelles, etc.).
- Noter la capacité de mastication et de déglutition de la personne, ainsi que l'acuité de son sens du gout ; examiner l'adaptation des prothèses dentaires, les obstacles mécaniques, l'intolérance au lactose, la mucoviscidose et les affections du pancréas. Vérifier les dents et les gencives pour évaluer la qualité de la santé buccale. **Ces facteurs sont susceptibles d'influer sur l'ingestion et la digestion des matières nutritives.**
- Apprécier les connaissances de la personne sur les besoins nutritionnels propres à son âge, **afin d'être en mesure de lui transmettre de nouveaux renseignements sur ce sujet**.
- Demander à la personne si elle dispose d'un réseau de soutien et de ressources financières suffisantes ; s'enquérir auprès d'elle de la manière dont elle les utilise. Vérifier si elle est capable de se procurer et de conserver différents types d'aliments.
- Discuter avec elle de ses habitudes alimentaires, notamment de ses préférences, de ses intolérances ou de ses aversions, **afin de connaitre ses gouts**.
- Recueillir des données sur les interactions médicamenteuses, les effets de la maladie, les allergies, l'emploi de laxatifs ou de diurétiques. **Ces facteurs peuvent nuire à l'appétit, à l'apport alimentaire ou à l'absorption.**

- Déceler les facteurs psychologiques en cause chez la personne ; s'enquérir de ses désirs et des influences d'ordre culturel ou religieux propres à son milieu. **Ces éléments peuvent influer sur ses choix alimentaires.**
- Recueillir des données auprès de la personne sur son image corporelle. Comment perçoit-elle son corps ? Cette perception correspond-elle à la réalité ?
- Noter la présence d'aménorrhée, de caries dentaires et d'hypertrophie des glandes salivaires, ainsi que les plaintes relatives à des maux de gorge fréquents. **Ces symptômes, qui réduisent la capacité de la personne à s'alimenter, peuvent être des signes de boulimie.**
- Passer en revue le programme d'activités ou d'exercices de la personne, **afin de noter si elle s'adonne à des activités répétitives (ex. : va-et-vient incessant) ou à des exercices inappropriés (ex. : jogging prolongé). Ces attitudes peuvent révéler qu'elle est obsédée par le maintien de son poids.**

PRIORITÉ N° 2 – Évaluer le degré de déficience

- Observer la personne pour voir si elle présente des signes comme l'absence de tissu adipeux sous-cutané, la réduction de la masse musculaire, la perte de cheveux, les fissures d'ongles, une guérison retardée, des saignements des gencives, l'enflure de l'abdomen, etc. **Ces facteurs peuvent indiquer un problème de malnutrition protéocalorique.**
- Recueillir des données sur le poids de la personne, son âge, sa configuration morphologique, sa force, ses degrés d'activité et de repos, etc. **On dispose ainsi de points de référence.**
- Utiliser des outils d'évaluation nutritionnelle comme le MNA (Mini Nutritional Assessment) afin d'apprécier son état nutritionnel (normal, mauvais, risque de malnutrition).
- Calculer son apport énergétique quotidien total.
- Noter dans un carnet les apports alimentaires et liquidiens de la personne, l'heure de ses repas et son mode d'alimentation, **afin de déterminer les changements qui devraient être effectués**.
- Vérifier le poids de la personne et calculer son indice de masse grasse (IMG) ; mesurer l'épaisseur du pli cutané du triceps ainsi que le périmètre du bras à mi-longueur (ou autres mensurations anthropométriques), **afin d'établir des paramètres initiaux**.
- Ausculter les bruits intestinaux. Noter les caractéristiques des selles (couleur, quantité, fréquence, etc.).
- Étudier les résultats des examens de laboratoire (albumine sérique, dosages de la sidérophiline, des acides aminés et des électrolytes, taux de fer, urée, bilan azoté, glycémie, fonction hépatique, numération lymphocytaire, calorimétrie indirecte, etc.).

- Collaborer aux procédés diagnostiques (épreuve de Schilling, test d'absorption du xylose, recherche de graisses dans les selles de 72 heures, clichés en série des différents segments du tube digestif, etc.).

PRIORITÉ N° 3 – Établir un programme nutritionnel en fonction des besoins de la personne

- Noter l'âge, la stature, la force ainsi que les degrés d'activité et de repos de la personne, **afin de pouvoir déterminer ses besoins nutritionnels.**
- Évaluer la quantité totale de nourriture que la personne ingère chaque jour. Inscrire dans un carnet sa consommation de calories, ses habitudes alimentaires et l'heure de ses repas, **afin de déceler les causes d'une malnutrition et de déterminer les changements qui pourraient être apportés à ses habitudes alimentaires**.
- Calculer la dépense énergétique de base de la personne à partir de la formule Harris-Benedict (ou d'une autre formule) et estimer ses besoins en énergie et en protéines.
- Collaborer à l'élaboration d'un traitement personnalisé **visant à corriger ou à juguler les causes sous-jacentes (cancer, syndrome de malabsorption, anorexie, troubles cognitifs, dépression, médicaments coupe-faims, régimes miracles, etc.)**.
- Consulter au besoin la diététicienne ou d'autres membres de l'équipe de soins, **afin de préparer un programme nutritionnel visant à augmenter la consommation de protéines, de lipides et de glucides ainsi que l'apport énergétique de la personne, selon ses besoins et ses préférences alimentaires**.
- Modifier le régime alimentaire de la personne si nécessaire. Par exemple,
  - lui conseiller de prendre de petits repas ainsi que des collations (aliments faciles à digérer pour la collation du soir) ;
  - lui donner des aliments liquéfiés au robot culinaire si elle est alimentée par gavage ;
  - lui recommander de boire des apéritifs (vin, etc.), à moins de contrindication ;
  - lui proposer de prendre des suppléments hypercaloriques et riches en éléments nutritifs ou des substituts de repas sous forme liquide ;
  - recourir à l'alimentation parentérale comme prescrit.
- Administrer les agents pharmaceutiques prescrits : substances favorisant la digestion, suppléments de vitamines et de fer (dont les multivitamines à croquer), médicaments (antiacides, anticholinergiques, antipyrétiques, antidiarrhéiques, etc.).
- Demander à la personne si elle préfère ou peut tolérer un petit-déjeuner à forte teneur énergétique.

- Utiliser des aromates (citron et fines herbes) si la personne suit un régime sans sel, **afin de rendre les mets plus savoureux et de stimuler son appétit**.
- Inciter la personne à mettre du sucre ou du miel dans ses boissons si elle tolère bien les glucides.
- Lui conseiller de choisir des aliments qu'elle trouve appétissants ou demander à sa famille de lui apporter des repas **propres à stimuler son appétit**.
- Retirer les aliments que la personne ne peut tolérer ou qui augmentent le transit intestinal (aliments gazogènes, boissons trop chaudes, trop froides, épicées ou contenant de la caféine, produits laitiers, etc.) en tenant compte de ses besoins.
- Recommander à la personne de réduire sa consommation d'aliments très riches en fibres ou en cellulose, **car ceux-ci induisent rapidement la satiété**.
- Créer, au moment des repas, un climat agréable et reposant qui favorise la socialisation, **afin d'inciter la personne à manger**.
- Prévenir ou réduire les odeurs ou les spectacles désagréables, qui peuvent diminuer l'appétit de la personne.
- Recommander à la personne d'observer des soins d'hygiène buccodentaire avant et après les repas et au coucher, ou lui fournir l'aide requise.
- Lui conseiller de prendre des pastilles **pour stimuler la salivation lorsque la sècheresse de la bouche constitue un problème**.
- L'encourager à consommer suffisamment de liquides à des moments opportuns. **On peut diminuer l'apport en liquides une heure avant les repas pour éviter que la sensation de satiété s'installe trop rapidement.**
- Peser la personne une fois par semaine (ou plus, selon les besoins) **pour apprécier l'efficacité des efforts déployés**.
- Élaborer des stratégies d'alimentation personnalisées lorsque le problème est mécanique (immobilisation des mâchoires par des fils métalliques, etc.) ou que la personne est paralysée (ex. : après un accident vasculaire cérébral). Au besoin, consulter un ergothérapeute **pour obtenir des aides techniques** ou un orthophoniste **pour améliorer le processus de déglutition**.

§ Consulter le diagnostic infirmier Trouble de la déglutition.

- Élaborer un programme structuré de thérapie nutritionnelle selon le protocole (fixer la durée des périodes de repas, passer au robot culinaire les aliments qui n'ont pas été mangés durant la période convenue, administrer les aliments liquéfiés par gavage), **afin d'éviter les complications entrainées par la malnutrition (surtout dans les cas d'anorexie ou de boulimie). Il faudra peut-être hospitaliser la personne pour faciliter l'application de ce programme.**
- Recommander l'hospitalisation dans les cas de malnutrition grave ou dans les situations où la vie de la personne est menacée ; insister sur le fait que cette mesure permet de maitriser l'environnement.

- Diriger la personne vers les services sociaux pertinents ou vers d'autres ressources communautaires afin qu'elle reçoive l'aide requise pour l'achat de ses aliments ou la préparation de ses repas.

PRIORITÉ Nº 4 – Donner un enseignement visant le mieux-être de la personne

- Souligner l'importance d'un apport nutritionnel équilibré. Informer la personne sur ses besoins nutritionnels et lui proposer des moyens d'y répondre.
- Élaborer un programme de modification du comportement avec la collaboration de la personne et en fonction de ses besoins.
- Faire preuve d'ouverture d'esprit, d'acceptation et de compréhension à l'égard de la personne si elle affirme qu'une « voix intérieure » la pousse à adopter les comportements caractéristiques de son trouble de l'alimentation.
- Fixer avec la personne un objectif de gain pondéral réaliste.
- Peser la personne une fois par semaine et noter les résultats **afin d'évaluer l'efficacité du programme nutritionnel**.
- Consulter la diététicienne ou d'autres membres de l'équipe de soins si nécessaire, **pour évaluer les besoins à long terme de la personne**.
- Élaborer un programme régulier d'exercices et de réduction du stress.
- Inventorier les médicaments (sur ordonnance ou en vente libre) consommés par la personne; lui expliquer leurs effets secondaires ainsi que les risques d'interactions médicamenteuses.
- Lui fournir l'information ou l'aide qu'elle requiert en ce qui a trait à l'application du traitement médical.
- Inventorier avec elle les programmes d'aide requis et l'assister dans les démarches nécessaires pour les obtenir : conseils sur l'établissement d'un budget, popote roulante, cuisine communautaire, coupons alimentaires, etc.
- L'orienter vers les services d'hygiène dentaire ou les services de counseling, de psychiatrie ou de thérapie familiale dont elle a besoin.
- Insister, au cours de l'enseignement préopératoire, sur l'importance d'une alimentation qui comble les besoins nutritionnels avant et après l'intervention chirurgicale.
- Montrer à la personne et à ses proches comment passer les aliments au robot culinaire et comment procéder à l'alimentation par gavage.
- Diriger la personne vers des services de soins à domicile si elle doit recevoir une alimentation parentérale totale à la maison. **Ainsi, elle obtiendra l'information et le soutien nécessaires.**

Information à consigner

Évaluations (initiale et subséquentes)

- Inscrire les données d'évaluation, notamment les signes et les symptômes (tirés de la liste de caractéristiques précitée), ainsi que les résultats des examens de laboratoire.
- Noter l'apport énergétique de la personne.
- Relever ses restrictions d'ordre culturel ou religieux et ses préférences alimentaires.
- Noter les ressources financières et les réseaux de soutien dont elle dispose et l'utilisation qu'elle en fait.
- Consigner le point de vue de la personne et sa compréhension du problème.

Planification

- Rédiger le plan de soins et inscrire le nom de chacun des intervenants.
- Rédiger le plan d'enseignement.

Application et vérification des résultats

- Noter les réactions de la personne aux interventions et à l'enseignement, ainsi que les mesures qui ont été prises.
- Inscrire sur une feuille graphique les résultats des pesées hebdomadaires.
- Consigner les objectifs atteints ou les progrès accomplis vers leur réalisation.
- Noter les modifications apportées au plan de soins.

Plan de congé

- Noter les besoins à long terme de la personne et le nom des responsables des mesures à prendre.
- Consigner les demandes de consultation.

EXEMPLES TIRÉS DE LA CRSI (NOC) ET DE LA CISI (NIC)

- RÉSULTAT : État nutritionnel
- INTERVENTION : Aide à la prise de poids

ALIMENTATION

ALIMENTATION EXCESSIVE

Taxinomie II : Nutrition – Classe 1 : Ingestion (00001)

[Mode fonctionnel de santé de Gordon : Nutrition et métabolisme]

Diagnostic proposé en 1975 ; révision effectuée en 2000

DÉFINITION ■ Apport nutritionnel supérieur aux besoins métaboliques.

Facteurs favorisants

- Apport nutritionnel excessif par rapport aux besoins métaboliques

Caractéristiques

- Poids de 20 % supérieur au poids idéal selon la taille et l'ossature [obésité]
- Poids de 10 % supérieur au poids idéal selon la taille et l'ossature [embonpoint]
- Mauvaises habitudes alimentaires (dont l'association de la nourriture à d'autres activités)
- Fait de manger en réaction à des facteurs externes, comme l'heure du jour ou la situation sociale
- Concentration de la consommation alimentaire en fin de journée
- Fait de manger en réaction à des facteurs internes autres que la faim (l'anxiété, par exemple)
- Sédentarité
- Pli cutané du triceps supérieur à 15 mm chez l'homme et à 25 mm chez la femme
- [Pourcentage de tissu adipeux supérieur à 22 % chez la femme svelte et à 15 % chez l'homme mince]

Résultats escomptés (objectifs) et critères d'évaluation

- La personne s'exprime de manière pragmatique sur son image de soi physique et mentale.
- La personne projette une image de soi réaliste, et non pas idéalisée.
- La personne apporte les changements nécessaires dans son mode de vie et ses comportements; elle modifie son apport alimentaire (qualité et quantité) et entreprend un programme d'exercices.
- La personne atteint le poids corporel désiré tout en conservant un état de santé optimal.

Interventions

PRIORITÉ Nº 1 – Évaluer les facteurs favorisants

- Apprécier le risque ou la présence de problèmes associés à l'obésité (tendance familiale à l'obésité, métabolisme lent, hypothyroïdie, diabète de type 2, pression artérielle et taux de cholestérol élevés, antécédents d'accident vasculaire cérébral ou de crise cardiaque, calculs biliaires, goutte, arthrite, apnée du sommeil, etc.), **afin de déterminer le type de traitement**

ou d'intervention qui pourrait être employé en combinaison avec une méthode de gestion du poids.

- Noter les activités quotidiennes de la personne et le programme d'exercices qu'elle suit. **La sédentarité est souvent associée à l'obésité; c'est d'ailleurs le premier facteur auquel on doit apporter des modifications.**
- Interroger la personne sur ses connaissances en matière de besoins nutritionnels.
- L'interroger sur sa perception de la nourriture et du sens qu'elle donne à l'acte de manger.
- Évaluer l'apport alimentaire et liquidien de la personne, ses heures de repas, son mode d'alimentation, l'endroit où elle prend ses repas, les activités auxquelles elle s'adonne pendant ceux-ci ; vérifier si elle mange seule ou avec d'autres ; noter ses sentiments avant et après les repas.
- Calculer son apport énergétique total.
- S'enquérir de ses antécédents en matière de régimes amaigrissants.
- Interroger la personne sur sa perception de soi et des répercussions de son problème de surpoids sur sa vie. **Les pratiques culturelles ou les objectifs de vie sont parfois axés sur l'importance accordée à la nourriture et aux formes corporelles imposantes (Samoan, lutteur, joueur de football, etc.).**
- Préciser le type de monologue intérieur auquel se livre la personne (encouragement, découragement, etc.).
- Utiliser la technique du dessin pour circonscrire les différences qui existent entre la perception de soi et la réalité. Demander à la personne de se dessiner sur un mur avec une craie, puis de se placer devant son croquis pendant qu'on trace les véritables contours de son corps ; comparer ensuite les deux dessins. **À l'aide de cette méthode, on peut déterminer si la façon dont la personne perçoit son image corporelle est conforme à la réalité.**
- Relever les renforcements négatifs que les proches de la personne lui fournissent. **Ce type de renforcements peut signaler une attitude autoritaire susceptible d'influer sur le degré de motivation de la personne à l'égard des changements à apporter.**
- Prendre note des activités quotidiennes et du programme d'exercices de la personne, **afin de définir les changements à apporter**.
- Étudier les résultats des mesures de la masse adipeuse (calibreur de tissu adipeux, analyse d'impédance bioélectrique [AIB], absorptiométrie à rayons X en double énergie (*dual-energy x-ray absorptiometry* [DEXA], pesée hydrostatique, etc.). **Ainsi, on peut déceler l'obésité ou en évaluer la gravité.**

PRIORITÉ Nº 2 – Établir un programme de réduction du poids

- Préciser les raisons qui incitent la personne à perdre du poids (satisfaction personnelle, rehaussement de l'estime de soi, recherche de l'approbation d'autrui, etc.). **Cette analyse permet de circonscrire des facteurs de motivation réalistes compte tenu de la situation (la personne cherche à s'accepter comme elle est, à améliorer sa santé, etc.).**
- S'assurer que la personne désire s'engager à perdre du poids ou conclure une entente avec elle en ce sens.
- Noter la taille, le poids, la constitution morphologique, le sexe et l'âge de la personne. **Ces données serviront de points de comparaison et permettront de déterminer ses besoins nutritionnels.**
- Calculer les besoins énergétiques de la personne à partir de ses caractéristiques physiques et de ses activités.
- Informer la personne de ses besoins nutritionnels (**les obèses présentent parfois un déficit en éléments nutritifs essentiels**). Décider avec elle du type de régime à appliquer en fonction des lignes directrices énoncées par la diététicienne ou le médecin.
- **Seconder la personne dans l'élaboration d'un programme d'amaigrissement**, après consultation de la diététicienne.
- Fixer des objectifs réalistes de perte pondérale hebdomadaire.
- Discuter avec la personne de ses comportements alimentaires et relever les modifications à y apporter. Mange-t-elle debout au comptoir ? Grignote-t-elle ? À quelles activités associe-t-elle le fait de manger ?
- L'encourager à effectuer de petits changements au début du programme de réduction du poids : ajouter une portion quotidienne de légumes, intégrer des ingrédients sains à ses recettes préférées, lire et comprendre les directives nutritionnelles apparaissant sur les produits, etc.). **Elle sera ainsi incitée à modifier graduellement ses habitudes alimentaires.**
- Lui suggérer des moyens de maitriser sa consommation de glucides et de lipides et de réduire son appétit, **afin de l'encourager à conserver ses nouvelles habitudes alimentaires**.
- Insister sur l'importance d'un apport liquidien suffisant et sur la consommation de liquide entre les repas plutôt que pendant ceux-ci. **Elle pourra ainsi combler ses besoins hydriques et contrer la satiété précoce suivie de faim récurrente.**
- Lui proposer de prendre des collations saines (yaourt à faible teneur en gras accompagné de fruits, noix, tranches de pommes avec du beurre d'arachides, fromage maigre, etc.) **afin de l'inciter à faire des choix santé**.
- Collaborer avec le médecin, la nutritionniste ou la diététicienne **afin d'établir un programme nutritionnel adapté et d'en évaluer l'efficacité**.

- Élaborer un plan de rééducation des comportements alimentaires, **afin d'encourager la personne à persévérer dans ses nouvelles habitudes**.
- Inciter la personne à participer à la planification d'un programme d'exercices adapté à ses gouts et à ses capacités physiques.
- Suivre de près l'application du traitement médicamenteux et vitaminique (inhibiteurs de l'appétit, hormonothérapie, suppléments de vitamines et de minéraux, etc.).
- Féliciter la personne pour ses efforts et pour ses pertes de poids. **Ainsi, on renforcera son engagement à l'égard du programme thérapeutique.**
- La diriger vers un spécialiste de l'obésité, qui pourra lui prescrire un régime hypocalorique strict, une chirurgie bariatrique, etc.

PRIORITÉ N° 3 – Donner un enseignement visant le mieux-être de la personne

- Discuter du problème d'obésité et de ses conséquences sur la santé de la personne, ainsi que des mythes qu'elle et ses proches entretiennent au sujet du poids et de la perte de poids.
- Encourager les parents à donner le bon exemple à leur enfant et à lui offrir des légumes, des fruits ou des aliments à faible teneur en gras durant les repas et les collations. **Le jeune sera ainsi incité à faire des choix nutritionnels plus sains.**
- Conseiller la personne en matière d'alimentation en tenant compte de ses gouts, de ses besoins et de son budget.
- Lui proposer des moyens de gérer son stress pendant les repas. **Si elle est détendue, elle pourra se concentrer sur la nourriture et sur la sensation de satiété.**
- Explorer avec la personne de nouvelles façons de maitriser ses émotions et de gérer les situations de stress **pour remplacer le recours à la nourriture**.
- L'inciter à manger avec modération une plus grande variété d'aliments **afin d'éviter la monotonie**.
- Lui conseiller de se fixer des règles pour les occasions spéciales (anniversaires, congés) : manger moins avant l'évènement, choisir de bons aliments, etc. **Ces mesures lui permettront de répartir ou de réduire son apport énergétique.**
- Recommander à la personne de s'accorder de temps à autre des « douceurs » qu'elle aura intégrées à son programme, **afin d'éviter le sentiment de privation issu d'une application draconienne du régime**.
- L'enjoindre à se peser une fois par semaine, toujours à la même heure et avec les mêmes vêtements, et à inscrire les résultats sur une feuille graphique. Mesurer le tissu adipeux si possible, **car cette technique est plus précise**.

- Lui expliquer les aléas du processus de perte pondérale [phénomène du plateau, « pondérostat » (stabilisation du poids), influence des facteurs hormonaux, etc.], **afin d'éviter le découragement devant la stagnation du progrès**.
- Inciter la personne à s'acheter des articles ou des vêtements pour se récompenser d'une perte de poids.
- Lui conseiller de jeter ses tenues devenues trop grandes, **ce qui l'encouragera à adopter une attitude positive susceptible d'entrainer un changement permanent et à se débarrasser de la soupape de sécurité consistant à disposer d'une garde-robe « au cas où » elle reprendrait du poids**.
- Faire participer le plus possible les proches de la personne à l'application du plan de traitement, **afin d'accroitre ses chances de succès**.
- Diriger la personne vers un groupe de soutien communautaire ou l'adresser à un psychothérapeute, au besoin.
- L'orienter vers une diététicienne ou lui fournir une bibliographie et des sites internet **qui l'aideront à répondre à ses besoins et à calmer ses inquiétudes en matière de nutrition ou de régime**.

§ Consulter les diagnostics infirmiers Image corporelle perturbée et Stratégies d'adaptation inefficaces.

Information à consigner

Évaluations (initiale et subséquentes)

- Inscrire les données d'évaluation, notamment le poids de la personne, ses habitudes alimentaires, la façon dont elle se perçoit et dont elle voit la nourriture et l'acte de manger, sa motivation à l'égard de la perte de poids, le soutien qu'elle reçoit de ses proches et les réactions de ces derniers.
- Noter les résultats des examens de laboratoire et des épreuves diagnostiques.
- Consigner le poids de la personne chaque semaine.

Planification

- Rédiger le plan de soins et inscrire les interventions spécifiques, ainsi que le nom de chacun des intervenants.
- Rédiger le plan d'enseignement.

Application et vérification des résultats

- Noter les réactions de la personne aux interventions, ainsi que les mesures qui ont été prises.
- Enregistrer sur des feuilles prévues à cette fin les résultats des pesées hebdomadaires.
- Consigner les objectifs atteints ou les progrès accomplis vers leur réalisation.
- Relever les modifications apportées au plan de soins.

Plan de congé

- Noter les besoins à long terme de la personne et le nom des responsables des mesures à prendre.
- Consigner les demandes de consultation.

EXEMPLES TIRÉS DE LA CRSI (NOC) ET DE LA CISI (NIC)

- RÉSULTAT : Maitrise du poids
- INTERVENTION : Aide à la perte de poids

ALIMENTATION

RISQUE D'ALIMENTATION EXCESSIVE

Taxinomie II : Nutrition – Classe 1 : Ingestion (00003)
[Mode fonctionnel de santé de Gordon : Nutrition et métabolisme]
Diagnostic proposé en 1980

DÉFINITION ■ Apport nutritionnel risquant d'être supérieur aux besoins métaboliques.

Facteurs de risque

- Obésité d'un des parents ou des deux ; [obésité chez le conjoint ; prédisposition héréditaire]
- Évolution rapide de la courbe de croissance chez un nourrisson, un enfant [ou un adolescent]
- Principale source alimentaire composée de nourriture solide avant l'âge de cinq mois
- Poids en début de grossesse supérieur à la normale ; [grossesses fréquentes et rapprochées]
- Mauvaises habitudes alimentaires
  - Association de la nourriture à des activités entre les repas
  - Fait de manger en réaction à des facteurs externes, comme l'heure du jour ou la situation sociale
  - Fait de manger en réaction à des facteurs internes autres que la faim (l'anxiété, par exemple)
  - Concentration de la consommation de nourriture en fin de journée
- Recours à la nourriture pour se récompenser ou se réconforter
- [Recours fréquent et répété à des régimes amaigrissants]
- [Isolement social ou culturel]
- [Manque d'exutoires]
- [Diminution des activités ; sédentarité]
- [Stratégies d'adaptation inefficaces]
- [Consommation prépondérante d'aliments à forte teneur en gras ou en calories]

- [Baisse importante ou brusque du revenu, milieu socioéconomique modeste]

Remarque: Pour un diagnostic de risque, il n'y a ni signes ni symptômes (caractéristiques) puisque le problème n'existe pas encore; les interventions infirmières sont plutôt axées sur la prévention.

Résultats escomptés (objectifs) et critères d'évaluation

- La personne connait ses besoins corporels et énergétiques.
- La personne connait les habitudes et les facteurs culturels prédisposant à l'obésité.
- La personne adopte des conduites visant la réduction des facteurs de risque.
- La personne assume la responsabilité de ses actes.
- La personne choisit l'action plutôt que la réaction dans les situations de stress.
- La personne conserve un poids satisfaisant compte tenu de sa taille, de sa morphologie, de son âge et de son sexe.

Interventions

PRIORITÉ Nº 1 – Évaluer les facteurs de risque d'un gain pondéral non désiré

- Prendre note des facteurs de risque (voir la liste précitée). **Il existe une forte corrélation entre l'obésité des parents et celle de leurs enfants. Lorsqu'un parent est obèse, 40 % des enfants font de l'embonpoint; lorsque les deux parents le sont, cette proportion atteint 80 %.**
- Préciser l'âge de la personne, ses habitudes d'exercice et son degré d'activité.
- Établir, chez les enfants, le percentile de croissance pour le poids et la taille à partir des courbes de croissance et de développement physique, **à des fins de comparaison ultérieure et de surveillance de l'état de la personne**.
- Étudier les résultats des examens de laboratoire **pour y déceler des signes de troubles endocriniens ou métaboliques**.
- Noter le poids de la personne, ses changements pondéraux antérieurs, ses habitudes de vie et les facteurs culturels susceptibles de la prédisposer au gain pondéral. **Plusieurs éléments peuvent influer sur ses choix alimentaires: le milieu socioéconomique, les habitudes alimentaires de sa famille, la somme d'argent dont elle dispose pour la nourriture, la distance séparant son domicile de l'épicerie et l'espace consacré aux réserves d'aliments.**

- Recueillir des données sur les habitudes alimentaires de la personne, en fonction des facteurs de risque.
- Dresser les profils de faim et de satiété de la personne. **Ces profils diffèrent chez les gens qui sont prédisposés au gain pondéral (ex.: la personne peut sauter un repas pour diminuer son apport calorique, mais cela entraine un ralentissement du métabolisme et contribue par conséquent à la prise de poids).**
- Noter les antécédents de la personne en matière de régimes amaigrissants.
- Vérifier si les régimes « en dents de scie » ou la boulimie constituent des facteurs de risque pour la personne.
- Rechercher les traits de personnalité constituant des facteurs de risque en ce qui concerne l'obésité: intransigeance, abandon du pouvoir d'agir et de décider, image corporelle ou concept de soi négatifs, monologues intérieurs évoquant le découragement, insatisfaction par rapport à la vie.
- Préciser l'importance que la personne accorde à la nourriture sur le plan psychologique.
- L'encourager à parler de ses inquiétudes et des éléments qui la motivent en ce qui a trait à la prévention du gain pondéral.

PRIORITÉ Nº 2 – Élaborer avec la personne un programme de prévention du gain pondéral

- Expliquer à la personne comment équilibrer son apport nutritionnel et ses dépenses d'énergie.
- Lui proposer des façons différentes de répondre à son besoin de nourriture (manger lentement et seulement lorsqu'elle a faim, réduire la taille des portions, s'arrêter lorsqu'elle se sent rassasiée, éviter de sauter des repas, etc.), **afin de l'aider à adopter de nouvelles habitudes alimentaires**.
- Élaborer avec elle un programme d'exercices incluant des activités de relaxation et en souligner l'importance. **L'inciter à intégrer ce programme à ses habitudes de vie.**
- L'encourager à adopter des stratégies visant à réduire les pensées ou les actions stressantes. **Cette mesure favorise la détente et diminue le recours à la nourriture comme source de réconfort.**

PRIORITÉ Nº 3 – Donner un enseignement visant le mieux-être de la personne

- Passer en revue les facteurs de risque; fournir à la personne l'information **susceptible de l'aider à se motiver et à prendre des décisions**.
- Lui conseiller de consulter une diététicienne ou une nutritionniste **afin d'obtenir des solutions à des problèmes particuliers de nutrition et de diététique**.

- Renseigner les nouvelles mères sur la nutrition des bébés en pleine croissance.
- Inciter la personne à mener une vie active et à garder de saines habitudes alimentaires.
- L'amener à comprendre les messages de son corps et à reconnaitre les émotions qui peuvent la pousser à manger pour se réconforter (colère, anxiété, ennui, tristesse, etc.).
- Élaborer un dispositif d'autosurveillance **visant à aider la personne à faire des choix, à suivre ses progrès et à sentir qu'elle maitrise la situation**.
- L'orienter vers des groupes de soutien ou des services communautaires susceptibles de parfaire son apprentissage et de la pousser à modifier son comportement.

Information à consigner

Évaluations (initiale et subséquentes)

- Inscrire les données d'évaluation reliées aux facteurs de risque, à la situation de la personne, à son apport énergétique actuel, à son type d'alimentation et à son degré d'activité.
- Consigner les données initiales concernant la taille, le poids et le percentile de croissance de la personne.
- Noter les résultats des examens de laboratoire.
- Reconnaitre la motivation de la personne à éviter les problèmes de gain pondéral et à en diminuer les risques.

Planification

- Rédiger le plan de soins et inscrire le nom de chacun des intervenants.
- Rédiger le plan d'enseignement.

Application et vérification des résultats

- Noter les réactions de la personne aux interventions et à l'enseignement, ainsi que les mesures qui ont été prises.
- Consigner les objectifs atteints ou les progrès accomplis vers leur réalisation.
- Relever les modifications apportées au plan de soins.

Plan de congé

- Noter les besoins à long terme de la personne et le nom des responsables des mesures à prendre.
- Consigner les demandes de consultation.

EXEMPLES TIRÉS DE LA CRSI (NOC) ET DE LA CISI (NIC)

- RÉSULTAT : Maitrise du poids
- INTERVENTION : Assistance nutritionnelle

ALIMENTATION

MOTIVATION À AMÉLIORER SON ALIMENTATION

Taxinomie II: Promotion de la santé – Classe 2: Prise en charge de la santé (00163)
[Mode fonctionnel de santé de Gordon: Nutrition et métabolisme]
Diagnostic proposé en 2002

DÉFINITION ■ Habitudes alimentaires permettant de satisfaire les besoins métaboliques et pouvant être renforcées.

Note de l'adaptatrice: Pour les diagnostics de promotion de la santé ou de bienêtre, il n'y a pas de facteurs favorisants; la motivation de la personne, de la famille ou de la collectivité est appuyée par les caractéristiques, et les interventions infirmières sont axées sur les changements souhaités.

Caractéristiques

- Volonté d'améliorer son alimentation
- Prise de repas selon un rythme régulier
- Choix d'aliments et de liquides recommandés pour la santé
- Congruence entre les habitudes concernant le boire et le manger et la volonté de demeurer en santé
- Régime approprié (guides alimentaires, recommandations des associations pour les diabétiques, etc.)
- Respect des normes de préparation et de conservation des aliments

Résultats escomptés (objectifs) et critères d'évaluation

- La personne adopte les comportements visant l'atteinte ou le maintien d'un poids approprié.
- La personne ne présente pas de signes de malnutrition.
- La personne sait comment préparer et conserver les aliments pour qu'ils restent sains.

Interventions

■ PRIORITÉ Nº 1 – Évaluer l'état nutritionnel et les habitudes alimentaires de la personne

- Interroger la personne sur ses connaissances en matière de besoins nutritionnels et sur les moyens qu'elle utilise pour y

répondre, **afin d'obtenir des renseignements de base en vue de la planification de l'enseignement et des interventions**.
- Évaluer les habitudes alimentaires de la personne ainsi que ses choix de nourriture et de liquides, en relation avec les facteurs de risque et les objectifs de promotion de la santé pertinents. **De cette manière, on peut repérer les forces de la personne et les faiblesses qui doivent être corrigées.**
- S'assurer que les besoins propres à l'âge et au stade de développement de la personne sont comblés. **Ces éléments exercent une influence tout au long de la vie, même s'ils diffèrent selon le groupe d'âge. Par exemple, les personnes âgées requièrent les mêmes éléments nutritifs que les adultes plus jeunes, mais en plus petite quantité; on doit également prêter une attention particulière au calcium, aux fibres, aux vitamines, aux protéines et à l'eau. Les bébés et les enfants mangent de petits repas; dans leur cas, on doit surveiller régulièrement l'apport en éléments nutritifs pour favoriser une croissance et un développement normaux tout en adaptant le menu à leurs préférences et à leurs habitudes alimentaires.**
- Vérifier l'influence des facteurs culturels ou religieux **pour déterminer ce que la personne considère comme une alimentation normale, de même que pour connaitre ses préférences, ses restrictions et ses habitudes alimentaires; celles-ci pourront être renforcées ou modifiées, selon le cas**.
- Apprécier la façon dont la personne perçoit la nourriture et la préparation des aliments, de même que le sens qu'elle donne à l'acte de manger. **Ainsi, on pourra connaitre ses sentiments à l'égard de la nourriture et de son image corporelle.**
- Interroger la personne sur les réactions négatives, réelles ou possibles, de ses proches. **Elles peuvent signaler des attitudes de surprotection ayant une incidence sur sa motivation à modifier ses habitudes.**
- Dresser les profils de faim et de satiété de la personne; **ils permettent de repérer ses forces, ses faiblesses et son potentiel de croissance (ex.: une personne prédisposée au gain pondéral ne devrait pas prendre un gros repas le soir)**.
- Évaluer sa capacité à préparer et à conserver correctement les aliments, **afin de déterminer si elle a besoin de ressources ou de renseignements sur la santé**.

PRIORITÉ N° 2 – Aider la personne et ses proches à établir un programme répondant à ses besoins

- Évaluer le degré de motivation et les attentes de la personne en ce qui a trait aux changements proposés.
- Passer en revue les résultats de ses examens (taille, poids, pourcentage de tissu adipeux, lipides, glycémie, formule sanguine,

protéines totales) **pour s'assurer qu'elle est en santé, pour repérer les changements à apporter à son régime alimentaire et faciliter l'atteinte des objectifs en matière de santé**.

- Inciter la personne à adopter de bonnes habitudes alimentaires (réduire la taille de ses portions, prendre ses repas à des heures régulières, consommer moins d'aliments à forte teneur en lipides ou prêts à manger, suivre un programme alimentaire précis, boire de l'eau et des liquides sains, etc.). **Les commentaires positifs l'aideront à conserver des habitudes de vie favorisant la santé et l'adoption de nouveaux comportements.**
- Discuter avec elle de l'utilisation de récompenses.
- Lui donner un enseignement et revoir avec elle les renseignements fournis sur ses besoins particuliers, **afin de renforcer la prise de décision et de favoriser sa responsabilisation à l'égard de ses besoins**.
- L'encourager à lire les étiquettes apposées sur les produits alimentaires et lui expliquer le sens de leur contenu, au besoin. **Ainsi, on incite la personne et ses proches à faire des choix santé.**
- Revoir avec la personne les méthodes appropriées de préparation et de conservation de la nourriture **afin d'éviter les maladies d'origine alimentaire**.
- Consulter la diététicienne ou le médecin, ou diriger la personne vers ces professionnels. **Ainsi, elle pourra, tout comme ses proches, bénéficier de conseils concernant ses problèmes alimentaires. Si elle suit un régime prescrit par le médecin, il est indiqué de faire un suivi régulier pour s'assurer que ses besoins sont comblés.**
- Élaborer un dispositif d'autosurveillance **qui donnera à la personne le sentiment qu'elle maitrise la situation : elle pourra suivre ses progrès, faire des choix judicieux, etc.**

PRIORITÉ Nº 3 – Favoriser le mieux-être de la personne

- Passer en revue les facteurs de risque propres à la personne, lui fournir des renseignements supplémentaires et répondre à ses questions, **de façon à renforcer sa motivation et à l'aider à maitriser le processus de prise de décision**.
- Lui proposer une liste d'ouvrages de référence ; aider la personne et ses proches à trouver des ressources qu'ils peuvent consulter eux-mêmes. **Quand une personne a recours à internet ou à des ressources non éprouvées, elle doit évaluer la fiabilité des sources avant de se conformer aux renseignements qu'elles renferment.**
- Inciter la personne à manger avec modération des aliments variés **pour atténuer son sentiment de dégout et l'encourager à continuer de faire de bons choix en matière d'alimentation**.

- Discuter avec elle de l'utilisation de suppléments nutritifs, de médicaments en vente libre et de produits naturels. Il existe une certaine controverse quant à la nécessité d'ajouter ces produits à un régime équilibré.
- L'aider à repérer des ressources dans la collectivité et à y accéder, le cas échéant. **Il se peut qu'elle ait besoin de coupons ou de banques alimentaires, de groupes de soutien, de conseils budgétaires ou des services d'une popote roulante.**

Information à consigner

Évaluations (initiale et subséquentes)

- Inscrire les données d'évaluation, notamment le degré de motivation de la personne, ses attentes et la manière dont elle perçoit ses besoins.
- Relever les limites imposées par la culture, la religion et les préférences personnelles.
- Noter les ressources dont la personne dispose et l'utilisation qu'elle en fait.

Planification

- Établir les objectifs d'amélioration.
- Rédiger le plan de soins et inscrire le nom de chacun des intervenants.

Application et vérification des résultats

- Noter les réactions de la personne aux interventions et à l'enseignement, ainsi que les mesures qui ont été prises.
- Consigner les objectifs atteints ou les progrès accomplis vers leur réalisation.
- Relever les modifications apportées au plan de soins.

Plan de congé

- Noter les besoins à long terme de la personne, ses attentes et les mesures à prendre.
- Consigner les ressources dont elle dispose et les demandes de consultation.

EXEMPLES TIRÉS DE LA CRSI (NOC) ET DE LA CISI (NIC)

- RÉSULTAT : Maitrise du poids
- INTERVENTION : Augmentation du sentiment d'efficacité personnelle

ALIMENTATION CHEZ LE NOUVEAU-NÉ/NOURRISSON

MODE D'ALIMENTATION INEFFICACE CHEZ LE NOUVEAU-NÉ/NOURRISSON

Taxinomie II : Nutrition – Classe 1 : Ingestion (00107)
[Mode fonctionnel de santé de Gordon : Nutrition et métabolisme]
Diagnostic proposé en 1992 ; révision effectuée en 2006

DÉFINITION ■ Perturbation du réflexe de succion d'un nourrisson ou difficulté à coordonner succion et déglutition, ce qui entraine une alimentation orale insuffisante pour combler les besoins métaboliques.

Facteurs favorisants

- Prématurité
- Atteinte ou immaturité neurologiques
- Hypersensibilité buccale
- Absence prolongée de tétée
- Malformation

Caractéristiques

- Incapacité d'amorcer ou de maintenir une succion efficace
- Incapacité de coordonner succion, déglutition et respiration

Résultats escomptés (objectifs) et critères d'évaluation

- Le bébé présente une diurèse adéquate : il mouille suffisamment de couches chaque jour.
- Le bébé prend du poids de manière satisfaisante.
- Le bébé ne présente aucun problème de fausse route (aspiration).

Interventions

■ PRIORITÉ N° 1 – Rechercher les facteurs favorisants et le degré de dysfonctionnement

- Évaluer la capacité de succion du nourrisson, son aptitude à avaler et son réflexe nauséeux, **afin d'obtenir une base de comparaison et de mieux déterminer la méthode d'alimentation appropriée**.
- Déterminer l'âge développemental du bébé ; rechercher les anomalies morphologiques (fente labiale, fente palatine, etc.) ou les obstacles mécaniques (sonde endotrachéale, ventilateur, etc.).

- Apprécier l'état de conscience du nourrisson ; rechercher les signes d'atteinte neurologique ainsi que la présence de convulsions ou de douleur.
- Observer les interactions entre le parent et le nouveau-né **afin d'évaluer la force des liens qui les unissent et leur degré de confort mutuel**. **Ces éléments sont susceptibles d'avoir un effet sur leur degré de stress durant l'allaitement.**
- Vérifier le type de médicaments prescrits et leur horaire d'administration. **Les médicaments peuvent avoir un effet sédatif et entraver la tétée.**
- Comparer le poids et la taille du bébé à la naissance avec son poids et sa taille actuels.
- Vérifier s'il y a des signes de stress pendant la tétée (tachypnée, cyanose, fatigue, léthargie, etc.).
- Noter les comportements signalant que le bébé a encore faim après la tétée.

PRIORITÉ Nº 2 – S'assurer que le bébé a un apport nutritionnel adéquat

- Privilégier la méthode d'alimentation qui convient le mieux au nourrisson (tétine spéciale ou dispositif d'alimentation, gavage ou alimentation entérale, etc.) et choisir le type de lait (maternisé ou maternel) qui répond le mieux à ses besoins.
- Rappeler aux parents les premiers signes de la faim chez le bébé (rotation de la tête du côté stimulé, bruit de succion, succion des doigts ou de la main) ; ils précèdent les pleurs. **Le fait de reconnaitre ces signes rend l'expérience de l'allaitement plus agréable, tant pour l'enfant que pour la mère.**
- Montrer à la personne qui nourrit le bébé comme s'y prendre. Noter si elle installe correctement le nouveau-né, si celui-ci saisit bien la tétine ou le sein, à quelle vitesse s'écoule le lait et à quelle fréquence le bébé éructe. S'il y a lieu, consulter le diagnostic infirmier Allaitement maternel inefficace.
- Limiter la durée de l'allaitement à 30 minutes ; tenir compte de la réaction du bébé (signes de fatigue), **afin que le ratio dépense énergétique-absorption d'éléments nutritifs soit adéquat**.
- Observer la personne pendant qu'elle nourrit le bébé. Au besoin, lui offrir des commentaires et de l'assistance, **ce qui favorise l'apprentissage et encourage la personne à poursuivre ses efforts**.
- Orienter la mère vers une consultante en allaitement pour l'aider à résoudre les problèmes persistants et pour la soutenir (l'experte pourrait, par exemple, montrer au nourrisson à téter).
- Expliquer à la personne qui nourrit le bébé que la tétée devrait se dérouler dans un endroit calme. **Ainsi, on limitera les stimulus nuisibles, et la mère et l'enfant se concentreront davantage sur l'activité d'allaitement.**

- Adapter la fréquence et l'ampleur des tétées aux besoins du bébé, **afin de prévenir le stress dû à un apport excessif ou insuffisant de nourriture**.
- Selon l'âge et les besoins du nourrisson, compléter l'alimentation lactée en introduisant des aliments solides ou des agents épaississants.
- Alterner les méthodes d'alimentation (ex. : biberon et gavage) selon les capacités et le degré de fatigue du bébé.
- Modifier l'horaire de prise de médicaments ou celui des tétées **de façon à ce que l'effet sédatif des médicaments soit minimal pendant les tétées**.

PRIORITÉ Nº 3 – Favoriser le mieux-être du bébé et de la personne qui s'en occupe (enseignement et directives au moment du congé)

- Montrer à la personne s'occupant du bébé comment prévenir ou diminuer l'aspiration (fausse route).
- Lui expliquer quelle est la courbe de croissance et de développement visée pour le bébé et l'apport énergétique dont il aura besoin à chaque étape.
- Lui suggérer de le peser régulièrement et de noter l'apport nutritionnel.
- Lui recommander de s'inscrire à un cours au besoin (premiers soins, réanimation cardiorespiratoire chez l'enfant, etc.).
- Diriger la mère vers un groupe de soutien (Ligue La Leche, organismes de soutien parental ou de maitrise du stress, autres ressources communautaires).
- Lui fournir de la documentation et des liens internet appropriés pour étoffer l'information.

Information à consigner

Évaluations (initiale et subséquentes)

- Inscrire le type d'alimentation, les obstacles à l'alimentation et les réactions du bébé.
- Noter le poids et la taille du bébé.

Planification

- Rédiger le plan de soins, les interventions spécifiques et inscrire le nom de chacun des intervenants.
- Rédiger le plan d'enseignement.

Application et vérification des résultats

- Noter les réactions du bébé aux interventions (apport nutritionnel, tétées, etc.) et les stratégies adoptées par la personne qui s'en occupe.

- Noter dans quelle mesure celle-ci participe aux soins et aux activités, ainsi que sa réaction à l'enseignement.
- Consigner les objectifs atteints ou les progrès accomplis vers leur réalisation.
- Inscrire les modifications apportées au plan de soins.

Plan de congé

- Noter les besoins à long terme du bébé et de la personne qui s'en occupe, les demandes de consultation et le nom des responsables du suivi.

EXEMPLES TIRÉS DE LA CRSI (NOC) ET DE LA CISI (NIC)

- RÉSULTAT : Déglutition, phase buccale
- INTERVENTION : Surveillance de l'état nutritionnel

ALLAITEMENT

ALLAITEMENT MATERNEL EFFICACE

Taxinomie II : Relations et rôle – Classe 3 : Performance dans l'exercice du rôle (00106)

[Mode fonctionnel de santé de Gordon : Nutrition et métabolisme]

Diagnostic proposé en 1990

DÉFINITION ■ La mère et le bébé maitrisent suffisamment bien le processus d'allaitement et en tirent satisfaction.

Facteurs favorisants

- Connaissances de base sur l'allaitement au sein
- Morphologie normale des seins
- Morphologie normale de la bouche du bébé
- Âge gestationnel du bébé supérieur à 34 semaines
- Sources d'aide [accessibles]
- Assurance de la mère

Caractéristiques

- Satisfaction de la mère à l'égard de l'allaitement
- Capacité de la mère à installer le bébé de façon qu'il puisse saisir facilement le sein
- Satisfaction évidente du bébé après l'allaitement
- Succion régulière et continue ; [de 8 à 10 tétées par 24 heures]
- Poids du bébé dans les limites normales pour son âge
- Mode de communication efficace entre la mère et son bébé (indices donnés par le bébé, interprétation et réaction de la mère)

- Signes et symptômes de libération d'ocytocine [réflexe d'éjection du lait]
- Mode d'élimination du bébé satisfaisant pour son âge ; [selles molles ; plus de six couches mouillées d'urine non concentrée par jour]
- Empressement du bébé à téter

Résultats escomptés (objectifs) et critères d'évaluation

- La mère comprend le processus d'allaitement.
- La mère connait les techniques d'allaitement.
- La mère suit des cours, fait des lectures appropriées et, si nécessaire, consulte des ressources.
- Ses proches lui offrent soutien et collaboration.

Interventions

PRIORITÉ Nº 1 – Évaluer les besoins d'apprentissage de la mère

- Recueillir des données sur les connaissances de la mère et sur ses expériences d'allaitement antérieures.
- Préciser les croyances et les pratiques culturelles de la mère en ce qui a trait à l'allaitement, aux techniques d'expression du lait et à l'alimentation.
- Relever les fausses croyances de la mère et vérifier l'exactitude de ses connaissances sur l'allaitement, en particulier chez les adolescentes, **qui sont les plus susceptibles d'avoir des lacunes sur ce plan et d'éprouver des inquiétudes concernant leur image corporelle**.
- Prendre note de l'efficacité de l'allaitement actuel.
- Inventorier les réseaux de soutien dont la mère et la famille disposent. **L'attitude des proches et des professionnels de la santé a une incidence non négligeable sur la réussite de l'allaitement.**

PRIORITÉ Nº 2 – Promouvoir des techniques d'allaitement efficaces

- Mettre le nouveau-né au sein dans la première heure suivant l'accouchement.
- Répondre à toute demande d'information de la mère. L'aider à déceler les premiers signes de la faim (réflexe de fouissement, claquement des lèvres, succion des doigts ou de la main), avant que surviennent les pleurs. **La reconnaissance de ces indices rend l'expérience de l'allaitement plus satisfaisante pour le bébé et pour la mère.**

- Inviter la mère à s'entrainer à la technique enseignée.
- Rectifier certains comportements au besoin.
- Encourager le contact peau à peau.
- Laisser la mère allaiter le bébé **aussi longtemps et aussi souvent qu'il le faut**.
- L'inciter à boire au moins 2 000 mL de liquide par jour (ou de 200 à 250 mL par heure).
- Lui expliquer l'utilité des aides à l'allaitement (porte-bébé, coussin et tabouret d'allaitement, tire-lait).
- Promouvoir le soutien entre pairs auprès des mères adolescentes. **L'entraide expose les jeunes filles à des modèles de comportement auxquels elles peuvent s'identifier, tout en étant à l'aise d'exprimer leurs préoccupations et leurs émotions.**

PRIORITÉ Nº 3 – Donner un enseignement visant le mieux-être de la mère et de l'enfant

- Veiller à ce qu'un suivi soit assuré, si possible au domicile, 48 heures après la sortie du centre hospitalier et selon les besoins; prévoir plusieurs visites, le cas échéant, **afin d'apporter à la mère le soutien nécessaire et de l'aider à résoudre des problèmes éventuels**.
- Recommander à la mère de compter le nombre de couches mouillées par le nouveau-né **(selon des professionnels de la santé en pédiatrie, plus de six couches mouillées par jour indiquent une hydratation suffisante)**.
- Susciter, par l'écoute active de la mère et de ses proches, l'expression des sentiments et des inquiétudes, **afin de déceler leur nature, le cas échéant**.
- Enseigner au père les bienfaits de l'allaitement, ainsi que les moyens de surmonter les difficultés les plus courantes. **Le soutien du père contribue à accroitre le taux de réussite de l'allaitement observé à six mois.**
- Revoir avec la mère les techniques d'expression (manuelle ou à l'aide d'un tire-lait) et de conservation du lait maternel, **afin de lui permettre de poursuivre l'allaitement**.
- L'aider à trouver des moyens satisfaisants pour faire face aux situations nécessitant le recours au biberon ou à une alimentation complémentaire (retour au travail, utilisation d'un service de garde, etc.).
- Recommander l'emploi du lait maternel plutôt que d'un substitut (ou du moins l'allaitement partiel) aussi longtemps que la mère et l'enfant en seront satisfaits.
- Expliquer à la mère les changements pouvant survenir durant les poussées de croissance, où les tétées sont plus fréquentes, afin de répondre aux besoins accrus du bébé en lait maternel.

- Lui dire qu'il est important d'attendre que le nourrisson ait au moins quatre mois, et de préférence six, avant d'introduire l'alimentation solide.
- Lui recommander d'éviter certains médicaments ou certaines substances (contraceptifs contenant des estrogènes, bromocriptine, nicotine, alcool) qui réduisent la production de lait. **Remarque: Il n'est pas prouvé qu'une petite quantité d'alcool est nuisible.**
- Insister, auprès de la mère, sur l'importance d'aviser les professionnels de la santé (dentiste, pharmacien) du fait qu'elle allaite.
- La diriger vers un groupe de soutien, comme la Ligue La Leche, au besoin.

§ Pour avoir plus d'information sur les difficultés liées à l'allaitement, consulter le diagnostic infirmier Allaitement maternel inefficace.

Information à consigner

Évaluations (initiale et subséquentes)

- Inscrire les données d'évaluation relatives à la mère et au bébé.
- Inscrire le nombre de couches mouillées chaque jour et le poids du bébé à intervalles réguliers.

Planification

- Rédiger le plan de soins, préciser les interventions requises et inscrire le nom de chacun des intervenants.
- Rédiger le plan d'enseignement.

Application et vérification des résultats

- Noter les réactions de la mère au programme d'enseignement et aux interventions, ainsi que les mesures qui ont été prises.
- Noter le degré d'efficacité des tétées.
- Consigner les objectifs atteints ou les progrès accomplis vers leur réalisation.
- Relever les modifications apportées au plan de soins.

Plan de congé

- Noter les besoins à long terme de la mère et du bébé, les demandes de consultation et le nom des responsables des mesures à prendre.

EXEMPLES TIRÉS DE LA CRSI (NOC) ET DE LA CISI (NIC)

- RÉSULTAT: Poursuite de l'allaitement maternel
- INTERVENTION: Conseils relatifs à la conduite de l'allaitement

ALLAITEMENT

ALLAITEMENT MATERNEL INEFFICACE

Taxinomie II : Relations et rôle – Classe 3 : Performance dans l'exercice du rôle (00104)
[Mode fonctionnel de santé de Gordon : Nutrition et métabolisme]
Diagnostic proposé en 1988

DÉFINITION ■ La mère ou le bébé a de la difficulté à maitriser le processus d'allaitement et n'en tire pas satisfaction.

Facteurs favorisants

- Prématurité ; anomalie chez le bébé ; mauvais réflexe de succion
- Alimentation au biberon [fréquente ou répétée] en plus de l'allaitement au sein
- Anxiété ou ambivalence de la mère
- Manque de connaissances
- Échec antérieur de l'allaitement au sein
- Interruption de l'allaitement au sein
- Manque de soutien du conjoint ou de la famille
- Anomalie mammaire ; chirurgie mammaire antérieure

Caractéristiques

- Allaitement insatisfaisant
- Douleur au mamelon persistant après la première semaine d'allaitement
- Vidage insuffisant de chaque sein après l'allaitement
- Manque de lait ; impression qu'a la mère de manquer de lait
- Signes observables d'apport lacté inadéquat chez le bébé [baisse du nombre de couches mouillées, perte ou gain pondéral inadéquat]
- Impossibilité pour le bébé de téter de façon ininterrompue ou assez prolongée
- Incapacité pour le bébé de saisir correctement le sein
- Refus de saisir le sein ; pleurs et raidissement au cours de l'allaitement
- Malaises et pleurs du bébé dans l'heure qui suit l'allaitement ; absence de réaction aux autres mesures de réconfort
- Absence de signe observable de libération d'ocytocine [réflexe d'éjection de lait]
- Conditions ne permettant pas au bébé de téter suffisamment

Résultats escomptés (objectifs) et critères d'évaluation

- La mère comprend les facteurs favorisants.

- La mère fait la démonstration des techniques visant l'amélioration de l'expérience de l'allaitement.
- La mère assume la responsabilité de l'efficacité de l'allaitement.
- La mère et le bébé manifestent de la satisfaction par rapport à l'allaitement.
- Le bébé prend suffisamment de poids.

Interventions

PRIORITÉ Nº 1 – Déterminer les facteurs favorisants chez la mère

- Recueillir des données sur les connaissances de la mère par rapport à l'allaitement.
- Prêter attention aux attentes et aux conflits d'ordre culturel, en prenant en considération les croyances ou les pratiques relatives à l'allaitement, aux techniques d'expression et à l'alimentation maternelle.
- Relever les fausses croyances et vérifier l'exactitude des connaissances sur l'allaitement, en particulier chez les mères adolescentes, **qui sont les plus susceptibles d'avoir des lacunes sur ce plan et d'éprouver des inquiétudes concernant leur image corporelle**.
- Inviter la mère à discuter de ses expériences d'allaitement, s'il y a lieu.
- Relever les expériences insatisfaisantes que la mère a eues ou dont elle a entendu parler, **car elles peuvent susciter des appréhensions**.
- Examiner attentivement les seins et les mamelons : symétrie et volume des seins, proéminence et intégrité des mamelons.
- Préciser si le problème d'allaitement est irrémédiable (déficience en prolactine ou concentration insuffisante de prolactine sérique chez la mère, tissu de la glande mammaire inadéquat, chirurgie mammaire ayant endommagé le mamelon ou l'aréole) ou traitable (mamelons douloureux, engorgement grave, obstruction des canaux galactophores, mastite, inhibition du réflexe d'éjection du lait, séparation de la mère et du bébé avec arrêt de l'allaitement au sein). **Remarque : Les femmes obèses et celles qui font de l'embonpoint amorcent l'allaitement avec des taux de réussite respectifs de 3,6 fois et de 2,5 fois inférieurs à ceux des autres.**
- Prendre note des antécédents de grossesse, de travail et d'accouchement (par voie vaginale ou par césarienne), des chirurgies récentes, des problèmes médicaux préexistants (diabète, épilepsie, cardiopathie, handicaps, etc.), de la situation de mère adoptive.
- Inventorier les réseaux de soutien de la mère (proches, famille élargie, amis). **L'attitude des proches et des professionnels**

de la santé a une incidence non négligeable sur la réussite de l'allaitement.
- Prendre note de l'âge de la mère, du nombre d'enfants à la maison et de l'obligation ou non de retourner au travail.
- Préciser les sentiments de la mère par rapport à l'allaitement (peur, anxiété, ambivalence, dépression).

PRIORITÉ Nº 2 – Déterminer les facteurs favorisants chez le bébé

- Rechercher la présence de problèmes de succion (voir les facteurs favorisants et les caractéristiques).
- Prendre note de la prématurité ou des anomalies du bébé (fente palatine, etc.), afin de déterminer ses besoins nutritionnels et de vérifier s'il est nécessaire de recourir à un équipement particulier.
- Recueillir des données sur l'allaitement (nombre de tétées quotidiennes, durée totale de la tétée, durée de la tétée à chaque sein et nombre de seins vidés à chaque période d'allaitement). **Habituellement, l'allaitement a lieu huit fois par jour, et la tétée se fait aux deux seins pendant plus de 15 minutes à chaque sein.**
- Modifier l'horaire d'allaitement au besoin.
- Noter les signes observables d'apport lacté inadéquat chez le bébé (il prend le sein et tète de façon ininterrompue, mais fait très peu de bruits de déglutition ; il se cambre et pleure lorsqu'on lui présente le sein et refuse de le saisir ; diminution de l'élimination urinaire et de la fréquence des selles ; gain pondéral inadéquat).
- Apprécier le degré de satisfaction du bébé après la tétée : contentement évident, malaises et pleurs dans l'heure qui suit. **Dans le dernier cas, on peut supposer que l'allaitement est inefficace.**
- Noter toute corrélation entre l'ingestion de certains aliments par la mère et les coliques du bébé.

PRIORITÉ Nº 3 – Aider la mère à acquérir les habiletés nécessaires au succès de l'allaitement

- Créer un climat propice à l'allaitement.
- Renseigner la mère en ne lui donnant qu'une consigne à la fois, **afin de lui laisser le temps d'assimiler l'information. Inciter les mères adoptives qui choisissent l'allaitement à consulter une conseillère en lactation induite.**
- Informer la mère des premiers signes de la faim (réflexe de fouissement, claquement des lèvres, succion des doigts ou de la main). **La reconnaissance de ces indices rend l'expérience de l'allaitement plus satisfaisante pour le bébé et pour la mère.**

- Lui conseiller de réduire l'emploi de la sucette et des suppléments de lait artificiel, à moins d'indication contraire, **car ceux-ci peuvent atténuer le désir du bébé de téter et augmenter le risque de sevrage précoce**. **Remarque :** Il est possible que les mères adoptives ne produisent pas assez de lait ; dans ce cas, le recours à des suppléments de lait artificiel est justifié.
- Recommander à la mère de n'utiliser la tèterelle que temporairement, pour sortir le mamelon. Dès que le but est atteint, il faut enlever la tèterelle et placer la bouche du bébé directement sur le mamelon.
- Lui montrer comment employer un tire-lait électrique lorsqu'elle en a besoin, **afin de maintenir ou d'augmenter sa production de lait**.
- Lui expliquer l'utilité des aides à l'allaitement (porte-bébé, coussin et tabouret d'allaitement, etc.).
- Lui conseiller d'essayer diverses positions **d'allaitement, afin de trouver celle dans laquelle elle et le bébé sont le plus à l'aise. Parmi les positions particulièrement utiles pour les femmes corpulentes ou qui ont des seins volumineux, notons la position « football » (en ballon de rugby), qui consiste à soutenir la nuque du bébé avec la main et à placer le reste de son corps sous l'avant-bras.**
- Inciter la mère à faire des siestes fréquentes et à partager les tâches domestiques et les soins aux enfants, **afin de limiter la fatigue et de favoriser la détente à l'heure des tétées**.
- Lui recommander de réduire ou d'interrompre sa consommation de tabac, de caféine, d'alcool, de médicaments et de sucres concentrés, le cas échéant, **parce que ces substances peuvent nuire à la production ou à l'éjection du lait, ou être transmises à l'enfant**.
- Entreprendre un traitement rapide des problèmes d'allaitement suivants.

  Engorgement
  - Procéder à des applications de chaud ou de froid sur les seins.
  - Masser le sein à partir de la paroi thoracique vers le mamelon.
  - Utiliser un aérosol nasal d'ocytocine synthétique (sur ordonnance) **afin de favoriser le réflexe d'éjection du lait**.
  - Apaiser le bébé avant de lui présenter le sein.
  - Placer correctement la bouche du bébé sur le sein.
  - Alterner le sein présenté en premier au début de chaque tétée.
  - Allaiter la nuit ou utiliser un tire-lait électrique de 8 à 12 fois par jour (15 minutes par sein).

  Mamelons douloureux
  - Porter des vêtements en coton.
  - Éviter d'appliquer du savon, de l'alcool ou des agents asséchants sur les mamelons.

- Éviter la tèterelle ou les coussinets de soutien-gorge en plastique.
- Faire sécher les mamelons à l'air.
- Appliquer une mince couche de lanoline sur les mamelons (si la mère et le bébé ne sont pas allergiques à la laine).
- Faire preuve d'une grande prudence quand on expose les seins au soleil ou à une lampe solaire.
- Prendre un analgésique léger (sur ordonnance).
- Appliquer de la glace sur les mamelons avant la tétée.
- Mouiller les mamelons avec de l'eau chaude avant la tétée, **afin de les ramollir et d'enlever le lait séché**.
- Placer correctement la bouche de l'enfant sur le sein et le mamelon en commençant par le côté le moins douloureux ou en exprimant le lait manuellement juste avant la tétée, **afin de déclencher la sécrétion lactée**.
- Varier les positions pour la tétée.

Obstruction des canaux galactophores

- Utiliser un soutien-gorge plus grand afin d'éviter toute pression sur les canaux obstrués.
- Appliquer une chaleur sèche ou humide.
- Masser doucement au-dessus de la région obstruée, vers le mamelon.
- Après le massage, donner la tétée ; exprimer du lait manuellement ou employer un tire-lait.
- Faire téter le bébé plus souvent du côté atteint.

Inhibition du réflexe d'éjection du lait

- Recourir à des techniques de relaxation avant l'allaitement (climat de calme, position confortable, massage des seins, application de chaleur sur les seins, boissons [jus de fruits ou autres] à portée de la main).
- Établir des habitudes d'allaitement.
- Se concentrer sur le bébé.
- Prendre de l'ocytocine synthétique en aérosol nasal (sur ordonnance).

Mastite

- Garder le lit (avec le bébé) pendant plusieurs jours.
- Prendre les antibiotiques prescrits.
- Appliquer une chaleur humide avant et pendant la tétée.
- Vider les seins complètement.
- Continuer à allaiter le bébé de 8 à 12 fois par jour, ou exprimer le lait pendant 24 heures puis reprendre l'allaitement au sein.

PRIORITÉ Nº 4 – Entrainer progressivement le bébé à l'allaitement au sein

- Conseiller à la mère de mettre du lait maternel sur un coussinet de soutien-gorge et de le laisser dans le lit du bébé avec sa

photo lorsque le bébé est séparé d'elle pour des raisons médicales (prématurité, etc.).
- L'inciter à augmenter la fréquence des contacts peau à peau.
- Lui suggérer de présenter le sein à l'enfant pour qu'il puisse s'exercer à la tétée.
- Lui conseiller d'exprimer de petites quantités de lait directement dans la bouche du bébé.
- Lui demander d'exprimer du lait après la tétée afin d'accroitre la production de lait.
- Lui recommander de donner le biberon au bébé seulement lorsqu'il est impossible de faire autrement.
- Dresser une liste des interventions spécifiques à appliquer si le bébé a une fente labiale ou palatine.

PRIORITÉ Nº 5 – Donner un enseignement visant le mieux-être de la mère et du bébé

- Veiller à ce qu'un professionnel de la santé effectue des visites de suivi 48 heures après la sortie du centre hospitalier et 2 semaines après la naissance, **afin de s'assurer que le bébé profite d'un bon apport lacté et que l'allaitement se déroule bien**.
- Recommander à la mère de compter le nombre de couches mouillées par le nouveau-né **(selon des professionnels de la santé en pédiatrie, six couches mouillées par jour indiquent une hydratation suffisante)**.
- Peser le bébé aux trois jours ou selon les directives ; noter son poids. **Ainsi, on s'assure que le bébé jouit d'un bon apport nutritionnel.**
- Enseigner au père les bienfaits de l'allaitement, ainsi que les moyens de surmonter les difficultés les plus courantes. **Le soutien du père contribue à accroitre le taux de réussite de l'allaitement observé à six mois.**
- Promouvoir le soutien entre pairs auprès des mères adolescentes. **L'entraide expose les jeunes filles à des modèles de comportement auxquels elles peuvent s'identifier, tout en étant à l'aise d'exprimer leurs préoccupations et leurs émotions.**
- Vérifier si la mère a besoin de se reposer, de se détendre ou de passer du temps avec ses autres enfants.
- Expliquer à la mère qu'il est important d'avoir une alimentation et un apport liquidien appropriés, ainsi que de prendre des vitamines pour femmes enceintes, des minéraux et d'autres vitamines (notamment de la vitamine C).
- Prendre des mesures adaptées aux problèmes du bébé (difficultés liées à la succion, anomalies faciales, prématurité).
- Informer la mère que le retour des règles moins de trois mois après la naissance peut signaler que les concentrations de prolactine sont insuffisantes.

- La diriger vers des groupes de soutien (Ligue La Leche, groupes de parents, activités de détente et de relaxation, etc.).
- Lui proposer des lectures et des références en ligne sur l'allaitement maternel.

Information à consigner

Évaluations (initiale et subséquentes)

- Inscrire les données d'évaluation relatives à la mère et à l'enfant (engorgement mammaire, gain pondéral du bébé adéquat sans suppléments, etc.).

Planification

- Rédiger le plan de soins, préciser les interventions requises et inscrire le nom de chacun des intervenants.
- Rédiger le plan d'enseignement.

Application et vérification des résultats

- Noter les réactions de la mère et du bébé aux interventions et à l'enseignement, ainsi que les mesures qui ont été prises.
- Noter la prise de poids du bébé.
- Consigner les objectifs atteints ou les progrès accomplis vers leur réalisation.
- Relever les modifications apportées au plan de soins.

Plan de congé

- Noter les demandes de consultation ainsi que les programmes auxquels la mère a choisi de participer.

EXEMPLES TIRÉS DE LA CRSI (NOC) ET DE LA CISI (NIC)

- RÉSULTAT : Poursuite de l'allaitement maternel
- INTERVENTION : Aide à la conduite de l'allaitement

ALLAITEMENT

ALLAITEMENT MATERNEL INTERROMPU

Taxinomie II : Relations et rôle – Classe 3 : Performance dans l'exercice du rôle (00105)

[Mode fonctionnel de santé de Gordon : Nutrition et métabolisme]

Diagnostic proposé en 1992

DÉFINITION ■ Suspension du processus de l'allaitement maternel parce que la mère se trouve dans l'impossibilité d'allaiter ou que l'allaitement est contrindiqué.

Facteurs favorisants

- Maladie de la mère ou du bébé
- Prématurité
- Retour au travail de la mère
- Contrindications à l'allaitement [ex. : traitement médicamenteux]
- Nécessité de sevrer brusquement le bébé

Caractéristiques

- Interruption de l'allaitement au sein pour une partie ou pour l'ensemble des tétées
- Désir de poursuivre l'allaitement au sein pour répondre aux besoins nutritionnels du bébé
- Désir de nourrir (maintenant ou plus tard) le bébé avec le lait maternel
- Manque de connaissances sur les méthodes d'expression et de conservation du lait maternel
- Séparation de la mère et du bébé

Résultats escomptés (objectifs) et critères d'évaluation

- La mère sait comment maintenir la lactation jusqu'à la reprise de l'allaitement au sein.
- La mère s'exerce à appliquer les méthodes recommandées jusqu'à la reprise de l'allaitement au sein.
- Le bébé prend suffisamment de poids.
- La mère sèvre le bébé et met fin à la lactation si elle le souhaite.

Interventions

PRIORITÉ Nº 1 – Évaluer les facteurs favorisants

- Apprécier les connaissances et le point de vue de la mère sur l'allaitement au sein; évaluer l'enseignement qu'elle a reçu.
- Relever les fausses croyances et vérifier l'exactitude des connaissances sur l'allaitement, en particulier chez les mères adolescentes, **qui sont les plus susceptibles de présenter des lacunes sur ce plan et d'éprouver des inquiétudes concernant leur image corporelle**.
- Vérifier si la mère a des attentes ou vit des conflits d'ordre culturel.
- L'inviter à parler de ce qu'elle vit et de ce qu'elle a vécu par rapport à l'allaitement au sein.
- Déterminer les obligations de la mère, ses habitudes et son emploi du temps (autres enfants à sa charge, travail à la maison ou à l'extérieur, horaire de cours ou de travail des membres

de la famille, capacité de visiter le bébé au centre hospitalier, etc.).

- Apprécier les facteurs exigeant l'interruption complète ou temporaire de l'allaitement (maladie, consommation de médicaments ou de drogues, etc.). **En général, l'allaitement est bénéfique pour les enfants qui souffrent de maladies chroniques. Certaines infections maternelles (VIH, tuberculose active au cours des deux premières semaines de traitement, herpès localisé sur les seins, varicelle contractée cinq jours ou moins avant la naissance ou deux jours ou moins après la naissance) représentent un danger pour le bébé. L'usage de médicaments antirétroviraux ou d'agents de chimiothérapie et l'abus d'alcool ou d'autres drogues justifient habituellement le sevrage du bébé. La mère qui subit une radiothérapie doit interrompre l'allaitement tant qu'on détecte de la radioactivité dans son lait, ce qui dépend de l'agent utilisé (l'emploi de lait maternel conservé peut toutefois être envisagé).**
- Inventorier les réseaux de soutien dont la mère et la famille disposent. **L'attitude des proches (père du bébé, grand-mère maternelle, etc.) et des professionnels de la santé a une incidence non négligeable sur la réussite de l'allaitement.**

PRIORITÉ Nº 2 – Aider la mère à continuer l'allaitement au sein si elle le désire

- Informer la mère des facteurs qui justifient l'interruption de l'allaitement et lui faire part des conséquences de la décision d'y mettre fin.
- Promouvoir le soutien entre pairs auprès des mères adolescentes. **L'entraide expose les jeunes filles à des modèles de comportement auxquels elles peuvent s'identifier, tout en étant à l'aise d'exprimer leurs préoccupations et leurs émotions.**
- Enseigner au père les bienfaits de l'allaitement, ainsi que les moyens de surmonter les difficultés les plus courantes. **Le soutien du père contribue à accroitre le taux de réussite de l'allaitement observé à six mois.**
- Expliquer à la mère l'utilité des aides à l'allaitement (porte-bébé, coussin et tabouret d'allaitement, tire-lait manuel ou électrique).
- Lui conseiller de réduire ou d'interrompre sa consommation de tabac, de caféine, d'alcool ou de sucres concentrés si elle reprend l'allaitement, car **ces substances peuvent nuire à la production ou à l'éjection du lait, ou être transmises à l'enfant**.
- Revoir avec elle les techniques d'expression (ex. : tire-lait) et de conservation du lait maternel, **afin de l'aider à poursuivre l'allaitement et de préserver la valeur nutritive du lait**.

- L'inciter à trouver des moyens satisfaisants pour faire face aux situations nécessitant le recours aux suppléments de lait artificiel (retour au travail, utilisation d'un service de garde, etc.).
- Lui assurer l'accès à un endroit calme et intime, tant à l'hôpital que dans son milieu de travail.
- Déterminer s'il est possible de rencontrer la mère périodiquement ou sur rendez-vous, **afin de la soutenir si elle a des problèmes d'allaitement**.
- Lui recommander l'emploi du lait maternel plutôt que du lait artificiel (ou, du moins, l'allaitement partiel) aussi longtemps qu'elle et l'enfant en seront satisfaits. Ainsi, on prévient l'interruption temporaire de l'allaitement et on diminue le risque de sevrage prématuré.
- Lui conseiller de se reposer, d'avoir un bon apport liquidien et nutritionnel et d'exprimer son lait toutes les trois heures durant la journée, s'il y a lieu, **afin de garantir l'efficacité de l'allaitement et de maintenir une production de lait suffisante**.

PRIORITÉ Nº 3 – Aider la mère à mettre fin à l'allaitement si elle le doit ou si elle le désire

- Donner à la mère un soutien émotionnel et respecter sa décision de cesser l'allaitement. **Le sentiment de tristesse est courant, même quand le sevrage découle d'un choix de la mère.**
- Envisager avec elle la possibilité de réduire la fréquence de l'allaitement ou de l'expression du lait à une séance tous les deux ou trois jours. **Cette méthode de sevrage, qui atténue les problèmes liés à l'engorgement mammaire, constitue un bon choix quand les circonstances le permettent.**
- Conseiller à la mère de porter un soutien-gorge confortable et bien ajusté, mais d'éviter de comprimer ses seins, **en raison des risques accrus de blocage des canaux galactophores et d'inflammation que cela pourrait entrainer**.
- Lui recommander d'exprimer quotidiennement un peu de lait de chaque sein pendant une période d'une à trois semaines, si nécessaire, **pour tempérer la douleur causée par l'engorgement; lui demander d'appliquer cette mesure jusqu'à ce que la production de lait diminue**.
- Lui suggérer de tenir son enfant différemment durant le biberon et les interactions. **Ainsi, le bébé risquera moins de saisir les seins et de stimuler les mamelons.**
- Lui expliquer que l'ibuprofène et l'acétaminophène **aident à réduire les douleurs associées au sevrage**.
- Lui proposer d'appliquer une vessie de glace sur ses seins (mais non sur ses mamelons) de 15 à 20 minutes au moins 4 fois par jour, **afin de limiter l'engorgement si le sevrage est brusque**.

PRIORITÉ N° 4 – Promouvoir une alimentation adéquate

- Permettre au bébé de téter régulièrement, surtout si l'alimentation par sonde fait partie du programme thérapeutique. **L'expérience de l'alimentation est ainsi plus agréable, et la digestion est facilitée.**
- Expliquer à la mère comment choisir et utiliser les suppléments de lait artificiel et les différentes méthodes d'alimentation (biberon, seringue, etc.), si elle le désire.
- L'informer des précautions à prendre (vérifier si la tétine assure un bon rythme d'écoulement du lait, faire éructer le bébé à intervalles réguliers, tenir le biberon au lieu de le caler dans le berceau, préparer et stériliser correctement le lait artificiel).

PRIORITÉ N° 5 – Donner un enseignement visant le mieux-être de la mère et du bébé

- Proposer à la mère des façons autres que l'allaitement de renforcer ses liens avec le bébé (le réconforter, le consoler, jouer avec lui, etc.).
- Lui expliquer qu'il est nécessaire d'augmenter l'apport lacté de l'enfant durant ses poussées de croissance afin de répondre à ses besoins nutritionnels.
- La diriger vers un groupe de soutien (ex. : Ligue La Leche) ou vers des ressources appropriées (infirmière en santé communautaire, spécialiste de l'allaitement, etc.).
- Lui proposer des lectures complémentaires et des références en ligne.

Information à consigner

Évaluations (initiale et subséquentes)

- Inscrire les données initiales sur la mère et le bébé.
- Préciser les motifs de l'interruption temporaire ou définitive de l'allaitement maternel.
- Noter le nombre de couches mouillées par jour et le poids du bébé à chaque pesée.

Planification

- Inscrire la méthode d'alimentation choisie.
- Rédiger le plan de soins et inscrire le nom de chacun des intervenants.
- Rédiger le plan d'enseignement.

Application et vérification des résultats

- Noter la réaction de la mère aux interventions et à l'enseignement, ainsi que les mesures qui ont été prises.

- Noter la réaction du bébé à la méthode utilisée.
- Préciser si le bébé semble satisfait ou s'il semble avoir encore faim.
- Consigner les objectifs atteints ou les progrès accomplis vers leur réalisation.
- Relever les modifications apportées au plan de soins.

Plan de congé

- Consigner le plan de suivi ainsi que le nom des personnes qui en sont responsables.

EXEMPLES TIRÉS DE LA CRSI (NOC) ET DE LA CISI (NIC)

- RÉSULTAT: Poursuite de l'allaitement maternel ou allaitement au biberon
- INTERVENTION: Conseils relatifs à la conduite de l'allaitement

ANGOISSE

ANGOISSE FACE À LA MORT

Taxinomie II: Adaptation/tolérance au stress – Classe 2: Stratégies d'adaptation (00147)

[Mode fonctionnel de santé de Gordon: Perception de soi et concept de soi]

Diagnostic proposé en 1998; révision effectuée en 2006

DÉFINITION ■ Sentiment vague d'inconfort ou de peur engendré par la perception réelle ou imaginaire d'une menace quant à sa propre existence.

Facteurs favorisants

- Appréhension de la douleur et de la souffrance
- Appréhension des effets secondaires de l'anesthésie générale
- Appréhension de l'impact de sa mort sur son entourage et ses proches
- Confrontation avec la réalité d'une maladie mortelle
- Fait de vivre le processus de la mort
- Perception de l'approche de la mort
- Discussions sur des sujets relatifs à la mort
- Observations sur la mort
- Fait d'avoir vécu la mort de près
- Incertitude concernant le pronostic
- Non-acceptation de sa propre finitude
- Incertitude quant à l'existence d'une force supérieure

- Incertitude à propos d'une vie après la mort
- Incertitude quant à la rencontre avec une force supérieure

Caractéristiques

- Peur de contracter une maladie mortelle
- Peur du processus de la mort
- Appréhension des douleurs associées à l'agonie
- Peur de perdre ses facultés mentales [ou physiques] pendant l'agonie
- Crainte d'un décès prématuré
- Peur d'une longue agonie
- Tristesse profonde
- Image négative de la mort ou pensées déplaisantes à propos d'évènements reliés à la mort ou à son processus
- Sentiment d'impuissance devant la mort
- Inquiétude concernant l'impact de sa mort sur ses proches
- Préoccupation concernant la surcharge de travail des soignants ou des aidants naturels
- [Inquiétude à l'idée de rencontrer son créateur ou doutes quant à l'existence d'un être suprême]

Résultats escomptés (objectifs) et critères d'évaluation

- La personne exprime ses sentiments (tristesse, culpabilité, peur, etc.) de manière spontanée et efficace.
- La personne vit au jour le jour.
- La personne élabore un plan d'action qui prend en compte ses préoccupations personnelles et l'imminence de sa mort, le cas échéant.

Interventions

PRIORITÉ Nº 1 – Évaluer les facteurs favorisants

- Déterminer comment la personne se perçoit dans son rôle habituel, comment elle et ses proches perçoivent l'imminence de la mort et ce que cette perte signifie pour eux.
- Interroger la personne sur l'idée qu'elle se fait de sa situation, **afin de déceler les idées fausses, le manque d'information et les autres éléments pertinents**.
- Indiquer le rôle qu'exerce la personne dans la constellation familiale. Observer les modes de communication au sein de la famille ainsi que les réactions des proches devant la situation et les inquiétudes de la personne. **Ces éléments renseignent sur les besoins et les préoccupations de la famille, mais aussi sur les forces qu'elle peut utiliser pour faire face à la situation.**

- Évaluer l'impact qu'ont eu, sur la personne, certaines expériences qu'elle a vécues dans le passé en relation avec la mort (ex. : elle a été témoin d'une mort violente, elle a vu un mort dans un cercueil pour la première fois quand elle était enfant, etc.).
- Noter les attentes et les facteurs culturels susceptibles d'influer sur la situation et les sentiments de la personne.
- Recueillir des données sur l'état physique et mental de la personne ainsi que sur la complexité du plan de soins.
- Apprécier le degré de fonctionnement et d'autonomie de la personne ainsi que sa capacité à gérer ses affaires devant l'imminence de la mort. Noter sa connaissance des ressources existantes et l'utilisation qu'elle en fait.
- Observer les comportements révélateurs du degré d'anxiété de la personne (de légère à panique), **car ils peuvent influer sur la capacité de la personne et de ses proches à assimiler l'information reçue et à participer aux activités**.
- Inventorier les stratégies d'adaptation utilisées couramment par la personne et apprécier leur efficacité. Distinguer ces stratégies des mécanismes de défense qu'elle emploie.
- Consigner l'abus de drogues ou d'alcool, l'insomnie, l'excès de sommeil et l'évitement des relations sociales, **qui peuvent indiquer que la personne utilise le retrait pour faire face aux problèmes**.
- Noter l'orientation religieuse et spirituelle de la personne, sa participation à des activités liées au culte ainsi que la présence de conflits concernant ses croyances.
- Être à l'écoute de la personne et de ses proches lorsqu'ils expriment de la colère ou de l'inquiétude, un sentiment d'aliénation face à Dieu, l'impression que la mort imminente est une punition pour les erreurs commises, et ainsi de suite, ou lorsqu'ils disent éprouver ces sentiments.
- Interroger la personne pour savoir si elle a l'impression que tout est futile, si elle ressent du désespoir et de l'impuissance, si elle manque de motivation quant à la possibilité d'améliorer sa situation. **Ces sentiments peuvent indiquer la présence d'une maladie dépressive et justifier l'intervention.**
- Pratiquer l'écoute active lorsque la personne dit se sentir isolée.
- Détecter chez la personne l'expression d'idées suicidaires ou les signes d'une incapacité à trouver un sens à sa vie.

PRIORITÉ N° 2 – Aider la personne à faire face à la situation

- Établir un climat de confiance dans lequel la personne peut s'exprimer spontanément.
- Appliquer les techniques de communication thérapeutique : écoute active, silences, acceptation inconditionnelle, etc.

Respecter la volonté de la personne qui ne veut pas parler. Éviter de lui donner de faux espoirs.

- Inviter la personne à exprimer ses émotions (colère, peur, tristesse, etc.). Reconnaitre les sentiments d'anxiété et de peur. Ne pas nier la situation de la personne ou affirmer que tout ira bien. Répondre honnêtement à ses questions et l'informer avec franchise. **Ces attitudes lui donnent confiance et favorisent la relation thérapeutique.**
- Expliquer à la personne que sa réaction et ses sentiments sont normaux.
- Faire preuve d'ouverture d'esprit devant les questions d'ordre philosophique liées à l'impact de la maladie sur le plan spirituel en prenant le temps d'en discuter avec la personne.
- Recueillir des données sur les pertes que la personne a vécues dans le passé et sur les stratégies d'adaptation qu'elle a employées, puis dégager les forces qu'elle pourrait utiliser pour faire face à la situation présente.
- Créer un climat de calme et de sérénité autour de la personne et préserver son intimité. **Ce faisant, on encourage la relaxation et on permet l'expression des capacités à faire face à la situation.**
- Aider la personne à s'engager dans une démarche propice à la croissance spirituelle, à la prière, à la méditation et au pardon, afin qu'elle arrive à se sentir sereine quant aux blessures du passé.
- Expliquer à la personne que la colère ressentie envers Dieu est un élément normal du processus de deuil. **On l'aide ainsi à éprouver moins de culpabilité ou de sentiments conflictuels et à progresser vers l'étape de résolution.**
- Diriger la personne et ses proches vers des thérapeutes et des conseillers spirituels **pour faciliter le travail de deuil**.
- Les diriger vers les services et les ressources communautaires qui pourront **les aider à prendre les arrangements nécessaires (questions juridiques, préparation des funérailles, etc.)**.

PRIORITÉ Nº 3 – Favoriser l'autonomie de la personne

- Aider la personne à déterminer le rythme auquel elle pourra exécuter les plans qui ont été élaborés.
- L'inciter à vivre un jour à la fois et à jouir du moment présent.
- Lui donner la chance de prendre des décisions simples, **afin de renforcer son sentiment de maitrise de la situation**.
- Élaborer un plan individualisé fondé sur le pouvoir que la personne s'attribue, **afin de l'accompagner (ainsi que sa famille) tout au long du processus**.
- Respecter les décisions et les désirs exprimés par la personne et inviter les gens concernés à en faire autant.

- Collaborer au respect des directives inscrites au plan de soins concernant la réanimation cardiorespiratoire (RCR) et le mandat d'inaptitude.

Information à consigner

Évaluations (initiale et subséquentes)

- Inscrire les données d'évaluation, notamment les peurs de la personne, ainsi que les signes et les symptômes manifestés.
- Noter les réactions des proches, ainsi que les mesures qu'ils ont prises.
- Consigner les ressources existantes et celles utilisées par la personne.

Planification

- Rédiger le plan de soins et inscrire le nom de chacun des intervenants.

Application et vérification des résultats

- Noter les réactions de la personne aux interventions et à l'enseignement, ainsi que les mesures qui ont été prises.
- Noter les objectifs atteints ou les progrès accomplis vers leur réalisation.
- Consigner les modifications apportées au plan de soins.

Plan de congé

- Noter les besoins de la personne et le nom des responsables des mesures à prendre.
- Noter les demandes de consultation.

EXEMPLES TIRÉS DE LA CRSI (NOC) ET DE LA CISI (NIC)

- RÉSULTAT : Dignité devant la mort
- INTERVENTION : Soins à un mourant

ANXIÉTÉ

ANXIÉTÉ [préciser : légère, modérée, grave, panique]

Taxinomie II : Adaptation/tolérance au stress – Classe 2 : Stratégies d'adaptation (00146)

[Mode fonctionnel de santé de Gordon : Perception de soi et concept de soi]

Diagnostic proposé en 1973 ; révisions effectuées en 1982 et en 1998, ainsi que par un petit groupe de travail en 1996

DÉFINITION ■ Vague sentiment de malaise, d'inconfort ou de crainte accompagné d'une réponse du système nerveux autonome ; sa source est souvent non spécifique ou inconnue de la personne. Sentiment d'appréhension généré par l'anticipation du danger. Il s'agit d'un signal qui prévient d'un danger imminent et qui permet à l'individu de réagir à la menace.

Facteurs favorisants

- Changement ou risque de changement dans l'état de santé [affection évolutive ou invalidante, phase terminale d'une maladie], dans le rôle ou la position sociale, dans l'environnement [sécurité], dans les modes d'interaction, dans la situation économique
- Conflit inconscient quant aux valeurs [croyances] et aux buts fondamentaux dans la vie
- Crise de situation ou de croissance
- Stress
- Prédisposition familiale ou hérédité
- Contagion de l'anxiété
- Atteinte au concept de soi [réelle ou non] ; [conflit inconscient]
- Risque de mort [réel ou non]
- Besoins non satisfaits
- Exposition à des toxines
- Usage de drogues
- [Monologue intérieur d'encouragement ou de découragement]
- [Facteurs physiopathologiques, tels que l'hyperthyroïdie, l'embolie pulmonaire, les dysrythmies, le phéochromocytome, les traitements médicamenteux (ex. : stéroïdes)]

Caractéristiques

Caractéristiques comportementales

- Expression d'inquiétude devant les changements de la vie ; insomnie
- Agitation ; contact visuel difficile ; diminution de la productivité ; hypervigilance ; mouvements inutiles [piétinements, mouvements des bras ou des mains, balancements, etc.] ; surveillance des alentours
- [Immobilité]
- [Pleurs, larmoiements]
- [Va-et-vient dans la pièce ; gestes dénués de sens]

Caractéristiques affectives

- Appréhension ; incertitude ; sentiment d'incompétence ; inquiétude ; regrets

- Peur ; angoisse ; panique ; détresse
- Circonspection ; égocentrisme ; intensification d'un sentiment d'impuissance douloureux et persistant ; irritabilité ; nervosité ; surexcitation
- [Crainte d'un malheur imminent]
- [Désespoir]

Caractéristiques cognitives

- Crainte de conséquences indéterminées
- Prise de conscience des symptômes physiologiques
- Blocage de la pensée ; confusion ; difficultés de concentration ; diminution de la capacité d'apprentissage ; diminution de la capacité à résoudre des problèmes ; diminution de l'attention ; réduction du champ de perception ; préoccupation ; rumination ; tendance à blâmer autrui ; tendance à l'oubli

Caractéristiques physiques

- Tremblements du corps et des mains ; frémissement
- Tension faciale ; voix tremblotante
- [Douleurs à la poitrine, au dos, au cou]

Caractéristiques physiologiques (effets du système nerveux sympathique)

- Accroissement de l'activité cardiovasculaire ; perception des battements cardiaques ; augmentation de la pression artérielle ; accroissement des fréquences cardiaque et respiratoire ; augmentation de la transpiration et des réflexes ; dilatation des pupilles ; contractions musculaires ; sècheresse de la bouche ; difficultés respiratoires ; vasoconstriction périphérique ; bouffées vasomotrices ; faiblesses ; anorexie

Caractéristiques physiologiques (effets du système nerveux parasympathique)

- Diarrhée ; douleurs abdominales ; diminution de la pression artérielle et de la fréquence cardiaque ; évanouissements ; fatigue ; nausées ; fourmillement des extrémités ; miction retardée ou impérieuse ; pollakiurie ; perturbation du sommeil

Résultats escomptés (objectifs) et critères d'évaluation

- La personne présente des signes de relaxation.
- La personne se sent moins anxieuse.
- La personne est consciente de son anxiété.
- La personne trouve des façons saines de résoudre et d'exprimer son problème.
- La personne démontre une bonne maitrise de quelques techniques de résolution de problèmes.

- La personne se sert efficacement des ressources et des réseaux de soutien qui sont à sa disposition.

Interventions

PRIORITÉ N° 1 – Évaluer le degré d'anxiété

- Passer en revue les facteurs familiaux et physiologiques (ex. : histoire familiale de dépression), les maladies psychiatriques, les problèmes de santé nécessitant un suivi médical (troubles thyroïdiens, déséquilibres métaboliques, pneumopathies, anémie, arythmies), les facteurs de stress récents ou persistants (maladie ou décès d'un proche, violence conjugale ou conflit au sein du couple, perte d'emploi). **Ces facteurs peuvent provoquer ou aggraver l'anxiété et les troubles anxieux.**
- Passer en revue les médicaments sous ordonnance que la personne prend actuellement ainsi que ceux qu'elle a récemment pris, qu'ils soient sous ordonnance ou en vente libre (corticostéroïdes, extraits thyoridiens, anorexigènes, caféine, etc.). **Ces substances peuvent accroitre le sentiment d'anxiété et les symptômes physiques associés.**
- Interroger la personne sur sa perception de la gravité de sa situation.
- Recueillir des données sur les signes vitaux : pouls rapide ou irrégulier, respiration rapide ou hyperventilation, changements de la pression artérielle, transpiration profuse, tremblements, agitation), **afin de reconnaitre les réactions physiques associées à l'état pathologique et à l'état affectif**.
- Rechercher les **comportements révélateurs du degré d'anxiété de la personne**.

  Légère
  - Vigilance, conscience plus aigüe de ce qui l'entoure, attention centrée sur l'environnement et les évènements immédiats
  - Agitation, irritabilité, insomnie

  À ce stade, la personne est disposée à faire face à ses problèmes.

  Modérée
  - Champ de perception plus étroit, capacité de concentration accrue, aptitude à ne pas se laisser distraire de la résolution de ses problèmes
  - Voix tremblotante ou tonalité changeante, dans certains cas
  - Tremblements, accélération du pouls et de la respiration

  Grave
  - Réduction du champ de perception, incapacité à fonctionner de manière efficace
  - Sentiment de malaise ou crainte d'un malheur imminent
  - Accélération du pouls et de la respiration, accompagnée de plaintes concernant des étourdissements, des sensations de picotement, des maux de tête, etc.

Panique

- Capacité de concentration fortement perturbée, comportements désintégrés, interprétation faussée et irréaliste de la situation. Parfois, la personne éprouve de la terreur, de la confusion, ou est incapable de parler ou de bouger : elle est paralysée par la peur.

- Noter les signes d'insomnie ou d'excès de sommeil, de diminution ou d'évitement des relations avec les autres, de consommation abusive de drogues ou d'alcool, **qui peuvent indiquer que la personne utilise le retrait pour faire face à ses problèmes**.
- Passer en revue les résultats des examens de laboratoire (dépistage de drogues, bilan cardiaque, formule sanguine, dosage des électrolytes sériques), qui **peuvent être révélateurs de sources physiologiques d'anxiété**.
- Reconnaitre les mécanismes de défense utilisés par la personne (déni, régression, etc.), **qui diminuent sa capacité à faire face au problème**.
- Inventorier les stratégies d'adaptation que la personne utilise couramment (colère, rêvasserie, oublis, ingestion excessive de nourriture, tabagisme). Noter si elle présente des lacunes au chapitre des techniques de résolution de problèmes.
- Prendre note des stratégies que la personne a déjà employées, **afin de déterminer quelles sont les plus utiles dans la situation actuelle**.

PRIORITÉ Nº 2 – Aider la personne à discerner ses sentiments et à faire face à ses problèmes

- Établir une relation thérapeutique, faire preuve d'empathie et d'une acceptation inconditionnelle. **Remarque :** Il est important que l'infirmière prenne conscience de sa propre anxiété ou de son inquiétude et qu'elle veille à éviter l'effet de contagion ou la transmission de l'anxiété.
- Se montrer disponible pour écouter la personne et lui parler.
- Inciter la personne à reconnaitre et à exprimer ses sentiments : larmes (tristesse), rires (peur, déni), jurons (peur, colère).
- L'encourager à reconnaitre les comportements verbaux et non verbaux ayant un lien avec son anxiété.
- Lui dire comment on interprète ses sentiments et ses gestes.
- Confirmer l'exactitude de ses interprétations auprès de la personne.
- Lui parler de son anxiété ou de sa peur.
- La rassurer de manière réaliste quant à sa peur et à son anxiété.
- Lui fournir des renseignements exacts sur sa situation, **afin d'en préciser avec elle les éléments réels**.

- Être honnête avec un enfant. Éviter de « l'acheter » ; lui offrir un contact physique, par exemple en le serrant ou en le berçant, **pour alléger ses peurs et le rassurer**.
- Prendre des mesures visant le bienêtre de la personne (ambiance calme et reposante, musique douce, bain chaud, massage du dos, etc.).
- Modifier les interventions dans la mesure du possible (ex. : remplacer par un médicament oral un médicament administré par voie intramusculaire, faire plus d'un prélèvement à la fois, faire un prélèvement de sang capillaire au bout du doigt), **afin de réduire le degré de stress de la personne et d'éviter de la bouleverser**.
- Gérer les facteurs environnementaux, comme l'intensité de l'éclairage et du bruit, qui peuvent causer du stress ou de la confusion chez les gens âgés.
- Permettre à la personne d'exprimer à sa manière ses sentiments et ses émotions devant la situation. Respecter son rythme. **L'adoption d'une conduite précise est nécessaire dans certains cas (ex. : déni après un diagnostic de maladie mortelle).**
- Remettre à la personne la responsabilité de ses comportements et de ses gestes. Demeurer neutre. **En réagissant de manière inopportune, l'infirmière peut provoquer l'escalade de la situation vers une interaction non thérapeutique.**
- Inciter la personne à se servir des forces que lui procure son anxiété. **L'anxiété modérée élève le degré de conscience de la personne et lui permet de se concentrer sur la résolution de son problème.**

Panique

- Rester auprès de la personne en faisant preuve de calme et d'assurance.
- S'exprimer à l'aide de phrases brèves et de mots simples.
- Créer un climat de sécurité et de stabilité.
- Réduire les stimulus au maximum.
- Encadrer les visiteurs et leurs interactions avec la personne, **afin de réduire l'impact de leurs sentiments sur l'anxiété de celle-ci**.
- Fixer des limites aux conduites inadaptées. Chercher avec la personne des façons acceptables d'affronter son anxiété. **Remarque :** Il se peut qu'on ait à mettre la personne en milieu protégé ou surveillé jusqu'à ce qu'elle puisse se dominer.
- Augmenter les activités et les relations sociales de la personne à mesure que son anxiété diminue.
- Recourir à la thérapie cognitivocomportementale **pour l'aider à ne pas dramatiser ses symptômes physiques**.
- Administrer les médicaments prescrits (anxiolytiques, tranquillisants ou sédatifs).

PRIORITÉ N° 3 – Donner un enseignement visant le mieux-être de la personne

- Fournir à la personne de l'information sur les facteurs qui déclenchent son anxiété et sur les façons d'y faire face.
- Passer en revue et analyser les évènements, les pensées et les sentiments qui précèdent les crises.
- Inventorier les moyens que la personne a utilisés avec succès dans ses moments d'anxiété et de nervosité.
- Dresser une liste des ressources et des gens susceptibles de l'appuyer, y compris les services d'écoute téléphonique ou d'intervention en situation de crise, **afin de fournir le soutien opportun en tout temps**.
- Inciter la personne à élaborer un programme d'activités ou d'exercices **pouvant contribuer à réduire son anxiété**.
- Lui proposer des façons d'éliminer les idées noires (prendre conscience des pensées négatives, les rejeter lorsqu'elles surviennent, leur substituer des pensées positives, etc.). **La thérapie comportementale semble donner de bons résultats chez la personne qui souffre de légères phobies.**
- Lui proposer des stratégies **qui lui permettront de faire face aux situations anxiogènes** : jeux de rôles, visualisation, imagerie mentale, prière, méditation, etc.
- Passer en revue la médication prescrite avec la personne et lui expliquer les risques posés par l'interaction entre ces substances, les autres médicaments sur ordonnance ou en vente libre et l'alcool. Discuter avec elle des substitutions médicamenteuses ainsi que des modifications de posologie et d'horaire possibles, **afin de réduire les effets indésirables des médicaments prescrits**.
- Conseiller à la personne de demander à son médecin de modifier son ordonnance au besoin et de lui expliquer quelles précautions elle devrait prendre dans la conduite de son traitement médicamenteux. **Parmi les substances susceptibles de causer de l'anxiété figurent l'aminophylline, la théophylline, les anticholinergiques, la dopamine, la lévodopa, les salicylés et les stéroïdes.**
- Orienter la personne souffrant d'anxiété chronique vers des ressources appropriées, si elle a besoin d'une thérapie individuelle ou de groupe.

Information à consigner

Évaluations (initiale et subséquentes)

- Inscrire le degré d'anxiété et les facteurs déclenchants ou aggravants.
- Décrire les sentiments que la personne exprime.

- Noter dans quelle mesure elle est capable de les reconnaitre et de les exprimer.
- Consigner, le cas échéant, les substances qu'elle consomme et qui ont un lien avec son anxiété.

Planification

- Rédiger le plan de soins et noter les activités qui relèvent de la responsabilité de la personne.
- Rédiger le plan d'enseignement.

Application et vérification des résultats

- Inscrire le degré de participation de la personne, ainsi que ses réactions aux interventions et à l'enseignement ; noter les mesures qui ont été prises.
- Consigner les objectifs atteints ou les progrès accomplis vers leur réalisation.
- Noter les modifications apportées au plan de soins.

Plan de congé

- Noter les mesures de suivi et les demandes de consultation.

EXEMPLES TIRÉS DE LA CRSI (NOC) ET DE LA CISI (NIC)

- RÉSULTAT : Maitrise de l'anxiété
- INTERVENTION : Diminution de l'anxiété

ATTACHEMENT

RISQUE DE PERTURBATION DE L'ATTACHEMENT

Taxinomie II : Relations et rôle – Classe 2 : Relations familiales (00058)

[Mode fonctionnel de santé de Gordon : Relation et rôle]

Diagnostic proposé en 1994 sous le titre « Risque de perturbation de l'attachement parent-enfant »

DÉFINITION ■ Risque de perturbation du processus interactif favorisant la création d'une relation de protection et d'éducation entre un parent, ou son substitut, et l'enfant.

Facteurs de risque

- Incapacité des parents à répondre aux besoins personnels de l'enfant
- Anxiété associée au rôle parental [parents ayant eux-mêmes vécu une perturbation du lien d'attachement]

- Incapacité de l'enfant prématuré ou de l'enfant malade à établir de manière efficace le contact avec ses parents en raison de perturbations de l'organisation comportementale ; conflits parentaux découlant de perturbations de l'organisation comportementale
- Séparation ; barrières physiques
- Absence d'intimité
- Abus de substances toxicomanogènes
- [Grossesse ou accouchement difficiles ou perçus comme tels]
- [Paternité incertaine ; grossesse consécutive à un viol ou à une agression sexuelle]

Remarque : Pour un diagnostic de risque, il n'y a ni signes ni symptômes (caractéristiques) puisque le problème n'existe pas encore ; les interventions infirmières sont plutôt axées sur la prévention.

Résultats escomptés (objectifs) et critères d'évaluation

- Le parent ou son substitut reconnait les forces et les besoins de sa famille et établit des priorités.
- Le parent ou son substitut montre de l'affection à l'enfant et a une attitude protectrice envers lui.
- Le parent ou son substitut connait et utilise les ressources susceptibles de contribuer à répondre aux besoins des membres de la famille.
- Le parent ou son substitut favorise l'organisation comportementale de l'enfant en utilisant des moyens appropriés.
- Le parent ou son substitut entretient avec l'enfant une relation qui est source de satisfaction pour les deux.

Interventions

PRIORITÉ Nº 1 – Évaluer les facteurs de risque

- S'entretenir avec les parents ; noter leurs préoccupations et leur perception de la situation.
- Apprécier les interactions parent-enfant.
- Noter les ressources disponibles et l'utilisation qui en est faite en tenant compte de la famille élargie, des groupes de soutien et des ressources financières.
- Recueillir des données sur l'aptitude du parent à assurer la protection de son enfant et à s'engager dans une relation de réciprocité.

PRIORITÉ Nº 2 – Aider les parents à améliorer l'organisation comportementale de leur enfant

- Relever les forces et les limites de l'enfant. **Chaque enfant possède à la naissance son tempérament, qui influe sur ses interactions avec les personnes qui s'en occupent.**
- S'enquérir des perceptions des parents et en tenir compte au cours des séances d'information sur le processus de croissance et de développement, **afin de les aider à avoir des attentes réalistes**.
- Leur montrer comment adapter leur milieu de vie **afin de fournir à l'enfant une stimulation appropriée**.
- Renforcer les conduites qui favorisent l'organisation comportementale de l'enfant et en proposer d'autres au besoin.
- Manifester de l'affection à l'enfant chaque fois qu'on entre en contact avec lui.

PRIORITÉ Nº 3 – Aider les parents à fonctionner de manière optimale

- Établir une relation thérapeutique avec les parents. Créer un climat chaleureux où ils ne se sentiront pas jugés.
- Les inviter à préciser les forces et les besoins de leur famille et à établir des priorités. **On favorise une attitude positive chez les parents en leur demandant de repérer leurs forces et en les incitant à s'appuyer sur elles pour répondre aux besoins de leur famille.**
- Seconder les parents dans leur recherche des ressources dont ils ont besoin.
- Encourager les parents à participer avec l'enfant à des activités qu'ils maitrisent, **afin de favoriser un sentiment de confiance et de renforcer ainsi leur estime de soi**.
- Commenter positivement toutes les manifestations parentales d'affection et de protection à l'égard de l'enfant, **afin de favoriser l'adoption de comportements désirables**.
- Réduire au minimum le nombre d'intervenants avec qui les parents doivent interagir, **afin de faciliter l'établissement de relations empreintes de confiance**.

PRIORITÉ Nº 4 – Favoriser l'attachement parent-enfant au moment d'une séparation

- S'assurer que les parents peuvent communiquer par téléphone avec le personnel qui prend soin de l'enfant. Convenir avec eux d'une heure à laquelle ils téléphoneront chaque jour. Prendre l'initiative de les appeler, s'il y a lieu. **Ces arrangements permettent un contact régulier, donnent aux parents le sentiment d'agir sur la situation et facilitent la planification de leurs diverses activités.**

- Inviter les parents à séjourner près du centre hospitalier et leur fournir une liste des services locaux si l'enfant est hospitalisé loin de son lieu de résidence.
- Prendre des dispositions pour que les parents reçoivent « de la part de l'enfant » des photos et des rapports d'évolution.
- Suggérer aux parents de laisser une photo d'eux ou un enregistrement de leur voix à l'intention de l'enfant.
- Établir, si nécessaire, une entente de soins, **afin de préciser les attentes des parents et celles du personnel**.
- Suggérer aux parents de tenir un journal des progrès de l'enfant.
- Créer un environnement qui rappelle la maison si la visite des parents doit se faire sous surveillance.

PRIORITÉ Nº 5 – Donner un enseignement visant le mieux-être des parents et de l'enfant

- Diriger les parents vers des services d'aide pertinents, comme la thérapie individuelle, la thérapie familiale, le counseling ou la thérapie pour toxicomanes.
- Les informer sur les services de transport, d'aide financière, de logement, etc.
- Les seconder s'ils désirent former un réseau de soutien (famille élargie, amis, travailleur social, etc.).
- Répertorier avec eux les services communautaires qui pourraient les aider (groupe paroissial, service de bénévoles, service de garde, soins de répit, etc.).

Information à consigner

Évaluations (initiale et subséquentes)

- Inscrire les données d'évaluation concernant les comportements des parents et de l'enfant.
- Noter les facteurs de risque, les perceptions et les préoccupations de chacun des parents.

Planification

- Rédiger le plan de soins et inscrire le nom de chacun des intervenants.
- Rédiger le plan d'enseignement.

Application et vérification des résultats

- Noter les réactions des parents et de l'enfant aux interventions et à l'enseignement, ainsi que les mesures qui ont été prises.
- Consigner les objectifs atteints ou les progrès accomplis vers leur réalisation.
- Noter les modifications apportées au plan de soins.

Plan de congé

- Noter les besoins à long terme des parents et le nom des responsables des mesures à prendre.
- Prévoir des visites à domicile pour aider les parents et s'assurer de la sécurité et du bienêtre de l'enfant.
- Consigner les demandes de consultation.

EXEMPLES TIRÉS DE LA CRSI (NOC) ET DE LA CISI (NIC)

- RÉSULTAT : Attachement parent-enfant
- INTERVENTION : Aide au développement de la relation parent-enfant

AUTOMUTILATION

AUTOMUTILATION

Taxinomie II : Sécurité/protection – Classe 3 : Violence (00151)
[Mode fonctionnel de santé de Gordon : Adaptation et tolérance au stress]
Diagnostic proposé en 2000

DÉFINITION ■ Acte délibéré de se blesser sans intention de se tuer, produisant des lésions tissulaires et une sensation de soulagement des tensions.

Facteurs favorisants

- Adolescence ; pairs qui s'automutilent
- Expérience de dissociation ou de dépersonnalisation ; état psychotique (hallucinations ordonnant de s'automutiler) ; troubles caractériels ; troubles de la personnalité limite ; retard mental ; autisme
- Antécédents d'automutilation ; incapacité de trouver des solutions ou de voir les conséquences à long terme de ses actes
- Maladie, chirurgie ou sévices sexuels durant l'enfance ; enfant perturbé émotionnellement ou maltraité
- Image corporelle perturbée ; troubles du comportement alimentaire
- Stratégies d'adaptation inefficaces ; perfectionnisme
- Sentiments négatifs (dépression, rejet, dégout de soi, angoisse de séparation, culpabilité, dépersonnalisation) ; faible estime de soi ; instabilité de l'estime de soi et de l'image corporelle
- Manque de communication entre les parents et l'adolescent ; absence d'un confident au sein de la famille
- Sentiment de menace lié à la perte réelle ou potentielle de relations importantes [perte d'un parent ou des relations parentales]

- Relations interpersonnelles perturbées; recours à la manipulation afin d'établir des liens satisfaisants avec les autres; isolement de ses pairs
- Alcoolisme familial; divorce des parents; violence entre les personnes représentant l'image parentale; antécédents familiaux de comportements autodestructeurs
- Vie dans un milieu non traditionnel (ex.: placement dans un établissement, dans un groupe ou dans une famille d'accueil); incarcération
- Incapacité d'exprimer verbalement ses tensions ou de supporter une augmentation de tension; besoin de réduire rapidement son stress
- Besoin irrésistible de se blesser ou de se faire du mal; impulsivité; humeur labile
- Crise d'identité sexuelle
- Abus d'alcool ou de drogues

Caractéristiques

- Brulures infligées à soi-même [ex.: par frottage ou avec une cigarette]
- Ingestion ou inhalation de substances dangereuses
- Coupures ou griffures corporelles
- Grattage des plaies
- Morsures; écorchures; amputation
- Insertion d'objets dans un ou plusieurs orifices corporels
- Coups
- Constriction d'une partie du corps

Résultats escomptés (objectifs) et critères d'évaluation

- La personne dit comprendre pourquoi elle a agi comme elle l'a fait.
- La personne connait les facteurs qui déclenchent la crise ou est capable de reconnaître l'état d'alerte qui la précède.
- La personne affirme que son image et son estime de soi se sont améliorées.
- La personne cherche à obtenir de l'aide quand elle se sent anxieuse et qu'elle a envie de s'automutiler.

Interventions

PRIORITÉ Nº 1 – Évaluer les facteurs favorisants

- Préciser la dynamique de la personne en se fondant sur les facteurs favorisants précités. Noter la présence de caractéristiques d'intransigeance ou d'inadaptation révélatrices d'un

trouble de la personnalité (comportement impulsif, imprévisible ou outrancier; colère intense; incapacité de maitriser sa rage; etc.).
- Vérifier si la personne a des antécédents de maladie mentale (trouble de la personnalité limite, crise d'identité, trouble bipolaire, etc.).
- Déterminer si elle a déjà manifesté des comportements d'automutilation. **Remarque: Bien que le perçage de certains endroits du corps (ex.: les oreilles) soit généralement considéré comme esthétique, le perçage multiple d'endroits inhabituels traduit souvent le désir d'établir son individualité. Cette tâche développementale propre à l'adolescence consiste à s'éloigner de ses parents et à rechercher l'appartenance à un groupe. Il ne s'agit pas d'un comportement d'automutilation.**
- Noter les antécédents de comportements d'automutilation de la personne et leur lien avec des évènements stressants. **On considère l'automutilation comme une tentative de modification de l'humeur.**
- Vérifier si la personne abuse de substances qui peuvent entrainer l'accoutumance.
- Étudier les résultats des examens de laboratoire (alcoolémie, dépistage de drogues, glycémie, dosage des électrolytes, etc.). **La consommation de drogues peut altérer le comportement.**

PRIORITÉ N° 2 – Organiser le milieu de façon à assurer la sécurité de la personne

- Aider la personne à discerner les émotions qui précèdent le désir d'automutilation. En apprenant à les reconnaitre, elle trouvera probablement d'autres façons d'y faire face.
- Lui imposer des limites ou d'autres formes de contrôle extérieur **afin de réduire son besoin d'automutilation**.
- L'inciter à participer à l'établissement du plan de soins, afin d'accroitre son engagement vis-à-vis du traitement.
- L'aider à exprimer ses sentiments de manière acceptable. **Ainsi, elle sera en mesure de mieux reconnaitre ses émotions et de mieux comprendre ce qui provoque chez elle un surcroit de tension.**
- Noter les sentiments des membres du personnel soignant et de la famille envers la personne (frustration, colère, attitude de défense, besoin de la sauver). **Il se peut que celle-ci manipule les autres et les mette sur la défensive, ce qui suscite des conflits. Il est donc nécessaire d'exposer ces sentiments au grand jour et d'en parler ouvertement avec toutes les personnes concernées.**
- Soigner les lésions que la personne s'est infligées; faire preuve d'empathie, mais éviter de se concentrer uniquement sur ses

blessures, **ce qui risquerait de renforcer un comportement inapproprié et d'inciter la personne à le répéter**.

PRIORITÉ Nº 3 – Inciter la personne à prendre des mesures positives pour contrer l'automutilation

- Encourager la personne à jouer un rôle actif dans l'élaboration de son plan de soins, **afin de favoriser sa participation aux interventions et de maximiser les résultats escomptés**.
- Conclure une entente avec elle **pour assurer sa sécurité (ex.: «je m'engage à ne pas m'infliger de blessures au cours des 24 prochaines heures»)**. Cette entente doit être datée et signée par l'infirmière et la personne, et renouvelée régulièrement.
- Prendre des dispositions **afin que la personne puisse parler à l'infirmière quand elle éprouve le besoin de s'automutiler**.
- Aider la personne à apprendre à s'affirmer. La valoriser et l'amener à remplacer son discours intérieur de dénigrement de soi par des affirmations positives.
- L'encourager à reprendre sa vie en main (en intervenant sur le plan de l'expérience et de la connaissance).

PRIORITÉ Nº 4 – Donner un enseignement visant le mieux-être de la personne

- Expliquer à la personne qu'on est là pour assurer sa sécurité; discuter avec elle des façons par lesquelles elle pourrait neutraliser le problème dès que les signes précurseurs apparaissent. **On lui donne ainsi l'occasion de prendre ses responsabilités.**
- Encourager l'adoption de comportements favorisant la santé en expliquant les conséquences et les résultats des mesures prises.
- Mobiliser le réseau de soutien de la personne.
- Évaluer les conditions de vie dans lesquelles la personne se trouvera à sa sortie du centre hospitalier. **Elle pourrait avoir besoin qu'on l'aide à apporter les changements nécessaires pour éviter une rechute.**
- Faire participer les proches de la personne à l'établissement du plan de congé et à la thérapie de groupe, **afin de favoriser la coordination et la continuité des soins, ainsi que la poursuite des objectifs**.
- Expliquer à la personne le rôle des neurotransmetteurs dans la prédisposition aux comportements d'automutilation. **Il semble que les perturbations du système sérotoninergique puissent rendre un individu agressif et impulsif, surtout s'il se trouve dans un milieu où il a appris qu'il est inapproprié d'extérioriser ses émotions (et l'oblige à tourner son agressivité contre lui-même).**
- Informer la personne des divers aspects liés à la pharmacothérapie, au besoin. **Les antidépresseurs peuvent l'aider, mais**

il faut apprécier le risque de surdose avant de les recommander.

§ Consulter les diagnostics infirmiers Anxiété et Interactions sociales perturbées, ainsi que les diagnostics relatifs à l'estime de soi.

Information à consigner

Évaluations (initiale et subséquentes)

- Inscrire les données d'évaluation, notamment les facteurs favorisants, la dynamique de la situation et les antécédents d'automutilation.
- Noter les pratiques culturelles et religieuses de la personne.
- Inscrire les résultats des examens de laboratoire.
- Noter s'il y a abus d'alcool ou de drogues.

Planification

- Rédiger le plan de soins et inscrire le nom de chacun des intervenants.
- Rédiger le plan d'enseignement.

Application et vérification des résultats

- Noter les réactions de la personne aux interventions et à l'enseignement, ainsi que les mesures qui ont été prises.
- Consigner les objectifs atteints ou les progrès accomplis vers leur réalisation.
- Relever les modifications apportées au plan de soins.

Plan de congé

- Inscrire les besoins à long terme de la personne ainsi que le nom des responsables des mesures à prendre.
- Noter les services communautaires avec lesquels on a communiqué ainsi que les demandes de consultation.

EXEMPLES TIRÉS DE LA CRSI (NOC) ET DE LA CISI (NIC)

- RÉSULTAT : Maitrise de l'automutilation
- INTERVENTION : Maitrise du comportement : autodestruction

AUTOMUTILATION

RISQUE D'AUTOMUTILATION

Taxinomie II : Sécurité/protection – Classe 3 : Violence (00139)
[Mode fonctionnel de santé de Gordon : Adaptation et tolérance au stress]
Diagnostic proposé en 1992 ; révision effectuée en 2000

DÉFINITION ■ Risque de se blesser délibérément sans intention de se tuer, produisant des lésions tissulaires et une sensation de soulagement des tensions.

Facteurs de risque

- Adolescence ; pairs qui s'automutilent
- Expérience de dissociation ou de dépersonnalisation ; état psychotique (hallucinations ordonnant de s'automutiler) ; troubles caractériels ; troubles de la personnalité limite ; retard mental ; autisme
- Antécédents d'automutilation ; incapacité de trouver des solutions ou de voir les conséquences à long terme de ses actes
- Maladie, chirurgie ou sévices sexuels durant l'enfance ; enfant perturbé sur le plan émotif ou maltraité
- Image corporelle perturbée ; troubles du comportement alimentaire
- Stratégies d'adaptation inefficaces ; perfectionnisme
- Sentiments négatifs (dépression, rejet, dégout de soi, angoisse de séparation, culpabilité, dépersonnalisation) ; faible estime de soi ; instabilité de l'estime de soi et de l'image corporelle
- Manque de communication entre les parents et l'adolescent ; absence d'un confident au sein de la famille
- Sentiment de menace lié à la perte réelle ou potentielle de relations importantes [perte d'un parent ou des relations parentales]
- Relations interpersonnelles perturbées ; recours à la manipulation afin d'établir des liens satisfaisants avec les autres ; isolement de ses pairs
- Alcoolisme familial ; divorce des parents ; violence entre les personnes représentant l'image parentale ; antécédents familiaux de comportements autodestructeurs
- Vie dans un milieu non traditionnel (placement dans un établissement, dans un groupe ou dans une famille d'accueil) ; incarcération
- Incapacité d'exprimer verbalement ses tensions ou de supporter une augmentation de tension ; besoin d'atténuer rapidement son stress
- Besoin irrésistible de se blesser ou de se faire du mal ; impulsivité ; humeur labile
- Crise d'identité sexuelle
- Abus d'alcool ou de drogues

Remarque : Pour un diagnostic de risque, il n'y a ni signes ni symptômes (caractéristiques) puisque le problème n'existe pas encore ; les interventions infirmières sont plutôt axées sur la prévention.

Résultats escomptés (objectifs) et critères d'évaluation

- La personne dit comprendre les raisons pour lesquelles elle veut se faire du mal.
- La personne connait les facteurs qui déclenchent la crise ou les signes qui annoncent l'imminence d'un épisode d'automutilation.
- La personne dit que son image et son estime de soi se sont améliorées.
- La personne fait preuve d'une plus grande maitrise de soi : les épisodes d'automutilation sont moins nombreux ou ne se produisent plus.
- La personne utilise de nouvelles façons de maitriser ses émotions ou d'affirmer son individualité.

Interventions

PRIORITÉ Nº 1 – Évaluer les facteurs de risque

- Préciser la dynamique de la situation en se fondant sur les facteurs de risque précités. Noter la présence de caractéristiques d'intransigeance ou d'inadaptation (comportement impulsif, imprévisible ou outrancier ; colère intense ; incapacité de maitriser sa rage, etc.) évoquant un trouble de la personnalité ou une maladie mentale (ex. : maladie bipolaire). Relever les problèmes qui empêchent la personne de maitriser son comportement (psychose, arriération mentale, autisme).
- Noter les antécédents de comportements d'automutilation (coupures, écorchures, ecchymoses, perçage de la peau à des endroits inhabituels, etc.). **Bien que le perçage de certains endroits du corps (ex. : les oreilles) soit généralement considéré comme esthétique, le perçage multiple d'endroits inhabituels traduit souvent le désir d'établir son individualité. Cette tâche développementale propre à l'adolescence consiste à s'éloigner des parents et à rechercher l'appartenance à un groupe. Il ne s'agit pas d'un comportement d'automutilation.**
- Apprécier les croyances et les pratiques culturelles ou religieuses qui peuvent exercer une influence sur la décision de la personne d'adopter un comportement autodestructeur. **L'enfant élevé au sein d'une famille où il a appris qu'il est inapproprié d'extérioriser ses émotions pense que celles-ci sont à proscrire. Ce type de dynamique familiale peut découler de croyances selon lesquelles toute transgression doit être sévèrement punie.**
- Vérifier si la personne abuse de substances qui peuvent entrainer l'accoutumance. **Le recours à des substances toxicomanogènes**

traduit parfois une tentative de résister à l'impulsion de s'automutiler.

- Étudier les résultats des examens de laboratoire (alcoolémie, dépistage des drogues, glycémie, dosage des électrolytes, etc.).
- Évaluer le degré de dysfonctionnement social et professionnel de la personne, **de façon à mieux déterminer le cadre du traitement (consultation externe dans un centre spécialisé, hospitalisation de courte durée, etc.)**.

PRIORITÉ Nº 2 – Organiser le milieu de façon à assurer la sécurité de la personne

- Aider la personne à discerner les émotions et les comportements qui précèdent le désir d'automutilation. **En apprenant à les reconnaitre rapidement, elle peut trouver des façons d'y faire face.**
- Lui imposer des limites ou d'autres formes de contrôle extérieur **afin de réduire son besoin d'automutilation**.
- Encourager sa participation à l'établissement du plan de soins, **afin qu'elle puisse redéfinir les frontières de son moi et accroitre son engagement quant aux résultats escomptés et au traitement**.
- L'aider à reconnaitre ses sentiments et à les exprimer verbalement de manière acceptable.
- Veiller à ce qu'elle ne soit pas laissée sans surveillance. Vérifier personnellement que tout va bien, **afin d'assurer sa sécurité**.
- Créer un climat qui favorise une communication franche, claire et sans équivoque entre la personne et ceux qui en prennent soin. Elle doit comprendre que les « secrets » ne seront pas tolérés et qu'il lui faudra rendre des comptes si elle cache des choses que les soignants doivent savoir.
- Établir un programme d'activités saines, constructives et axées sur la réussite : activités de groupe comme celles que proposent les Outremangeurs Anonymes, programmes basés sur les besoins individuels, activités permettant de rehausser l'estime de soi (techniques de pensée positive, rencontres avec des amis), exercice, etc.
- Noter les sentiments des membres du personnel soignant et de la famille à l'égard de la personne (frustration, colère, attitude de défense, distraction, désespoir, sentiment d'impuissance, besoin de la sauver). **Il se peut que celle-ci manipule les gens, les divise et les mette sur la défensive, ce qui suscite des conflits. Il est donc nécessaire d'exposer ces sentiments au grand jour et d'en parler ouvertement avec toutes les personnes concernées.**

PRIORITÉ Nº 3 – Inciter la personne à prendre des mesures positives

- Encourager la personne à se fixer des objectifs visant à prévenir les comportements indésirables, **afin de favoriser sa participation et de maximiser les résultats**.
- Valoriser la personne; l'amener à remplacer son discours intérieur de dénigrement de soi par des affirmations positives.
- Conclure une entente avec elle **pour assurer sa sécurité (ex.: «je m'engage à ne pas m'infliger de blessures au cours des 24 prochaines heures»)**. Cette entente doit être datée et signée par l'infirmière et la personne. Il faut la renouveler régulièrement et parer aux imprévus en prenant des dispositions **pour que la personne puisse parler à l'infirmière quand elle en a besoin**.
- Discuter avec la personne et ses proches du caractère naturel de la distanciation de l'adolescent par rapport à ses parents et des moyens à prendre pour accomplir cette tâche développementale.
- Inciter la personne à adopter des comportements sains et l'aider à évaluer les conséquences de ses actes: «Est-ce que cela vous permet d'obtenir ce que vous voulez?» «En quoi cette conduite vous aide-t-elle à atteindre vos buts?» **La thérapie comportementale dialectique, associée à une pharmacothérapie appropriée, permet de réduire de façon notoire les comportements d'automutilation.**
- Renforcer tout comportement d'affirmation de soi qui se substitue à un comportement de dénigrement et d'agressivité.
- Choisir des interventions qui aident la personne à reprendre sa vie en main (en intervenant sur le plan de l'expérience et de la connaissance).
- Faire participer la personne et sa famille à une thérapie de groupe.

PRIORITÉ Nº 4 – Donner un enseignement visant le mieux-être de la personne

- Expliquer à la personne qu'on est là pour assurer sa sécurité; discuter avec elle des façons par lesquelles elle pourrait neutraliser le problème dès que les signes précurseurs apparaissent.
- Mobiliser le réseau de soutien de la personne.
- Faire participer les proches de la personne à l'établissement du plan de congé et à la thérapie de groupe, **afin de favoriser la coordination et la continuité des soins, ainsi que la poursuite des objectifs**.
- Évaluer les conditions de vie dans lesquelles la personne se trouvera à sa sortie du centre hospitalier. **Elle pourrait avoir besoin qu'on l'aide à apporter les changements nécessaires**

pour éviter une rechute ou diminuer le risque de comportements autodestructeurs.
- Prendre les dispositions nécessaires pour que la personne puisse continuer sa thérapie de groupe.
- Informer la personne des divers aspects liés à la pharmacothérapie, au besoin. **Les antidépresseurs peuvent l'aider, mais il faut évaluer le risque de réactions indésirables ou de surdose avant de les recommander (ex. : l'antidépresseur Effexor peut engendrer de l'hostilité, des idées suicidaires et une propension à l'automutilation).**

§ Consulter les diagnostics infirmiers Anxiété et Interactions sociales perturbées, ainsi que les diagnostics relatifs à l'estime de soi.

Information à consigner

Évaluations (initiale et subséquentes)
- Inscrire les données d'évaluation, notamment les facteurs de risque, la dynamique de la situation et les antécédents d'automutilation.
- Noter les pratiques culturelles et religieuses de la personne.
- Inscrire les résultats des examens de laboratoire.
- Noter s'il y a abus d'alcool ou de drogues.

Planification
- Rédiger le plan de soins et inscrire le nom de chacun des intervenants.
- Rédiger le plan d'enseignement.

Application et vérification des résultats
- Noter les réactions de la personne aux interventions et à l'enseignement, ainsi que les mesures qui ont été prises.
- Consigner les objectifs atteints ou les progrès accomplis vers leur réalisation.
- Relever les modifications apportées au plan de soins.

Plan de congé
- Inscrire les besoins à long terme de la personne ainsi que le nom des responsables des mesures à prendre.
- Noter les services communautaires avec lesquels on a communiqué ainsi que les demandes de consultation.

EXEMPLES TIRÉS DE LA CRSI (NOC) ET DE LA CISI (NIC)
- RÉSULTAT : Maitrise de l'automutilation
- INTERVENTION : Maitrise du comportement : autodestruction

BIENÊTRE

BIENÊTRE ALTÉRÉ

Taxinomie II: Bienêtre – Classe 1: Bienêtre physique; Classe 2: Bienêtre dans l'environnement; Classe 3: Bienêtre au sein de la société (00214)
[Mode fonctionnel de santé de Gordon: Cognition et perception]
Diagnostic proposé en 2008

DÉFINITION ■ Malaise, manque d'apaisement et de transcendance dans les domaines physique, psychologique, spirituel, environnemental ou social.

Facteurs favorisants

Non encore définis.

Caractéristiques

- Expression de symptômes désagréables, d'insatisfaction, de malaise, de faim, de prurit, d'inconfort, de sensation de froid ou de chaleur
- Habitudes de sommeil perturbées; incapacité à se détendre
- Anxiété; peur
- Symptômes liés à une maladie; effets secondaires d'un traitement (médicaments, radiothérapie, etc.)
- Manque de ressources (financières, communautaires, etc.)
- Manque d'intimité
- Agitation; irritabilité; gémissements; pleurs
- Manque d'emprise sur l'environnement; manque de maitrise de la situation
- Stimulus environnementaux nuisibles

Résultats escomptés (objectifs) et critères d'évaluation

- La personne adopte des comportements ou modifie son style de vie afin d'accroitre son degré de bienêtre.
- La personne exprime un sentiment de bienêtre ou de satisfaction.
- La personne se fixe des objectifs réalistes pour augmenter son degré de bienêtre.

Interventions

■ PRIORITÉ Nº 1 – Déterminer les facteurs favorisants

- Définir le type de malaise dont souffre la personne en vérifiant, par exemple, s'il s'agit d'une douleur physique, d'un sentiment d'insatisfaction, de malêtre dans certaines situations sociales ou d'une incapacité à s'élever au-dessus de ses problèmes ou de sa douleur (absence de transcendance).

- Noter les croyances et les valeurs culturelles ou religieuses de la personne qui ont une incidence sur sa perception du bienêtre et sur ses attentes à ce chapitre.
- Vérifier où se situe le locus de contrôle de la personne. **La présence d'un mode de contrôle externe risque d'entraver ses efforts pour atteindre un état paisible ou empreint de satisfaction.**
- Discuter avec elle de ses préoccupations; pratiquer l'écoute active pour déceler les problèmes sous-jacents (facteurs de stress physique ou émotionnel, facteurs se rapportant à l'environnement et aux interactions sociales, etc.) susceptibles d'avoir une incidence sur sa capacité à assurer son bienêtre. **Ce type de rencontre aide à reconnaitre les besoins particuliers de la personne et à évaluer sa capacité à changer sa situation.**
- Préciser le domaine dans lequel la personne éprouve un malaise: (1) physique, s'il correspond à des sensations corporelles; (2) psychologique ou spirituel, si la conscience de soi et le sens de la vie sont touchés; (3) environnemental, si le milieu ambiant, ses conditions et ses influences sont en cause; (4) socioculturel, si le malaise est lié aux relations interpersonnelles, familiales ou sociales.

Bienêtre physique

- Déterminer comment la personne fait face à la douleur et préciser les composantes de celle-ci. **La douleur est un phénomène multifactoriel, et la difficulté à la maitriser peut être liée à des facteurs émotionnels comme la peur, le sentiment de solitude, l'anxiété ou la colère.**
- Vérifier si des mesures ont été prises ou sont requises pour favoriser le bienêtre et le repos de la personne (monter ou baisser la tête de lit, lui faire écouter ou non de la musique, utiliser un générateur de bruit blanc, lui suggérer des mouvements de balancement, assurer la présence d'une personne ou d'un objet).

Bienêtre psychologique ou spirituel

- Déterminer dans quelle mesure la dimension psychologique ou spirituelle (sens de la vie, foi, identité, estime de soi, etc.) influe sur l'expérience de la douleur.
- Vérifier si la personne et ses proches désirent obtenir un soutien sur le plan spirituel, que ce soit pour recourir à la prière, à la méditation ou à un conseiller de leur choix.

Bienêtre environnemental

- Déterminer si le milieu de vie de la personne garantit le respect de son intimité, si l'aménagement de son espace lui offre la possibilité de regarder dehors sans se déplacer, etc. **Ces éléments peuvent être modifiés pour améliorer le bienêtre de la personne.**

Bienêtre socioculturel

- Prendre en considération la façon dont la personne conçoit le bienêtre sur les plans interpersonnel, familial, culturel et social.
- S'assurer qu'elle et ses proches ont une compréhension juste de la situation en cause et adhèrent aux méthodes proposées pour y faire face. **Ainsi, on leur montre qu'on accorde de l'importance à leurs besoins et à leurs désirs.**

PRIORITÉ N° 2 – Aider la personne à atténuer son malaise

- Vérifier les connaissances de la personne sur les mesures de confort et relever les stratégies d'adaptation qu'elle a déjà utilisées pour modifier ses comportements et favoriser son bienêtre. **Cet exercice l'aidera à prendre conscience de ses capacités et à les mettre à profit dans la situation présente.**
- Reconnaitre les forces de la personne et en tenir compte pour élaborer un plan d'action.

Bienêtre physique

- Collaborer au traitement ou à la prise en charge des problèmes médicaux qui impliquent l'oxygénation, l'élimination, la mobilité, les capacités cognitives, l'équilibre électrolytique, la thermorégulation ou l'hydratation, **afin de stabiliser l'état physique de la personne**.
- Prendre des mesures, de concert avec la personne, pour prévenir la douleur, la nausée, le prurit, la soif ou d'autres malaises physiques.
- Revoir avec la personne son programme thérapeutique ; lui expliquer le schéma posologique des médicaments prescrits **pour maximiser le soulagement de la douleur ou des symptômes désagréables**, et lui signaler les précautions à prendre pour réduire les effets secondaires des traitements.
- Suggérer aux parents d'être présents auprès **de leur enfant pour le réconforter durant les interventions**.
- Appliquer des mesures de confort adaptées à l'âge de la personne (massage du dos, changements de position, câlins, utilisation du froid ou de la chaleur, etc.).
- Discuter avec la personne des différentes méthodes visant à favoriser le bienêtre : toucher thérapeutique, massage, rétroaction biologique, autohypnose, imagerie mentale dirigée, exercices de respiration, thérapie par le jeu et l'humour. **Ces techniques peuvent contribuer au bienêtre, induire la détente ou distraire la personne de son malaise.**
- Aider la personne et ses proches à mettre au point un programme d'activités et d'exercices adapté à ses capacités.

Souligner l'importance de dégager le temps requis pour accomplir ces activités.
- Permettre sans restrictions les visites des proches dont la personne souhaite la présence.
- Organiser les soins de manière que la personne puisse jouir de périodes de repos suffisantes, selon son état, afin d'éviter la fatigue. Réaliser des activités aux moments où la personne a le plus d'énergie, **pour maximiser sa participation**.
- Lui expliquer comment l'instauration d'une routine au coucher peut contribuer à un sommeil réparateur et en discuter avec elle.

Bienêtre psychologique ou spirituel

- Établir une relation thérapeutique avec la personne. **La qualité de cette relation repose sur la capacité de l'infirmière de créer un climat de respect et de confiance et de se centrer sur les besoins de la personne. Les propos réconfortants de l'infirmière, ses explications sur l'effet thérapeutique des antiémétiques, par exemple, de même que les mesures de confort qu'elle lui prodigue s'avèrent souvent plus efficaces que la simple administration du médicament.**
- Encourager l'expression des sentiments de la personne, puis prendre le temps de l'écouter et d'interagir avec elle.
- Lui suggérer différents moyens (méditation, partage, promenades dans la nature, jardinage, pratiques spirituelles, etc.) de renforcer le sentiment d'être en harmonie avec elle-même, avec les autres, avec la nature ou avec une puissance supérieure.
- L'aider à entreprendre des activités en se fixant des objectifs réalistes. **Cette approche l'incitera à persévérer vers l'atteinte de résultats optimaux.**
- Établir l'horaire des activités et des traitements en collaboration avec la personne, de manière à lui réserver des périodes de repos et de détente et à réduire le sentiment d'ennui qu'elle peut éprouver.
- L'encourager à faire elle-même tout ce dont elle est capable (effectuer ses soins personnels, s'assoir, marcher, etc.). **Ces initiatives rehaussent l'estime de soi et procurent une plus grande autonomie.**
- Lui proposer des moyens de distraction adaptés à son âge (musique, lecture, conversations ou clavardage avec ses amis, télévision, films, jeux vidéos ou sur ordinateur, etc.), **afin de diriger son attention sur des stimulus sensoriels autres que la douleur et de l'aider à transcender les sensations et les situations désagréables**.
- L'inciter à acquérir des compétences en affirmation de soi, à établir ses priorités sur le plan des activités et des objectifs et à recourir à des stratégies d'adaptation efficaces. **Elle éprouvera**

ainsi le sentiment de maitriser la situation, et son estime de soi s'améliorera.
- Rechercher des occasions permettant à la personne d'accroitre son autonomie et son sentiment de maitriser la situation.

Bienêtre environnemental
- Procurer un milieu paisible et des activités calmes à la personne.
- Mettre la créativité de la personne à contribution pour apporter régulièrement des changements à son environnement immédiat (tableau d'affichage saisonnier, nouvelle disposition des meubles, images, etc.). **Ces initiatives renforcent le sentiment de maitriser la situation et créent un environnement plus stimulant.**
- Lui proposer des occupations comme l'entretien de mangeoires ou de baignoires d'oiseaux, d'une jardinière, d'un terrarium ou d'un aquarium, **afin de stimuler son sens de l'observation et de promouvoir son engagement dans une activité**.

Bienêtre socioculturel
- Encourager la personne à se distraire au moyen d'activités propres à son âge (télévision ou radio, jeux divers, socialisation et sorties avec d'autres, etc.).
- Éviter la privation ou la surcharge cognitive et sensorielle.
- Diriger la personne vers des groupes de soutien et de loisirs ou des organisations qui fournissent des services et des conseils.

PRIORITÉ Nº 3 – Favoriser le mieux-être de la personne

- Fournir à la personne de l'information sur les maladies et les facteurs de risque ou sur des sujets qui la préoccupent en utilisant les supports (illustrations, émissions de télévision, articles, dépliants, matériel audiovisuel) et les modes (cours, discussions en groupe, consultation de sites web ou d'autres bases de données) qu'elle préfère. **Le recours à différentes formules facilite l'apprentissage et le rappel de l'information, tout en offrant à la personne un choix quant à la façon d'y accéder et de la mettre en pratique.**

Bienêtre physique
- Promouvoir des mesures correspondant à une approche globale de la santé (nutrition, apport liquidien, élimination, suppléments de vitamines et de fer, etc.).
- Discuter avec la personne du risque de complication lié à son état de santé et, s'il y a lieu, de la nécessité d'un suivi médical ou de thérapies complémentaires. **La reconnaissance et la prise en charge précoces de ce risque peuvent favoriser le mieux-être.**
- Aider la personne et ses proches à choisir et à acquérir l'équipement ou les accessoires requis (lève-personne, chaise

d'aisances, barres d'appui, produits d'hygiène personnelle). Leur recommander des fournisseurs.

Bienêtre psychologique ou spirituel

- Collaborer avec les ressources pertinentes si la personne exprime le désir de suivre un cours ou de faire appel à un conseiller, à un accompagnateur ou à un mentor, **ce qui lui permettra de jouir d'un certain bienêtre sur les plans émotionnel ou spirituel**.
- Soutenir les efforts que fait la personne pour atteindre des objectifs réalistes.
- L'encourager à s'accorder des moments d'introspection dans le contexte de sa quête de satisfaction ou de transcendance.

Bienêtre environnemental

- Instaurer un climat thérapeutique de compassion et de soutien, en prenant en considération la culture d'appartenance de la personne ainsi que son âge ou son stade de développement.
- Corriger les facteurs de risque environnementaux qui pourraient porter atteinte à sa sécurité et à son bienêtre.
- Prendre des dispositions en vue d'une visite et d'une évaluation à domicile, s'il y a lieu.
- Discuter avec la personne des mesures à prendre à long terme pour créer un milieu de vie qui réponde bien à ses besoins.

Bienêtre socioculturel

- Insister sur l'importance d'instaurer des conditions facilitant la croissance personnelle s'il y a une situation conflictuelle. Les points de vue de la personne et de ses proches sont déterminants dans le processus de résolution de problèmes.
- Inventorier les ressources dont la personne aura besoin (amélioration des connaissances et des compétences, aide financière, groupe de soutien psychologique, activités sociales).

Information à consigner

Évaluations (initiale et subséquentes)

- Inscrire les données d'évaluation, notamment l'état et la situation de la personne, ainsi que les facteurs ayant une incidence sur son bienêtre.
- Indiquer, si c'est pertinent, les croyances et les valeurs culturelles ou religieuses de la personne.
- Noter la prise de médicaments et le recours à des mesures non pharmacologiques.

Planification

- Rédiger le plan de soins et inscrire le nom de chacun des intervenants.
- Rédiger le plan d'enseignement.

Application et vérification des résultats

- Noter les réactions de la personne aux interventions et à l'enseignement, ainsi que les mesures qui ont été prises.
- Consigner les objectifs atteints ou les progrès accomplis vers leur réalisation.
- Relever les modifications apportées au plan de soins.

Plan de congé

- Noter les besoins à long terme de la personne, le nom des responsables des mesures à prendre et les demandes de consultation.

EXEMPLES TIRÉS DE LA CRSI (NOC) ET DE LA CISI (NIC)

- RÉSULTAT : Degré de bienêtre
- INTERVENTION : Aménagement du milieu ambiant : bienêtre

BIENÊTRE

MOTIVATION À AMÉLIORER SON BIENÊTRE

Taxinomie II : Bienêtre – Classe 1 : Bienêtre physique ; Classe 2 : Bienêtre environnemental (00183)

[Mode fonctionnel de santé de Gordon : Cognition et perception]

Diagnostic proposé en 2006

DÉFINITION ■ Ensemble de sentiments de sérénité, d'apaisement et de transcendance dans les domaines physique, psychologique, spirituel, environnemental ou socioculturel qui peut être renforcé.

Note de l'adaptatrice : Pour les diagnostics de promotion de la santé ou de bienêtre, il n'y a pas de facteurs favorisants ; la motivation de la personne, de la famille ou de la collectivité est appuyée par les caractéristiques, et les interventions infirmières sont axées sur les changements souhaités.

Caractéristiques

- Expression du désir d'améliorer son bienêtre, d'augmenter son sentiment de satisfaction
- Expression du désir d'accroitre sa capacité de se détendre
- Expression du désir d'améliorer la résolution des difficultés

Résultats escomptés (objectifs) et critères d'évaluation

- La personne éprouve un sentiment de bienêtre ou de satisfaction.

- La personne a des comportements qui témoignent d'un degré de sérénité optimal.
- La personne adopte des conduites réalistes visant l'amélioration de sa santé.

Interventions

PRIORITÉ N° 1 – Évaluer l'état de bienêtre de la personne et les raisons qui la poussent à l'améliorer

- Déterminer le type de bienêtre ressenti par la personne : apaisement (d'une douleur, notamment) ; sérénité (état de calme et de satisfaction) ; transcendance (état par lequel la personne s'élève au-dessus de ses problèmes ou de sa douleur).
- Préciser les raisons qui poussent la personne à vouloir accroitre son bienêtre et les améliorations auxquelles elle s'attend.
- Définir le domaine dans lequel elle éprouve un mieux-être : (1) physique, s'il correspond à des sensations corporelles ; (2) psychologique ou spirituel, si la conscience de soi et le sens de la vie sont touchés ; (3) environnemental, si le milieu ambiant, ses conditions et ses influences sont en cause ; (4) socioculturel, s'il est lié aux relations interpersonnelles, familiales ou sociales.

Bienêtre physique

- Vérifier si la personne parvient à faire face à la douleur et à ses composantes. **La douleur étant un phénomène multifactoriel, la difficulté à la maitriser peut être liée à des facteurs émotionnels comme la peur, le sentiment de solitude, l'anxiété ou la colère.**
- Indiquer si des mesures ont été prises ou sont requises pour favoriser le bienêtre et le repos de la personne (monter ou baisser la tête de lit, lui faire écouter ou non de la musique, utiliser un générateur de bruit blanc, lui suggérer des mouvements de balancement, assurer la présence d'une personne ou d'un objet, etc.).

Bienêtre psychologique ou spirituel

- Déterminer dans quelle mesure la dimension psychologique ou spirituelle (sens de la vie, foi, identité, estime de soi, etc.) influe sur l'expérience de la douleur.
- Considérer l'influence des croyances et des valeurs culturelles.
- Vérifier si la personne et ses proches désirent obtenir un soutien sur le plan spirituel, que ce soit pour recourir à la prière, à la méditation ou à un conseiller de leur choix.

Bienêtre environnemental

- Déterminer si le milieu de vie de la personne permet un respect de son intimité, si l'aménagement de son espace lui offre la possibilité de regarder dehors sans se déplacer, etc. **Ces éléments peuvent être modifiés pour améliorer le bienêtre de la personne.**

Bienêtre socioculturel

- Prendre en considération la façon dont la personne conçoit le bienêtre sur les plans interpersonnel, familial, culturel et social.
- S'assurer qu'elle et ses proches ont une compréhension juste du diagnostic et du pronostic, et qu'ils adhèrent aux méthodes adoptées pour y faire face. **Ainsi, on leur montre qu'on accorde de l'importance à leurs besoins et à leurs désirs.**

PRIORITÉ Nº 2 – Aider la personne à élaborer un plan d'action visant son mieux-être

Bienêtre physique

- Collaborer au traitement ou à la prise en charge des problèmes médicaux qui impliquent l'oxygénation, l'élimination, la mobilité, les capacités cognitives, l'équilibre électrolytique, la thermorégulation ou l'hydratation, **afin de stabiliser l'état physique de la personne**.
- Prendre des mesures, de concert avec la personne, pour prévenir la douleur, la nausée, le prurit, la soif ou d'autres malaises physiques.
- Suggérer aux parents d'être auprès de leur enfant pour le réconforter durant les interventions.
- Appliquer des mesures de confort adaptées à l'âge de la personne (massage du dos, changements de position, câlins, utilisation du froid ou de la chaleur, etc.).
- Discuter avec la personne des différentes méthodes visant à favoriser le bienêtre : toucher thérapeutique, massage, toucher de guérison, rétroaction biologique, autohypnose, imagerie mentale dirigée, exercices de respiration, thérapie par le jeu et l'humour. **Ces techniques peuvent contribuer au bienêtre, favoriser la détente ou distraire la personne de son malaise.**
- Revoir avec la personne son programme thérapeutique, lui expliquer le schéma posologique des médicaments prescrits **pour maximiser le soulagement de la douleur ou des symptômes désagréables et lui signaler les précautions à prendre pour réduire les effets secondaires**.
- Aider la personne et ses proches à mettre au point un programme d'activités et d'exercices adapté à ses capacités. Souligner l'importance de dégager le temps requis pour accomplir ces activités.
- Permettre sans restrictions les visites des proches dont la personne souhaite la présence.
- Encourager la personne à s'accorder des périodes de repos suffisantes **afin de prévenir l'épuisement**.

- Organiser les soins de manière que la personne puisse jouir de périodes de repos suffisantes, selon son état. Prévoir la réalisation d'activités aux moments où la personne a le plus d'énergie, **pour maximiser sa participation**.
- Lui expliquer comment l'instauration d'une routine au coucher peut contribuer à un sommeil réparateur et en discuter avec elle.

Bienêtre psychologique ou spirituel

- Établir une relation thérapeutique avec la personne. **La qualité de cette relation repose sur la capacité de l'infirmière de créer un climat de respect et de confiance et de se centrer sur les besoins de la personne. Les propos réconfortants de l'infirmière, ses explications sur l'effet thérapeutique des antiémétiques, par exemple, de même que les mesures de confort qu'elle lui prodigue s'avèrent souvent plus efficaces que la simple administration du médicament.**
- Encourager l'expression des sentiments de la personne, puis prendre le temps de l'écouter et d'interagir avec elle.
- Lui suggérer différents moyens (méditation, partage, promenades dans la nature, jardinage, pratiques spirituelles, etc.) de renforcer **le sentiment d'être en harmonie avec elle-même, avec les autres, avec la nature ou avec une puissance supérieure**.
- L'aider à entreprendre des activités en se fixant des objectifs réalistes. **Cette approche l'incitera à persévérer vers l'atteinte de résultats optimaux.**
- Établir l'horaire des activités et des traitements en collaboration avec la personne de manière à lui réserver des périodes de repos et de détente et à réduire le sentiment d'ennui qu'elle peut éprouver.
- L'encourager à faire elle-même tout ce dont elle est capable (effectuer ses soins personnels, s'assoir, marcher, etc.). **Ces initiatives rehaussent l'estime de soi et procurent une plus grande autonomie.**
- Lui proposer des moyens de distraction adaptés à son âge (musique, lecture, conversations ou clavardage avec des amis, télévision, films, jeux vidéos ou sur ordinateur, etc.) **afin de diriger son attention sur des stimulus sensoriels autres que la douleur et de l'aider à transcender les sensations et les situations désagréables**.
- L'inciter à acquérir des compétences en affirmation de soi, à établir ses priorités sur le plan des activités et des objectifs et à recourir à des stratégies d'adaptation efficaces. **Elle éprouvera ainsi le sentiment de maitriser la situation, et son estime de soi s'améliorera.**
- Rechercher des occasions permettant à la personne d'accroitre son autonomie et le sentiment de maitriser la situation.

Bienêtre environnemental
- Procurer un milieu paisible et des activités calmes à la personne.
- Mettre la créativité de la personne à contribution pour apporter régulièrement des changements à son environnement immédiat (tableau d'affichage saisonnier, nouvelle disposition des meubles, images, etc.). **Ces initiatives renforcent le sentiment de maitriser la situation et créent un environnement plus stimulant.**
- Lui proposer des occupations comme l'entretien de mangeoires ou de baignoires d'oiseaux, d'une jardinière, d'un terrarium ou d'un aquarium, **afin de stimuler son sens de l'observation et de promouvoir son engagement dans une activité**.

Bienêtre socioculturel
- Encourager la personne à se distraire au moyen d'activités propres à son âge (télévision ou radio, jeux divers, socialisation et sorties avec d'autres, etc.).
- Éviter la privation ou la surcharge cognitive et sensorielle.
- Diriger la personne vers des groupes de soutien et de loisirs ou des organisations qui fournissent des services et des conseils.

PRIORITÉ Nº 3 – Favoriser le mieux-être de la personne

Bienêtre physique
- Promouvoir des mesures correspondant à une approche globale de la santé (nutrition, apport liquidien, élimination, suppléments de vitamines et de fer, etc.).
- Discuter avec la personne du risque de complication lié à son état de santé et, s'il y a lieu, de la nécessité d'un suivi médical ou de thérapies complémentaires. **La reconnaissance et la prise en charge précoces de ce risque peuvent favoriser le mieux-être.**
- Aider la personne et ses proches à choisir et à acquérir l'équipement ou les accessoires requis (lève-personne, chaise d'aisances, barres d'appui, produits d'hygiène personnelle). Leur recommander des fournisseurs.

Bienêtre psychologique ou spirituel
- Collaborer avec les ressources pertinentes si la personne exprime le désir de suivre un cours ou de faire appel à un conseiller, à un accompagnateur ou à un mentor, **ce qui lui permettra de jouir d'un certain bienêtre sur les plans émotionnel ou spirituel**.
- Soutenir les efforts que fait la personne pour atteindre des objectifs réalistes.
- L'encourager à s'accorder des moments d'introspection dans le contexte de sa quête de satisfaction ou de transcendance.

Bienêtre environnemental

- Instaurer un climat thérapeutique de compassion et de soutien, en prenant en considération la culture d'appartenance de la personne ainsi que son âge ou son stade de développement.
- Corriger les facteurs de risque environnementaux qui pourraient porter atteinte à sa sécurité et à son bienêtre.
- Prendre des dispositions en vue d'une visite et d'une évaluation à domicile, s'il y a lieu.
- Discuter avec la personne des mesures à prendre à long terme pour créer un milieu de vie qui réponde bien à ses besoins.

Bienêtre socioculturel

- Insister sur l'importance d'instaurer des conditions facilitant la croissance personnelle s'il y a une situation conflictuelle. Les points de vue de la personne et de ses proches sont déterminants dans le processus de résolution de problèmes.
- Faciliter l'accès de la personne et de ses proches à des spécialistes ou à d'autres ressources (amélioration des connaissances et des compétences, aide financière, groupe de soutien psychologique, réseaux sociaux).

Information à consigner

Évaluations (initiale et subséquentes)

- Inscrire les données d'évaluation, notamment l'état et la situation de la personne, ainsi que les facteurs ayant une incidence sur son bienêtre.
- Indiquer, si c'est pertinent, les croyances et les valeurs culturelles ou religieuses de la personne.
- Noter la prise de médicaments et le recours à des mesures non pharmacologiques.

Planification

- Rédiger le plan de soins et inscrire le nom de chacun des intervenants.
- Rédiger le plan d'enseignement.

Application et vérification des résultats

- Noter les réactions de la personne aux interventions et à l'enseignement, ainsi que les mesures qui ont été prises.
- Consigner les objectifs atteints ou les progrès accomplis vers leur réalisation.
- Relever les modifications apportées au plan de soins.

Plan de congé

- Noter les besoins à long terme de la personne, le nom des responsables des mesures à prendre et les demandes de consultation.

EXEMPLES TIRÉS DE LA CRSI (NOC) ET DE LA CISI (NIC)
- RÉSULTAT : État de bienêtre
- INTERVENTION : Amélioration de l'estime de soi

BIENÊTRE SPIRITUEL

MOTIVATION À AMÉLIORER SON BIENÊTRE SPIRITUEL

Taxinomie II : Principes de vie – Classe 2 : Croyances (00068)
[Mode fonctionnel de santé de Gordon : Valeurs et croyances]
Diagnostic proposé en 1994 ; révision effectuée en 2002

DÉFINITION ■ Capacité de ressentir et d'intégrer le sens et le but de la vie à travers les liens avec soi, les autres, l'art, la musique, la littérature, la nature ou une force supérieure, et qui peut être renforcée.

Note de l'adaptatrice : Pour les diagnostics de promotion de la santé ou de bienêtre, il n'y a pas de facteurs favorisants ; la motivation de la personne, de la famille ou de la collectivité est appuyée par les caractéristiques, et les interventions infirmières sont axées sur les changements souhaités.

Caractéristiques

Liens avec soi
- Désir d'améliorer l'espoir, le sens et le but de la vie, la paix et la sérénité, l'acceptation, l'amour, le pardon de soi, la philosophie de la vie, la joie, le courage et les stratégies d'adaptation
- Méditation

Liens avec les autres
- Recherche d'interactions avec les proches (famille, amis) ou avec des guides spirituels
- Aide aux autres
- Recherche du pardon d'autrui

Liens avec les forces supérieures
- Participation à des activités religieuses ; prière
- Expression de révérence et de respect ; partage d'expériences mystiques

Liens avec l'art, la musique, la littérature, la nature
- Expression d'énergie créative (dans l'écriture, la poésie, le chant) ; écoute de musique ; lecture d'ouvrages spirituels ; sorties dans la nature

Résultats escomptés (objectifs) et critères d'évaluation

- La personne reconnait les forces intérieures nécessaires pour atteindre l'équilibre et le bienêtre.
- La personne trouve un sens et un but à la vie, ce qui favorise l'espoir, la paix intérieure et la satisfaction.
- La personne dit avoir trouvé la paix, la satisfaction et la tranquillité de l'esprit.
- Le comportement de la personne concorde avec ses paroles, et elle y puise le soutien et la force dont elle a besoin au quotidien.

Interventions

PRIORITÉ Nº 1 – Évaluer l'état spirituel de la personne et son désir d'un mieux-être sur ce plan

- S'enquérir de la perception qu'a la personne de son état actuel, de son contact avec la réalité et de ses attentes, **ce qui permet de déterminer où elle se situe et quels sont ses espoirs quant à l'avenir**.
- Préciser la motivation de la personne et ses attentes relatives au changement.
- S'enquérir de la vie spirituelle ou religieuse antérieure de la personne, des activités et des rituels qu'elle pratique et de leur fréquence. **On dispose ainsi d'une base sur laquelle appuyer la croissance et le changement.**
- Apprécier la valeur du réseau de soutien de la personne relativement au bienêtre spirituel. **Sa famille d'origine peut avoir des croyances qui diffèrent de celles qu'elle a adoptées, ce qui peut provoquer des conflits. La personne éprouve du réconfort quand sa famille et ses amis partagent ses croyances et qu'ils la soutiennent dans sa recherche de connaissances spirituelles.**
- Explorer le sens que la personne donne à la spiritualité, à la vie, à la mort et à la maladie, ainsi que sa façon de les interpréter; préciser comment elle rattache ces phénomènes à sa vie quotidienne. **La définition de ces notions aide la personne à utiliser les renseignements nécessaires à l'élaboration d'un système de croyances qui lui permettra de progresser et de vivre sa vie pleinement.**
- Déterminer le sens que la personne donne à ses croyances spirituelles et à sa pratique religieuse. **En discutant de ces questions, elle peut explorer ses besoins spirituels et décider de ce qui correspond à sa vision du monde.**
- Examiner comment la spiritualité ou la pratique religieuse influent sur la vie de la personne, en particulier quant au sens qu'elles donnent à son quotidien. Noter les effets et les bienfaits

de ces pratiques. **Une fois que la personne a compris la différence qui existe entre la spiritualité et la religion et la manière dont les deux peuvent être utiles, elle est davantage en mesure de préciser le changement souhaité.**
- Discuter avec la personne, si elle le désire, de ses projets de vie et des desseins de Dieu en ce qui la concerne. **Cette démarche l'aidera à se fixer des objectifs et à faire des choix précis.**

PRIORITÉ N° 2 – Aider la personne à intégrer ses valeurs et ses croyances afin qu'elle acquière un sentiment de complétude et un équilibre optimal dans sa vie quotidienne

- Explorer la façon dont les croyances donnent sens et valeur à la vie quotidienne. Quand la personne comprendra mieux ces questions, **elle pourra se servir de ses croyances pour surmonter ses difficultés actuelles ou futures**.
- Vérifier si les attentes de la personne correspondent à sa perception d'elle-même. **Cette concordance est nécessaire pour bâtir des fondations solides et propices à la croissance.**
- Apprécier l'influence des croyances et des valeurs culturelles. **La plupart des gens sont fortement marqués par l'orientation spirituelle et religieuse de leur famille d'origine, ce qui peut avoir une incidence prononcée sur leurs choix et sur leur réceptivité quant aux options qui s'offrent à eux.**
- Discuter avec la personne de l'importance et de la valeur de ses relations dans sa vie quotidienne. **Le contact avec les autres lui permet de conserver un sentiment d'appartenance et renforce les sentiments de plénitude et de bienêtre.**
- Parler avec la personne des moyens de parvenir à l'harmonie avec soi, les autres, la nature, un être suprême (méditation, prière, rencontres ; activités dans la nature, jardinage, promenades ; participation à des activités religieuses). **Il s'agit d'un choix très personnel ; aucun moyen ne devrait être exclu, même s'il semble futile.**

PRIORITÉ N° 3 – Favoriser le mieux-être de la personne

- Encourager la personne à se recueillir afin de trouver l'harmonie. **Elle pourra ensuite transposer cette paix intérieure dans ses relations avec les autres et s'en servir pour améliorer ses perspectives quant à la vie.**
- Discuter avec elle de la pratique d'activités de relaxation ou de méditation (yoga, tai-chi, prière, etc.), **ce qui peut accroitre son bienêtre général et son sentiment d'être en relation avec elle-même, la nature et un être suprême**.
- Suggérer à la personne de se joindre à un groupe de discussion sur le contenu des rêves, **afin qu'elle se familiarise avec la dimension spirituelle et qu'elle poursuive sa croissance personnelle**.

- Lui proposer des activités qui lui permettent d'exprimer sa spiritualité ou ses croyances. **Elle peut le faire de nombreuses façons, notamment au moyen de ses relations avec les autres et avec elle-même (bénévolat dans la collectivité, mentorat, participation à une chorale, production d'œuvres picturales ou littéraires à caractère spirituel, etc.).**
- Encourager la personne à participer à des activités religieuses et à entrer en contact avec un conseiller spirituel ou un pasteur. **En obtenant la validation de ses croyances par une personne de l'extérieur, elle peut se sentir soutenue, ce qui renforce son moi intérieur.**
- Discuter avec elle des façons de réagir lorsque ses proches ou la société expriment des opinions différentes des siennes. Créer des mises en situation lui permettant d'expérimenter d'autres manières de réagir, si nécessaire, **ce qui lui permettra de tester des comportements dans un cadre sécurisant et de se préparer à diverses éventualités**.
- Lui proposer des lectures complémentaires; lui fournir une liste de ressources appropriées (groupes d'étude, de paroisse, de poésie) et de sites web, **afin qu'elle puisse s'y référer ultérieurement pour un apprentissage individuel**.

Information à consigner

Évaluations (initiale et subséquentes)

- Inscrire les données d'évaluation, y compris la façon dont la personne perçoit ses besoins et son désir de croissance ou d'amélioration.

Planification

- Rédiger le plan de croissance et inscrire le nom de chacun des intervenants.

Application et vérification des résultats

- Noter les réactions de la personne aux interventions et à l'enseignement, ainsi que les mesures qui ont été prises.
- Consigner les objectifs atteints ou les progrès accomplis vers leur réalisation.
- Relever les modifications apportées au plan de croissance.

Plan de congé

- Noter les besoins à long terme de la personne, ses attentes et les mesures à prendre.
- Consigner les demandes de consultation.

EXEMPLES TIRÉS DE LA CRSI (NOC) ET DE LA CISI (NIC)

- RÉSULTAT : Bienêtre spirituel
- INTERVENTION : Facilitation de la croissance spirituelle

BLESSURE

RISQUE DE BLESSURE EN PÉRIOPÉRATOIRE

Taxinomie II: Sécurité/protection – Classe 2: Lésions (00087)
[Mode fonctionnel de santé de Gordon: Perception et prise en charge de la santé]
Diagnostic proposé en 1978; révision effectuée en 2006

DÉFINITION ■ Risque d'altérations anatomiques et physiques involontaires résultant du positionnement ou de l'équipement médical utilisé pendant un procédé effractif ou une intervention chirurgicale.

Facteurs de risque

- Désorientation; troubles de la perception sensorielle secondaires à l'anesthésie
- Immobilisation; faiblesse musculaire; [trouble musculosquelettique préexistant]
- Obésité; maigreur; œdème
- [Âge avancé]

Remarque: Pour un diagnostic de risque, il n'y a ni signes ni symptômes (caractéristiques) puisque le problème n'existe pas encore; les interventions infirmières sont plutôt axées sur la prévention.

Résultats escomptés (objectifs) et critères d'évaluation

- La personne ne subit aucune blessure due à la désorientation périopératoire.
- La personne ne présente ni lésion ni problème cutané ou tissulaire au-delà de 24 à 48 heures après l'opération.
- La personne dit ne plus ressentir d'engourdissement, de picotements ou de problèmes sensoriels reliés à la position opératoire au-delà de 24 à 48 heures après l'intervention.

Interventions

■ PRIORITÉ Nº 1 – Évaluer les facteurs de risque et les besoins de la personne

- Passer en revue les antécédents de la personne, notamment son âge, son poids, sa taille, son état nutritionnel, ainsi que les limitations physiques ou les affections préexistantes (arthrite chez la personne âgée, maigreur ou obésité, diabète ou autre condition susceptible d'affecter les vaisseaux périphériques, déséquilibre hydrique ou nutritionnel). **Ces facteurs peuvent influer sur le choix de la position et sur l'intégrité de la peau et des tissus durant l'intervention.**

- Évaluer les déficiences neurologiques, sensorielles ou motrices préopératoires rapportées par la personne, **afin d'avoir une base de comparaison pour les phases périopératoire et postopératoire**.
- Noter la durée prévue de l'intervention chirurgicale et la position opératoire. Apprécier le risque de complication postopératoire. **Le décubitus dorsal peut causer des douleurs lombaires et comprimer la peau des talons, des coudes et de la région sacrée; le décubitus latéral peut causer une douleur à l'épaule et au cou, ainsi que des lésions à l'œil et à l'oreille.**
- Relever les réactions de la personne aux sédatifs et aux autres médicaments préopératoires, notamment le degré de sédation et les effets secondaires (baisse de la pression artérielle, par exemple), et en informer le chirurgien au besoin.
- Vérifier si la personne qui a reçu des sédatifs est en sécurité (s'assurer que quelqu'un demeure auprès d'elle, veiller à ce que les ridelles du lit ou de la civière soient levées, etc.).

PRIORITÉ Nº 2 – Protéger la personne des blessures

- S'assurer que les roulettes du lit ou de la civière sont bloquées et que le corps et les membres de la personne sont soutenus durant les transferts; demander l'aide de membres du personnel **afin de prévenir les blessures par friction ou cisaillement**.
- Placer la courroie de sécurité correctement, sans exercer de pression sur les membres, **afin d'éviter les mouvements involontaires**.
- Maintenir autant que possible un bon alignement corporel, en utilisant des oreillers, des coussinets et des courroies. **Ainsi, on réduit le risque de complication neurovasculaire associé à la compression, à l'étirement excessif ou à l'ischémie d'un ou de plusieurs nerfs.**
- Placer des coussinets protecteurs aux points de pression et aux proéminences osseuses (bras, coudes, sacrum, chevilles, talons) **afin de maintenir une position sécuritaire, particulièrement au moment des changements de position de la personne et des ajustements de la table d'opération**.
- Éviter toute pression sur les yeux et les oreilles. Veiller à ce que les oreilles ne soient pas pliées et utiliser des couvre-œils au besoin.
- Prendre périodiquement les pouls périphériques de la personne; noter la couleur et la température de sa peau **afin de vérifier si l'irrigation tissulaire périphérique est adéquate**.

- S'assurer que le corps de la personne n'entre pas en contact avec les parties métalliques de la table d'opération, **afin de prévenir les brulures ou les chocs électriques**.
- Procéder lentement aux changements de position au cours des transferts au lit, **afin de prévenir la chute de la pression artérielle, les étourdissements et les blessures**.
- Protéger les voies respiratoires de la personne et faciliter le travail ventilatoire après l'extubation.
- Installer la personne dans la position recommandée, selon le protocole de l'intervention (surélever ou non la tête du lit après une rachianesthésie, installer ou non la personne sur le côté indemne après une pneumonectomie, etc.).
- Évaluer les dangers menaçant la sécurité de la personne dans le bloc opératoire et apporter les correctifs nécessaires, s'il y a lieu.

PRIORITÉ Nº 3 – Donner un enseignement visant le mieux-être de la personne

- Informer la personne des précautions périopératoires à prendre : lui recommander de ne pas croiser les jambes durant une intervention pratiquée sous anesthésie locale ou légère, lui expliquer l'état dans lequel elle sera après l'opération et la renseigner sur les signes et les symptômes à signaler au médecin.
- Informer la personne et ses proches des réactions postopératoires qui devraient disparaitre dans les 24 heures suivant l'intervention : douleurs lombaires, engourdissement local, rougeurs, marques sur la peau.
- Prendre les mesures nécessaires (soins de la peau, emploi de bas élastiques, mobilisation précoce, etc.) **afin de protéger l'intégrité de la peau et des tissus**.
- Inciter la personne à faire des exercices de mobilisation aussi souvent qu'elle le peut, surtout si elle présente une raideur articulaire.
- La diriger vers les services appropriés.

Information à consigner

Évaluations (initiale et subséquentes)

- Inscrire les données d'évaluation, notamment les facteurs de risque qui peuvent entrainer des problèmes périopératoires ou qui justifient la modification des soins ou des positions.
- Noter les données des évaluations périodiques.

Planification

- Rédiger le plan de soins et inscrire le nom de chacun des intervenants.
- Rédiger le plan d'enseignement.

Application et vérification des résultats

- Noter les réactions de la personne aux interventions et les mesures qui ont été prises.
- Consigner les objectifs atteints ou les progrès accomplis vers leur réalisation.
- Relever les modifications apportées au plan de soins.

Plan de congé

- Noter les besoins à long terme de la personne et le nom des responsables des mesures à prendre.

EXEMPLES TIRÉS DE LA CRSI (NOC) ET DE LA CISI (NIC)

- RÉSULTAT : Maitrise du risque
- INTERVENTION : Positionnement pendant l'opération

CAPACITÉ ADAPTATIVE INTRACRÂNIENNE

CAPACITÉ ADAPTATIVE INTRACRÂNIENNE DIMINUÉE

Taxinomie II : Adaptation/tolérance au stress – Classe 3 : Réactions neurocomportementales au stress (00049)
[Mode fonctionnel de santé de Gordon : Activité et exercice]
Diagnostic proposé en 1994

DÉFINITION ■ Déficience des mécanismes qui compensent normalement l'accroissement des volumes liquidiens intracrâniens ; divers stimulus, nociceptifs ou non, peuvent alors entrainer l'augmentation disproportionnée et répétée de la pression intracrânienne.

Facteurs favorisants

- Lésions cérébrales
- Augmentation soutenue de la pression intracrânienne de 10 à 15 mm Hg
- Pression de l'irrigation cérébrale ≤ 50 et 60 mm Hg
- Hypotension systémique avec hypertension intracrânienne

Caractéristiques

- Augmentation répétée de la pression intracrânienne supérieure à 10 mm Hg pendant plus de 5 minutes en réponse à des stimulus externes de diverses natures
- Augmentation disproportionnée de la pression intracrânienne en réponse à un stimulus [provenant de l'environnement ou associé à une intervention du personnel soignant]
- Forme d'onde de la pression intracrânienne P2 élevée
- Variation de la réponse à l'épreuve pression-volume (rapport pression/volume > 2, index pression-volume < 10)
- Pression intracrânienne de base égale ou supérieure à 10 mm Hg
- Grande amplitude de l'onde de la pression intracrânienne
- [Altération du degré de conscience, coma]
- [Changements dans les signes vitaux et le rythme cardiaque]

Résultats escomptés (objectifs) et critères d'évaluation

- La personne présente une pression intracrânienne stable se manifestant par une normalisation des ondes et une réaction appropriée aux stimulus.
- Les signes neurologiques s'améliorent.

Interventions

PRIORITÉ N° 1 – Évaluer les facteurs favorisants

- Relever les facteurs se rapportant à la situation de la personne (causes de la perte de conscience ou du coma, symptômes associés, échelle de coma de Glasgow).
- Noter les modifications qui se produisent dans les ondes de la pression intracrânienne et les évènements qui coïncident avec ces changements (aspiration, changement de position, sonnerie d'alarme d'un appareil, visite de la famille, etc.). **Ainsi, on peut adapter les soins en conséquence.**

PRIORITÉ N° 2 – Déterminer le degré de perturbation

- Apprécier et noter l'ouverture, la position et le mouvement des yeux, le diamètre, la forme, la symétrie et la réaction à la lumière des pupilles, l'état de conscience et l'état mental (échelle de coma de Glasgow), **afin d'obtenir des données de base sur l'état neurologique de la personne**.
- Noter les réactions motrices volontaires et involontaires (changements de position, etc.) en comparant les côtés droit et gauche.
- Apprécier les réflexes (clignement des yeux, réflexe tussigène, réflexe nauséeux, signe de Babinski) et vérifier s'il y a raideur de la nuque.
- Mesurer les signes vitaux et le rythme cardiaque avant, pendant et après une activité.
- Passer en revue les résultats des épreuves diagnostiques (ex. : tomodensitométrie), **afin de confirmer l'emplacement, le type et la gravité du traumatisme**.

PRIORITÉ N° 3 – Réduire ou corriger les facteurs favorisants et maximiser l'irrigation sanguine

- Surélever la tête du lit comme indiqué. **Certaines recherches recommandent une élévation pouvant atteindre 45 degrés, mais des travaux récents signalent qu'une élévation de 30 degrés produit les meilleurs résultats.**
- Tenir la tête et le cou de la personne en position neutre et les soutenir à l'aide de petits oreillers ou de petites serviettes enroulées **afin de maximiser le retour veineux**. Éviter de poser la tête de la personne sur un gros oreiller ou de fléchir ses hanches à 90 degrés ou plus.
- Réduire les stimulus et augmenter les mesures de bienêtre (conserver le calme autour de la personne, lui parler d'une voix douce, lui faire entendre à l'aide d'écouteurs un enregistrement de voix familières, lui masser le dos, la toucher doucement selon sa tolérance, etc.), **afin d'atténuer la stimulation du SNC et d'induire la détente**.

- Limiter les interventions douloureuses (ponctions veineuses, évaluations neurologiques, etc.) à celles qui sont absolument nécessaires.
- Laisser la personne se reposer entre les soins; réduire au minimum la durée des interventions. Tamiser la lumière, atténuer le bruit et établir un horaire de soins adéquat, **afin de favoriser le repos et l'adoption d'un rythme de sommeil régulier** (ex.: préconiser le rythme jour-nuit).
- Limiter ou éliminer les activités qui causent une augmentation de la pression intrathoracique ou abdominale (toux, vomissements, efforts de défécation, etc.) et éviter autant que possible les moyens de contention. **Ces éléments font augmenter la pression intracrânienne.**
- Aspirer les sécrétions de la personne avec précaution, seulement lorsqu'il le faut, sans dépasser l'extrémité de la sonde endotrachéale ni toucher la paroi trachéale ou l'éperon trachéal. Administrer de la lidocaïne par voie intratrachéale **(cette substance atténue le réflexe tussigène)** selon l'ordonnance, et donner un supplément d'oxygène avant l'aspiration, s'il y a lieu, **afin de réduire l'hypoxie**.
- Maintenir la perméabilité du système de drainage urinaire **afin de réduire le risque d'hypertension artérielle, d'hypertension intracrânienne et de dysréflexie en cas de lésion de la moelle épinière**.

§ Consulter le diagnostic infirmier Dysréflexie autonome.

- Peser la personne au besoin. Calculer son bilan hydrique toutes les huit heures ou chaque jour, **afin de déterminer les besoins liquidiens, d'adapter l'hydratation et de prévenir la surcharge liquidienne**.
- Limiter l'apport liquidien au besoin; administrer les liquides intraveineux à l'aide d'une pompe volumétrique **afin de prévenir la surcharge vasculaire**.
- Réduire la température ambiante et utiliser une couverture réfrigérante si la personne présente de la fièvre ou subit une thérapie antipyrétique, **afin de ralentir le métabolisme et de réduire les besoins en oxygène**.
- Rechercher les signes d'agitation accrue, **afin de déterminer les facteurs favorisants et de prendre aussitôt les mesures qui s'imposent**.
- Appliquer les mesures de sécurité relatives aux convulsions et administrer le traitement, s'il y a lieu, **afin de prévenir les blessures, l'hypertension intracrânienne et l'hypoxie**.
- Administrer un supplément d'oxygène, s'il y a lieu, afin de prévenir l'ischémie cérébrale; hyperventiler en respectant le protocole établi si la personne utilise un ventilateur mécanique. On peut avoir recours à une hyperventilation thérapeutique (**une $PaCO_2$ de 30 à 35 mm Hg) pour réduire**

l'hypertension intracrânienne pendant une courte période, tout en appliquant d'autres méthodes de contrôle de la pression intracrânienne.
- Administrer les médicaments prescrits (antihypertenseurs, diurétiques, analgésiques, sédatifs, antipyrétiques, vasopresseurs, anticonvulsivants, agents bloqueurs neuromusculaires, corticostéroïdes, etc.), **afin de conserver l'homéostasie et de contrer les symptômes associés aux problèmes neurologiques.**
- Préparer la personne, le cas échéant, à une intervention chirurgicale (évacuation d'un hématome, excision d'une tumeur intracrânienne, etc.) **visant à réduire la pression intracrânienne et à améliorer la circulation.**

PRIORITÉ Nº 4 – Donner un enseignement visant le mieux-être de la personne

- Discuter avec les soignants (à domicile ou dans un établissement de soins prolongés) des situations susceptibles de causer une augmentation de la pression intracrânienne (suffocation, douleur, position inadéquate, constipation, obstruction de l'écoulement urinaire, etc.). Leur expliquer les mesures à prendre **afin de prévenir les accès d'hypertension intracrânienne ou de réduire leur fréquence.**
- Renseigner les soignants sur les signes et les symptômes indiquant une augmentation de la pression intracrânienne : agitation, détérioration des signes neurologiques, etc. Leur expliquer les mesures à prendre afin d'assurer la continuité des soins.

Information à consigner

Évaluations (initiale et subséquentes)

- Inscrire les données de l'évaluation neurologique en prenant soin de noter séparément celles qui concernent les côtés droit et gauche (pupilles, réaction motrice, réflexes, agitation, raideur de la nuque, échelle de coma de Glasgow).
- Noter les réactions de la personne aux activités et aux évènements (changements dans la forme des ondes de la pression intracrânienne, dans les signes vitaux, etc.).
- Relever la présence de convulsions et préciser leurs caractéristiques.

Planification

- Rédiger le plan de soins et inscrire le nom de chacun des intervenants.
- Rédiger le plan d'enseignement.

Application et vérification des résultats

- Noter les réactions de la personne aux interventions et les mesures qui ont été prises.
- Consigner les objectifs atteints et les progrès accomplis vers leur réalisation.
- Relever les modifications apportées au plan de soins.

Plan de congé

- Noter les besoins de la personne, les mesures à prendre pour y répondre et le nom des responsables de celles-ci.
- Consigner les demandes de consultation.

EXEMPLES TIRÉS DE LA CRSI (NOC) ET DE LA CISI (NIC)

- RÉSULTAT : État neurologique
- INTERVENTION : Conduite à tenir en présence d'un œdème cérébral

CHAGRIN

CHAGRIN CHRONIQUE

Taxinomie II : Adaptation/tolérance au stress – Classe 2 : Stratégies d'adaptation (00137)

[Mode fonctionnel de santé de Gordon : Relation et rôle]

Diagnostic proposé en 1998

DÉFINITION ■ Schéma cyclique récurrent et potentiellement évolutif de tristesse, vécu par la personne (parent, aidant naturel, individu atteint d'une maladie chronique ou d'un handicap) en réaction à des pertes tout au long de la trajectoire d'une maladie ou d'une déficience.

Facteurs favorisants

- Mort d'un être aimé
- Expérience d'une déficience ou d'une maladie chronique (physique ou mentale) ; crise liée à la prise en charge de l'affection
- Crise associée aux étapes du développement, au fait d'avoir raté des occasions ou des évènements importants
- Nécessité de soins continus

Caractéristiques

- Expression de sentiments négatifs (colère, impression d'être incompris, confusion, dépression, déception, vide, peur, frustration, culpabilité ou autoaccusation, perte d'espoir, sentiment

d'impuissance ou de détresse, solitude, faible estime de soi, perte récurrente, sentiment d'être accablé)
- Expression de sentiments de tristesse périodiques ou récurrents
- Expression d'émotions qui empêchent la personne d'accroitre son degré de bienêtre sur le plan personnel ou social

Résultats escomptés (objectifs) et critères d'évaluation

- La personne reconnait l'existence et l'incidence de son sentiment de chagrin.
- La personne progresse dans le processus de résolution du chagrin.
- La personne participe à ses soins personnels et aux activités de la vie quotidienne dans la mesure de ses capacités.
- La personne dit progresser dans la résolution du chagrin et envisage l'avenir avec optimisme.

Interventions

PRIORITÉ Nº 1 – Évaluer les facteurs favorisants

- Déterminer les évènements ou les problèmes actuels ou récents qui contribuent à l'état d'esprit de la personne (mort d'un être aimé, maladie ou déficience physique ou mentale chronique, etc.).
- Rechercher les signes de tristesse chez la personne (soupirs, regard vague, apparence négligée, indifférence aux conversations, refus de manger, etc.). **Le chagrin chronique a des effets cycliques, et la personne peut osciller entre des moments de tristesse profonde et des périodes où elle se sent un peu mieux.**
- Déterminer le degré d'autonomie et de fonctionnement de la personne.
- Noter ses comportements d'évitement (colère, repli sur soi, déni, etc.).
- Relever les facteurs culturels ou les conflits de nature religieuse susceptibles d'influer sur la situation de la personne. **La famille peut être tiraillée entre la tristesse et la colère en raison d'attentes non satisfaites (ex. : à la naissance d'un enfant atteint d'une déficience, elle pourrait remettre en question la croyance selon laquelle tous les enfants sont des cadeaux de Dieu et qu'Il n'impose jamais aux parents une épreuve qu'ils sont incapables de surmonter).**
- Noter la réaction des proches à la situation de la personne. Déterminer leurs besoins. **Les membres de la famille peuvent avoir du mal à s'occuper de l'enfant ou de la personne malade en raison de leurs sentiments de chagrin et de perte;**

ils seront plus aptes à faire face à la situation si leurs besoins sont satisfaits.

§ Consulter les diagnostics infirmiers Deuil problématique, Tension dans l'exercice du rôle de l'aidant naturel et Stratégies d'adaptation inefficaces.

PRIORITÉ Nº 2 – Aider la personne à affronter son chagrin de manière adéquate

- Encourager la personne à parler de sa situation **afin de l'aider à amorcer les étapes de résolution et d'acceptation**. Pratiquer l'écoute active lorsqu'elle exprime ses sentiments ; lui offrir du soutien.
- Inciter la personne à exprimer sa colère, sa peur et son anxiété.
- Admettre qu'elle puisse se sentir coupable, se faire des reproches ou exprimer de l'hostilité envers Dieu (consulter le diagnostic infirmier Détresse spirituelle). **On peut ainsi l'aider à progresser vers la résolution du deuil.**
- Assurer le bienêtre de la personne ; faire preuve de disponibilité.
- Discuter avec elle des pertes qu'elle a vécues dans le passé et l'inciter à recourir aux stratégies d'adaptation qui se sont révélées efficaces.
- Lui enseigner des techniques de visualisation et de relaxation, et l'encourager à les utiliser.
- Aborder la question du recours aux médicaments lorsque la dépression empêche la personne de se prendre en charge. **L'emploi d'antidépresseurs pendant un court laps de temps pourrait l'aider à faire face à la situation.**
- Soutenir les proches qui doivent composer avec l'état de la personne. **Les réactions de la famille ou des amis ne sont pas nécessairement dysfonctionnelles, mais elles peuvent révéler une certaine intolérance.**
- Inviter les proches à se fixer des objectifs réalistes qui permettront de répondre à leurs besoins.

PRIORITÉ Nº 3 – Donner un enseignement visant le mieux-être de la personne

- Discuter avec la personne des façons efficaces de faire face aux situations difficiles.
- Lui demander d'énumérer les facteurs familiaux, religieux et culturels qu'elle juge importants, **ce qui peut l'aider à voir la perte ou la difficulté dans une plus juste perspective et favoriser la résolution du deuil**.
- Encourager la personne à poursuivre ses activités habituelles, à participer à un programme d'exercices approprié et à rencontrer des gens. Tenir compte de ses capacités physiques et

de son état psychologique. **La poursuite des activités contribue à réduire la tristesse et à prévenir la dépression.**
- Introduire la notion de « ici et maintenant » (le moment présent) **pour faire naitre chez la personne le sentiment qu'elle est capable de faire face à la situation**.
- Diriger la personne vers d'autres sources d'aide (animation pastorale, counseling, psychothérapie, services de répit, groupes de soutien) **si elle requiert un appui additionnel pour affronter sa situation et son chagrin**.

Information à consigner

Évaluations (initiale et subséquentes)
- Noter les réactions physiques et émotionnelles de la personne à la perte, ainsi que sa façon d'exprimer sa tristesse.
- Relever les problèmes culturels ou les conflits de nature religieuse.
- Préciser les réactions de la famille et des proches.

Planification
- Rédiger le plan de soins et inscrire le nom de chacun des intervenants.
- Rédiger le plan d'enseignement.

Application et vérification des résultats
- Noter les réactions de la personne et de ses proches aux interventions et à l'enseignement, ainsi que les mesures qui ont été prises.
- Consigner les objectifs atteints ou les progrès accomplis vers leur réalisation.
- Relever les modifications apportées au plan de soins.

Plan de congé
- Inscrire les besoins à long terme de la personne et le nom des responsables des mesures à prendre.
- Consigner les ressources existantes et les demandes de consultation.

EXEMPLES TIRÉS DE LA CRSI (NOC) ET DE LA CISI (NIC)
- RÉSULTAT : Degré de dépression
- INTERVENTION : Insufflation d'espoir

CHAMP ÉNERGÉTIQUE

CHAMP ÉNERGÉTIQUE PERTURBÉ

Taxinomie II: Activité/repos – Classe 3: Équilibre énergétique (00050)
[Mode fonctionnel de santé de Gordon: Perception et gestion de la santé]
Diagnostic proposé en 1994, révision effectuée en 2004

DÉFINITION ■ Modification du flux énergétique [aura] entourant la personne, qui se traduit par une dysharmonie du corps, de la pensée et de l'esprit.

Facteurs favorisants

Ralentissement ou blocage du flux énergétique résultant de facteurs
- physiopathologiques (maladies, grossesse, blessures)
- liés aux traitements (immobilité, travail et accouchement, expérience périopératoire, chimiothérapie)
- situationnels (douleur, peur, anxiété, deuil)
- liés au développement (crises ou difficultés relatives à l'âge)

Caractéristiques

Perception de changements dans le flux énergétique tels que
- mouvement (ondes, pics, fourmillements, densité, fluidité)
- sons (ton, paroles)
- variations de température (chaleur, fraicheur)
- modifications visuelles (images, couleurs)
- perturbations du champ énergétique (lacunes, absences, pics, obstructions, renflements, congestion, diminution)

Résultats escomptés (objectifs) et critères d'évaluation

- La personne prend conscience de son anxiété et de sa détresse.
- La personne dit se sentir détendue et éprouver un sentiment de bienêtre.
- La personne affirme que l'intensité et la fréquence de ses symptômes ont diminué.

Interventions

■ PRIORITÉ N° 1 – Déterminer les facteurs favorisants

- Inviter la personne à parler de sa maladie, de ses inquiétudes, de son passé, de son état émotionnel ou de tout autre sujet

pertinent. Noter son langage corporel, le ton de sa voix et les mots qu'elle choisit pour s'exprimer.
- Évaluer le désir de la personne de recevoir le traitement. **Bien que l'attitude puisse avoir un effet sur le succès de ce dernier, le toucher thérapeutique est souvent bénéfique même aux gens qui sont sceptiques quant à son efficacité. Selon certaines études récentes, cette technique a un effet positif, car elle réduit l'anxiété et la douleur, donne un sentiment de bienêtre et contribue à atténuer les symptômes de la démence (agitation, vocalisation, tachycardie).**
- Noter la consommation de médicaments, d'alcool et d'autres drogues de la personne. **Le toucher thérapeutique contribue, entre autres choses, à réduire le degré d'anxiété chez les gens qui sont en sevrage d'alcool.**
- Revoir les résultats des outils d'évaluation, par exemple le questionnaire d'autoévaluation du degré d'anxiété de Spielberg (State-Trait Anxiety [STAI]) ou l'échelle d'équilibre affectif de Bradburn (Affect Balance Scale [ABS]), et les utiliser, s'il y a lieu, **afin d'apprécier l'anxiété de la personne**.

PRIORITÉ Nº 2 – Évaluer le champ énergétique de la personne

- Établir une relation thérapeutique avec la personne et clarifier son rôle.
- Installer la personne en position assise ou en décubitus dorsal, jambes et bras décroisés; utiliser des oreillers ou d'autres accessoires afin d'accroitre son confort et d'induire un état de relaxation.
- Se concentrer physiquement et psychologiquement **afin de libérer son esprit et de prêter toute son attention au malaise et à son soulagement**.
- Déplacer les mains lentement au-dessus de la personne, à une distance de 5 à 15 cm de la peau, **afin d'apprécier son champ énergétique et le flux de son corps**.
- Rechercher les zones de déséquilibre ou de blocage du champ énergétique (zones d'asymétrie, sensations de chaleur ou de froid, picotements, congestion, pression, etc.).

PRIORITÉ Nº 3 – Appliquer les mesures thérapeutiques

- Expliquer à la personne la méthode du toucher thérapeutique et répondre à ses questions, **afin d'éviter que ses attentes soient irréalistes. Le toucher thérapeutique est essentiellement axé sur le soulagement et l'intégrité de la personne, et non sur la guérison des signes et des symptômes de la maladie.**
- Discuter des résultats de l'évaluation avec la personne.
- L'aider à faire des exercices lui permettant de se recentrer, d'augmenter ses capacités d'autoguérison, de réduire son anxiété et d'augmenter son bienêtre.

- Rééquilibrer son champ énergétique en gardant les mains à une distance de 5 à 15 cm de son corps, **afin d'éliminer les obstacles à la circulation de l'énergie**.
- Se concentrer sur les zones de perturbation en mettant les mains sur la peau de la personne ou juste au-dessus, ou encore, en plaçant une main derrière son corps et l'autre devant, **afin de lui permettre de rééquilibrer son énergie ou de tirer l'énergie dont elle a besoin**. Se concentrer également sur l'objectif du traitement: aider la personne à se sentir soulagée.
- Raccourcir la durée du traitement à deux ou trois minutes au besoin. **Les enfants, les personnes âgées, celles qui ont un traumatisme crânien ou qui sont affaiblies sont généralement plus sensibles aux surcharges du champ énergétique.**
- Guider la personne d'une voix douce (lui proposer des images mentales agréables et des visualisations, l'encourager à respirer profondément, etc.), **afin de l'aider à se détendre**.
- Faire un massage ou exercer une pression sur les points d'acuponcture, au besoin.
- Noter tout changement qui se produit dans le flux énergétique au cours de la séance. Cesser le traitement lorsque le champ énergétique est redevenu symétrique et que la personne se sent soulagée.
- Tenir les pieds de la personne pendant quelques minutes à la fin de la séance, **afin d'ancrer l'énergie corporelle**.
- Laisser la personne **se reposer tranquillement après la séance**.

PRIORITÉ Nº 4 – Favoriser le mieux-être de la personne

- Permettre à la personne de rester dépendante pendant un certain temps, **jusqu'à ce qu'elle ait retrouvé sa force intérieure**.
- L'encourager à travailler régulièrement au processus thérapeutique.
- Lui enseigner des activités visant à réduire le stress (centration, méditation, relaxation, etc.), **afin de l'aider à conserver l'harmonie entre son corps et son esprit**.
- Discuter avec elle de la possibilité d'intégrer ces techniques à sa vie quotidienne, **afin de préserver ou d'augmenter son bienêtre**.
- L'inciter à se joindre à un groupe de soutien **dont les membres s'aident les uns les autres à pratiquer le toucher thérapeutique**.
- Insister sur le fait que cette méthode est une intervention complémentaire et qu'il est important d'être réévalué régulièrement et de poursuivre les autres traitements prescrits.
- Diriger la personne vers des services pertinents (psychothérapie, conseiller spirituel, traitement médical, centre de soins, etc.), **afin de l'aider à poursuivre sa recherche d'un mieux-être intégral ou à se sentir sereine devant la mort**.

Information à consigner

Évaluations (initiale et subséquentes)

- Consigner les données d'évaluation, notamment les caractéristiques et les modifications du champ énergétique.
- Noter le point de vue de la personne sur son problème et sur la nécessité d'un traitement.

Planification

- Rédiger le plan de soins et inscrire le nom de chacun des intervenants.
- Rédiger le plan d'enseignement.

Application et vérification des résultats

- Noter les changements dans le champ énergétique.
- Noter les réactions de la personne aux interventions et à l'enseignement, ainsi que les mesures qui ont été prises.
- Consigner les objectifs atteints ou les progrès accomplis vers leur réalisation.
- Noter les modifications apportées au plan de soins.

Plan de congé

- Noter les besoins à long terme de la personne et le nom des responsables des mesures à prendre.
- Consigner les demandes de consultation.

EXEMPLES TIRÉS DE LA CRSI (NOC) ET DE LA CISI (NIC)

- RÉSULTAT : Bienêtre personnel
- INTERVENTION : Toucher thérapeutique

CHOC

RISQUE DE CHOC

Taxinomie II : Activité/repos – Classe 4 : Réponses cardiovasculaires et respiratoires (00205)

[Mode fonctionnel de santé de Gordon : Activité et exercice]

Diagnostic proposé en 2008

DÉFINITION ■ Risque d'irrigation sanguine insuffisante des tissus organiques pouvant mener à un dysfonctionnement cellulaire menaçant la vie.

Facteurs de risque

- Hypotension

- Hypovolémie
- Hypoxémie ; hypoxie
- Infection ; sepsie ; syndrome de réponse inflammatoire systémique

Remarque : Pour un diagnostic de risque, il n'y a ni signes ni symptômes (caractéristiques) puisque le problème n'existe pas encore ; les interventions infirmières sont plutôt axées sur la prévention.

Résultats escomptés (objectifs) et critères d'évaluation

- La personne présente une stabilité hémodynamique : les signes vitaux ainsi que le débit et la densité urinaires sont dans les limites de la normale, le remplissage capillaire est rapide et le degré de vigilance est normal.
- La personne n'a pas de fièvre et ne présente plus de signes d'infection ; ses plaies se cicatrisent de façon appropriée.
- La personne dit comprendre le processus pathologique, les facteurs de risque et le plan de traitement.

Interventions

PRIORITÉ N° 1 – Évaluer les facteurs de risque

- Noter les diagnostics médicaux ou les processus pathologiques qui pourraient entrainer un ou plusieurs types de choc (trauma majeur avec forte hémorragie interne ou externe, insuffisance cardiaque, traumatisme crânien ou médullaire, réactions allergiques, complications de la grossesse, infections abdominales, plaies ouvertes ou autres problèmes associés à la sepsie, etc.).
- Noter les antécédents ou la présence d'affections pouvant entrainer un choc hypovolémique (trauma, intervention chirurgicale, complications postopératoires, problèmes de coagulation, effets indésirables de l'anticoagulothérapie, hémorragie gastro-intestinale ou autre hémorragie organique, vomissements et diarrhées prolongés, diabète insipide, surdose ou abus de diurétiques entrainant la déshydratation). **Ces troubles diminuent fortement le volume de sang circulant et entravent la capacité de l'organisme à maintenir adéquatement l'irrigation et le fonctionnement des organes.**
- Rechercher les affections associées à un *choc cardiogénique,* notamment l'infarctus du myocarde aigu, l'arrêt cardiaque, la dysrythmie ventriculaire grave, le dysfonctionnement valvulaire aigu, les cardiomyopathies et l'hypertension maligne. **Elles ont des effets délétères sur le muscle cardiaque et sur sa capacité de pompage.**

- Rechercher les affections associées à un *choc par obstacle extracardiaque (ou obstructif)*, notamment la tamponnade cardiaque, l'embolie pulmonaire, la sténose aortique et le pneumothorax suffocant. **Même si le cœur est sain, il pourrait être incapable de pomper suffisamment de sang en raison d'un trouble extracardiaque empêchant le remplissage ventriculaire ou l'éjection du sang.**
- Rechercher les affections ou les facteurs de risque associés à un *choc par redistribution vasculaire (ou vasoplégique)*, qui inclut les chocs *septique, anaphylactique et neurogénique*. En voici quelques exemples : (1) les infections nosocomiales, la péritonite et les pneumopathies, qui sont liées au *choc septique* ; (2) les allergies et les réactions transfusionnelles, qui sont liées au *choc anaphylactique* ; (3) les traumatismes de la moelle épinière et les complications de l'anesthésie rachidienne, qui sont liés au *choc neurogénique*. **Le *choc par redistribution vasculaire* se caractérise par une diminution importante des résistances vasculaires systémiques et une mauvaise distribution du flux sanguin dans la microcirculation.**
- Évaluer l'importance des pertes liquidiennes associées à l'écoulement des plaies ou des drains (thoraciques, gastro-intestinaux, etc.), aux diarrhées, aux vomissements et aux autres facteurs de déshydratation. Rechercher la présence de sang occulte dans les excrétas. Consulter les diagnostics infirmiers Risque d'hémorragie et Risque de déficit de volume liquidien pour connaitre les autres interventions appropriées.
- Inspecter la peau pour y déceler la présence de plaies traumatiques ou chirurgicales, d'érythème, d'œdème, de sensibilité au toucher, de pétéchie, d'éruptions ou d'urticaire. **Ainsi, on peut repérer une hémorragie, une infection localisée ou une réaction d'hypersensibilité.**
- Explorer toute douleur intense ou soudaine provenant d'une plaie ou d'autres régions corporelles. **Elle pourrait signaler une ischémie ou une infection.**
- Reconnaitre les signes d'infection associés aux dispositifs effractifs, comme les cathéters endovasculaires, les sondes urinaires ou endotrachéales, etc.
- Mesurer les signes vitaux de la personne et évaluer les paramètres permettant de **déceler les signes et les symptômes d'un état de choc**.
  - Fréquence et rythme cardiaque : noter s'il y a **tachycardie (mécanisme de compensation pour augmenter le débit cardiaque)** ou dysrythmie **(anomalie pouvant être associée à des déséquilibres électrolytiques ou à l'hypoxie)**.
  - Respiration : noter si elle est rapide et superficielle **(mécanisme de compensation de l'acidose métabolique associée à une hypoxie tissulaire et à un métabolisme anaérobie)**.

- Pression artérielle : préciser s'il y a hypotension, hypotension posturale et diminution de la pression différentielle.
- Pouls périphériques et inspection des veines jugulaires : vérifier si les pouls périphériques sont rapides, faibles ou filiformes, et observer la distension ou l'affaissement des veines jugulaires. **Ces signes sont associés à une diminution du volume circulant et du débit cardiaque, ainsi qu'à des changements dans le tonus vasculaire ou la perméabilité capillaire.**
- Température : noter si elle est supérieure à 38 °C (100,4 °F) ou inférieure à 36 °C (96,8 °F). **Ces changements, associés à une augmentation des fréquences cardiaque et respiratoire et à une numération leucocytaire légèrement élevée, sont des indices d'un syndrome de réponse inflammatoire systémique lorsque le germe en cause n'a pas été identifié.**
- Comportement et état de conscience : préciser s'il y a anxiété, agitation, confusion, somnolence ou absence de réponse aux stimulus. **Ces signes peuvent survenir en raison d'une irrigation tissulaire insuffisante.**
- Caractéristiques de la peau : noter si la peau est pâle, froide et moite (elle peut être rouge dans le cas d'un choc septique), marbrée ou cyanosée.
- Débit urinaire : noter sa diminution en réponse à une hypovolémie.
- Caractéristiques de l'urine : préciser son odeur et sa couleur. **Elles peuvent signaler la présence d'une infection urinaire.**
- Bruits intestinaux : noter la diminution ou l'absence de bruits intestinaux, ainsi que tout autre changement dans la fonction gastro-intestinale, comme les vomissements ; noter aussi les modifications dans les caractéristiques des selles (couleur, fréquence, consistance). **Ces symptômes sont évocateurs d'une réduction de l'irrigation gastro-intestinale.**

• Procéder au monitorage endovasculaire des paramètres hémodynamiques (pression veineuse centrale, pression artérielle moyenne, débit cardiaque), si possible, **pour déceler la présence d'un déficit de volume intravasculaire ou d'un dysfonctionnement cardiaque**.

• Prélever des échantillons de sang (hémocultures) et d'exsudat provenant des plaies et des points d'insertion des drains et des cathéters centraux, **afin d'identifier le germe pathogène**.

• Noter les résultats de l'oxymétrie pulsée et des examens de laboratoire (formule sanguine, numération des plaquettes et des autres facteurs de coagulation, dosage des gaz artériels, analyse et culture des urines, bilans des fonctions cardiaque, rénale et pulmonaire), **pour déterminer les causes de l'état de choc et le degré d'atteinte organique**.

- Analyser les résultats des épreuves diagnostiques (radiographies, électrocardiogramme, échocardiogramme, angiographie, tomodensitométrie ou imagerie par résonance magnétique (IRM), échographie), **pour déceler la présence de lésions ou d'affections pouvant causer un état de choc**.

§ Consulter les diagnostics infirmiers Irrigation tissulaire périphérique inefficace, Risque de diminution de l'irrigation cardiaque, Risque d'altération de l'irrigation cérébrale, Risque d'altération de l'irrigation gastro-intestinale et Risque d'altération de l'irrigation rénale, pour connaitre les autres interventions et leurs justifications.

PRIORITÉ N° 2 – Prévenir ou corriger les causes possibles d'un état de choc

- Collaborer au traitement des affections sous-jacentes, comme le trauma, l'insuffisance cardiaque, les infections; préparer la personne aux interventions médicales ou chirurgicales ou collaborer à leur réalisation, **afin de maximiser la circulation systémique et l'irrigation des organes**.
- Administrer un supplément d'oxygène par canule nasale ou masque facial, selon le protocole établi, **pour optimiser l'oxygénation des tissus**.
- Administrer par voie intraveineuse des liquides, des électrolytes, des colloïdes, du sang et des produits dérivés du sang, comme prescrit, **pour rétablir rapidement le volume circulant et l'équilibre électrolytique, et pour prévenir l'état de choc**.
- Administrer les médicaments prescrits (substances vasoactives, glucosides cardiotoniques, agents thrombolytiques ou antimicrobiens, anticoagulants, analgésiques, etc.).
- Observer les mesures visant à prévenir l'infection ou la contagion (lavage des mains après les soins, application de techniques aseptiques au cours des soins des plaies et des changements de pansements, application des techniques d'isolement appropriées). Intervenir promptement auprès des personnes à risque d'infection.
- Assurer un apport nutritionnel adéquat à la personne, par voie orale, entérale ou parentérale. Consulter une nutritionniste ou une diététicienne **afin d'établir un régime alimentaire adapté aux besoins de la personne en nutriments, en vitamines et en minéraux**.

PRIORITÉ N° 3 – Donner un enseignement visant le mieux-être de la personne

- Informer la personne et ses proches des moyens permettant de prendre en charge le programme thérapeutique ou de prévenir les affections pouvant causer un état de choc, notamment les maladies cardiaques, les traumatismes, la déshydratation et l'infection.

- Expliquer à la personne les signes et les symptômes qu'il lui faut signaler, notamment une douleur ou une hémorragie réfractaire, une perte excessive de liquide, une fièvre persistante, des frissons, des changements dans la couleur de la peau s'accompagnant de douleurs thoraciques, **afin de permettre une évaluation plus approfondie et d'intervenir promptement, s'il y a lieu**.
- Insister sur la nécessité de reconnaitre les causes des réactions d'hypersensibilité ou allergiques (insectes, médicaments, aliments, latex, etc.).
- Fournir des renseignements précis sur le but, la posologie, l'horaire d'administration et les effets secondaires possibles des médicaments prescrits pour traiter les affections sous-jacentes, **afin d'améliorer l'observance du traitement et de réduire les facteurs de risque de l'état de choc**.
- Enseigner à la personne les soins de la plaie et de la peau, selon les besoins, **pour prévenir l'infection et accélérer la cicatrisation**.
- Expliquer à la personne et à ses proches l'importance d'une bonne hygiène des mains et d'un environnement propre. Inciter la personne à éviter les foules si elle est malade, particulièrement si elle présente un déficit immunitaire.
- Insister sur l'importance de la vaccination contre des infections comme la grippe et la pneumonie, particulièrement si la personne est atteinte d'une affection chronique.
- Encourager la personne à opter pour une alimentation saine, à faire régulièrement de l'exercice et à se reposer suffisamment, **pour accélérer son rétablissement et augmenter l'efficacité de son système immunitaire**.
- Recommander à la personne à risque de réactions d'hypersensibilité de porter un bracelet MedicAlert® et d'avoir sous la main des médicaments à prendre en cas d'urgence (Benadryl®, EpiPen®, etc.).

Information à consigner

Évaluations (initiale et subséquentes)

- Inscrire les facteurs de risque (hémorragies, infections, etc.).
- Consigner les données d'évaluation, notamment la fréquence et l'amplitude respiratoires, les caractéristiques des bruits respiratoires, la fréquence et le rythme cardiaques, la température, les caractéristiques des excrétas, la cyanose et le degré de vigilance.
- Noter les résultats des examens de laboratoire et des épreuves diagnostiques.

Planification
- Rédiger le plan de soins et inscrire le nom de chacun des intervenants.
- Rédiger le plan d'enseignement.

Application et vérification des résultats
- Noter les réactions de la personne aux interventions et les mesures qui ont été prises.
- Consigner les objectifs atteints ou les progrès accomplis vers leur réalisation.
- Relever les modifications apportées au plan de soins.

Plan de congé
- Noter les besoins à long terme de la personne et le nom des responsables des mesures à prendre.
- Noter les ressources locales de matériel et de fournitures dont la personne pourrait avoir besoin après sa sortie de l'hôpital.
- Consigner les demandes de consultation.

EXEMPLES TIRÉS DE LA CRSI (NOC) ET DE LA CISI (NIC)
- RÉSULTAT : État de la circulation
- INTERVENTION : Prévention des états de choc

CHUTE

RISQUE DE CHUTE

Taxinomie II : Sécurité/protection – Classe 2 : Lésions (00155)
[Mode fonctionnel de santé de Gordon : Perception et prise en charge de la santé]
Diagnostic proposé en 2000

DÉFINITION ■ Prédisposition accrue aux chutes pouvant causer des blessures.

Facteurs de risque

Facteurs liés à l'âge adulte
- Antécédents de chutes
- Utilisation d'un fauteuil roulant ou d'auxiliaires à la marche (déambulateur, canne)
- Personne âgée de 65 ans ou plus ; femme (si âgée)
- Personne vivant seule
- Prothèse d'un membre inférieur

Facteurs physiologiques

- Présence d'une maladie aigüe ; états postopératoires
- Problèmes visuels ou auditifs
- Arthrite
- Hypotension orthostatique ; étourdissements à la suite d'une rotation ou d'une extension du cou
- Insomnie
- Anémie ; maladie vasculaire
- Néoplasmes (si fatigue ou mobilité réduite)
- Besoin impérieux d'uriner ou incontinence ; diarrhée
- Variation de la glycémie postprandiale
- Altération de la mobilité ; problèmes de pieds ; faiblesse des membres inférieurs
- Troubles de l'équilibre ; problèmes de coordination à la marche ; problèmes proprioceptifs (ex. : négligence de l'hémicorps)
- Neuropathie

Facteurs cognitifs

- Détérioration de l'état mental (confusion, délirium, démence, perception erronée de la réalité)
- Usage de médicaments ou de drogues : agents antihypertenseurs, inhibiteurs de l'enzyme de conversion de l'angiotensine, diurétiques, antidépresseurs tricycliques, anxiolytiques, hypnotiques, sédatifs, narcotiques, opiacés
- Consommation d'alcool

Facteurs environnementaux

- Moyens de contention
- Facteurs liés aux conditions météorologiques (ex. : sol mouillé, glace)
- Environnement encombré ; présence de carpettes ; absence de surface antidérapante dans le bain ou la douche
- Pièce non familière et faiblement éclairée

Facteurs liés à l'enfance

- Bébé de moins de deux ans ; bébé de sexe masculin de moins d'un an
- Escalier sans barrière de sécurité ; fenêtres sans barre de protection ; absence de dispositif de sécurité dans l'automobile
- Manque de surveillance d'un enfant sur une surface élevée (lit, table à langer, sofa) ; lit près d'une fenêtre
- Manque de surveillance parentale

Remarque : Pour un diagnostic de risque, il n'y a ni signes ni symptômes (caractéristiques) puisque le problème n'existe pas encore ; les interventions infirmières sont plutôt axées sur la prévention.

Résultats escomptés (objectifs) et critères d'évaluation

- La personne comprend les facteurs contribuant au risque de chute.
- La personne adopte des habitudes de vie et des conduites visant la réduction des risques et la prévention des accidents.
- La personne rend son environnement plus sûr.
- La personne n'a pas d'accident.

Interventions

PRIORITÉ Nº 1 – Évaluer le degré et l'origine du risque

- Observer l'état général de la personne ; **noter les facteurs susceptibles d'affecter sa sécurité, comme les conditions chroniques ou débilitantes, la polymédication ou les traumatismes récents**.
- Noter l'âge, le sexe et le stade de développement de la personne. **Les nourrissons, les jeunes enfants qui montent sur des objets, les jeunes adultes qui font du sport et les personnes âgées sont plus à risque que les autres en raison de leur stade de développement ou de leur incapacité à se protéger.**
- Recueillir des données sur la force musculaire de la personne, ainsi que sur sa motricité fine et globale. Vérifier si elle a eu des blessures (lésions musculosquelettiques, chirurgie orthopédique) **qui affectent sa coordination, sa démarche et son équilibre**.
- Passer en revue les chutes antérieures qui ont entrainé l'immobilité, la faiblesse, l'alitement prolongé, la sédentarité ; relever les facteurs de risque environnementaux **de façon à prévenir le risque de chute**.
- Vérifier si la personne utilise correctement les aides techniques. **Même si elle emploie des dispositifs de ce type, elle pourrait faire une chute si elle est en période d'adaptation ou si le fonctionnement de l'appareil ne lui est pas familier ; elle pourrait aussi refuser d'utiliser une aide technique, par exemple si elle veut qu'on la soutienne physiquement ou si elle craint de paraitre diminuée.**
- Évaluer les capacités cognitives de la personne (lésions cérébrales, troubles neurologiques, dépression), **car elles peuvent avoir une incidence sur sa capacité à percevoir ses limites et les risques de chute**.
- Recueillir des données sur l'humeur de la personne, sur son aptitude à s'adapter et sur sa personnalité. **Son tempérament, ses réactions habituelles, les facteurs de stress auxquels elle est soumise et son degré d'estime de soi peuvent modifier son attitude à l'égard des problèmes de sécurité et l'amener à prendre des risques sans penser aux conséquences.**

- S'enquérir des connaissances de la personne et de ses proches en matière de sécurité et vérifier s'ils prennent les mesures appropriées. **Le manque de connaissances, l'absence de ressources ou le fait de considérer les questions de sécurité personnelle comme négligeables peuvent entrainer une recrudescence des risques de chute.**
- Évaluer les sources de danger dans l'environnement de la personne. **Déterminer les besoins ou les lacunes de cette dernière et prendre les mesures appropriées pour les combler (ex.: en éliminant les sources de danger, en resserrant la supervision, en obtenant l'équipement adéquat, en dirigeant la personne vers un optométriste).**
- Passer en revue les résultats obtenus à partir des tests et des outils d'évaluation des risques de chute (test de Tinetti, échelle d'équilibre de Berg, etc.).
- Noter la situation socioéconomique de la personne, les ressources dont elle dispose et l'utilisation qu'elle en a fait dans d'autres circonstances; **ces éléments peuvent avoir une incidence sur ses capacités d'adaptation**.

PRIORITÉ Nº 2 – Aider la personne et les gens qui en prennent soin à réduire ou à éliminer les facteurs de risque

- Collaborer au traitement et fournir l'information appropriée sur la maladie de la personne ou sur les conditions **susceptibles d'accroitre les risques de chute**.
- Discuter des conséquences des facteurs de risque énumérés précédemment **afin d'assurer le suivi et de prendre les mesures nécessaires**.
- Passer en revue la médication de la personne. Expliquer à celle-ci comment surveiller l'efficacité et les effets secondaires de ses médicaments. **La prise de certaines substances (narcotiques et opiacés, psychotropes, antihypertenseurs, diurétiques) peut entrainer de la faiblesse, de la confusion, des pertes d'équilibre et des difficultés à la marche.**
- Mettre en évidence l'importance de surveiller les conditions susceptibles de provoquer des chutes (fatigue, maladie aigüe, dépression, objets qui obstruent le passage dans la maison, éclairage insuffisant, tâches trop difficiles compte tenu des capacités physiques de la personne, incapacité de communiquer avec quelqu'un lorsqu'une aide est requise, etc.).
- Passer en revue les comportements sécuritaires. Expliquer à la personne et à ses proches les mesures de sécurité et s'assurer qu'ils les comprennent bien.
- Déterminer les attentes de la personne qui prend soin d'un enfant, d'un individu atteint d'un déficit cognitif ou d'un membre âgé de la famille et les comparer aux capacités de la personne. **Les besoins de celle-ci peuvent être différents de ceux que perçoivent ou souhaitent les proches.**

- Discuter des besoins en matière de surveillance et des services d'aide offerts (gardiennage, service de garde avant et après l'école, centre de jour pour personnes âgées, accompagnateurs, etc.).
- Faire une visite à domicile au besoin. S'assurer que les risques liés à la sécurité sont corrigés, notamment en ce qui a trait à la surveillance, à l'aide d'urgence et à la capacité de la personne à voir à ses propres soins. **Il peut être nécessaire de faire ce genre de visite pour déterminer clairement les besoins de la personne et pour circonscrire les ressources qui lui sont accessibles.**
- Consulter un physiothérapeute ou un ergothérapeute au besoin. **La personne peut avoir besoin d'aide pour améliorer son équilibre, pour accroitre sa force et sa mobilité, pour réapprendre à marcher ou améliorer sa démarche, pour obtenir les dispositifs d'aide à la marche appropriés, pour assurer sa sécurité dans la salle de bain ou pour apporter des modifications à son domicile.**

PRIORITÉ Nº 3 – Favoriser le mieux-être de la personne

- Diriger la personne et ceux qui en prennent soin vers les services pertinents. **Ils pourraient avoir besoin des soutiens suivants: aide financière, modification du domicile, service de counseling, soins à domicile, endroits où se procurer le matériel de sécurité, démarches à suivre pour un placement dans un établissement de soins prolongés.**
- Fournir de la documentation à la personne (liste de vérification de la sécurité à la maison, mode d'utilisation des équipements, sites web pertinents) **afin qu'elle puisse s'y référer pour renforcer son apprentissage**.
- Sensibiliser l'entourage de la personne aux problèmes de conception architecturale, de matériel et de transport susceptibles d'entrainer des chutes.
- Mettre la personne et sa famille en contact avec des services communautaires, des voisins ou des amis **pouvant leur fournir des services d'entretien du domicile, d'enlèvement de la neige ou de la glace, etc**.

Information à consigner

Évaluations (initiale et subséquentes)

- Inscrire les facteurs de risque et les données physiques observées (lésions, ecchymoses, coupures, anémie, fatigue, consommation d'alcool, de drogues et de médicaments, etc.).
- Noter le degré de compréhension de la personne et de ceux qui s'en occupent relativement aux risques et aux problèmes de sécurité qui les concernent.

Planification

- Rédiger le plan de soins et inscrire le nom de chacun des intervenants.
- Rédiger le plan d'enseignement.

Application et vérification des résultats

- Noter les réactions de la personne aux interventions et à l'enseignement, ainsi que les mesures qui ont été prises.
- Noter les changements apportés.
- Consigner les objectifs atteints ou les progrès accomplis vers leur réalisation.
- Inscrire les modifications apportées au plan de soins.

Plan de congé

- Noter les besoins à long terme de la personne, les changements à apporter dans ses habitudes, son domicile et son milieu de vie, ainsi que le nom des responsables des mesures à prendre.
- Consigner les demandes de consultation qui ont été faites.

EXEMPLES TIRÉS DE LA CRSI (NOC) ET DE LA CISI (NIC)

- RÉSULTAT : Comportement pour la prévention des chutes
- INTERVENTION : Prévention des chutes

COMMUNICATION

COMMUNICATION VERBALE ALTÉRÉE

Taxinomie II : Perceptions/cognition – Classe 5 : Communication (00051)

[Mode fonctionnel de santé de Gordon : Relation et rôle]

Diagnostic proposé en 1983 ; révisions effectuées en 1996 et en 1998

DÉFINITION ■ Difficulté ou inaptitude à recevoir, à traiter, à transmettre et à utiliser un système de symboles.

Facteurs favorisants

- Diminution de la circulation cérébrale ; tumeur cérébrale
- Anomalie physique (fente labiopalatine, altération neuromusculaire touchant la vision, l'audition ou la phonation)
- Troubles physiologiques [ex. : dyspnée] ; affaiblissement du système musculosquelettique ; altération du système nerveux central
- Obstacles physiques (trachéostomie, intubation)
- Effets secondaires de médicaments

- Problèmes émotionnels [maladie dépressive, panique, colère] ; troubles psychologiques (psychose, manque de stimulus) ; stress
- Retard du développement
- Altération de l'estime de soi ou du concept de soi
- Absence de personnes signifiantes
- Altération des perceptions
- Barrières environnementales
- Différences culturelles
- Manque d'information

Caractéristiques

- Difficulté à exprimer ses pensées verbalement (aphasie, dysphasie, apraxie, dyslexie, etc.)
- Difficulté à comprendre et à maintenir le mode de communication usuel
- Difficulté à parler la langue dominante
- Difficulté à parler ou à verbaliser ; troubles de l'élocution
- Incapacité de parler
- Dyspnée
- Difficulté à former des phrases ou des mots (aphonie, dyslalie, dysarthrie, etc.)
- Verbalisation inadéquate [associations d'idées incessantes ou vagues, fuite des idées]
- Absence de contact visuel ou difficulté d'attention sélective
- Déficit visuel partiel ou total
- Bégaiement
- Incapacité ou difficulté à utiliser les modes d'expression corporelle ou faciale
- Désorientation spatiotemporelle ; incapacité de reconnaitre les gens
- Refus délibéré de s'exprimer
- [Incapacité de moduler la parole]
- [Message ne traduisant pas le contenu]
- [Emploi de signes non verbaux (gestes, yeux suppliants, dérobade)]
- [Frustration, colère, agressivité]

Résultats escomptés (objectifs) et critères d'évaluation

- La personne exprime de façon verbale ou non verbale qu'elle comprend son problème de communication et les moyens d'y remédier.
- La personne utilise de nouveaux modes de communication lui permettant d'exprimer ses besoins.

- La personne collabore à la communication thérapeutique (emploi de silences, acceptation inconditionnelle, reformulation, reflet, écoute active, utilisation du « je »).
- La personne s'exprime par une communication verbale et non verbale congruente.
- La personne utilise adéquatement les ressources qui sont à sa disposition.

Interventions

PRIORITÉ Nº 1 – Évaluer les facteurs favorisants

- Rechercher les antécédents de troubles neurologiques **qui peuvent altérer la communication verbale (accident vasculaire cérébral, tumeur, sclérose en plaques, baisse de l'acuité auditive ou visuelle)**.
- Noter les résultats des épreuves diagnostiques (électroencéphalographie [EEG], tomodensitométrie, imagerie par résonance magnétique [IRM]) et des tests de langage (Échelle d'évaluation de l'aphasie d'après le Boston Diagnostic Aphasia Examination, Test de dénomination, Test de compréhension orale).
- Apprécier le type d'aphasie en cause : motrice (incapacité d'exprimer la pensée par les mots, l'écriture ou les gestes), sensorielle (incapacité de comprendre les mots, l'écriture ou les gestes et de reconnaitre l'anomalie), de conduction (compréhension lente, usage inadéquat des mots avec conscience des erreurs) ou globale (perte de la capacité de compréhension et d'expression du langage).
- Décrire les caractéristiques de l'élocution de la personne (voir la liste précitée).
- Mesurer le degré d'altération de la communication.
- Recueillir des données sur l'état mental de la personne et prendre note de ses problèmes d'ordre psychotique le cas échéant (psychose maniacodépressive, schizoïde, affective, etc.).
- Recueillir des données sur la réaction psychologique de la personne à son problème de communication et sur sa volonté de trouver de nouveaux moyens de communiquer.
- Noter la présence d'une trachéostomie, d'une sonde endotrachéale ou de tout autre obstacle physique à la capacité d'expression (fente labiopalatine, mâchoire immobilisée, etc.).
- Préciser la langue d'usage de la personne et son origine culturelle.
- Mesurer son degré d'anxiété et noter les comportements indiquant la colère ou l'agressivité.
- Recueillir des données sur les facteurs environnementaux susceptibles d'altérer sa capacité de communiquer (bruit, etc.).

- Poser des questions aux parents pour déterminer le stade de développement de leur enfant en ce qui a trait à la parole et à la compréhension du langage.
- Observer la manière dont les parents parlent à l'enfant et dont ils communiquent avec lui, y compris les gestes.

PRIORITÉ N° 2 – Aider la personne à trouver des moyens de communication efficaces pour exprimer ses besoins, ses désirs, ses idées et ses questions

- S'assurer de capter l'attention de la personne avant de communiquer avec elle.
- Apprécier ses aptitudes pour la lecture et l'écriture. Estimer ses capacités musculosquelettiques, y compris sa dextérité (ex. : sa capacité de tenir un crayon et d'écrire).
- Informer les membres du personnel soignant des déficits de communication de la personne (surdité, aphasie, etc.) et des moyens de communication requis (bloc-notes, langage des signes, réponses par oui ou par non, gestes, tableau d'images, etc.), **pour atténuer le sentiment de frustration de cette dernière et favoriser sa compréhension des messages (dans les cas d'aphasie)**.
- Faire appel à un interprète ou utiliser un tableau de traduction ou d'illustrations **si la personne ne peut pas écrire ou si sa langue diffère de celle du personnel soignant**.
- Adresser la personne à un spécialiste de la vue ou de l'ouïe, **afin qu'elle bénéficie des aides visuelles ou auditives dont elle a besoin**.
- S'assurer que les aides auditives sont bien installées, que les piles sont chargées et que la personne porte ses lunettes lorsque c'est nécessaire, **pour permettre ou améliorer la communication**. Enseigner à la personne comment utiliser et régler ses appareils.
- Réduire le bruit ambiant susceptible de créer une interférence et de nuire à la compréhension. Fournir un éclairage adéquat, en particulier si la personne lit sur les lèvres ou essaie d'écrire.
- Établir une relation significative avec la personne en prêtant une attention particulière à ses expressions verbales et non verbales, et en y donnant suite.
- Regarder la personne dans les yeux, de préférence en se plaçant à son niveau. **Toutefois, ce type de comportement est jugé malséant dans certaines cultures (chez les Amérindiens, les Indochinois ou les Arabes, par exemple).**
- Utiliser des phrases courtes et des mots simples. Faire appel à plusieurs sens pour obtenir l'information voulue : vue, ouïe, toucher.
- Se montrer calme et éviter de se presser. Laisser suffisamment de temps à la personne pour répondre. Minimiser l'importance

de ses erreurs, éviter de la corriger constamment, valoriser ses progrès. **Les aphasiques s'expriment plus facilement lorsqu'ils sont reposés et détendus et lorsqu'ils communiquent avec un individu à la fois.**

- Préciser le sens des mots que la personne utilise ; noter la congruence entre ses messages verbaux et non verbaux.
- Confirmer auprès de la personne qu'on saisit bien ses messages non verbaux ; éviter de faire des suppositions.
- Faire preuve d'honnêteté (demander de l'aide si on ne comprend pas).
- Recourir, en collaboration avec l'orthophoniste, à des techniques de rééducation adaptées au type d'aphasie dont souffre la personne (exercices de respiration pour détendre les cordes vocales, exercices de répétition [lire ou compter à voix haute], exercices de chant ou d'intonation mélodique, etc.).
- Prévoir les besoins de la personne ; rester auprès d'elle jusqu'à ce qu'elle se sente à l'aise et en sécurité ou jusqu'à ce qu'une communication efficace soit établie.
- Énumérer dans le plan de soins les moyens de communication propres au type d'invalidité de la personne : ardoise, tableau de lettres ou d'images, signaux avec les mains ou les yeux, ordinateur.
- Inventorier les solutions employées antérieurement si la situation est chronique ou récurrente, et utiliser celles qui ont été fructueuses.
- Mettre la personne en contact avec la réalité en lui parlant de façon simple, directe et honnête.
- Lui fournir des stimulus environnementaux, si elle en a besoin, **pour maintenir le contact avec la réalité**.
- Réduire les stimulus **susceptibles d'augmenter son anxiété ou d'aggraver son problème**.
- Utiliser des techniques de confrontation au besoin, **afin de clarifier les discordances entre les messages verbaux et non verbaux**.

PRIORITÉ N° 3 – Donner un enseignement visant le mieux-être de la personne

- Revoir avec la personne et ses proches les données sur son état, le pronostic et le traitement.
- Discuter des moyens que la personne peut utiliser pour faire face à son handicap.
- Recommander à la personne de placer, près du téléphone, un magnétophone contenant un message d'urgence préenregistré. Le message devrait inclure les éléments suivants : nom, adresse, numéro de téléphone, toute information critique (trachéostomie, incapacité de parler, etc.), ainsi qu'une demande d'aide d'urgence.

- Discuter avec la personne des moyens d'améliorer la communication, notamment par l'emploi du « je » et l'écoute active.
- Faire participer autant que possible les proches à l'établissement du plan de soins. **Le fait de jouer un rôle actif tend à renforcer le désir de communiquer avec l'être cher.**
- Diriger la personne vers les services appropriés (orthophonie, groupe de soutien pour aphasiques ou pour victimes d'accident vasculaire cérébral, counseling personnel ou familial, soins psychiatriques, etc.).

§ Consulter au besoin les diagnostics infirmiers Stratégies d'adaptation inefficaces, Stratégies d'adaptation familiale invalidantes, Anxiété, Peur.

Information à consigner

Évaluations (initiale et subséquentes)

- Inscrire les données d'évaluation et les antécédents pertinents (problèmes d'ordre physique, psychologique ou culturel).
- Noter la signification des signes non verbaux ainsi que le degré d'anxiété manifesté par la personne.

Planification

- Rédiger le plan de soins (moyens de communication utilisés, recours à un interprète, etc.).
- Rédiger le plan d'enseignement.

Application et vérification des résultats

- Noter les réactions de la personne aux interventions et à l'enseignement, ainsi que les mesures qui ont été prises.
- Consigner les objectifs atteints ou les progrès accomplis vers leur réalisation.
- Relever les modifications apportées au plan de soins.

Plan de congé

- Noter les besoins de la personne après son congé, les demandes de consultation et les services dont elle pourra disposer.

EXEMPLES TIRÉS DE LA CRSI (NOC) ET DE LA CISI (NIC)

- RÉSULTAT : Aptitude à communiquer
- INTERVENTION : Amélioration de la communication : déficit du langage ou de la parole

COMMUNICATION

MOTIVATION À AMÉLIORER SA COMMUNICATION

Taxinomie II: Perceptions/cognition – Classe 5: Communication (00157)

[Mode fonctionnel de santé de Gordon: Relation et rôle]

Diagnostic proposé en 2002

DÉFINITION ■ Mode d'échange de renseignements et d'idées qui permet à la personne de satisfaire ses besoins, d'atteindre ses objectifs de vie et qu'elle peut renforcer.

Note de l'adaptatrice: Pour les diagnostics de promotion de la santé ou de bienêtre, il n'y a pas de facteurs favorisants; la motivation de la personne, de la famille ou de la collectivité est appuyée par les caractéristiques, et les interventions infirmières sont axées sur les changements souhaités.

Caractéristiques

- Volonté d'améliorer la communication
- Expression des pensées, des sentiments
- Satisfaction liée à la capacité de partager des renseignements et des idées avec les autres
- Capacité de parler ou d'écrire dans une langue
- Capacité de former des mots, des groupes de mots ou des phrases
- Utilisation et interprétation appropriées des signes non verbaux

Résultats escomptés (objectifs) et critères d'évaluation

- La personne comprend le processus de communication.
- La personne repère des moyens d'améliorer son aptitude à communiquer.

Interventions

■ PRIORITÉ Nº 1 – Évaluer les obstacles à la communication et les moyens de les surmonter

- Rechercher les situations qui incitent la personne à améliorer sa communication. **De nombreux facteurs jouent un rôle dans ce domaine; la détermination des besoins ou des attentes précises d'un individu facilite l'élaboration d'objectifs réalistes et augmente les chances de réussite.**

- Recueillir des données sur l'état mental de la personne. **La désorientation et les troubles psychotiques peuvent altérer sa capacité de parler et de communiquer ses pensées, ses besoins et ses désirs.**
- Déterminer le stade de développement de la parole et de la compréhension du langage de la personne, **ce qui fournit des données de base en vue de l'élaboration d'un programme d'amélioration**.
- Apprécier la capacité qu'a la personne de lire et d'écrire dans la langue de son choix. **L'évaluation de la maitrise du langage, de même que des capacités musculosquelettiques, notamment la dextérité manuelle (ex.: la capacité de tenir un crayon pour écrire), permet de recueillir des données sur la nature de l'atteinte de la personne. Le programme d'enseignement peut englober les capacités langagières. Par ailleurs, une déficience neuromusculaire exige un programme thérapeutique personnalisé.**
- Déterminer le pays d'origine de la personne, sa langue d'usage et son groupe ethnoculturel, en particulier si elle a récemment immigré au pays. **Les nouveaux arrivants s'identifient souvent à leur pays d'origine, à ses habitants, à sa langue, à ses croyances et à ses habitudes en matière de soins; une telle attitude de la personne peut avoir une incidence sur sa capacité à apprendre une autre langue afin de mieux interagir avec les gens de son pays d'accueil.**
- Établir si le recours à un interprète est nécessaire ou voulu. **Selon la loi, il est obligatoire d'offrir des services d'interprétation à la personne. Pour accroitre la satisfaction de cette dernière et du personnel soignant, il est préférable de faire appel à un interprète qualifié qui peut traduire de façon précise et qui possède des connaissances de base en matière de terminologie médicale et de déontologie.**
- Évaluer si la personne se sent à l'aise d'exprimer ses sentiments et certaines notions dans une langue qu'elle ne maitrise pas bien. **Si elle n'est pas sure de ses compétences linguistiques, elle pourrait être amenée à douter de sa capacité à communiquer de manière adéquate.**
- Noter les obstacles physiques qui réduisent l'efficacité de la communication (trachéostomie, mâchoires immobilisées par des fils métalliques), ainsi que les affections physiologiques ou neurologiques dont souffre la personne (dyspnée grave, faiblesse neuromusculaire, accident vasculaire cérébral, traumatisme crânien, déficience auditive, fente labiopalatine, blessure au visage). **Celle-ci peut éprouver de la difficulté à comprendre les paroles ou la langue, ou encore, présenter des troubles de production vocale (intonation, force sonore, qualité de la voix) qui attirent l'attention sur la voix plutôt**

que sur le propos. Ces obstacles doivent être surmontés pour que la personne soit en mesure d'améliorer son aptitude à la communication.

- Préciser le sens des mots que la personne emploie pour décrire les aspects importants de sa vie, de sa santé et de son bienêtre (ex. : douleur, peine, anxiété). **Il est facile de mal interpréter un message quand l'émetteur et le destinataire n'ont pas la même idée du sens des mots. En reformulant une phrase, on s'assure d'avoir bien compris ce que la personne a voulu dire.**
- Observer les signes de labilité émotionnelle (ex. : éclats de colère) et noter la fréquence de ces comportements. **Les troubles émotionnels et psychiatriques peuvent entraver la communication et la compréhension.**
- Noter la congruence entre les messages verbaux et les messages non verbaux.
- Déterminer si la personne a besoin d'images ou de directives écrites dans le cadre de son programme thérapeutique. **On peut avoir recours à un éventail de moyens de communication pour s'assurer qu'elle se sent comprise et pour accroitre son sentiment de satisfaction à l'égard de ses interactions.**

PRIORITÉ Nº 2 – Améliorer la capacité de la personne à communiquer ses pensées, ses besoins et ses idées

- Se montrer calme et éviter de se presser. Laisser suffisamment de temps à la personne pour répondre. **Si elle se sent libre de parler sans crainte des critiques, il sera plus facile d'explorer les problèmes liés à la prise de décision concernant l'amélioration des aptitudes à la communication.**
- Prêter attention aux propos de la personne. Utiliser les techniques d'écoute active. **Ainsi, elle se sentira acceptée et respectée, et il sera plus aisé d'établir avec elle un lien de confiance se caractérisant par l'ouverture et l'expression honnête. Elle pourra mieux prendre conscience de ses compétences.**
- S'assoir au même niveau que la personne, la regarder dans les yeux (si c'est approprié au regard de sa culture) et passer du temps avec elle. **Ainsi, elle sentira qu'on a le temps de lui parler et qu'on est intéressé à le faire.**
- Observer le langage corporel de la personne, les mouvements de ses yeux et les indices comportementaux **qui peuvent signaler des inquiétudes cachées ; par exemple, quand elle ressent de la douleur, elle peut réagir en pleurant, en grimaçant, en détournant le regard ou en se mettant en colère**.
- Aider la personne à reconnaitre et à éviter les situations où elle emploie un mode de communication inapproprié. **Ces obstacles empêchent les discussions ouvertes. En apprenant**

à les contourner, la personne optimise l'efficacité de sa communication.
- Faire appel aux services d'un interprète ou d'un spécialiste de la langue des signes au besoin, ce qui peut être nécessaire **pour s'assurer de l'interprétation juste du message à transmettre et à recevoir**.
- Suggérer à la personne d'utiliser du papier et un crayon, une ardoise ou un tableau de lettres ou d'images lorsqu'elle souhaite interagir ou établir un contact dans de nouvelles situations. **Si elle est atteinte d'une déficience physique qui altère sa capacité à communiquer par la parole, les moyens proposés lui permettent de se faire comprendre clairement.**
- Obtenir un accès à un ordinateur doté des fonctions de reconnaissance vocale et de synthèse de la parole, selon les besoins.
- Respecter les besoins de communication propres à la culture de la personne. **Pour celle-ci, certains comportements seront acceptables, alors que d'autres ne le seront pas (ex.: elle pourrait considérer le contact visuel comme un manque de respect, une impolitesse ou une atteinte à l'intimité, accorder un sens bien précis aux silences ou au ton de la voix, éprouver de la confusion en réponse à l'emploi d'expressions argotiques).**
- Encourager la personne à utiliser des lunettes, des aides auditives ou des prothèses dentaires au besoin, **pour optimiser sa perception sensorielle ou son élocution et, possiblement, améliorer sa compréhension ou sa transmission des messages**.
- Limiter les distractions et le bruit (fermer la porte, éteindre la télévision ou la radio, etc.). **Un environnement qui perturbe la concentration peut altérer la communication en réduisant l'attention et en rendant la communication plus difficile.**
- Associer des mots à des objets en pointant ces derniers, en répétant souvent les termes ou en montrant à la personne ce qu'on veut qu'elle fasse. **Le langage corporel favorise la compréhension des messages.**
- Faire appel à la confrontation, au besoin, dans le contexte d'une relation bien établie. **Ainsi, on peut clarifier les différences entre les signes verbaux et non verbaux, ce qui permet à la personne d'examiner les aspects qu'elle devrait améliorer.**

PRIORITÉ Nº 3 – Favoriser une communication optimale

- Discuter avec les proches et les membres du personnel soignant des moyens que la personne utilise pour communiquer; **ce faisant, on les encourage à valoriser ses efforts et on leur fournit les outils nécessaires à l'amélioration de la qualité des interactions**.

- Inciter la personne et ses proches à employer les nouvelles technologies de communication. **Ces outils, qui enrichissent les relations familiales, ont un effet bénéfique sur l'estime de soi de tous les membres de la famille, en leur permettant de surmonter les difficultés de communication et d'interagir de manière efficace.**
- Renforcer l'enseignement que la personne et ses proches ont reçu. Encourager l'usage de stratégies de communication faisant appel à l'écoute active et aux messages au « je », **qui favorisent l'amélioration des relations familiales en les centrant sur le respect de l'autre**.
- Diriger la personne et ses proches vers les services appropriés (orthophonie, cours de langue, counseling personnel ou familial, soins psychiatriques). **La famille pourrait avoir besoin d'aide pour les difficultés qui se présentent quand elle s'efforce d'atteindre son objectif d'amélioration de la communication.**

Information à consigner

Évaluations (initiale et subséquentes)

- Inscrire les données d'évaluation ainsi que les antécédents pertinents (problèmes d'ordre physique, psychologique ou culturel).
- Noter la signification des signes non verbaux et le degré d'anxiété manifesté par la personne.

Planification

- Rédiger le plan de soins (moyens de communication utilisés, recours à un interprète, etc.).
- Rédiger le plan d'enseignement.

Application et vérification des résultats

- Consigner les progrès accomplis vers l'atteinte des objectifs.
- Relever les modifications apportées au plan de soins.

Plan de congé

- Noter les besoins de la personne, les services dont elle dispose et les demandes de consultation.

EXEMPLES TIRÉS DE LA CRSI (NOC) ET DE LA CISI (NIC)

- RÉSULTAT : Aptitude à communiquer
- INTERVENTION : Amélioration de la communication [préciser]

COMPORTEMENT

COMPORTEMENT À RISQUE POUR LA SANTÉ

Taxinomie II: Adaptation/tolérance au stress – Classe 2: Stratégies d'adaptation (00188)
[Mode fonctionnel de santé de Gordon: Perception et prise en charge de la santé]
Diagnostic proposé sous le titre « Inadaptation à un changement dans l'état de santé » en 1986; révision effectuée en 1998 par le groupe de recherche pour le développement et la classification des diagnostics infirmiers (NDEC); révision et changement de titre en 2006

DÉFINITION ■ Incapacité à modifier ses habitudes de vie ou ses comportements de manière à améliorer sa santé.

Facteurs favorisants

- Défaut de compréhension; baisse de son efficacité
- Multiplication des facteurs de stress
- Tabagisme; abus d'alcool
- Soutien social inadéquat
- Classe socioéconomique défavorisée
- Attitudes négatives quant aux soins de santé

Caractéristiques

- Incapacité à agir de manière à prévenir les problèmes de santé
- Tendance à minimiser le changement de l'état de santé
- Manifestation de non-acceptation d'un changement dans l'état de santé
- Incapacité à acquérir un sentiment de maitrise optimale de la situation

Résultats escomptés (objectifs) et critères d'évaluation

- La personne assume de plus en plus la responsabilité de ses besoins personnels, dans la mesure du possible.
- La personne connait les situations qui lui causent des difficultés d'adaptation.
- La personne élabore des stratégies visant la résolution de chacune de ces situations.
- La personne commence à changer son mode de vie, facilitant ainsi son adaptation à la situation actuelle.
- La personne utilise les réseaux de soutien appropriés.

Interventions

PRIORITÉ Nº 1 – Déterminer les facteurs favorisant les comportements à risque pour la santé

- Écouter le point de vue de la personne concernant les facteurs favorisant son comportement à risque. Noter, s'il y a lieu, les problèmes d'ordre physique et d'isolement social.
- Discuter avec la personne des situations de vie et des changements de rôle **ayant contribué à l'acquisition de ses stratégies d'adaptation**.
- Noter la consommation ou l'abus de substances (tabac, alcool, médicaments sur ordonnance, drogues illicites, etc.) **qui peuvent servir de mécanismes d'adaptation, aggraver les problèmes de santé ou diminuer la compréhension qu'a la personne de sa situation**.
- Explorer les difficultés qu'éprouve la personne à utiliser les ressources disponibles.
- Recueillir des renseignements auprès de sources diverses (dossiers de santé, témoignages de proches, notes de consultants, etc.) afin d'avoir une meilleure connaissance de la situation. **Lorsqu'elle subit un stress physique et émotionnel important, la personne est parfois incapable d'évaluer avec précision les évènements qui sont à l'origine de son problème.**

PRIORITÉ Nº 2 – Évaluer le degré de changement dans l'état de santé

- Procéder à une évaluation physique et psychosociale sommaire de la personne, **afin de déterminer l'importance des limites imposées par le problème actuel**.
- Écouter les explications de la personne concernant son incapacité ou son peu d'enthousiasme à s'adapter à ses problèmes de santé.
- Inventorier avec elle les réseaux de soutien (famille, Église, groupes et organismes) auxquels elle a recours, **afin qu'elle puisse choisir les ressources valables pour elle**.
- Explorer les émotions liées à l'incapacité à s'adapter, chez la personne et chez ses proches (anxiété accablante, peur, colère, inquiétude, déni passif ou actif, etc.).
- Noter les interactions entre l'enfant et ses parents ou la personne qui s'en occupe. **Comme les comportements d'adaptation sont peu structurés à cet âge, les personnes significatives doivent offrir leur soutien à l'enfant et lui servir de modèles.**
- Déterminer si l'enfant réussit bien à l'école, s'il s'éloigne des membres de sa famille et de ses amis ou s'il adopte des comportements violents envers lui-même ou les autres.

PRIORITÉ N° 3 – Aider la personne à mieux s'adapter au changement

- Réunir l'équipe interdisciplinaire (inviter la personne et les services auxiliaires à participer à la rencontre) **afin de déterminer les facteurs d'influence probables et de planifier la conduite à tenir**.
- Féliciter la personne pour ses efforts d'adaptation. **Atténuer son sentiment de culpabilité ou ses réactions défensives.**
- Fournir des renseignements aux amis d'un adolescent quand une maladie ou une blessure altère l'image corporelle de ce dernier. **À cet âge, les amis constituent le principal réseau de soutien.**
- Expliquer à la personne, s'il y a lieu, la maladie dont elle souffre, ses causes et son évolution, et l'inviter à poser des questions, **afin d'améliorer sa compréhension de la situation**.
- Créer un climat propice à la communication **afin de favoriser une gestion réaliste des sentiments liés au changement de l'état de santé**.
- Utiliser les techniques de communication thérapeutique : écoute active, acceptation inconditionnelle, silences, emploi du « je ».
- Discuter avec la personne des ressources qu'elle a utilisées pour s'adapter à des changements dans d'autres situations (changement de carrière, services de soutien psychosocial, etc.) et les évaluer avec elle.
- Appliquer le plan d'action élaboré avec la personne afin de répondre à ses besoins immédiats (sécurité physique, hygiène, soutien émotionnel par les spécialistes et les proches, etc.). **On dispose ainsi d'un point de départ pour faire face à la situation, pour planifier le suivi et pour évaluer les progrès.**
- Inventorier les stratégies d'adaptation que la personne a employées dans le passé et qui pourraient contribuer à améliorer la situation actuelle. Inviter la personne à parfaire les stratégies existantes et à en trouver de nouvelles, si nécessaire.
- Résoudre toute frustration engendrée par le quotidien. **En se concentrant sur les sources mineures de frustration, la personne envisage le changement selon une perspective moins menaçante et peut ainsi régler les choses les unes à la suite des autres.**
- Inviter les proches à participer à la planification à long terme de stratégies visant à répondre aux besoins affectifs, psychologiques, physiques et sociaux de la personne.

PRIORITÉ N° 4 – Donner un enseignement visant le mieux-être de la personne

- Faire ressortir les éléments que la personne considère comme positifs. **Il faut se concentrer sur le présent, la peur de l'avenir pouvant être trop accablante.**

- Intégrer au besoin d'autres services dans le plan de soins à long terme (ergothérapie, réadaptation professionnelle, programme d'abandon du tabac, Alcooliques Anonymes, etc.).
- Expliquer à la personne ainsi qu'à l'individu dont elle est le plus proche la nécessité de se redonner le pouvoir d'agir et de décider ; discuter des moyens d'acquérir plus d'autonomie.
- Enseigner aux proches des méthodes permettant de satisfaire les besoins actuels de la personne. (Consulter les diagnostics infirmiers relatifs aux déficits de soins personnels.)
- Établir un horaire de séances d'enseignement **adapté aux besoins de la personne**. Fournir une rétroaction à celle-ci avant et après les séances (autocathétérisme, exercices d'amplitude des mouvements articulaires, soin des plaies, communication thérapeutique, etc.), **afin de favoriser la mémorisation de renseignements, l'acquisition d'habiletés et la confiance en soi**.

Information à consigner

Évaluations (initiale et subséquentes)

- Noter les effets du comportement à risque sur l'état de santé de la personne.
- Inscrire les causes et l'importance du changement de cet état de santé.
- Noter le point de vue de la personne et de ses proches sur la situation.

Planification

- Consigner au dossier le plan de soins visant l'adaptation ainsi que les interventions permettant de l'appliquer.
- Rédiger le plan d'enseignement.

Application et vérification des résultats

- Noter les réactions de la personne aux interventions et à l'enseignement, ainsi que les mesures qui ont été prises.
- Noter les objectifs atteints ou les progrès qui ont été accomplis vers leur réalisation.
- Consigner les modifications apportées au plan de soins.

Plan de congé

- Inscrire les demandes de consultation, ainsi que les services dont la personne et ses proches disposent.

EXEMPLES TIRÉS DE LA CRSI (NOC) ET DE LA CISI (NIC)

- RÉSULTAT : Acceptation de son état de santé
- INTERVENTION : Amélioration de sa capacité d'adaptation

COMPORTEMENT DU NOUVEAU-NÉ/NOURRISSON

DÉSORGANISATION COMPORTEMENTALE CHEZ LE NOUVEAU-NÉ/NOURRISSON

Taxinomie II: Adaptation/tolérance au stress – Classe 3: Réactions neurocomportementales au stress (00116)
[Mode fonctionnel de santé de Gordon: Activité et exercice]
Diagnostic proposé en 1994; révision effectuée en 1998 par le groupe de recherche pour le développement et la classification des diagnostics infirmiers (NDEC)

DÉFINITION ■ Perturbation de l'intégration des systèmes physiologiques et du comportement neurologique du nouveau-né/nourrisson en réponse aux stimulus externes.

Facteurs favorisants

Facteurs prénatals

- Anomalies congénitales ou génétiques; exposition à des agents tératogènes; [exposition à des drogues]

Facteurs postnatals

- Prématurité; troubles oraux ou moteurs; intolérance à l'alimentation; malnutrition
- Interventions effractives; douleur

Facteurs individuels

- Âge gestationnel ou postconceptuel; système neurologique immature
- Maladie; [infection]; [hypoxie ou asphyxie à la naissance]

Facteurs environnementaux

- Milieu physique inadéquat
- Privation de stimulation; excès de stimulus; stimulus inappropriés
- [Manque de limites physiques sécurisantes]

Facteurs liés au parent ou à son substitut

- Mauvaise interprétation des signaux émis par le nourrisson; manque de connaissances sur ces signaux
- Ajout à la stimulation environnementale

Caractéristiques

Régulation

- Incapacité de maitriser l'effet de surprise ; irritabilité

Organisation des états de vigilance

- Phase d'éveil actif (irritabilité, regard inquiet) ; phase d'éveil calme (regard fixe ou fuyant)
- Sommeil diffus, stades non différenciés
- Pleurs dus à l'irritabilité

Système d'attention et d'interaction

- Réponse anormale aux stimulus sensoriels (difficulté à se calmer, incapacité de se maintenir en état d'éveil, etc.)

Système moteur

- Écartement des doigts ; poings ou mains au visage ; hyperextension des bras et des jambes [opisthotonos]
- Tremblements, sursauts, tics ; mouvements crispés, saccadés, incoordonnés
- Modification du tonus musculaire [hypertonie, hypotonie ou flaccidité] ; perturbation des réflexes archaïques

Système végétatif

- Bradycardie, tachycardie, arythmies ; bradypnée, tachypnée, apnée
- Changement dans la coloration de la peau [teint pâle, peau grisâtre, marbrée, cyanosée] ; diminution de la saturation en oxygène
- Signes d'« absence » (regard fixe, agrippement, hoquet, toux, éternuement, soupir ; mâchoire relâchée, bouche ouverte, langue sortie)
- Intolérance à l'alimentation

Résultats escomptés (objectifs) et critères d'évaluation

- Le nouveau-né/nourrisson a des comportements organisés qui contribuent à une croissance et à un développement optimaux se manifestant par la modulation du fonctionnement physiologique et comportemental (motricité, organisation, attention-interaction).
- Les parents reconnaissent les signaux émis par leur enfant.
- Les parents réagissent de façon appropriée aux signaux émis par leur enfant (en modifiant l'environnement, par exemple).
- Les parents se disent prêts à assumer seuls les soins de l'enfant.

Interventions

PRIORITÉ Nº 1 – Déterminer les facteurs favorisants

- Noter l'âge chronologique du nouveau-né/nourrisson et apprécier son stade de développement ; noter l'âge gestationnel à la naissance.
- Rechercher les signes indiquant la présence d'une situation susceptible de causer de la douleur ou des malaises. Les réactions suivantes sont associées aux douleurs néonatales : expressions faciales (bouche ouverte, froncement des sourcils, grimaces, tremblements du menton, pli nasolabial, langue tendue), réactions motrices (tressaillement, rigidité musculaire, poings fermés, retrait).
- Déterminer dans quelle mesure les besoins physiologiques de l'enfant sont comblés.
- Apprécier la quantité et la qualité des stimulus environnementaux.
- Noter la compréhension qu'ont les parents des besoins et des capacités du nouveau-né/nourrisson.
- Écouter les parents lorsqu'ils parlent de leurs préoccupations quant à leur capacité de répondre aux besoins de l'enfant.

PRIORITÉ Nº 2 – Aider les parents à favoriser l'organisation comportementale du nouveau-né/nourrisson

- Créer un environnement physique et émotionnel calme et chaleureux.
- Inciter les parents à prendre le bébé dans leurs bras et à avoir un contact peau à peau avec lui, au besoin. **Selon certaines recherches, ce type de contact améliore l'organisation neurophysiologique de l'enfant et a ainsi des effets bénéfiques sur son développement ; de plus, il a des répercussions positives sur l'humeur des parents, leur perception de la situation et leur interaction avec l'enfant.**
- Jouer le rôle de modèle en manipulant le nouveau-né/nourrisson avec douceur et en réagissant de façon appropriée à ses comportements, **ce qui sert d'exemple aux parents**.
- Inciter ces derniers à tenir compagnie à l'enfant et à prendre une part active à tous les aspects des soins. Leur offrir du soutien au besoin, **afin de les aider à surmonter une situation qui peut leur sembler difficile et à renforcer les liens avec leur enfant**.
- Souligner les progrès des parents dans leur engagement à collaborer aux soins. Leur confier progressivement cette responsabilité, dès que s'accroit leur degré de confiance en leurs capacités et qu'ils se sentent en mesure d'assumer des tâches plus complexes.

- Discuter avec eux de la croissance, du développement, de l'état et de l'évolution de leur enfant, pour les amener à reconnaitre leur part de responsabilité **dans son organisation comportementale**.
- Inclure les observations et les suggestions des parents dans le plan de soins. **Ce faisant, on valorise leur contribution et on les encourage à continuer de participer aux soins.**

PRIORITÉ Nº 3 – Donner les soins en respectant le seuil de tolérance au stress du nouveau-né/nourrisson

- S'assurer que ce sont toujours les mêmes personnes qui prennent soin de l'enfant. **Il est ainsi plus facile d'interpréter ses signaux et de déceler les changements dans son comportement.**
- Préciser les conduites d'autorégulation propres au nouveau-né/nourrisson : il suce, fait la moue ; il s'agrippe, porte la main à la bouche, change d'expression ; il serre les pieds, s'arcboute ; il plie les membres, rentre le tronc ; il cherche des limites physiques.
- Aider l'enfant à porter la main à sa bouche ou à son visage. Lui offrir une tétine ou lui permettre de téter le sein « à vide » durant les gavages. **Ces mesures lui donnent la possibilité d'exercer son réflexe de succion.**
- Éviter les stimulus désagréables, comme l'aspiration des sécrétions buccales ; procéder à l'aspiration des sécrétions trachéales seulement si cette intervention est cliniquement indiquée.
- Donner au bébé des occasions d'exercer son réflexe de préhension.
- Veiller à ce qu'il sente des limites physiques autour de lui (l'emmailloter dans des couvertures, lui faire un « nid d'ange » ou l'entourer avec les mains, selon la situation).
- Prendre régulièrement le nouveau-né/nourrisson dans ses bras. Le manipuler et le déplacer doucement, en s'assurant qu'il sent des limites autour de lui ; s'abstenir de faire des mouvements brusques.
- Garder l'enfant dans un alignement corporel normal, membres légèrement fléchis, épaules et hanches en légère adduction. Utiliser des couches de la bonne taille **afin de prévenir l'abduction de la hanche**.
- Noter si son thorax présente une amplitude adéquate ; placer une couverture enroulée sous son tronc si la position ventrale est indiquée.
- S'abstenir le plus possible d'appliquer des moyens de contention pour protéger le point d'injection d'une perfusion intraveineuse. Si l'utilisation d'une planchette est nécessaire, s'assurer que le membre qui recevra la perfusion est placé dans un bon alignement.

- Installer le bébé sur une peau de mouton, un matelas alvéolé, un lit d'eau ou encore sur un oreiller ou un matelas de gel s'il tolère mal les changements de position. **Ces dispositifs diminuent la pression sur les tissus et réduisent le risque de lésions.**
- Vérifier la coloration de la peau de l'enfant, sa respiration et ses mouvements, de même que les perfusions intraveineuses, sans le déranger. Procéder aux autres vérifications toutes les quatre heures ou au besoin, **de façon à ce que l'enfant puisse jouir de périodes de repos ininterrompues**.
- Établir un horaire de soins quotidiens qui optimise la tolérance du nouveau-né/nourrisson, la durée de son sommeil et l'organisation de son cycle veille-sommeil. Remettre les soins usuels à plus tard si l'enfant dort paisiblement.
- Placer le bébé en position latérale pour lui donner les soins. Lui parler doucement, puis placer les mains sur lui, **afin de le préparer**. Commencer par l'intervention la moins effractive.
- Répondre promptement à l'agitation de l'enfant. Le laisser se reposer dès qu'il montre des signes de surcharge sensorielle. Le consoler et lui accorder beaucoup de temps après les interventions stressantes.
- Demeurer à son chevet pendant quelques minutes après une intervention ou des soins, **afin d'évaluer sa réaction et de lui accorder l'attention nécessaire**.
- Lui administrer les analgésiques prescrits, s'il y a lieu; surveiller attentivement les paramètres respiratoires et les signes de soulagement de la douleur.
- Lui donner du lait maternel ou une solution de sucrose, à la seringue, durant les interventions douloureuses. Il est prouvé que ces mesures diminuent la perception de la douleur chez le nouveau-né/nourrisson.

■ PRIORITÉ Nº 4 – Modifier l'environnement de façon à stimuler l'enfant de manière adéquate

- Introduire les stimulus un à un; apprécier la tolérance du nouveau-né/nourrisson à chacun d'eux.

Lumière et stimulation visuelle

- Tamiser la lumière perçue par l'enfant; lorsque son état physiologique est stable, l'habituer à la lumière du jour et aux activités diurnes. (On recommande une lumière diurne d'une intensité de 20 à 30 candela et une lumière nocturne d'une intensité inférieure à 10 candela.) Changer graduellement l'intensité de l'éclairage, **afin de permettre à l'enfant de s'y habituer**.
- Protéger les yeux du nouveau-né/nourrisson contre la lumière vive pendant les examens et les interventions ainsi que durant

les séances de photothérapie administrées aux bébés des lits voisins. **Ainsi, on préviendra les lésions rétiniennes.**

- Utiliser une couverture de type Biliblanket lorsque l'enfant reçoit un traitement de photothérapie **(on n'aura alors pas besoin d'appliquer un pansement occlusif sur ses yeux)**.
- Donner au bébé l'occasion d'observer un visage (préférablement celui d'un de ses parents), afin de le stimuler visuellement ; choisir un moment propice à ce genre de stimulation (lorsque l'enfant est éveillé et attentif).

Stimulation auditive

- Relever les sources de bruit dans l'environnement du nouveau-né/nourrisson et les éliminer ou les atténuer (parler à voix basse, régler le volume des sonneries d'alarme et de téléphone au minimum qui soit sécuritaire, matelasser les couvercles des poubelles métalliques, atténuer les craquements produits par l'ouverture des emballages de papier, tels ceux du matériel pour les perfusions et les aspirations, en les ouvrant lentement et loin de l'enfant, se tenir loin de son chevet quand on transmet des rapports verbaux, placer un objet mou mais épais, comme une couverture enroulée, près de la tête du bébé).
- Garder tous les hublots de l'incubateur bien clos. Se servir de ses deux mains lorsqu'on veut les fermer, afin d'**éviter qu'ils claquent et que le bébé sursaute**.
- Ne pas faire jouer de musique ou d'enregistrement sonore dans l'incubateur si le nouveau-né manifeste des signes de stress.
- S'abstenir de mettre des objets sur l'incubateur ; s'il faut le faire, matelasser la surface de façon adéquate.
- Apprécier régulièrement l'intensité du bruit qui règne à l'intérieur de l'incubateur (il ne devrait pas excéder 60 décibels).
- Utiliser la stimulation auditive **pour apaiser ou consoler le bébé avant et pendant les manipulations**.

Stimulation olfactive

- Tenir le nouveau-né/nourrisson éloigné des odeurs fortes (alcool, Betadine, parfum, etc.), **car l'odorat des bébés est très sensible**.
- Placer un morceau de tissu ou de gaze imbibé de lait près du visage de l'enfant durant les gavages. **On l'aide ainsi à associer l'odeur du lait à l'acte de manger ou à la sensation de plénitude gastrique.**
- Inviter les parents à laisser près du bébé un mouchoir qu'ils ont porté contre leur peau et imprégné de leur odeur. **Cette mesure favorise la reconnaissance des parents par l'enfant.**

Stimulation vestibulaire

- Déplacer et manipuler le bébé avec douceur. Éviter de restreindre ses mouvements spontanés.

- Recourir à la stimulation vestibulaire **pour consoler le nourrisson, stabiliser ses fréquences respiratoire et cardiaque et favoriser sa croissance en général**. Bercer l'enfant ; l'installer dans un lit d'eau (oscillant ou non) ou dans un berceau motorisé ou oscillant.

Stimulation gustative

- Tremper la sucette du bébé dans du lait et la lui donner durant les gavages, **afin de favoriser le réflexe de succion et de stimuler le sens du goût**.

Stimulation tactile

- Préserver l'intégrité cutanée du nouveau-né/nourrisson et examiner régulièrement l'état de sa peau. Réduire au minimum les interventions effractives.
- S'abstenir autant que possible d'appliquer des substances chimiques sur son épiderme (alcool, Betadine, solvants, etc.). Si on doit le faire, laver ensuite la peau à l'eau tiède, **car elle est sensible et fragile**.
- Appliquer un produit protecteur sur la peau de l'enfant si on doit utiliser du ruban adhésif.
- Toucher le bébé d'une main assurée et enveloppante pour qu'il sente des limites physiques, plutôt que de se contenter de l'effleurer. L'installer sur une peau de mouton ou dans une literie douce. **Les sensations tactiles constituent le principal mode de perception chez le nouveau-né/nourrisson.**
- Inciter les parents à prendre souvent l'enfant dans leurs bras et à avoir des contacts peau à peau avec lui. Demander à la famille élargie, au personnel et aux bénévoles de fournir eux aussi des stimulations tactiles au bébé.

PRIORITÉ Nº 5 – Donner un enseignement visant le mieux-être de l'enfant et des parents (directives au moment du congé)

- Apprécier la qualité de l'environnement domestique **afin de relever les modifications à y apporter**.
- Inventorier les services communautaires qui pourront aider la famille (programme de stimulation précoce, services de garde, de soins de répit ou de soins à domicile, infirmière visiteuse, organisations spécialisées).
- Repérer les endroits où la famille pourra obtenir le matériel ou les traitements nécessaires.
- Adresser les parents à un groupe d'entraide ou de thérapie **afin de leur permettre de trouver des modèles, de mieux s'adapter à leurs rôles et à leurs responsabilités et de mieux faire face à leur situation**.
- Leur fournir le numéro de téléphone d'une personne-ressource (l'infirmière qui s'est occupée de l'enfant, par exemple) **afin**

de favoriser l'adaptation lorsque le bébé sera de retour à la maison.

§ Consulter les diagnostics infirmiers suivants : Risque de perturbation de l'attachement, Stratégies d'adaptation familiale compromises, Stratégies d'adaptation familiale invalidantes, Motivation d'une famille à améliorer ses stratégies d'adaptation, Retard de la croissance et du développement, Risque de tension dans l'exercice du rôle de l'aidant naturel.

Information à consigner

Évaluations (initiale et subséquentes)

- Noter les données d'évaluation, notamment les signes de stress, les comportements d'autorégulation et les signes indiquant que le nouveau-né/nourrisson est prêt à être stimulé ; consigner également l'âge et le stade de développement du bébé.
- Noter les préoccupations des parents, ainsi que leur degré de connaissances.

Planification

- Rédiger le plan de soins et inscrire le nom de chacun des intervenants.
- Rédiger le plan d'enseignement.

Application et vérification des résultats

- Noter les réactions du nourrisson aux interventions et les mesures qui ont été prises.
- Apprécier la participation des parents et leur réaction aux interactions et à l'enseignement.
- Consigner les objectifs atteints ou les progrès accomplis vers leur réalisation.
- Relever les changements apportés au plan de soins.

Plan de congé

- Noter les besoins à long terme du bébé et des parents, ainsi que le nom des responsables des mesures à prendre.
- Consigner les demandes de consultation.

EXEMPLES TIRÉS DE LA CRSI (NOC) ET DE LA CISI (NIC)

- RÉSULTAT : Organisation des soins aux prématurés
- INTERVENTION : Aménagement du milieu ambiant

COMPORTEMENT
DU NOUVEAU-NÉ/NOURRISSON

RISQUE DE DÉSORGANISATION COMPORTEMENTALE CHEZ LE NOUVEAU-NÉ/NOURRISSON

Taxinomie II: Adaptation/tolérance au stress – Classe 3: Réactions neurocomportementales au stress (00115)
[Mode fonctionnel de santé de Gordon: Activité et exercice]
Diagnostic proposé en 1994

DÉFINITION ■ Risque de perturbation de l'intégration et de la modulation des systèmes de fonctionnement physiologiques et comportementaux (système nerveux autonome, motricité, organisation, autorégulation, attention-interaction, par exemple).

Facteurs de risque

- Douleur; interventions effractives ou douloureuses
- Problèmes oraux ou moteurs
- Excès de stimulus environnementaux
- Absence de limites physiques dans l'environnement
- Prématurité; [immaturité du système nerveux central; problèmes génétiques touchant les fonctions neurologiques ou physiologiques; affection entrainant une hypoxie ou la mort apparente du nouveau-né]
- [Malnutrition; infection; toxicomanie]
- [Facteurs environnementaux: séparation du bébé et des parents, exposition à des bruits intenses, manipulation excessive, lumière vive]

Remarque: Pour un diagnostic de risque, il n'y a ni signes ni symptômes (caractéristiques) puisque le problème n'existe pas encore; les interventions infirmières sont plutôt axées sur la prévention.

Résultats escomptés (objectifs) et critères d'évaluation

- Le nouveau-né/nourrisson a des comportements organisés qui contribuent à une croissance et à un développement optimaux se manifestant par la modulation du fonctionnement physiologique et comportemental (motricité, organisation, attention-interaction).

- Les parents reconnaissent les signaux indiquant que leur enfant a atteint son seuil de tolérance au stress et sont capables d'apprécier son état.
- Les parents apprennent comment modifier leurs réactions et leur environnement de façon à favoriser l'adaptation et le développement du bébé.
- Les parents se disent prêts à assumer seuls les soins du nouveau-né/nourrisson.

§ Consulter le diagnostic infirmier Désorganisation comportementale chez le nouveau-né/nourrisson pour connaitre les mesures à prendre, les interventions infirmières et l'information à consigner.

EXEMPLES TIRÉS DE LA CRSI (NOC) ET DE LA CISI (NIC)

- RÉSULTAT : État neurologique
- INTERVENTION : Aménagement du milieu ambiant

COMPORTEMENT DU NOUVEAU-NÉ/NOURRISSON

RÉCEPTIVITÉ DU NOUVEAU-NÉ/NOURRISSON À PROGRESSER DANS SON ORGANISATION COMPORTEMENTALE

Taxinomie II : Adaptation/tolérance au stress – Classe 3 : Réactions neurocomportementales au stress (00117)

[Mode fonctionnel de santé de Gordon : Activité et exercice]

Diagnostic proposé en 1994

DÉFINITION ■ Façon satisfaisante pour un nouveau-né/nourrisson de moduler les systèmes de fonctionnement physiologiques et comportementaux (système nerveux autonome, motricité, organisation, autorégulation, attention-interaction, par exemple), mais qui peut être améliorée afin de permettre de meilleurs degrés d'intégration en réponse aux stimulus du milieu.

Facteurs favorisants

- Prématurité
- Douleur

Caractéristiques

- Constantes biologiques stables
- Cycle de veille-sommeil bien défini

- Utilisation de quelques mécanismes d'autorégulation
- Réponse à des stimulus visuels ou auditifs

Résultats escomptés (objectifs) et critères d'évaluation

- Le nouveau-né/nourrisson continue de moduler ses systèmes de fonctionnement physiologiques et comportementaux.
- Le nouveau-né/nourrisson intègre de mieux en mieux les stimulus de l'environnement.
- Les parents reconnaissent les signaux indiquant que le nouveau-né/nourrisson a atteint son seuil de tolérance au stress et sont capables d'apprécier son état.
- Les parents apprennent comment réagir et comment modifier leur environnement de façon à favoriser l'adaptation et le développement de leur enfant.

Interventions

PRIORITÉ Nº 1 – Évaluer l'état du nouveau-né/nourrisson et le degré de compétence des parents

- Noter l'âge chronologique du bébé et apprécier son stade de développement ; relever son âge gestationnel à la naissance.
- Préciser les comportements d'autorégulation propres au nouveau-né/nourrisson : il suce, fait la moue ; il s'agrippe, porte la main à la bouche, change d'expression ; il serre les pieds, s'arcboute ; il plie les membres, rentre le tronc ; il cherche des limites physiques.
- Repérer les signes indiquant la présence d'une situation susceptible de causer de la douleur ou des malaises. Les réactions suivantes sont associées aux douleurs néonatales : expressions faciales (bouche ouverte, froncement des sourcils, grimaces, tremblements du menton, pli nasolabial, langue tendue), réactions motrices (tressaillement, rigidité musculaire, poings fermés, retrait).
- Noter la qualité et la quantité des stimulus environnementaux.
- Apprécier la compréhension qu'ont les parents des besoins et des capacités de leur enfant.
- Écouter les parents lorsqu'ils parlent de leurs préoccupations quant à leur capacité de favoriser le développement du bébé.

PRIORITÉ Nº 2 – Aider les parents à améliorer les processus d'intégration du nouveau-né/nourrisson

- Discuter avec eux de la croissance, du développement, de l'état et de l'évolution de l'enfant. Les aider à reconnaitre les signes de stress chez ce dernier.

- Parler avec eux des changements qui peuvent être apportés pour soutenir le nouveau-né/nourrisson (modification des stimulus environnementaux ou de l'horaire des activités, changements relatifs aux besoins du bébé en matière de sommeil ou de soulagement de la douleur, etc.).
- Souligner les progrès des parents dans leur engagement à collaborer aux soins. **Leur confier progressivement cette responsabilité, dès qu'ils semblent en mesure de l'assumer et que leur degré de confiance en leurs capacités s'accroit.**
- Les inciter à prendre l'enfant dans leurs bras et à avoir un contact peau à peau avec lui. **Selon certaines recherches, ce type de contact améliore l'organisation neurophysiologique de l'enfant et a ainsi des effets bénéfiques sur son développement; de plus, il a des répercussions positives sur l'humeur des parents, leur perception de la situation et leur interaction avec le bébé.**
- Inclure les observations et les suggestions des parents dans le plan de soins. **Ainsi, on valorise leur contribution et on renforce leur sentiment de compétence.**

PRIORITÉ Nº 3 – Donner un enseignement visant le mieux-être du bébé et des parents

- Inventorier les services communautaires qui pourraient appuyer la famille (infirmière visiteuse, services de garde et d'aide à domicile, etc.).
- Diriger les parents vers un groupe de soutien **afin de les aider à s'adapter à leur nouveau rôle et à leurs nouvelles responsabilités**.

§ Consulter les diagnostics infirmiers pertinents, par exemple Motivation d'une famille à améliorer ses stratégies d'adaptation.

Information à consigner

Évaluations (initiale et subséquentes)

- Inscrire les données d'évaluation, notamment l'âge du nouveau-né/nourrisson, son stade de développement, ses comportements d'autorégulation et ses réactions à la stimulation.
- Noter les préoccupations des parents, ainsi que leur degré de connaissances.

Planification

- Rédiger le plan de soins et inscrire le nom de chacun des intervenants.
- Rédiger le plan d'enseignement.

Application et vérification des résultats

- Noter les réactions du nouveau-né/nourrisson aux interventions, ainsi que les mesures qui ont été prises.
- Préciser le degré de participation des parents et leur réaction aux interactions et à l'enseignement.
- Consigner les objectifs atteints ou les progrès accomplis vers leur réalisation.
- Relever les changements apportés au plan de soins.

Plan de congé

- Noter les besoins à long terme de la famille et le nom des responsables des mesures à prendre.
- Consigner les demandes de consultation.

EXEMPLES TIRÉS DE LA CRSI (NOC) ET DE LA CISI (NIC)

- RÉSULTAT : État neurologique
- INTERVENTION : Soins de développement

CONCEPT DE SOI

MOTIVATION À AMÉLIORER LE CONCEPT DE SOI

Taxinomie II : Perception de soi – Classe 1 : Conception de soi (00167)
[Mode fonctionnel de santé de Gordon : Perception de soi et concept de soi]
Diagnostic proposé en 2002

DÉFINITION ■ Ensemble de perceptions ou d'idées concernant le « soi » qui permet le bienêtre et qui peut être renforcé.

Note de l'adaptatrice : Pour les diagnostics de promotion de la santé ou de bienêtre, il n'y a pas de facteurs favorisants ; la motivation de la personne, de la famille ou de la collectivité est appuyée par les caractéristiques, et les interventions infirmières sont axées sur les changements souhaités.

Caractéristiques

- Expression du désir d'améliorer le concept de soi
- Expression de satisfaction relative au concept de soi, au sentiment de valeur personnelle, à l'exercice du rôle, à l'image corporelle, à l'identité personnelle ; expression de confiance en ses capacités
- Acceptation des forces et des limites personnelles
- Actions congruentes aux sentiments et aux pensées

Résultats escomptés (objectifs) et critères d'évaluation

- La personne accepte ses forces et ses limites.
- La personne participe à des programmes et à des activités visant à améliorer le concept de soi.
- La personne modifie son style de vie de manière à favoriser un concept de soi positif.
- La personne participe à des activités de famille ou de groupe qui valorisent le concept de soi.

Interventions

PRIORITÉ Nº 1 – Évaluer la situation de la personne et sa volonté de s'améliorer

- Déterminer ce que la personne pense d'elle-même. **Le concept de soi englobe le corps (image corporelle), le soi (identité) et l'estime de soi. La collecte de renseignements sur la perception que la personne a d'elle-même donne un fondement aux changements à apporter pour que son concept de soi s'améliore.**
- Évaluer l'accessibilité et la qualité du réseau de soutien formé par la famille et les amis. **La présence de gens qui appuient la personne et qui ont une attitude positive à son égard favorise l'amélioration du concept de soi.**
- Décrire la dynamique familiale actuelle et passée. **L'estime de soi commence à se former dès l'enfance et est influencée par la manière dont les proches perçoivent la personne. La dynamique familiale permet d'obtenir des renseignements sur le fonctionnement de la famille ; ces données aident les intervenants à élaborer un plan de soins visant l'amélioration du concept de soi.**
- Prendre note de la volonté de la personne de rechercher de l'aide et de sa motivation à s'améliorer. **Si elle a une image acceptable d'elle-même et si elle est prête à se regarder de manière réaliste, elle sera capable de progresser sur ce plan.**
- Définir le concept de soi de la personne en relation avec sa culture, ses idéaux et ses croyances religieuses. **Les particularités culturelles, qui sont transmises par la famille d'origine, façonnent l'image de soi de la personne.**
- Observer les comportements non verbaux de la personne et leur congruence avec ce qu'elle exprime verbalement. Discuter de la signification culturelle de la communication non verbale. **Les incohérences entre le discours et les attitudes non verbales doivent être relevées. L'interprétation des expressions non verbales est déterminée par la culture, et cette information doit être clarifiée afin d'éviter les malentendus.**

PRIORITÉ Nº 2 – Faciliter la croissance de la personne

- Établir une relation thérapeutique avec la personne : porter attention à ce qu'elle dit, la féliciter de ses efforts, entretenir une communication ouverte avec elle et recourir aux techniques de l'écoute active et à l'utilisation du « je ». **On crée ainsi un climat de confiance dans lequel la personne peut s'ouvrir et être honnête avec elle-même et les autres.**
- Accepter la façon dont la personne perçoit la situation. **Se garder de menacer son estime de soi ; lui donner l'occasion d'élaborer un plan réaliste en la matière.**
- L'amener à prendre conscience qu'elle doit améliorer ses habiletés de réflexion et d'analyse si elle veut rehausser son estime de soi.
- Discuter avec elle de la façon dont elle se perçoit ; relever ses idées fausses et ses propos dénigrants. Aborder les troubles de la pensée : raisonnement autoréférentiel (la personne croit que les autres ne voient que ses faiblesses ou ses limites), filtrage (elle choisit de ne voir que les choses négatives), dramatisation (elle s'attend toujours au pire). **Le fait de parler ouvertement de ces questions est propice au changement, car la personne peut alors déterminer les facteurs qui ont une incidence négative sur son estime de soi.**
- Demander à la personne de dresser une liste de ses réussites et de ses forces actuelles et passées, **de façon à souligner qu'elle connait et a connu le succès dans de nombreux cas**.
- Utiliser les messages au « je » plutôt que la louange. **Celle-ci est une stratégie de type directif qui vient de sources extérieures, alors que le message au « je » aide la personne à améliorer son estime de soi en s'appuyant sur ses forces.**
- Expliquer à la personne les effets de ses comportements et les possibilités qui s'offrent à elle et à ses proches. **L'inciter à repenser à ses motivations intérieures et aux mesures qu'elle peut prendre pour améliorer son estime de soi.**
- La féliciter de ses progrès. **Le renforcement positif l'amènera à élaborer des stratégies d'adaptation.**
- L'encourager à progresser à son rythme. **L'adaptation à un changement de l'image de soi dépend de la signification que la personne lui attribue et du degré de perturbation de son mode de vie.**
- Inciter la personne à participer à des activités, à faire de l'exercice et à rencontrer des gens, **afin qu'elle se sente mieux et qu'elle retrouve son énergie**.

PRIORITÉ Nº 3 – Favoriser l'amélioration du concept de soi de la personne

- Aider la personne à formuler des objectifs qu'elle peut atteindre. Lui faire des commentaires positifs chaque fois qu'elle montre,

par ses paroles ou son comportement, que son estime de soi s'est améliorée. **On augmente ainsi ses chances de réussite, et on accroit sa motivation à poursuivre ses efforts.**
- Adresser la personne à un orienteur professionnel ou à un conseiller en placement; la diriger vers des services d'éducation appropriés **afin de l'aider à améliorer ses habiletés professionnelles et sociales**.
- L'encourager à participer à des cours, à des activités ou à des loisirs qu'elle aime ou dont elle voudrait faire l'expérience. **Elle aura ainsi l'occasion d'acquérir des connaissances et des aptitudes qui peuvent augmenter son sentiment de réussite et améliorer son estime de soi.**
- Insister sur le fait que l'amélioration de l'estime de soi est un processus continu. **Mettre l'accent sur la nécessité de faire des efforts et de recevoir de l'aide afin de renforcer les nouveaux comportements et de favoriser l'épanouissement personnel.**
- Discuter avec la personne des manières de favoriser l'optimisme. **Cet ingrédient nécessaire au bonheur s'apprivoise.**
- Lui recommander de s'inscrire à des séances d'affirmation de soi, **où elle acquerra les habiletés nécessaires pour rehausser son estime de soi, interagir avec les autres et construire des relations saines**.
- Souligner l'importance d'une apparence soignée et d'une bonne hygiène. Aider la personne à acquérir les aptitudes qui lui permettront d'améliorer son apparence et ses choix vestimentaires, selon le cas. **Les gens qui se montrent sous leur meilleur jour se sentent mieux dans leur peau, et les autres ont une meilleure opinion d'eux.**

Information à consigner

Évaluations (initiale et subséquentes)
- Inscrire les données d'évaluation, notamment les commentaires de la personne et des autres, ainsi que les réussites présentes et passées.
- Noter les interactions de la personne avec les autres et les modifications de son style de vie.
- Préciser son degré de motivation à l'égard des changements à apporter.

Planification
- Rédiger le plan de soins et inscrire le nom de chacun des intervenants.
- Rédiger le plan d'enseignement.

Application et vérification des résultats

- Noter les réactions de la personne aux interventions et à l'enseignement, ainsi que les mesures qui ont été prises.
- Consigner les objectifs atteints ou les progrès accomplis vers leur réalisation.
- Relever les modifications apportées au plan de soins.

Plan de congé

- Noter les besoins à long terme de la personne et le nom des responsables des mesures à prendre.
- Consigner les demandes de consultation.

EXEMPLES TIRÉS DE LA CRSI (NOC) ET DE LA CISI (NIC)

- RÉSULTAT : Estime de soi
- INTERVENTION : Amélioration de l'estime de soi

CONFLIT

CONFLIT DÉCISIONNEL [préciser]

Taxinomie II : Principes de vie – Classe 3 : Congruence entre les valeurs/croyances/actes (00083)

[Mode fonctionnel de santé de Gordon : Cognition et perception]

Diagnostic proposé en 1988 ; révision effectuée en 2006

DÉFINITION ■ Incertitude quant à la ligne de conduite à adopter lorsque le choix entre des actes antagonistes implique un risque, une perte ou une remise en question des valeurs personnelles.

Facteurs favorisants

- Valeurs ou croyances personnelles incertaines ; impression que le système de valeurs est menacé
- Manque d'expérience dans la prise de décision ou obstacles à celle-ci
- Manque de renseignements pertinents ; sources d'information multiples ou divergentes
- Obligations morales d'agir ou de ne pas agir
- Lignes de conduite définies par des principes, des règles ou des valeurs d'ordre moral contradictoires
- Réseau de soutien déficient
- [Âge, stade de développement]
- [Réseau familial, facteurs socioculturels]
- [Degré de fonctionnement cognitif, émotionnel et comportemental]

Caractéristiques

- Hésitation entre plusieurs solutions; report de la prise de décision
- Verbalisation de l'incertitude quant aux choix à faire ou aux conséquences indésirables des mesures envisagées
- Verbalisation d'un sentiment de détresse devant une décision à prendre
- Signes physiques de tension ou de détresse (augmentation de la fréquence cardiaque ou de la tension musculaire, agitation, etc.)
- Remise en question des principes, des règles, des valeurs d'ordre moral ou des croyances personnelles devant une décision à prendre
- Égocentrisme

Résultats escomptés (objectifs) et critères d'évaluation

- La personne est consciente des aspects positifs et négatifs des choix possibles.
- La personne reconnait l'anxiété ou l'angoisse liées à une prise de décision difficile et est capable d'en parler.
- La personne précise ses valeurs et ses croyances.
- La personne se dit satisfaite de ses décisions.
- La personne répond à ses besoins psychologiques: expression pertinente des sentiments, reconnaissance des choix offerts, utilisation des ressources.
- La personne se montre calme et détendue.
- La personne ne présente aucun signe physique de détresse.

Interventions

PRIORITÉ N° 1 – Évaluer les facteurs favorisants

- Apprécier l'aptitude de la personne à gérer ses affaires. Le cas échéant, déterminer ceux qui ont le droit, selon la loi, d'intervenir au nom d'un enfant ou d'une personne majeure inapte (parents, conjoint, membre de la famille, tuteur, mandataire, curateur, etc.). **Il est important de savoir que les ruptures et les conflits familiaux peuvent compliquer le processus décisionnel.**
- Noter le degré d'indécision et de dépendance de la personne à l'égard d'autrui; vérifier si elle a accès à ses proches et si leur soutien est adéquat. Définir les liens de dépendance et de codépendance qui existent entre eux et qui ont des répercussions sur le comportement de la personne.
- Pratiquer l'écoute active. **On aide ainsi la personne à clarifier le problème et à rechercher des solutions.**

- Apprécier l'efficacité des moyens que la personne utilise pour résoudre ses problèmes.
- Noter l'intensité des signes physiques d'anxiété (augmentation de la fréquence cardiaque, de la tension musculaire, etc.).
- Relever les plaintes significatives de la personne : elle affirme qu'elle est incapable de trouver un sens à sa vie, que tout effort est futile, qu'elle se détache de Dieu ou de son entourage, etc.
- Vérifier sa compréhension des décisions à prendre en ce qui a trait à sa santé. **Si la personne saisit la situation de façon juste et claire, elle sera davantage en mesure de faire les choix qui sont les meilleurs pour elle.**

§ Consulter le diagnostic infirmier Détresse spirituelle, s'il y a lieu.

PRIORITÉ Nº 2 – Encourager la personne à utiliser des techniques de résolution de problèmes

- Veiller à ce que la personne soit dans un milieu sécurisant pendant qu'elle cherche à retrouver sa maitrise de soi.
- L'inciter à parler ouvertement de ses conflits et de ses inquiétudes.
- Accepter ses expressions verbales de colère et de culpabilité, tout en fixant des limites aux comportements inadaptés. **Ainsi, on assurera la sécurité de la personne.**
- Relever ses forces et ses stratégies d'adaptation (techniques de relaxation, expression des sentiments, etc.).
- Souligner les aspects positifs de l'expérience ; aider la personne à la considérer comme une occasion **de concevoir des solutions nouvelles et originales**.
- Corriger les idées fausses de la personne et lui fournir des données factuelles, **pour l'aider à prendre de bonnes décisions**.
- Lui donner l'occasion de faire des choix simples concernant ses soins personnels et ses activités quotidiennes, par exemple. Si elle décide de demeurer passive, respecter son choix. L'encourager à prendre des décisions de plus en plus complexes, selon ses progrès.
- Inciter l'enfant à faire des choix appropriés à son âge en ce qui concerne ses soins personnels, **de façon à accroître son estime de soi et sa capacité à mettre ses stratégies d'adaptation en pratique**.
- Discuter du facteur temps ; fixer des délais pour chacune des étapes de la progression de la personne et examiner avec elle les conséquences du report des décisions. **Ainsi, on facilitera la résolution du conflit.**
- Encourager la personne à utiliser la démarche de résolution de problèmes en l'appliquant à la situation actuelle.
- Lui proposer de dresser une liste des solutions possibles dans la situation (technique du brassage d'idées). Inviter ses proches

à participer à cette activité s'ils doivent prendre des décisions importantes : placer la personne dans un centre de soins prolongés, choisir des interventions appropriées si elle est toxicomane, etc.

- Aider la personne à formuler ses objectifs et à les mettre en ordre de priorité ; **ainsi, il sera plus facile de choisir, parmi les solutions envisagées, celle qui est la plus propice à résoudre le conflit**.
- Discuter avec la personne de ses problèmes d'ordre culturel ou spirituel ; les clarifier avec elle sans porter de jugement.

§ Consulter les diagnostics infirmiers Dynamique familiale perturbée, Dynamique familiale dysfonctionnelle, Stratégies d'adaptation familiale compromises et Détresse morale.

PRIORITÉ Nº 3 – Donner un enseignement visant le mieux-être de la personne

- Fournir à la personne l'occasion d'utiliser les techniques de résolution de conflits ; définir chacune des étapes du processus à mesure qu'elle y parvient.
- La féliciter de ses efforts et de ses progrès, **afin de l'encourager à poursuivre**.
- Inciter ses proches à lui offrir du soutien.
- Appuyer la personne dans ses décisions, surtout lorsque leurs conséquences sont imprévisibles ou difficiles à surmonter.
- L'inviter à participer à des séances de réduction du stress ou d'affirmation de soi.
- L'orienter vers des personnes-ressources, au besoin (membre du clergé, psychiatre, spécialiste en thérapie familiale ou conjugale, groupe de soutien pour toxicomanes, etc.).

Information à consigner

Évaluations (initiale et subséquentes)

- Inscrire les données d'évaluation, notamment les réactions comportementales de la personne et le degré de perturbation de son mode de vie.
- Noter le nom des gens qui sont touchés par le conflit.
- Préciser les croyances et les valeurs de la personne.

Planification

- Rédiger le plan de soins, préciser les interventions et inscrire le nom de chacun des intervenants.
- Rédiger le plan d'enseignement.

Application et vérification des résultats

- Noter les réactions de la personne et de ses proches aux interventions et à l'enseignement, ainsi que les mesures qui ont été prises.

- Noter dans quelle mesure la personne est capable d'exprimer ses sentiments et de reconnaitre les choix qui s'offrent à elle ; préciser la manière dont elle utilise les ressources.
- Consigner les objectifs atteints ou les progrès accomplis vers leur réalisation.
- Relever les modifications apportées au plan de soins.

Plan de congé

- Inscrire les recommandations relatives au plan de congé, les demandes de consultation, les mesures à prendre et le nom des personnes qui en sont responsables.

EXEMPLES TIRÉS DE LA CRSI (NOC) ET DE LA CISI (NIC)

- RÉSULTAT : Prise de décision
- INTERVENTION : Aide à la prise de décision

CONFUSION

CONFUSION AIGÜE

Taxinomie II : Perceptions/cognition – Classe 4 : Cognition (00128)
[Mode fonctionnel de santé de Gordon : Cognition et perception]
Diagnostic proposé en 1994 ; révision effectuée en 2006

DÉFINITION ■ Perturbation transitoire touchant la conscience, l'attention, la cognition et la perception, qui se développe sur une courte période.

Facteurs favorisants

- Abus d'alcool ou de drogues ; [réaction à un médicament ou à une interaction médicamenteuse ; anesthésie ou intervention chirurgicale ; déséquilibres métaboliques]
- Fluctuation du cycle veille-sommeil
- Âge dépassant 60 ans
- Délire [d'origine toxique, traumatique ou fébrile]
- Démence
- [Exacerbation d'une maladie chronique ; hypoxémie]
- [Douleur intense]

Caractéristiques

- Hallucinations [visuelles ou auditives]
- Fluctuation de la cognition ou du degré de conscience
- Fluctuation de l'activité psychomotrice [tremblements, mouvements]

- Agitation ou nervosité accrues
- Fausse interprétation des stimulus
- Manque de motivation pour amorcer ou mener à terme une activité ou une tâche précise
- [Réactions émotionnelles excessives]

Résultats escomptés (objectifs) et critères d'évaluation

- La personne recouvre et conserve son sens de la réalité et son degré de conscience.
- La personne comprend les facteurs favorisants, selon ses capacités.
- La personne apporte des changements dans son mode de vie ou son comportement afin de prévenir la réapparition du problème.

Interventions

PRIORITÉ N° 1 – Évaluer les facteurs favorisants

- Rechercher les facteurs favorisants : intervention chirurgicale récente, maladie aigüe, traumatisme ou chute, administration de plusieurs médicaments (polypharmacie), intoxication, toxicomanie, antécédents de convulsions, fièvre ou douleur, infection aigüe (surtout des voies urinaires chez la personne âgée), exposition à des substances toxiques, évènements traumatisants, changements dans l'environnement d'une personne atteinte de démence, déplacement dans un milieu différent ou parmi des gens inconnus. **La confusion aigüe peut découler de différentes causes (hypoxie, anomalies métaboliques ou électrolytiques, ingestion de toxines ou de médicaments, sepsie, carences nutritionnelles, troubles endocriniens, infections du système nerveux central [SNC] ou autres pathologies neurologiques, troubles psychiatriques aigus, etc.).**
- Déterminer s'il s'agit d'un cas de sevrage de drogue.
- Mesurer les signes vitaux **afin de déceler les indicateurs d'une altération de l'irrigation tissulaire (hypotension, tachycardie, tachypnée, etc.) ou d'une réaction au stress (tachycardie, tachypnée)**.
- Noter les médicaments et les drogues que la personne prend, en particulier les anxiolytiques, les barbituriques, le lithium, le méthyldopa, le disulfirame, la cocaïne, l'alcool, les amphétamines, les hallucinogènes, les opiacés **(associés à un risque élevé de confusion)**, ainsi que l'heure à laquelle elle les prend. **La prise de plusieurs médicaments en même temps (ex. : cimétidine + antiacide, digoxine + diurétique) augmente le risque de réaction indésirable et d'interaction médicamenteuse.**

- Prendre note du régime alimentaire de la personne et apprécier son état nutritionnel, **afin de déceler une éventuelle carence en nutriments essentiels ou en vitamines (en thiamine, par exemple) pouvant avoir un effet sur son état mental**.
- Noter les sentiments d'anxiété et de peur de la personne, ainsi que son état d'agitation.
- Étudier les résultats des examens de laboratoire : formule sanguine, hémoculture, saturation du sang en oxygène, dosage des électrolytes, ammoniémie, bilan hépatique, glucose sérique, analyse urinaire, analyse toxicologique, concentrations de médicaments (y compris le maximum et le minimum, selon le cas).
- Apprécier la qualité du sommeil et du repos de la personne ; noter l'insomnie ainsi que la privation ou l'excès de sommeil.

§ Consulter au besoin les diagnostics infirmiers Insomnie et Privation de sommeil.

PRIORITÉ Nº 2 – Déterminer le degré de confusion de la personne

- S'entretenir avec les proches de la personne pour recueillir des données sur son état antérieur, les changements qu'ils ont observés chez elle, le moment où ces modifications ont commencé à se manifester et les circonstances dans lesquelles elles apparaissent, **afin de clarifier la situation**.
- Évaluer l'état mental de la personne, ainsi que le degré d'altération de son orientation, de sa capacité de se concentrer, de suivre des directives, de communiquer et de comprendre ; noter également l'à-propos de ses réactions.
- Consigner les accès d'agitation, les hallucinations et les comportements violents, ainsi que le moment où ils ont lieu. **La personne qui présente un « syndrome vespéral » fonctionne bien lorsqu'il fait jour, mais devient désorientée lorsqu'il fait nuit.**
- Déterminer si l'état de la personne présente un danger pour elle ou pour les autres.

PRIORITÉ Nº 3 – Optimiser le fonctionnement de la personne et prévenir l'aggravation du problème

- Collaborer au traitement du trouble sous-jacent (intoxication médicamenteuse, toxicomanie, infection, hypoxémie, déséquilibre biochimique, déficit nutritionnel, douleur, etc.).
- Prendre note de l'efficacité du traitement médicamenteux et des effets secondaires possibles. Repérer les médicaments susceptibles d'entrainer un état confusionnel, notamment dans les cas de polypharmacie, et consulter le médecin afin de procéder aux changements requis.

- Orienter la personne par rapport au lieu, au personnel et aux soins, selon ses besoins. Lui décrire la réalité brièvement et clairement. S'abstenir de contester ses pensées illogiques **afin d'éviter de provoquer des réactions de défense**.
- Encourager les proches de la personne à l'orienter et à l'informer (ex.: en la tenant au courant de l'actualité et des évènements familiaux).
- Créer un climat de tranquillité autour de la personne; éviter le bruit et les autres stimulus excessifs, **afin de maintenir un environnement paisible**. Lui fournir suffisamment de stimulations sensorielles (installer près d'elle ses objets personnels, des photos, etc.).
- Inciter la personne à porter ses lunettes ou son appareil auditif.
- Lui donner des directives simples; lui laisser le temps dont elle a besoin pour répondre, communiquer et prendre des décisions.
- Assurer la sécurité de la personne (superviser ses activités, lever les ridelles de son lit, placer les objets dont elle a besoin et la sonnette d'appel à sa portée, libérer les passages, se procurer les aides techniques nécessaires, etc.).
- Noter les comportements qui signalent un risque de violence et prendre les mesures qui s'imposent.
- Administrer avec précaution les psychotropes prescrits, **afin de maitriser l'agitation et les hallucinations**.
- S'abstenir autant que possible d'utiliser des moyens de contention; **ainsi, on évitera d'empirer la situation et d'augmenter le risque de complication**.
- Organiser l'horaire des soins de façon à offrir des périodes de repos ininterrompues à la personne. Au coucher, lui administrer tel que prescrit un hypnotique à courte durée d'action (ex.: zopiclone). Les benzodiazépines ne sont pas recommandées.

PRIORITÉ Nº 4 – Donner un enseignement visant le mieux-être de la personne

- Expliquer à la personne les causes de son état, si elles sont connues. La confusion aigüe disparait habituellement une fois que la personne s'est remise des problèmes sous-jacents ou s'est adaptée à la situation, mais cet état peut au départ susciter des craintes chez la personne ou chez ses proches. **L'information sur les origines de la confusion et sur les traitements susceptibles d'améliorer l'état de la personne contribue à atténuer la peur et le sentiment d'impuissance.**
- Exposer la nécessité d'un suivi médical régulier **afin d'évaluer l'observance du traitement médicamenteux et de déceler les effets secondaires et les interactions qui pourraient résulter d'un usage inapproprié des médicaments**.

- Aider la personne à préciser ses besoins en ce qui concerne le traitement en cours; souligner la nécessité d'effectuer des évaluations périodiques, **afin d'intervenir sans délai**.
- Lui recommander de conserver ses lunettes ou son appareil auditif en bon état, **afin d'optimiser sa capacité de communiquer et d'interpréter les stimulus de l'environnement**.
- Discuter de la situation avec la famille et l'inciter à prendre part au processus de planification.
- Examiner avec la personne les conditions favorisant l'induction du sommeil (rituels du coucher, température ambiante confortable, literie et oreillers, élimination ou réduction des bruits, des stimulus et des visites impromptues).
- Diriger la personne et sa famille vers les services appropriés (rééducation cognitive, groupe d'entraide pour toxicomanes, clinique de surveillance du traitement médicamenteux, popote roulante, soins à domicile, centre de jour, etc.).

Information à consigner

Évaluations (initiale et subséquentes)

- Noter la nature, la durée et la fréquence du problème.
- Préciser le degré de fonctionnement actuel et antérieur de la personne, ainsi que l'incidence de ses lacunes sur son autonomie, son mode de vie et sa sécurité.

Planification

- Rédiger le plan de soins et inscrire le nom de chacun des intervenants.
- Rédiger le plan d'enseignement.

Application et vérification des résultats

- Noter les réactions de la personne aux interventions et les mesures qui ont été prises.
- Consigner les objectifs atteints ou les progrès accomplis vers leur réalisation.
- Relever les modifications apportées au plan de soins.

Plan de congé

- Noter les besoins à long terme de la personne et le nom des responsables des mesures à prendre.
- Consigner les ressources accessibles et les demandes de consultation.

EXEMPLES TIRÉS DE LA CRSI (NOC) ET DE LA CISI (NIC)

- RÉSULTAT : Capacités cognitives
- INTERVENTION : Conduite à tenir en cas de délirium

CONFUSION

RISQUE DE CONFUSION AIGÜE

Taxinomie II: Perceptions/cognition – Classe 4: Cognition (00173)
[Mode fonctionnel de santé de Gordon: Cognition et perception]
Diagnostic proposé en 2006

DÉFINITION ■ Risque de perturbation transitoire touchant la conscience, l'attention, la cognition et la perception, qui se développe sur une courte période.

Facteurs de risque

- Abus d'alcool ou de drogues
- Infection; rétention urinaire
- Douleur
- Fluctuation du cycle veille-sommeil
- Prise de médicaments ou de drogues (anesthésie, anticholinergiques, diphenhydramine, opioïdes, substances psychoactives, interactions médicamenteuses)
- Anomalies métaboliques (faible taux d'hémoglobine, déséquilibre électrolytique, déshydratation, rapport urée-créatinine élevé, hyperazotémie, malnutrition)
- Mobilité réduite; relâchement des mesures de contention
- Antécédents d'accident vasculaire cérébral; altération de la cognition; démence; privation sensorielle
- Âge dépassant 60 ans; sexe masculin

Remarque: Pour un diagnostic de risque, il n'y a ni signes ni symptômes (caractéristiques) puisque le problème n'existe pas encore; les interventions infirmières sont plutôt axées sur la prévention.

Résultats escomptés (objectifs) et critères d'évaluation

- La personne comprend les facteurs de risque qui s'appliquent à sa situation.
- La personne connait les mesures à adopter pour éliminer ou réduire le risque de confusion.

Interventions

■ PRIORITÉ Nº 1 – Évaluer les facteurs de risque

- Rechercher les facteurs de risque: traumatisme récent ou chute, administration de plusieurs médicaments (polypharmacie), intoxication, toxicomanie, antécédents de convulsions, fièvre ou douleur, infection aigüe, exposition à des substances toxiques, évènements traumatisants, changements dans le milieu d'une personne atteinte de démence, déplacement dans un environnement différent ou parmi des gens inconnus. **La confusion aigüe peut être induite par différentes causes (hypoxie, anomalies métaboliques ou électrolytiques, ingestion de toxines ou de médicaments, sepsie, carences nutritionnelles, troubles endocriniens, infections du système nerveux central [SNC] ou autres pathologies neurologiques, troubles psychiatriques aigus, etc.).**

- Déterminer s'il s'agit d'un cas de sevrage de drogue ou d'exacerbation d'un problème psychiatrique (trouble de l'humeur, trouble dissociatif, démence, etc.).
- Estimer le degré de fonctionnement de la personne, en particulier sa capacité d'assurer ses soins personnels et de se déplacer. **Les affections et les situations qui limitent la mobilité et l'autonomie (maladies physiques ou psychiatriques aigües ou chroniques et leurs traitements, traumatismes, immobilité prolongée, réclusion dans un milieu inconnu, privation sensorielle) augmentent le risque de confusion aigüe.**
- Prendre en considération les évènements (décès d'un conjoint ou d'un proche, absence d'un soignant auquel la personne est habituée, déménagement impliquant la perte d'un domicile de longue date, catastrophe naturelle, etc.) **susceptibles d'avoir un effet sur les perceptions, l'attention et la concentration**.
- Noter le régime alimentaire de la personne et apprécier son état nutritionnel, **afin de déceler une carence en nutriments essentiels ou en vitamines pouvant avoir un effet sur son état mental**.
- Apprécier la qualité du sommeil et du repos de la personne; noter l'insomnie ainsi que la privation ou l'excès de sommeil (consulter au besoin les diagnostics infirmiers Insomnie et Privation de sommeil).

PRIORITÉ Nº 2 – Réduire ou éliminer les facteurs de risque

- Collaborer au traitement du problème sous-jacent (intoxication médicamenteuse, toxicomanie, infection, hypoxémie, déséquilibre biochimique, déficit nutritionnel, douleur, etc.).
- Prendre note de l'efficacité du traitement médicamenteux de la personne et des effets secondaires possibles. Repérer les médicaments susceptibles d'entrainer un état confusionnel, notamment dans les cas de polypharmacie, et consulter le médecin afin de procéder aux changements requis.
- Administrer les médicaments prescrits (ex.: le soulagement de la douleur peut améliorer les réponses cognitives d'une personne âgée souffrant d'une fracture de la hanche).

- Orienter la personne par rapport à l'environnement, au personnel et aux soins, selon ses besoins.
- Encourager ses proches à l'orienter et à l'informer (en la tenant au courant de l'actualité et des évènements familiaux, par exemple).
- Créer un climat de tranquillité autour de la personne ; éviter le bruit et les autres stimulus excessifs, **afin de maintenir un environnement paisible**. Lui fournir suffisamment de stimulations sensorielles (installer près d'elle ses articles personnels ou des photos, faire jouer de la musique, organiser des activités, etc.).
- L'inciter à porter ses lunettes ou son appareil auditif, **afin qu'elle puisse mieux interpréter les stimulus provenant de l'environnement et mieux communiquer avec son entourage**.
- L'encourager à marcher dès qu'elle est en mesure de le faire, **car le mouvement contribue au bienêtre et réduit les effets de l'alitement ou de l'inactivité prolongés sur la perception sensorielle**.
- Assurer la sécurité de la personne (superviser ses activités, placer les objets dont elle a besoin et la sonnette d'appel à sa portée, libérer les passages, lui procurer une aide à la déambulation, lui fournir des indications et des instructions claires, etc.).

PRIORITÉ Nº 3 – Donner un enseignement visant le mieux-être de la personne

- Collaborer au traitement du problème sous-jacent ou des facteurs de risque **afin d'éviter ou de limiter les complications**.
- Souligner la nécessité d'un suivi médical régulier pour déceler les **effets secondaires des médicaments prescrits ou les réactions indésirables qu'ils peuvent causer (notamment la confusion)**.
- Assurer à la personne des périodes de repos ininterrompues.
- Examiner avec la personne les conditions favorisant l'induction du sommeil (rituels du coucher, température ambiante confortable, literie et oreillers, élimination ou réduction des bruits, des stimulus et des visites impromptues).
- Diriger la personne et ses proches vers des ressources appropriées (médecins spécialistes ou psychiatres, clinique de surveillance du traitement médicamenteux, groupe d'entraide pour toxicomanes, popote roulante, soins à domicile, centre de jour, etc.).

Information à consigner

Évaluations (initiale et subséquentes)

- Noter l'état de la personne et les facteurs de risque qui s'appliquent à sa situation.

- Apprécier le degré de fonctionnement de la personne, ainsi que l'incidence de son état sur son autonomie et sur sa capacité de répondre à ses besoins, notamment pour ce qui est de l'apport alimentaire et liquidien et de la prise de médicaments.

Planification
- Rédiger le plan de soins et inscrire le nom de chacun des intervenants.
- Rédiger le plan d'enseignement.

Application et vérification des résultats
- Noter les réactions de la personne aux interventions et les mesures qui ont été prises.
- Consigner les objectifs atteints ou les progrès accomplis vers leur réalisation.
- Relever les modifications apportées au plan de soins.

Plan de congé
- Noter les besoins à long terme de la personne et le nom des responsables des mesures à prendre.
- Consigner les ressources accessibles et les demandes de consultation.

EXEMPLES TIRÉS DE LA CRSI (NOC) ET DE LA CISI (NIC)
- RÉSULTAT : Capacités cognitives
- INTERVENTION : Orientation dans la réalité

CONFUSION

CONFUSION CHRONIQUE

Taxinomie II : Perceptions/cognition – Classe 4 : Cognition (00129)
[Mode fonctionnel de santé de Gordon : Cognition et perception]
Diagnostic proposé en 1994

DÉFINITION ■ Détérioration irréversible, de longue date ou progressive, des processus intellectuels et de la capacité d'interpréter les stimulus du milieu, qui se manifeste par des troubles de la mémoire, de l'orientation et du comportement.

Facteurs favorisants
- Maladie d'Alzheimer [démence de type Alzheimer]
- Psychose de Korsakoff
- Démence vasculaire

- Accident vasculaire cérébral
- Traumatisme crânien

Caractéristiques

- Signes cliniques de détérioration organique
- Difficulté à interpréter les stimulus et à y réagir
- Détérioration cognitive progressive ou de longue date
- Degré de conscience inchangé
- Socialisation perturbée
- Troubles de la mémoire à court ou à long terme
- Altération de la personnalité

Résultats escomptés (objectifs) et critères d'évaluation

- La personne ne court aucun danger et ne se blesse pas.
- La famille comprend la maladie, le pronostic et les besoins de la personne.
- La famille connait les mesures à prendre pour faire face à la situation et participe à ces mesures.
- La famille préserve au maximum l'autonomie de la personne, tout en s'assurant qu'elle ne court aucun danger.

Interventions

PRIORITÉ Nº 1 – Évaluer le degré de confusion de la personne

- Étudier les résultats des examens diagnostiques (tests mesurant la mémoire, l'orientation par rapport à la réalité, la capacité de se concentrer et de calculer, etc.). **L'évaluation globale de l'état de la personne pouvant être atteinte d'une maladie irréversible exige souvent plusieurs examens : outil standardisé d'évaluation de la confusion (Confusion Assessment Method [CAM]), miniexamen de l'état mental (Mini-Mental State Examination [MMSE]), échelle d'évaluation de la maladie d'Alzheimer (Alzheimer's Disease Assessment Scale-Cognitive [ADAS-cog]), échelle d'évaluation de la démence (Brief Dementia Severity Rating Scale [BDSRS]), échelle de compilation des troubles neuropsychiatriques (Neuropsychiatric Inventory [NPI]).**
- Apprécier la capacité de la personne à comprendre et à se faire comprendre.
- S'entretenir avec les proches de la personne pour recueillir des données sur son comportement habituel, sur la durée et l'évolution du problème, sur leur perception du pronostic et sur tout autre élément pertinent. **Si l'historique de la personne révèle un déclin insidieux sur plusieurs mois ou**

années et si la confusion s'accompagne de perceptions anormales, d'inattention et de problèmes de mémoire, il se peut qu'un diagnostic de démence s'applique.
- Vérifier si des interventions ont été tentées, qu'elles aient été ou non couronnées de succès.
- Prendre note des réactions de la personne au personnel soignant et de sa réceptivité par rapport aux interventions ; en tenir compte dans le plan de soins.
- Déterminer le degré d'anxiété de la personne dans différentes situations et consigner les comportements présentant un risque de violence.

■ PRIORITÉ Nº 2 – Prévenir toute nouvelle détérioration et maximiser les capacités fonctionnelles de la personne
- Collaborer au traitement des problèmes (infection, malnutrition, déséquilibre électrolytique, effets indésirables de médicaments, etc.) **pouvant engendrer ou exacerber la confusion, le malaise et l'agitation**.
- Maintenir le calme autour de la personne ; éliminer ou réduire les bruits et les stimulus **qui risquent de la rendre plus confuse ou plus agitée**.
- Discuter avec franchise et ouverture de la maladie et des capacités de la personne, ainsi que du pronostic qui s'y rapporte.
- Utiliser le toucher avec précaution. Prévenir la personne avant de l'approcher, **car l'effet de surprise peut induire des réactions négatives**.
- S'abstenir de contester les pensées illogiques de la personne **afin d'éviter de provoquer des réactions de défense**.
- S'exprimer à l'aide d'affirmations positives ; guider la personne en lui offrant des choix entre deux possibilités. Simplifier ses tâches et ses routines **afin de réduire l'agitation provoquée par un trop grand nombre d'options ou de demandes**.
- Soutenir les efforts de la personne pour communiquer. Prêter attention aux signes d'augmentation de la frustration, de la peur ou du sentiment de persécution.
- Inciter les proches de la personne à l'orienter par rapport à la réalité, en la tenant au courant de l'actualité et des évènements familiaux, par exemple.
- Orienter la personne par rapport aux gens et à l'environnement au moyen d'horloges, de calendriers, d'objets personnels, de décorations soulignant les principales fêtes de l'année, etc. L'encourager à se joindre à un groupe de resocialisation.
- La laisser se livrer à la réminiscence ou évoluer dans sa propre réalité si ça ne nuit pas à son bienêtre.
- Prendre les mesures nécessaires pour assurer la sécurité de la personne (la superviser dans ses activités, lui faire porter un

bracelet d'identité, ranger ses médicaments en lieu sûr, réduire la température du chauffe-eau, etc.).

- Établir des limites pour ce qui est des comportements dangereux ou inappropriés, en demeurant à l'affut des risques de violence.
- Éviter autant que possible l'emploi de moyens de contention. Le cas échéant, utiliser une camisole de contention plutôt que des sangles aux poignets. **Les moyens de contention peuvent prévenir les chutes, mais ils tendent à rendre la personne plus agitée et angoissée, et ils comportent certains risques.**
- Administrer les médicaments prescrits (antidépresseurs, antipsychotiques, etc.). Apprécier leur action thérapeutique et les interactions médicamenteuses possibles, en prêtant attention aux réactions indésirables et aux effets secondaires. **Ces substances aident à maitriser les symptômes de psychose, la dépression ou les comportements agressifs, mais il faut les administrer avec précaution.**

§ Consulter les diagnostics infirmiers Confusion aigüe, Troubles de la mémoire et Communication verbale altérée pour obtenir une description des autres interventions recommandées.

PRIORITÉ Nº 3 – Aider les proches de la personne à s'adapter à la situation

- Préciser les ressources de la famille et sa capacité à s'occuper de la personne.
- Assurer la participation des proches à la planification et à la prestation des soins, selon les besoins et selon leur désir d'engagement. Demeurer en interaction régulière avec eux, **afin de leur transmettre l'information pertinente, de modifier le plan de soins, d'obtenir leurs avis et de leur offrir un soutien**.
- Discuter avec eux du fardeau de l'aidant naturel et des signes d'épuisement, s'il y a lieu.
- Leur fournir du matériel éducatif, des bibliographies, une liste de ressources auxquelles ils peuvent faire appel, des renseignements sur l'aide en ligne et les sites web pertinents, **afin de les aider à s'adapter à la situation ou à assumer le rôle d'aidant auprès d'une personne nécessitant des soins à long terme**.
- Inventorier les ressources communautaires (association de familles vivant avec une personne souffrant de la maladie d'Alzheimer, de troubles apparentés ou d'un traumatisme crânien, groupe de soutien pour ainés, clergé, services sociaux, soins de répit) **qui pourraient fournir de l'aide à la personne ou à ses proches et les aider à résoudre leurs problèmes**.

§ Consulter le diagnostic infirmier Risque de tension dans l'exercice du rôle de l'aidant naturel.

PRIORITÉ Nº 4 – Donner un enseignement visant le mieux-être de la personne et de sa famille

- Discuter de l'état de la personne et de la nature des troubles dont elle est atteinte (affection chronique stable, progressive ou dégénérative). Aborder les questions relatives au traitement et expliquer le type de suivi nécessaire **pour favoriser le maintien maximal de ses capacités fonctionnelles**.
- Préciser les besoins de la personne, notamment en matière de socialisation ; répertorier les services dont elle pourrait bénéficier, en tenant compte de son âge.
- Élaborer le plan de soins avec la famille **afin d'aider la personne et son entourage à combler leurs besoins respectifs**.
- Diriger la personne et ses proches vers les services appropriés (popote roulante, centre de jour pour adultes, service de soins à domicile, soins de répit, etc.).

Information à consigner

Évaluations (initiale et subséquentes)

- Inscrire les données d'évaluation, notamment le degré de fonctionnement de la personne et les changements prévus dans sa situation.
- Souligner les problèmes de sécurité.

Planification

- Rédiger le plan de soins et inscrire le nom de chacun des intervenants.

Application et vérification des résultats

- Noter les réactions de la personne aux interventions et les mesures qui ont été prises.
- Consigner les objectifs atteints ou les progrès accomplis vers leur réalisation.
- Relever les modifications apportées au plan de soins.

Plan de congé

- Noter les besoins à long terme de la personne et de ses proches, ainsi que le nom des responsables des mesures à prendre.
- Consigner les ressources accessibles et les demandes de consultation.

EXEMPLES TIRÉS DE LA CRSI (NOC) ET DE LA CISI (NIC)

- RÉSULTAT : Orientation cognitive
- INTERVENTION : Conduite à tenir devant une démence

CONNAISSANCES

CONNAISSANCES INSUFFISANTES (préciser)

Taxinomie II: Perceptions/cognition – Classe 4: Cognition (00126)
[Mode fonctionnel de santé de Gordon: Cognition et perception]
Diagnostic proposé en 1980

DÉFINITION ■ Absence ou manque d'information, ou encore incapacité d'expliquer ses connaissances sur un sujet donné. [La personne ou ses proches n'ont pas les renseignements nécessaires pour faire des choix éclairés concernant la situation de la personne, son plan de traitement ou les changements à apporter à son mode de vie.]

Facteurs favorisants

- Manque d'expérience quant à la situation
- Fausse interprétation de l'information [renseignements erronés ou incomplets]
- Difficulté d'accès aux sources d'information
- Manque de mémoire
- Déficit cognitif
- Manque d'intérêt à apprendre [absence de questions de la part de la personne]

Caractéristiques

- Verbalisation du problème
- Incapacité de suivre correctement les directives reçues
- Échec à un test
- Comportements inopportuns ou démesurés (hystérie, agressivité, agitation, apathie)
- [Demandes d'information]
- [Apparition d'une complication qu'on aurait pu prévenir]

Résultats escomptés (objectifs) et critères d'évaluation

- La personne participe au processus d'apprentissage.
- La personne désigne les obstacles à son apprentissage et prend les mesures appropriées pour les contrer.
- La personne montre un regain d'intérêt et assume la responsabilité de son apprentissage en s'informant et en posant des questions.
- La personne comprend son problème ou sa situation et le traitement requis.

- La personne établit des liens entre le processus physiopathologique, les signes, les symptômes et les causes.
- La personne comprend et exécute correctement les procédures présentées.
- La personne intègre les changements qui s'imposent dans son mode de vie et participe activement au programme thérapeutique.

Interventions

PRIORITÉ Nº 1 – Évaluer la disposition de la personne à apprendre et ses besoins en la matière

- Estimer les connaissances de la personne par rapport à la situation actuelle et préciser les compétences en matière d'apprentissage dont elle a besoin pour y faire face.
- Apprécier l'aptitude, la motivation ou la réticence de la personne à apprendre. **Il se peut que, pour des raisons d'ordre physique, affectif ou mental, elle soit incapable d'assimiler des données à ce moment-ci.**
- Rechercher les signes d'évitement quant à l'information. **Il est possible que la personne ne soit pas prête à l'assimiler. Cependant, si elle comprend les conséquences négatives d'un manque de connaissances, elle pourrait devenir plus ouverte aux apprentissages.**
- Dresser une liste des proches qui ont eux aussi besoin d'information (parents, aidant naturel, conjoint, etc.).

PRIORITÉ Nº 2 – Évaluer les autres facteurs influant sur le processus d'apprentissage

- Noter les facteurs d'ordre personnel (âge, stade de développement, sexe, milieu social et culturel, religion, expériences de vie, degré de scolarité, équilibre affectif, etc.) qui peuvent jouer sur ce plan.
- Déceler les obstacles à l'apprentissage : barrières linguistiques (la personne est incapable de lire ; elle parle et comprend une autre langue que celle du professionnel de la santé) ; déficits physiques (troubles cognitifs, aphasie, dyslexie) ; état de santé (maladie aigüe, intolérance à l'activité) ; matière difficile à assimiler.
- Apprécier les aptitudes de la personne et les occasions qu'offre la situation. **Il peut être nécessaire de fournir l'information aux proches et à l'aidant naturel.**

PRIORITÉ Nº 3 – Évaluer la motivation de la personne à poursuivre l'apprentissage

- S'enquérir des facteurs de motivation de la personne (ex. : elle doit cesser de fumer parce qu'elle est atteinte d'un cancer du poumon à un stade avancé ; elle désire perdre du poids parce qu'un membre de sa famille est décédé des suites de complications liées à l'obésité). **La motivation peut être déterminée par un stimulus négatif (le cancer du poumon) ou positif (le désir de veiller à son état de santé général).**

- Fournir seulement l'information pertinente dans le contexte afin d'éviter une surcharge qui risquerait de décourager la personne.
- Exercer le renforcement positif **pour inciter la personne à poursuivre ses efforts** ; éviter le renforcement négatif (critique, menaces).

PRIORITÉ N° 4 – Établir un ordre de priorité avec la personne

- Amener la personne à repérer son besoin d'apprentissage le plus important et en discuter avec elle. **Ainsi, on pourra dès le départ adapter le plan d'enseignement à la situation.**
- Lui demander de préciser ses autres besoins d'apprentissage et en parler avec elle. Adapter l'information en fonction de ses désirs, de ses besoins, de ses valeurs et de ses croyances ; **la personne se sentira alors compétente et respectée**.
- Distinguer l'information standard de celle qui est indispensable à la promotion de la santé et au rétablissement. **On est ainsi en mesure de circonscrire les données qui pourront être fournies plus tard.**

PRIORITÉ N° 5 – Établir le contenu à intégrer à l'enseignement

- Dresser la liste des notions cognitives que la personne devra se rappeler (domaine du savoir).
- Faire une liste des éléments de contenu reliés à des émotions, à des attitudes et à des valeurs (domaine du savoir-être).
- Dresser la liste des habiletés (psychomotrices, interpersonnelles, intellectuelles ou autres) que la personne devra acquérir (domaine du savoir-faire).

PRIORITÉ N° 6 – Fixer des objectifs d'apprentissage

- Énoncer les objectifs clairement, dans les mots de la personne, **afin de répondre à ses besoins**.
- Formuler les résultats escomptés.
- Préciser le degré de réussite acceptable et le temps requis pour y arriver ; évaluer s'il s'agit de buts à court ou à long terme.
- Inclure des objectifs d'ordre affectif (réduction du stress, par exemple).

PRIORITÉ N° 7 – Déterminer les méthodes d'enseignement à utiliser

- Repérer le meilleur mode d'apprentissage de la personne (visuel, auditif, kinesthésique, gustatif ou olfactif) et s'en servir dans l'enseignement, **afin de faciliter l'assimilation et le rappel de l'information**.

- Susciter l'intérêt de la personne et de ses proches en variant les méthodes utilisées : matériel d'enseignement adapté à son âge ainsi qu'à ses aptitudes en lecture et en écriture, matériel audiovisuel, périodes de questions, discussions, etc.
- Mettre la personne en contact avec des gens qui ont des problèmes, des préoccupations ou des besoins semblables aux siens (conférences, groupes de soutien), **afin de lui donner l'occasion de partager ses expériences et d'explorer de nouvelles stratégies**.
- Encourager la personne à participer à l'établissement des objectifs et du contrat d'apprentissage, **afin de préciser les attentes de chacun**.
- Choisir les méthodes en tenant compte des individus et des situations : séances d'information avec l'équipe interdisciplinaire, enseignement par les pairs, etc.

PRIORITÉ Nº 8 – Faciliter l'apprentissage

- Utiliser des phrases courtes et des notions simples. Répéter ou résumer au besoin.
- Employer des gestes et des expressions faciales qui facilitent la compréhension de l'information.
- Discuter d'un seul sujet à la fois ; ne pas donner trop d'information durant une rencontre.
- Fournir à la personne de l'information et des directives écrites ainsi que des modules d'autoapprentissage à consulter au besoin. **On renforce ainsi le processus d'apprentissage ; de plus, ces outils aident la personne à progresser à son rythme.**
- Adapter le rythme et l'horaire des séances d'information et des activités d'apprentissage aux besoins de la personne. Évaluer avec elle l'efficacité de ces activités.
- Susciter la participation de la personne pendant les séances d'information et au moment de l'évaluation.
- Créer un climat propice à l'apprentissage.
- Maitriser les facteurs relevant de l'enseignant : vocabulaire, vêtements, style, connaissance du sujet, aptitude à communiquer l'information de manière efficace, etc.
- Appuyer d'abord l'enseignement sur des notions qui sont familières à la personne, puis progresser vers de nouveaux éléments en allant du plus simple au plus complexe. **De cette façon, on éveillera son intérêt tout en évitant la surcharge d'information.**
- Modifier la séquence des éléments d'information de manière à tenir compte de l'anxiété de la personne ou de toute autre émotion forte qui peuvent entraver le processus d'apprentissage. **Il s'agit de désamorcer les sentiments qui peuvent nuire à l'assimilation des données.**

- Confier un rôle actif à la personne dans le processus d'apprentissage **afin de lui donner le sentiment qu'elle a un pouvoir sur la situation, mais aussi de déterminer si elle a assimilé la nouvelle information et si elle l'utilise**.
- Lui fournir une rétroaction (renforcement positif), ainsi qu'une évaluation de ses apprentissages théoriques et de son acquisition d'habiletés.
- Lui servir de modèle, répondre avec précision à ses questions et poursuivre l'enseignement pendant la prestation des soins courants, le service des repas, la distribution des médicaments ou l'exécution de toute autre activité de soins infirmiers. **L'enseignement n'est pas toujours structuré: il peut aussi se faire de manière spontanée ou de façon continue.**
- Inviter la personne à employer l'information dans différents contextes (situationnel, environnemental ou personnel), **afin de donner un sens aux apprentissages**.

PRIORITÉ Nº 9 – Donner un enseignement visant le mieux-être de la personne

- Lui fournir les coordonnées d'une personne **qui pourra, après son congé, répondre à ses questions et confirmer l'exactitude de l'information reçue**.
- Inventorier les groupes de soutien et les services communautaires pertinents.
- Proposer à la personne des sources d'information complémentaires (livres, périodiques, cassettes audios et vidéos, sites web, etc.). **Elles l'aideront à approfondir ses connaissances et lui permettront d'apprendre à son rythme.**

Information à consigner

Évaluations (initiale et subséquentes)

- Inscrire les données d'évaluation, le mode d'apprentissage favori de la personne, ses besoins et les obstacles à l'assimilation de l'information (agressivité, manque d'à-propos, etc.).

Planification

- Rédiger le plan d'apprentissage et inscrire les méthodes à utiliser ainsi que le nom des divers intervenants.
- Rédiger le plan d'enseignement.

Application et vérification des résultats

- Noter les réactions de la personne et de ses proches au programme d'apprentissage, ainsi que les mesures qui ont été prises. Inscrire la manière dont ils appliquent leurs nouvelles connaissances.

- Consigner les objectifs atteints ou les progrès accomplis vers leur réalisation.
- Noter les modifications apportées au plan de soins.

Plan de congé

- Consigner les besoins supplémentaires sur les plans de l'apprentissage et de l'orientation.

EXEMPLES TIRÉS DE LA CRSI (NOC) ET DE LA CISI (NIC)

- RÉSULTAT : Connaissance [choisir parmi les 42 options]
- INTERVENTION : Facilitation de l'apprentissage

CONNAISSANCES

MOTIVATION À AMÉLIORER SES CONNAISSANCES (préciser)

Taxinomie II : Perceptions/cognition – Classe 4 : Cognition (00161)
[Mode fonctionnel de santé de Gordon : Cognition et perception]
Diagnostic proposé en 2002

DÉFINITION ■ Présence ou acquisition d'information cognitive relative à un sujet déterminé, suffisante pour atteindre les objectifs de santé et pouvant être renforcée.

Note de l'adaptatrice : Pour les diagnostics de promotion de la santé ou de bienêtre, il n'y a pas de facteurs favorisants ; la motivation de la personne, de la famille et de la collectivité est appuyée par les caractéristiques, et les interventions infirmières sont axées sur les changements souhaités.

Caractéristiques

- Expression, par la personne, de son intérêt à apprendre
- Démonstration de sa compréhension du sujet
- Description d'expériences antérieures se rapportant au sujet
- Comportement congruent aux connaissances

Résultats escomptés (objectifs) et critères d'évaluation

- La personne assume la responsabilité de son apprentissage et cherche des réponses à ses questions.
- La personne vérifie l'exactitude des sources d'information.
- La personne montre une bonne compréhension des connaissances acquises.
- La personne utilise ces dernières pour élaborer un programme personnel visant l'atteinte de ses objectifs et la satisfaction de ses besoins en matière de santé.

Interventions

PRIORITÉ Nº 1 – Élaborer un plan d'enseignement

- Vérifier les connaissances de la personne sur des aspects précis se rapportant à la situation, **afin de confirmer l'exactitude et l'exhaustivité des connaissances sur lesquelles se fondera l'apprentissage**.
- Déterminer les facteurs de motivation et les attentes de la personne à l'égard de l'apprentissage. **Ainsi, on peut recueillir des renseignements utiles pour l'établissement des objectifs et le choix de l'information à fournir.**
- Aider la personne à choisir ses objectifs. **De cette manière, on peut structurer les connaissances et mesurer la progression de l'apprentissage.**
- Préciser les méthodes que la personne privilégie (méthode auditive, visuelle, interactive ou pratique) **afin de choisir la meilleure approche pour faciliter le processus d'apprentissage**.
- Prendre note des facteurs personnels (âge, stade de développement, sexe, influences sociales et culturelles, religion, expériences vécues, degré d'éducation) **qui pourraient avoir une incidence sur le mode d'apprentissage ou le choix des sources d'information**.
- Déceler les obstacles à l'apprentissage : barrières linguistiques (la personne ne peut pas parler, ne parle ni ne comprend la langue du professionnel de la santé, est dyslexique, etc.) ; facteurs physiques (déficits sensoriels comme les troubles de l'ouïe et de la vue, l'aphasie, etc.) ; état de santé (maladie aigüe, intolérance à l'activité, etc.) ; matière difficile à assimiler. **Ainsi, on peut satisfaire les besoins particuliers de la personne afin que l'apprentissage soit réussi.**

PRIORITÉ Nº 2 – Faciliter l'apprentissage

- Fournir l'information sous des formes qui conviennent au mode d'apprentissage préféré de la personne (cassettes audios ou vidéos, documents imprimés, cours ou conférences, sites web). **L'utilisation de divers supports favorise l'apprentissage et le rappel de l'information.**
- Renseigner la personne sur les sources d'information complémentaires ou externes (bibliographies, sites web, etc.). **L'inciter à poursuivre son apprentissage à son rythme.**
- Discuter des moyens de vérifier l'exactitude des sources d'information, **afin de pousser la personne à chercher des occasions d'apprentissage tout en réduisant le risque qu'elle prête foi à des données erronées ou non prouvées susceptibles d'avoir une influence néfaste sur son bienêtre**.
- Inventorier les groupes de soutien et les services communautaires accessibles, **afin de permettre à la personne de trouver**

des modèles de rôles, d'acquérir de nouvelles aptitudes, d'envisager des stratégies originales pour résoudre son problème, etc.

- Se rappeler que la personne a accès à des sources de renseignements informelles et que certains modèles de rôles peuvent l'influencer dans son processus d'apprentissage (modèles dans la collectivité et parmi les collègues, rétroaction d'un groupe de soutien, publicité imprimée, musique ou vidéo à la mode, etc.). **Il est important que l'infirmière soit en mesure de répondre aux questions soulevées par des données contradictoires pouvant compromettre le processus.**

PRIORITÉ Nº 3 – Favoriser le mieux-être de la personne

- Aider la personne à trouver des moyens d'intégrer l'information et de la mettre en pratique dans différents contextes (situationnel, environnemental, personnel), **de façon à accroitre la volonté d'apprendre et à faciliter le rappel de l'information.**
- L'inciter à tenir un journal, à noter des données ou à tracer des graphiques. **Elle aura ainsi l'occasion de procéder à une autoévaluation des effets de l'apprentissage: meilleure prise en charge d'une maladie chronique, réduction des facteurs de risque, acquisition de nouvelles aptitudes, etc.**

Information à consigner

Évaluations (initiale et subséquentes)

- Inscrire les données d'évaluation, incluant le mode d'apprentissage de la personne, ses besoins et les obstacles qu'elle rencontre dans ce domaine.
- Noter ses attentes et son degré de motivation relativement à l'apprentissage.

Planification

- Rédiger le plan d'apprentissage et inscrire les méthodes à utiliser ainsi que le nom des divers intervenants.
- Rédiger le plan d'enseignement.

Application et vérification des résultats

- Noter les réactions de la personne et de ses proches au programme d'apprentissage, ainsi que les mesures qui ont été prises.
- Noter la façon dont la personne et ses proches appliquent leurs nouvelles connaissances.
- Consigner les objectifs atteints ou les progrès accomplis vers leur réalisation.
- Inscrire les modifications apportées au style de vie et au plan de soins.

Plan de congé

- Consigner les demandes de consultation et les besoins supplémentaires en matière d'apprentissage.

EXEMPLES TIRÉS DE LA CRSI (NOC) ET DE LA CISI (NIC)

- RÉSULTAT : Connaissance [choisir parmi les 42 options]
- INTERVENTION : Éducation individuelle

CONSTIPATION

CONSTIPATION

Taxinomie II : Élimination/échange – Classe 2 : Système gastro-intestinal (00011)

[Mode fonctionnel de santé de Gordon : Élimination]

Diagnostic proposé en 1975 ; révision effectuée en 1998 par le groupe de recherche pour le développement et la classification des diagnostics infirmiers (NDEC)

DÉFINITION ■ Diminution de la fréquence habituelle des selles, accompagnée d'une défécation difficile ou incomplète, ou de l'émission de selles dures et sèches.

Facteurs favorisants

Facteurs fonctionnels

- Habitudes de défécation irrégulières ; difficultés associées à l'utilisation des toilettes (accessibilité, position pour la défécation, intimité)
- Activité physique insuffisante ; faiblesse des muscles abdominaux
- Changements récents dans l'environnement
- Habitude de nier ou de négliger le besoin urgent de déféquer

Facteurs psychologiques

- Stress affectif ; dépression ; confusion mentale

Facteurs pharmacologiques

- Hypolipémiants ; abus de laxatifs
- Antiacides à base de sels d'aluminium ; anticholinergiques ; antidépresseurs ; antiinflammatoires non stéroïdiens ; carbonate de calcium ; diurétiques ; inhibiteurs calciques ; opioïdes ; phénothiazines ; sédatifs ; sels de bismuth ; sels de fer ; sympathomimétiques ; anticonvulsivants

Facteurs mécaniques
- Hémorroïdes ; grossesse ; obésité
- Abcès ou ulcère rectal, prolapsus rectal ; sténose ou fissures anorectales ; rectocèle
- Hypertrophie de la prostate ; occlusion postchirurgicale
- Atteinte neurologique ; maladie de Hirschsprung
- Déséquilibre électrolytique
- Tumeurs

Facteurs physiologiques
- Mauvaises habitudes alimentaires ; alimentation pauvre en fibres ; apport liquidien insuffisant, déshydratation ; changement dans le choix des aliments
- Dentition ou hygiène buccale inadéquate
- Diminution du péristaltisme intestinal

Caractéristiques
- Changement dans les habitudes d'élimination intestinale ; incapacité d'émettre une selle ; diminution de la fréquence et du volume des selles
- Augmentation de la pression abdominale ; sensation de plénitude ou de pression rectale
- Selles sèches, dures, moulées
- Efforts [excessifs] à la défécation ; [sensation d'évacuation incomplète]
- Douleurs abdominales ; douleur à la défécation
- Bruit sourd à la percussion abdominale ; bruits intestinaux hypoactifs [un ou deux en deux minutes] ou hyperactifs [presque en continu] à l'auscultation ; borborygmes
- Distension de l'abdomen ; sensibilité abdominale avec ou sans résistance musculaire à la palpation ; masse palpable dans l'abdomen ou le rectum
- Ballonnement important ; anorexie
- Présence de selles molles et pâteuses dans le rectum ; suintement de selles liquides
- Présence de sang rouge vif sur les selles
- Nausées, vomissements, céphalées, indigestion
- Fatigue généralisée
- Manifestations atypiques chez la personne âgée (modification de l'état mental, incontinence urinaire, chutes inexpliquées, élévation de la température corporelle)

Résultats escomptés (objectifs) et critères d'évaluation
- La personne acquiert ou reprend des habitudes d'élimination intestinale normales pour elle.

- La personne comprend les facteurs liés à son problème ainsi que les interventions ou les solutions s'appliquant à sa situation.
- La personne modifie ses comportements et son mode de vie de manière à prévenir la réapparition du problème.
- La personne participe, au besoin, à un programme de rééducation intestinale.

Interventions

PRIORITÉ Nº 1 – Déterminer les facteurs favorisants

- Passer en revue les antécédents médicaux et chirurgicaux de la personne (troubles cognitifs, métaboliques, neurologiques, endocriniens ou intestinaux [syndrome du côlon irritable, occlusion intestinale ou tumeur], grossesse, opérations antérieures, âge avancé, immobilité, etc.).
- Passer en revue le régime alimentaire quotidien de la personne. Noter les facteurs buccaux ou dentaires **qui peuvent influer sur l'apport alimentaire**.
- Calculer l'apport liquidien de la personne **afin d'évaluer son équilibre hydrique**.
- Noter les médicaments utilisés, leurs effets secondaires et leurs interactions (opioïdes, analgésiques, antidépresseurs, anticonvulsivants, antiacides contenant de l'aluminium, chimiothérapie, fer, substance de contraste, corticostéroïdes, etc.), **qui peuvent causer ou exacerber la constipation**.
- Noter le degré d'énergie et d'activité de la personne, ainsi que ses comportements en matière d'exercice physique. **La sédentarité peut modifier les habitudes d'élimination intestinale.**
- Recueillir de l'information sur les sources de stress dans la vie de la personne (relations personnelles, facteurs professionnels, problèmes financiers). **Certaines personnes ne prennent pas le temps nécessaire à l'instauration de bonnes habitudes d'élimination intestinale ou souffrent des effets gastrointestinaux du stress.**
- Vérifier auprès de la personne si elle a accès aux toilettes, si elle est capable de les utiliser et de procéder aux mesures d'hygiène requises, et si elle a l'intimité souhaitée.
- Inspecter la région périnéale si la personne se plaint de douleurs à la défécation, afin de voir s'il y a des hémorroïdes, des fissures, des ruptures de l'épiderme ou d'autres anomalies.
- Préciser les habitudes de la personne en ce qui a trait à l'usage des laxatifs et des lavements. Vérifier s'il y a abus de laxatifs (d'après les données fournies par la personne ou d'après les signes observés par l'infirmière).
- Palper l'abdomen **afin de déceler un ballonnement ou une masse**.
- Rechercher la présence d'un fécalome, s'il y a lieu.

- Collaborer aux épreuves diagnostiques (examens radiologiques, échographie abdominale, tomodensitométrie abdominale, proctosigmoïdoscopie, étude du transit colique, dépistage de sang occulte dans les selles, etc.) **afin de déceler d'autres facteurs favorisants**.

PRIORITÉ Nº 2 – Déterminer les habitudes d'élimination normales de la personne

- Recueillir des données auprès de la personne sur ses habitudes normales d'élimination et sur son problème de constipation (elle est incapable de déféquer lorsqu'elle se trouve à l'extérieur de chez elle, ses selles sont très dures et elle déploie des efforts excessifs pour déféquer, elle éprouve des douleurs anales, etc.).
- Noter les facteurs qui stimulent l'activité intestinale de la personne (caféine, marche, prise de laxatifs) et ceux qui l'entravent (prise d'opioïdes contre la douleur, incapacité de se rendre aux toilettes, chirurgie pelvienne).

PRIORITÉ Nº 3 – Évaluer les caractéristiques du mode d'élimination actuel de la personne

- Noter la couleur, l'odeur, la consistance, la quantité et la fréquence des selles **afin de disposer des données de base permettant d'évaluer les changements subséquents**.
- Recueillir des données sur la durée du problème et les inquiétudes qu'il suscite chez la personne (il est possible qu'elle se sente moins désemparée si elle fait face à un problème de constipation chronique que si elle souffre d'une constipation en situation aigüe postopératoire). **La réaction de la personne n'est pas toujours proportionnelle à la gravité du problème.**
- Ausculter les bruits intestinaux **afin d'en préciser le siège et les caractéristiques**.
- Prendre en note les moyens que la personne utilise pour remédier à son problème (laxatifs, suppositoires, lavements, etc.) et documenter les échecs ou le manque d'efficacité.

PRIORITÉ Nº 4 – Favoriser le retour à des habitudes d'élimination intestinale normales

- Expliquer à la personne en quoi consiste un régime alimentaire équilibré, riche en fibres et en cellulose (fruits, légumes, grains complets), et l'inciter à l'adopter ; lui recommander de prendre des suppléments de fibres (son de blé, psyllium) **afin d'augmenter le volume du bol fécal et de faciliter ainsi le transit intestinal**. **Remarque :** Les modifications au régime alimentaire ont des effets à long terme sur l'amélioration du fonctionnement intestinal ; elles ne sont pas recommandées en présence d'une constipation aigüe.

- Inciter la personne à boire suffisamment de liquides, notamment des jus de fruits riches en fibres; lui recommander de prendre des liquides chauds et stimulants (eau chaude, café, thé), **afin d'augmenter la teneur en eau du bol fécal et de faciliter ainsi le transit intestinal**.
- L'encourager à accroitre son degré d'activité ou d'exercice, dans les limites de ses capacités, **afin de stimuler le péristaltisme**.
- Fixer un horaire régulier pour la défécation et assurer l'intimité de la personne (utiliser la salle de bain ou la chaise d'aisance de préférence au bassin hygiénique), **afin qu'elle puisse répondre adéquatement à son besoin de déféquer**.
- Collaborer au traitement du problème de santé sous-jacent à la constipation, le cas échéant.
- Administrer des agents de masse, des émollients fécaux ou des stimulants légers selon l'ordonnance médicale; le faire régulièrement si l'état de la personne le nécessite (ex.: si elle reçoit des opioïdes, si elle est immobilisée ou si son degré d'activité est réduit).
- Appliquer une pommade lubrifiante ou anesthésique à l'anus, au besoin.
- Administrer des lavements selon l'ordonnance médicale; enlever les fécalomes avec le doigt si c'est nécessaire.
- Donner un bain de siège après la défécation, **afin de lénifier la région rectale**.
- Établir un programme de rééducation intestinale comprenant notamment l'administration de suppositoires rectaux et la stimulation digitale **s'il y a dysfonction prolongée ou permanente**.
- Diriger la personne vers son médecin de famille **en vue d'un traitement approprié en situation aigüe** (ajout d'émollients fécaux, lavements, suppositoires, laxatifs osmotiques ou hyperosmotiques, etc.).
- Discuter avec le médecin du profil pharmacologique de la personne pour **déterminer s'il est possible de cesser les médicaments qui contribuent à la constipation ou de leur en substituer d'autres**.

PRIORITÉ Nº 5 – Donner un enseignement visant le mieux-être de la personne

- Expliquer à la personne la physiologie de l'élimination et les variations acceptables.
- L'informer des liens qui existent entre un régime alimentaire équilibré, un degré d'activité adéquat, un apport liquidien suffisant et l'usage approprié de laxatifs.
- L'inciter à continuer d'appliquer les mesures qui s'avèrent efficaces.

- Lui indiquer les raisons expliquant la réussite de ces mesures.
- L'encourager à noter par écrit son mode d'élimination intestinale, s'il y a lieu, **afin de faciliter le suivi dans le cas d'un problème chronique**.
- Discuter des mesures précises à prendre si le problème réapparait, **afin de favoriser l'autonomie de la personne et de permettre une intervention précoce**.

Information à consigner

Évaluations (initiale et subséquentes)

- Consigner les habitudes d'élimination intestinale antérieures et actuelles de la personne, la durée du problème et les facteurs favorisants, notamment l'alimentation, l'exercice et le degré d'activité.
- Noter les caractéristiques des selles.
- Noter les problèmes sous-jacents.

Planification

- Rédiger le plan de soins et inscrire les changements que la personne doit apporter dans ses habitudes de vie pour remédier au problème. Inscrire également le nom de chacun des intervenants.
- Rédiger le plan d'enseignement.

Application et vérification des résultats

- Noter les réactions de la personne aux interventions et à l'enseignement, ainsi que les mesures qui ont été prises.
- Noter tout changement dans les habitudes d'élimination et les caractéristiques des selles.
- Consigner les objectifs atteints ou les progrès accomplis vers leur réalisation.
- Noter les modifications apportées au plan de soins.

Plan de congé

- Noter les besoins à long terme de la personne et inscrire le nom des responsables des mesures entreprises.
- Inscrire les recommandations relatives au suivi.
- Consigner les demandes de consultation.

EXEMPLES TIRÉS DE LA CRSI (NOC) ET DE LA CISI (NIC)

- RÉSULTAT : Élimination intestinale
- INTERVENTION : Conduite à tenir en présence de constipation ou de fécalome

CONSTIPATION

PSEUDOCONSTIPATION

Taxinomie II: Élimination/échange – Classe 2: Système gastro-intestinal (00012)
[Mode fonctionnel de santé de Gordon: Élimination]
Diagnostic proposé en 1988

DÉFINITION ■ Autodiagnostic de constipation et usage abusif de laxatifs, de lavements et de suppositoires pour assurer une élimination intestinale quotidienne.

Facteurs favorisants

- Croyances culturelles ou familiales sur la santé
- Erreur d'appréciation, [habitudes de longue date]
- Altération des opérations de la pensée

Caractéristiques

- La personne s'oblige à aller à la selle chaque jour.
- Elle se force à y aller chaque jour à la même heure.
- Elle fait un usage inconsidéré de laxatifs, de lavements et de suppositoires.

Résultats escomptés (objectifs) et critères d'évaluation

- La personne comprend la physiologie de l'appareil gastro-intestinal.
- La personne désigne des interventions propices à un fonctionnement intestinal convenable.
- La personne se fie moins qu'avant aux laxatifs et aux lavements.
- La personne établit des habitudes d'élimination adaptées à ses besoins.

Interventions

■ PRIORITÉ Nº 1 – Déterminer les facteurs agissant sur les croyances personnelles

- Interroger la personne sur ce qu'elle entend par « habitudes d'élimination normales » ; déterminer ses croyances à cet égard.
- Établir un parallèle entre le fonctionnement intestinal réel de la personne et sa conception des habitudes d'élimination normales.

- Noter les mesures que la personne prend pour corriger la situation, **afin de déterminer ses forces et ses préoccupations**.

PRIORITÉ N° 2 – Donner un enseignement visant le mieux-être de la personne

- Expliquer la physiologie de l'élimination et les variations acceptables.
- Expliquer les effets néfastes de l'usage de médicaments ou de lavements et proposer des solutions de rechange.
- Montrer le lien entre l'alimentation, l'exercice et l'élimination intestinale.
- Fournir un soutien à la personne par l'écoute active et par des dialogues ouverts sur ses inquiétudes et ses craintes.
- L'inciter à adopter des activités relaxantes et divertissantes pendant qu'elle essaie de modifier ses habitudes d'élimination.
- Remettre à la personne et à ses proches du matériel didactique et d'autres sources d'information **qu'ils pourront consulter à domicile pour orienter leurs décisions en ce qui a trait à la constipation et à l'utilisation judicieuse des mesures**.

§ Consulter le diagnostic infirmier Constipation.

Information à consigner

Évaluations (initiale et subséquentes)

- Noter les données d'évaluation, notamment la façon dont la personne perçoit le problème.
- Noter son mode d'élimination intestinale actuel et les caractéristiques de ses selles.

Planification

- Rédiger le plan de soins et inscrire le nom de chacun des intervenants.
- Rédiger le plan d'enseignement.

Application et vérification des résultats

- Consigner les réactions de la personne aux interventions et à l'enseignement, ainsi que les mesures qui ont été prises.
- Noter les changements de son mode d'élimination intestinale et des caractéristiques de ses selles.
- Consigner les objectifs atteints ou les progrès accomplis vers leur réalisation.
- Noter les modifications apportées au plan de soins.

Plan de congé

- Inscrire les demandes de consultation relatives au suivi.

EXEMPLES TIRÉS DE LA CRSI (NOC) ET DE LA CISI (NIC)

- RÉSULTAT : Croyances en matière de santé
- INTERVENTION : Régularisation du fonctionnement intestinal

CONSTIPATION

RISQUE DE CONSTIPATION

Taxinomie II : Élimination/échange – Classe 2 : Système gastro-intestinal (00015)

[Mode fonctionnel de santé de Gordon : Élimination]

Diagnostic proposé en 1998 par le groupe de recherche pour le développement et la classification des diagnostics infirmiers (NDEC)

DÉFINITION ■ Risque de diminution de la fréquence habituelle des selles, accompagnée d'une défécation difficile ou incomplète, ou de l'émission de selles excessivement dures, sèches.

Facteurs de risque

Facteurs fonctionnels

- Habitudes de défécation irrégulières ; difficultés associées à l'utilisation des toilettes (accessibilité, position pour la défécation, intimité, etc.)
- Activité physique insuffisante ; faiblesse des muscles abdominaux
- Changements récents dans l'environnement
- Négligence ou déni du besoin urgent de déféquer

Facteurs psychologiques

- Stress affectif ; dépression ; confusion mentale

Facteurs physiologiques

- Mauvaises habitudes alimentaires ; alimentation pauvre en fibres ; hydratation insuffisante, déshydratation ; changement dans le choix des aliments
- Dentition ou hygiène buccale inadéquate
- Diminution du péristaltisme intestinal

Facteurs pharmacologiques

- Phénothiazines ; antiinflammatoires non stéroïdiens ; sédatifs ; antiacides à base de sels d'aluminium ; abus de laxatifs ; sels de bismuth ; sels de fer ; anticholinergiques ; antidépresseurs ; anticonvulsivants ; hypolipémiants ; inhibiteurs calciques ; carbonate de calcium ; diurétiques ; sympathomimétiques ; opioïdes

Facteurs mécaniques

- Hémorroïdes; grossesse; obésité
- Abcès ou ulcère rectal; sténose ou fissure anorectale; prolapsus rectal; rectocèle
- Hypertrophie de la prostate; occlusion postchirurgicale
- Atteinte neurologique; maladie de Hirschsprung; tumeurs
- Déséquilibre électrolytique

Remarque: Pour un diagnostic de risque, il n'y a ni signes ni symptômes (caractéristiques) puisque le problème n'existe pas encore; les interventions infirmières sont plutôt axées sur la prévention.

Résultats escomptés (objectifs) et critères d'évaluation

- La personne maintient des habitudes d'élimination intestinale normales pour elle.
- La personne comprend les facteurs de risque ainsi que les interventions et les solutions s'appliquant à sa situation.
- La personne adopte les comportements souhaités ou procède à des changements dans son mode de vie pour prévenir la constipation.

Interventions

PRIORITÉ N° 1 – Évaluer les besoins de la personne et les facteurs de risque

- Noter les antécédents médicaux, chirurgicaux et sociaux (troubles cognitifs, métaboliques, endocriniens, neurologiques ou intestinaux [ex.: syndrome du côlon irritable, occlusion intestinale ou tumeurs, hémorroïdes ou saignements rectaux]; prise de certains médicaments; intervention chirurgicale; grossesse, âge avancé, faiblesse ou maladie invalidante; problèmes associés à l'immobilité, voyage récent; agents de stress, modifications du mode de vie; dépression). **Ainsi, on peut déceler un problème sous-jacent communément associé à la constipation.**
- Ausculter les bruits intestinaux pour en préciser le siège et les caractéristiques (fréquence, tonalité et intensité), **ce qui permet d'évaluer la motilité intestinale**.
- Recueillir des données auprès de la personne sur ses habitudes d'élimination et sur son usage de laxatifs.
- Prendre note de ses croyances et de ses pratiques en matière d'élimination intestinale («je dois aller à la selle une fois par jour», «j'ai besoin d'un lavement», etc.).

- Recueillir des renseignements sur l'apport alimentaire et liquidien actuel de la personne et évaluer ses effets sur la fonction intestinale.
- Passer en revue les médicaments que la personne prend (depuis peu ou depuis longtemps), **afin de déterminer l'incidence qu'ils pourraient avoir sur la fonction intestinale**.

PRIORITÉ N° 2 – Favoriser le retour à la normale de la fonction intestinale

- Expliquer à la personne en quoi consiste un régime alimentaire équilibré, riche en fibres et en cellulose (fruits, légumes, grains complets), et l'inciter à adopter ce régime; lui recommander de prendre des suppléments de fibres (son de blé, psyllium), **afin d'augmenter le volume du bol fécal et de faciliter ainsi le transit intestinal**.
- L'inciter à boire plus de liquides, notamment des jus de fruits riches en fibres, **afin d'augmenter la teneur en eau du bol fécal et de faciliter ainsi le transit intestinal**; lui conseiller de prendre des liquides chauds et stimulants au lever (eau chaude, café, thé) **afin de stimuler le réflexe gastrocolique**.
- L'encourager à accroitre son degré d'activité ou d'exercice, dans les limites de ses capacités, **afin de stimuler le péristaltisme**.
- Fixer un horaire régulier pour la défécation et assurer l'intimité de la personne (utiliser la salle de bain ou la chaise d'aisances de préférence au bassin hygiénique), **afin qu'elle puisse répondre adéquatement à son besoin de déféquer**.
- Administrer des agents de masse, des émollients fécaux et des stimulants légers au besoin, ou régulièrement si la situation l'exige (ex. : si la personne prend des analgésiques, surtout des opioïdes, ou si elle est inactive, immobile ou inconsciente).
- Recueillir des données sur la fréquence, la couleur, la consistance et le volume des selles, **afin de disposer de renseignements permettant d'évaluer les changements subséquents**.

PRIORITÉ N° 3 – Donner un enseignement visant le mieux-être de la personne

- Discuter avec la personne de la physiologie de l'élimination intestinale et des variations acceptables, **afin d'atténuer son inquiétude et son anxiété devant la situation**.
- Revoir avec elle ses facteurs de risque, les problèmes potentiels ainsi que les interventions s'appliquant à son cas.
- Expliquer à la personne et à ses proches les mesures qui sont appropriées pour prévenir la constipation et celles qui exposent à un risque. **Ces renseignements permettent à la personne de faire des choix judicieux pour prévenir la constipation.**

- Inciter la personne à noter par écrit ses habitudes d'élimination intestinale, s'il y a lieu, **afin de mieux évaluer son mode d'évacuation**.
- Vérifier si elle prend ses médicaments de façon appropriée. Discuter avec le médecin du profil pharmacologique de la personne pour **déterminer s'il est possible de cesser les médicaments qui contribuent à la constipation ou de leur en substituer d'autres**.
- Encourager le traitement des problèmes médicaux qui ont une incidence sur le fonctionnement intestinal, le cas échéant.

§ Consulter les diagnostics infirmiers Constipation et Pseudo-constipation.

Information à consigner

Évaluations (initiale et subséquentes)

- Noter les habitudes d'élimination intestinale de la personne, les caractéristiques de ses selles, ainsi que les médicaments et les herbes médicinales qu'elle prend.
- Noter son alimentation.
- Consigner le type d'exercice qu'elle fait et son degré d'activité.

Planification

- Rédiger le plan de soins et inscrire le nom de chacun des intervenants.
- Rédiger le plan d'enseignement.

Application et vérification des résultats

- Noter les réactions de la personne aux interventions et à l'enseignement, ainsi que les mesures qui ont été prises.
- Consigner les objectifs atteints ou les progrès accomplis vers leur réalisation.
- Noter les modifications apportées au plan de soins.

Plan de congé

- Inscrire les besoins à long terme de la personne et le nom des responsables des mesures à prendre.
- Noter les demandes de consultation.

EXEMPLES TIRÉS DE LA CRSI (NOC) ET DE LA CISI (NIC)

- RÉSULTAT : Élimination intestinale
- INTERVENTION : Régulation du fonctionnement intestinal

CONTAMINATION

CONTAMINATION

Taxinomie II : Sécurité/protection – Classe 4 : Dangers environnementaux (00181)
[Mode fonctionnel de santé de Gordon : Perception et gestion de la santé]
Diagnostic proposé en 2006

DÉFINITION ■ Exposition à des contaminants environnementaux en quantités suffisantes pour provoquer des effets néfastes sur la santé.

Facteurs favorisants

Facteurs environnementaux (externes)

- Contamination chimique des aliments ou de l'eau ; polluants atmosphériques
- Services municipaux inadéquats (collecte des ordures, installations d'assainissement des eaux usées)
- Lieu d'habitation dans une région présentant des taux élevés de contaminants
- Activités de plein air dans un environnement où on utilise des contaminants
- Pratiques d'hygiène personnelle ou domestique inadéquates
- Pauvreté (risque accru d'exposition à divers contaminants, manque d'accès aux soins de santé, mauvaise alimentation)
- Utilisation de contaminants environnementaux à domicile (pesticides, substances chimiques, fumée secondaire)
- Absence de décomposition des contaminants à l'intérieur de la maison, faute de soleil et de pluie
- Revêtements de sol (la moquette conserve davantage les résidus de contaminants que le bois)
- Peintures et crépis qui s'écaillent (risque de contamination pour les jeunes enfants)
- Travaux de peinture ou de vernissage dans un endroit mal aéré ou sans protection adéquate
- Non-utilisation ou emploi inapproprié de vêtements de protection
- Manipulation non protégée de métaux lourds ou de substances chimiques (arsenic, chrome, plomb)
- Exposition aux rayonnements (travail dans un centre de radiologie, dans une centrale nucléaire ou électrique, ou lieu d'habitation situé à proximité de ce type d'installations)
- Catastrophe naturelle ou d'origine humaine ; bioterrorisme

Facteurs intrinsèques (internes)

- Âge (enfants de moins de cinq ans, personnes âgées) ; étape gestationnelle au moment de l'exposition ; caractéristiques développementales de l'enfant
- Sexe féminin ; grossesse
- Facteurs nutritionnels (obésité, déficits en vitamines et en minéraux)
- Maladies préexistantes ; tabagisme
- Exposition concomitante ; expositions antérieures

Caractéristiques

Elles dépendent des agents en cause, qui entrainent divers types de réactions organiques ou systémiques.

- **Pesticides :** effets dermatologiques, gastro-intestinaux, neurologiques, pulmonaires ou rénaux ; catégories principales : insecticides, herbicides, fongicides, antimicrobiens, rongicides ; autres pesticides courants : composés organophosphorés ou organochlorés, carbamates, pyréthrine, arsenic, glyphosates, bipyridyles, chlorophénols
- **Agents chimiques :** effets dermatologiques, gastro-intestinaux, immunologiques, neurologiques, pulmonaires ou rénaux ; catégories principales : produits à base de pétrole, agents anticholinestérasiques de type I agissant sur la portion trachéobronchique des voies respiratoires, de type II agissant sur les alvéoles, de type III provoquant des effets systémiques
- **Agents biologiques :** effets dermatologiques, gastro-intestinaux, neurologiques, pulmonaires ou rénaux ; toxines d'organismes vivants : bactéries, virus, champignons
- **Pollution :** effets neurologiques ou pulmonaires ; sources principales de pollution : air, eau, sol ; agents principaux : amiante, radon, tabac [fumée], métaux lourds, plomb, bruit, gaz d'échappement
- **Déchets :** effets dermatologiques, gastro-intestinaux, hépatiques ou pulmonaires ; catégories principales : ordures, eaux d'égout brutes, déchets industriels
- **Rayonnements :** effets immunologiques, génétiques, neurologiques ou oncologiques ; exposition par contact direct avec du matériel radioactif

Résultats escomptés (objectifs) et critères d'évaluation

- La personne est exempte d'atteinte organique ou systémique.
- La personne comprend les facteurs individuels qui ont contribué à la contamination et adopte des mesures pour corriger la situation.

- La personne modifie son environnement selon les besoins, pour accroitre sa sécurité.
- La personne et la collectivité connaissent les dangers de l'exposition ou de la contamination.
- La personne et la collectivité corrigent les risques environnementaux identifiés.
- La personne et la collectivité prennent les mesures qui s'imposent pour promouvoir la sécurité.

Interventions

Comme il y a chevauchement avec d'autres diagnostics infirmiers, on a décidé de présenter ici des interventions d'ordre général. Consulter les diagnostics infirmiers suivants : Dégagement inefficace des voies respiratoires, Mode de respiration inefficace, Échanges gazeux perturbés, Entretien inefficace du domicile, Risque d'infection, Risque d'accident, Risque d'intoxication, Atteinte à l'intégrité de la peau, Risque d'atteinte à l'intégrité de la peau, Risque de suffocation, Irrigation tissulaire périphérique inefficace, Risque de traumatisme.

PRIORITÉ Nº 1 – Évaluer le degré ou la source d'exposition

- Déterminer : (1) le type de contaminant auquel la personne a été exposée (substance chimique, agent biologique, polluants atmosphériques) ; (2) le mode d'exposition (inhalation, ingestion, voie topique) ; (3) le type de contamination (accidentelle ou intentionnelle) ; (4) le type de réaction (immédiate ou tardive). **On peut déterminer ainsi les mesures que les urgentistes et les autres professionnels de la santé doivent prendre. Remarque : L'exposition intentionnelle à des produits dangereux doit être signalée aux autorités policières, qui procèderont à une enquête approfondie pouvant mener à des poursuites judiciaires.**
- Noter l'âge et le sexe de la personne. **Les enfants de moins de cinq ans sont plus à risque de subir les effets nuisibles d'une exposition à des contaminants pour les raisons suivantes : (1) leur capacité d'absorption intestinale est supérieure à celle des adultes, mais leur capacité d'élimination des substances toxiques est réduite en raison de l'immaturité de leur foie et de leurs reins ; (2) leurs activités de plein air sont plus fréquentes, ce qui prolonge leur exposition aux polluants de l'air et du sol ; (3) leur contact direct avec des surfaces susceptibles d'être contaminées (tapis, moquette, jouets) les expose à plus de risques ; (4) l'ingestion d'eau et d'aliments est proportionnellement plus importante chez les enfants que chez les adultes, ce qui augmente le risque d'absorber des contaminants ; (5) le développement des**

organes du fœtus ou du jeune enfant peut être entravé par les contaminants. Par ailleurs, les personnes âgées subissent des changements physiologiques qui augmentent leur vulnérabilité aux contaminants, dont l'affaiblissement du système immunitaire, l'altération des fonctions cardiaque, rénale, hépatique et respiratoire, l'augmentation des tissus adipeux et la diminution de la masse maigre. En général, les femmes ont proportionnellement plus de tissus adipeux que les hommes, ce qui accroit leur risque d'accumulation de toxines liposolubles.

- Déterminer le site (domicile, travail, etc.) où l'exposition a eu lieu. **L'intervention de la personne ou de la collectivité peut être nécessaire pour corriger le problème.**
- Consigner la situation socioéconomique de la personne, l'accessibilité des ressources et l'usage qu'elle en fait. **La pauvreté, qui augmente le risque d'expositions multiples, a des effets néfastes sur la santé, l'accès aux soins et les délais de consultation, ce qui peut accroitre la gravité des réactions à l'exposition.**
- Circonscrire les facteurs associés aux contaminants en question.
  - **Pesticides:** Déterminer si la personne a ingéré des aliments contaminés (fruits, légumes, viande provenant d'un élevage industriel) ou inhalé des agents contaminants (microorganismes proliférant dans les bombes aérosol, agents issus de la pulvérisation de cultures agricoles).
  - **Agents chimiques:** Déterminer si la personne utilise des contaminants environnementaux à la maison ou au travail (pesticides, substances chimiques, détersifs domestiques à base de chlore) sans porter de vêtements de protection.
  - **Agents biologiques:** Voir si la personne a été exposée à des agents biologiques (bactéries, virus, champignons) ou à des toxines bactériennes (toxine botulinique, ricine). **L'exposition consécutive à un acte de terrorisme est rare; toutefois, la personne peut avoir été en contact avec des bactéries ou des toxines provenant d'aliments contaminés ou préparés dans des conditions insalubres.**
  - **Pollution de l'air ou de l'eau:** Déterminer si la personne a été exposée à des polluants atmosphériques ou si elle y est sensible (radon, benzène [provenant de l'essence], monoxyde de carbone, gaz d'échappement [nombreuses substances chimiques], chlorofluorocarbone [agents réfrigérants ou solvants], ozone, particules de smog [acides, substances chimiques organiques, particules en suspension dans la fumée, agents utilisés dans l'industrie des pâtes et papiers]). Envisager aussi la possibilité d'une exposition ayant eu lieu à domicile: monoxyde de carbone (mauvaise ventilation, particulièrement

durant les mois d'hiver [système de chauffage défectueux, utilisation d'un barbecue au charbon à l'intérieur, voiture laissée en marche dans le garage], fumée de cigare ou de cigarette).

- **Déchets:** Voir si la personne vit dans un endroit où des déchets s'accumulent, si elle est exposée à des eaux d'égout brutes ou à des résidus industriels **qui peuvent contaminer le sol et l'eau**.
- **Rayonnements:** Déterminer si la personne et les membres de sa famille ont été soumis à une exposition accidentelle (travail dans un centre de radiologie, dans une centrale nucléaire ou électrique, résidence située près de ce type d'installations).

- Rester à l'affut de signes et de symptômes d'infection ou de sepsie: fatigue, malaises, céphalées, fièvre, frissons, diaphorèse, éruptions cutanées, diminution de l'état de conscience. **Le professionnel de la santé doit être ouvert à plusieurs hypothèses diagnostiques, car les symptômes immédiats de la contamination pourraient être associés au syndrome de la grippe.**
- Noter la présence de brulures chimiques et leur gravité, puis consigner le traitement initial administré.
- Collaborer aux épreuves diagnostiques **afin de préciser le type et le degré d'exposition au contaminant, ainsi que les signes éventuels d'une atteinte ou d'une lésion organique**.
- Évaluer la réaction psychologique (colère, choc, anxiété aigüe, confusion, déni) à une exposition accidentelle, le cas échéant.
- Déclarer, au besoin, l'exposition aux autorités locales ou nationales.

PRIORITÉ Nº 2 – Collaborer au traitement des réactions aux contaminants

- Mettre en œuvre le plan de décontamination (notamment, retrait des vêtements, douche avec eau et savon) lorsque c'est approprié, après avoir consulté le toxicologue, l'équipe responsable de la gestion des produits dangereux et le responsable de la sécurité et de l'hygiène au travail. **Il s'agit de prévenir d'autres réactions indésirables chez la personne et de protéger les professionnels de la santé qui s'occupent d'elle.**
- S'assurer qu'on dispose de matériel (masque doté d'un filtre à haute efficacité pour les particules d'air [HEPA], vêtements spéciaux, protecteurs faciaux, gants) **comme mesure de protection contre l'exposition à des agents biologiques, chimiques ou radioactifs**.
- Aménager des aires d'isolement pour héberger des groupes d'individus ayant été soumis au même type d'exposition ou ayant reçu le même diagnostic. **Lorsque les ressources sont limitées, on peut les accueillir dans des salles communes,**

mais le risque de contagion s'accroit alors. La peste, la variole et les fièvres hémorragiques virales nécessitent des mesures de protection exceptionnelles, qui dépassent les standards habituels.

- Effectuer les interventions propres à chaque cas, **selon les besoins spécifiques de la personne et l'accessibilité des soins**.
- Orienter les femmes enceintes vers des centres de dépistage et de diagnostic **afin d'évaluer les effets tératogènes des contaminants sur le fœtus, de les aider à prendre des décisions éclairées et à se préparer adéquatement à la naissance de leur enfant**.
- Faire analyser le lait des mères qui ont été soumises à des rayonnements. **Selon le type et le degré d'exposition, l'allaitement devra être brièvement interrompu ou, parfois, complètement abandonné.**
- Collaborer avec les autorités compétentes et y diriger les personnes ayant subi une contamination, **afin de faciliter les soins et la prise en charge des victimes d'une catastrophe**.

PRIORITÉ N° 3 – Donner un enseignement visant le mieux-être de la personne

- Déceler les besoins de la personne en matière de sécurité ou de prévention contre les maladies et contre les accidents à domicile, au travail ou au sein de la collectivité.
- Proposer l'installation d'un dispositif de mesure du monoxyde de carbone et d'un détecteur de radon dans la maison, le cas échéant.
- Passer en revue les besoins nutritionnels, le programme d'exercices et les périodes de repos de la personne. **Ces éléments sont essentiels pour améliorer son bienêtre et accélérer son rétablissement.**
- Lui suggérer de remplacer les articles domestiques inappropriés et de corriger les situations dangereuses (entreposage de solvants dans des bouteilles de boissons gazeuses, peintures ou crépis qui s'écaillent, dispositif de filtrage inadéquat de l'eau du robinet).
- Insister sur l'importance de surveiller les nourrissons, les enfants et les personnes ayant des problèmes cognitifs.
- Encourager le retrait ou le nettoyage des moquettes, particulièrement dans les maisons où habitent de jeunes enfants ou des personnes atteintes de troubles respiratoires. **Les moquettes retiennent 100 fois plus de particules que les autres recouvrements de sol; ces particules peuvent contenir des métaux et des pesticides.**
- Diriger la personne vers des entreprises spécialisées **dans le nettoyage d'articles ou de surfaces contaminés**.

- Proposer l'installation de déshumidificateurs **pour retarder la prolifération des moisissures**.
- Insister sur la nécessité de remplacer les filtres des fournaises et des climatiseurs en temps opportun. **Grâce à une bonne ventilation, on peut réduire les effets nocifs des contaminants provenant des moquettes, des appareils domestiques, des peintures, des solvants, des détersifs et des pesticides.**
- Expliquer les mesures à prendre durant les périodes où la qualité de l'air est mauvaise (ex. : limiter les activités extérieures), **particulièrement dans le cas des personnes sensibles (enfants qui jouent dehors, adultes engagés dans des activités de loisirs ou de travail modérées ou exigeantes en plein air, personnes souffrant de maladies respiratoires)**.
- Expliquer les effets de la fumée secondaire ; insister sur la nécessité de s'abstenir de fumer dans la maison ou la voiture **afin de protéger l'entourage**.
- Recommander l'inspection régulière de l'eau du puits ou du robinet **pour déceler les contaminants potentiels**.
- Encourager la personne ou ses proches à élaborer un plan d'urgence en cas de catastrophe, à se procurer les fournitures nécessaires pour répondre aux besoins individuels et familiaux dans une situation d'urgence et à connaitre les restrictions qui s'imposent lorsqu'un danger menace la santé publique. **Ainsi, on réduira les risques pour la santé et la sécurité.**
- Encourager la personne à s'adresser aux autorités locales et aux experts sanitaires pour obtenir de l'information à jour ; l'inciter à suivre leurs conseils.
- Diriger la personne et ses proches vers des conseillers ou des groupes de soutien **pour les aider à faire face à un incident traumatique ou aux effets d'une exposition à des contaminants**.
- Offrir à la personne des documents écrits et lui proposer des sites web **de manière à respecter son rythme d'apprentissage**.
- La diriger vers des programmes d'abandon du tabac lorsque c'est nécessaire.

Collectivité

- Promouvoir des programmes d'éducation communautaire adaptés à des langues, à des cultures et à des niveaux d'instruction différents, **afin d'accroitre la sensibilisation aux mesures de sécurité et aux ressources offertes à la collectivité et aux individus**.
- Revoir les règlements de santé et de sécurité au travail émis par les autorités compétentes.
- Recommander des ressources qui renseignent sur la qualité de l'air (indice pollinique, périodes où la qualité de l'air est mauvaise).

- Encourager les groupes et les membres de la collectivité à s'engager dans des activités de résolution de problèmes.
- S'assurer qu'on dispose d'un plan détaillé de mesures à prendre en cas de catastrophe (inondation, déversement de substances toxiques, épidémie, rayonnements), dans le but d'obtenir une réponse adéquate. Ce document devrait présenter la chaine de commandement, le matériel à utiliser, les modes de communication, la formation, les zones de décontamination, les mesures de sécurité, etc.).

Information à consigner

Évaluations (initiale et subséquentes)

- Noter les caractéristiques de l'exposition, incluant l'endroit où elle a eu lieu et les circonstances.
- Inscrire le degré de compréhension de la personne et de ses proches quant aux risques individuels et aux problèmes de sécurité qui les concernent.

Planification

- Rédiger le plan de soins et inscrire le nom de chacun des intervenants.
- Rédiger le plan d'enseignement.

Application et vérification des résultats

- Inscrire les réactions de la personne aux interventions et à l'enseignement, ainsi que les mesures qui ont été prises.
- Noter les mesures prises et les changements apportés.
- Consigner les objectifs atteints ou les progrès accomplis vers leur réalisation.
- Noter les modifications apportées au plan de soins.

Plan de congé

- Noter les besoins à long terme de la personne, les modifications à apporter à ses habitudes, les changements à mettre en place par la collectivité ainsi que le nom des responsables des mesures à prendre.
- Consigner les demandes de consultation qui ont été faites.

EXEMPLES TIRÉS DE LA CRSI (NOC) ET DE LA CISI (NIC)

- RÉSULTAT : Motivation de la collectivité à se préparer à l'éventualité d'une catastrophe
- INTERVENTION : Aménagement du milieu ambiant

CONTAMINATION

RISQUE DE CONTAMINATION

Taxinomie II: Sécurité/protection – Classe 4: Dangers environnementaux (00180)
[Mode fonctionnel de santé de Gordon: Perception et prise en charge de la santé]
Diagnostic proposé en 2006

DÉFINITION ■ Risque élevé d'exposition à des contaminants environnementaux en quantités suffisantes pour provoquer des effets néfastes sur la santé.

Facteurs de risque

Facteurs environnementaux (externes)

- Contamination chimique des aliments ou de l'eau; polluants atmosphériques
- Services municipaux inadéquats (collecte des ordures, installations d'assainissement des eaux usées)
- Lieu d'habitation dans une région présentant des taux élevés de contaminants
- Activités de plein air dans un environnement où on utilise des contaminants
- Pratiques d'hygiène personnelle ou domestique inadéquates
- Pauvreté (risque accru d'exposition à divers contaminants, manque d'accès aux soins de santé, mauvaise alimentation)
- Utilisation de contaminants environnementaux à domicile (pesticides, substances chimiques, fumée secondaire)
- Absence de décomposition des contaminants à l'intérieur de la maison, faute de soleil et de pluie
- Revêtements de sol (la moquette conserve davantage les résidus de contaminants que le bois)
- Peintures et crépis qui s'écaillent (risque de contamination des jeunes enfants)
- Travaux de peinture ou de vernissage dans un endroit mal aéré ou sans protection adéquate
- Non-utilisation ou emploi inapproprié de vêtements de protection
- Manipulation non protégée de métaux lourds ou de substances chimiques (arsenic, chrome, plomb)
- Exposition aux rayonnements (travail dans un centre de radiologie, dans une centrale nucléaire ou électrique, ou lieu d'habitation situé à proximité de ce type d'installations)
- Catastrophe naturelle ou d'origine humaine; bioterrorisme

Facteurs intrinsèques (internes)

- Âge (enfants de moins de cinq ans, personnes âgées) ; étape gestationnelle au moment de l'exposition ; caractéristiques développementales de l'enfant
- Sexe féminin ; grossesse
- Facteurs nutritionnels (obésité, déficits en vitamines et en minéraux)
- Maladies préexistantes ; tabagisme
- Exposition concomitante ; expositions antérieures

Remarque : Pour un diagnostic de risque, il n'y a ni signes ni symptômes (caractéristiques) puisque le problème n'existe pas encore ; les interventions infirmières sont plutôt axées sur la prévention.

Résultats escomptés (objectifs) et critères d'évaluation

- La personne comprend les facteurs qui contribuent au risque d'accident et prend des mesures pour corriger la situation.
- La personne adopte des comportements et apporte des modifications à ses habitudes de vie afin de réduire les facteurs de risque et de se protéger contre les accidents.
- La personne modifie son environnement selon ses besoins, pour accroitre sa sécurité.
- La personne ne souffre d'aucune atteinte organique ou systémique.
- La personne accorde son soutien aux activités communautaires de préparation à une catastrophe.
- La personne et la collectivité connaissent les dangers de l'exposition ou de la contamination.
- La personne et la collectivité corrigent les risques environnementaux identifiés.
- La personne et la collectivité prennent les mesures qui s'imposent pour promouvoir la sécurité et pour se préparer à une catastrophe.

Interventions

PRIORITÉ Nº 1 – Évaluer le risque d'exposition à domicile, au travail ou dans la collectivité

- Circonscrire le type de contaminant (polluant de l'air, du sol ou de l'eau, aliment, substance chimique, agent biologique, rayonnement) et le mode d'exposition. **Ainsi, on peut déterminer les mesures que devraient prendre la personne, la collectivité et les professionnels de la santé.**
- Noter l'âge et le sexe de la personne, ainsi que les milieux touchés par le problème (cliniques communautaires desservant

principalement des personnes âgées et des enfants qui vivent dans la pauvreté, écoles situées près d'une usine, familles vivant dans une région où le smog est fréquent). **D'après les observations, les jeunes enfants, les personnes âgées et les femmes courent davantage de risque que les autres de souffrir des effets de l'exposition aux toxines.** Consulter le diagnostic infirmier Contamination.

- Déterminer l'emplacement géographique du domicile et du lieu de travail de la personne (région où on arrose systématiquement les cultures agricoles avec des substances dangereuses, centrale nucléaire, zone de combat, etc.). **L'intervention d'un individu ou de la collectivité peut être nécessaire pour réduire le risque d'exposition accidentelle ou intentionnelle à des contaminants.**
- Consigner la situation socioéconomique de la personne, son accès aux ressources et l'usage qu'elle en fait. **La pauvreté, qui augmente le risque d'expositions multiples, a des effets néfastes sur la santé, sur l'accessibilité des soins et sur les délais de consultation, ce qui peut augmenter la gravité des réactions à l'exposition.**
- Vérifier le degré de compréhension de la personne et de ses proches concernant les facteurs de risque et les mesures à prendre.

PRIORITÉ Nº 2 – Aider la personne à réduire ou à corriger les facteurs de risque

- Épauler la personne dans l'élaboration d'un plan visant à combler ses besoins en matière de sécurité ou de prévention contre les maladies ou les accidents, à domicile, au travail ou au sein de la collectivité.
- L'inciter à remplacer les articles domestiques inappropriés et à corriger les situations dangereuses (entreposage de solvants dans des bouteilles de boissons gazeuses, peintures ou crépis qui s'écaillent, dispositif de filtrage inadéquat de l'eau du robinet).
- Expliquer les effets de la fumée secondaire ; insister sur la nécessité de s'abstenir de fumer dans la maison ou la voiture **afin de protéger l'entourage**.
- Encourager le retrait ou le nettoyage des moquettes, particulièrement dans les maisons où habitent de jeunes enfants ou des personnes atteintes de troubles respiratoires. **Les moquettes retiennent 100 fois plus de particules que les autres recouvrements de sol ; ces particules peuvent contenir des métaux et des pesticides.**
- Insister sur la nécessité de remplacer les filtres des fournaises et des climatiseurs en temps opportun. **Grâce à une bonne ventilation, on peut réduire les effets nocifs des contaminants**

provenant des moquettes, des appareils domestiques, des peintures, des solvants, des détersifs et des pesticides.
- Recommander l'inspection régulière de l'eau du puits ou du robinet **pour déceler les contaminants potentiels**.
- Conseiller à la personne de faire installer un dispositif de mesure du monoxyde de carbone et un détecteur de radon dans la maison, le cas échéant.
- Passer en revue les précautions à prendre pour la manipulation des substances chimiques dangereuses.
- Lire les étiquettes des contenants. Connaitre les dangers inhérents aux produits de nettoyage et de jardinage courants.
- Suivre les consignes apparaissant sur les étiquettes (éviter d'employer certaines substances chimiques sur les surfaces réservées à la préparation des aliments ou de les pulvériser dans le jardin par grand vent).
- Choisir des produits à usages multiples sur les lieux de travail, **afin de diminuer le nombre de substances chimiques utilisées et entreposées**. Chaque fois que c'est possible, employer des produits portant la mention « non toxique ».
- Porter des vêtements, des gants et des lunettes de protection au cours de la manipulation de substances chimiques. Utiliser ces dernières dans des endroits bien aérés et éviter absolument de les mélanger les unes aux autres.
- Conserver les substances chimiques dans des endroits fermés à clé. Les garder dans leur emballage d'origine et ne pas en verser dans d'autres récipients.
- Placer des étiquettes de sécurité sur les contenants de substances chimiques **pour prévenir les enfants de leur dangerosité**.
- Expliquer à la personne les techniques appropriées de manipulation, de conservation et de cuisson des aliments.
- Expliquer aux femmes enceintes et à celles qui allaitent qu'il est primordial de suivre les lignes directrices relatives à la consommation de poisson et de gibier provenant de la pêche et de la chasse d'espèces sauvages. **Le poisson et le gibier peuvent être des sources de contamination importantes.**

PRIORITÉ Nº 3 – Donner un enseignement visant le mieux-être de la personne et de la collectivité

À domicile
- Expliquer à la personne et à ses proches les mesures de sécurité générale.
- Insister sur l'importance de surveiller les nourrissons, les enfants et les personnes ayant des problèmes cognitifs.
- Insister sur la nécessité d'afficher dans un endroit bien visible les numéros de téléphone des centres antipoisons et des centres de soins d'urgence.

- Encourager la personne à suivre des cours de réanimation cardiorespiratoire (RCR) et de premiers soins.
- Lui expliquer les mesures de protection à prendre durant les périodes où la qualité de l'air est mauvaise (ex. : limiter les activités de plein air).
- Souligner l'importance de suivre les règlements concernant la sécurité au travail et de porter le matériel de protection approprié.
- Encourager la personne et ses proches à élaborer un plan de mesures d'urgence en cas de catastrophe, à se procurer les fournitures nécessaires pour répondre aux besoins individuels et familiaux en situation d'urgence et à connaitre les restrictions qui s'imposent lorsqu'un danger menace la santé publique.
- Inciter la personne à s'adresser aux autorités locales et aux experts sanitaires pour obtenir de l'information à jour ; l'encourager à suivre leurs conseils.
- Diriger la personne et ses proches vers des conseillers ou des groupes de soutien **pour les aider à faire face à un incident traumatique ou aux effets d'une exposition à des contaminants**.
- Offrir des documents écrits à la personne et lui proposer des sites web, **de manière à respecter son rythme d'apprentissage**.

Dans la collectivité

- Promouvoir les programmes d'éducation communautaire **pour sensibiliser la population aux mesures de sécurité et aux ressources accessibles à la collectivité et aux individus**.
- Revoir les règlements de santé et de sécurité au travail émis par les autorités compétentes, **afin de prémunir le lieu de travail et la collectivité contre le risque de contamination**.
- S'assurer qu'on a élaboré un plan détaillé de mesures à prendre en cas de catastrophe, dans le but d'assurer une réponse adéquate à toute situation d'urgence (inondation, déversement de substances toxiques, épidémie, rayonnement). Ce document devrait présenter la chaine de commandement, le matériel à utiliser, les modes de communication, la formation, les zones de décontamination, les mesures de sécurité, etc.).
- Collaborer avec les autorités compétentes **pour assurer la prise en charge des victimes en cas de catastrophe**.

Information à consigner

Évaluations (initiale et subséquentes)

- Inscrire le degré de compréhension de la personne et de ses proches relativement aux risques et aux problèmes de sécurité qui les concernent.

Planification

- Rédiger le plan de soins et inscrire le nom de chacun des intervenants.
- Rédiger le plan d'enseignement.

Application et vérification des résultats

- Noter les réactions de chaque personne aux interventions et à l'enseignement, ainsi que les mesures qui ont été prises.
- Consigner les changements qui ont été apportés.
- Noter les objectifs atteints ou les progrès accomplis vers leur réalisation.
- Noter les modifications apportées au plan de soins.

Plan de congé

- Consigner les besoins à long terme de la personne, les changements à apporter dans ses habitudes et à mettre en place dans la collectivité, ainsi que le nom des responsables des mesures à prendre.
- Noter les demandes de consultation qui ont été faites.

EXEMPLES TIRÉS DE LA CRSI (NOC) ET DE LA CISI (NIC)

- RÉSULTAT : Préparation de la collectivité à l'éventualité d'une catastrophe
- INTERVENTION : Prévention des risques environnementaux

CROISSANCE

RETARD DE LA CROISSANCE ET DU DÉVELOPPEMENT

Taxinomie II : Croissance/développement – Classe 1 : Croissance (00111) ; Classe 2 : Développement (00112)

[Mode fonctionnel de santé de Gordon : Activité et exercice]

Diagnostic proposé en 1986

DÉFINITION ■ Écarts par rapport aux normes établies pour le groupe d'âge de la personne.

Facteurs favorisants

- Mauvais traitements [négligence ou violence physique et psychologique]
- Indifférence, réactions incohérentes, nombreux gardiens
- Séparation d'avec les proches
- Milieu peu stimulant
- Conséquences d'un handicap physique

- Dépendance imposée [attentes insuffisantes en matière d'autonomie]
- [Maladie physique ou psychologique (chronique, traumatique) : maladie inflammatoire chronique, tumeurs hypophysaires, altération de l'alimentation ou du métabolisme, besoins énergétiques supérieurs à la normale, etc.]
- [Traitements longs ou douloureux ; séjours prolongés ou répétés au centre hospitalier]
- [Sévices sexuel]
- [Consommation de drogues]

Caractéristiques

- Incapacité de voir à ses soins personnels ou de maitriser les activités propres à son groupe d'âge
- Difficulté à maitriser les habiletés propres à son groupe d'âge [motricité, socialisation, langage]
- Perturbation de la croissance physique
- Abattement, apathie, baisse de la réactivité
- [Perte d'habiletés déjà acquises]
- [Troubles du sommeil, mauvaise humeur, attitude négative]

Résultats escomptés (objectifs) et critères d'évaluation

- L'enfant a les habiletés motrices, sociales et langagières caractéristiques de son groupe d'âge, dans les limites de ses capacités.
- L'enfant voit correctement à ses soins personnels.
- L'enfant effectue les activités propres à son groupe d'âge.
- Le poids et la taille de l'enfant se stabilisent ou s'approchent des valeurs normales.
- Les parents ou les personnes qui s'occupent de l'enfant comprennent son retard ou sa déviance ainsi que le plan d'intervention.

§ Consulter le diagnostic infirmier Risque de retard du développement pour connaitre les interventions ou les actions supplémentaires.

Interventions

PRIORITÉ Nº 1 – Évaluer les facteurs favorisants

- Relever tout problème et toute situation susceptibles de contribuer à l'écart par rapport aux normes de croissance et de développement (capacité intellectuelle moindre, handicap physique, maladie chronique, tumeurs, anomalies génétiques, toxicomanie, naissance multiple, grossesses rapprochées, etc.).

- Apprécier les interventions des parents ou des personnes s'occupant de l'enfant (attentes inappropriées, incohérentes, irréalistes ou insuffisantes ; manque de stimulation, d'autorité ou de sensibilité, etc.).
- Noter la gravité ou la persistance du problème (mauvais traitements physiques ou psychologiques de longue date, perturbation situationnelle ou manque d'aide pendant une période de crise ou de transition, etc.).
- Vérifier la fréquence des évènements stressants importants, les pertes, les séparations et les changements environnementaux (abandon, divorce, décès d'un parent, d'un frère ou d'une sœur, chômage, déménagement, nouvel emploi, naissance d'un bébé, arrivée d'un beau-père ou d'une belle-mère, etc.).
- Établir les facteurs de risque (enfant dont les parents ont des problèmes de consommation de drogues ou d'autres substances toxicomanogènes, enfant dont les parents sont violents, négligents ou handicapés mentalement).
- Pratiquer l'écoute active auprès de l'enfant lorsqu'il parle de sa taille, de sa capacité à communiquer ou de ses performances au cours des compétitions sportives.
- Déterminer si l'enfant ou l'adolescent fait usage de drogues **pouvant altérer la croissance**.
- Évaluer le milieu de soins habituel (domicile, centre de garde, institution) et établir si les conditions y sont appropriées : alimentation, sommeil, temps de repos, degré de stimulation, environnement, activités offertes, etc.

PRIORITÉ Nº 2 – Déterminer l'écart par rapport aux normes de développement et de croissance

- Noter régulièrement la taille et le poids de l'enfant **afin de dégager les tendances, d'établir les besoins et d'évaluer l'efficacité des thérapies en cours**.
- Réévaluer les attentes en ce qui concerne le percentile relatif à la taille et au poids. **Comparer les mesures avec les normes établies pour les enfants d'âge et de sexe correspondants.**
- Noter l'âge chronologique de l'enfant, les facteurs familiaux (stature, configuration morphologique) et les enjeux culturels particuliers **afin de déterminer les attentes individuelles**.
- Consigner l'âge et le stade de développement de l'enfant. Noter les pertes de capacité fonctionnelle que celui-ci signale, ainsi que les signes précoces d'un retard de développement. **On dispose ainsi de points de comparaison.**
- Reconnaitre les habiletés ou les activités normales pour l'âge de l'enfant en se basant sur les autorités en la matière (Gesell, Musen, Congor, etc.) ou à partir d'instruments d'évaluation (test du bonhomme, test d'évaluation du développement de Denver, test de Bender-Gestalt, etc.).

- Noter les habiletés et les activités pour lesquelles l'enfant présente des lacunes (langage, motricité, socialisation) ; relever toute difficulté particulière se rapportant, par exemple, à l'élimination et à la propreté.
- Vérifier si la perturbation est temporaire (échec ou retard) ou permanente (maladie irréversible : souffrance cérébrale, etc.).
- Recueillir des données sur les comportements sexuels inappropriés de l'enfant. **Ces conduites peuvent indiquer que celui-ci est victime de sévices sexuels.**
- Noter les résultats des évaluations psychologiques de l'enfant et de sa famille **afin d'établir les facteurs qui peuvent affecter leur équilibre**.

PRIORITÉ N° 3 – Corriger ou réduire les écarts de croissance et les complications associées au problème

- Participer au traitement des conditions physiques ou psychologiques sous-jacentes (malnutrition, insuffisance rénale, maladie cardiaque congénitale, fibrose kystique, maladie intestinale inflammatoire, troubles endocriniens, effets secondaires de la médication, maladie mentale, consommation de drogues, etc.).
- Passer en revue le traitement médicamenteux prescrit pour stimuler ou supprimer la croissance, selon le cas, ou pour réduire l'adénome hypophysaire, le cas échéant.
- Insister sur la nécessité de ne pas interrompre le traitement médicamenteux sans l'approbation du médecin.
- Discuter avec l'enfant (ou l'adolescent) du bienfondé des interventions destinées à allonger les os (ostéogenèse par distraction) et du risque de complication.
- Lui parler des conséquences de la consommation de drogues.
- Élaborer le plan de soins en collaboration avec une diététicienne et d'autres spécialistes (ergothérapeute, physiothérapeute, etc.), afin d'intervenir précocement auprès des enfants qui présentent un retard de développement.
- Surveiller périodiquement la croissance et les facteurs liés au développement, **afin d'apprécier l'efficacité des interventions et de déterminer rapidement la nécessité de prendre des mesures supplémentaires**.

PRIORITÉ N° 4 – Aider l'enfant et ceux qui s'en occupent à réduire et à surmonter le retard de développement

- Fournir aux parents ou à la personne qui assure les soins un encadrement leur **permettant de comprendre les conséquences liées au retard de développement de l'enfant et d'accepter cette réalité** tout en offrant une stimulation optimale.
- Consulter les spécialistes pertinents (ergothérapeute, orthophoniste, conseiller en réadaptation, orthopédagogue,

conseiller d'orientation, etc.) **afin de répondre aux besoins particuliers de l'enfant**.

- Amener l'enfant ou l'adolescent et ceux qui en prennent soin à comprendre que son comportement actuel s'écarte de la norme, compte tenu de son groupe d'âge (un jeune de 14 ans qui se conduit comme un enfant de 6 ans est incapable de prévoir les conséquences de ses gestes). **Cette démarche facilite l'acceptation de la personne telle qu'elle est et permet de fixer des objectifs appropriés à la situation.**
- Expliquer les facteurs ayant contribué au problème en évitant de jeter le blâme sur quiconque.
- Garder une attitude positive et optimiste.
- Favoriser l'actualisation de soi de l'enfant et le féliciter des initiatives qu'il prend pour conserver ou recouvrer les habiletés propres à son groupe d'âge.
- Diriger la famille vers des services de counseling ou de psychothérapie **si l'enfant a souffert de mauvais traitements ou de négligence**.
- Inciter l'enfant ou ceux qui en prennent soin à se fixer des objectifs à court terme en ce qui touche le potentiel de développement du jeune.
- Mettre l'enfant dans des situations lui permettant d'adopter de nouveaux comportements (jeux de rôle, activités de groupe), **afin de renforcer le processus d'apprentissage**.
- Lui expliquer le fonctionnement du matériel dont il aura besoin (aide adaptée, logiciels, aide à la communication, etc.) pour adopter ces conduites.
- Apprécier régulièrement les progrès du jeune; **accroitre la complexité des tâches au besoin**.
- Féliciter l'enfant pour ses efforts et ses réussites; minimiser l'importance de ses échecs. **Cette attitude l'encouragera à poursuivre sa démarche. Dès lors, il obtiendra de meilleurs résultats.**
- Amener l'enfant ou ceux qui en prennent soin à accepter tout écart irréversible et à s'adapter à la situation (ex.: syndrome de Down).

PRIORITÉ Nº 5 – Favoriser le mieux-être de l'enfant

- Expliquer à l'enfant et à ceux qui s'en occupent les processus normaux de croissance et de développement. Proposer une consultation en génétique aux membres de la famille s'ils veulent connaitre les facteurs favorisants.
- Établir des objectifs réalistes avec l'enfant et ceux qui s'en occupent, sans pour autant limiter les capacités du jeune, **afin de l'encourager dans la poursuite de ses efforts**.
- Discuter avec eux des divers aspects du développement, notamment du toucher, du langage et des soins apportés à l'apparence personnelle.

§ Consulter les diagnostics infirmiers regroupés sous la rubrique Déficit de soins personnels.
- Recommander à l'enfant de participer à un programme d'exercices ou de faire du sport régulièrement **afin d'augmenter sa force et son tonus musculaires et de favoriser un développement adéquat**.
- Informer l'enfant et les parents des mesures à prendre pour prévenir les complications **(ex. : insister sur l'importance des examens de laboratoire visant à mesurer les taux d'hormones ou à évaluer l'état nutritionnel)**.
- Recommander le port d'un bracelet d'alerte médicale si l'enfant suit une hormonothérapie substitutive. **Ainsi, les responsables des soins pourront intervenir de manière adéquate s'il se blesse ou tombe malade.**
- Inciter l'enfant ou ceux qui s'en occupent à s'inscrire à des programmes éducatifs (cours destinés aux parents, séances d'information sur la stimulation du nouveau-né, séminaires sur le stress, etc.).
- Procurer à l'enfant ou à ceux qui s'en occupent des brochures et des ouvrages de référence appropriés **afin de leur permettre de faire des apprentissages à leur rythme**.
- Encourager le recours aux services communautaires (ex. : les services offerts aux enfants d'âge scolaire). Planifier les soins en faisant intervenir au besoin un travailleur social et un éducateur spécialisé, **afin de répondre aux différents besoins de l'enfant (éducation, besoins psychologiques et sociaux, évaluation, etc.)**.
- Inventorier les services communautaires dont le jeune aura besoin : programmes de santé publique pour la famille ou pour les jeunes enfants, services d'une diététicienne, programmes pour toxicomanes, programmes d'intervention précoce, programmes destinés aux surdoués, ateliers protégés, services aux enfants handicapés, fournisseurs de matériel médical, etc. **Ces services soutiendront la famille dans ses efforts pour suivre le programme thérapeutique.**
- Évaluer si l'enfant est **en sécurité dans son milieu**. Le diriger vers les services sociaux **si un placement en famille d'accueil doit être envisagé**.

§ Consulter les diagnostics infirmiers Exercice du rôle parental perturbé et Dynamique familiale perturbée.

Information à consigner

Évaluations (initiale et subséquentes)

- Inscrire les données d'évaluation, notamment la courbe de croissance de l'enfant, les tendances décelées, son stade de développement et les signes de régression.

- Noter la compréhension que les parents ou les personnes qui s'occupent de l'enfant ont de la situation et le rôle qu'ils jouent.
- Vérifier si l'enfant est en sécurité dans son milieu ou s'il a besoin d'être placé.

Planification

- Rédiger le plan de soins et inscrire le nom de chacun des intervenants.
- Rédiger le plan d'enseignement.

Application et vérification des résultats

- Noter les réactions de l'enfant aux interventions et à l'enseignement, ainsi que les mesures qui ont été prises.
- Noter les réactions des parents ou des personnes qui s'occupent de l'enfant à l'enseignement.
- Consigner les objectifs atteints ou les progrès accomplis vers leur réalisation.
- Noter les modifications apportées au plan de soins.

Plan de congé

- Inscrire les besoins à long terme de l'enfant et le nom des responsables des mesures à prendre.
- Consigner les demandes de consultation et les fournisseurs d'équipement.

EXEMPLES TIRÉS DE LA CRSI (NOC) ET DE LA CISI (NIC)

- RÉSULTAT : Développement de l'enfant [préciser le groupe d'âge]
- INTERVENTION : Stimulation du développement (enfant [ou] adolescent)

CROISSANCE

RISQUE DE CROISSANCE ANORMALE

Taxinomie II : Croissance/développement – Classe 1 : Croissance (00113)

[Mode fonctionnel de santé de Gordon : Activité et exercice]

Diagnostic proposé en 1998 par le groupe de recherche pour le développement et la classification des diagnostics infirmiers (NDEC)

DÉFINITION ■ Risque d'écart par rapport aux normes établies pour le groupe d'âge lorsque la courbe de poids ou de la taille de l'enfant franchit deux échelons et qu'elle est au-dessus du 97e percentile ou en deçà du 3e percentile.

Facteurs de risque

Facteurs prénatals

- Alimentation de la mère ; infection maternelle ; grossesse multiple
- Abus de drogues ou d'alcool (toxicomanie) ; exposition à des agents tératogènes
- Anomalie congénitale ou génétique [troubles endocriniens, tumeurs, etc.]

Facteurs individuels

- Prématurité
- Malnutrition ; comportement alimentaire inadéquat de l'enfant ou de la personne qui s'en occupe ; absence de satiété ; anorexie ; [trouble du métabolisme, besoins énergétiques supérieurs à la normale]
- Infection ; maladie chronique [maladie inflammatoire chronique, etc.]
- Abus de drogues ou d'alcool (toxicomanie) [y compris les stéroïdes anabolisants]

Facteurs environnementaux

- Privation ; pauvreté
- Violence ; catastrophes naturelles
- Agents tératogènes ; saturnisme

Facteurs liés au parent ou à son substitut

- Maltraitance
- Maladie mentale ou retard mental
- Difficultés d'apprentissage [déficience mentale] ; problème d'apprentissage grave

Remarque : Pour un diagnostic de risque, il n'y a ni signes ni symptômes (caractéristiques) puisque le problème n'existe pas encore ; les interventions infirmières sont plutôt axées sur la prévention.

Résultats escomptés (objectifs) et critères d'évaluation

- L'enfant reçoit une alimentation adaptée à ses besoins.
- Le poids et la croissance de l'enfant se stabilisent ou s'approchent des valeurs normales pour son âge.
- L'enfant participe au plan de soins selon ses capacités et son âge.

- Les parents ou les personnes qui s'occupent de l'enfant comprennent le risque de retard de croissance ou de déviance ainsi que le plan visant à prévenir ce risque.

Interventions

PRIORITÉ Nº 1 – Évaluer les facteurs de risque

- Relever tout problème et toute situation susceptibles de contribuer à l'écart par rapport aux normes de croissance (antécédents de tumeurs hypophysaires, syndrome de Marfan, anomalies génétiques, prise de certains médicaments ou de certaines substances durant la grossesse, diabète maternel ou autre maladie chronique, pauvreté ou incapacité à assurer ses besoins nutritifs, troubles de l'alimentation, etc.).
- Recueillir des données sur la nature et l'efficacité des activités des parents ou des personnes qui s'occupent de l'enfant (attentes inappropriées, incohérentes, irréalistes ou insuffisantes; manque de stimulation, d'autorité ou de sensibilité, etc.).
- Noter la gravité ou la persistance du problème (mauvais traitements physiques ou psychologiques de longue date, problème récent lié à une perturbation situationnelle ou à un manque d'aide en période de crise ou de transition, etc.).
- Faire une évaluation nutritionnelle. **La suralimentation ou la malnutrition (lacune sur le plan des protéines ou d'autres éléments nutritifs de base) empêche l'enfant d'atteindre son potentiel de croissance, même en l'absence de trouble ou de maladie.** (Consulter les diagnostics infirmiers Risque d'alimentation excessive, Alimentation excessive et Alimentation déficiente.)
- Noter les résultats des tests de laboratoire.
- Déterminer les enjeux culturels, familiaux et sociétaux (l'obésité chez l'enfant, qui constitue aujourd'hui un facteur de risque en Amérique du Nord; les préoccupations des parents quant à la quantité de nourriture ingérée; les attentes en ce qui concerne une croissance « normale »).
- Recueillir des données sur les évènements stressants importants, les pertes, les séparations et les changements environnementaux que l'enfant a vécus (abandon, divorce, décès d'un parent, d'un frère ou d'une sœur, déménagement, etc.).
- Évaluer les capacités cognitives de l'enfant, sa conscience de la situation, son orientation, son comportement (repli sur soi, agressivité) ainsi que sa réaction à son milieu et aux stimulus.
- Pratiquer l'écoute active lorsque les parents ou les personnes qui s'occupent de l'enfant expriment leurs inquiétudes au sujet de son corps ou de sa capacité à participer à des compétitions, **afin d'évaluer le risque que l'enfant (ou l'adolescent) prenne des stéroïdes anabolisants ou d'autres drogues**.

PRIORITÉ Nº 2 – Prévenir ou réduire l'écart par rapport aux normes de croissance

- Noter l'âge chronologique, les facteurs familiaux (morphologie et stature), ainsi que les pertes ou les altérations fonctionnelles mentionnées par les parents ou les personnes qui s'occupent de l'enfant. **On dispose ainsi d'un point de référence pour comparaison ultérieure.**
- Déterminer le stade de croissance de l'enfant (poids, taille, périmètre crânien, indice de masse corporelle), comparer ces données avec les courbes de référence et déterminer l'écart par rapport aux enfants de même âge et de même sexe. **L'évaluation de la croissance permet de définir l'état de santé et l'état nutritionnel de l'enfant ; un écart de poids peut être corrigé par l'exercice physique ou l'alimentation, mais d'autres types d'écarts nécessitent une évaluation approfondie et un traitement à long terme.**
- Vérifier si la croissance de l'enfant se situe au-dessus du 97e percentile (il est alors très grand ou très gros pour son âge). **Si c'est le cas et si l'apport nutritionnel est adéquat, il est possible qu'il souffre de troubles endocriniens.**
- Vérifier si sa croissance se situe en dessous du 3e percentile (il est alors très petit ou trop maigre pour son âge). **Si c'est le cas et si aucun problème physique n'est en jeu, il se peut qu'il souffre d'une perte d'élan vital.**
- Passer en revue les résultats des examens radiologiques, des scintigraphies osseuses et de l'imagerie par résonance magnétique (IRM) **pour déterminer l'âge osseux et l'étendue de la croissance des os et du tissu mou** ; vérifier la présence de tumeurs ; noter les résultats des tests endocriniens, y compris ceux des examens de laboratoire visant à mesurer les taux d'hormones.
- Collaborer aux traitements destinés à traiter ou à corriger les problèmes sous-jacents (maladie de Crohn, problèmes cardiaques, néphropathie, etc.), les déséquilibres endocriniens (hyperpituitarisme, hypothyroïdie, diabète juvénile, anomalie de l'hormone de croissance), les retards de croissance intra-utérins ou d'origine génétique, les problèmes d'alimentation du nourrisson ou les déficits nutritionnels.
- Élaborer le plan de soins de concert avec la diététicienne et d'autres spécialistes (ergothérapeute, physiothérapeute).
- Déterminer si la prise de médicaments s'impose (stimulants de l'appétit, antidépresseurs, hormones de croissance, etc.) et consulter le médecin à cet égard.
- Recueillir régulièrement des données sur la croissance de l'enfant. **Elles aident à évaluer l'efficacité des interventions et la nécessité de modifier le plan de soins.**

PRIORITÉ Nº 3 – Favoriser le mieux-être de l'enfant (enseignement et directives au moment du congé)

- Fournir aux parents ou aux personnes qui s'occupent de l'enfant de la documentation sur la croissance normale, notamment des ouvrages de référence pertinents et des sites web fiables.
- Aborder les difficultés relatives aux personnes qui s'occupent de l'enfant (troubles de l'apprentissage, pauvreté). **Ils sont susceptibles d'affecter l'élan vital de l'enfant.**
- Discuter avec les parents et les personnes qui s'occupent de l'enfant de ce qu'il convient de faire sur les plans de l'apparence, du toucher et du langage au regard du stade de développement. Consulter les diagnostics infirmiers Retard de la croissance et du développement et Déficit de soins personnels.
- Recommander à l'enfant de participer à un programme d'activité physique médicalement reconnu, **afin d'augmenter son tonus, sa force et sa masse musculaires**.
- Promouvoir un mode de vie qui prévient ou réduit le risque de complication : gestion de l'obésité, de l'hypertension, des troubles de la perception sensorielle ; suivi médical régulier ; alimentation équilibrée ; socialisation en fonction de l'âge. **Il s'agit d'assurer l'autonomie de l'enfant et d'améliorer sa qualité de vie.**
- Discuter avec les femmes en âge de procréer des conséquences de l'abus de drogues ou de médicaments, et remettre aux femmes enceintes de l'information sur les agents tératogènes. **Le fait d'être informées peut les inciter à s'abstenir d'utiliser des drogues, des médicaments ou des agents susceptibles de provoquer des anomalies congénitales.**
- Diriger la personne vers les ressources de dépistage génétique appropriées.
- Inventorier les ressources communautaires pertinentes (programmes de santé publique et de désintoxication, fournisseurs d'équipement médical, services de diététiciennes, spécialistes en endocrinologie ou en génétique, etc.).

Information à consigner

Évaluations (initiale et subséquentes)

- Inscrire les données d'évaluation et les besoins particuliers de l'enfant, y compris son stade de croissance et les tendances observées.
- Noter comment les personnes qui s'occupent de l'enfant perçoivent la situation et le rôle qu'elles exercent.

Planification

- Rédiger le plan de soins et inscrire le nom de chacun des intervenants.
- Rédiger le plan d'enseignement.

Application et vérification des résultats

- Noter les réactions de l'enfant aux interventions et à l'enseignement, ainsi que les mesures qui ont été prises.
- Noter comment les personnes qui s'occupent de l'enfant réagissent à l'enseignement.
- Consigner les objectifs atteints ou les progrès accomplis vers leur réalisation.
- Inscrire les modifications apportées au plan de soins.

Plan de congé

- Inscrire les besoins à long terme de l'enfant et le nom des responsables des mesures à prendre.
- Consigner les demandes de consultation, les fournisseurs d'aides techniques et les outils d'apprentissage proposés.

EXEMPLES TIRÉS DE LA CRSI (NOC) ET DE LA CISI (NIC)

- RÉSULTAT : Développement de l'enfant [préciser le groupe d'âge]
- INTERVENTION : Surveillance de l'état nutritionnel

DÉBIT CARDIAQUE

DÉBIT CARDIAQUE DIMINUÉ

Taxinomie II: Activité/repos – Classe 4: Réponses cardiovasculaires/respiratoires (00029)
[Mode fonctionnel de santé de Gordon: Activité et exercice]
Diagnostic proposé en 1975; révisions effectuées en 1996 et en 2000

DÉFINITION ■ Quantité de sang pompée par le cœur insuffisante pour répondre aux besoins métaboliques. [**Remarque:** Dans les cas d'augmentation du métabolisme basal, le débit cardiaque peut être normal sans pour autant répondre adéquatement aux besoins des tissus. Le débit cardiaque et l'irrigation sanguine des tissus sont normalement directement reliés: la diminution du premier entraine une altération de la seconde. Toutefois, l'irrigation tissulaire peut être insuffisante sans qu'il y ait diminution du débit cardiaque.]

Facteurs favorisants

- Altération de la fréquence ou du rythme cardiaque; [conduction]
- Altération du volume d'éjection systolique, de la précharge [diminution du retour veineux], de la postcharge [résistance vasculaire systémique]; modification de la contractilité cardiaque [rupture du septum interventriculaire, anévrisme ventriculaire, rupture du pilier, valvulopathie]

Caractéristiques

- Variation de la fréquence ou du rythme cardiaque (arythmie, tachycardie, bradycardie); changements à l'électrocardiogramme
- Altération de la précharge: turgescence des veines jugulaires; œdème; gain pondéral; augmentation ou diminution de la pression veineuse centrale (PVC) et de la pression capillaire pulmonaire (PCP); souffles; fatigue
- Altération de la postcharge: essoufflement ou dyspnée, peau moite; changement de la coloration de la peau [cyanose, pâleur]; remplissage capillaire prolongé; diminution des pouls périphériques; variation de la pression artérielle; augmentation ou diminution de la résistance vasculaire systémique et de la résistance vasculaire pulmonaire; oligurie [anurie]
- Modification de la contractilité: râles crépitants, orthopnée, dyspnée nocturne paroxystique, toux, diminution du débit

cardiaque et de l'index cardiaque; diminution de la fraction d'éjection, de l'index du volume d'éjection systolique, de l'index de travail systolique du ventricule gauche; présence de B_3 [bruit de galop ventriculaire] ou de B_4 [bruit de galop auriculaire]

- Anxiété et agitation

Résultats escomptés (objectifs) et critères d'évaluation

- Les paramètres hémodynamiques de la personne (pression artérielle, débit cardiaque, diurèse, pouls périphériques) se stabilisent.
- La personne signale une diminution des épisodes de dyspnée, d'angine et de dysrythmie.
- La personne a une tolérance accrue à l'activité.
- La personne connait le processus pathologique, les facteurs de risque et le plan de traitement.
- La personne participe à des activités visant la réduction du travail cardiaque (programme thérapeutique, programmes de maitrise du stress, d'amaigrissement et d'abandon du tabac, programme équilibré d'activité et de repos, oxygénothérapie, etc.).
- La personne connait les signes de décompensation cardiaque; elle comprend l'importance d'interrompre ses activités et d'obtenir l'aide appropriée quand ils se produisent.

Interventions

PRIORITÉ Nº 1 – Évaluer les facteurs favorisants

- Rechercher si les facteurs de risque et les caractéristiques précités s'appliquent à la personne; explorer les conditions qui ont un effet sur sa fonction cardiaque. **Certains états aigus ou chroniques (traumatismes multiples, insuffisance rénale, traumatisme du tronc cérébral, lésion de la moelle épinière à D8 ou au-dessus, abus ou surdose d'alcool ou d'autres drogues, hypertension de grossesse) peuvent affecter la circulation et entrainer une défaillance cardiaque.**
- Observer les signes d'apparition d'un état de choc et en apprécier le type: hypovolémique, septique, cardiogénique, psychogène, vasculaire.
- Étudier les résultats des examens de laboratoire (marqueurs cardiaques, numération globulaire, dosage des électrolytes, dosage des gaz du sang artériel, urée et créatinine sériques, enzymes cardiaques, cultures, etc.).

PRIORITÉ Nº 2 – Rechercher les indices de diminution du débit cardiaque

- Prendre en considération les déclarations de la personne et les manifestations signalant une fatigue extrême, une intolérance à l'activité, une prise de poids soudaine ou progressive, une enflure des extrémités ou un essoufflement progressif, **pour déterminer s'il y a risque d'atteinte de la fonction ventriculaire ou d'insuffisance cardiaque**.
- Prendre note des signes vitaux et des paramètres hémodynamiques initiaux de la personne, sans négliger son état cognitif. Apprécier les modifications des signes vitaux au cours de l'activité ou des interventions, et mesurer le temps requis pour leur retour aux valeurs initiales. **En se référant à ces dernières, on peut dégager les tendances et évaluer la réponse aux interventions.**
- Rechercher la présence de caractéristiques signalant un état de choc ou une insuffisance imminente : diminution des capacités cognitives, pression artérielle instable ou sous la normale, tachypnée, respiration laborieuse, bruits respiratoires anormaux (râles crépitants, respiration sifflante, etc.), bruits cardiaques anormaux (souffles, dysrythmies), diminution du débit urinaire. **La détection précoce des changements relatifs à ces paramètres permet d'intervenir à temps pour limiter la gravité du dysfonctionnement cardiaque.**
- Noter la présence d'un pouls paradoxal, **qui peut signaler une tamponnade cardiaque**.
- Étudier les résultats des examens de laboratoire et des épreuves diagnostiques (épreuve d'effort, électrocardiogramme, scintigraphies, échocardiographies, cathétérisme cardiaque, radiographies thoraciques, bilan électrolytique, formule sanguine, etc.). **Ils aident à établir la cause sous-jacente de la diminution du débit cardiaque.**

PRIORITÉ Nº 3 – Augmenter le débit cardiaque et collaborer au traitement (phase aigüe)

- Maintenir la personne en position allongée ou assise (en cas de congestion, il est préférable qu'elle soit placée en demi-position de Fowler). Élever ses jambes à 20 ou à 30 degrés si elle est en état de choc. **Dans ces positions, la consommation d'oxygène et le risque de décompensation cardiaque diminuent.**
- Administrer l'oxygénothérapie à haut débit au moyen d'un masque ou d'un ventilateur, **afin d'accroitre l'apport en oxygène nécessaire à la fonction cardiaque et à l'irrigation tissulaire**.
- Mesurer souvent les signes vitaux de la personne **afin de noter sa réaction aux activités et aux interventions**.

- Effectuer, à intervalles réguliers, la mesure des paramètres hémodynamiques (pression artérielle, pression veineuse centrale, pression artérielle pulmonaire et pression capillaire pulmonaire, pression de remplissage de l'oreillette gauche, débit cardiaque).
- Procéder au monitorage du rythme cardiaque **afin de vérifier l'efficacité des médicaments ou des appareils (stimulateur cardiaque, défibrillateur, etc.)**.
- Remplacer les pertes liquidiennes et sanguines selon l'ordonnance.
- Administrer les antibiotiques, les diurétiques, les inotropes, les antiarythmiques, les corticostéroïdes, les vasopresseurs ou les vasodilatateurs prescrits. Noter les réactions de la personne **afin de déceler les effets bénéfiques, indésirables ou toxiques du traitement médicamenteux**.
- Administrer les liquides prescrits (par voie intraveineuse et orale).
- Calculer la diurèse toutes les heures ou périodiquement, peser la personne chaque jour et noter le bilan liquidien total, **afin de modifier le programme thérapeutique au moment opportun.**
- Régler le débit de perfusion intraveineuse au moyen d'une pompe volumétrique, au besoin, **afin de prévenir l'administration de doses excessives**.
- Réduire les stimulus et créer un climat de calme, **propice au repos**.
- Fixer l'heure des activités et des examens **de façon à maximiser les périodes de sommeil**.
- Donner des soins personnels complets ou partiels, selon les besoins.
- S'abstenir le plus possible d'employer des moyens de contention si la personne est désorientée. **Ils peuvent accroitre son agitation et augmenter le travail cardiaque.**
- Administrer les sédatifs et les analgésiques prescrits avec prudence, **afin d'obtenir l'effet désiré sans altérer les paramètres hémodynamiques**.
- Maintenir la perméabilité des tubulures de monitorage endovasculaire et de perfusion. Attacher les raccordements avec un adhésif **afin de prévenir l'embolie gazeuse et l'hémorragie**.
- Observer les règles d'asepsie au cours des interventions effractives et des soins de la plaie.
- Changer la température ambiante et la literie, administrer des antipyrétiques ou appliquer des mesures de refroidissement **pour garder la température corporelle de la personne dans les limites de la normale**.
- Recommander à la personne d'éviter ou de limiter les efforts (exercices isométriques, stimulation anale, effort pendant la

défécation, toux spasmodique, etc.) : ils pourraient déclencher la manœuvre de Valsalva, **qui risque d'altérer les pressions cardiaques et d'entraver le flux sanguin**.
- L'inciter à inspirer et à expirer profondément pendant les activités susceptibles de déclencher la manœuvre de Valsalva ; limiter l'aspiration des sécrétions ou les manœuvres pouvant stimuler le réflexe de toux chez les personnes intubées ; administrer un émollient fécal, selon l'ordonnance.
- Offrir un soutien psychologique à la personne.
- Répondre avec franchise à toutes ses questions, tout en conservant une attitude calme. **Ces réponses la rassureront, surtout si elle voit qu'on s'agite autour d'elle et qu'on s'inquiète à son sujet.**
- L'informer des épreuves diagnostiques qu'elle doit subir.
- Collaborer aux interventions spéciales (mise en place d'un cathéter veineux central, introduction d'un ballon de contrepulsion intraaortique ou d'un stimulateur cardiaque, péricardiocentèse, cardioversion, etc.).
- Expliquer à la personne les raisons justifiant les restrictions alimentaires ou liquidiennes imposées.

§ Consulter les diagnostics infirmiers Risque de diminution de l'irrigation cardiaque et Risque de dysréflexie autonome.

PRIORITÉ Nº 4 – Favoriser le retour veineux (phase subaigüe ou chronique) et collaborer au traitement

- Procurer à la personne des périodes de repos suffisantes ; l'installer dans la position la plus confortable possible.
- Lui administrer des analgésiques au besoin, **pour favoriser le bienêtre et le repos**.
- L'inciter à faire des exercices de relaxation **afin de réduire son anxiété**.
- Surélever ses jambes en position assise ; recourir à des dispositifs de compression pneumatique intermittente, si c'est indiqué, **pour favoriser le retour veineux** ; utiliser au besoin une table basculante **afin de prévenir l'hypotension orthostatique**.
- Donner fréquemment des soins cutanés à la personne, lui procurer une peau de mouton ou un matelas antiescarres (pneumatique, d'eau, de mousse ou de gel) et la changer souvent de position, **afin de prévenir la formation d'escarres de décubitus**.
- Lui proposer des vêtements amples ; surélever les membres œdémateux.
- S'assurer que les bas de contention prescrits sont bien adaptés et mis correctement.
- Accroitre graduellement le degré d'activité de la personne en fonction de son état et de ses réactions physiologiques.

PRIORITÉ Nº 5 – Maintenir un équilibre nutritionnel et hydrique adéquat

- Recommander à la personne d'observer les restrictions alimentaires imposées : régime sans aliments excitants, diète de consistance molle, à faible teneur en sel, en calories ou en gras. Il est parfois indiqué de prendre des repas fréquents, en petites portions.
- Interrompre l'alimentation par voie orale, après consultation, lorsque la personne souffre d'anorexie ou de nausée.
- Lui donner des liquides et des électrolytes selon l'ordonnance, **pour réduire la déshydratation et l'arythmie**.
- Effectuer un dosage des ingestas et des excrétas pour une période de 24 heures.

PRIORITÉ Nº 6 – Donner un enseignement visant le mieux-être de la personne

- Planifier avec elle des interventions visant à réduire les facteurs de risque (tabagisme, stress, obésité).
- Prendre note des caractéristiques du traitement médicamenteux, du régime alimentaire et du plan d'activités ou d'exercices. Souligner l'importance du suivi médical à long terme des personnes atteintes d'une maladie cardiaque.
- Mentionner à la personne les symptômes qu'elle doit signaler sans délai à un professionnel de la santé (crampes musculaires, maux de tête, étourdissements, éruptions cutanées). **Il peut s'agir de signes de toxicité médicamenteuse et de déperdition électrolytique, notamment de potassium.**
- Énumérer les signes dont elle doit immédiatement informer le médecin (augmentation ou persistance de la douleur thoracique, dyspnée, œdème, etc.). **Ils peuvent signaler une détérioration de la fonction cardiaque ou une crise cardiaque.**
- Inciter la personne à changer de position lentement.
- Lui conseiller de balancer les jambes avant de se lever **afin de réduire les risques d'hypotension orthostatique**.
- L'informer des signes de progrès (diminution de l'œdème, amélioration des signes vitaux et de la circulation, etc.) **afin de l'encourager**.
- L'inviter à observer l'évolution de son poids, de son pouls et de sa pression artérielle lorsqu'elle sera de retour à la maison ; lui expliquer comment procéder **afin de lui permettre de détecter les changements nécessitant une intervention**.
- La diriger vers une diététicienne, **afin d'établir le régime alimentaire qui lui convient et de lui conseiller, le cas échéant, des changements à ses habitudes**.
- Inciter les proches de la personne à la visiter.

- Créer un climat propice à la détente : techniques de relaxation, massothérapie, séances de musique apaisante, activités paisibles.
- Enseigner à la personne des techniques de maitrise du stress ; lui proposer un programme d'exercices adapté à ses besoins.
- Dresser une liste des groupes de soutien susceptibles de l'aider à perdre du poids, à cesser de fumer, etc., **afin de favoriser les changements qu'elle devra apporter à son mode de vie**.

§ Consulter les diagnostics infirmiers suivants au besoin : Intolérance à l'activité, Activités de loisirs insuffisantes, Stratégies d'adaptation inefficaces, Stratégies d'adaptation familiale compromises, Dysfonctionnement sexuel, Douleur aigüe, Douleur chronique, Alimentation déficiente, Alimentation excessive, Déficit de volume liquidien, Excès de volume liquidien.

Information à consigner

Évaluations (initiale et subséquentes)

- Inscrire les données d'évaluation et les paramètres hémodynamiques de la personne ; noter les bruits cardiaques et respiratoires, l'amplitude des pouls périphériques, l'état de la peau et des tissus, la diurèse, l'état mental, les résultats de l'ECG.

Planification

- Rédiger le plan de soins et inscrire le nom de chacun des intervenants.
- Rédiger le plan d'enseignement.

Application et vérification des résultats

- Noter les réactions de la personne aux interventions et à l'enseignement, ainsi que les mesures qui ont été prises.
- Consigner les objectifs atteints ou les progrès accomplis vers leur réalisation.
- Relever les modifications apportées au plan de soins.

Plan de congé

- Noter les éléments à inclure dans le plan de congé et le nom des responsables des mesures à prendre.
- Préciser les besoins à long terme de la personne et les ressources dont elle dispose.
- Consigner les demandes de consultation.

EXEMPLES TIRÉS DE LA CRSI (NOC) ET DE LA CISI (NIC)

- RÉSULTAT : Efficacité de la pompe cardiaque
- INTERVENTION : Régulation hémodynamique

DÉGAGEMENT DES VOIES RESPIRATOIRES

DÉGAGEMENT INEFFICACE DES VOIES RESPIRATOIRES

Taxinomie II : Sécurité/protection – Classe 2 : Lésions (00031)
[Mode fonctionnel de santé de Gordon : Activité et exercice]
Diagnostic proposé en 1980 ; révisions effectuées en 1996 et en 1998 par le groupe de recherche pour le développement et la classification des diagnostics infirmiers (NDEC)

DÉFINITION ■ Incapacité de libérer les voies respiratoires des sécrétions ou des obstructions qui entravent le libre passage de l'air.

Facteurs favorisants

Facteurs environnementaux

- Tabagisme ; tabagisme passif ; inhalation de fumée

Facteurs liés à l'obstruction des voies respiratoires

- Stase des sécrétions ; présence de sécrétions bronchiques ; exsudat alvéolaire ; production excessive de mucus ; spasme trachéobronchique ; présence d'un corps étranger dans les voies respiratoires ; présence d'une trachéostomie ou d'un tube endotrachéal

Facteurs physiopathologiques

- BPCO (maladie pulmonaire obstructive chronique) ; asthme ; allergies respiratoires ; hyperplasie de la membrane bronchique
- Déficit neuromusculaire
- Infections

Caractéristiques

- Toux inefficace ou inexistante
- Bruits respiratoires adventices [râles crépitants, ronflants, sibilants] ; diminution des bruits respiratoires ; expectorations surabondantes
- Modification du rythme et de la fréquence respiratoires
- Difficulté à parler
- Yeux écarquillés ; agitation
- Dyspnée
- Orthopnée
- Cyanose

Résultats escomptés (objectifs) et critères d'évaluation

- La personne maintient ses voies respiratoires libres.
- La personne expectore ou dégage facilement ses sécrétions.
- La personne présente une diminution de la congestion : absence de bruits adventices et respiration calme, amélioration des échanges gazeux (absence de cyanose, gaz du sang artériel et oxymétrie pulsée dans les limites de la normale, etc.).
- La personne comprend le ou les facteurs reliés au problème et les interventions thérapeutiques.
- La personne adopte des conduites permettant l'amélioration ou le maintien du dégagement de ses voies respiratoires.
- La personne prend les mesures préventives ou correctrices requises en regard du risque de complication.

Interventions

PRIORITÉ Nº 1 – Maintenir les voies respiratoires libres

- Reconnaitre les populations à risque. Il s'agit des gens qui présentent les signes suivants : **insuffisance de la fonction ciliaire (fibrose kystique du poumon) ; production excessive ou anormale de mucus (asthme, emphysème, pneumonie, déshydratation, ventilation mécanique) ; fonction tussigène altérée (maladies comme la dystrophie musculaire ou le syndrome de Guillain-Barré) ; altération de la déglutition (accident vasculaire cérébral, coma ou sédation, tumeur au niveau de la tête et du cou, brulures faciales, traumatismes, chirurgies, etc.) ; immobilité (traumatisme médullaire, retard du développement, fractures) ; difficultés d'alimentation du nourrisson ou de l'enfant (malformations congénitales, retard du développement, météorisme). Ces personnes sont susceptibles d'avoir des problèmes à garder leurs voies respiratoires libres.**
- Rechercher des changements dans le rythme respiratoire (tachypnée, etc.) et les bruits (stridor, râles crépitants, respiration sifflante, etc.), **qui sont révélateurs d'une détresse respiratoire ou d'une accumulation de sécrétions**.
- Mesurer les réflexes tussigènes et nauséeux ainsi que la capacité de déglutition de la personne, **pour évaluer sa capacité à protéger ses voies respiratoires**.
- Placer la tête de la personne de façon appropriée à son âge et à son état, **afin de dégager ses voies respiratoires ou de les maintenir ouvertes**.
- Collaborer aux épreuves diagnostiques (ex. : études sur le sommeil ou sur la fonction pulmonaire) **afin de déceler les facteurs favorisants**.

- Procéder à une aspiration nasale, trachéale ou orale **si la personne est incapable d'avaler ou de tousser de manière efficace ou s'il est nécessaire de dégager ses voies respiratoires**.
- Surélever la tête du lit et changer la personne de position toutes les deux heures, ou plus si c'est nécessaire, **afin de diminuer la pression sur le diaphragme et de favoriser le drainage et la ventilation des lobules pulmonaires**.
- Rechercher les signes d'intolérance à l'alimentation et de distension abdominale, de même que les facteurs de stress émotionnel, **qui peuvent empêcher le dégagement des voies respiratoires chez le nourrisson ou l'enfant**.
- Insérer une canule buccale si nécessaire, **afin de maintenir la langue dans sa position anatomique et de garder les voies respiratoires fonctionnelles, surtout si un œdème laryngé, un œdème de la langue ou des sécrétions épaisses risquent d'obstruer les voies respiratoires**.
- Collaborer aux interventions **visant le dégagement des voies respiratoires** (bronchoscopie, trachéostomie, etc.).
- Éliminer les allergènes de l'environnement selon les sensibilités particulières de la personne (poussière, oreillers de plumes, fumée, etc.).

PRIORITÉ Nº 2 – Liquéfier les sécrétions et les rendre mobiles

- Inciter la personne à effectuer des exercices de respiration profonde et de toux en lui faisant appliquer une légère pression sur la poitrine ou sur la plaie **pour maximiser l'effort**.
- Administrer les analgésiques prescrits **afin d'améliorer les effets de la toux si celle-ci est douloureuse. Mise en garde: le patient peut avoir de la difficulté à respirer et à tousser s'il prend des doses trop fortes ou trop fréquentes de médicaments.**
- Administrer les expectorants ou les bronchodilatateurs prescrits.
- Augmenter l'apport liquidien à au moins 2000 mL par jour en tenant compte de la tolérance cardiaque, afin de liquéfier les sécrétions (il peut s'avérer nécessaire d'administrer des liquides par voie intraveineuse aux personnes hospitalisées extrêmement malades). Au besoin, conseiller à la personne de prendre des liquides chauds plutôt que des liquides froids. Humidifier l'air si nécessaire (nébuliseur à ultrasons, humidificateur). **L'hydratation peut aider à liquéfier les sécrétions visqueuses et à faciliter le dégagement des voies respiratoires.** Signaler, s'il y a lieu, tout signe et symptôme d'insuffisance cardiaque (râles crépitants, œdème, gain pondéral).
- Procéder à un drainage postural et à une percussion ou enseigner ces techniques aux proches. Ces traitements sont contrindiqués dans certains cas, notamment pour les asthmatiques.

- Collaborer à l'oxygénothérapie (appareil de ventilation en pression positive intermittente (IPPB), spiromètre d'incitation (SI), masque de pression expiratoire positive (PEP), ventilation mécanique, dispositif de pression expiratoire positive avec oscillation [*flutter*], techniques de toux maitrisée et assistée, etc.). **Le recours à diverses thérapies et modalités sera peut-être nécessaire pour obtenir et maintenir un dégagement adéquat des voies respiratoires, ainsi que pour améliorer la fonction respiratoire et les échanges gazeux.** (Se reporter aux diagnostics infirmiers Mode de respiration inefficace, Échanges gazeux perturbés et Respiration spontanée altérée.)
- Inciter la personne à cesser de fumer ou à diminuer sa consommation de tabac **afin de favoriser la fonction pulmonaire**.
- Installer la personne confortablement (tête de lit relevée, en position latérale) et lui demander de ne pas employer de produits à base d'huile autour du nez **afin de prévenir leur aspiration dans les poumons**. (Se reporter aux diagnostics infirmiers Risque de fausse route (d'aspiration) et Trouble de la déglutition.)

PRIORITÉ Nº 3 – Évaluer les changements

- Ausculter les bruits respiratoires et noter les irrégularités **pour apprécier l'état de la personne et évaluer ses progrès**.
- Prendre les signes vitaux ; noter la pression artérielle et les fluctuations de la pulsation.
- Rechercher par une observation soutenue les signes de détresse respiratoire (fréquence respiratoire accrue, agitation ou anxiété, utilisation de la musculature respiratoire accessoire).
- Recueillir des données sur les changements dans les habitudes de sommeil (somnolence diurne, insomnie, etc.).
- Noter les réactions de la personne au traitement médicamenteux et l'apparition d'effets ou d'interactions indésirables (antimicrobiens, corticostéroïdes, expectorants, bronchodilatateurs).
- Rechercher par une observation soutenue les signes et les symptômes d'infection (dyspnée accrue accompagnée de fièvre, changement dans la couleur, la quantité et les caractéristiques des expectorations), **afin d'intervenir au bon moment**.
- Effectuer un prélèvement d'expectorations, de préférence avant le début de la thérapie antimicrobienne, **afin de s'assurer de l'adéquation du traitement**.
- Prendre note des résultats des radiographies thoraciques, de la mesure des gaz artériels et de l'oxymétrie pulsée.
- Noter toute amélioration des symptômes.

PRIORITÉ Nº 4 – Donner un enseignement visant le mieux-être de la personne

- Apprécier les connaissances de la personne et de ses proches sur les causes du problème, sur le plan de traitement, sur les médicaments prescrits et sur les interventions thérapeutiques.

- Insister auprès du patient sur la nécessité d'expectorer plutôt que d'avaler ses sécrétions, **afin de pouvoir les examiner et signaler tout changement de couleur et de quantité, dans le cas où une intervention médicale serait nécessaire pour prévenir ou traiter une infection**.
- Faire une démonstration, devant la personne et ses proches, des techniques de dégagement des voies respiratoires (expiration forcée [appelée aussi « expiration avec lèvres pincées »], exercices de renforcement des muscles respiratoires, percussion thoracique, etc.).
- Faire faire à la personne, en période préopératoire, des exercices de respiration et de toux efficace, et lui expliquer le fonctionnement des appareils d'appoint (ventilation en pression positive intermittente, spiromètre d'incitation).
- Organiser l'environnement de façon à favoriser des périodes de repos fréquentes. Réduire les activités au strict nécessaire, **afin de prévenir ou de limiter la fatigue**.
- Orienter la personne vers des groupes de soutien appropriés (clinique antitabagisme, programme d'exercices pour personnes atteintes de bronchopneumopathie chronique obstructive, clinique d'amaigrissement, etc.).
- Vérifier, le cas échéant, si la personne a l'équipement et l'information nécessaires concernant l'utilisation de l'appareil de ventilation spontanée en pression positive continue (CPAP) servant au **traitement de l'apnée du sommeil**. (Se reporter aux diagnostics infirmiers Insomnie et Privation de sommeil.)

Information à consigner

Évaluations (initiale et subséquentes)

- Noter les facteurs favorisants s'appliquant à la personne.
- Noter les bruits respiratoires, la présence de sécrétions et leurs caractéristiques, l'utilisation de la musculature respiratoire accessoire.
- Consigner les caractéristiques de la toux.
- Noter les signes vitaux, le rythme respiratoire, l'oxymétrie pulsée et la saturation en oxygène.

Planification

- Rédiger le plan de soins et inscrire le nom de chacun des intervenants.
- Rédiger le plan d'enseignement.

Application et vérification des résultats

- Consigner les réactions de la personne aux interventions et à l'enseignement, ainsi que les mesures qui ont été prises.
- Noter l'utilisation de ventilateur et d'appareils d'appoint.

- Noter la réponse aux médicaments administrés.
- Consigner les objectifs atteints ou les progrès accomplis vers leur réalisation.
- Inscrire les modifications apportées au plan de soins.

Plan de congé

- Inscrire les besoins à long terme de la personne et le nom des responsables des mesures à prendre.
- Noter les demandes de consultation.

EXEMPLES TIRÉS DE LA CRSI (NOC) ET DE LA CISI (NIC)

- RÉSULTAT : État respiratoire : ventilation
- INTERVENTION : Soins des voies respiratoires

DÉGLUTITION

TROUBLE DE LA DÉGLUTITION

Taxinomie II : Nutrition – Classe 1 : Ingestion (000103)
[Mode fonctionnel de santé de Gordon : Nutrition et métabolisme]
Diagnostic proposé en 1986 ; révision effectuée en 1998 par le groupe de recherche pour le développement et la classification des diagnostics infirmiers (NDEC)

DÉFINITION ■ Dysfonctionnement du mécanisme de déglutition associé à un déficit structural ou fonctionnel de la bouche, du pharynx ou de l'œsophage.

Facteurs favorisants

Anomalies congénitales

- Anomalies des voies respiratoires supérieures ; obstruction mécanique (œdème, canule trachéale, tumeur, etc.) ; antécédents d'alimentation par sonde
- Atteintes neuromusculaires (diminution ou absence du réflexe pharyngé, affaiblissement ou relâchement des muscles de la mastication, déficit sensoriel, paralysie faciale) ; maladies caractérisées par une hypotonie importante
- Troubles respiratoires ; cardiopathie congénitale
- Problèmes d'alimentation d'origine comportementale ; automutilation
- Retard du développement ; malnutrition protéinocalorique

Troubles neurologiques

- Anomalies de la cavité nasale, de l'oropharynx ou du nasopharynx, anomalies des voies respiratoires supérieures, du larynx, de la trachée ou de l'œsophage

- Reflux gastroœsophagien ; achalasie
- Traumas, malformations anatomiques acquises, atteinte des nerfs crâniens, traumatisme crânien, retard du développement, paralysie cérébrale
- Prématurité

Caractéristiques

Anomalies de la phase buccale

- Toux, étouffement, haut-le-cœur avant d'avaler
- Difficulté à vider la cavité buccale ; accumulation d'aliments dans les replis latéraux de la muqueuse buccale ; ptyalisme ; écoulement de salive ; reflux nasal
- Lenteur de la formation du bol alimentaire ; absence de mouvement de la langue pour former le bol alimentaire ; progression prématurée du bol alimentaire
- Fermeture incomplète des lèvres ; expulsion des aliments hors de la bouche
- Mastication insuffisante
- Déglutition fragmentée ; test de déglutition signalant une anomalie de la phase buccale
- Faible consommation d'aliments malgré la durée prolongée du repas
- Succion faible entrainant une tétée inefficace

Anomalies de la phase pharyngée

- Mauvaise position de la tête
- Déglutition retardée ; efforts de déglutition répétés
- Élévation inadéquate du larynx ; test de déglutition signalant une anomalie de la phase pharyngée
- Étouffement, toux, haut-le-cœur
- Gargouillements vocaux ; reflux nasal
- Fièvres inexpliquées ; infections pulmonaires récurrentes
- Refus de manger

Anomalies de la phase œsophagienne

- Plaintes [rapports] : « Quelque chose reste bloqué. »
- Odynophagie
- Signes de difficulté à avaler (stase d'aliments dans la cavité buccale, toux, étouffement) ; test de déglutition signalant une anomalie de la phase œsophagienne
- Hyperextension de la tête (ex. : position arquée pendant ou après les repas)
- Déglutition répétée ; bruxisme
- Irritabilité inexpliquée à l'heure des repas
- Haleine acide ; régurgitation du contenu gastrique ou éructation accompagnée de liquide

- Présence de vomissures sur l'oreiller ; vomissements ; hématémèse
- Refus de manger ou prise d'une quantité limitée d'aliments
- Brulures ou douleurs épigastriques
- Toux ou réveils nocturnes

Résultats escomptés (objectifs) et critères d'évaluation

- Les aliments et les liquides passent sans danger de la bouche à l'estomac.
- La personne maintient une bonne hydratation et, par conséquent, une bonne turgescence de la peau, des muqueuses humides et une diurèse adéquate.
- La personne atteint ou conserve le poids corporel désiré.
- La personne ou l'aidant naturel comprend les facteurs favorisants.
- La personne ou l'aidant naturel connait les interventions ou applique des mesures visant un apport liquidien suffisant et la prévention de l'aspiration (fausse route).
- La personne ou l'aidant naturel maitrise les méthodes d'alimentation appropriées à la situation.
- L'aidant naturel simule correctement les mesures d'urgence à appliquer en cas de suffocation (fausse route alimentaire).

Interventions

PRIORITÉ Nº 1 – Évaluer les facteurs favorisants et le degré de perturbation de la personne

- Apprécier l'acuité sensorielle, l'orientation, la concentration et la coordination motrice de la personne.
- Recueillir des données sur les muscles et les mouvements liés à la mastication (demander à la personne de déplacer sa langue vers les quatre points cardinaux, de fermer et d'ouvrir la bouche, de bouger les mâchoires de gauche à droite, de gonfler les joues, de siffler, de claquer la langue, etc.) ; noter la symétrie des muscles faciaux.
- Évaluer le réflexe pharyngé et demander à la personne de tousser, **afin d'apprécier le risque de fausse route (aspiration)**.
- Placer le pouce et l'index sur la protubérance du larynx, demander à la personne d'avaler et noter le temps requis pour l'élévation du larynx. L'augmentation du temps de réponse signale un trouble de la déglutition.
- Inspecter la cavité oropharyngée pour y chercher des signes d'œdème, d'inflammation ou d'atteinte à l'intégrité de la muqueuse buccale.

- S'assurer que les prothèses dentaires sont bien adaptées.
- Demander à la personne de boire de petites gorgées d'eau pour évaluer sa capacité d'avaler ou procéder à cette évaluation selon le protocole établi.
- Déterminer l'aptitude à commencer et à maintenir la succion. **Une succion insuffisante entraine une tétée inefficace, ce qui indique l'incapacité de la langue et des muscles buccaux à mettre en œuvre les contractions musculaires contribuant au processus de déglutition.**
- Noter l'hyperextension de la tête, la position arquée pendant ou après les repas ou les efforts répétés de déglutition. **Ce sont des indices de l'incapacité de mener à terme le processus de déglutition.**
- Ausculter les bruits respiratoires **afin de vérifier s'il y a fausse route (aspiration)**.
- Noter le poids de la personne et les changements pondéraux récents.
- Préparer la personne aux tests diagnostiques de déglutition et y collaborer.

PRIORITÉ Nº 2 – Prévenir la fausse route (aspiration) et garder les voies aériennes libres

- Déceler les facteurs qui peuvent déclencher la fausse route.
- Installer la personne sur une chaise pendant les repas et les collations ou, si elle doit rester alitée, surélever la tête du lit à un angle de 90°, si possible, en plaçant la tête dans l'alignement anatomique, légèrement fléchie vers l'avant pendant l'alimentation. Garder la tête du lit surélevée pendant 30 à 45 minutes après le repas **pour réduire le risque de fausse route ou de régurgitation**.
- Procéder à une succion de la cavité buccale, au besoin. S'il y a lieu, montrer à la personne comment effectuer elle-même cette intervention **afin d'accroitre son autonomie et son sentiment de maitrise de la situation**.

PRIORITÉ Nº 3 – Améliorer la capacité de déglutition de la personne afin de satisfaire ses besoins liquidiens et énergétiques

- Diriger la personne vers un gastroentérologue (pour une dilatation de l'œsophage, par exemple) ou un neurologue, au besoin.
- L'adresser à un orthophoniste, **qui pourra lui proposer des techniques visant à appuyer ses efforts et à renforcer les mesures de sécurité**.
- Inviter la personne à se reposer avant les repas, **afin de réduire sa fatigue**.
- Lui administrer les analgésiques prescrits avant le repas, **afin d'améliorer son bienêtre. Veiller à ce que la dose ne soit pas trop forte, pour éviter de réduire son degré de conscience ou d'atténuer sa perception sensorielle**.

- Inviter la personne à se concentrer sur la mastication et la déglutition ; réduire les stimulus qui risquent de la distraire pendant le repas, **afin de prévenir la suffocation**.
- S'enquérir des préférences alimentaires de la personne **afin de les intégrer à son régime, dans la mesure du possible, et d'augmenter son apport nutritionnel**. Présenter les plats de manière appétissante.
- Lui donner des aliments et des liquides à une température **qui permet de stimuler les récepteurs sensoriels (chaude ou froide, et non tiède)**.
- Lui proposer des aliments et des liquides ayant une consistance qui les rend plus faciles à avaler. **Le risque de suffocation ou de fausse route est moindre si les aliments forment un amalgame avant leur déglutition : desserts à la gélatine, poudings et crème anglaise ; liquides auxquels on a ajouté un agent épaississant, yogourt, potages à la crème préparés avec moins d'eau ; purées légères (céréales chaudes avec supplément d'eau) ; boissons épaisses (nectars) ; jus de fruit congelés jusqu'à consistance de « barbotine » ; œufs mollets ou brouillés ; fruits en boite ; légumes bien cuits.**
- Éliminer du régime les produits laitiers et le chocolat, **qui peuvent épaissir les sécrétions buccales**.
- Appliquer des soins d'hygiène buccodentaire avant les repas.
- Offrir les aliments sans mêler les consistances ni les textures.
- Placer les aliments du côté sain de la bouche **(en cas d'hémiplégie, par exemple)** et conseiller à la personne de se servir de sa langue pour pousser les aliments en position de déglutition.
- Préparer des bouchées de taille appropriée **(les bouchées équivalant à une demi-cuillérée à thé ou moins sont plus faciles à avaler)**. Utiliser une petite cuillère **pour réduire la grosseur des bouchées**. Couper les aliments solides en petits morceaux.
- Donner à la personne des repères cognitifs pour l'aider à se concentrer et à réaliser la série de mouvements de déglutition ; lui rappeler de mâcher et d'avaler correctement. **Ainsi, on rend la déglutition plus efficace.**
- Conseiller à la personne de mâcher les aliments du côté non atteint, le cas échéant.
- Masser délicatement les muscles laryngopharyngiens (côtés de la trachée et du cou) **afin de stimuler la déglutition**.
- Inspecter la cavité buccale de la personne après chaque bouchée et lui demander d'explorer l'intérieur de ses joues avec la langue pour s'assurer qu'il ne reste plus d'aliments. Enlever ce qu'elle est incapable d'avaler.
- S'adapter au style et au rythme de la personne, **afin de lui éviter la fatigue et la frustration que peut entrainer l'alimentation**.
- Lui laisser amplement de temps pour manger.

- Rester auprès d'elle pendant le repas afin d'atténuer son anxiété et de lui offrir de l'aide, au besoin.
- Utiliser un verre avec encoche nasale ou à grande ouverture **afin d'éviter à la personne d'avoir à renverser la tête pour boire**. Ne jamais verser de liquides dans sa bouche ni «faire descendre» les aliments avec des liquides. (**Remarque:** Certaines personnes préfèrent boire avec une paille; [si tel est le cas, consulter l'orthophoniste afin d'évaluer le risque de fausse route et choisir une paille flexible].)
- Mesurer les ingestas et les excrétas de la personne et la peser, afin de vérifier si l'apport liquidien et énergétique est suffisant.
- Féliciter la personne de ses efforts.
- Envisager la possibilité d'une alimentation par sonde ou parentérale **si l'apport alimentaire de la personne est insuffisant**.
- Consulter un spécialiste de la dysphagie ou l'équipe de réadaptation, au besoin.
- Diriger la personne vers un conseiller en allaitement ou un groupe de soutien (comme la Ligue La Leche), **afin qu'elle reçoive des conseils sur l'allaitement au sein**.

§ Consulter les diagnostics infirmiers Allaitement maternel inefficace et Mode d'alimentation inefficace chez le nouveau-né/nourrisson.

PRIORITÉ Nº 4 – Donner un enseignement visant le mieux-être de la personne

- Consulter une diététicienne **pour établir le meilleur régime alimentaire possible**.
- Donner les médicaments avec de la gélatine, de la gelée ou du pouding. Il faudra demander au pharmacien si les pilules peuvent être écrasées ou **si le médicament peut être obtenu sous forme de liquide ou de capsules**.
- Enseigner à la personne et à ses proches les techniques d'alimentation et les exercices de déglutition appropriés.
- Inciter la personne à suivre un programme d'exercices faciaux **afin de conserver ou d'améliorer sa force musculaire**.
- Montrer à la personne et à ses proches les mesures d'urgence à appliquer en cas de suffocation.
- Établir un horaire régulier de pesées.

§ Consulter le diagnostic infirmier Alimentation déficiente.

Information à consigner

Évaluations (initiale et subséquentes)

- Consigner les données d'évaluation, notamment la gravité du problème et ses caractéristiques, le poids de la personne et les changements pondéraux récents.
- Noter l'état nutritionnel de la personne.

- Préciser les effets du problème sur le mode de vie de la personne et sur sa vie sociale.

Planification

- Rédiger le plan de soins et inscrire le nom de chacun des intervenants.
- Rédiger le plan d'enseignement.

Application et vérification des résultats

- Noter les réactions de la personne aux interventions et à l'enseignement, ainsi que les mesures qui ont été prises.
- Consigner les objectifs atteints ou les progrès accomplis vers leur réalisation.
- Relever les modifications apportées au plan de soins.

Plan de congé

- Noter les besoins à long terme de la personne, les demandes de consultation et le nom des responsables des mesures à prendre.
- Consigner les ressources accessibles et les demandes de consultation.

EXEMPLES TIRÉS DE LA CRSI (NOC) ET DE LA CISI (NIC)

- RÉSULTAT : État de la déglutition
- INTERVENTION : Traitement d'un trouble de la déglutition

DÉNI

DÉNI NON CONSTRUCTIF

Taxinomie II : Adaptation/tolérance au stress – Classe 2 : Stratégies d'adaptation (00072)

[Mode fonctionnel de santé de Gordon : Adaptation et tolérance au stress]

Diagnostic proposé en 1988 ; révision effectuée en 2006

DÉFINITION ■ Tentative consciente ou inconsciente de désavouer la connaissance ou la signification d'un évènement afin de réduire son anxiété ou sa peur, au détriment de sa santé.

Facteurs favorisants

- Anxiété ; peur d'être incapable de gérer de fortes émotions
- Perte de maitrise de la situation
- Stress accablant ; manque de capacité à utiliser des stratégies d'adaptation efficaces

- Crainte d'une réalité désagréable
- Peur de la séparation ou de la mort; peur de la perte d'autonomie
- Soutien émotif inadéquat de la part de l'entourage

Caractéristiques

- Minimisation des symptômes; déplacement des symptômes vers d'autres organes
- Incapacité d'admettre que la maladie a des répercussions sur son mode de vie
- Déplacement de la peur des conséquences de la maladie
- Négation de la peur de la mort ou de l'invalidité
- Remise à plus tard de la consultation médicale; refus de recevoir des soins au détriment de sa santé
- Négation ou négligence des symptômes ou du danger
- Gestes ou commentaires écartant les évènements angoissants de son esprit
- Affect inapproprié
- Autotraitement

Résultats escomptés (objectifs) et critères d'évaluation

- La personne reconnait la réalité de la situation ou de la maladie.
- La personne exprime avec réalisme ses inquiétudes ou ses sentiments quant aux symptômes ou à la maladie.
- La personne résout ses problèmes en consultant les personnes-ressources appropriées.
- La personne présente un affect approprié.

Interventions

PRIORITÉ Nº 1 – Évaluer les facteurs favorisants

- Déceler la crise situationnelle ou le problème et préciser la façon dont la personne perçoit la situation.
- Évaluer le degré de déni.
- Comparer le tableau clinique des symptômes ou de la maladie avec la description de la personne.
- Noter les commentaires de la personne quant aux répercussions de la maladie ou du problème sur son mode de vie.

PRIORITÉ Nº 2 – Aider la personne à affronter la situation de manière adéquate

- Utiliser les habiletés de communication thérapeutique, comme l'écoute active et l'emploi du « je », **afin d'établir une relation axée sur la confiance**.

- Créer un climat de sécurité **incitant la personne à s'exprimer librement, sans crainte du jugement**.
- L'inviter à exprimer ses sentiments; accepter sa vision de la situation sans l'obliger à affronter la réalité. Fixer des limites précises quant aux comportements inadaptés, **afin d'assurer sa sécurité**.
- Lui donner des renseignements exacts, sans insister pour qu'elle les accepte. **Éviter l'affrontement, qui pourrait l'inciter à se retrancher dans le déni.**
- Discuter avec la personne du lien entre ses comportements et sa maladie (diabète, hypertension artérielle, alcoolisme, etc.); souligner les conséquences de ces conduites.
- L'inviter à parler de ses préoccupations à ses amis et à ses proches, **afin de réduire son sentiment d'isolement et son repli sur soi**.
- L'encourager à participer à des séances de groupe, **afin de lui permettre d'envisager d'autres visions de la réalité et de mettre ses perceptions à l'épreuve**.
- Se garder d'approuver les affirmations inexactes de la personne, **ce qui perpétuerait sa perception faussée de la réalité**.
- Émettre un commentaire positif chaque fois que la personne fait un pas concret vers l'autonomie, **afin d'ancrer le comportement**.

PRIORITÉ N° 3 – Favoriser le mieux-être de la personne (enseignement et directives au moment du congé)

- Fournir à la personne et à ses proches des renseignements écrits sur la maladie ou la situation, **afin de les aider à prendre des décisions éclairées**.
- Inviter les proches de la personne à participer à la planification des mesures visant à satisfaire ses besoins à long terme.
- Diriger la personne vers les ressources communautaires pertinentes (Diabétaide, Société de la sclérose en plaques, Alcooliques Anonymes) **afin de favoriser son adaptation à long terme**.

§ Consulter le diagnostic infirmier Stratégies d'adaptation inefficaces.

Information à consigner

Évaluations (initiale et subséquentes)

- Inscrire les données d'évaluation et le degré de vulnérabilité ou de déni de la personne.
- Noter les répercussions de la maladie ou du problème sur son mode de vie.

Planification

- Rédiger le plan de soins et inscrire le nom de chacun des intervenants.
- Rédiger le plan d'enseignement.

Application et vérification des résultats

- Noter les réactions de la personne aux interventions et à l'enseignement, ainsi que les mesures qui ont été prises.
- Noter comment elle utilise les ressources disponibles.
- Consigner les objectifs atteints ou les progrès accomplis vers leur réalisation.
- Noter les modifications apportées au plan de soins.

Plan de congé

- Inscrire les besoins à long terme de la personne et le nom des responsables des mesures à prendre.
- Noter les demandes de consultation.

EXEMPLES TIRÉS DE LA CRSI (NOC) ET DE LA CISI (NIC)

- RÉSULTAT : Acceptation de son état de santé
- INTERVENTION : Diminution de l'anxiété

DENTITION

DENTITION ALTÉRÉE

Taxinomie II : Sécurité/protection – Classe 2 : Lésions (00048)
[Mode fonctionnel de santé de Gordon : Nutrition et métabolisme]
Diagnostic proposé en 1998 par le groupe de recherche pour le développement et la classification des diagnostics infirmiers (NDEC)

DÉFINITION ■ Perturbation du développement ou de l'éruption dentaire, ou encore, de l'intégrité structurelle de chaque dent.

Facteurs favorisants

- Mauvaises habitudes alimentaires ; déficit nutritionnel
- Effets de certains médicaments prescrits ; usage chronique de tabac, de thé, de café, de vin rouge
- Hygiène buccale déficiente, sensibilité au chaud ou au froid ; vomissements chroniques
- Manque de connaissances sur l'hygiène buccodentaire ; utilisation excessive de nettoyants abrasifs ou de dérivés fluorés
- Difficulté à réaliser ses soins personnels ; manque d'argent ou d'accessibilité à des soins buccodentaires

- Prédispositions génétiques; perte prématurée des dents de lait; bruxisme (grincement des dents)
- [Trauma ou intervention chirurgicale]

Caractéristiques

- Maux de dents
- Halitose
- Décoloration ou érosion de l'émail; excès de plaque dentaire
- Usure, abrasion ou fracture dentaire; carie au niveau de la couronne ou de la racine; dents mobiles; absence complète ou partielle de dents
- Perte prématurée des dents de lait; éruption incomplète (dents de lait ou dents définitives)
- Calculs salivaires
- Défaut d'occlusion ou d'alignement; expression faciale asymétrique

Résultats escomptés (objectifs) et critères d'évaluation

- La personne a des gencives et une muqueuse buccale saines, ainsi que des dents en bon état.
- La personne a un apport alimentaire et liquidien adéquat.
- La personne dit avoir de bonnes habitudes d'hygiène buccodentaire et le démontre.
- La personne fait appel aux services de soins dentaires recommandés.

Interventions

PRIORITÉ Nº 1 – Évaluer les facteurs favorisants

- Inspecter la cavité buccale. Noter la présence ou l'absence de dents et de prothèses dentaires, et déterminer en quoi cela influence les besoins nutritionnels et l'apparence de la personne.
- Évaluer l'hygiène et la santé buccodentaires de la personne **afin de déterminer si elle a besoin de conseils et de supervision, d'accessoires fonctionnels ou d'une consultation avec un spécialiste**.
- Noter les facteurs qui influent sur la dentition de la personne (usage chronique de tabac, de café, de thé; boulimie ou vomissements chroniques; abcès, tumeurs, appareils orthodontiques, bruxisme), **afin d'adresser celle-ci aux spécialistes pouvant lui proposer les traitements nécessaires**.
- Noter les facteurs qui font obstacle à la santé buccodentaire de la personne (sonde endotrachéale, fractures faciales, chimiothérapie, etc.) et **qui l'obligent à recourir à des soins particuliers**.

- Conserver au dossier des photographies des blessures faciales *avant* le traitement. **On dispose ainsi d'un point de comparaison qui facilite l'évaluation ultérieure.**

PRIORITÉ Nº 2 – Répondre aux besoins de la personne en matière d'hygiène buccodentaire

- Vérifier l'hygiène buccodentaire de la personne **afin d'assurer la continuité des soins ou d'élaborer un plan s'appuyant sur ses connaissances et ses pratiques actuelles**.
- Aider la personne à faire ce qui suit ou lui prodiguer ces soins, au besoin : emploi de gargarismes salins ou de rince-bouches dilués, sans alcool ; massage doux des gencives au moyen d'une brosse à dents à soies souples en utilisant un dentifrice fluoré afin d'éviter la formation de tartre.
- Brosser les dents de la personne et lui passer la soie dentaire **si elle est incapable de voir à ses soins personnels**.
- Lui faire utiliser des accessoires de soins électriques rechargeables ou à piles (brosse à dents, accessoire pour enlever la plaque, jet dentaire), au besoin.
- S'assurer qu'elle entretient convenablement sa prothèse dentaire, s'il y a lieu (retrait et nettoyage après chaque repas et au coucher).
- Veiller à ce que son alimentation lui fournisse un apport nutritionnel optimal. La personne doit éviter de manger entre les repas et d'ingérer des aliments trop sucrés ou des collations avant le coucher, **car les aliments à forte teneur en sucre et les particules prises entre les dents favorisent la carie**.
- Augmenter au besoin son apport liquidien **pour améliorer l'hydratation de la muqueuse buccale**.
- Modifier régulièrement la position de la sonde endotrachéale et des appareils respiratoires, en prenant soin de protéger les dents ou les prothèses avec des coussinets. Procéder à des aspirations au besoin.
- Éviter ce qui est trop chaud ou trop froid si les dents de la personne sont sensibles. Lui recommander d'utiliser un dentifrice **destiné à réduire la sensibilité des dents**.
- Maintenir un alignement correct de la mâchoire et des structures de la face en présence de fractures.
- Administrer les antibiotiques prescrits **pour traiter les infections des dents ou des gencives**.
- Recommander à la personne de prendre des analgésiques topiques ou systémiques au besoin, **pour soulager les douleurs dentaires**.
- Administrer l'antibiothérapie avant les interventions dentaires si la situation l'exige (si la personne porte une valvule prothétique, par exemple) ; s'assurer que la personne ne présente ni troubles hémorragiques ni problèmes de coagulation, **afin de prévenir les écoulements sanguins abondants**.

- Diriger la personne vers les professionnels appropriés (hygiéniste dentaire, dentiste, chirurgien buccal, etc.).

PRIORITÉ Nº 3 – Favoriser le mieux-être de la personne

- Enseigner à la personne et à ses proches les soins qui devront être effectués à domicile **pour corriger le problème ou prévenir l'apparition de complications**.
- Inventorier ce dont la personne aura besoin pour avoir une hygiène buccodentaire adéquate (brosse à dents et dentifrice, eau propre, soie dentaire, service d'aide pour les soins personnels, etc.).
- Recommander à la personne (quel que soit son âge) de réduire sa consommation d'aliments à forte teneur en sucre ou en glucides, **afin de diminuer la formation de plaque dentaire et le risque de carie causée par les acides présents dans le sucre et l'amidon**.
- Sensibiliser les personnes plus âgées et leurs proches à l'importance des soins dentaires réguliers.
- Informer la mère des soins à appliquer et des comportements à adopter en fonction de l'âge de ses enfants: ne pas laisser ces derniers s'endormir avec une bouteille de lait ou de jus; utiliser de l'eau et une sucette au besoin pendant la nuit; éviter que les membres de la famille partagent leurs ustensiles; enseigner aux enfants à se brosser les dents dès leur jeune âge; s'assurer qu'ils utilisent des appareils de protection comme un casque, un masque ou un protège-dents.
- Discuter avec les femmes enceintes de leurs besoins particuliers et de leur hygiène dentaire courante, **afin de favoriser la formation de dents et d'os sains chez le fœtus**.
- Inciter la personne à cesser d'utiliser les produits du tabac, surtout le tabac à chiquer, et à s'inscrire à un programme d'abandon du tabac, **afin de réduire l'incidence de troubles gingivaux, de cancers de la bouche et de problèmes de santé connexes**.
- Déterminer si la personne devrait subir un examen dentaire et recevoir des soins appropriés avant le début de la chimiothérapie ou de la radiothérapie, le cas échéant, **afin de réduire le risque de lésions buccodentaires**.
- Diriger la personne vers des ressources qui lui permettront de conserver une bonne hygiène dentaire (fournisseurs de soins dentaires, programmes d'aide financière).

Information à consigner

Évaluations (initiale et subséquentes)

- Inscrire les données d'évaluation, notamment les facteurs qui contribuent aux problèmes dentaires de la personne.

- Inclure les photographies ou les descriptions de la cavité et des structures buccales.

Planification

- Rédiger le plan de soins et inscrire le nom de chacun des intervenants.
- Rédiger le plan d'enseignement.

Application et vérification des résultats

- Noter les réactions de la personne et de ses proches aux interventions et à l'enseignement, ainsi que les mesures qui ont été prises.
- Consigner les objectifs atteints ou les progrès accomplis vers leur réalisation.
- Noter les modifications apportées au plan de soins.

Plan de congé

- Inscrire les besoins à long terme de la personne et le nom des responsables des mesures à prendre.
- Noter les demandes de consultation.

EXEMPLES TIRÉS DE LA CRSI (NOC) ET DE LA CISI (NIC)

- RÉSULTAT : Hygiène buccodentaire
- INTERVENTION : Rétablissement de la santé buccodentaire

DÉSÉQUILIBRE ÉLECTROLYTIQUE

RISQUE DE DÉSÉQUILIBRE ÉLECTROLYTIQUE

Taxinomie II : Nutrition – Classe 5 : Hydratation (00195)
[Mode fonctionnel de santé de Gordon : Nutrition et métabolisme]
Diagnostic proposé en 2008

DÉFINITION ■ Risque de variation des taux d'électrolytes sériques qui peut compromettre la santé.

Facteurs de risque

- Diarrhée ; vomissements
- Dysfonctionnement endocrinien
- Déséquilibre du volume liquidien (déshydratation, intoxication hydrique)
- Altération des mécanismes de régulation (diabète insipide, syndrome de sécrétion inappropriée de l'hormone antidiurétique)

- Dysfonctionnement rénal
- Effets secondaires des traitements (médicaments, drains)

Remarque: Pour un diagnostic de risque, il n'y a ni signes ni symptômes (caractéristiques) puisque le problème n'existe pas encore; les interventions infirmières sont plutôt axées sur la prévention.

Résultats escomptés (objectifs) et critères d'évaluation

- Les résultats des examens de laboratoire de la personne sont normaux.
- Il n'y a aucune complication résultant d'un déséquilibre électrolytique.
- La personne connait les facteurs de risque; elle adopte les comportements appropriés ou effectue les changements requis à son mode de vie afin de réduire le risque ou la fréquence de déséquilibre électrolytique.

Interventions

PRIORITÉ Nº 1 – Évaluer les facteurs de risque

- Reconnaitre les états pouvant être associés à un risque de déséquilibre électrolytique: incapacité de manger ou de boire, maladie fébrile aigüe, saignements ou autres pertes liquidiennes (y compris les vomissements, la diarrhée, le drainage gastro-intestinal et les brulures).
- Évaluer le risque de la personne en notant toute maladie chronique susceptible de provoquer un déséquilibre électrolytique: néphropathie, troubles métaboliques ou endocriniens, alcoolisme, cancer et ses traitements, conditions provoquant une hémolyse (lésions traumatiques multiples, transfusions sanguines multiples, anémie drépanocytaire).
- Noter l'âge de la personne et son degré de développement; ces facteurs peuvent accroitre le risque de déséquilibre électrolytique. **Les groupes à risque comprennent les très jeunes enfants, les individus très âgés et les gens qui sont incapables de combler leurs besoins ou de surveiller leur état de santé (personnes qu'on a trouvées inconscientes et dont les causes et la durée du coma sont inconnues, victimes de traumatisme, etc.). Les personnes âgées sont plus susceptibles que les autres de subir un déséquilibre électrolytique, et ce, pour plusieurs raisons: déséquilibre liquidien, prise de nombreux médicaments (notamment les diurétiques, les antihypertenseurs et les autres médicaments traitant les affections cardiaques), manque d'intérêt pour la nourriture solide ou liquide, manque de supervision à domicile concernant l'alimentation et la prise des médicaments, etc.**

- Passer en revue la liste des médicaments de la personne, **notamment ceux qui sont associés au déséquilibre électrolytique : diurétiques, laxatifs, corticostéroïdes, certains antibiotiques**.

PRIORITÉ Nº 2 – Établir le risque de déséquilibre électrolytique

- Évaluer l'état mental de la personne et noter les changements qu'elle signale : capacité d'attention réduite, altération de la mémoire des faits récents et d'autres fonctions cognitives. **Ces conditions peuvent être associées à un déséquilibre électrolytique en sodium.**
- Prendre le pouls et mesurer la fréquence cardiaque à la région radiale ou apicale. **La tachycardie, la bradycardie et autres dysrythmies sont associées à un déséquilibre électrolytique en potassium, en calcium et en magnésium.**
- Ausculter les bruits respiratoires, noter la fréquence, l'amplitude et l'effort respiratoires, observer la coloration des lits unguéaux et des muqueuses ; noter les taux de gaz sanguins et les résultats de l'oxymétrie pulsée. **Certains déséquilibres électrolytiques, comme l'hypokaliémie, peuvent causer ou aggraver une insuffisance respiratoire chez une personne qui présente une pathologie pulmonaire chronique.**
- Revoir les résultats de l'électrocardiogramme (ECG), **qui renseignent sur les modifications électrophysiologiques, anatomiques, métaboliques et hémodynamiques. Cet examen permet d'évaluer les perturbations électrolytiques et métaboliques, l'ischémie myocardique, les dysrythmies, les changements structurels du myocarde et les effets indésirables des médicaments.**
- Évaluer les symptômes gastro-intestinaux : noter, s'il y a lieu, les caractéristiques des bruits intestinaux, la présence de diarrhée aigüe ou chronique, les vomissements persistants, le drainage important de liquides par sonde nasogastrique. **Toute perturbation du fonctionnement gastro-intestinal peut entrainer un déséquilibre électrolytique.**
- Revoir le régime alimentaire de la personne. Noter si elle souffre d'anorexie ou de vomissements, si elle a recours à un régime miracle ou à une diète inhabituelle ; rechercher des signes de malnutrition.
- Évaluer la fonction motrice de la personne : stabilité de la démarche, force de préhension, réflexes. **Les lacunes sur ce plan peuvent constituer des indices de déséquilibre électrolytique.**
- Faire un bilan des pertes et des apports liquidiens. **Plusieurs facteurs, comme l'incapacité de boire, une diurèse importante, l'insuffisance rénale grave, les traumatismes et les chirurgies, peuvent affecter l'équilibre liquidien de la personne et entrainer un déséquilibre électrolytique.**

- Rechercher les anomalies dans les résultats des examens de laboratoire, notamment en ce qui concerne les électrolytes. **Ceux-ci comprennent les ions sodium, potassium, calcium, chlorure, magnésium et bicarbonate (tampon bicarbonate-acide carbonique). Ces éléments chimiques jouent un rôle vital dans le fonctionnement du corps: équilibre hydrique, circulation de l'eau entre les compartiments liquidiens, conduction nerveuse, contraction musculaire (y compris celle des fibres cardiaques), coagulation, équilibre du pH.**

Sodium

- Évaluer les éléments spécifiques se rapportant au sodium (Na^+), **qui est le principal cation du compartiment extracellulaire. C'est le régulateur le plus important du volume de liquide extracellulaire, et il joue un rôle essentiel dans la contraction musculaire et la transmission de l'influx nerveux.**
- Passer en revue les résultats des examens de laboratoire; chez l'adulte, la concentration normale de sodium sérique est de 135 à 145 mmol/L. **Ce taux peut devenir anormalement élevé (hypernatrémie) chez les personnes dont le volume total d'eau corporelle présente un déficit en raison d'un apport liquidien insuffisant ou d'une perte d'eau.**
- Surveiller les troubles physiques ou mentaux qui peuvent affecter l'ingestion de liquides. **L'incapacité de ressentir la soif, d'exprimer le besoin de boire ou de se procurer des liquides peuvent entrainer l'hypernatrémie.**
- Noter la présence de tout état pathologique susceptible d'affecter le taux de sodium sérique. **Quant celui-ci est trop bas, la personne souffre d'hyponatrémie, qui est attribuable à des troubles comme l'insuffisance cardiaque congestive, l'insuffisance rénale et hépatique, le SIADH (syndrome de sécrétion inappropriée de l'hormone antidiurétique) ou le diabète mal maitrisé; elle peut aussi être causée par des vomissements, de la diarrhée et un drainage gastro-intestinal prolongé. L'hypernatrémie, quant à elle, peut résulter de conditions aussi simples que la maladie fébrile, qui entraine une perte d'eau lorsque l'ingestion de liquides est insuffisante; elle peut aussi avoir des causes plus complexes, comme le diabète insipide, l'insuffisance rénale ou l'hyperfonctionnement surrénalien.**
- Noter les dysfonctionnements cognitifs comme la confusion, l'agitation et la difficulté d'élocution, **qui peuvent être la cause ou l'effet d'un déséquilibre électrolytique en sodium.**
- Vérifier s'il y a présence de soif intense, de fièvre, de nausées, de vomissements, de spasticité, d'hyperréflexie, de convulsions; rechercher tout signe d'une diminution de l'état de conscience. **Ces manifestations sont des indices d'hypernatrémie, qui peut entrainer le coma si elle n'est pas traitée.**

- Vérifier s'il y a une diminution du volume liquidien accompagnée de nausées, de vomissements, de céphalées, de faiblesse musculaire, de changements dans la pression orthostatique ; rechercher tout signe de confusion et de diminution de l'état de conscience. **Ces manifestations sont des indices d'hyponatrémie, qui peut causer des convulsions ou le coma si elle n'est pas traitée. Les symptômes neurologiques surviennent lorsque le taux de sodium sérique est inférieur à 125 mmol/L.**
- Revoir le profil pharmacologique de la personne, **car les stéroïdes anabolisants, le lithium et la phénytoïne peuvent provoquer une augmentation de la concentration de sodium sérique. Les diurétiques, les laxatifs et certains antinéoplasiques, dont la vincristine, peuvent quant à eux entrainer une diminution de ce taux.**

Potassium

- Évaluer les éléments spécifiques se rapportant au potassium (K^+), **qui est le principal cation du compartiment intracellulaire. Il est fourni par l'alimentation et est excrété par les reins. Il joue un rôle important dans la transmission de l'influx nerveux et la contraction musculaire. Il contribue aussi à plusieurs processus métaboliques, dont la synthèse des protéines.**
- Passer en revue les résultats des examens de laboratoire ; chez l'adulte, la concentration normale du potassium sérique est de 3,5 à 5 mmol/L.
- Noter la présence de tout état pathologique susceptible d'affecter le taux de potassium sérique. **L'acidose métabolique, les brulures, les traumatismes avec écrasement musculaire, l'hémolyse massive, le diabète, les maladies du rein (dont l'insuffisance rénale), le cancer, l'anémie drépanocytaire et l'administration massive de concentrés érythrocytaires augmentent le risque d'hyperkaliémie ; quant au jeûne, à la diarrhée, au drainage gastro-intestinal et à l'alcalose, ils accroissent le risque d'hypokaliémie.**
- Déterminer les situations **qui augmentent le risque d'hyperkaliémie, notamment l'adoption d'un régime incluant des aliments à forte teneur en potassium ou à faible teneur en sodium, ou encore, la prise de suppléments de potassium sous la forme de produits naturels en vente libre ou de substituts de sel à base de potassium**.
- Vérifier les résultats de l'ECG, s'il y a lieu. **Les fluctuations du taux de potassium sérique peuvent les modifier.**
- Voir si la personne a des crampes abdominales, des bruits intestinaux hyperactifs ou une faiblesse musculaire ascendante. **Ces manifestations sont des indices d'hyperkaliémie**, état qui peut entrainer, dans les cas extrêmes, une quadriplégie flasque et une paralysie respiratoire.

- Vérifier s'il y a présence d'anorexie, de distension abdominale, de bruits intestinaux hypoactifs ou de fatigue musculaire (principalement aux extrémités des membres inférieurs). **Ces manifestations sont des indices d'hypokaliémie**, état qui peut provoquer, dans les cas extrêmes, une paralysie pratiquement complète, incluant celle des muscles respiratoires.
- Revoir le profil pharmacologique de la personne. **Les diurétiques d'épargne potassique, les AINS (antiinflammatoires non stéroïdiens), les bêtabloquants, les inhibiteurs de l'enzyme de conversion de l'angiotensine, certains antibiotiques (triméthoprime, pentamidine) et l'héparine peuvent accroitre le taux de potassium sérique. La vitamine B_{12}, l'insuline, les agonistes bêtaadrénergiques (comme la terbutaline) et certains diurétiques peuvent, quant à eux, avoir l'effet inverse.**

Calcium

- Évaluer les éléments spécifiques se rapportant au calcium (Ca^{2+}), **qui est le cation le plus abondant dans l'organisme. Chez l'humain, environ 99% de cet élément se trouve dans les os, sous forme de phosphates de calcium. Cet élément participe à la plupart des processus vitaux et, comme le sodium et le potassium, il joue un rôle important dans l'excitabilité neuromusculaire et la contraction musculaire.**
- Passer en revue les résultats des examens de laboratoire ; chez l'adulte, la concentration normale de calcium ionisé est de 1,15 à 1,35 mmol/L (cette valeur peut varier selon le laboratoire).
- Noter la présence de troubles qui affectent le taux de calcium sérique. **L'acidose, la maladie d'Addison, les cancers (lymphome, myélome multiple, leucémie, cancer des os), l'hyperparathyroïdie, la thyrotoxicose et les maladies granulomateuses (comme la tuberculose) peuvent entrainer une augmentation de ce taux. À l'inverse, l'alcalose, la pancréatite, l'alcoolisme, l'insuffisance rénale, l'hypoparathyroïdie, le syndrome de malabsorption intestinale, les chirurgies thyroïdiennes antérieures, l'irradiation du thorax supérieur et du cou ainsi que le manque de vitamine D peuvent causer une diminution de ce taux.**
- Vérifier s'il y a présence de polyurie, de nycturie, de constipation, d'hypertension artérielle, d'anorexie, de céphalées, de douleurs osseuses : **ce sont des indices d'hypercalcémie**.
- Vérifier s'il y a présence de crampes, de spasmes faciaux (signe de Chvostek), de paresthésies, de diarrhée, d'irritabilité, de contraction musculaire (signe de Trousseau), de convulsions ou de tétanie : **ce sont des indices d'hypocalcémie**.
- Revoir le profil pharmacologique de la personne. **Les stéroïdes anabolisants, certains antiacides (comme le carbonate de**

calcium), le lithium, les contraceptifs oraux et les vitamines A et D peuvent accroitre le taux de calcium sérique. Quant aux anticonvulsivants, aux glucocorticoïdes, aux aminosides et aux bisphosphonates, ils ont l'effet contraire; l'abus de laxatifs et le recours à une thérapie anticonvulsivante à long terme peuvent aussi induire une réduction de la concentration de calcium sérique.

Magnésium

- Évaluer les éléments spécifiques se rapportant au magnésium (Mg^{2+}), **cation intracellulaire qui arrive au deuxième rang pour ce qui est de l'abondance, après le potassium. Le magnésium facilite l'absorption du sodium, du potassium, du calcium et du phosphore; il joue un rôle essentiel dans le fonctionnement neuromusculaire et il active les coenzymes nécessaires au métabolisme des glucides et des protéines.**
- Passer en revue les résultats des examens de laboratoire; chez l'adulte, la concentration normale du magnésium sérique est de 0,73 à 1,06 mmol/L (cette valeur peut varier selon le laboratoire).
- Noter la présence de troubles qui affectent le taux de magnésium. **L'insuffisance rénale chronique, l'éclampsie traitée par le magnésium, l'insuffisance surrénalienne, les lésions étendues des tissus mous, les brulures graves, les chocs, la sepsie et l'arrêt cardiaque peuvent entrainer l'hypermagnésémie. À l'inverse, la réduction de l'apport en magnésium (malnutrition), l'alcoolisme, l'alimentation parentérale, les pertes importantes par voie gastro-intestinale (diarrhée chronique), le drainage gastro-intestinal prolongé, le syndrome de malabsorption, les pertes par voie rénale (catalysées par la tubulopathie rénale) et d'autres affections, comme l'acidose métabolique et l'acidocétose diabétique, peuvent causer l'hypomagnésémie.**
- Évaluer les fonctions gastro-intestinales et rénales de la personne. **Les principaux facteurs de régulation du taux de magnésium sont l'absorption gastro-intestinale et l'excrétion rénale. Quand l'absorption est entravée, les taux de magnésium, de potassium, de calcium et de phosphore diminuent. À l'inverse, quand l'excrétion ne se fait pas de manière adéquate en raison de maladies du rein, les concentrations de ces quatre éléments augmentent.**
- Vérifier s'il y a présence de nausées, de faiblesse musculaire et d'hypoventilation. **Les nausées surviennent lorsque le taux de magnésium sérique se situe entre 2 et 4 mmol/L; la faiblesse musculaire et l'hypoventilation, lorsque ce taux oscille entre 8 et 14 mmol/L.**
- Vérifier les résultats de l'ECG, s'il y a lieu. **Les personnes souffrant simultanément d'hypomagnésémie et d'hypokaliémie**

peuvent avoir des troubles du rythme cardiaque et de la conduction; parfois, elles sont même victimes d'une fibrillation ventriculaire et d'un arrêt cardiaque.

- Revoir le profil pharmacologique de la personne. **Certains antiacides et purgatifs peuvent entrainer une augmentation du taux de magnésium sérique; quant aux diurétiques, aux aminosides, au cisplatine et à la cyclosporine, ils causent une diminution de ce taux.**

PRIORITÉ Nº 3 – Prévenir les déséquilibres

- Collaborer au traitement des affections sous-jacentes **en vue de prévenir ou de réduire les effets des déséquilibres électrolytiques causés par la maladie ou le dysfonctionnement des organes**.
- Recommander à la personne d'avoir une alimentation équilibrée ou de choisir un mode d'alimentation approprié à son état. Vérifier son apport nutritionnel, son poids et son mode d'élimination intestinale. **La prise régulière des aliments et des suppléments recommandés favorise un apport suffisant en électrolytes et autres minéraux. Dans certains cas, on doit faire appel pour un certain temps à l'alimentation entérale ou parentérale.**
- Mesurer et noter toute perte liquidienne, y compris les vomissements, les selles liquides, les écoulements venant d'une plaie ou d'une fistule. **La perte de liquide à haute teneur en électrolytes peut entrainer un déséquilibre sur ce plan.**
- Préserver l'équilibre liquidien **afin de prévenir la déshydratation et les variations des taux d'électrolytes**.
- Utiliser une pompe à perfusion intraveineuse pour administrer des solutions à base d'électrolytes. **Cet appareil permet un réglage précis de la dose et du débit.**

PRIORITÉ Nº 4 – Favoriser le mieux-être de la personne

- Discuter avec la personne des difficultés liées à la prise en charge de son programme thérapeutique, qu'elle souffre de diabète, d'une maladie rénale ou d'un autre problème chronique ; si elle prend plusieurs médicaments ou si elle n'en respecte pas la posologie, lui parler de manière à améliorer l'observance du traitement. **Une intervention précoce peut prévenir les déséquilibres électrolytiques liés à la maladie et à son traitement.**
- Consulter la diététicienne ou la nutritionniste aux fins d'enseignement. **L'acquisition de connaissances sur des succédanés ou sur des aliments qui augmentent l'apport d'électrolytes favorise l'autonomie de la personne et le maintien de son équilibre électrolytique.**

- Montrer à la personne ou à ceux qui s'en occupent comment prendre ou administrer les médicaments, particulièrement les diurétiques, les antihypertenseurs et les substances utilisées pour le traitement des maladies cardiaques. **Il s'agit de réduire le risque de déséquilibre électrolytique associé à la prise de la médication et de prévenir les complications qui pourraient en résulter.**
- Apprendre à la personne ou à ceux qui en prennent soin à rapporter les symptômes. **Par exemple, l'hyponatrémie peut se manifester par une perte de lucidité ou un changement de comportement dans les deux jours suivant l'administration d'un nouveau diurétique ; pareillement, la personne âgée qui prend de la digitaline (pour traiter la fibrillation auriculaire) et un diurétique peut présenter des signes d'hypokaliémie, état qui prédispose à l'intoxication par les digitaliques.**
- Donner à la personne toute l'information requise sur les suppléments de calcium, s'il y a lieu. **On dit généralement aux gens, et particulièrement aux femmes, de prendre du calcium pour prévenir l'ostéoporose. Toutefois, pour être efficace, cet élément doit être combiné avec de la vitamine D. Bref, les gens qui prennent du calcium pourraient avoir besoin d'information ou de ressources additionnelles.**
- Revoir le profil pharmacologique de la personne à chaque visite, **de manière à suggérer, si nécessaire, des changements dans le choix ou la posologie de la médication**.

Information à consigner

Évaluations (initiale et subséquentes)

- Déterminer les facteurs de risque.
- Inscrire les données d'évaluation, y compris les signes vitaux, le degré de lucidité, la force musculaire, les réflexes, la fatigue et la détresse respiratoire de la personne.
- Vérifier les résultats des examens de laboratoire et des épreuves diagnostiques.

Planification

- Rédiger le plan de soins ; noter les interventions spécifiques et inscrire le nom de chacun des intervenants.
- Rédiger le plan d'enseignement.

Application et vérification des résultats

- Noter les réactions de la personne au traitement et à l'enseignement, ainsi que les mesures qui ont été prises.
- Consigner les objectifs atteints ou les progrès accomplis vers leur réalisation.
- Noter les modifications apportées au plan de soins.

Plan de congé

- Inscrire les besoins à long terme de la personne et le nom des responsables des mesures à prendre.
- Noter les demandes de consultation.

EXEMPLES TIRÉS DE LA CRSI (NOC) ET DE LA CISI (NIC)

- RÉSULTAT : Équilibre électrolytique et acidobasique
- INTERVENTION : Surveillance de l'équilibre électrolytique

DÉTRESSE MORALE

DÉTRESSE MORALE

Taxinomie II : Principes de vie – Classe 3 : Congruence entre les valeurs/croyances/actes (00175)
[Mode fonctionnel de santé de Gordon : Valeurs et croyances]
Diagnostic proposé en 2006

DÉFINITION ■ Réaction de la personne à une incapacité d'agir selon ses choix éthiques et moraux.

Facteurs favorisants

- Conflits entre les responsables des décisions
- Renseignements contradictoires orientant une prise de décision éthique ou morale ; incompatibilité culturelle
- Choix de traitement ; décisions de fin de vie ; perte d'autonomie
- Nécessité de prendre des décisions rapides ; éloignement physique de la personne responsable des décisions

Caractéristique

- Expression de l'angoisse suscitée par la difficulté d'agir selon ses choix moraux. (La personne peut éprouver un sentiment d'impuissance, de la culpabilité, de la frustration, de l'anxiété, des doutes sur soi, de la peur.)

Résultats escomptés (objectifs) et critères d'évaluation

- La personne connait les causes du conflit interne qui l'assaille.
- La personne est consciente que ses valeurs morales entrent en conflit avec les actions à mener.
- La personne trouve des façons d'affronter la situation de façon positive.
- La personne dit qu'elle est satisfaite de la solution proposée ou qu'elle l'accepte.

Interventions

PRIORITÉ N° 1 – Déterminer ce qui cause la détresse morale

- Évaluer les perceptions de la personne et les facteurs précis qui sont à l'origine de sa détresse ; indiquer l'identité de toutes les parties concernées. **Dans les conflits moraux, l'enjeu consiste à atténuer le sentiment d'affliction de la personne, qui est déchirée entre les différentes options visant à prévenir ou à traiter un état pathologique, ou qui se voit forcée d'accepter ce qui « doit être fait » dans une situation précise, souvent en tenant compte de contraintes financières ou d'un manque de ressources.**
- Noter le recours au sarcasme, à l'évitement, à l'apathie, aux pleurs ; consigner les signes de dépression ou de perte de sens. **Certaines personnes ne parviennent pas à expliquer leur inquiétude ou à comprendre que leur colère est à l'origine de leur détresse morale.**
- Vérifier comment les proches de la personne réagissent à la situation ou aux décisions portant sur les soins à prodiguer.
- Déterminer les objectifs et les attentes relatives aux soins. **Les nouveaux traitements ou les avancées technologiques permettent souvent de prolonger la vie ; cette possibilité peut provoquer des conflits entre les gens concernés, y compris le personnel soignant, les convictions de chacun étant différentes.**
- Évaluer la force des croyances et des valeurs de la personne. **Les différences culturelles peuvent être source de conflits ou d'attentes divergentes entre la personne, ses proches et le personnel soignant. Lorsque les tensions résultant d'un tel choc des valeurs ne peuvent être résolues, les gens concernés ressentent souvent une détresse morale.**
- Noter les signes d'insatisfaction chez le personnel soignant, **qui est en position d'autorité et qui est censé être mieux informé. Lorsque les convictions de la personne ne sont pas compatibles avec celles des gens qui la soignent, elle peut sentir qu'elle est l'objet de pressions ou qu'on manifeste de la désapprobation à son égard. Quant aux membres du personnel, ils peuvent éprouver une certaine détresse morale devant la perspective de mener des interventions contraires à leurs convictions.**
- Établir le degré de détresse émotionnelle et physique (fatigue, céphalées, trous de mémoire, colère, culpabilité, ressentiment) des gens concernés, ainsi que les effets de cette détresse sur leur capacité d'agir. **La détresse morale peut avoir un effet extrêmement destructeur : elle peut entrainer un profond désespoir et empêcher la personne qui en est victime d'effectuer ses tâches habituelles et de s'occuper d'elle ou des autres.**

- Évaluer les habitudes de sommeil des gens concernés. **Tout semble indiquer que le manque de sommeil peut avoir un effet néfaste sur la santé physique et le bienêtre émotionnel, car il affecte la capacité à tenir compte des éléments émotionnels et cognitifs au moment de poser un jugement moral.**
- Utiliser un outil comme le Questionnaire d'évaluation de la détresse morale (MDAQ) **afin de mesurer le degré de détresse de la personne et de choisir les mesures à adopter pour faire face à la situation**.
- Noter si les proches de la personne sont disposés à la soutenir.

PRIORITÉ Nº 2 – Aider les personnes concernées à utiliser de manière efficace leurs compétences en résolution de problèmes

- Inciter les gens à reconnaitre et à nommer l'expérience qu'ils vivent sur le plan moral, **de façon qu'ils révèlent leurs préoccupations et, dès lors, qu'ils puissent y faire face**.
- Encourager les personnes concernées à utiliser des techniques comme l'écoute active, l'emploi du « je » et la résolution de problèmes, afin de les aider à **exprimer leur anxiété et à préciser leur conflit intérieur**.
- Prendre le temps nécessaire pour soutenir les individus et leur fournir l'information requise, afin de les **aider à comprendre le dilemme éthique qui est à l'origine de leur détresse morale**.
- Permettre à la personne d'avoir l'intimité requise lorsqu'elle discute de questions sensibles ou personnelles.
- Vérifier les stratégies d'adaptation que la personne a utilisées de manière efficace dans le passé et qui sont susceptibles de l'aider à composer avec la situation actuelle.
- Prévoir du temps pour avoir une discussion en profondeur sur les aspects philosophiques du conflit intérieur qui a mené à la situation de détresse morale.
- Identifier des modèles de rôle (ex. : des gens qui ont vécu des expériences semblables). **Le fait de partager des expériences et d'envisager des options peut aider la personne à affronter sa situation.**
- Solliciter l'aide du comité d'éthique local ou d'un éthicien, s'il y a lieu, **afin d'éduquer, de faire des recommandations et de faciliter la médiation ou la résolution de conflits**.

PRIORITÉ Nº 3 – Favoriser le mieux-être de la personne

- Solliciter la participation de toutes les parties concernées à l'élaboration d'un plan de résolution du conflit. **Pour soulager la détresse morale de la personne, il est nécessaire d'apporter des changements ou de faire des compromis tout en tentant de préserver son intégrité et son authenticité.**

- Intégrer les facteurs familiaux, religieux et culturels connus qui sont significatifs aux yeux de la personne.
- Diriger celle-ci vers les ressources appropriées (service de pastorale ou de consultation, groupes de soutien organisés, classes, etc.).
- Aider les gens concernés à comprendre que, s'ils maintiennent une décision axée sur leurs convictions morales, ils pourraient être en infraction avec les lois. Les diriger, au besoin, vers le soutien juridique approprié.

Information à consigner

Évaluations (initiale et subséquentes)

- Inscrire les données d'évaluation, notamment la nature du conflit moral et le nom des personnes qui y sont engagées.
- Noter les réactions physiques et émotionnelles de la personne au conflit.
- Consigner ses croyances et ses valeurs sur les plans culturel et religieux, ainsi que les objectifs en matière de soins de santé.
- Noter les réactions et le degré d'engagement des proches.

Planification

- Rédiger le plan de soins et inscrire le nom de chacun des intervenants.
- Rédiger le plan d'enseignement.

Application et vérification des résultats

- Noter les réactions de la personne aux interventions et à l'enseignement.
- Consigner les objectifs atteints ou les progrès accomplis vers leur réalisation.
- Noter les modifications apportées au plan de soins.

Plan de congé

- Noter les besoins à long terme de la personne et les noms des responsables des mesures à prendre.
- Consigner les ressources existantes.
- Noter les demandes de consultation.

EXEMPLES TIRÉS DE LA CRSI (NOC) ET DE LA CISI (NIC)

- RÉSULTAT : Prise de décision
- INTERVENTION : Soutien à la prise de décision

DÉTRESSE SPIRITUELLE

DÉTRESSE SPIRITUELLE

Taxinomie II: Principes de vie – Classe 3: Congruence entre les valeurs/croyances/actes (00060)
[Mode fonctionnel de santé de Gordon: Valeurs et croyances]
Diagnostic proposé en 1978; révision effectuée en 2002

DÉFINITION ■ Perturbation de la capacité de ressentir et d'intégrer le sens et le but de la vie par les liens avec soi, les autres, l'art, la musique, la nature ou une force supérieure.

Facteurs favorisants

- Phase terminale d'une maladie
- Solitude; aliénation sociale; sentiment d'aliénation; privation de liens socioculturels
- Anxiété; douleur
- Changement de vie
- Maladie chronique [soi-même ou quelqu'un d'autre]; décès d'un proche
- [Remise en question du système de croyances ou de valeurs (conséquences morales ou éthiques du traitement, par exemple)]

Caractéristiques

Liens avec soi

- Expression de manque sur les plans de l'espoir, du sens ou du but de la vie, de la paix et de la sérénité, de l'amour, de l'acceptation, du pardon de soi, du courage
- Expression de colère; sentiment de culpabilité
- Stratégies d'adaptation peu efficaces

Liens avec les autres

- Refus d'établir des relations avec des proches ou des guides spirituels
- Expression d'un sentiment d'éloignement du réseau de soutien
- Expression d'un sentiment d'aliénation

Liens avec l'art, la musique, la littérature, la nature

- Incapacité à s'exprimer de manière créative (par le chant, la musique, l'écriture)
- Désintérêt pour la nature ou pour les ouvrages spirituels

Liens avec une force supérieure

- Changement subit des pratiques spirituelles

- Incapacité à prier, à participer à des activités religieuses, à pratiquer l'introspection (le regard intérieur) ou à se transcender
- Sentiment d'être abandonné ; expression de perte d'espoir, de souffrance ou de colère ressentie envers Dieu
- Désir de rencontrer un responsable religieux

Résultats escomptés (objectifs) et critères d'évaluation

- La personne dit qu'elle comprend mieux ses émotions, qu'elle se sent plus près des autres, de la nature, des arts ou d'une force supérieure.
- La personne envisage l'avenir avec espoir.
- La personne se prend en main et participe à ses soins.
- La personne cherche activement à établir des relations tout en participant à des activités avec d'autres personnes.
- La personne discute de ses croyances et de ses valeurs spirituelles.
- La personne ne se culpabilise pas par rapport à la maladie ou à la situation : « Personne n'est à blâmer. »

Interventions

PRIORITÉ N° 1 – Évaluer les facteurs favorisants

- Préciser les orientations religieuses ou spirituelles de la personne, son engagement actuel ou la présence de conflits. **Les pratiques ou les restrictions spirituelles personnelles peuvent avoir une incidence sur les soins ou provoquer des conflits entre les croyances et le traitement.**
- Laisser la personne et ses proches exprimer leurs plaintes, leur colère, leurs inquiétudes, leur sentiment de distanciation de Dieu, leur sentiment de culpabilité parce qu'ils considèrent la maladie ou le problème comme la punition de leurs péchés. **De telles révélations signalent que la personne a besoin d'un guide spirituel pour l'aider à voir clair dans son système de croyances.**
- Interroger la personne afin de savoir si elle a l'impression que tout est futile, si elle éprouve du désespoir et se sent impuissante, si elle manque de la motivation requise pour s'aider elle-même. **Ces renseignements permettent de déterminer si elle ne voit aucune option, si elle n'envisage qu'un nombre limité de solutions, si elle pense ne pouvoir faire aucun choix ou si elle manque d'énergie pour faire face à la situation.**
- Noter la façon dont la personne exprime son incapacité à trouver un sens à la vie, une raison de vivre. **Les crises portant sur la spiritualité ou sur la perte de la volonté de vivre accroissent le risque pour la personne de négliger son bien-être.**

- Relever les modifications récentes du comportement de la personne (repli sur soi, abandon des activités créatives ou religieuses, dépendance à l'alcool ou aux médicaments), **afin de déterminer la gravité et la durée de la situation problématique et le besoin éventuel de consultations auprès d'autres spécialistes, comme dans les cas de sevrage**.
- Recueillir des données sur le concept de soi de la personne, sur sa satisfaction par rapport à elle-même et sur son aptitude à s'engager dans une relation amoureuse. **Le manque de relation avec soi et les autres altère la capacité à faire confiance et à se sentir digne de confiance.**
- Observer les comportements qui sont révélateurs de piètres relations avec autrui (manipulation, méfiance, exigences démesurées, etc.). **Certaines personnes ont recours à la manipulation pour surmonter le sentiment d'impuissance associé à leur manque de confiance envers les autres.**
- Inventorier les réseaux de soutien dont la personne et ses proches disposent et l'utilisation qu'ils en font. **Ainsi, on peut évaluer la motivation de la personne à faire appel à des ressources externes.**
- Reconnaitre l'influence de son propre système de croyances sur la personne. **Il est préférable de rester neutre et de s'abstenir de promouvoir ses croyances.**

PRIORITÉ Nº 2 – Aider la personne et ses proches à faire face à leurs sentiments ou à la situation

- Établir une relation thérapeutique avec la personne. Lui demander comment elle pense qu'on peut l'aider. Lui montrer qu'on accepte ses croyances et ses problèmes d'ordre spirituel. **On crée ainsi un climat de confiance dans lequel la personne se sentira assez à l'aise pour parler de sujets délicats.**
- Permettre à la personne d'exprimer librement ses sentiments et ses inquiétudes.
- Lui conseiller de tenir un journal, **ce qui peut l'aider à clarifier ses valeurs, à cerner ses problèmes, à reconnaitre ses sentiments et à les surmonter**.
- Encourager la personne et la famille à poser des questions, **afin de les soutenir dans leur désir d'apprendre**.
- Préciser les conséquences des stratégies d'adaptation inappropriées qui sont couramment utilisées. **La prise de conscience de ces effets négatifs peut renforcer le désir de changer.**
- Interroger la personne sur ses stratégies d'adaptation passées, **afin de circonscrire des méthodes qui pourraient être efficaces dans la situation actuelle**.
- Appliquer les techniques de résolution de problèmes et définir les compromis acceptables **qui pourraient aider à résoudre les conflits, s'il y a lieu**.

- Installer la personne dans un endroit calme, si possible, **afin de favoriser la relaxation, la réflexion sur la situation, les discussions avec les autres et la méditation**.
- Fixer des limites quant aux comportements de passage à l'acte inopportuns ou destructeurs. **Cette mesure, qui réduit le risque d'accident pour la personne et les autres, aide à prévenir la perte d'estime de soi.**
- Prendre le temps de discuter avec impartialité de sujets philosophiques sur les conséquences spirituelles de la maladie ou de répondre aux questions de la personne sur les modalités du traitement. **La communication ouverte peut l'inciter à vérifier le réalisme de ses perceptions et à reconnaitre ses choix personnels.**

PRIORITÉ Nº 3 – Aider la personne à se fixer des objectifs et à progresser

- Inviter la personne à préciser les résultats qu'elle désire obtenir et les moyens qu'elle entend prendre pour les atteindre. **Cette attitude favorise l'engagement envers le plan de soins et maximise les résultats.**
- Expliquer à la personne la différence entre le chagrin et le sentiment de culpabilité, et l'amener à reconnaitre chacun de ces sentiments. Souligner les conséquences des actions fondées sur la culpabilité; **il s'agit de l'amener à assumer la responsabilité de ses actes et à prendre conscience des croyances et des pratiques religieuses pouvant engendrer une fausse culpabilité**.
- Utiliser des techniques de communication adéquates (écoute active, reformulation-synthèse, etc.) **afin d'aider la personne à trouver ses propres solutions**.
- Proposer un modèle à la personne (soit l'infirmière elle-même, soit un individu vivant une expérience semblable à la sienne). **Ainsi, on lui donne l'occasion de partager ses expériences, de trouver des raisons d'espérer et de chercher des moyens de faire face à la situation.**
- Lui fournir des données utiles sur la méditation ou la prière. **Ces renseignements peuvent l'aider à guérir ses blessures et à apprendre à pardonner.**
- Lui expliquer que la colère contre Dieu est une étape naturelle du processus de deuil. **La prise de conscience que cette émotion est normale peut réduire le sentiment de culpabilité, encourager la communication et faciliter la résolution de problèmes ou de conflits.**
- Accorder à la personne le temps et l'intimité nécessaires aux activités religieuses (prière, méditation, lecture de la Bible, écoute de musique, etc.). **De cette façon, on lui permet de se concentrer sur elle-même et de chercher à reprendre contact avec la réalité.**

- Encourager les sorties dans les parcs du quartier ou les promenades dans la nature. **Le soleil, l'air pur et l'activité peuvent stimuler la libération d'endorphines, ce qui favorise le bien-être.**
- Proposer aux enfants une thérapie par le jeu comprenant des renseignements d'ordre spirituel. **Les activités interactives agréables favorisent les discussions ouvertes et facilitent la mémorisation de l'information. Elles donnent également aux enfants l'occasion de mettre en pratique ce qu'ils ont appris.**
- Respecter la volonté des parents en ce qui a trait à l'élaboration et à la mise en place du réseau de soutien spirituel de leur enfant, **de façon à atténuer la confusion et les conflits concernant les valeurs et les croyances**.
- Diriger la personne vers les services d'aide appropriés (conseiller religieux, service d'intervention en situation de crise, psychothérapie, Alcooliques ou Narcomanes Anonymes, etc.). **Ces ressources sont utiles pour faire face rapidement à une situation et pour déterminer les ressources dont la personne aura besoin à long terme pour conserver son sentiment d'appartenance.**

§ Consulter les diagnostics infirmiers Stratégies d'adaptation inefficaces, Sentiment d'impuissance, Isolement social, Risque de suicide, de même que les diagnostics qui ont trait à l'estime de soi.

PRIORITÉ Nº 4 – Donner un enseignement visant le mieux-être de la personne

- Fixer avec la personne des objectifs lui permettant de faire face à la vie ou à la maladie. **Cette mesure favorise l'engagement envers les objectifs et maximise les résultats.**
- Inciter la personne à faire le bilan de sa vie. L'appuyer dans sa recherche d'un sens à l'existence, **afin de l'aider à continuer d'espérer et de vouloir améliorer sa situation**.
- Rechercher avec la personne des stratégies d'adaptation **lui permettant d'affronter les tensions qu'entraine la maladie ou les changements qu'elle devra apporter à son mode de vie**.
- La seconder dans sa recherche d'un proche ou d'un groupe de soutien capable de lui fournir l'aide dont elle a besoin. **Un appui constant est nécessaire pour favoriser le sentiment d'appartenance de la personne et pour l'encourager à progresser vers l'atteinte de ses objectifs.**
- Inciter la famille à créer une ambiance calme et sereine, à se montrer présente sans nécessairement agir. **De cette façon, on aide la personne à exprimer son potentiel.**
- Rechercher avec la personne des ressources spirituelles susceptibles de l'aider (conseiller spirituel ayant les qualifications ou

l'expérience requises pour traiter de problèmes comme la mort, les relations épineuses, la toxicomanie, les tendances suicidaires, etc.). **Elle pourra ainsi obtenir des réponses à ses questions, être soutenue dans sa démarche, et apprendre à s'accepter et à se pardonner.**

Information à consigner

Évaluations (initiale et subséquentes)

- Inscrire les données d'évaluation, notamment la nature du conflit spirituel et ses répercussions sur la participation de la personne au traitement.
- Noter les réactions physiques et émotionnelles de la personne au conflit.

Planification

- Rédiger le plan de soins et inscrire le nom de chacun des intervenants.
- Rédiger le plan d'enseignement.

Application et vérification des résultats

- Noter les réactions de la personne aux interventions et à l'enseignement, ainsi que les mesures qui ont été prises.
- Consigner les objectifs atteints ou les progrès accomplis vers leur réalisation.
- Relever les modifications apportées au plan de soins.

Plan de congé

- Noter les besoins à long terme de la personne et le nom des responsables des mesures à prendre.
- Consigner les ressources existantes et les demandes de consultation.

EXEMPLES TIRÉS DE LA CRSI (NOC) ET DE LA CISI (NIC)

- RÉSULTAT : Bienêtre spirituel
- INTERVENTION : Soutien spirituel

DÉTRESSE SPIRITUELLE

RISQUE DE DÉTRESSE SPIRITUELLE

Taxinomie II : Principes de vie – Classe 3 : Congruence entre les valeurs/croyances/actes (00067)

[Mode fonctionnel de santé de Gordon : Valeurs et croyances]

Diagnostic proposé en 1998 par le groupe de recherche pour le développement et la classification des diagnostics infirmiers (NDEC) ; révision effectuée en 2004

DÉFINITION ■ Risque de perturbation de la capacité de ressentir et d'intégrer le sens et le but de la vie par les liens avec soi, les autres, l'art, la musique, la nature ou une force supérieure.

Facteurs de risque

Facteurs physiques

- Maladie somatique ou chronique, toxicomanie, alcoolisme

Facteurs psychosociaux

- Stress, anxiété, dépression
- Faible estime de soi, manque de relations avec les autres, blocage des expériences amoureuses, incapacité à pardonner, perte, détachement du réseau de soutien, conflit d'origine ethnique ou culturelle
- Changement dans les rituels religieux ou les pratiques religieuses

Facteur lié au développement

- Changement de vie

Facteurs environnementaux

- Changements environnementaux, catastrophe naturelle

Remarque: Pour un diagnostic de risque, il n'y a ni signes ni symptômes (caractéristiques) puisque le problème n'existe pas encore ; les interventions infirmières sont plutôt axées sur la prévention.

Résultats escomptés (objectifs) et critères d'évaluation

- La personne trouve un sens et un but à sa vie, ce qui renforce l'espoir, la sérénité et la satisfaction.
- La personne exprime son acceptation d'elle-même ; elle se voit comme une personne valable ne méritant pas la maladie ou la situation.
- La personne connait et utilise les ressources appropriées.

Interventions

■ PRIORITÉ Nº 1 – Évaluer les facteurs de risque

- Recueillir des données sur la situation de la personne (catastrophe naturelle, mort du conjoint, injustice, etc.).
- Être à l'écoute de la personne et de ses proches lorsqu'ils expriment de la colère ou de l'inquiétude, qu'ils affirment que

la maladie ou la situation sont la punition de leurs péchés, etc. **Ainsi, on sera en mesure de repérer un risque de détresse spirituelle.**

- Préciser les orientations religieuses ou spirituelles de la personne, ses pratiques ainsi que les conflits en présence, particulièrement dans les circonstances actuelles.
- Recueillir des données sur le concept de soi de la personne, son degré de satisfaction et son aptitude à s'engager dans des relations affectives. **Le sentiment d'abandon peut engendrer chez elle la certitude qu'elle est incapable de surmonter la maladie ou la catastrophe.**
- Observer les comportements qui sont révélateurs de piètres relations interpersonnelles (manipulation, défiance, exigences démesurées, etc.).
- Inventorier les réseaux de soutien dont la personne et ses proches disposent.
- Recueillir des données sur la consommation ou l'abus de médicaments ou de drogues. **L'usage de ces substances peut altérer la capacité de la personne de faire face à ses problèmes de façon constructive.**

PRIORITÉ Nº 2 – Aider la personne à faire face à ses sentiments ou à la situation

- Créer un climat qui permette à la personne d'exprimer librement ses sentiments et ses inquiétudes. **L'écoute et une attitude calme lui donneront le sentiment d'être acceptée.**
- Interroger la personne sur ses besoins et lui demander lesquels elle juge les plus importants, **afin de l'aider à trouver des moyens réalistes d'y répondre**.
- Prendre le temps de discuter avec impartialité de sujets d'ordre philosophique et spirituel ou de répondre aux questions de la personne sur les modalités du traitement. **Celle-ci peut penser que la maladie est la punition de ses péchés, ou qu'elle lui est infligée parce qu'elle est indigne ou parce que Dieu l'a abandonnée.**
- Expliquer à la personne la différence entre le chagrin et le sentiment de culpabilité; l'amener à reconnaitre chacun de ces sentiments, à assumer la responsabilité de ses actes et à prendre conscience des croyances ou des pratiques religieuses pouvant engendrer une fausse culpabilité.
- Employer des techniques de communication adéquates (écoute active, reformulation-synthèse, etc.) **afin d'aider la personne à trouver ses propres solutions**.
- Prendre note des stratégies d'adaptation que la personne a utilisées dans le passé et apprécier leur efficacité dans la situation actuelle. **On l'aide ainsi à reconnaitre les stratégies qu'elle peut mettre à profit et celles qu'elle peut améliorer.**

- Lui fournir un modèle qui l'aidera à faire face à la situation (infirmière, personne ayant vécu la même situation ou la même maladie qu'elle, etc.). **L'occasion de partager idées et sentiments avec un individu ayant vécu la même expérience peut aider la personne à accepter la réalité.**
- Lui conseiller de tenir un journal intime **afin de l'aider à clarifier ses valeurs, à cerner ses problèmes, à reconnaitre ses sentiments et à les surmonter**.
- Discuter avec la personne de son intérêt pour les arts plastiques, la musique ou la littérature, **afin de mieux comprendre le sens qu'elle donne à ces activités et la manière dont elles s'intègrent à sa vie**.
- Diriger la personne vers des services d'aide appropriés (conseiller en situation de crise, agences gouvernementales, conseiller spirituel ayant les qualifications ou l'expérience requises pour traiter de problèmes comme la mort, les relations épineuses, la toxicomanie, les tendances suicidaires, etc.).

■ PRIORITÉ Nº 3 – Donner un enseignement visant le mieux-être de la personne

- Montrer à la personne des façons d'utiliser les nouvelles stratégies d'adaptation, **afin d'en favoriser l'intégration ou de l'aider à apporter les changements nécessaires à son mode de vie**.
- L'encourager à s'engager dans des activités culturelles de son choix. **Les arts plastiques, la musique, le théâtre lui donneront l'occasion de se centrer sur elle et de rencontrer d'autres personnes.**
- Lui proposer de suivre un cours, ou de participer à des groupes de discussion ou à des programmes communautaires.
- La seconder dans sa recherche de proches ou de groupes de soutien capables de lui fournir **l'aide à long terme dont elle a besoin**.
- Respecter la volonté des parents en ce qui a trait à l'élaboration et à la mise en place d'un réseau de soutien spirituel pour leur enfant.
- Discuter avec la personne des effets bénéfiques du counseling sur la famille, au besoin. **Les situations de cette nature (pertes, catastrophes naturelles, relations difficiles, etc.) perturbent la dynamique familiale.**

Information à consigner

Évaluations (initiale et subséquentes)

- Inscrire les données d'évaluation, notamment les facteurs de risque.
- Noter les réactions physiques et émotionnelles de la personne au problème.

- Consigner les ressources existantes et celles que la personne utilise.

Planification

- Rédiger le plan de soins et inscrire le nom de chacun des intervenants.
- Rédiger le plan d'enseignement.

Application et vérification des résultats

- Noter les réactions de la personne aux interventions et à l'enseignement, ainsi que les mesures qui ont été prises.
- Consigner les objectifs atteints ou les progrès accomplis vers leur réalisation.
- Relever les modifications apportées au plan de soins.

Plan de congé

- Noter les besoins à long terme de la personne et le nom des responsables des mesures à prendre.
- Consigner les ressources existantes et les demandes de consultation.

EXEMPLES TIRÉS DE LA CRSI (NOC) ET DE LA CISI (NIC)

- RÉSULTAT : Bienêtre spirituel
- INTERVENTION : Soutien spirituel

DEUIL

DEUIL

Taxinomie II : Adaptation/tolérance au stress – Classe 2 : Stratégies d'adaptation (00136)

[Mode fonctionnel de santé de Gordon : Relation et rôle]

Diagnostic proposé en 1980 sous le titre « Deuil anticipé » ; révisions effectuées en 1996 et en 2006

DÉFINITION ■ Processus complexe et normal qui comprend les réactions émotionnelles, physiques, spirituelles, sociales ou intellectuelles par lesquelles les personnes, les familles et les collectivités intègrent la perte réelle, ressentie ou anticipée dans leur vie quotidienne.

Facteurs favorisants

- Perte réelle ou appréhendée d'un objet significatif (bien, emploi, prestige, maison, partie ou fonction du corps)
- Perte anticipée ou décès d'une personne chère

Caractéristiques

- Colère, douleur, souffrance, désespoir, blâme
- Altération du degré d'activité ; perturbation du sommeil ou des rêves
- Attribution d'un sens à la perte ; épanouissement personnel
- Soulagement
- Sentiment de détachement ; désorganisation ; détresse psychologique ; comportements de panique
- Maintien du lien avec la personne défunte
- Altération des fonctions immunitaires et neuroendocriniennes

Résultats escomptés (objectifs) et critères d'évaluation

- La personne exprime ses sentiments (tristesse, culpabilité, peur, etc.) de façon spontanée et efficace.
- La personne reconnait les effets du processus de deuil (manque d'appétit, insomnie, etc.).
- La personne consulte pour recevoir l'aide dont elle a besoin.
- La personne pense au lendemain ou fait des projets un jour à la fois.
- La collectivité est consciente des besoins de tous ses membres.
- La collectivité élabore et met en œuvre un plan pour répondre aux besoins de tous ses membres.

Interventions

PRIORITÉ N° 1 – Évaluer les facteurs favorisants

- Établir les circonstances qui ont mené à la situation présente (mort subite, maladie mortelle prolongée, maintien en vie de l'être aimé par des moyens artificiels). **Le deuil peut être anticipé (la perte de l'être cher est ressentie avant sa mort) ou réel. Les deux types de deuil entrainent une grande diversité de sentiments intenses et antagonistes. Par ailleurs, le deuil peut être ressenti à l'occasion d'un évènement autre que la mort d'une personne chère (perte d'un membre à la suite d'un accident, destruction de sa maison au cours d'une tornade, perte de fonctions due à un traumatisme cérébral, etc.).**
- S'informer de la perte subie par la personne et de ce qu'elle signifie pour elle. « Qu'est-ce qui vous préoccupe ? De quoi avez-vous peur ? Quelle est votre plus grande crainte ? À votre avis, comment votre vie sera-t-elle affectée par cet évènement ? »
- Établir les facteurs culturels ou religieux qui sont susceptibles d'avoir un effet sur le sentiment de perte.
- Noter les réactions des proches de la personne quant à sa situation et à ses inquiétudes.

- Déterminer le sens de la perte pour la collectivité (décès à la suite d'un accident d'autobus scolaire, dommages causés aux infrastructures par une tornade, faillite d'un employeur important).

PRIORITÉ Nº 2 – Déterminer la réaction de la personne à la perte

- Noter les réactions émotionnelles de la personne (repli sur soi, colère, pleurs, etc.).
- Observer son langage corporel et lui en demander le sens. Noter s'il y a congruence entre le geste et la parole.
- Consigner les facteurs culturels et religieux susceptibles d'influer sur la personne, **afin d'évaluer la façon dont elle réagit à la situation**.
- Noter les perturbations dans l'appétit de la personne, dans son degré d'activité, dans son désir sexuel, dans son aptitude à remplir ses rôles sociaux de manière adéquate (au travail, en tant que parent). **Elles sont révélatrices de l'ampleur des sentiments de la personne et peuvent justifier l'intervention.**
- Déterminer les effets de la situation sur le bienêtre de la personne (fréquence accrue de maladies mineures, exacerbation de certaines affections chroniques).
- Noter les modes de communication ou d'interaction de la famille.
- Inventorier les groupes de soutien et les ressources communautaires qui sont à la disposition de la personne et s'enquérir de l'utilisation qu'elle en fait.
- Noter les plans élaborés par la collectivité pour faire face à la situation (aide psychologique aux élèves à la suite du décès de compagnes ou de compagnons de classe, conseillers en orientation professionnelle, mise en œuvre de programmes de recyclage professionnel, services d'aide offerts par des collectivités voisines).

PRIORITÉ Nº 3 – Aider la personne ou la communauté à faire face à la situation

- Créer un climat de compréhension **afin de permettre à la personne de discuter spontanément de ses sentiments et de ses inquiétudes**.
- Appliquer les techniques de communication thérapeutique (écoute active, silences, acceptation inconditionnelle, etc.). Respecter la volonté de la personne qui ne veut pas parler.
- Annoncer le décès réel ou prévu à des enfants en utilisant des mots appropriés. **Le fait de leur donner des renseignements justes sur la perte ou le changement de situation les aide à entreprendre le processus de deuil.**

- Fournir des marionnettes au bébé ou au jeune enfant, ou encore, procéder à une thérapie par le jeu, **pour l'aider à exprimer sa peine et à vivre sa perte**.
- Permettre à la personne de manifester sa colère ou sa peur au moment opportun. Noter ses sentiments d'hostilité envers un être suprême ou son impression d'avoir été abandonnée par lui. (Consulter le diagnostic infirmier Détresse spirituelle, s'il y a lieu.)
- Lui expliquer que la réaction de chagrin est normale.
- Répondre honnêtement aux questions de la personne **afin d'établir une relation de confiance avec elle**.
- Dire à l'enfant qu'il n'est pas responsable de la situation; utiliser des mots adaptés à son âge et à son stade de développement. **Il s'agit d'atténuer son sentiment de culpabilité et de l'aider à comprendre qu'il n'y a pas lieu de rejeter la faute sur lui ou sur un autre membre de la famille.**
- Rassurer la personne dans la mesure du possible, sans toutefois lui donner de faux espoirs.
- Analyser les expériences passées et les pertes antérieures de la personne, ses changements de rôle et ses stratégies d'adaptation, en notant ses forces et ses succès. **Elle pourra les utiliser pour faire face à la situation.**
- Discuter des changements qui dépendent de la volonté de la personne et parler de ceux qui y échappent, **afin que celle-ci oriente son énergie vers l'obtention de résultats optimaux**.
- Inviter les proches à participer au processus de résolution de problèmes, **pour les inciter à aider la personne à affronter la situation de manière positive**.
- Déterminer la position et le rôle que la personne avait au sein de la famille et évaluer les effets de cette perte.
- Montrer à la personne des techniques de visualisation et de relaxation.
- Administrer les sédatifs ou les tranquillisants avec prudence, **car ils peuvent retarder la progression du processus de deuil**.
- Encourager les membres de la collectivité à discuter des évènements et à exprimer leurs sentiments. Intégrer tous les membres au processus, même ceux qui sont moins touchés par la situation.
- Inciter les gens à participer aux activités destinées à faire face à la situation et à reconstruire la collectivité.

PRIORITÉ Nº 4 – Favoriser le mieux-être de la personne

- Expliquer à la personne qu'il est normal d'avoir des sentiments, mais qu'il faut les exprimer de façon appropriée. **L'expression des sentiments peut conduire à l'acceptation de la perte, mais il faut éviter qu'elle se traduise par des comportements destructeurs.**

- Sensibiliser la personne au fait qu'elle aura peut-être une réaction de deuil intense au moment d'évènements ou d'anniversaires liés à la perte. **Si ces réactions perturbent sa vie quotidienne, il lui faudra possiblement solliciter de l'aide.** (Consulter, s'il y a lieu, les diagnostics infirmiers Deuil problématique et Stratégies d'adaptation inefficaces d'une collectivité.)
- Encourager la personne à poursuivre ses activités habituelles et à participer à un programme d'exercices approprié.
- Inventorier ses réseaux de soutien (famille, amis, etc.) et l'inciter à y avoir recours.
- Discuter avec elle de ses projets d'avenir ou des funérailles; au besoin, l'aider à les planifier.
- Diriger la personne et ses proches vers diverses sources d'aide (conseiller spirituel, counseling, psychothérapie, groupes de soutien organisés, centre de soins palliatifs) **afin de répondre à leurs besoins et de faciliter le travail de deuil**.
- Appuyer les efforts de la collectivité en vue de renforcer le soutien ou d'élaborer un plan favorisant la récupération.

Information à consigner

Évaluations (initiale et subséquentes)

- Inscrire les données d'évaluation, notamment la façon dont la personne perçoit le risque de perte ainsi que les signes et les symptômes qu'elle présente.
- Noter les réactions des proches de la personne ou des membres de la collectivité, selon le cas.
- Noter les ressources qui sont à la disposition de la personne et l'utilisation qu'elle en fait.

Planification

- Rédiger le plan de soins et inscrire le nom de chacun des intervenants.
- Rédiger le plan d'enseignement.

Application et vérification des résultats

- Noter les réactions de la personne aux interventions et à l'enseignement, ainsi que les mesures qui ont été prises.
- Consigner les objectifs atteints ou les progrès accomplis vers leur réalisation.
- Noter les modifications apportées au plan de soins.

Plan de congé

- Inscrire les besoins à long terme de la personne et le nom des responsables des mesures à prendre.
- Consigner les demandes de consultation.

EXEMPLES TIRÉS DE LA CRSI (NOC) ET DE LA CISI (NIC)

- RÉSULTAT : Travail de deuil
- INTERVENTION : Aide au travail de deuil

DEUIL

DEUIL PROBLÉMATIQUE

Taxinomie II : Adaptation/tolérance au stress – Classe 2 : Stratégies d'adaptation (00135)
[Mode fonctionnel de santé de Gordon : Relation et rôle]
Diagnostic proposé en 1980 le titre « Deuil dysfonctionnel » ; révisions effectuées en 1996, en 2004 et en 2006

DÉFINITION ■ Perturbation qui survient après le décès d'un être cher lorsque la détresse qui accompagne le deuil ne parvient pas à s'atténuer selon les normes prévues et se manifeste par des troubles fonctionnels.

Facteurs favorisants

- Décès ou mort subite d'un être cher
- Instabilité émotive
- Manque de soutien social

Caractéristiques

- Diminution du rendement dans les divers rôles à assumer
- Sensation de bienêtre altérée ; incapacité d'accepter la perte
- Verbalisation de l'anxiété ; expression constante de souvenirs douloureux persistants
- Culpabilisation ; verbalisation de reproches envers soi-même
- Expression de sentiments de détresse, de colère, d'incrédulité, de détachement, de méfiance, d'hébétude, de vide, de stupéfaction, de choc
- Fatigue, refus d'intimité, dépression
- Détresse émotionnelle persistante ; détresse traumatique
- Pensées préoccupantes à propos de la personne défunte ; mélancolie
- Symptômes somatiques identiques à ceux de la personne défunte ; nostalgie
- Rumination
- Négation du chagrin

Résultats escomptés (objectifs) et critères d'évaluation

- La personne reconnait l'existence et l'incidence de la situation dysfonctionnelle.
- La personne progresse à son rythme au fil des étapes du processus de deuil.

- La personne participe à ses soins personnels et aux activités de la vie quotidienne, dans la mesure de ses capacités.
- La personne reconnait ses progrès dans la résolution du deuil et envisage l'avenir avec optimisme.

Interventions

PRIORITÉ Nº 1 – Évaluer les facteurs favorisants

- Décrire la perte subie par la personne. Noter les circonstances du décès : vérifier s'il s'agit d'une mort subite ou consécutive à un traumatisme (accident fatal, suicide, homicide), si la cause du décès constitue un enjeu social (sida, suicide, meurtre) ou encore si le décès est survenu alors que certains enjeux avec la victime n'avaient pas été résolus (mort du conjoint alors que le couple était en crise, décès d'un enfant, de son père ou de sa mère alors que les liens étaient coupés depuis longtemps). **Ce type de situation provoque parfois un deuil intense et fait en sorte que la personne est incapable de passer à autre chose.**
- Établir la signification de la perte pour la personne (présence de conditions chroniques menaçant la sécurité financière ou menant au divorce, à une perturbation de l'unité familiale, à une modification du mode de vie).
- Rechercher les facteurs culturels ou religieux ainsi que les attentes de la personne pouvant engendrer la réaction de celle-ci à la perte subie.
- Noter les réactions des proches (compassion, incitation à surmonter l'épreuve, etc.).

PRIORITÉ Nº 2 – Évaluer les réactions à la perte

- Rechercher des signes de tristesse (soupirs, regard perdu dans le vague, apparence négligée, manque d'intérêt pour les discussions, troubles somatiques comme l'épuisement et les céphalées).
- Être attentif aux propos et aux signes indiquant le retour des réactions de deuil (longtemps après les évènements, la personne parle constamment du décès de l'être cher ou de la perte subie ; colère dans des situations pourtant anodines ; expression du désir de mourir), **qui témoignent de l'incapacité de la personne à s'adapter ou à surmonter son deuil**.
- Préciser l'étape du processus de deuil à laquelle la personne est rendue à partir des sentiments que celle-ci exprime : déni, colère, marchandage, dépression, acceptation.
- Apprécier le degré d'autonomie de la personne.
- Inventorier les sources de soutien et les ressources communautaires qui sont à sa disposition et s'enquérir de l'utilisation qu'elle en fait.

- Prendre note de ses comportements d'évitement (colère, repli sur soi, longues périodes de sommeil, refus d'interagir avec la famille, changement radical du mode de vie, incapacité à accomplir les tâches quotidiennes à la maison, au travail ou à l'école, conflits).
- Déterminer si la personne a des comportements imprudents ou autodestructeurs (abus de drogues ou d'alcool, promiscuité, agression).
- Recueillir des données sur les facteurs culturels influençant la personne et sur la façon dont elle a affronté des pertes antérieures. **Ainsi, on comprendra mieux ses réactions à la perte.**
- Consulter des spécialistes en santé mentale dans les cas de deuil débilitant.

§ Voir le diagnostic infirmier Deuil.

PRIORITÉ N° 3 – Aider la personne à faire face à la perte de manière adéquate

- Inviter la personne à se confier sans toutefois l'obliger à affronter la réalité ; **de cette façon, elle amorcera les étapes de résolution et d'acceptation**.
- Pratiquer l'écoute active auprès de la personne lorsqu'elle exprime ses sentiments ; lui parler d'une voix douce et compatissante.
- Inciter la personne à exprimer sa colère, sa peur ou son anxiété. (Consulter les diagnostics infirmiers pertinents.)
- La laisser verbaliser sa colère et accepter ses sentiments tout en fixant des limites quant aux comportements destructeurs. **Ainsi, on lui fournit un cadre sécuritaire et on facilite l'acceptation du deuil.**
- Admettre que la personne puisse se sentir coupable, se blâmer ou exprimer de l'hostilité envers Dieu.
- Éviter de minimiser la perte, de recourir à des clichés ou à des réponses trop faciles. (Consulter le diagnostic infirmier Détresse spirituelle.)
- Aider la personne à progresser vers la résolution du deuil.
- Respecter son besoin d'être seule, de demeurer silencieuse ou de parler.
- Lui donner la « permission » de se sentir déprimée.
- Assurer son confort et faire preuve d'ouverture.
- Inciter la personne à recourir aux stratégies d'adaptation qui se sont révélées efficaces par le passé. Lui montrer des techniques de visualisation et de relaxation ; l'encourager à les utiliser.
- Soutenir les proches qui doivent composer avec la réaction de la personne ; proposer des interventions adaptées à l'âge de celle-ci. **Il arrive que les proches soient incapables de comprendre ou d'accepter la détresse de la personne, ce qui peut compromettre la résolution du deuil.**

- Inviter les proches à se fixer des objectifs réalistes permettant de répondre à leurs besoins.
- Utiliser les sédatifs et les tranquillisants avec prudence, **afin de ne pas retarder le processus de deuil**.

PRIORITÉ N° 4 – Favoriser le mieux-être de la personne

- Discuter avec la personne et avec ses proches des façons efficaces de faire face aux situations difficiles.
- Demander à la personne d'énumérer les facteurs familiaux, religieux et culturels qu'elle juge importants. **Ces valeurs peuvent l'aider à mettre la perte en perspective et favoriser la résolution du deuil.**
- L'encourager à poursuivre ses activités habituelles et à participer à un programme d'exercices approprié. Favoriser sa socialisation en tenant compte de ses capacités physiques et de son état psychologique.
- Discuter avec elle de ses projets d'avenir en fonction de sa situation : continuer d'habiter à la maison après le décès du conjoint, recommencer la pratique d'un sport à la suite d'une amputation, décider d'avoir un autre petit ou d'en adopter un après le décès d'un enfant, reconstruire sa maison après un cataclysme, etc.
- L'orienter vers diverses sources d'aide (animation pastorale, counseling familial, psychothérapie, groupes de soutien organisés), **afin qu'elle obtienne un appui supplémentaire et poursuive le processus de deuil**.

Information à consigner

Évaluations (initiale et subséquentes)

- Inscrire les données d'évaluation, notamment la signification de la perte pour la personne, l'étape du processus de deuil où elle se situe et les réactions de ses proches.
- Noter les facteurs culturels et religieux propres à la situation, de même que les attentes de la personne.
- Noter les ressources qui sont à sa disposition et l'utilisation qu'elle en fait.

Planification

- Rédiger le plan de soins et inscrire le nom de chacun des intervenants.
- Rédiger le plan d'enseignement.

Application et vérification des résultats

- Noter les réactions de la personne aux interventions et à l'enseignement, ainsi que les mesures qui ont été prises.

- Consigner les objectifs atteints ou les progrès accomplis vers leur réalisation.
- Noter les modifications apportées au plan de soins.

Plan de congé

- Inscrire les besoins à long terme de la personne et le nom des responsables des mesures à prendre.
- Consigner les demandes de consultation.

EXEMPLES TIRÉS DE LA CRSI (NOC) ET DE LA CISI (NIC)

- RÉSULTAT : Travail de deuil
- INTERVENTION : Aide au travail de deuil

DEUIL

RISQUE DE DEUIL PROBLÉMATIQUE

Taxinomie II : Adaptation/tolérance au stress – Classe 2 : Stratégies d'adaptation (00172)
[Mode fonctionnel de santé de Gordon : Intégrité personnelle]
Diagnostic proposé en 2004 sous le titre « Risque de deuil dysfonctionnel » ; révision effectuée en 2006

DÉFINITION ■ Risque de perturbation qui survient après le décès d'un être cher lorsque la détresse qui accompagne le deuil ne parvient pas à s'atténuer selon les normes prévues et se manifeste par des troubles fonctionnels.

Facteurs de risque

- Décès d'un être cher
- Instabilité émotionnelle
- Manque de soutien social

Remarque : Pour un diagnostic de risque, il n'y a ni signes ni symptômes (caractéristiques) puisque le problème n'existe pas encore ; les interventions infirmières sont plutôt axées sur la prévention.

Résultats escomptés (objectifs) et critères d'évaluation

- La personne reconnait l'existence des facteurs de risque spécifiques à sa situation.
- La personne reconnait les réactions émotionnelles et les comportements que provoque le décès ou la perte.

- La personne suit un traitement pour apprendre à maitriser son anxiété et son sentiment d'échec.
- La personne exprime à ses proches ce que la perte signifie à ses yeux.
- La personne affirme qu'elle commence à surmonter son deuil.

Interventions

PRIORITÉ Nº 1 – Évaluer les facteurs de risque

- Décrire la perte subie par la personne et sa signification. Noter s'il s'agit d'une perte subite ou prévue.
- Vérifier l'âge gestationnel du fœtus au moment de son décès ; préciser l'âge du nourrisson ou de l'enfant, s'il y a lieu.
- Déterminer l'étape du processus de deuil où se situe la personne.
- Évaluer dans quelle mesure celle-ci peut vaquer à ses activités quotidiennes ; apprécier le temps qui s'est écoulé depuis la perte. **Les épisodes de pleurs, les sentiments de tristesse écrasante, la perte d'appétit et l'insomnie peuvent survenir en période de deuil ; toutefois, si ces conditions persistent et empêchent la personne d'accomplir ses activités habituelles, il se peut que cette dernière requière une aide additionnelle.**
- Noter l'accessibilité des services de soutien et des ressources communautaires.
- Définir les facteurs culturels et religieux de même que les attentes de la personne susceptibles d'influer sur sa réaction à la perte.
- Apprécier la nature des relations que la personne entretient ; voir si elle éprouve des difficultés conjugales et comment elle s'adapte à la perte.

PRIORITÉ Nº 2 – Aider la personne à affronter la perte de manière adéquate

- Discuter avec elle de ce que signifie la perte pour elle ; pratiquer l'écoute active sans porter de jugement.
- Inciter la personne à exprimer sa colère, sa peur ou son anxiété. Lui expliquer que ces sentiments sont normaux et sains, mais fixer des limites quant aux comportements destructeurs, s'il y a lieu.
- Respecter son besoin d'être seule, de demeurer silencieuse ou de parler.
- Reconnaitre la légitimité des sentiments de soulagement ou de culpabilité que peut éprouver la personne après un décès consécutif à une maladie longue et débilitante. **Même si la tristesse et l'impression de perte sont toujours présentes,**

la mort de l'être cher constitue parfois un soulagement, que la personne peut se sentir coupable d'éprouver.

- Discuter des circonstances qui ont entouré la mort d'un fœtus ou d'un enfant. Le décès a-t-il été soudain ou attendu ? La personne a-t-elle perdu d'autres enfants (grossesse multiple) ? La mort est-elle due à une anomalie congénitale ? **Le fait de subir des pertes répétées peut accroitre le sentiment de futilité de la vie et compromettre la résolution du deuil.**
- Rencontrer les deux membres du couple **afin de déterminer comment ils réussissent à composer avec la perte d'un enfant**.
- Inciter la personne et ses proches à respecter les pratiques culturelles, les rites, les veilles funéraires, etc.
- Encourager les proches à faire preuve de compréhension quant aux sentiments et aux comportements de la personne.

PRIORITÉ Nº 3 – Favoriser le mieux-être de la personne

- Encourager la personne à repérer les stratégies d'adaptation qu'elle a utilisées dans le passé. **Ces stratégies peuvent l'aider à franchir les étapes du processus de deuil.**
- Aider la personne et ses proches à se fixer des objectifs dans leur tentative de surmonter le deuil.
- Discuter avec la personne de ses projets d'avenir, en fonction de sa situation : continuer d'habiter à la maison après le décès du conjoint, recommencer la pratique d'un sport à la suite d'une amputation, décider d'avoir un autre petit ou d'en adopter un après le décès d'un enfant, reconstruire sa maison après un cataclysme, etc.
- L'orienter vers diverses sources d'aide (counseling, conseiller spirituel, psychothérapie, groupes de soutien organisés), **afin qu'elle obtienne l'appui nécessaire et poursuive le processus de deuil**.

Information à consigner

Évaluations (initiale et subséquentes)

- Inscrire les données d'évaluation, notamment la signification de la perte pour la personne, l'étape du processus de deuil où elle se situe, son état psychologique et les réactions de ses proches.
- Noter les ressources qui sont à sa disposition et l'utilisation qu'elle en fait.

Planification

- Rédiger le plan de soins et inscrire le nom de chacun des intervenants.
- Rédiger le plan d'enseignement.

Application et vérification des résultats

- Noter les réactions de la personne aux interventions et à l'enseignement, ainsi que les mesures qui ont été prises.
- Consigner les objectifs atteints ou les progrès accomplis vers leur réalisation.
- Noter les modifications apportées au plan de soins.

Plan de congé

- Inscrire les besoins à long terme de la personne et le nom des responsables des mesures à prendre.
- Consigner les demandes de consultation.

EXEMPLES TIRÉS DE LA CRSI (NOC) ET DE LA CISI (NIC)

- RÉSULTAT : Travail de deuil
- INTERVENTION : Aide au travail de deuil

DÉVELOPPEMENT

RISQUE DE RETARD DU DÉVELOPPEMENT

Taxinomie II : Croissance/développement – Classe 2 : Développement (00112)

[Mode fonctionnel de santé de Gordon : Activité et exercice]

Diagnostic proposé en 1998 par le groupe de recherche pour le développement et la classification des diagnostics infirmiers (NDEC)

DÉFINITION ■ Risque d'un écart de 25 % ou plus par rapport aux normes établies pour le groupe d'âge dans un ou plusieurs des domaines suivants : socialisation, autorégulation, comportement, cognition, langage, motricité globale ou fine.

Facteurs de risque

Facteurs prénatals

- Mère âgée de moins de 15 ans ou de plus de 35 ans
- Grossesse non planifiée ou non désirée ; soins prénatals tardifs ou inadéquats
- Malnutrition ; pauvreté
- Analphabétisme
- Troubles génétiques ou endocriniens ; infections ; abus de drogues ou d'alcool (toxicomanie)

Facteurs individuels

- Prématurité ; trouble congénital ou génétique
- Troubles visuels ou auditifs ; otites moyennes fréquentes

- Marasme ou retard de croissance
- Dommages cérébraux (hémorragie durant la période post-natale, syndrome du bébé secoué, maltraitance, accident) ; convulsions
- Résultat positif au test de dépistage de drogues ; toxicomanie de la mère ; saturnisme
- Enfant adopté ou en foyer d'accueil
- Troubles du comportement
- Dépendance à un appareil ou à du matériel

Facteurs environnementaux

- Pauvreté
- Violence
- Catastrophe naturelle

Facteurs liés au parent ou à son substitut

- Retard mental ou graves difficultés d'apprentissage
- Maltraitance
- Maladie mentale

Remarque : Pour un diagnostic de risque, il n'y a ni signes ni symptômes (caractéristiques) puisque le problème n'existe pas encore ; les interventions infirmières sont plutôt axées sur la prévention.

Résultats escomptés (objectifs) et critères d'évaluation

- L'enfant possède les habiletés motrices, sociales et langagières propres à son groupe d'âge, dans les limites de ses capacités actuelles.
- Les parents ou les personnes qui s'occupent de l'enfant connaissent les normes de développement correspondant à l'âge de ce dernier.
- Les parents ou les personnes qui s'occupent de l'enfant connaissent les facteurs de risque du retard ou de la déviance.

Interventions

PRIORITÉ Nº 1 – Évaluer les facteurs de risque

- Relever tout problème et toute situation susceptibles de contribuer à l'écart par rapport aux normes de développement, par exemple les conditions génétiques (syndrome de Down, paralysie cérébrale), les complications consécutives à une grossesse à risque (prématurité, mère âgée de moins de 15 ans ou de plus de 35 ans, toxicomanie de la mère, lésion cérébrale), les affections chroniques graves, les infections, les maladies mentales, la pauvreté, le syndrome du bébé secoué, la violence, la stagnation staturopondérale, la nutrition inadéquate ou toute autre condition indiquée dans les facteurs de risque.

- Collaborer avec les spécialistes à une évaluation interdisciplinaire afin d'analyser le développement de l'enfant sur les plans suivants : motricité globale et fine, développement cognitif, social et émotif, adaptation, modes de communication. **Il s'agit de déterminer les besoins et les domaines qui requièrent une intervention.**
- S'informer des croyances, des valeurs et des usages culturels des parents, **qui peuvent influer sur leur perception de la situation ou sur celle des personnes qui s'occupent de l'enfant**.
- Déterminer les interventions requises de la part des parents ou des personnes qui s'occupent de l'enfant et apprécier leur capacité à prodiguer à l'enfant les soins dont il a besoin.
- Noter la gravité ou la persistance du problème (mauvais traitements physiques ou psychologiques de longue date, perturbations situationnelles en période de crise ou de transition, etc.).
- Évaluer l'environnement dans lequel l'enfant recevra des soins de longue durée, **afin de déterminer les services permanents dont l'enfant et les personnes qui s'en occupent auront besoin**.

PRIORITÉ N° 2 – Aider les parents ou les personnes qui s'occupent de l'enfant à prévenir ou à réduire le retard de développement

- Discuter des facteurs ayant contribué au problème en évitant de jeter le blâme sur quiconque, **car cela engendrerait des sentiments négatifs qui n'aideraient aucunement à résoudre la situation**.
- Noter l'âge de l'enfant et revoir les attentes relatives au développement « normal » à cet âge, **afin de déterminer ce à quoi on peut s'attendre sur ce plan**.
- Prendre note des habiletés ou des activités normales pour l'âge de l'enfant en consultant les autorités en la matière (Gesell, Musen, Congor, etc.) ou en s'inspirant des instruments d'évaluation (test du bonhomme, test d'évaluation du développement de Denver, etc.). **On dispose ainsi d'un point de comparaison pour le suivi.**
- Consulter les spécialistes appropriés (ergothérapeute, orthophoniste, conseiller en réadaptation, orthopédagogue, agence de soins à domicile, services sociaux, nutritionniste, éducateur spécialisé, thérapeute familial, fournisseur d'équipement adapté, conseiller d'orientation) **afin d'élaborer un plan de soins qui réponde aux besoins particuliers de l'enfant et d'établir son admissibilité aux services à domicile et communautaires**.

- Inciter les parents ou les personnes qui s'occupent de l'enfant à déterminer des objectifs à court terme réalistes au regard du potentiel de développement. **Il est souvent plus facile de procéder par petites étapes.**
- Leur indiquer le matériel dont ils auront besoin (logiciels, aide à la communication, etc.).

PRIORITÉ N° 3 – Favoriser le mieux-être des parents, de l'enfant et des personnes qui s'en occupent

- Expliquer aux parents ou aux personnes qui s'occupent de l'enfant les processus normaux de développement ; leur fournir une liste d'ouvrages de référence pertinents.
- Les inciter à s'inscrire à des programmes éducatifs (cours destinés aux parents, séances d'information sur la stimulation du nouveau-né, séminaires sur le stress).
- Inventorier les services communautaires dont l'enfant aura besoin : programmes d'intervention précoce, ateliers protégés, services aux enfants handicapés, fournisseurs de matériel médical, etc. **La famille disposera ainsi d'une banque de ressources pouvant l'aider à prendre le plan de soins en charge de manière efficace.**

Information à consigner

Évaluations (initiale et subséquentes)

- Inscrire les données d'évaluation et les besoins particuliers de l'enfant, notamment son stade de développement et le potentiel d'amélioration de son état.
- Noter la compréhension que les parents ou les personnes qui s'occupent de l'enfant ont de la situation et le rôle qu'ils jouent.

Planification

- Rédiger le plan de soins et inscrire le nom de chacun des intervenants.
- Rédiger le plan d'enseignement.

Application et vérification des résultats

- Noter les réactions de l'enfant aux interventions et à l'enseignement, ainsi que les mesures qui ont été prises.
- Consigner les réactions des parents ou des personnes qui s'occupent de l'enfant à l'enseignement.
- Consigner les objectifs atteints ou les progrès accomplis vers leur réalisation.
- Noter les modifications apportées au plan de soins.

Plan de congé

- Inscrire les besoins à long terme de l'enfant et le nom des responsables des mesures à prendre.
- Noter les demandes de consultation, les endroits où les parents ou les personnes qui s'occupent de l'enfant pourront se procurer le matériel dont ils ont besoin ainsi que les outils d'apprentissage utilisés.

EXEMPLES TIRÉS DE LA CRSI (NOC) ET DE LA CISI (NIC)

- RÉSULTAT : Développement de l'enfant [préciser l'âge]
- INTERVENTION : Stimulation du développement de l'enfant ou de l'adolescent

DIARRHÉE

DIARRHÉE

Taxinomie II : Élimination/Échanges – Classe 2 : Système gastro-intestinal (00013)
[Mode fonctionnel de santé de Gordon : Élimination]
Diagnostic proposé en 1975 ; révision effectuée en 1998 par le groupe de recherche pour le développement et la classification des diagnostics infirmiers (NDEC)

DÉFINITION ■ Émission de selles molles non moulées.

Facteurs favorisants

Facteurs psychologiques

- Stress intense ; anxiété

Facteurs situationnels

- Abus d'alcool ou de laxatifs ; toxines ; agents de contamination
- Effets indésirables des médicaments ; radiothérapie
- Alimentation entérale (par sonde)
- Voyage

Facteurs physiopathologiques

- Inflammation ; irritation
- Processus infectieux ; parasites
- Malabsorption

Caractéristiques

- Douleurs abdominales
- Besoin impérieux de déféquer, crampes

- Bruits intestinaux hyperactifs
- Au moins trois selles liquides par jour

Résultats escomptés (objectifs) et critères d'évaluation

- La personne retrouve et maintient un fonctionnement intestinal normal.
- La personne comprend les facteurs liés au problème et les raisons du traitement.
- La personne collabore à la suppression des facteurs favorisants (prépare correctement sa nourriture, évite les aliments irritants, etc.).

Interventions

PRIORITÉ Nº 1 – Évaluer les facteurs favorisants et préciser le problème

- Noter la durée et les caractéristiques de la diarrhée. Vérifier s'il s'agit d'un problème aigu ou chronique. **La diarrhée aigüe dure de quelques jours à une semaine; elle peut être d'origine virale (virus de Norwalk, rotavirus), bactérienne (salmonellose, shigellose, giardiase) ou parasitaire (amibiase); elle peut être causée par des toxines d'origine alimentaire (staphylocoque doré, colibacille), par la médication (antibiotiques, chimiothérapie, colchicine, laxatifs) et par l'alimentation entérale. Elle est considérée comme chronique lorsqu'elle dure plus de trois semaines; elle peut alors être associée au syndrome du côlon irritable, à des maladies inflammatoires de l'intestin (maladie de Crohn, colite ulcéreuse), au cancer du côlon et à ses traitements, à la constipation grave («fausses diarrhées»), à un trouble de malabsorption, à l'abus de laxatifs et à certains troubles endocriniens (hyperthyroïdie, maladie d'Addison).**
- Vérifier l'anamnèse, la quantité et la fréquence des selles (ex.: fréquence plus élevée que la normale quotidienne), leurs caractéristiques (molles ou liquides) et les facteurs favorisants (voyage, prise récente d'antibiotiques, fréquentation d'un centre de service de garde).
- Notez l'âge de la personne. **Chez les nourrissons, les jeunes enfants et les gens âgés ou très affaiblis, la diarrhée peut entrainer la déshydratation et une perturbation de l'équilibre électrolytique.**
- Déterminer si la personne est incontinente (voir le diagnostic infirmier Incontinence fécale).
- Vérifier la présence de douleurs abdominales ou rectales durant les épisodes de diarrhée.

- Ausculter les bruits intestinaux; noter leur siège et leurs caractéristiques.
- Relever la présence de facteurs connexes (fièvre, frissons, douleurs abdominales, crampes, sang dans les selles, bouleversement émotionnel, épuisement physique, etc.).
- Établir le profil nutritionnel et liquidien de la personne; noter son bilan électrolytique.
- Recueillir des données sur son environnement (milieu étranger, eau ou aliments différents, entourage présentant des symptômes similaires) **afin d'aider à établir la cause du problème**.
- Noter les antécédents récents de chirurgie gastro-intestinale, les maladies (chroniques ou non), ainsi que les traitements, les interactions médicamenteuses, les allergies aux aliments ou aux médicaments et l'intolérance au lactose.
- Consigner les résultats des examens de laboratoire **(recherche de parasites, de bactéries, de toxines, de graisses, de sang dans les selles) pour la diarrhée aigüe. Dans les cas de diarrhée chronique, noter les résultats des examens du tractus gastro-intestinal supérieur et inférieur; de la recherche de parasites dans les selles, de la coloscopie avec biopsie, etc.).**

PRIORITÉ Nº 2 – Éliminer les facteurs favorisants

- Restreindre l'apport alimentaire au besoin, **afin de mettre les intestins au repos ou de réduire leur charge de travail**.
- Modifier le régime de la personne **afin d'éliminer les aliments ou les substances qui déclenchent la diarrhée**.
- S'assurer que son alimentation ne contient ni lait, ni fruits, ni caféine, ni aliments riches en fibres.
- Régler le débit du dispositif d'alimentation entérale; changer la formule selon l'ordonnance **si la diarrhée est due à l'alimentation entérale**.
- Noter la présence de fécalomes; les enlever s'il y a lieu, surtout dans le cas des personnes âgées, **chez qui les fécalomes peuvent être accompagnés de « fausses diarrhées »** (consulter les diagnostics infirmiers Constipation et Incontinence fécale).
- Recommander au besoin un changement de traitement médicamenteux (choix d'antibiotiques).
- Aider au traitement des affections sous-jacentes (infections, syndrome de malabsorption, cancer) et des complications consécutives à la diarrhée, **comme l'administration des antipyrétiques, des analgésiques, des agents infectieux ou toxiques, la réhydratation, la reprise de l'alimentation par voie orale, etc.**
- Conseiller à la personne d'utiliser des techniques de relaxation (exercices de relaxation progressive, méthodes de visualisation) **afin de réduire son stress ou son anxiété**.

PRIORITÉ N° 3 – Maintenir l'équilibre hydroélectrolytique

- Rechercher les signes de déshydratation; noter la présence d'hypotension orthostatique et de tachycardie, la turgescence de la peau et l'état des muqueuses.
- Peser la couche d'un bébé **afin de déterminer le volume des excrétas et les besoins de remplacement des pertes liquidiennes**.
- Prendre note des résultats anormaux des examens de laboratoire.
- Administrer les médicaments prescrits **afin de ralentir le transit intestinal et de réduire les pertes liquidiennes**.
- Inciter au besoin la personne à boire des liquides contenant des électrolytes, comme des jus, des bouillons ou des préparations du commerce.
- Lui administrer des liquides par voie entérale ou intraveineuse, selon l'ordonnance médicale.

PRIORITÉ N° 4 – Préserver l'intégrité de la peau

- Veiller aux soins de la région anale après chaque selle, s'il y a lieu.
- Changer la culotte d'incontinence dès qu'elle est souillée et nettoyer doucement la région anale, **car des lésions cutanées se forment rapidement en cas de diarrhée**.
- Appliquer une lotion ou une pommade au besoin, afin de protéger la peau.
- Fournir des draps et des serviettes propres au besoin.

§ Consulter les diagnostics infirmiers Atteinte à l'intégrité de la peau et Risque d'atteinte à l'intégrité de la peau.

PRIORITÉ N° 5 – Favoriser le retour à un fonctionnement intestinal normal

- Augmenter l'apport liquidien par voie orale et revenir progressivement à un régime alimentaire normal, selon la tolérance de la personne.
- Inciter la personne à prendre des liquides non irritants.
- Discuter avec la personne qui prend soin du bébé de la possibilité de changer de type de lait. **Une intolérance à un type de lait donné peut causer ou aggraver la diarrhée.**
- Recommander à la personne de consommer des fibres alimentaires naturelles, du yogourt nature et des probiotiques, **afin de restaurer sa flore intestinale**.
- Lui administrer les médicaments prescrits **pour traiter l'infection, ralentir le transit intestinal et réduire les pertes liquidiennes**.
- Respecter son intimité lorsqu'elle défèque et lui fournir le soutien psychologique nécessaire.

PRIORITÉ N° 6 – Favoriser le mieux-être de la personne

- Passer en revue les facteurs favorisants et les interventions, **afin de prévenir les rechutes**.
- Discuter avec la personne de ses stratégies d'adaptation et des facteurs de stress.
- Insister sur l'importance du mode de préparation des aliments, du temps de cuisson, de la réfrigération et de la conservation, **afin de prévenir la contamination et la prolifération bactériennes**.
- Expliquer à la personne qu'il est essentiel de se laver les mains **afin de prévenir la dissémination des bactéries responsables de la diarrhée, comme *Clostridium difficile* (*C. difficile*) ou *Staphylococcus aureus***.
- Lui parler des risques de déshydratation et de l'importance du remplacement des pertes liquidiennes.
- Lui suggérer de porter des culottes d'incontinence **afin de ne pas souiller les draps ou les fauteuils, selon la gravité du problème**.

Information à consigner

Évaluations (initiale et subséquentes)

- Noter les données d'évaluation, notamment les caractéristiques de la diarrhée.
- Noter les facteurs favorisants.
- Consigner les méthodes de traitement utilisées.

Planification

- Rédiger le plan de soins et inscrire le nom de chacun des intervenants.
- Rédiger le plan d'enseignement.

Application et vérification des résultats

- Noter les réactions de la personne au traitement et à l'enseignement, ainsi que les mesures qui ont été prises.
- Consigner les objectifs atteints ou les progrès accomplis vers leur réalisation.
- Noter les modifications apportées au plan de soins.

Plan de congé

- Inscrire les recommandations relatives au suivi.

EXEMPLES TIRÉS DE LA CRSI (NOC) ET DE LA CISI (NIC)

- RÉSULTAT : Élimination intestinale
- INTERVENTION : Traitement de la diarrhée

DIGNITÉ

RISQUE D'ATTEINTE À LA DIGNITÉ HUMAINE

Taxinomie II: Perception de soi – Classe 1: Concept de soi (00174)
[Mode fonctionnel de santé de Gordon: Perception de soi et concept de soi]
Diagnostic proposé en 2006

DÉFINITION ■ Risque de ressentir un manque de respect et d'honorabilité.

Facteurs de risque

- Perte de maitrise des fonctions corporelles; parties du corps dénudées
- Sentiment d'humiliation ou de perte d'intimité
- Divulgation de renseignements confidentiels; stigmatisation; utilisation de termes médicaux imprécis
- Sentiment de subir un traitement déshumanisant; impression de violation de l'intimité par le personnel soignant
- Participation insuffisante à la prise de décision
- Incongruité culturelle

Remarque: Pour un diagnostic de risque, il n'y a ni signes ni symptômes (caractéristiques) puisque le problème n'existe pas encore; les interventions infirmières sont plutôt axées sur la prévention.

Résultats escomptés (objectifs) et critères d'évaluation

- La personne est consciente du problème.
- La personne suggère des façons de gérer la situation.
- La personne conserve sa dignité malgré la situation qu'elle vit.

Interventions

■ PRIORITÉ Nº 1 – Évaluer les facteurs de risque

- Établir les facteurs spécifiques pouvant faire en sorte que la personne subit une atteinte à sa dignité. **La dignité humaine est la synthèse de ce qui fait qu'on se sent unique sur les plans intellectuel, physique et spirituel.**
- Noter les termes ou les expressions qui sont utilisés par le personnel soignant, les amis ou la famille et qui pourraient avoir pour effet de stigmatiser la personne.

- Vérifier l'importance que celle-ci accorde aux croyances et aux valeurs culturelles. **Lorsqu'elles vivent une situation stressante, certaines personnes cherchent réconfort dans les valeurs de leur culture d'origine, ce qui peut être source de conflit.**
- Établir les objectifs et les attentes de la personne relativement aux soins de santé.
- Vérifier la disponibilité de sa famille et de ses amis; évaluer le soutien qu'ils sont en mesure de lui apporter.
- Noter les réactions des proches à la situation que vit la personne.

PRIORITÉ Nº 2 – Réduire ou éliminer les facteurs de risque

- Demander à la personne comment elle souhaite qu'on s'adresse à elle. **Le nom est un élément important de l'identité et de l'individualité. Les gens d'un certain âge préfèrent souvent qu'on leur parle en y mettant les formes (monsieur ou madame).**
- Pratiquer l'écoute active; être disponible pour aider et soutenir la personne, **afin de répondre à ses besoins**.
- Respecter son besoin d'intimité lorsqu'on discute avec elle de questions délicates ou personnelles.
- Inciter la famille et les proches à traiter la personne avec respect. **Tout individu a droit au respect et à la dignité, quelles que soient ses capacités ou ses lacunes.**
- Utiliser un langage que les proches et la personne peuvent comprendre quand on discute de l'état médical de celle-ci, des procédures et des traitements envisagés. **La plupart des gens ne connaissent pas les termes spécialisés et hésitent à poser des questions.**
- Respecter le besoin de calme et d'intimité de la personne; être attentif à son désir de garder le silence ou de se confier.
- Faire participer la personne et ses proches à la prise de décision. **Ainsi, la personne sent qu'on la respecte et qu'elle joue un rôle actif dans les décisions relatives aux soins qu'elle reçoit.**
- Respecter l'intimité de la personne lorsqu'on lui prodigue des soins d'hygiène personnelle. S'assurer qu'elle est couverte de manière convenable, afin **d'éviter l'exposition et la gêne qui s'ensuit**.
- Nettoyer la personne immédiatement dans les cas de vomissements, de saignements ou d'incontinence. Lui parler gentiment; l'assurer que ces situations sont impossibles à maitriser et que le personnel infirmier est formé pour y faire face.
- Solliciter l'aide du comité d'éthique **pour agir comme médiateur ou pour résoudre certains problèmes, s'il y a lieu**.

PRIORITÉ Nº 3 – Donner un enseignement visant le mieux-être de la personne

- Expliquer ses droits à la personne. **Les hôpitaux et les centres de soins ont un code d'éthique ou une charte des droits et sont tenus de respecter les lois en matière de droits de la personne.**
- Discuter avec la personne de la planification des soins à venir en tenant compte de ses désirs et de ses droits.
- Solliciter la participation de la famille, ainsi que des instances religieuses et culturelles qui sont significatives pour la personne.
- Diriger celle-ci vers d'autres ressources s'il y a lieu (service de pastorale ou de consultation, groupes de soutien organisés, etc.).

Information à consigner

Évaluations (initiale et subséquentes)

- Noter les données d'évaluation, y compris les facteurs de risque, les perceptions de la personne et ses préoccupations relatives à son engagement sur le plan des soins.
- Noter ses contraintes culturelles, ses croyances religieuses, ses valeurs et ses objectifs en matière de soins.
- Consigner les réactions des proches ainsi que leur degré d'engagement.

Planification

- Rédiger le plan de soins et inscrire le nom des responsables des différentes activités.
- Rédiger le plan d'enseignement.

Application et vérification des résultats

- Noter les réactions de la personne aux interventions et à l'enseignement, ainsi que les mesures qui ont été prises.
- Consigner les objectifs atteints ou les progrès accomplis vers leur réalisation.
- Noter les modifications apportées au plan de soins.

Plan de congé

- Noter les besoins à long terme de la personne et le nom des responsables des mesures à prendre.
- Inscrire les demandes de consultation.

EXEMPLES TIRÉS DE LA CRSI (NOC) ET DE LA CISI (NIC)

- RÉSULTAT : Satisfaction de la personne et protection de ses droits
- INTERVENTION : Protection des droits de la personne

DOULEUR

DOULEUR AIGÜE

Taxinomie II: Bienêtre – Classe 1: Bienêtre physique (00132)
[Mode fonctionnel de santé de Gordon: Cognition et perception]
Diagnostic proposé en 1996

DÉFINITION ■ Expérience sensorielle et émotionnelle désagréable associée à une lésion tissulaire réelle ou potentielle, ou décrite dans des termes évoquant une telle lésion (Association internationale pour l'étude de la douleur). Le début est brusque ou lent; l'intensité varie de légère à considérable; l'arrêt est prévisible; la durée est inférieure à six mois.

Facteurs favorisants

- Traumatisme (de nature biologique, chimique, physique ou psychologique)

Caractéristiques

- Expression verbale (ou au moyen d'un code) de la douleur [Il est plus difficile d'obtenir une description détaillée de la part des hommes et des membres de certains groupes culturels.]
- Modification de l'appétit et des conduites alimentaires
- Comportements de défense et d'autoprotection; positions et gestes antalgiques
- Expressions faciales signalant la douleur (regard éteint, air abattu, visage figé ou ébahi, grimaces); perturbation du sommeil
- Expression non verbale de la douleur (agitation, gémissements, pleurs, irritabilité, soupirs)
- Comportements de diversion (déambulation, quête de compagnie, activités répétées, etc.)
- Modification du tonus musculaire (peut aller de la flaccidité à la rigidité)
- Réactions du système nerveux autonome, absentes dans la douleur chronique (transpiration abondante, modifications du pouls, de la pression artérielle et de la respiration, dilatation de la pupille)
- Repli sur soi
- Baisse de la concentration (altération de la perception temporelle et des opérations de la pensée, désintérêt pour les personnes et l'environnement)
- [Douleur non soulagée ou augmentation de la souffrance au-delà du seuil de tolérance]
- [Peur ou panique]

Résultats escomptés (objectifs) et critères d'évaluation

- La personne se dit partiellement ou totalement soulagée de sa douleur.
- La personne suit le traitement médicamenteux prescrit.
- La personne connait les méthodes non pharmacologiques de soulagement de la douleur.
- La personne utilise habilement les techniques de relaxation.
- La personne participe à des activités de loisirs appropriées à sa situation.

Interventions

PRIORITÉ Nº 1 – Évaluer les facteurs favorisants

- Noter l'âge et le stade de développement de la personne, ainsi que la nature de son problème (nourrisson ou enfant ; personne gravement malade, sous sédatifs ou ayant des troubles cognitifs, etc.). Ces éléments ont une incidence sur la capacité de la personne à exprimer sa douleur.
- Procéder à une collecte exhaustive de données sur la douleur : siège, caractéristiques, début et durée, fréquence, intensité (utiliser une échelle de 1 à 10), facteurs favorisants.
- Relever les facteurs d'étiologie physiopathologique et psychologique de la douleur (inflammation, traumatisme tissulaire, fracture, névralgie, intervention chirurgicale, infection, grippe, pleurésie, angine de poitrine ou crise cardiaque, troubles abdominaux [appendicite, cholécystite, etc.], brulures, céphalées, hernie discale, chagrin, peur, anxiété, dépression, troubles de la personnalité, etc.).
- Noter le siège des interventions chirurgicales, le cas échéant **(il a une influence sur l'intensité de la douleur postopératoire)** ; prendre note du tracé de l'incision **(les incisions verticales ou diagonales sont plus douloureuses que les incisions transversales ou en S). Les complications, qu'elles soient décelées ou non, peuvent rendre la douleur plus intense que prévu.**
- Évaluer les caractéristiques de la douleur projetée, selon le cas, **afin de déterminer s'il y a des problèmes sous-jacents ou un dysfonctionnement organique requérant un traitement**.
- Recueillir des données sur la façon dont la personne perçoit la douleur, ainsi que sur ses réactions comportementales et psychologiques.
- Noter son attitude en ce qui a trait à la douleur et à la prise de médicaments (antécédents de toxicomanie, par exemple).
- Préciser le locus de contrôle de la personne (interne ou externe). **Si celle-ci attribue le pouvoir d'agir à des sources externes, elle ne sera pas portée à participer au traitement.**

- Collaborer à l'évaluation neurologique et psychologique de la personne (profil de la douleur, entrevue d'évaluation psychologique), en particulier si la douleur persiste.

PRIORITÉ Nº 2 – Apprécier la réaction de la personne à la douleur

- Procéder à l'évaluation de la douleur, incluant le siège, les caractéristiques, le début, la durée, la fréquence, l'intensité et les facteurs favorisants ou aggravants. Noter les changements par rapport aux accès de douleur antérieurs; poursuivre l'examen **afin de s'assurer que la douleur n'est pas due à l'aggravation du problème sous-jacent ou à l'apparition de complications**.
- Utiliser une échelle de la douleur adaptée à l'âge et aux capacités cognitives de la personne: échelle de 0 à 10, échelle d'expressions faciales (chez les enfants et les personnes incapables de s'exprimer verbalement), échelle d'évaluation de la douleur chez les personnes âgées atteintes de démence (Pain Assessment Scale for Dementing Elderly [PADE]), échelle d'évaluation comportementale de la douleur (Behavioral Pain Scale [BPS]), etc.
- Accepter la façon dont la personne décrit sa douleur. **La douleur est une expérience subjective que seule la personne peut vivre.**
- Admettre que la douleur est réelle; signifier à la personne qu'on accepte sa manière d'y réagir.
- Tenir compte des facteurs culturels et du stade de développement de la personne, car ils peuvent influer sur sa façon de réagir à la douleur. **Les signes verbaux ou comportementaux ne sont pas toujours révélateurs du degré de douleur perçu par la personne: celle-ci peut nier la douleur, réagir stoïquement ou, au contraire, de façon exagérée; par ailleurs, ces signes reflètent parfois les normes culturelles ou familiales.**
- Recueillir des données sur les signes non verbaux et les réactions de la personne: façon de marcher, de se tenir, de s'assoir; expressions faciales; température des extrémités (des extrémités froides peuvent être un indice d'une constriction des vaisseaux sanguins). Revoir les autres caractéristiques se rapportant à l'observation des signes de douleur. **Il faut approfondir l'évaluation si les données ne concordent pas avec l'expression verbale de la douleur; lorsque la personne ne peut la décrire verbalement, les observations sont parfois le seul élément pouvant servir d'indicateur.**
- Demander aux proches (conjoint, parent) d'être attentifs aux comportements qui traduisent la douleur **lorsque la personne est incapable de l'exprimer avec des mots**.

- Noter la couleur et la température de la peau; mesurer les signes vitaux (rythme cardiaque, pression artérielle, respiration, etc.), **qui augmentent généralement dans les cas de douleur aigüe**.
- Consigner les connaissances de la personne sur le soulagement de la douleur, ainsi que ses attentes à ce sujet.
- Recueillir des données sur les expériences antérieures de la personne en ce qui touche la douleur et sur les méthodes de soulagement qui se sont avérées efficaces ou inefficaces dans le passé.

PRIORITÉ Nº 3 – Rechercher avec la personne des méthodes de soulagement de la douleur

- Aider la personne à prévenir la douleur. Utiliser une feuille de surveillance pour noter l'intensité de la douleur, les mesures thérapeutiques entreprises, la réaction de la personne à ces mesures et la durée du soulagement obtenu. Demander à la personne de signaler la douleur dès qu'elle apparait, **car les interventions faites à temps sont plus susceptibles de soulager la souffrance**.
- Préciser avec la personne le degré de douleur qui est acceptable pour elle (sur une échelle de 0 à 10 ou sur une échelle d'expressions faciales), ainsi que les objectifs relatifs à la maitrise de la douleur. **Ces facteurs varient selon la personne et la situation.**
- Déterminer les facteurs du mode de vie de la personne (abus de drogues et d'alcool, par exemple) **qui peuvent influer sur sa réaction aux analgésiques ou aux interventions visant à gérer la douleur**.
- Collaborer au traitement des troubles sous-jacents et à la gestion proactive de la douleur (analgésie péridurale, blocage nerveux périphérique pour soulager une douleur postopératoire, etc.).
- Inviter la personne à verbaliser ses sentiments à l'égard de la douleur.
- Créer un climat de calme autour d'elle et lui proposer des activités paisibles.
- Appliquer des mesures de bienêtre (massage du dos, changements de position, applications de chaud ou de froid, présence de l'infirmière, etc.) **afin de procurer à la personne un soulagement non pharmacologique**.
- Lui montrer des exercices de relaxation et de respiration à l'aide de cassettes audios ou de disques compacts vendus dans le commerce ou spécialement conçus à son intention (bruit blanc, musique, directives, etc.). L'inciter à pratiquer les techniques présentées.
- L'encourager à se divertir (télévision, radio, contacts sociaux, etc.).
- L'aider à exprimer ses attentes quant au soulagement de la douleur; lui expliquer les interventions qui y sont reliées et lui

dire à quel moment le traitement sera douloureux, **de façon à dissiper la peur de l'inconnu et à réduire la tension musculaire concomitante**.
- Utiliser des marionnettes pour expliquer les interventions aux enfants. **Ainsi, on favorise leur compréhension et on atténue leur anxiété.**
- Proposer à un parent d'être présent pendant l'intervention **afin de rassurer l'enfant**.
- Inventorier les façons d'éviter ou de réduire la douleur (exercer une légère pression sur la plaie pendant la toux, utiliser un matelas ferme et de bonnes chaussures de soutien pour soulager les douleurs lombaires, pratiquer une bonne mécanique corporelle, etc.).
- Élaborer un diagramme pour noter la présence de la douleur, les interventions thérapeutiques, les réactions de la personne et le laps de temps qui s'écoule entre deux apparitions de la douleur. Conseiller à la personne d'exprimer sa douleur aussitôt qu'elle survient **de façon que le traitement, administré au moment opportun, soit plus efficace**.
- Administrer les analgésiques prescrits, en donnant au besoin la dose maximale. **Prévenir le médecin si le traitement médicamenteux ne maitrise pas la douleur.**
- Montrer à la personne les techniques d'autoadministration des médicaments et d'ACP (analgésie contrôlée par la personne) ; voir à ce qu'elle les applique bien, notamment dans les cas de douleur intense ou persistante.
- Noter les réactions de la personne à l'analgésique et la faire participer aux décisions qui concernent le traitement de la douleur. Augmenter ou réduire les doses, passer graduellement de la voie intramusculaire à la voie orale, accroitre l'intervalle entre les doses à mesure que la douleur diminue. **Ces mesures permettent à la personne de jouer un rôle actif dans le soulagement de sa douleur.**
- Relever les moments où la douleur apparait (lorsque la personne marche, tous les soirs, etc.) **afin d'administrer la médication prophylactique prescrite de manière judicieuse**.
- Expliquer à la personne comment utiliser l'appareil d'électrostimulation transcutanée prescrit, le cas échéant.
- Collaborer au traitement du processus morbide qui cause la douleur. S'enquérir de l'efficacité des traitements périodiques (injections de cortisone pour les traumatismes articulaires, par exemple).

PRIORITÉ Nº 4 – Donner un enseignement visant le mieux-être de la personne

- Inciter la personne à prendre suffisamment de repos **pour prévenir la fatigue**.

- Lui présenter diverses pratiques visant à atténuer la douleur (toucher thérapeutique, rétroaction biologique, autohypnose, relaxation, etc.).
- Discuter avec elle de l'incidence de la douleur sur ses habitudes de vie et sur son autonomie. Trouver avec elle des façons d'optimiser ses capacités fonctionnelles.
- L'encourager à participer à un programme de physiothérapie ou d'exercices adapté à ses besoins, qu'elle pourra poursuivre après son congé. **On lui permet ainsi de jouer un rôle actif dans son traitement et de sentir qu'elle maitrise la situation.**
- Parler avec les proches de l'aide qu'ils peuvent offrir à la personne pour éliminer les facteurs susceptibles de provoquer ou d'augmenter la douleur (accomplir à sa place les tâches ménagères après une opération à l'abdomen, par exemple).
- Préciser les signes, les symptômes et les changements des caractéristiques de la douleur qui nécessitent un suivi médical.

Information à consigner

Évaluations (initiale et subséquentes)

- Inscrire les données d'évaluation, notamment le profil de la douleur, la description qu'en fait la personne, sa réaction à la douleur, ses attentes quant au soulagement de la douleur et le degré de douleur qu'elle trouve acceptable.
- Noter les médicaments qu'elle prend ainsi que ses antécédents en matière de toxicomanie.

Planification

- Rédiger le plan de soins et inscrire le nom de chacun des intervenants.
- Rédiger le plan d'enseignement.

Application et vérification des résultats

- Noter les réactions de la personne aux interventions et à l'enseignement, ainsi que les mesures qui ont été prises.
- Consigner les objectifs atteints ou les progrès accomplis vers leur réalisation.
- Relever les modifications apportées au plan de soins.

Plan de congé

- Noter les besoins à long terme de la personne et le nom des responsables des mesures à prendre.
- Consigner les demandes de consultation.

EXEMPLES TIRÉS DE LA CRSI (NOC) ET DE LA CISI (NIC)

- RÉSULTAT : Intensité de la douleur
- INTERVENTION : Conduite à tenir devant la douleur

DOULEUR

DOULEUR CHRONIQUE

Taxinomie II: Bienêtre – Classe 1: Bienêtre physique (00133)
[Mode fonctionnel de santé de Gordon: Cognition et perception]
Diagnostic proposé en 1986; révision effectuée en 1996

DÉFINITION ■ Expérience sensorielle et émotionnelle désagréable associée à une lésion tissulaire réelle, potentielle ou décrite dans des termes évoquant une telle lésion (Association internationale pour l'étude de la douleur). Le début est brusque ou lent; l'intensité varie de légère à considérable; elle est constante ou récurrente; l'arrêt est imprévisible; la durée est supérieure à six mois. [**Remarque**: La douleur indique que quelque chose ne va pas. La douleur chronique peut aussi bien être récurrente (migraines, par exemple) que constante. D'une manière ou d'une autre, elle est invalidante. Le syndrome de douleur chronique se manifeste souvent par des comportements acquis. Il s'agit d'une entité clinique complexe et distincte à laquelle sont associés des éléments d'autres diagnostics infirmiers: Sentiment d'impuissance, Activités de loisirs insuffisantes, Dynamique familiale perturbée, Déficit de soins personnels, Risque de syndrome d'immobilité.]

Facteurs favorisants

- Invalidité physique ou psychosociale chronique

Caractéristiques

- Expression verbale (ou au moyen d'un code) de la douleur
- Peur de subir un nouveau traumatisme
- Difficulté à poursuivre les activités antérieures
- Changement dans les habitudes de sommeil; fatigue
- Comportements d'autoprotection et de défense
- Expressions faciales caractéristiques de la douleur (regard éteint, air abattu, visage figé ou ébahi, grimaces, etc.); irritabilité; repli sur soi; agitation; dépression
- Diminution des interactions sociales
- Anorexie; modification du poids
- Atrophie du groupe musculaire touché
- Réactions du système nerveux sympathique (température, sensation de froid, hypersensibilité, etc.)
- [Omniprésence de la douleur]

- [Recherche intensive de solutions de rechange ou de traitements pour soulager la douleur ou la maitriser]

Résultats escomptés (objectifs) et critères d'évaluation

- La personne exprime verbalement et non verbalement un soulagement de sa douleur ou de son malaise.
- La personne reconnait les réactions familiales ou interpersonnelles influant sur son problème.
- La personne modifie son style de vie.
- La personne tire profit des interventions thérapeutiques.
- Les proches de la personne collaborent au programme de maitrise de la douleur.

§ Consulter le diagnostic infirmier Motivation d'une famille à améliorer ses stratégies d'adaptation.

Interventions

PRIORITÉ Nº 1 – Évaluer les facteurs favorisants

- Déterminer les problèmes qui sont associés à une douleur prolongée (maux dans la région lombaire, arthrite, fibromyalgie, neuropathies, lésions musculosquelettiques d'origine traumatique, amputation, etc.), **afin de préciser si la personne risque de la ressentir au-delà du délai de guérison normal**.
- Collaborer à l'évaluation physique, neurologique et psychologique de la personne (Inventaire de personnalité multiphasique du Minnesota [MMPI], profil de la douleur, entrevue d'évaluation psychologique), selon les recommandations.
- Noter les caractéristiques de la douleur du membre fantôme chez la personne amputée.
- Recueillir des données sur les composantes physiques, émotionnelles et sociales de la douleur. **Noter, parmi les comportements de l'aidant naturel ou des proches, ceux qui favorisent le maintien de l'état actuel.**
- Rechercher les facteurs culturels qui touchent la personne. Quelle est pour elle l'expression acceptable de la douleur (les lamentations, le silence stoïque, l'exagération des symptômes afin de convaincre les autres que la souffrance est bien réelle) ?
- Noter le sexe et l'âge de la personne. **Selon des études récentes, il existe des différences entre les femmes et les hommes quant à la perception de la douleur et à la façon d'y réagir. Par ailleurs, la sensibilité à la douleur diminue souvent avec l'âge.**

- Demander à la personne si elle fait usage de nicotine, de sucre, de caféine ou de farine blanche **(d'après certaines approches holistiques, ces produits doivent être éliminés du régime afin de diminuer la douleur)** et si elle prend des analgésiques ou des narcotiques (y compris l'alcool).
- Rechercher les bénéfices secondaires que la personne ou ses proches tirent de la douleur (assurances, sollicitude du conjoint ou de la famille, avantages professionnels, etc.). **Ces facteurs peuvent retarder le soulagement de la douleur et la résolution du problème.**
- Recueillir, à l'occasion d'une visite à domicile, des données sur le milieu de vie de la personne: dispositifs de sécurité, espace, couleurs, plantes, interactions familiales, etc.
- Apprécier l'influence du milieu familial sur la personne.

PRIORITÉ Nº 2 – Déterminer la réaction de la personne à la douleur chronique

- Évaluer la douleur sans porter de jugement; faire preuve d'empathie devant l'expérience vécue par la personne et les difficultés qui en résultent.
- Recueillir des données sur le comportement de la personne. **Il se peut qu'elle exagère sa douleur pour montrer aux gens qu'elle souffre ou pour pousser le personnel soignant à s'occuper davantage d'elle.**
- Mesurer le seuil de douleur de la personne (examen physique, profil de la douleur, etc.).
- Demander à la personne depuis quand le problème existe, qui elle a consulté, quels médicaments elle a pris et quels traitements elle a subis, **afin de déterminer la pertinence et l'efficacité de ses démarches**.
- Noter les effets de la douleur chronique sur la personne (baisse d'activité, déconditionnement, fatigue importante, perte ou gain pondéral, troubles du sommeil, dépression, etc.).
- Préciser son degré d'inadaptation, qui peut se traduire par l'isolement, la colère, l'irritabilité, l'absentéisme, la perte d'emploi.
- Noter l'accessibilité des ressources et l'utilisation que la personne en fait.
- Admettre que la douleur est réelle.
- Évaluer la douleur avec objectivité; éviter de témoigner une sollicitude exagérée.

PRIORITÉ Nº 3 – Aider la personne à venir à bout de sa douleur

- Comparer les objectifs de maitrise de la douleur et les attentes de la personne. **Même si la douleur n'est pas complètement éradiquée, elle pourrait avoir été assez réduite pour que**

la personne soit en mesure de vaquer à ses activités quotidiennes.
- Procéder à des interventions visant la maitrise de la douleur, selon les besoins (comprimés et capsules à libération contrôlée, timbres transdermiques, blocs nerveux thérapeutiques, pompe implantée pour l'administration continue d'analgésiques, électrostimulation transcutanée [TENS]).
- Encourager la personne à adopter des méthodes non pharmacologiques de soulagement de la douleur (application de chaud ou de froid, exercices, hydrothérapie, respirations profondes, méditation, visualisation, imagerie mentale dirigée, toucher thérapeutique, correction de la posture, exercices de renforcement musculaire, relaxation musculaire progressive, rétroaction biologique, massages).
- Fixer avec la personne et ses proches une limite de temps pour parler de la douleur **afin d'éviter de s'appesantir sur le sujet**.
- Expliquer à la personne la dynamique physiologique du stress ou de l'anxiété et la façon dont ces facteurs agissent sur la douleur.
- Lui enseigner des techniques de respiration (la respiration diaphragmatique, par exemple), **afin de favoriser le relâchement musculaire et la détente**.
- L'inciter à employer des affirmations positives: « Je suis en voie de guérison, je me détends. » Lui faire prendre conscience de la différence entre ses paroles et ses pensées.
- L'encourager à rejeter les idées négatives qui surgissent.
- Utiliser les tranquillisants, les narcotiques et les analgésiques avec modération, **car ces substances provoquent une dépendance physique et psychologique**; **de plus, elles entravent le sommeil paradoxal profond**. **Si la personne a pris de nombreux médicaments, il se peut qu'une désintoxication soit nécessaire.**
- Proposer à la personne des activités provoquant le rire, l'écoute de la musique, etc., qui font travailler l'hémisphère cérébral droit, **afin de libérer des endorphines et d'augmenter le sentiment de bienêtre**.
- L'inciter à écouter de la musique subliminale, **qui l'aidera à relâcher sa tension mentale**.
- Élaborer des stratégies d'adaptation de concert avec les proches (pousser la personne à avoir un mode de vie sain et à demeurer active, même si elle doit modifier ses activités, utiliser le renforcement positif, encourager la personne à maitriser sa douleur, accorder moins d'attention au comportement douloureux).
- Relever tout changement de la douleur **susceptible de signaler la présence d'un autre problème**.

PRIORITÉ Nº 4 – Donner un enseignement visant le mieux-être de la personne

- Inciter la personne et ses proches à se procurer les renseignements et à prendre les moyens qui leur permettront de jouer un rôle actif dans le traitement et de se réapproprier le pouvoir d'agir et de décider.
- Discuter du risque de retard de croissance chez l'enfant souffrant de douleur chronique. Noter le degré actuel de fonctionnement et établir des attentes réalistes.
- Revoir les précautions propres à l'administration des médicaments et expliquer à la personne les effets secondaires à signaler au médecin.
- Lui montrer comment substituer des comportements dictés par le bienêtre aux conduites dictées par la douleur.
- Conseiller à un proche d'apprendre des techniques de massage ou les lui enseigner.
- Recommander à la personne et à ses proches de s'accorder des périodes de répit, **afin de refaire le plein d'énergie et de se recentrer sur les tâches à accomplir**.
- Expliquer les risques que posent les thérapies et les remèdes non approuvés.
- Inventorier les services qui pourraient répondre aux besoins de la personne (groupes de soutien, services d'entretien, d'aide domestique ou de transport, etc.). **L'utilisation judicieuse de ces ressources peut aider la personne à tenir compte de ses limites.**
- Diriger au besoin la personne vers des services de counseling ou de thérapie (individuelle, conjugale, etc.). **La douleur chronique peut avoir des répercussions sur ses relations et sur la dynamique familiale.**

§ Consulter les diagnostics infirmiers Stratégies d'adaptation inefficaces et Stratégies d'adaptation familiale compromises.

Information à consigner

Évaluations (initiale et subséquentes)

- Inscrire les données d'évaluation, notamment la durée du problème, les facteurs d'influence ainsi que les interventions antérieures et actuelles.
- Noter comment la personne perçoit sa douleur et comment celle-ci influe sur ses habitudes de vie.
- Préciser les attentes de la personne en ce qui touche le traitement.
- Consigner les réactions des proches de la personne à son égard ; noter la façon dont ils la soutiennent au cours de son traitement.

Planification

- Rédiger le plan de soins et inscrire le nom de chacun des intervenants.
- Rédiger le plan d'enseignement.

Application et vérification des résultats

- Noter les réactions de la personne aux interventions et à l'enseignement, ainsi que les mesures qui ont été prises.
- Consigner les objectifs atteints ou les progrès accomplis vers leur réalisation.
- Relever les modifications apportées au plan de soins.

Plan de congé

- Noter les besoins à long terme de la personne et le nom des responsables des mesures à prendre.
- Consigner les demandes de consultation.

EXEMPLES TIRÉS DE LA CRSI (NOC) ET DE LA CISI (NIC)

- RÉSULTAT : Maitrise de la douleur
- INTERVENTION : Conduite à tenir devant la douleur

DYNAMIQUE FAMILIALE

DYNAMIQUE FAMILIALE DYSFONCTIONNELLE

Taxinomie II : Relations et rôle – Classe 2 : Relations familiales (00063)

[Mode fonctionnel de santé de Gordon : Relation et rôle]

Diagnostic proposé en 1994 sous le titre « Dynamique familiale dysfonctionnelle : alcoolisme » ; nom modifié en 2008

DÉFINITION ■ Dysfonctionnement psychosocial, spirituel ou physiologique chronique de la cellule familiale qui entraine des conflits, la dénégation des problèmes, la résistance au changement, l'incapacité de résoudre les problèmes de manière efficace et d'autres types de crises récurrentes.

Facteurs favorisants

- Abus d'alcool [substances toxicomanogènes]
- Antécédents d'alcoolisme dans la famille

- Incapacité d'affronter ses problèmes; personnalité encline à la dépendance; inaptitude à résoudre les problèmes
- Influences biochimiques; prédisposition génétique

Caractéristiques

Rôles et relations

- Détérioration des relations familiales ou perturbation de la dynamique; communication inefficace ou problèmes au sein du couple; perturbation de l'intimité
- Changement de rôles ou perturbation des rôles familiaux; exercice incohérent de la fonction parentale ou impression de ne pas avoir le soutien des parents; problèmes familiaux chroniques
- Déni de la famille
- Inaptitude à entretenir des relations; manque de cohésion; perturbation des rituels familiaux
- Rejet; problèmes économiques; négligence des obligations
- Systèmes de communication fermés
- Instauration de relations familiales triangulaires; difficulté des membres de la famille à entretenir des rapports favorisant le développement de chacun
- Manque de respect de l'individualité et de l'autonomie de chacun

Comportements

- Abus d'alcool ou d'autres substances; tabagisme
- Adoption de comportements favorisant la prise d'alcool [et d'autres substances toxicomanogènes]; tendance à se justifier; manque de connaissances ou incompréhension de ce que sont l'alcoolisme [et les autres toxicomanies]
- Rôle prépondérant de l'alcool dans les fêtes familiales
- Rationalisation; refus de reconnaitre l'existence d'un problème et de demander du soutien; incapacité de recevoir l'aide de façon appropriée
- Expression inappropriée de la colère; reproches; attitude critique; violence verbale envers les enfants, le conjoint ou un parent
- Mensonges; promesses non tenues; manque de fiabilité; manipulation; dépendance
- Incapacité d'exprimer ou d'accepter un large éventail de sentiments; difficultés dans les relations intimes; contacts physiques réduits
- Jugement sévère envers soi-même; difficulté à s'amuser; autoaccusation; isolement; chagrin non résolu; recherche d'approbation ou besoin d'affirmation
- Communication perturbée; besoin de contrôle; messages contradictoires ou paradoxaux; guerres de pouvoir

- Incapacité de résoudre les problèmes de manière efficace ; escalade des conflits ; orientation vers la réduction des tensions plutôt que vers la réalisation d'objectifs ; agitation ; comportements chaotiques
- Troubles de la concentration ; problèmes scolaires chez les enfants ; incapacité de réaliser des tâches correspondant au stade de développement ; difficultés au cours des périodes de transition entre les phases du cycle de vie
- Incapacité de répondre aux besoins affectifs et spirituels des membres de la famille et de voir à leur sécurité
- Incapacité de s'adapter au changement, de faire face de façon constructive aux expériences traumatisantes ; immaturité ; maladies physiques liées au stress

Sentiments

- Anxiété, tension, détresse ; manque d'estime de soi, sentiment d'inutilité ; ressentiment persistant
- Colère, rage réprimée ; frustration ; honte ou gêne ; peine ; tristesse ; culpabilité
- Isolement affectif, sentiment de solitude, d'impuissance, d'insécurité, de rejet ; perte d'espoir
- Impression d'être responsable du comportement de l'alcoolique ou du toxicomane ; vulnérabilité ; méfiance
- Dépression ; hostilité ; peur ; confusion ; insatisfaction ; sentiment de perte
- Sentiment d'être différent des autres, d'être incompris
- Emprise émotionnelle des autres ; impression de ne pas être aimé ; perturbation de l'identité
- Sentiment d'abandon, d'échec ; mélange d'amour et de pitié ; humeur changeante
- Émotions refoulées

Résultats escomptés (objectifs) et critères d'évaluation

- La famille comprend la dynamique de la codépendance.
- La famille participe à des programmes de thérapie individuelle ou familiale.
- La famille connait les stratégies d'adaptation inefficaces et leurs conséquences.
- La famille planifie ou effectue les changements nécessaires dans son mode de vie.
- La famille prend les mesures requises pour changer ses comportements autodestructeurs ou pour modifier les conduites qui incitent la personne à consommer de l'alcool ou des substances toxicomanogènes.
- La famille fait montre de compétences parentales améliorées.

Interventions

PRIORITÉ Nº 1 – Déterminer les facteurs favorisants et les problèmes sous-jacents

- Apprécier le degré de fonctionnement des membres de la famille.
- Évaluer la compréhension qu'a la famille de la situation ; noter les résultats des traitements antérieurs.
- Passer en revue les antécédents de la famille ; explorer les rôles de ses membres et les circonstances qui donnent lieu à la consommation d'alcool.
- Rechercher les antécédents d'accidents ou de comportements violents dans la famille ; déceler les problèmes de sécurité.
- Discuter avec les membres de la famille de leurs stratégies d'adaptation passées et présentes. **On doit tenter de déterminer celles qui pourraient être utiles dans la situation actuelle.**
- Évaluer dans quelle mesure et dans quelles circonstances les membres de la famille excusent les comportements de la personne.
- Déceler les conduites de sabotage au sein de la famille. **Consciemment ou non, un membre de la famille peut tirer profit de la situation et, de ce fait, retarder la résolution du problème.**
- Relever les comportements de manipulation qui nuisent au changement (demandes d'aide fréquentes, tendance à s'excuser de ne pas avoir respecté les comportements convenus, expression de colère ou irritation à l'égard des autres) et en évaluer l'ampleur. **Ces conduites peuvent retarder la reconnaissance des problèmes et leur résolution.**

PRIORITÉ Nº 2 – Aider la famille à changer ses comportements destructeurs

- Convenir avec la personne des comportements souhaités et des responsabilités qu'elle et l'infirmière devront assumer. **On maximise ainsi la compréhension des attentes de chacun.**
- Analyser les comportements de déni et de sabotage des membres de la famille et utiliser la confrontation de manière judicieuse. **Cette intervention aide la famille à reconnaitre et à surmonter les obstacles à la résolution du problème.**
- Discuter de la colère, de la rationalisation et de la projection, et expliquer comment ces réactions entravent la résolution des problèmes.
- Inciter les membres de la famille à faire face à la colère plutôt qu'à la refouler, **afin de prévenir l'escalade vers la violence**.
- Inventorier les forces de la famille, son potentiel de croissance, les réussites individuelles ou collectives.

- S'abstenir de porter un jugement sur les membres de la famille, y compris sur celui qui abuse d'alcool ou d'autres substances toxicomanogènes.
- Expliquer les effets de la toxicomanie sur l'humeur et la personnalité. **On aide ainsi les membres de la famille à mieux comprendre les comportements nuisibles et à y faire face sans porter de jugement ni réagir avec colère.**
- Offrir du soutien à la famille dans son désir d'aider le toxicomane à s'en sortir. L'amener à comprendre qu'il peut être nuisible d'excuser la conduite de la personne.
- Déceler les comportements manipulateurs et discuter des moyens de les éviter ou de les prévenir. **La manipulation a comme objectif de maitriser les autres ; lorsque les membres de la famille s'engagent à rejeter ce type de conduite, ils le remplacent par des comportements plus sains.**

PRIORITÉ N° 3 – Donner un enseignement visant le mieux-être de la personne et des membres de la famille

- Donner à la personne et à sa famille de l'information factuelle au sujet des effets des comportements engendrant la dépendance ; leur expliquer ce à quoi ils peuvent s'attendre une fois que la personne sera de retour à la maison.
- Donner de l'information au toxicomane et à la personne qui le soutient au sujet des comportements complices et des caractéristiques de la toxicomanie.
- Sensibiliser la personne et ses proches au fait qu'il est important de restructurer les activités quotidiennes et d'adopter de nouvelles stratégies sociales (travail et loisirs). **Si le mode de vie et les relations familiales ont contribué à l'abus d'alcool, il faut les modifier pour prévenir une rechute.**
- Inciter la famille à exclure l'alcool de ses festivités **afin de réduire le risque de rechute**.
- Fournir du soutien aux membres de la famille. Les encourager à participer à des groupes de croissance, **ce qui leur permet de savoir comment les autres composent avec le problème, leur fournit des modèles de rôles et leur donne l'occasion d'acquérir des comportements sains**.
- Diriger la famille vers des groupes d'entraide (Al-Anon, Alateen, Narcomanes Anonymes) ou vers un groupe de thérapie familiale **afin qu'elle obtienne un appui soutenu au cours de la résolution de son problème**.
- Suggérer à la personne et à sa famille des lectures complémentaires pouvant faciliter leur démarche.

§ Consulter les diagnostics infirmiers suivants : Dynamique familiale perturbée, Stratégies d'adaptation familiale compromises, Stratégies d'adaptation familiale invalidantes.

Information à consigner

Évaluations (initiale et subséquentes)

- Noter les données d'évaluation, y compris les caractéristiques de la dynamique familiale et les problèmes de sécurité de la famille.
- Noter la composition de la famille et son degré de participation.
- Consigner les résultats des traitements antérieurs.

Planification

- Rédiger le plan de soins et inscrire le nom de chacun des intervenants.
- Rédiger le plan d'enseignement.

Application et vérification des résultats

- Noter les réactions des membres de la famille au traitement et à l'enseignement, ainsi que les mesures qui ont été prises.
- Consigner les objectifs atteints ou les progrès accomplis vers leur réalisation.
- Relever les changements apportés au plan de soins.

Plan de congé

- Noter les besoins à long terme de la personne et de ses proches, ainsi que le nom des responsables des mesures à prendre.
- Inscrire les demandes de consultation.

EXEMPLES TIRÉS DE LA CRSI (NOC) ET DE LA CISI (NIC)

- RÉSULTAT : Soutien familial pendant le traitement
- INTERVENTION : Traitement de la toxicomanie

DYNAMIQUE FAMILIALE

DYNAMIQUE FAMILIALE PERTURBÉE

Taxinomie II : Relations et rôle – Classe 2 : Relations familiales (00060)
[Mode fonctionnel de santé de Gordon : Relation et rôle]
Diagnostic proposé en 1982 ; révision effectuée en 1998 par le groupe de recherche pour le développement et la classification des diagnostics infirmiers (NDEC)

DÉFINITION ■ Modification des relations familiales et du fonctionnement familial.

Facteurs favorisants

- Période de transition ou crise situationnelle [problèmes financiers, changement de rôle, maladie, traumatisme, traitements couteux]

- Période de transition ou crise liée au développement [perte d'un membre de la famille ou arrivée d'un nouveau membre, adolescence, déménagement d'un membre de la famille dans une région éloignée]
- Changement dans l'état de santé d'un des membres de la famille
- Changement des rôles ou déplacement des rapports de force au sein de la famille
- Modification du revenu ou de la condition sociale de la famille
- Interactions avec la collectivité

Caractéristiques

- Changements dans les alliances, la satisfaction et l'expression des conflits au sein de la famille, dans la capacité d'accomplir les tâches attribuées, dans les comportements visant à réduire le stress, dans la façon d'exprimer les conflits et le sentiment d'isolement en présence des ressources communautaires, dans l'expression des plaintes somatiques
- Changements dans l'attribution des tâches, dans la participation à la résolution de problèmes ou à la prise de décision, dans les modes de communication, dans les habitudes d'entraide, dans l'ouverture à s'engager dans des relations affectives, dans les habitudes, les rituels, les rapports intimes
- [Verbalisation, par les membres de la famille, de leur difficulté à comprendre les changements et à y réagir]

Résultats escomptés (objectifs) et critères d'évaluation

- La famille exprime ses sentiments spontanément et correctement.
- Chacun des membres de la famille participe au processus visant la recherche de solutions adéquates.
- La famille oriente son énergie vers la résolution de la crise.
- La famille comprend la maladie ou le trauma, le mode de traitement et le pronostic.
- La famille encourage la personne à trouver ses solutions et à progresser vers l'autonomie.

Interventions

PRIORITÉ Nº 1 – Évaluer les facteurs favorisants pour chaque membre de la famille

- Définir la physiopathologie, la maladie, le trauma ou la crise de croissance en question.
- Préciser le stade d'évolution de la famille (mariage, naissance d'un enfant, départ des enfants de la maison, etc.), **de façon à obtenir les données de base pour établir le plan de soins**.

- Noter les composantes de la famille : parent(s), enfant(s), famille élargie.
- Préciser les modes de communication ayant cours dans la famille : les membres expriment-ils leurs sentiments ? Le font-ils librement ? Qui parle à qui ? Qui prend les décisions ? Au nom de qui ? Qui visite la personne ? Quand ? Quelles sont les interactions entre les membres de la famille ? **Ces précisions permettent de déterminer non seulement les faiblesses ou les aspects préoccupants qui existent au sein de la famille, mais aussi les forces que celle-ci peut utiliser pour résoudre le problème.**
- Apprécier la distanciation entre les membres de la famille : partagent-ils la même identité ? Manquent-ils d'individualité ? Semblent-ils distants sur le plan émotionnel, sans liens les uns avec les autres ? **Le fait de répondre à ces questions aide à cerner les problèmes qui doivent être résolus.**
- Recueillir des données sur les attentes quant aux rôles des membres de la famille : quel est le rôle de la personne souffrante ? Comment la maladie influe-t-elle sur les rôles des autres ?
- Déceler les « règles familiales » (ex. : ne pas parler des problèmes concernant l'argent ou la maladie devant les enfants).
- Apprécier l'aptitude des parents à jouer leur rôle et les attentes quant à celui-ci.
- Observer comment la famille oriente son énergie : se consacre-t-elle à la résolution des problèmes avec ténacité ou y travaille-t-elle de manière sporadique ?
- Rechercher les expressions qui trahissent un sentiment de désespoir ou d'impuissance (« je ne sais pas quoi faire »), **afin d'apprécier l'ampleur de la détresse et l'incapacité à gérer la situation**.
- Noter les facteurs culturels et religieux **qui peuvent influer sur les perceptions et les attentes des membres de la famille**.
- Inventorier les réseaux de soutien dont dispose la personne à l'extérieur de sa famille.

PRIORITÉ N° 2 – Aider la famille à faire face à la situation ou à la crise

- Faire preuve de chaleur, d'attention et de respect envers les membres de la famille.
- Reconnaitre les difficultés de la famille. **Il faut lui rappeler que les conflits sont normaux jusqu'à un certain point et qu'ils peuvent favoriser la croissance.**
- Permettre l'expression de la colère. Éviter de se sentir la cible de celle-ci, car la rage de la personne est généralement dirigée contre la situation qu'elle ne maitrise pas. **Il importe de garder une saine distance entre l'infirmière et la famille.**

- Souligner l'importance d'un dialogue ouvert entre les membres de la famille. **Un tel dialogue permet de poursuivre le processus de résolution de problèmes.**
- Fournir à la famille les renseignements verbaux et écrits dont elle a besoin.
- Renforcer l'enseignement au besoin.
- Aider la famille à préciser les stratégies d'adaptation efficaces qu'elle a déjà utilisées et l'inciter à s'en servir de nouveau.
- Pousser les membres de la famille à communiquer régulièrement les uns avec les autres.
- Les inviter à participer aux rencontres de l'équipe interdisciplinaire ou à des thérapies de groupe.
- Les intéresser à des activités communautaires.

■ PRIORITÉ Nº 3 – Donner un enseignement visant le mieux-être de la famille

- Recommander l'emploi de techniques de maitrise du stress (expression appropriée des sentiments, exercices de relaxation, etc.).
- Fournir du matériel pédagogique contenant des conseils **susceptibles d'aider la famille à résoudre la crise actuelle**.
- Diriger la famille vers les services appropriés (cours sur l'éducation des enfants, groupes de soutien, associations d'entraide pour le soutien des familles aux prises avec une maladie ou un handicap, membres du clergé, counseling psychologique, thérapie familiale, etc.).
- Amener la famille à reconnaitre les situations génératrices de peur ou d'anxiété.
- Élaborer le plan de congé avec la famille, puis fixer les objectifs à moyen et à long terme. **Cette mesure incite la famille à poursuivre activement les objectifs et à appliquer les stratégies recommandées.**
- Inventorier les organismes communautaires (popote roulante, services de soins à domicile, groupes de soutien pour traumatisés, Société du cancer, Association des anciens combattants, etc.) qui sont susceptibles d'aider la famille dans l'immédiat et à long terme.

§ Consulter les diagnostics infirmiers Peur et Anxiété.

Information à consigner

Évaluations (initiale et subséquentes)

- Inscrire les données d'évaluation, notamment la composition de la famille, son stade de développement et ses attentes quant aux rôles.
- Noter les modes de communication de la famille.

Planification
- Rédiger le plan de soins, les interventions spécifiques et inscrire le nom de chacun des intervenants.
- Rédiger le plan d'enseignement.

Application et vérification des résultats
- Noter la réaction de chacun aux interventions et à l'enseignement, ainsi que les mesures qui ont été prises.
- Consigner les objectifs atteints ou les progrès accomplis vers leur réalisation.
- Noter les modifications apportées au plan de soins.

Plan de congé
- Noter les besoins à long terme de la personne et le nom des responsables des mesures à prendre.
- Consigner les demandes de consultation.

EXEMPLES TIRÉS DE LA CRSI (NOC) ET DE LA CISI (NIC)
- RÉSULTAT: Fonctionnement de la famille
- INTERVENTION: Aide à la préservation de l'intégrité familiale

DYNAMIQUE FAMILIALE

MOTIVATION À AMÉLIORER LA DYNAMIQUE FAMILIALE

Taxinomie II: Relations et rôle – Classe 2: Relations familiales (00159)

[Mode fonctionnel de santé de Gordon: Relation et rôle]

Diagnostic proposé en 2002

DÉFINITION ■ Mode de fonctionnement familial qui assure le bienêtre des membres et qui peut être renforcé.

Note de l'adaptatrice: Pour les diagnostics de promotion de la santé ou de bienêtre, il n'y a pas de facteurs favorisants; la motivation de la personne, de la famille ou de la collectivité est appuyée par les caractéristiques, et les interventions infirmières sont axées sur les changements souhaités.

Caractéristiques
- Volonté d'améliorer la dynamique familiale
- Communication adéquate
- Relations généralement positives, en interdépendance avec la collectivité; tâches familiales accomplies

- Degré d'énergie familiale permettant aux membres d'accomplir les activités de la vie quotidienne
- Adaptation de la famille au changement
- Relations répondant aux besoins physiques, sociaux et psychologiques des membres de la famille
- Activités assurant la sécurité et la croissance des membres de la famille
- Rôles flexibles et appropriés aux stades de développement
- Résilience manifeste
- Manifestation de respect entre les membres de la famille
- Maintien des frontières du système familial
- Équilibre entre l'autonomie et la cohésion

Résultats escomptés (objectifs) et critères d'évaluation

- La personne exprime ses sentiments spontanément et correctement.
- La personne manifeste sa volonté de participer à l'amélioration de la dynamique familiale.
- La personne participe au processus de résolution de problèmes visant à améliorer la communication familiale.
- La personne connait et respecte les frontières imposées par les membres de la famille.

Interventions

PRIORITÉ N° 1 – Évaluer la situation familiale actuelle

- Circonscrire les composantes de la famille : parent(s), enfant(s), famille élargie. **De nos jours, la famille peut prendre diverses formes : biologique, nucléaire, monoparentale, recomposée, commune familiale, ménage homosexuel. Il est désormais plus facile de la définir à partir des caractéristiques des relations affectives, des liens émotionnels et du sentiment d'appartenance.**
- Déterminer les membres actifs de la famille et leur conception de celle-ci. **Il s'agit de désigner ceux dont l'engagement est nécessaire et dont on doit tenir compte dans le contexte de l'élaboration du plan de soins visant à améliorer le fonctionnement familial.**
- Préciser le stade d'évolution de la famille (jeunes mariés, famille avec jeunes enfants, avec adolescents ou avec enfants adultes, couple du troisième âge, etc.). **Les tâches pouvant varier considérablement selon le type de famille, cette information fournit un cadre de référence pour l'élaboration d'un plan visant à améliorer la dynamique familiale.**
- Confirmer la motivation à changer et définir les attentes.

- Observer les modes de communication ayant cours dans la famille : les membres expriment-ils leurs sentiments ? Le font-ils librement ? Qui parle à qui ? Qui prend les décisions ? Au nom de qui ? Qui visite la personne malade ? Quand ? Quelles sont les interactions entre les membres de la famille ? **Au moyen de ces précisions, on peut déterminer les faiblesses ou les aspects préoccupants qui existent au sein de la famille, mais aussi les forces que celle-ci peut utiliser dans le contexte de l'amélioration de la communication.**
- Apprécier la distanciation entre les membres de la famille : partagent-ils la même identité familiale ? Manquent-ils d'individualité ? Semblent-ils proches sur le plan émotionnel ? **Les personnes doivent se respecter et les frontières doivent être claires pour que les membres soient libres de répondre d'eux-mêmes.**
- Déceler les « règles familiales ». **Les membres interagissent d'une certaine manière et adoptent des comportements qu'ils considèrent comme acceptables. Les règles d'une famille fonctionnelle sont constructives et répondent aux besoins de tous ses membres.**
- Observer comment la famille oriente son énergie. **Les efforts visant la résolution des problèmes et des divergences d'opinions peuvent être déployés avec ténacité ou, au contraire, de façon sporadique et inefficace.**
- Noter les facteurs culturels et religieux susceptibles d'influer sur les interactions entre les membres de la famille. **Les attentes découlant des croyances peuvent varier selon la culture. Par exemple, la vision traditionnelle du mariage et de la vie familiale est souvent fortement teintée de catholicisme chez les Italo-Américains et les Latino-Américains. Dans certaines cultures, le père est considéré comme le symbole de l'autorité, et la mère reste à la maison. Ces valeurs peuvent changer en fonction des facteurs de stress et des circonstances (situation financière, naissance ou départ d'un membre de la famille, croissance personnelle).**
- Noter l'état de santé des personnes mariées. **Selon de récentes études, le mariage accroit l'espérance de vie de cinq ans.**

PRIORITÉ N° 2 – Aider la famille à améliorer ses interactions

- Établir, avec la famille, une relation **empreinte de chaleur et d'attention, afin que les membres expriment leurs idées et leurs sentiments ouvertement, sans avoir peur de se faire juger.**
- Reconnaitre les difficultés de la situation de la personne. **Il faut rappeler à la famille que les conflits sont normaux jusqu'à un certain point et qu'ils peuvent favoriser la croissance.**

- Souligner l'importance d'un dialogue ouvert et suivi entre les membres de la famille. **Ce type de dialogue facilite l'expression des sentiments et des opinions, ce qui permet de poursuivre le processus de résolution de problèmes.**
- Aider la famille à préciser les stratégies d'adaptation efficaces qu'elle a déjà utilisées et l'inciter à s'en servir de nouveau. **Ainsi, elle reconnaitra ses réussites passées et aura confiance en ses capacités d'apprentissage et d'amélioration des interactions familiales.**
- Reconnaitre les différends entre les membres de la famille par l'intermédiaire d'un dialogue ouvert sur la manière dont ils se sont produits. **De cette façon, on montre qu'on accepte ces divergences et qu'on voit comment on peut s'en servir pour rapprocher les membres de la famille.**
- Déterminer les compétences parentales qui ont déjà été employées de manière efficace et proposer de nouvelles stratégies en ce qui concerne les comportements difficiles. **Les membres de la famille peuvent ainsi se rendre compte qu'une partie de ce qu'ils ont accompli a été utile et être encouragés à acquérir des aptitudes pour aborder les interactions familiales de façon plus constructive.**

PRIORITÉ N° 3 – Favoriser le mieux-être de la famille

- Recommander l'emploi de techniques de maitrise du stress, **notamment les exercices de relaxation et la visualisation. Ces méthodes sont utiles, car elles atténuent l'anxiété et accroissent la capacité de faire face au stress de la vie.**
- Inciter les membres de la famille à participer à des activités d'inversion des rôles. **Ainsi, ils comprendront mieux les sentiments et les points de vue des autres.**
- Les encourager à prendre part à l'élaboration d'objectifs pour l'avenir. **Quand une personne participe au processus de prise de décision, elle s'engage plus solidement à mener à terme le plan établi afin d'améliorer les interactions familiales.**
- Fournir du matériel pédagogique et des renseignements **susceptibles d'aider les membres de la famille à construire des relations positives**.
- Amener la famille à reconnaitre les situations génératrices de crainte ou d'anxiété. **En y pensant à l'avance, on peut prendre des mesures pour gérer ou prévenir les conflits et les conséquences qui en découlent.**
- La diriger vers des ressources appropriées. **Les groupes de soutien à la famille, les associations d'entraide, les experts en counseling et les organismes religieux peuvent fournir des modèles de rôles ainsi que des renseignements visant à aider les membres de la famille à améliorer leurs interactions.**

Information à consigner

Évaluations (initiale et subséquentes)

- Inscrire les données d'évaluation, notamment la composition de la famille, son stade d'évolution et ses attentes quant aux rôles.
- Noter les valeurs et les croyances culturelles ou religieuses qui affectent la dynamique familiale.
- Consigner les modes de communication des membres de la famille.
- Noter leur motivation à changer et leurs attentes.

Planification

- Rédiger le plan de soins, noter les interventions spécifiques et inscrire le nom de chacun des intervenants.
- Rédiger le plan d'enseignement.

Application et vérification des résultats

- Noter les réactions de chacun aux interventions et à l'enseignement, ainsi que les mesures qui ont été prises.
- Consigner les objectifs atteints ou les progrès accomplis vers leur réalisation.
- Noter les modifications apportées au plan de soins.

Plan de congé

- Inscrire les besoins à long terme des membres de la famille et le nom des responsables des mesures à prendre.
- Consigner les demandes de consultation.

EXEMPLES TIRÉS DE LA CRSI (NOC) ET DE LA CISI (NIC)

- RÉSULTAT : Climat familial
- INTERVENTION : Soutien à la famille

DYSFONCTIONNEMENT NEUROVASCULAIRE PÉRIPHÉRIQUE

RISQUE DE DYSFONCTIONNEMENT NEUROVASCULAIRE PÉRIPHÉRIQUE

Taxinomie II : Sécurité/protection – Classe 2 : Lésions (00086)
[Mode fonctionnel de santé de Gordon : Activité et exercice]
Diagnostic proposé en 1992

DÉFINITION ■ Risque de trouble circulatoire, sensoriel ou moteur dans un membre.

Facteurs de risque

- Fractures ; traumatisme ; obstruction vasculaire
- Compression mécanique (garrot, canne, plâtre, orthèse, pansement ou moyen de contention)
- Chirurgie orthopédique ; immobilisation
- Brulures

Remarque : Pour un diagnostic de risque, il n'y a ni signes ni symptômes (caractéristiques) puisque le problème n'existe pas encore ; les interventions infirmières sont plutôt axées sur la prévention.

Résultats escomptés (objectifs) et critères d'évaluation

- Les sensations et les mouvements des membres restent dans les limites de la normale.
- La personne connait les facteurs de risque qui s'appliquent à sa situation.
- La personne adopte les comportements recommandés pour éviter les complications et collabore aux mesures de prévention.
- La personne connait les signes et les symptômes qu'elle doit signaler au médecin.

Interventions

PRIORITÉ Nº 1 – Évaluer les risques d'atteinte neurovasculaire

- Apprécier les facteurs de risque s'appliquant à la situation de la personne : (1) traumatisme à un ou à plusieurs membres causant des dommages tissulaires internes (traumatisme dû à un impact violent, traumatisme par pénétration) ; fractures (en particulier des os longs) avec hémorragie ou pressions externes attribuables aux escarres de brulures ; (2) immobilité (alitement prolongé, pansements serrés, attelles ou plâtre) ; (3) problèmes ayant une incidence sur la circulation périphérique (athérosclérose, maladie de Raynaud, diabète) ; (4) tabagisme, obésité, mode de vie sédentaire. **Tous ces facteurs engendrent un risque d'insuffisance circulatoire et d'obstruction vasculaire.**
- Noter s'il y a enflure ou formation d'œdème ; le cas échéant, inscrire le siège et le degré de tuméfaction. Mesurer les circonférences du membre atteint et du membre indemne, puis les comparer.
- Vérifier s'il y a saignement des tissus et formation d'hématomes, **ce qui pourrait comprimer les vaisseaux et causer un syndrome compartimental (syndrome de loge)**.

- Noter la position de l'appareil d'élongation, du plâtre ou de l'orthèse **afin d'évaluer le risque qu'il exerce une pression indue sur les tissus**.
- Passer en revue le traitement médicamenteux récent et actuel ; vérifier si la personne a pris des anticoagulants ou des agents vasoactifs.

PRIORITÉ Nº 2 – Prévenir la détérioration du membre atteint et maximiser la circulation

- Faire un examen neurovasculaire lorsque la personne est immobilisée, quelle qu'en soit la raison (chirurgie, fractures, etc.), ou lorsqu'elle est susceptible d'éprouver des problèmes neurovasculaires (neuropathie diabétique, etc.). **Cet examen servira de base aux comparaisons ultérieures.**
- Noter les différences entre le membre atteint et le membre indemne, en évaluant les indicateurs suivants : douleur, pouls, pâleur, paresthésie, paralysie, altération des fonctions motrice et sensorielle.
- Demander à la personne de préciser le siège de la douleur ou du malaise et de signaler les engourdissements, les picotements ou les douleurs associés à l'effort ou au repos. Consulter au besoin le diagnostic infirmier Irrigation tissulaire périphérique inefficace.
- Apprécier régulièrement la fréquence, le rythme et l'amplitude du pouls périphérique en aval de la lésion, au moyen de la palpation ou de l'examen Doppler.
- Évaluer le temps de remplissage capillaire, la couleur de la peau et la température du membre vulnérable ; comparer avec le membre indemne. **En présence de syndrome compartimental, les pouls périphériques, le temps de remplissage capillaire, la couleur de la peau et la sensibilité peuvent être initialement normaux, car la circulation superficielle n'est habituellement pas touchée.**
- Vérifier la sensibilité du nerf péronier en pinçant ou en piquant la membrane dorsale qui relie le gros orteil au deuxième orteil ; apprécier la capacité de la personne à placer les orteils en dorsiflexion si elle souffre d'une fracture de la jambe, par exemple.
- Réduire autant que possible la formation d'œdème et la pression tissulaire.
  - Retirer les bijoux qui se trouvent sur le membre atteint.
  - Éviter de recourir aux moyens de contention. Si on doit le faire, placer un petit coussin entre le membre atteint et le dispositif et examiner régulièrement le membre.
  - Vérifier fréquemment la position de l'anneau de soutien de l'attelle orthopédique ou de l'écharpe. Le replacer correctement au besoin.

- Garder le membre atteint surélevé, à moins que ce soit contrindiqué en raison d'un diagnostic confirmé de syndrome compartimental. **Lorsqu'il y a compression d'une loge, l'élévation du membre entrave le débit artériel, ce qui réduit l'irrigation tissulaire.**
- Appliquer des sacs de glace autour de la lésion ou de la fracture, selon les recommandations, pour une période initiale de 24 à 48 heures.

• Maximiser la circulation.
- Prendre les mesures nécessaires (matelasser les appareils, changer la position de la personne, etc.) **pour atténuer la compression**.
- Inciter la personne à remuer régulièrement les doigts ou les orteils, ainsi que les articulations qui se trouvent en aval de la lésion. L'encourager à se lever et à marcher dès que possible.
- Lui mettre un bas antithrombose (bas de contention ou de compression pneumatique) au besoin.
- Lui administrer les solutions intraveineuses et les produits sanguins nécessaires, **afin de maintenir le volume circulant et l'irrigation tissulaire**.
- Lui administrer les anticoagulants ou les agents thrombolytiques prescrits, **pour éviter la thrombose veineuse profonde ou traiter les obstructions vasculaires thrombotiques**.
- Pratiquer des ouvertures dans le plâtre, relâcher l'élongation ou desserrer les moyens de contention au besoin, **afin d'atténuer rapidement la compression**.
- Préparer la personne à l'intervention chirurgicale (fibulectomie ou fasciotomie, par exemple), qui sera effectuée **pour atténuer la compression ou rétablir la circulation**.

• Surveiller l'apparition de complications.
- Examiner les tissus contigus au plâtre pour voir s'il y a des zones rugueuses ou des points de compression. Si la personne se plaint d'une « sensation de brulure » sous le plâtre, en rechercher la cause.
- Procéder à un examen approfondi si la personne présente de l'œdème, ou encore, une douleur à la pression ou à la dorsiflexion du pied (signe d'Homans).
- Passer en revue les résultats de l'hémoglobine, de l'hématocrite et des épreuves de coagulation (temps de Quick, etc.).
- Procéder à un examen approfondi si des signes d'ischémie se manifestent subitement dans le membre (baisse de la température cutanée, pâleur, exacerbation de la douleur). Noter l'apparition soudaine des signes et des symptômes suivants : douleur démesurée par rapport à la nature de la lésion ; douleur accrue au cours de la mobilisation passive du membre ; paresthésie ; tension ou sensibilité musculaire accompagnée d'érythème ; changement dans la qualité du pouls qui se situe

en aval de la lésion. Placer le membre en position neutre ; ne pas le surélever. Signaler immédiatement ces symptômes au médecin **afin de lui permettre d'intervenir promptement et de limiter l'aggravation du problème**.
- Participer au monitorage des pressions compartimentales. **On peut ainsi évaluer l'efficacité du traitement et agir rapidement en cas de problème.**

PRIORITÉ Nº 3 – Donner un enseignement visant le mieux-être de la personne

- Lui expliquer les principes d'un bon alignement corporel et lui dire quand il est indiqué de surélever les membres.
- Utiliser un arceau de lit ou un autre dispositif, au besoin, pour éviter que les couvertures exercent une pression sur le membre atteint.
- Expliquer à la personne qu'elle doit éviter de porter des vêtements serrés et de croiser les jambes.
- Lui montrer comment utiliser le bas antithrombose.
- Lui exposer les règles de sécurité à respecter pour les applications chaudes ou froides, au besoin.
- Lui présenter les exercices à faire **pour maintenir la circulation dans les membres** ; lui recommander de continuer à les faire après sa sortie du centre hospitalier.
- Expliquer à la personne et à ses proches les mesures à prendre pour éviter les lésions aux pieds : chaussures bien ajustées, chaussettes qui ne plissent pas, etc.

Information à consigner

Évaluations (initiale et subséquentes)

- Inscrire les facteurs de risque s'appliquant à la situation ainsi que la nature de la lésion.
- Consigner les données d'évaluation (résultats de la comparaison entre le membre atteint et le membre indemne) et les caractéristiques de la douleur.

Planification

- Rédiger le plan de soins et inscrire le nom de chacun des intervenants.
- Rédiger le plan d'enseignement.

Application et vérification des résultats

- Noter les réactions de la personne aux interventions et à l'enseignement, ainsi que les mesures qui ont été prises.
- Consigner les objectifs atteints ou les progrès accomplis vers leur réalisation.
- Noter les modifications apportées au plan de soins.

Plan de congé

- Inscrire les besoins à long terme de la personne et le nom des responsables des mesures à prendre.
- Consigner les demandes de consultation.

EXEMPLES TIRÉS DE LA CRSI (NOC) ET DE LA CISI (NIC)

- RÉSULTAT : État neurologique : périphérique
- INTERVENTION : Conduite à tenir en cas d'altération de la sensibilité périphérique

DYSRÉFLEXIE AUTONOME

Taxinomie II : Adaptation/tolérance au stress – Classe 3 : Réactions neurocomportementales au stress (00009)
[Mode fonctionnel de santé de Gordon : Activité et exercice]
Diagnostic proposé en 1988

DÉFINITION ■ Non-inhibition des influx du système nerveux sympathique devant un stimulus constituant une menace pour la vie d'une personne atteinte d'une lésion de la moelle épinière à la hauteur de D7 ou au-dessus.

Facteurs favorisants

- Distension vésicale ou intestinale ; [pose d'une sonde vésicale, obstruction ou irrigation de la sonde, constipation]
- Irritation cutanée
- Manque de connaissances de la personne et de l'aidant naturel
- [Excitation sexuelle ; menstruations ; grossesse ; travail et accouchement]
- [Extrêmes de température]

Caractéristiques

- Céphalées (douleur diffuse dans différentes parties de la tête, ne se limitant pas à une zone d'innervation définie)
- Paresthésie ; frissons ; vision trouble ; douleur thoracique ; gout métallique dans la bouche ; congestion nasale
- Réflexe pilomoteur
- Hypertension paroxystique [brusque élévation de la pression artérielle se produisant périodiquement : pression systolique supérieure à 140 mm Hg et pression diastolique supérieure à 90 mm Hg]
- Bradycardie ou tachycardie [fréquence cardiaque inférieure à 60 ou supérieure à 100]

- Transpiration abondante au-dessus de la lésion
- Taches érythémateuses au-dessus de la lésion, pâleur au-dessous de la lésion
- Syndrome de Claude Bernard-Horner [contraction de la pupille, ptose partielle de la paupière, énophtalmie ; parfois, perte de la sudation sur le côté atteint du visage] ; congestion conjonctivale

Résultats escomptés (objectifs) et critères d'évaluation

- La personne connait les facteurs favorisants.
- La personne reconnait les signes et les symptômes du syndrome.
- La personne maitrise les techniques préventives et curatives.
- La personne consulte un médecin en temps opportun afin de prévenir les épisodes de dysréflexie.

Interventions

PRIORITÉ Nº 1 – Évaluer les facteurs favorisants déterminants

- Rechercher des signes de distension vésicale, de spasmes vésicaux, de calculs ou d'infection. **La cause la plus courante de la dysréflexie autonome est l'irritation ou la distension vésicale associée à une rétention ou à une infection urinaire, à une sonde bloquée, à un sac collecteur trop plein ou à la non-observance du cathétérisme intermittent.**
- Rechercher des signes de distension intestinale, de fécalome et de problèmes liés au programme de rééducation intestinale. **L'irritation intestinale ou la distension abdominale est associée à la constipation ou au fécalome ; à la stimulation digitale ou à l'utilisation de suppositoires ou de lavements pendant le programme de rééducation intestinale ; aux hémorroïdes ou aux fissures ; à l'infection du tractus gastro-intestinal, comme cela pourrait se produire en présence d'ulcères ou d'une appendicite.**
- Inspecter la peau et les tissus aux divers points de pression, surtout après que la personne a été longtemps en position assise. **Les irritants cutanés et tissulaires comprennent la pression directe (objet dans le fauteuil ou la chaussure, sangles aux jambes, bande abdominale, orthèse, etc.), les plaies (contusion, éraflure, lacération, plaie de pression), les ongles incarnés, les vêtements trop serrés, les coups de soleil ou autres brulures.**
- S'enquérir de l'activité sexuelle de la personne et déterminer si des problèmes liés à la fonction reproductrice sont en jeu. **Parmi les causes connues, on compte l'hyperstimulation, la vibration, les relations sexuelles, l'éjaculation, la compression**

scrotale, l'algoménorrhée et la grossesse (notamment le travail et l'accouchement).

- Renseigner la personne et ses proches sur les facteurs de risque qui sont déterminants pendant le traitement : **les extrêmes de température, les affections physiques (thrombose veineuse profonde, calculs rénaux, fractures ou autres traumatismes) et les traitements que la personne subit (interventions chirurgicales, dentaires et diagnostiques, etc.) peuvent tous déclencher la dysréflexie autonome.**

PRIORITÉ N° 2 – Dépister rapidement les problèmes et intervenir sans délai

- Recueillir des données sur les plaintes et les symptômes associés au problème (céphalées aigües soudaines, douleurs thoraciques, vision trouble, rougeur du visage, nausées, gout métallique dans la bouche, etc.). **La dysréflexie autonome est une affection potentiellement fatale qui demande une intervention immédiate.**
- Éliminer le plus vite possible les facteurs déclenchants (effectuer immédiatement un cathétérisme ou rétablir le débit urinaire si la sonde est obstruée ; enlever les fécalomes ou cesser la stimulation digitale ; réduire la pression cutanée en demandant à la personne de changer de position ou d'enlever les vêtements trop serrés ; assurer une protection contre les extrêmes de température ; etc.).
- Surélever la tête du lit jusqu'au seuil de tolérance ou installer la personne en position assise, les jambes pendantes, **afin de réduire la pression artérielle**.
- Mesurer fréquemment les signes vitaux au cours des épisodes aigus. **Une fois que les symptômes ont disparu, il faut continuer à prendre la pression artérielle de temps à autre afin de vérifier l'efficacité des interventions.**
- Administrer les médicaments prescrits, au besoin, **pour bloquer la transmission des influx nerveux autonomes, normaliser la fréquence cardiaque et réduire l'hypertension**.

PRIORITÉ N° 3 – Donner un enseignement visant le mieux-être de la personne

- Expliquer à la personne et à ses proches les signes précurseurs du syndrome de dysréflexie et les mesures préventives à prendre, **afin d'encourager l'adhésion à ces mesures et de favoriser une intervention rapide quand il le faut. Remarque : S'il est impossible de trouver la cause du problème ou de régler la situation rapidement, il faut communiquer immédiatement avec le médecin pour entreprendre d'autres interventions afin de réduire le risque de complication.**

- Montrer à la personne et à ses proches les techniques de soins préventifs (soins vésicaux et intestinaux dispensés avec précaution et au moment opportun, soins des plaies, prévention des lésions cutanées et des infections).
- Montrer à un membre de la famille ou à celui qui s'occupe de la personne à mesurer la pression artérielle ; discuter du plan de contrôle et de traitement de la pression artérielle à appliquer au cours des épisodes aigus.
- Revoir les directives concernant l'usage et le mode d'administration des médicaments **si la personne en prend dans les situations d'urgence ou pour prévenir la dysréflexie autonome**.
- Dresser, avec la personne et ses proches, une liste des gens à appeler en cas d'urgence (médecin, infirmière spécialisée en réadaptation, responsable des soins à domicile, etc.). Leur recommander de laisser cette liste à portée de la main.
- Conseiller à la personne de porter un bracelet ou un collier d'alerte médicale et d'avoir toujours sur elle la fiche de renseignements indiquant ses signes et ses symptômes habituels ainsi que ses méthodes de traitement. **Dans les situations d'urgence, ces objets et ces documents procurent de l'information vitale aux professionnels de la santé.**
- Diriger la personne vers des services appropriés pour obtenir des conseils ou un traitement concernant les problèmes d'ordre sexuel et la reproduction, selon les indications.

§ Consulter le diagnostic infirmier Risque de dysréflexie autonome.

Information à consigner

Évaluations (initiale et subséquentes)

- Noter les données d'évaluation, notamment les épisodes antérieurs, les facteurs favorisants ainsi que les signes et les symptômes de la personne.

Planification

- Rédiger le plan de soins et inscrire le nom de chacun des intervenants.
- Rédiger le plan d'enseignement.

Application et vérification des résultats

- Consigner les réactions de la personne aux interventions, son degré de compréhension relativement à l'enseignement et les mesures qui ont été prises.
- Noter les objectifs atteints ou les progrès accomplis vers leur réalisation.
- Noter les modifications apportées au plan de soins.

Plan de congé

- Consigner les besoins à long terme de la personne et le nom des responsables des mesures à prendre.

EXEMPLES TIRÉS DE LA CRSI (NOC) ET DE LA CISI (NIC)

- RÉSULTAT : État neurologique : système nerveux autonome
- INTERVENTION : Conduite à tenir en cas de dysréflexie

DYSRÉFLEXIE

RISQUE DE DYSRÉFLEXIE AUTONOME

Taxinomie II : Adaptation/tolérance au stress – Classe 3 : Réactions neurocomportementales au stress (00010)

[Mode fonctionnel de santé de Gordon : Activité et exercice]

Diagnostic proposé en 1998 par le groupe de recherche pour le développement et la classification des diagnostics infirmiers (NDEC) ; révision effectuée en 2000

DÉFINITION ■ Risque de réaction non maitrisée du système nerveux sympathique après récupération d'un choc spinal, menaçant la vie d'un blessé de la moelle épinière au niveau de D6 ou au-dessus. (Cette réaction a été observée aussi chez des personnes présentant une blessure de la moelle épinière au niveau de D7 et de D8.)

Facteurs de risque

- Blessure ou lésion de la moelle épinière au niveau ou au-dessus de D6 et présence d'au moins un des stimulus nocifs repris ci-dessous.

Stimulus musculosquelettiques et cutanés

- Stimulations cutanées (ex. : escarres, ongles incarnés, pansements, brulures, éruptions) ; coups de soleil ; plaies
- Pression sur les protubérances osseuses ou les organes génitaux ; exercices d'amplitude des mouvements ; spasmes
- Fractures ; os hétérotrophe

Stimulus gastro-intestinaux

- Constipation ; difficulté à déféquer ; fécalome ; distension abdominale ; hémorroïdes
- Stimulation digitale ; suppositoires ; lavements
- Maladie gastro-intestinale, reflux gastroœsophagien, ulcères gastriques ; lithiases biliaires

Stimulus urologiques
- Distension vésicale ; spasmes
- Dyssynergie du sphincter du détrusor
- Cathétérisme ; manœuvre instrumentale ou chirurgie ; calculs
- Infection du tractus urinaire ; cystite ; urétrite ; épididymite

Stimulus thermorégulateurs
- Fluctuation de la température corporelle ; température ambiante extrême

Stimulus situationnels
- Changement de position
- Vêtements serrés (ex. : ceinture, chaussettes, souliers)
- Réactions aux médicaments (ex. : décongestifs, sympathomimétiques, vasoconstricteurs)
- Arrêt des stupéfiants
- Intervention chirurgicale ou [épreuves diagnostiques]

Stimulus neurologiques
- Stimulus douloureux ou irritant en bas de la blessure ou de la lésion de la moelle épinière

Stimulus cardiopulmonaires
- Embolie pulmonaire ; thrombose veineuse profonde

Stimulus liés à la reproduction [et à la sexualité]
- Relations sexuelles, éjaculation ; [hyperstimulation d'un vibromasseur ; compression scrotale]
- Menstruations ; grossesse ; travail et accouchement ; kyste ovarien

Remarque : Pour un diagnostic de risque, il n'y a ni signes ni symptômes (caractéristiques) puisque le problème n'existe pas encore ; les interventions infirmières sont plutôt axées sur la prévention.

Résultats escomptés (objectifs) et critères d'évaluation
- La personne connait les facteurs de risque.
- La personne maitrise les techniques préventives ou curatives.
- La personne ne présente aucun épisode de dysréflexie.

Interventions

PRIORITÉ Nº 1 – Évaluer les facteurs de risque
- Rechercher la présence de facteurs d'ordre urologique (distension vésicale, calculs ou infections), d'ordre gastro-intestinal

(distension intestinale, hémorroïdes, stimulation digitale), d'ordre cutané (escarres de décubitus, température ambiante extrême, changement de pansement), d'ordre génital (activité sexuelle, menstruations, grossesse ou accouchement) et autres (embolie pulmonaire, réaction à un médicament, thrombose veineuse profonde).

PRIORITÉ Nº 2 – Prévenir l'apparition du problème

- Mesurer régulièrement les signes vitaux; noter l'élévation de la pression artérielle, de la fréquence cardiaque et de la température, surtout en période de stress physique, **afin de cerner les tendances et d'intervenir au moment opportun**.
- Enseigner à la personne et à ses proches les mesures de prévention qui s'imposent (soins intestinaux réguliers, protection adéquate de la peau et des tissus, changements de position réguliers pour soulager les zones cutanées sensibles, vérification fréquente des vêtements et des sangles trop serrés, soins réguliers des pieds et des ongles d'orteil, température adéquate, prévention des coups de soleil et autres brulures, respect de la médication préventive utilisée), **afin d'empêcher la dysréflexie ou d'en limiter la gravité**.
- Montrer à tous ceux qui s'occupent de la personne les techniques de soins vésicaux et intestinaux ainsi que les soins dont elle aura besoin à court terme et à long terme, afin de prévenir les lésions cutanées. **Le plus souvent, la dysréflexie est associée à ces problèmes.**
- Administrer les antihypertenseurs prescrits à la personne à risque qui reçoit déjà régulièrement une dose d'entretien **et chez qui on ne peut éliminer le stimulus nocif (plaie de pression sur le sacrum, fracture ou douleur postopératoire aigüe, par exemple)**.

§ Consulter le diagnostic infirmier Dysréflexie autonome.

PRIORITÉ Nº 3 – Donner un enseignement visant le mieux-être de la personne

- Expliquer à la personne et à ses proches les signes précurseurs du syndrome de dysréflexie (anxiété, troubles visuels, gout métallique dans la bouche, augmentation de la pression artérielle ou hypertension, congestion nasale, chair de poule, céphalée pulsatile intense, diaphorèse et bouffées vasomotrices au-dessus de l'endroit atteint, bradycardie, irrégularités cardiaques, etc.). **Les signes précurseurs peuvent apparaître en quelques minutes et nécessitent une intervention rapide.**
- Revoir les directives concernant l'usage et le mode d'administration des médicaments prescrits.
- Dresser avec la personne et sa famille une liste des gens à appeler en cas d'urgence (leur recommander de garder le numéro de téléphone d'un professionnel de la santé à portée de la main).

Information à consigner

Évaluations (initiale et subséquentes)

- Inscrire les facteurs de risque individuels.
- Inscrire les données d'évaluation, notamment les épisodes antérieurs, les facteurs déclenchants ainsi que les signes et les symptômes de la personne.

Planification

- Rédiger le plan de soins et inscrire le nom de chacun des intervenants.
- Rédiger le plan d'enseignement.

Application et vérification des résultats

- Noter les réactions de la personne aux interventions, son degré de compréhension relativement à l'enseignement ainsi que les mesures qui ont été prises.
- Consigner les objectifs atteints ou les progrès accomplis vers leur réalisation.
- Noter les modifications apportées au plan de soins.

Plan de congé

- Noter les besoins à long terme de la personne et le nom des responsables des mesures à prendre.

EXEMPLES TIRÉS DE LA CRSI (NOC) ET DE LA CISI (NIC)

- RÉSULTAT : Maitrise des risques
- INTERVENTION : Conduite à tenir en cas de dysréflexie

ÉCHANGES GAZEUX

ÉCHANGES GAZEUX PERTURBÉS

Taxinomie II: Élimination/échange – Classe 4: Système respiratoire (00030)
[Mode fonctionnel de santé de Gordon: Activité et exercice]
Diagnostic proposé en 1980; révisions effectuées en 1996 et en 1998 par le groupe de recherche pour le développement et la classification des diagnostics infirmiers (NDEC)

DÉFINITION ■ Excès ou manque d'oxygénation ou d'élimination du gaz carbonique au niveau de la membrane alvéolocapillaire.

Facteurs favorisants

- Déséquilibre ventilation-perfusion: altération du débit sanguin (embolie pulmonaire, augmentation de la résistance vasculaire), angiospasme, insuffisance cardiaque, choc hypovolémique
- Altération de la membrane alvéolocapillaire: [syndrome de détresse respiratoire aigüe de l'adulte, problèmes chroniques (syndrome respiratoire restrictif, maladie pulmonaire obstructive chronique, pneumoconiose, asbestose, silicose)]
- [Altération de l'apport en oxygène (mal d'altitude)]
- [Altération de la capacité de fixation de l'oxygène dans le sang (drépanocytose ou autre forme d'anémie, intoxication à l'oxyde de carbone)]

Caractéristiques

- Dyspnée
- Anomalie de la fréquence, du rythme ou de l'amplitude respiratoires; battements des ailes du nez
- Anomalie des valeurs des gaz du sang artériel et du pH; hypoxie ou hypoxémie; hypercapnie; diminution des concentrations de gaz carbonique
- Troubles de la vision
- Céphalées au réveil
- [Crainte d'un malheur imminent]
- Confusion; [baisse de l'acuité mentale]
- Agitation, irritabilité
- Somnolence, [léthargie]
- Cyanose (uniquement chez le nouveau-né); coloration anormale de la peau (pâle, grisâtre)
- Tachycardie [apparition d'arythmies]

- Diaphorèse
- Polyglobulie

Résultats escomptés (objectifs) et critères d'évaluation

- La personne ne présente aucun signe de détresse respiratoire (voir les caractéristiques), la ventilation et l'oxygénation des tissus se sont améliorées et les gaz artériels se situent dans les limites de la normale.
- La personne comprend les facteurs reliés au problème et les interventions thérapeutiques connexes.
- La personne participe au traitement (exercices de respiration, toux efficace, utilisation de l'oxygénothérapie, etc.) selon ses capacités et dans la mesure où la situation le permet.

Interventions

PRIORITÉ Nº 1 – Évaluer les facteurs favorisants

- Noter la présence des facteurs favorisants énumérés ci-dessus.

§ Consulter les diagnostics infirmiers Dégagement inefficace des voies respiratoires et Mode de respiration inefficace.

PRIORITÉ Nº 2 – Apprécier le degré de perturbation de la personne

- Mesurer la fréquence et l'amplitude respiratoires. Noter l'utilisation des muscles accessoires et la respiration avec les lèvres pincées. Repérer le siège de la pâleur ou de la cyanose : périphérique (ongles), centrale (péribuccale) ou générale (peau bleutée partout).
- Ausculter les poumons en quête de bruits adventices, de vibrations vocales ou d'une diminution des bruits respiratoires.
- Noter l'efficacité du réflexe de toux, qui révèle la capacité à dégager les sécrétions.
- Recueillir des données sur le degré de conscience de la personne, sur les changements dans son état mental et sur son sommeil. Vérifier si elle souffre d'agitation ou de céphalées au lever.
- Mesurer ses signes vitaux, y compris son rythme cardiaque.
- Évaluer l'oxymétrie pulsée afin de déterminer la saturation en oxygène. Examiner les résultats de la spirométrie (capacité vitale forcée), **qui permet d'explorer la fonction ventilatoire, de diagnostiquer les problèmes respiratoires et d'en suivre l'évolution**.
- Étudier les radiographies pulmonaires et les résultats des examens de laboratoire pertinents (gaz artériels, numération globulaire).

- Mesurer le degré d'énergie de la personne et sa tolérance à l'activité.
- Noter les répercussions de sa maladie sur son estime de soi ou sur son image corporelle.

PRIORITÉ N° 3 – Améliorer la fonction respiratoire de la personne

- Surélever la tête du lit ou installer la personne dans une position adéquate tout en lui fournissant les appareils d'appoint appropriés et en aspirant les sécrétions afin de maintenir les voies respiratoires dégagées.
- Changer souvent la personne de position ; l'inciter à faire des exercices de respiration profonde et de toux ; utiliser le spiromètre d'incitation **afin de favoriser une amplitude thoracique optimale**.
- Fournir une oxygénothérapie complémentaire à la plus basse concentration possible, en tenant compte des résultats des examens de laboratoire, des symptômes de la personne et de la situation.
- Surveiller l'apparition de signes de narcose due au dioxyde de carbone (changement du degré de conscience, variation des concentrations en O_2 et en CO_2 des gaz artériels, bouffées vasomotrices, diminution de la fréquence respiratoire, céphalées). **Ils peuvent survenir chez une personne qui suit une oxygénothérapie depuis longtemps.**
- Maintenir un équilibre satisfaisant entre les ingestas et les excrétas **afin de favoriser la mobilisation des sécrétions**. Il faut toutefois éviter de trop hydrater la personne.
- Administrer les sédatifs avec discernement, **car ils ont un effet dépressif sur la fonction respiratoire**.
- Vérifier l'accessibilité des équipements d'urgence : nécessaire à trachéostomie, cathéters d'aspiration appropriés à l'âge et à la taille du nourrisson, de l'enfant ou de l'adulte.
- Éviter d'utiliser un masque facial avec les personnes âgées, **car l'ajustement en est difficile. Cela peut entrainer des fuites d'oxygène et accroitre l'agitation de la personne.**
- Inciter la personne à se reposer suffisamment et à choisir des activités convenant à son taux de tolérance. Créer un climat de calme et de repos **afin de réduire le besoin d'oxygène**.
- Lui fournir un soutien psychologique et pratiquer l'écoute active afin de réduire son degré d'anxiété.
- Lui administrer les médicaments prescrits (glucocorticostéroïdes par voies respiratoires ou systémiques, antibiotiques, bronchodilatateurs, expectorants) **afin de traiter le problème sous-jacent**.
- Consigner l'action thérapeutique des médicaments, leurs effets indésirables et leurs interactions.

- Prendre les mesures appropriées pour réduire le plus possible les pertes sanguines dues aux interventions (épreuves diagnostiques, hémodialyse, etc.), **de façon à limiter les effets néfastes de l'anémie**.
- Collaborer aux épreuves diagnostiques et aux interventions thérapeutiques (transfusion, phlébotomie, bronchoscopie, etc.), **afin d'améliorer la fonction respiratoire et la capacité de fixation de l'oxygène**.
- Vérifier régulièrement les paramètres de l'appareil de ventilation et noter la fraction d'oxygène inspirée (FIO_2), le volume courant, le rapport entre la durée des phases inspiratoire et expiratoire (I/E), les inspirations profondes périodiques, la pression expiratoire positive, etc.
- Débarrasser le plus possible le milieu ambiant des éléments allergènes ou des polluants **afin d'éviter leurs effets irritants sur les voies respiratoires**.

PRIORITÉ Nº 4 – Favoriser le mieux-être de la personne

- Passer en revue les facteurs de risque, notamment ceux liés à l'environnement et au milieu de travail, **afin de les prévenir et de les maitriser**.
- Expliquer à la personne les répercussions du tabagisme sur sa maladie ou son état.
- Inciter la personne et ses proches à cesser de fumer ou à s'inscrire à un programme d'abandon du tabac, **afin de réduire les risques et de prévenir la détérioration de la fonction pulmonaire**.
- Expliquer à la personne les raisons justifiant l'utilisation des tests d'allergies, le cas échéant. Revoir avec elle les particularités du traitement médicamenteux prescrit et lui proposer des moyens d'en atténuer les effets secondaires.
- Lui montrer comment utiliser les techniques de relaxation et de réduction du stress, au besoin.
- Insister auprès d'elle sur l'importance d'un équilibre entre les périodes de repos et d'activité ; l'inciter à faire de l'exercice (renforcement et assouplissement des membres, endurance) **pour prévenir la dyspnée et améliorer sa qualité de vie**.
- Insister sur l'importance d'une saine alimentation **pour accroitre la résistance et réduire le travail respiratoire**.
- Expliquer à la personne les mesures à prendre pour réduire sa consommation d'oxygène (s'assoir pour effectuer ses tâches, prendre de petits repas, ralentir son rythme, ne pas se déplacer inutilement).
- Examiner avec elle ses tâches professionnelles **afin de préciser si des changements sont nécessaires, ou encore, si elle a besoin de réadaptation en vue d'un retour à sa profession antérieure ou à un métier de substitution**.

- Discuter des mesures à prendre pour que la personne reçoive l'oxygénothérapie prescrite en toute sécurité à domicile, le cas échéant.
- Fournir une liste des services auprès desquels la personne pourra se procurer l'oxygène et les appareils dont elle aura besoin. La diriger vers les services pertinents (service de soins à domicile, popote roulante, etc.) **afin de favoriser son autonomie**.

Information à consigner

Évaluations (initiale et subséquentes)

- Inscrire les caractéristiques du problème présenté par la personne et les données obtenues au moment de l'évaluation initiale, notamment la fréquence respiratoire, les caractéristiques des bruits respiratoires, la quantité et l'apparence des sécrétions, la présence de cyanose, les résultats des examens de laboratoire et le degré de conscience de la personne.
- Noter les affections susceptibles d'entraver l'apport d'oxygène.

Planification

- Rédiger le plan de soins, noter les mesures spécifiques et inscrire le nom de chacun des intervenants.
- Noter les paramètres du ventilateur et le débit d'oxygène administré.
- Rédiger le plan d'enseignement.

Application et vérification des résultats

- Noter les réactions de la personne au traitement et à l'enseignement, ainsi que les mesures qui ont été prises.
- Consigner les objectifs atteints ou les progrès accomplis vers leur réalisation.
- Noter les modifications apportées au plan de soins.

Plan de congé

- Inscrire les besoins à long terme de la personne et le nom des responsables des mesures à prendre.
- Noter les services communautaires qui peuvent fournir du matériel à la personne à domicile.
- Consigner les demandes de consultation.

EXEMPLES TIRÉS DE LA CRSI (NOC) ET DE LA CISI (NIC)

- RÉSULTAT : État respiratoire et échanges gazeux
- INTERVENTION : Surveillance de l'état respiratoire

ÉLAN VITAL

PERTE D'ÉLAN VITAL CHEZ L'ADULTE

Taxinomie II: Croissance/développement – Classe 1: Croissance (00101)
[Mode fonctionnel de santé de Gordon: Nutrition et métabolisme]
Diagnostic proposé en 1998

DÉFINITION ■ Détérioration fonctionnelle progressive de nature physique et cognitive; diminution importante de la capacité de vivre avec des maladies affectant plusieurs systèmes, de faire face aux problèmes qui en découlent et de prendre en charge ses soins.

Facteurs favorisants

- Dépression
- [Maladie grave ou dégénérative]
- [Vieillissement]

Caractéristiques

- Anorexie
- Apport nutritionnel inférieur aux besoins métaboliques (moins de 75 % de ce qui est requis)
- Perte de poids involontaire de 5 % en un mois ou de 10 % en six mois
- Détérioration de l'état physique (détérioration des fonctions corporelles, fatigue, déshydratation, incontinence urinaire et fécale)
- Exacerbations fréquentes de troubles chroniques [telles pneumonies et infections des voies urinaires]
- Atteinte des fonctions cognitives: réactions inappropriées aux stimulus de l'environnement, difficulté à raisonner, à prendre des décisions, à juger, à mémoriser et à se concentrer, réduction des facultés perceptuelles
- Diminution des capacités de socialisation; isolement
- Réduction de la participation aux activités de la vie quotidienne; négligence quant à l'hygiène, à l'apparence, à l'entretien du domicile ou aux responsabilités financières
- Perte d'intérêt pour certains plaisirs servant d'exutoires
- Modification de l'humeur
- Expression, par la personne, du désir de mourir
- Apathie

Résultats escomptés (objectifs) et critères d'évaluation

- La personne comprend les facteurs qui nuisent à son bienêtre.
- La personne connait les mesures à prendre pour remédier à son problème.
- La personne adopte les conduites recommandées pour améliorer son état fonctionnel.

Interventions

§ Consulter les diagnostics infirmiers Intolérance à l'activité, Inadaptation à un changement dans l'état de santé, Confusion chronique, Stratégies d'adaptation inefficaces, Dentition altérée, Risque de chute, Deuil problématique, Risque de sentiment de solitude, Alimentation déficiente, Syndrome d'inadaptation à un changement de milieu, Diminution chronique de l'estime de soi, Déficit de soins personnels (préciser), Risque de détresse spirituelle ou Trouble de la déglutition, suivant le cas.

PRIORITÉ Nº 1 – Évaluer les facteurs favorisants

- Évaluer la façon dont la personne et ses proches perçoivent les facteurs favorisants ; noter depuis quand le problème existe, si la personne se plaint de problèmes physiques et si elle s'isole. **Ces observations fournissent des éléments de comparaison.**
- Analyser, avec la personne, les situations actuelles ou passées susceptibles de contribuer au problème, notamment les changements de rôle et les pertes (perte d'êtres chers ou d'autonomie, changement dans les conditions de logement ou la situation financière), **afin de cerner les facteurs de stress qui influent sur la situation présente**.
- S'informer des croyances et des attentes de la personne quant à son état actuel et voir s'il y a possibilité de conflit sur ce plan.
- Rechercher les signes de malnutrition et les facteurs qui contribuent à l'incapacité ou au refus de manger (nausées chroniques, perte d'appétit, défaut d'accès à la nourriture ou à la cuisine, mauvais ajustement des prothèses dentaires, prise de repas en solitaire, dépression, problèmes d'argent, etc.).
- Noter si la personne présente des déficits cognitifs, émotionnels ou sensoriels et apprécier leurs effets sur sa capacité de veiller à ses soins personnels.
- Évaluer ses comportements, ses connaissances et ses aptitudes en matière de santé, de maitrise de l'environnement et de sécurité.
- Vérifier si son domicile est sûr, si les gens qui s'occupent de la personne le font correctement et si celle-ci est ou risque d'être victime de négligence ou de mauvais traitements.

PRIORITÉ Nº 2 – Évaluer la gravité du problème

- Collaborer aux évaluations détaillées sur les plans physique, nutritionnel et psychosocial **afin de déterminer l'ampleur des facteurs qui contribuent à la perte d'élan vital et de définir les interventions appropriées**.
- Noter le poids de la personne **afin d'avoir un élément comparatif et d'évaluer les résultats des interventions**.
- Pratiquer l'écoute active avec la personne et ses proches lorsqu'ils parlent de leur perception du problème.
- Discuter avec la personne de ses sentiments relatifs à la perte et à la solitude, ainsi que de la relation entre ces sentiments et la perte d'élan vital. Évaluer son désir de modifier la situation. **Le degré de motivation peut avoir un effet sur l'atteinte des objectifs.**
- Inventorier les réseaux de soutien que la personne utilise ou a déjà employés.

PRIORITÉ Nº 3 – Aider la personne à atteindre un degré de bienêtre acceptable

- Collaborer à l'évaluation des affections médicales et psychiatriques sous-jacentes à la perte de l'élan vital. **Les améliorations notées sont susceptibles d'avoir un effet positif sur la situation (guérison de l'infection, traitement de la dépression, etc.)**.
- Organiser une rencontre avec la personne, ses proches et la nutritionniste **afin d'établir les besoins particuliers de la personne sur le plan de l'alimentation et de trouver des façons originales de stimuler son appétit (préparer ses mets favoris, lui apporter des repas faits maison, l'amener à participer à des activités sociales comme des 5 à 7 ou des repas entre amis, etc.)**.
- Élaborer avec la personne et ses proches un plan d'action **visant à satisfaire les besoins immédiats de la personne (sécurité physique, hygiène, nutrition, soutien affectif) et à leur fournir l'aide dont ils ont besoin pour appliquer ce plan**.
- Explorer les stratégies d'adaptation qui se sont déjà avérées efficaces pour la personne ; envisager la possibilité de les utiliser dans le contexte actuel. **Le fait de miser sur les succès antérieurs favorise la résolution des problèmes présents.** Aider la personne à trouver de nouvelles stratégies.
- Encourager la personne à se fixer des objectifs qui l'aideront à faire face à sa situation et à la maladie. Inciter ses proches à prendre part à la planification à long terme. **Ainsi, on accroit la motivation à l'égard des objectifs et du plan de soins, ce qui optimise les résultats.**

PRIORITÉ Nº 4 – Favoriser le mieux-être de la personne

- Aider la personne ou ses proches à trouver les ressources communautaires utiles (groupes de soutien, popote roulante, travailleur social, soins à domicile, services d'aide ou de placement), **afin de favoriser l'adaptation, de contribuer à la résolution de problèmes et de réduire les risques pour la personne et ses proches**.
- Inciter la personne à parler des aspects positifs de sa vie et à être aussi active que possible, **afin de contrer la perte d'élan vital (sentiment dépressif, impression de ne pas être importante ou d'être déconnectée, etc.)**.
- La pousser à être pleinement dans la réalité, à vivre le moment présent. Lui transmettre le sentiment qu'elle est capable de faire face à la situation.
- Lui donner l'occasion de discuter de ses raisons de vivre et l'aider à se fixer des objectifs appropriés à la situation, **ce qui permet d'accroitre sa confiance en l'avenir**.
- L'encourager à rencontrer des amis, dans les limites de ses capacités, **afin de la stimuler et d'atténuer son sentiment d'isolement**.
- Amener la personne et ses proches à comprendre que la perte d'élan vital survient fréquemment en fin de vie et qu'il s'agit parfois d'un processus irréversible.
- Aider la personne à trouver une raison de vivre ou à envisager une fin de vie ; lui fournir le soutien dont elle a besoin. **Ainsi, elle a davantage le sentiment de maitriser la situation.**
- Diriger les gens concernés vers des services de pastorale, de consultation ou de psychothérapie, **afin de faciliter le processus de deuil**.
- Discuter, s'il y a lieu, de la pertinence d'avoir recours aux soins palliatifs à domicile ou dans un centre spécialisé.

Information à consigner

Évaluations (initiale et subséquentes)

- Inscrire les données d'évaluation, notamment le poids de la personne, ses habitudes alimentaires, la façon dont elle se perçoit et dont elle perçoit la nourriture et l'acte de manger.
- Noter tout sentiment de perte et de diminution de la qualité de vie.
- Noter la capacité de la personne à accomplir les activités de la vie quotidienne, à participer à ses soins et à satisfaire ses besoins.
- Évaluer la motivation des proches à s'adapter aux changements, à soutenir la personne et à exprimer leurs points de vue.

Planification
- Rédiger le plan de soins et les interventions spécifiques ; inscrire le nom de chacun des intervenants.
- Rédiger le plan d'enseignement.

Application et vérification des résultats
- Noter les réactions de la personne aux interventions et à l'enseignement, ainsi que son degré de bienêtre. Consigner son poids chaque semaine. Décrire les mesures qui ont été prises.
- Consigner les objectifs atteints ou les progrès accomplis vers leur réalisation.
- Noter les modifications apportées au plan de soins.

Plan de congé
- Noter les besoins à long terme de la personne ainsi que le nom des responsables des mesures à prendre.
- Noter les ressources communautaires et les groupes de soutien qui pourraient aider la personne et ses proches.
- Consigner les demandes de consultation.

EXEMPLES TIRÉS DE LA CRSI (NOC) ET DE LA CISI (NIC)
- RÉSULTAT : Élan vital
- INTERVENTION : Gestion de l'humeur

ÉLIMINATION URINAIRE

ÉLIMINATION URINAIRE ALTÉRÉE

Taxinomie II : Élimination/échange – Classe 1 : Système urinaire (00016)

[Mode fonctionnel de santé de Gordon : Élimination]

Diagnostic proposé en 1973 ; révision effectuée en 2006

DÉFINITION ■ Perturbation dans l'élimination urinaire.

Facteurs favorisants
- Infection des voies urinaires ; obstruction anatomique
- Trouble sensorimoteur
- [Lésions traumatiques ; déséquilibre liquidien ; facteurs psychogènes ; dérivation chirurgicale]

Caractéristiques
- Mictions fréquentes ou impérieuses
- Retard à la miction ; dysurie ; nycturie ; [énurésie]
- Incontinence ; rétention

Résultats escomptés (objectifs) et critères d'évaluation

- La personne comprend son état.
- La personne connait les facteurs favorisants.
- La personne retrouve un mode d'élimination urinaire normal ou participe aux mesures visant à corriger le problème.
- La personne adopte des conduites visant la prévention de l'infection urinaire.
- La personne maitrise les soins de la sonde ou du dispositif de dérivation urinaire.

Interventions

PRIORITÉ Nº 1 – Évaluer les facteurs favorisants

- S'enquérir des problèmes de santé pouvant être responsables d'une altération de l'élimination urinaire: infection des voies urinaires (cystite interstitielle, appelée aussi « syndrome de la vessie douloureuse ») ; déshydratation ; intervention chirurgicale (ex. : dérivation urinaire) ; déficience neurologique (sclérose en plaques, accident vasculaire cérébral, maladie de Parkinson, paraplégie, tétraplégie, etc.) ; trouble cognitif (altération de la cognition, maladie d'Alzheimer, etc.) ; adénome de la prostate ; grossesse récente ou multiple ; traumatisme pelvien.
- Procéder à l'examen physique (test de la toux pour déceler une incontinence à l'effort, palpation pour déceler une rétention urinaire ou la présence d'une masse dans la vessie).
- Noter l'âge et le sexe de la personne. **L'incontinence et les infections des voies urinaires sont plus répandues chez les femmes et chez les personnes âgées ; la cystite interstitielle est plus fréquente chez les femmes.**
- Évaluer la douleur (siège, durée, intensité, présence de spasmes vésicaux). **Une douleur dorsale ou au flanc permet de distinguer un trouble rénal d'un trouble vésical ; une douleur située dans les régions sus-pubienne, vaginale, périnéale, lombaire ou à la face interne des cuisses, qui est soulagée par la miction et qui réapparait souvent au cours du remplissage de la vessie, suggère la présence d'une cystite interstitielle.**
- Utiliser les questionnaires conçus à l'intention des personnes souffrant de cystite interstitielle, **afin d'évaluer la gravité des symptômes, si ces outils sont disponibles**.
- Noter si la personne présente des périodes d'exacerbation et de rémission spontanée de la fréquence mictionnelle et du besoin impérieux d'uriner. **Les gens atteints de cystite interstitielle urinent environ 16 fois par jour, et les quantités d'urine sont habituellement inférieures à la normale.**

- Préciser l'apport liquidien habituel de la personne (quantité et choix de boissons, consommation de caféine). Observer l'état de sa peau et de ses muqueuses, de même que la couleur de son urine, **afin de prévenir la déshydratation**.
- Passer en revue la pharmacothérapie afin de repérer les médicaments susceptibles d'avoir des effets indésirables sur la vessie ou les reins **(antihypertenseurs, antihistaminiques, antiparkinsoniens, antidépresseurs, antipsychotiques, sédatifs, opioïdes)**. **Évaluer la consommation d'alcool de la personne.**
- Prélever des échantillons d'urine (obtenus par cathétérisme ou à partir de l'urine du milieu du jet) pour faire une culture et un antibiogramme en présence de signes d'infection urinaire (urine trouble ou nauséabonde ; présence de sang dans les urines) ou pour procéder au dépistage de bactéries enrobées d'anticorps **dans les cas d'infections bactériennes des reins ou de la prostate**.
- Écarter l'hypothèse d'une gonorrhée chez les hommes atteints d'urétrite qui présentent des écoulements péniens, mais dont l'urine ne contient pas de bactéries.
- Collaborer au test de sensibilité au potassium (remplir la vessie d'eau à l'aide d'un cathéter inséré dans l'urètre, la vider, puis la remplir d'une solution de chlorure de potassium ; sur une échelle de 0 à 5, la personne indiquera l'intensité de la douleur et du besoin d'uriner). **Chez 80 % des personnes atteintes d'une cystite interstitielle, les résultats du test sont positifs.**
- Examiner les résultats des examens de laboratoire se rapportant à l'hyperglycémie, à l'hyperparathyroïdie, à d'autres troubles du métabolisme, à l'altération de la fonction rénale, etc.
- Tamiser les urines pour recueillir les calculs rénaux. Décrire ceux-ci et les envoyer au laboratoire pour analyse.
- Examiner les résultats des épreuves diagnostiques (urodébitmétrie, cystométrie, mesure du résidu postmictionnel, étude pression-débit et mesure de la pression de fuite [au moment de la fuite], vidéo-urodynamie, électromyographie, imagerie rénale, urétérale et vésicale) **pour déceler et préciser le problème d'élimination urinaire**.

PRIORITÉ Nº 2 – Évaluer la gravité du problème et le degré d'invalidité qui en résulte

- Noter les modes d'élimination antérieurs de la personne et les **comparer avec sa situation actuelle**.
- Recueillir des données sur les troubles mictionnels de la personne (mictions fréquentes, impérieuses, douloureuses ; fuites ou incontinence ; changement dans le volume et la force du jet mictionnel ; nycturie ou énurésie ; impossibilité de vider complètement la vessie).

- S'enquérir de la perception qu'a la personne ou l'aidant naturel du problème d'élimination urinaire et du degré d'invalidité qui en résulte (diminution des activités sociales; incapacité de travailler ou de voyager; difficultés de nature sexuelle ou relationnelle; privation de sommeil; dépression).
- Déceler les facteurs culturels ayant une incidence sur la modification de l'image de soi résultant des problèmes urinaires (soins associés à une dérivation urinaire, perte d'autonomie liée au syndrome de la vessie douloureuse, etc.).
- Demander à la personne d'utiliser pendant trois jours un calendrier mictionnel et d'y inscrire la quantité et le type de liquides et d'aliments ingérés, ainsi que l'heure à laquelle elle les a consommés; l'heure des mictions ou des fuites et la quantité d'urine mesurée à chacune de ces occurrences; les évènements ou les circonstances se rapportant à la miction ou aux épisodes d'incontinence (fuite déclenchée par la toux, miction douloureuse ou impérieuse, etc.). **Ainsi, on pourra circonscrire le problème d'élimination et déterminer le rôle des aliments dans l'aggravation des symptômes.**

PRIORITÉ Nº 3 – Collaborer au traitement ou à la prévention de l'altération de l'élimination urinaire

§ Consulter le diagnostic infirmier Rétention urinaire ou les diagnostics d'incontinence, selon le cas.

- Inciter la personne à boire 2000 mL de liquides par jour ou plus (notamment du jus de canneberge), sauf en cas de contrindication, **afin de maintenir la fonction rénale et de prévenir l'infection et la formation de calculs urinaires**.
- Discuter des restrictions alimentaires possibles (particulièrement en ce qui concerne la consommation de caféine, d'alcool, de boissons gazeuses, d'agrumes, de tomates et de chocolat), selon les symptômes.
- Aider la personne à modifier ses habitudes d'élimination (rééducation vésicale, mictions à heures fixes ou dès que le besoin s'en fait sentir, etc.). **Remarque:** La rééducation vésicale est contrindiquée chez les gens qui souffrent du syndrome de la vessie douloureuse.
- Inviter la personne à verbaliser ses peurs ou ses inquiétudes (interruption de l'activité sexuelle, incapacité de travailler, etc.). **La possibilité de s'exprimer lui permettra de faire face à ses sentiments et d'amorcer un processus de résolution de problèmes.**
- Mettre en œuvre et superviser les interventions visant à corriger les problèmes d'élimination (exercices de renforcement des muscles du plancher pelvien ou autres modes de rééducation vésicale; traitement médicamenteux, notamment l'administration d'antibiotiques, de sulfamides ou d'antispasmodiques).

Évaluer la réaction de la personne ; **suggérer une modification du traitement, s'il y a lieu**.

- Informer la personne des interventions chirurgicales ou médicales requises (notamment si elle souffre d'un cancer de la vessie ou de la prostate, d'une hypertrophie bénigne de la prostate ou d'une cystite interstitielle). **Par exemple, on peut recourir à une cystoscopie avec hydrodistension de la vessie en cas de cystite interstitielle, ou à l'implantation d'un stimulateur électrique pour traiter l'incontinence chronique par miction impérieuse ou la rétention urinaire non obstructive.**

PRIORITÉ Nº 4 – Collaborer au traitement des altérations chroniques de l'élimination urinaire

- Installer une sonde à demeure avec dispositif de drainage en circuit fermé afin de prévenir la rétention urinaire ou choisir, si possible, une autre solution selon les protocoles établis (sondage intermittent, médicaments, manœuvres de miction).
- Utiliser une sonde et des produits sans latex **pour réduire le risque de réaction allergique**.
- Palper fréquemment la vessie pour voir s'il y a une distension. **Ainsi, on peut prévenir le risque d'infection et de dysréflexie autonome.**
- Administrer de la vitamine C et de la Mandélamine selon l'ordonnance comme mesure prophylactique visant à **maintenir un milieu acide dans la vessie et à prévenir ainsi l'infection urinaire**.
- Respecter un horaire régulier de miction ou de vidage du sac collecteur **afin de prévenir les fuites**.
- Procéder à l'entretien régulier du sac collecteur. Enseigner à la personne qui a subi une dérivation comment reconnaître et traiter des problèmes comme l'encroûtement par les sels alcalins, la mauvaise installation du dispositif, les urines nauséabondes, l'infection des voies urinaires, etc.

PRIORITÉ Nº 5 – Donner un enseignement visant le mieux-être de la personne

- Insister sur le fait qu'il est important de garder la région périnéale propre et sèche **afin de réduire le risque d'infection et les ruptures de l'épiderme**.
- Conseiller aux femmes atteintes d'une infection des voies urinaires de boire beaucoup de liquides, d'uriner tout de suite après les rapports sexuels, de s'essuyer de l'avant vers l'arrière, de traiter rapidement toute infection vaginale et de prendre des douches plutôt que des bains, **afin de prévenir la réinfection**.
- Recommander un programme d'abandon du tabac, le cas échéant. **Le tabagisme est un facteur qui peut contribuer à l'irritation de la vessie.**

- Inciter les proches de la personne à participer aux soins courants de cette dernière. Leur expliquer les complications exigeant une consultation médicale (ex. : allergie au latex).
- Montrer à la personne à employer et à entretenir correctement le dispositif de dérivation urinaire, de même qu'à **prévenir les odeurs désagréables** : boire beaucoup de liquides, éviter les aliments et les médicaments ayant une odeur forte, mettre du vinaigre blanc ou du désodorisant dans le sac.
- Indiquer à la personne porteuse d'un dispositif de dérivation urinaire où elle peut se procurer le matériel dont elle a besoin et quels programmes ou organismes offrent de l'**aide financière aux utilisateurs de ce type de matériel**.
- Recommander aux personnes ayant subi une urétérosigmoïdostomie d'éviter les aliments inducteurs de flatulences. **Celles-ci peuvent provoquer l'incontinence urinaire.**
- Recommander à la personne d'utiliser une sonde en silicone si elle doit la porter en permanence ou pendant une période prolongée.
- Lui montrer comment placer la tubulure de drainage et le sac collecteur **de façon à faciliter l'écoulement et à prévenir le reflux**.
- Diriger la personne et ses proches vers les ressources appropriées (stomothérapeute, groupe de soutien, sexologue, infirmière clinicienne en psychiatrie) **afin de les aider à s'adapter à l'altération fonctionnelle et à la perturbation de l'image corporelle**.

Information à consigner

Évaluations (initiale et subséquentes)

- Inscrire les données d'évaluation, notamment les habitudes d'élimination urinaire de la personne, ses problèmes mictionnels et leurs conséquences sur son mode de vie.
- Noter les préoccupations de la personne et les facteurs culturels qui ont une incidence sur elle.

Planification

- Rédiger le plan de soins et inscrire le nom de chacun des intervenants.
- Rédiger le plan d'enseignement.

Application et vérification des résultats

- Noter les réactions de la personne aux interventions et à l'enseignement, ainsi que les mesures qui ont été prises.
- Consigner les objectifs atteints ou les progrès accomplis vers leur réalisation.
- Relever les modifications apportées au plan de soins.

Plan de congé

- Noter les besoins à long terme de la personne et le nom des responsables des mesures à prendre.
- Consigner les ressources existantes et les demandes de consultation.
- Préciser les besoins de la personne en matière d'équipement ainsi que les services qui peuvent le lui procurer.

EXEMPLES TIRÉS DE LA CRSI (NOC) ET DE LA CISI (NIC)

- RÉSULTAT : Élimination urinaire
- INTERVENTION : Régularisation de l'élimination urinaire

ÉLIMINATION URINAIRE

MOTIVATION À AMÉLIORER SON ÉLIMINATION URINAIRE

Taxinomie II : Élimination/échange – Classe 1 : Système urinaire (00166)

[Mode fonctionnel de santé de Gordon : Élimination]

Diagnostic proposé en 2002

DÉFINITION ■ Ensemble de comportements permettant de satisfaire les besoins d'élimination et pouvant être renforcés.

Note de l'adaptatrice : Pour les diagnostics de promotion de la santé ou de bienêtre, il n'y a pas de facteurs favorisants ; la motivation de la personne, de la famille ou de la collectivité est appuyée par les caractéristiques, et les interventions infirmières sont axées sur les changements souhaités.

Caractéristiques

- Volonté d'améliorer ses habitudes d'élimination urinaire
- Choix de la bonne position pour la vidange de la vessie
- Urine jaune clair et inodore
- Densité et débit urinaires dans les limites de la normale
- Apport de liquides répondant aux besoins quotidiens

Résultats escomptés (objectifs) et critères d'évaluation

- La personne comprend son état et l'incidence qu'il peut avoir sur ses habitudes d'élimination.
- La personne améliore ses habitudes d'élimination ; sa diurèse est dans les limites de la normale.

- La personne adapte son environnement pour qu'il réponde à ses besoins.

Interventions

PRIORITÉ N° 1 – Évaluer l'état de la personne et les stratégies d'adaptation qu'elle utilise

- Apprécier la motivation de la personne à prendre des mesures visant à améliorer son élimination urinaire.
- S'enquérir des problèmes physiques (intervention chirurgicale, accouchement, grossesse récente ou multiple, traumatisme pelvien, vessie neurogène résultant d'un trouble du système nerveux central ou d'une neuropathie [accident vasculaire cérébral, lésion de la moelle épinière, diabète], maladie ou chirurgie de la prostate, etc.), mentaux ou émotionnels **qui peuvent avoir une incidence sur les habitudes d'élimination de la personne**.
- Préciser les habitudes d'élimination antérieures de la personne et les comparer à celles qui prévalent dans la situation actuelle. Passer en revue le calendrier mictionnel, le cas échéant, **ce qui permet de recueillir des données initiales sur l'élimination urinaire**.
- Prendre note des habitudes d'élimination de la personne, du moment des mictions, de la couleur de l'urine et des quantités excrétées, au besoin (ex. : à la suite d'une opération ou d'un accouchement), **afin d'observer la régulation de l'élimination**.
- Recueillir des données sur les méthodes de traitement que la personne utilise (limitation ou augmentation de l'apport liquidien, prise en charge adéquate des mictions impérieuses, adoption d'un horaire d'élimination régulier, cathétérisme à intervalles précis, etc.), **pour déterminer ses capacités et ses préoccupations concernant la gestion de l'élimination urinaire**.
- Déterminer la quantité de liquides que la personne prend chaque jour. **Les quantités consommées et la nature des boissons choisies ont une incidence sur la régulation de l'élimination urinaire.**

PRIORITÉ N° 2 – Aider la personne à améliorer la prise en charge de l'élimination urinaire

- Inciter la personne à boire, notamment de l'eau et du jus de canneberge, **afin de maintenir la fonction rénale et de prévenir l'infection**.
- Établir un horaire régulier de consommation de liquides **afin de favoriser des habitudes de miction prévisibles**. Limiter l'apport liquidien deux ou trois heures avant le coucher **afin de diminuer le nombre de mictions pendant la nuit**.

- Aider la personne à modifier ses habitudes et à adopter des mesures visant à améliorer l'élimination urinaire. **Elle pourrait avoir besoin de renseignements supplémentaires pour augmenter ses chances de réussite, notamment en ce qui a trait aux envies impérieuses d'uriner, à l'établissement d'un horaire de miction ou de cathétérisme (intervalles plus longs ou plus courts) et aux méthodes de relaxation et de distraction. Lui conseiller de se tenir debout ou de s'assoir bien droit pendant la miction pour faire en sorte que la vessie soit complètement vide, ou de renforcer les muscles du plancher pelvien au moyen d'exercices.**
- Fournir le matériel et les dispositifs nécessaires à la personne **si elle a des problèmes de mobilité physique** (ex. : placer la sonnette d'appel près d'elle, mettre la chaise d'aisances, l'urinal ou le bassin hygiénique à sa portée, surélever le siège des toilettes, faciliter ses déplacements).
- Modifier le régime alimentaire de la personne ou lui faire des recommandations à ce sujet, au besoin. **Par exemple, lui conseiller de réduire sa consommation de boissons contenant de la caféine, car cette substance a un effet irritant sur la vessie ; lui recommander de perdre du poids, ce qui atténue les symptômes d'hyperactivité de la vessie et d'incontinence grâce à la diminution de la pression sur la vessie.**
- Suggérer des modifications au programme thérapeutique, au besoin (ex. : administrer les diurétiques le matin **afin de diminuer le nombre de mictions nocturnes**). Réduire ou éliminer l'utilisation de somnifères, si possible, **car la personne risque d'être trop endormie pour ressentir le besoin d'uriner ou pour y réagir**.
- Repérer les ressources appropriées (fabricant de fournitures médicales, stomothérapeute, équipe de rééducation) **pour aider la personne, selon ses besoins ou ses désirs et favoriser les autosoins**.

PRIORITÉ Nº 3 – Favoriser le mieux-être de la personne

- Inciter la personne à suivre un programme qui favorise l'élimination urinaire et déterminer si certaines modifications doivent y être apportées pour répondre à ses besoins (ex. : porter des culottes d'incontinence pour adultes pendant les longues sorties ou les voyages quand l'accès aux toilettes est limité). **Ainsi, on encourage la résolution de problèmes de manière proactive tout en favorisant l'estime de soi et l'interaction sociale.**
- Expliquer à la personne, aux proches ou à l'aidant naturel les mesures visant à améliorer l'autonomie (horaire régulier de miction, emplacement des toilettes, éclairage adéquat, indications ou code de couleurs sur les portes). **De cette façon, elle**

sera capable de demeurer continente, y compris quand elle se trouve dans un nouvel environnement.
- Passer en revue avec la personne et ses proches les signes et les symptômes de complication urinaire et la nécessité de respecter les rendez-vous de suivi. **Ainsi, on pourra intervenir promptement, le cas échéant.**

Information à consigner

Évaluations (initiale et subséquentes)
- Inscrire les données d'évaluation, notamment la motivation de la personne et les stratégies d'adaptation qu'elle utilise.

Planification
- Rédiger le plan de soins et inscrire le nom de chacun des intervenants.
- Rédiger le plan d'enseignement.

Application et vérification des résultats
- Noter les réactions de la personne au plan de soins et aux interventions, ainsi que les mesures qui ont été prises.
- Consigner les objectifs atteints ou les progrès accomplis vers leur réalisation.
- Relever les modifications apportées au plan de soins.

Plan de congé
- Noter les ressources existantes, les besoins de la personne en matière de matériel médical ainsi que les services qui peuvent le lui procurer.

EXEMPLES TIRÉS DE LA CRSI (NOC) ET DE LA CISI (NIC)
- RÉSULTAT : Élimination urinaire
- INTERVENTION : Régulation de l'élimination urinaire

ENTRETIEN DU DOMICILE

ENTRETIEN INEFFICACE DU DOMICILE

Taxinomie II : Promotion de la santé – Classe 2 : Prise en charge de la santé (00098)
[Mode fonctionnel de santé de Gordon : Activité et exercice]
Diagnostic proposé en 1980

DÉFINITION ■ Inaptitude à maintenir sans aide un milieu sûr et propice à la croissance personnelle.

Facteurs favorisants

- Maladie ou traumatisme
- Manque d'organisation ou de planification dans la famille
- Manque d'argent
- Dysfonctionnement
- Absence de modèles
- Ignorance des ressources du quartier
- Manque de connaissances
- Réseaux de soutien inadéquats

Caractéristiques

Données subjectives

- Difficulté à entretenir la maison de façon convenable
- Assistance demandée par la famille pour l'entretien du domicile
- Endettement ou crise financière

Données objectives

- Environnement sale ou en désordre ; odeurs nauséabondes
- Température ambiante inadéquate
- Présence de vermine
- Problèmes chroniques d'hygiène, d'infestations ou d'infections
- Manque d'équipement ou d'aides techniques ; absence d'équipement de cuisine
- Vêtements ou linge sales
- Surmenage des membres de la famille

Résultats escomptés (objectifs) et critères d'évaluation

- La personne connait les facteurs préjudiciables à la sécurité du milieu.
- La personne explique comment elle prévoit éliminer les risques pour la santé et la sécurité.
- La personne adopte des habitudes favorisant la création et le maintien d'un milieu propice à sa santé et à sa croissance.
- La personne recourt aux services d'aide de manière efficace.

Interventions

PRIORITÉ N° 1 – Évaluer les facteurs favorisants

- Observer la présence de conditions (âge avancé, maladie chronique, traumatisme crânien, dépression majeure, autre maladie mentale, présence au domicile de plusieurs personnes incapables d'assurer les tâches domestiques) **compromettant la capacité de la personne et de ses proches à entretenir la demeure de manière efficace**.

- Noter la présence de facteurs personnels ou environnementaux (multitude des tâches à accomplir, abus de drogues ou d'autres substances toxicomanogènes, absence de soutien familial, négligence chronique, manque de motivation par rapport au changement des conditions de vie).
- Déterminer, à partir des renseignements fournis par la personne et ses proches, la nature du problème, le degré d'inconfort et l'ampleur du caractère non sécuritaire des conditions. **Dans certains cas, les lacunes sont évidentes (absence de chauffage ou d'eau potable, logement insalubre); dans d'autres cas, il faut procéder à une évaluation plus approfondie (manque d'argent pour effectuer les réparations, ignorance des conditions d'entreposage des aliments).**
- Apprécier le degré de fonctionnement de la personne et de ses proches sur les plans cognitif, affectif et physique **afin d'évaluer leurs besoins et leur capacité à assurer les tâches domestiques**.
- Déterminer les lacunes de la personne quant à sa connaissance de l'entretien du domicile.
- S'enquérir de l'environnement domestique de la personne ou se rendre à son domicile **afin d'apprécier sa capacité à se prendre en charge et à déceler les risques pour sa santé et sa sécurité**.
- Inventorier les réseaux de soutien de la personne et de ses proches **afin d'établir leurs besoins et les ressources requises (dame de compagnie, soins quotidiens, service d'entretien ménager, etc.)**.

PRIORITÉ Nº 2 – Aider la personne et ses proches à créer et à maintenir un milieu sûr, propice à la croissance

- Assurer la coordination des activités des divers intervenants.
- Préparer avec la personne et ses proches un plan visant à maintenir un milieu de vie propre et sain (partage des tâches entre les membres de la famille, recours à un service d'aide ménagère, à un exterminateur, etc.).
- Dresser avec eux la liste de l'équipement dont ils auront besoin (élévateur, chaise d'aisance, barre d'appui, produits de nettoyage, aide structurelle) et des endroits où ils pourront se le procurer, **de façon à répondre précisément à leurs besoins**.
- Inventorier les sources d'aide pertinentes (services de soins à domicile, conseils sur l'établissement d'un budget, aide familiale, popote roulante, physiothérapie, ergothérapie, services sociaux, etc.).

PRIORITÉ Nº 3 – Favoriser le mieux-être de la personne

- Insister sur l'importance de corriger les conditions insalubres **qui ont un effet néfaste sur la santé**.

- Établir un plan à long terme visant à contrer le manque d'entretien du domicile (service d'aide ménagère, lessive, gestion des déchets, extermination de la vermine).
- Inventorier les ressources communautaires et les réseaux de soutien dont dispose la personne (famille élargie, voisins, etc.).

§ Consulter les diagnostics regroupés sous la rubrique Déficit de soins personnels, ainsi que les diagnostics suivants: Connaissances insuffisantes, Stratégies d'adaptation inefficaces, Stratégies d'adaptation familiale compromises, Tension dans l'exercice du rôle de l'aidant naturel et Risque d'accident.

Information à consigner

Évaluations (initiale et subséquentes)

- Inscrire les données d'évaluation, notamment les facteurs personnels et environnementaux, ainsi que les réseaux de soutien existants et ceux que la personne utilise.
- Noter la composition du réseau de soutien et la disponibilité des ressources.

Planification

- Rédiger le plan de soins; inscrire le nom de chacun des intervenants, ainsi que les réseaux de soutien et les ressources communautaires susceptibles d'aider la personne.
- Rédiger le plan d'enseignement.

Application et vérification des résultats

- Noter les réactions de la personne et de ses proches aux interventions et à l'enseignement, ainsi que les mesures qui ont été prises.
- Consigner les objectifs atteints ou les progrès accomplis vers leur réalisation.
- Noter les modifications apportées au plan de soins.

Plan de congé

- Inscrire les besoins à long terme de la personne et le nom des responsables des mesures à prendre.
- Noter les demandes de consultation, les besoins de la personne en matière d'équipement ainsi que les ressources auxquelles elle peut recourir.

EXEMPLES TIRÉS DE LA CRSI (NOC) ET DE LA CISI (NIC)

- RÉSULTAT: Soins personnels: activités de la vie quotidienne (AVQ)
- INTERVENTION: Aide à l'organisation et à l'entretien du domicile

ÉQUILIBRE HYDRIQUE

MOTIVATION À AMÉLIORER SON ÉQUILIBRE HYDRIQUE

Taxinomie II: Nutrition – Classe 5: Hydratation (00160)
[Mode fonctionnel de santé de Gordon: Nutrition et métabolisme]
Diagnostic proposé en 2002

DÉFINITION ■ Ensemble de comportements permettant de maintenir l'équilibre entre le volume hydrique et la composition chimique des liquides organiques pour satisfaire les besoins physiques, et pouvant être renforcé.

Note de l'adaptatrice: Pour les diagnostics de promotion de la santé ou de bienêtre, il n'y a pas de facteurs favorisants; la motivation de la personne, de la famille ou de la collectivité est appuyée par les caractéristiques, et les interventions infirmières sont axées sur les changements souhaités.

Caractéristiques

- Volonté d'améliorer l'équilibre hydrique
- Soif normale
- Poids stable; aucun signe d'œdème ni de déshydratation
- Muqueuses humides
- Apport adéquat d'aliments et de liquides permettant de répondre aux besoins quotidiens
- Urine jaune clair et densité urinaire dans les limites de la normale; équilibre entre la diurèse et l'apport liquidien
- Bonne turgescence tissulaire

Résultats escomptés (objectifs) et critères d'évaluation

- Le volume liquidien assure le maintien des fonctions organiques: diurèse adéquate, signes vitaux stables, muqueuses humides et bonne turgescence de la peau.
- La personne applique les mesures visant à évaluer son équilibre hydrique.
- La personne n'a pas soif.
- La personne ne présente pas de signe d'excès de volume liquidien (absence d'œdème et de bruits pulmonaires adventices).

Interventions

PRIORITÉ Nº 1 – Évaluer les facteurs favorisant le déséquilibre liquidien et les mesures que la personne prend pour le corriger

- Noter tout facteur susceptible de créer un déséquilibre liquidien : (1) conditions ou maladies (hyperglycémie, colite ulcéreuse, maladie pulmonaire obstructive chronique, brulures, cirrhose, vomissements, diarrhée, hémorragie) et situations (usage de substances diurétiques comme la caféine ou l'alcool, climat chaud et humide, période d'exercice prolongée, surexcitation, fièvre) pouvant entrainer un déficit de volume liquidien ; (2) conditions ou situations (insuffisance rénale, cardiaque ou surrénalienne, accident vasculaire cérébral, lésions cérébrales, polydipsie psychogène, stress aigu, intervention chirurgicale, anesthésie, perfusion intraveineuse rapide ou excessive) favorisant un excès de volume liquidien. **L'équilibre hydrique est assuré par les ingestas (aliments et liquides), les excrétas (substances rejetées par les reins, le tractus gastro-intestinal, la peau et les poumons) et les mécanismes hormonaux de régulation.**
- Déterminer les effets de l'âge de la personne et de son stade de développement. **L'organisme des personnes âgées contient moins d'eau que celui des adultes plus jeunes, elles ressentent moins la soif, et leurs mécanismes de compensation sont moins efficaces (leurs reins retiennent moins bien l'eau et le sodium, par exemple). Chez les nourrissons et les enfants, le pourcentage d'eau corporelle totale et la vitesse du métabolisme sont relativement élevés, mais ils ont moins de pouvoir que les adultes sur leur apport liquidien.**
- Apprécier les facteurs environnementaux qui pourraient avoir une incidence sur l'équilibre hydrique. **Les personnes dont la mobilité ou l'acuité visuelle sont réduites ou celles qui sont alitées ne peuvent pas facilement répondre à leurs besoins et hésitent souvent à demander de l'aide. Celles dont l'environnement professionnel est contraignant et celles qui travaillent dehors peuvent également éprouver de la difficulté à combler leurs besoins liquidiens.**
- Mesurer les signes vitaux (température, pression artérielle, fréquence cardiaque), le degré d'humidité des muqueuses et de la peau, ainsi que la quantité d'urine éliminée. Peser la personne au besoin. **Ces indices de l'équilibre hydrique doivent être dans les limites de la normale.**

PRIORITÉ Nº 2 – Prévenir les déséquilibres

- Surveiller les ingestas et les excrétas (ex. : fréquence des mictions ou des changements de couches) en tenant compte des pertes insensibles (diaphorèse dans un environnement chaud, oxygénothérapie, trachéostomie permanente) et des sources cachées de liquide (aliments à forte teneur en eau), **afin d'obtenir un bilan hydrique précis**.

- Peser la personne et comparer son poids à des mesures récentes **afin de recueillir des données initiales sur les changements pondéraux, le cas échéant**.
- Estimer ses besoins liquidiens et établir avec elle un horaire d'hydratation. **La participation active de la personne à la planification de ses soins augmente ses chances d'observance du régime thérapeutique.**
- L'inciter à boire régulièrement (prendre des liquides entre les repas, boire plus quand il fait chaud ou qu'elle fait de l'exercice) **pour favoriser un apport optimal et maintenir l'équilibre hydrique**.
- En cas de restriction liquidienne, répartir l'apport hydrique sur une période de 24 heures **afin d'éviter les fluctuations du volume liquidien et la sensation de soif qui en résulterait**.
- Administrer les médicaments prescrits (antiémétiques, antidiarrhéiques, antipyrétiques, diurétiques) à la personne et discuter avec elle de leur utilisation judicieuse **Il peut être nécessaire d'avoir recours aux médicaments pour empêcher un déséquilibre hydrique.**

PRIORITÉ Nº 3 – Favoriser le mieux-être de la personne

- Lui expliquer les facteurs et les situations qui pourraient entrainer un déséquilibre hydrique (ex. : prévention des crises d'hyperglycémie). **Ainsi, la personne et ses proches pourront prendre les mesures appropriées.**
- Expliquer à la personne comment répondre à ses besoins liquidiens particuliers (ex. : en apportant une bouteille d'eau quand elle fait du sport ou en répartissant son apport liquidien sur 24 heures si elle est soumise à une restriction liquidienne). **De cette façon, elle arrivera à gérer son apport liquidien.**
- Lui recommander de réduire sa consommation d'alcool et de boissons contenant de la caféine, le cas échéant, **en raison de leur effet diurétique indésirable et de la déshydratation qui peut en résulter**.
- Montrer à la personne et à ses proches comment mesurer et inscrire les ingestas et les excrétas si cette évaluation fait partie du traitement à domicile. **Il s'agit de surveiller l'état de la personne et d'adapter le traitement pour répondre à ses besoins changeants.**
- Peser la personne à intervalles réguliers. **Au moyen de cet indice, on peut savoir si l'équilibre hydrique est maintenu.**
- Lui proposer des mesures pour corriger le déséquilibre, le cas échéant, **afin de l'inciter à prendre ses soins en charge**.

- Passer en revue les besoins et les restrictions alimentaires de la personne. Si c'est nécessaire, lui proposer des succédanés de sel. **On préviendra ainsi la rétention liquidienne et la formation d'œdème.**
- Réviser, avec la personne, les particularités liées à la prise des médicaments prescrits; lui décrire les interactions et les effets secondaires qui pourraient causer un déséquilibre hydrique.
- Lui expliquer les signes et les symptômes qui doivent la pousser à faire immédiatement part à son médecin de son état et à faire l'objet d'un examen plus approfondi et d'un suivi. **Elle pourra ainsi prévenir les complications et profiter d'une prise en charge précoce.**

Information à consigner

Évaluations (initiale et subséquentes)

- Inscrire les données d'évaluation, notamment la motivation de la personne à maintenir l'équilibre entre les pertes et les apports liquidiens.
- Enregistrer, sur les feuilles prévues à cette fin, le dosage des ingestas et des excrétas, le bilan hydrique, les changements de poids et les signes vitaux.

Planification

- Rédiger le plan de soins et inscrire le nom de chacun des intervenants.
- Rédiger le plan d'enseignement.

Application et vérification des résultats

- Noter les réactions de la personne au traitement et à l'enseignement, ainsi que les mesures qui ont été prises.
- Consigner les objectifs atteints ou les progrès accomplis vers leur réalisation.
- Inscrire les modifications apportées au plan de soins.

Plan de congé

- Inscrire les besoins à long terme de la personne et le nom des responsables des mesures à prendre.
- Consigner les demandes de consultation.

EXEMPLES TIRÉS DE LA CRSI (NOC) ET DE LA CISI (NIC)

- RÉSULTAT : Équilibre hydrique
- INTERVENTION : Surveillance de l'équilibre hydrique

ERRANCE

ERRANCE [sporadique ou continuelle]

Taxinomie II: Perceptions/cognition – Classe 2: Activité/exercice (00154)
[Mode fonctionnel de santé de Gordon: Activité et exercice]
Diagnostic proposé en 2000

DÉFINITION ■ Déplacements sans but ou répétitifs, selon un parcours compliqué, souvent incompatible avec les délimitations du périmètre de circulation ou avec les obstacles, et comportant des dangers pour la personne.

Facteurs favorisants

- Atteintes cognitives (déficits de la mémoire pour les faits récents et anciens, désorientation, troubles visuoperceptifs et constructifs, troubles du langage, etc.) ; sédation
- Atrophie corticale
- Antécédents (personnalité sociable et extravertie, démence, etc.)
- Séparation de lieux familiers; environnement trop stimulant
- État émotionnel (frustration, anxiété, ennui, dépression, agitation, etc.)
- État ou besoin physiologique (faim, soif, douleur, envie d'uriner, constipation, etc.)
- Moment de la journée

Caractéristiques

- Déplacements fréquents ou incessants d'un endroit à un autre, avec retours aux mêmes lieux
- Déplacements continuels dans le but de retrouver « quelque chose » ; comportements de personnes qui scrutent ou qui cherchent
- Déplacements aléatoires; déambulation agitée ou d'un pas rythmé; déambulation pendant de longues périodes sans destination apparente
- Déambulation dans des endroits non autorisés ou privés; empiètement sur la propriété d'autrui
- Déplacements ayant pour résultat le départ non intentionnel d'un lieu
- Incapacité de localiser des points de repère dans un endroit familier; tendance à se perdre
- Déplacements qui ne peuvent être facilement arrêtés ou réorientés; déambulation derrière le soignant ou dans son sillage
- Hyperactivité

- Périodes de déambulation alternant avec des périodes d'inactivité (assis, debout, couché)

Résultats escomptés (objectifs) et critères d'évaluation

- La personne ne présente pas de blessure et ne fait pas de sorties imprévues.
- Les proches de la personne modifient l'environnement pour accroitre la sécurité de celle-ci.
- Les proches de la personne lui laissent le plus d'autonomie possible.

Interventions

PRIORITÉ Nº 1 – Évaluer le degré de l'atteinte et le stade du processus morbide

- Déterminer si la personne a déjà souffert de pertes de mémoire ou d'autres troubles cognitifs.
- Prendre note des résultats des examens confirmant le diagnostic et le type de démence.
- Apprécier l'état mental de la personne le jour et la nuit en notant les moments où elle est le plus désorientée et ceux où elle dort.
- Observer l'utilisation qu'elle fait des dispositifs dont elle a besoin (lunettes, appareils auditifs, cannes).
- Déterminer la fréquence et les habitudes d'errance de la personne (A-t-elle ou non une destination ? Commence-t-elle à errer tard dans l'après-midi ou la nuit [errance nocturne] ?). **Ainsi, on peut apprécier les risques qu'elle court et prendre des mesures de sécurité adéquates.**
- Noter les habitudes d'élimination urinaire et fécale de la personne, les moments où elle est incontinente et la présence de constipation **pour déterminer si un de ces facteurs est lié à l'errance**.
- Préciser la raison qui pousse la personne à errer (elle cherche un objet qu'elle a perdu, elle veut rentrer chez elle, elle s'ennuie, elle a besoin d'activité, elle a faim ou soif, elle ressent un malaise).
- Vérifier si la personne présente des illusions provoquées par des ombres, l'éclairage ou des bruits.

PRIORITÉ Nº 2 – Aider la personne ou l'aidant naturel à faire face à la situation

- Établir une routine structurée, **ce qui diminue les comportements d'errance et réduit le stress imposé à l'aidant naturel**.

- Inciter la personne à participer aux activités de la famille et aux tâches habituelles (plier les vêtements propres, écouter de la musique, faire des promenades à l'extérieur avec un accompagnateur). **L'activité et l'exercice peuvent réduire l'anxiété et l'agitation.**
- Offrir à la personne des boissons et des collations ; la conduire régulièrement aux toilettes. **L'errance peut parfois traduire un besoin physiologique.**
- Lui fournir un endroit sûr où elle peut errer loin des dangers (eau chaude, cuisinière, escaliers) et des personnes bruyantes. Placer les meubles de façon à ne pas encombrer les passages ; retirer les tapis non fixés, les fils électriques et les autres éléments **qui peuvent représenter un danger**.
- S'assurer que les portes ou les barrières sont munies de cloches et d'alarmes et que ces dernières fonctionnent. Installer sur les portes et les fenêtres des verrous hors de la vue ou difficiles à ouvrir **pour éviter les sorties dangereuses**.
- Assurer une surveillance continuelle ; orienter la personne dans la réalité le jour comme la nuit. **Elle peut se réveiller à tout moment et être incapable de déterminer si c'est le jour ou la nuit.**
- S'assoir avec elle pour lui parler ou pour l'écouter raconter ses souvenirs. Allumer la télévision, la radio ou mettre de la musique.
- Éviter les activités trop stimulantes ou l'installation d'un nouveau compagnon de chambre pendant les périodes de repos si la personne séjourne en établissement.
- Placer une alarme à pression sur le lit ou le fauteuil **pour alerter le personnel soignant quand la personne se déplace**.
- Éviter d'utiliser des moyens de contention ou d'administrer des sédatifs pour mettre fin aux comportements d'errance. **Ces méthodes peuvent augmenter l'agitation de la personne, la soumettre à la privation sensorielle, accroitre la fréquence des chutes et aggraver les comportements d'errance.**
- Affecter les mêmes employés aux soins de la personne, dans la mesure du possible.
- Installer la personne dans une chambre qui est près du poste de surveillance ; vérifier régulièrement où elle se trouve.

PRIORITÉ Nº 3 – Donner un enseignement visant le mieux-être de la personne

- Préciser les problèmes qui peuvent être corrigés ; aider la personne et ses proches à obtenir l'aide et les ressources dont ils ont besoin. **Ainsi, ils seront incités à résoudre les difficultés pour améliorer la situation plutôt que de l'accepter telle quelle.**

- Informer les voisins de l'état de la personne et leur demander de communiquer avec la famille ou la police s'ils la voient seule à l'extérieur. **L'aide du voisinage peut prévenir ou réduire le risque que la personne se perde ou se blesse.**
- Signaler les comportements d'errance de la personne aux organismes appropriés **pour faciliter son repérage et son retour en toute sécurité**.
- Aider les proches à élaborer un plan de soins quand le trouble est évolutif.
- Adresser la personne aux ressources offertes dans sa collectivité (centres de jour, groupes de soutien, soins de répit, etc.).

§ Consulter les diagnostics infirmiers Confusion aigüe, Confusion chronique, Syndrome d'interprétation erronée de l'environnement, Trouble de la perception sensorielle, Risque d'accident et Risque de chute.

Information à consigner

Évaluations (initiale et subséquentes)

- Inscrire les données d'évaluation, notamment les comportements d'errance, la participation de la famille, la composition du réseau de soutien et la disponibilité des ressources.

Planification

- Rédiger le plan de soins et inscrire le nom de chacun des intervenants.
- Rédiger le plan d'enseignement.

Application et vérification des résultats

- Noter les réactions de la personne et de ses proches aux interventions, ainsi que les mesures qui ont été prises.
- Consigner les objectifs atteints ou les progrès accomplis vers leur réalisation.
- Relever les modifications apportées au plan de soins.

Plan de congé

- Noter les besoins à long terme de la personne et le nom des responsables des mesures à prendre.
- Consigner les demandes de consultation.

EXEMPLES TIRÉS DE LA CRSI (NOC) ET DE LA CISI (NIC)

- RÉSULTAT : Maitrise des risques
- INTERVENTION : Aménagement du milieu ambiant : sécurité

ESPOIR

PERTE D'ESPOIR

Taxinomie II: Perception de soi – Classe 1: Conception de soi (00124)
[Mode fonctionnel de santé de Gordon: Perception de soi et concept de soi]
Diagnostic proposé en 1986

DÉFINITION ■ État subjectif dans lequel une personne ne voit que peu ou pas de solutions ou de choix personnels valables et est incapable de mobiliser ses forces pour son propre compte.

Facteurs favorisants

- Réduction prolongée des activités entrainant l'isolement
- Affaiblissement ou dégradation de l'état physique
- Stress prolongé ; abandon
- Perte de la foi en des valeurs transcendantes ou en l'être suprême

Caractéristiques

- Indices verbaux («je ne peux pas», soupirs) ; [sentiment que les choses ne peuvent s'améliorer, que son problème ne se résoudra jamais]
- Passivité ; diminution de l'expression verbale
- Réduction de l'affect et de la réaction aux stimulus ; perte d'appétit
- Manque d'initiative ou de collaboration aux soins
- Troubles du sommeil [hypersomnie ou insomnie]
- Indifférence manifeste (se détourne, hausse les épaules ou ferme les yeux quand on lui parle)
- [Inhibition des fonctions cognitives, difficulté à prendre des décisions, altération des opérations de la pensée ; régression]
- [Manque d'engagement ou d'intérêt envers ses proches (enfants, conjoint)]
- [Crises de colère]
- [Toxicomanie]

Résultats escomptés (objectifs) et critères d'évaluation

- La personne verbalise ses sentiments.
- La personne utilise des stratégies d'adaptation pour neutraliser son désespoir.
- La personne voit à ses soins personnels et accomplit les activités de la vie quotidienne dans la mesure de ses capacités.

- La personne amorce des changements de comportement en se fixant des objectifs à court terme et en augmentant graduellement leur degré de difficulté.
- La personne participe aux activités de loisirs de son choix.

Interventions

PRIORITÉ Nº 1 – Évaluer les facteurs favorisants

- Passer en revue le profil familial, social et physiologique de la personne (antécédents de faible capacité d'adaptation, troubles familiaux, problèmes affectifs, maladie récente ou de longue durée de la personne ou d'un membre de sa famille, traumatismes d'ordre social ou physiologique).
- Analyser sa situation familiale, sociale et physiologique actuelle (diagnostic récent de maladie chronique ou mortelle, absence de réseau de soutien, perte récente d'emploi, perte de la foi, traumatismes multiples, alcoolisme ou abus d'autres substances toxicomanogènes).
- Repérer les valeurs culturelles et spirituelles ainsi que les barrières linguistiques **susceptibles d'affecter la conviction de la personne qu'elle peut changer la situation**.
- Rechercher les stratégies d'adaptation et les mécanismes de défense utilisés.
- Discuter avec la personne de son problème d'alcool ou de toxicomanie. **Elle pourrait se sentir désespérée, estimant qu'il lui est impossible de changer ses comportements.**
- Vérifier si elle a des pensées suicidaires et si elle élabore des plans en ce sens. **Le sentiment de désespoir est un symptôme de ce type de pensées.**

PRIORITÉ Nº 2 – Évaluer le degré de désespoir

- Noter les comportements signalant que la personne a perdu espoir (voir les caractéristiques précitées).
- Relever les stratégies d'adaptation qu'elle a utilisées dans le passé ; noter sa perception de leur efficacité.
- Observer comment elle emploie les mécanismes de défense : augmentation du nombre d'heures de sommeil, usage de drogues ou de médicaments (y compris l'alcool), maladies, troubles de l'appétit, déni, oublis, rêverie, inefficacité des tentatives d'organisation, régression, etc.

PRIORITÉ Nº 3 – Aider la personne à reconnaitre ses sentiments et à faire face à ses problèmes

- Établir une relation thérapeutique avec la personne et lui témoigner du respect. **Elle sentira alors qu'elle peut parler de ses sentiments en toute confiance, qu'elle est comprise et écoutée.**

- Utiliser l'inventaire de dépression de Beck. Expliquer en détail les interventions et les procédures. Faire participer la personne à la planification des soins ; répondre à ses questions avec franchise. **Il s'agit d'établir une relation thérapeutique, un lien de confiance, et d'inciter la personne à exprimer librement ses sentiments.**
- Discuter avec elle des premiers symptômes de désespoir qu'elle a éprouvés (procrastination, besoin accru de sommeil, diminution de l'exercice physique, retrait des activités sociales et familiales).
- L'inviter à verbaliser et à explorer ses émotions et ses perceptions (colère, sentiment d'être inutile, impression d'impuissance, confusion, découragement, isolement, chagrin, etc.).
- Lui offrir l'occasion, s'il s'agit d'un jeune, d'exprimer ses sentiments en jouant (fournir des marionnettes ou du matériel de dessin à un enfant d'âge préscolaire ; inciter l'adolescent à avoir des discussions avec ses pairs), **ce qui permet de recueillir des renseignements sur les perceptions du jeune et de donner une direction à ses stratégies d'adaptation**.
- Encourager les discussions avec les adolescents et leur proposer des activités. **Les parents peuvent avoir un effet bénéfique sur leurs enfants s'ils parlent de sujets délicats avec eux ou s'ils les accompagnent au cours d'activités extérieures.**
- Parler d'espoir à la personne et inciter ses proches ainsi que les autres professionnels de la santé à se montrer optimistes. **La personne est parfois incapable de voir les aspects positifs de sa situation.**
- L'aider à se fixer des objectifs à court terme ; lui proposer des moyens de les atteindre et des mesures à prendre en cas de crise. **On l'encourage ainsi à affronter la situation par étapes successives, ce qui augmente ses chances de réussite et renforce son sentiment de maitrise.**
- Lui parler des choix qui s'offrent à elle ; inventorier les moyens susceptibles de l'aider à maitriser la situation. Corriger ses idées fausses.
- Prévenir les situations susceptibles de créer chez la personne un sentiment d'isolement ou d'impuissance.
- L'autoriser à fixer l'heure, le lieu et la fréquence des séances de thérapie, **afin de lui donner le sentiment de maitriser la situation**. Faire participer les membres de la famille à la thérapie au besoin.
- Aider la personne à prendre conscience des choses qu'elle peut changer et de celles sur lesquelles elle n'a aucun pouvoir.
- L'inciter à prendre des risques dans des contextes où elle est susceptible de réussir.
- La guider dans l'adoption de stratégies d'adaptation qu'elle pourra utiliser de manière efficace **afin de neutraliser son désespoir**.

- La pousser à accroitre son activité physique de façon progressive et structurée, **afin qu'elle se sente mieux dans sa peau**.
- Lui montrer des exercices de relaxation et d'imagerie mentale; l'inciter à les pratiquer.
- Discuter avec elle de l'emploi sécuritaire des antidépresseurs, de leurs effets principaux et secondaires et de leurs interactions avec d'autres médicaments.

PRIORITÉ Nº 4 – Favoriser le mieux-être de la personne

- Féliciter la personne lorsqu'elle prend des initiatives qui l'aident à surmonter son désespoir. **On l'encourage ainsi à persévérer dans ses actions.**
- Sensibiliser la personne et sa famille aux facteurs ou aux situations qui provoquent un sentiment de désespoir. **Ils seront ainsi mieux disposés à les éviter ou à les modifier.**
- Aider la personne à comprendre le processus de deuil, le cas échéant, **ce qui lui permet d'exprimer ses émotions et facilite le travail de deuil**.
- Inciter la personne et sa famille à se créer des réseaux de soutien dans le quartier.
- Aider la personne à prendre conscience de l'importance de la spiritualité.

§ Consulter le diagnostic infirmier Détresse spirituelle.

- Intégrer la personne à un groupe de soutien avant que la thérapie individuelle prenne fin, **pour éviter une interruption dans le processus thérapeutique**.
- Insister sur l'importance du suivi concernant la prise des médicaments.
- Diriger au besoin la personne vers d'autres sources d'aide (infirmière spécialisée en psychiatrie, psychiatre, travailleur social, conseiller spirituel, Alcooliques ou Narcotiques Anonymes, Al-Anon ou Alateen).

Information à consigner

Évaluations (initiale et subséquentes)

- Inscrire les données d'évaluation, notamment le degré de perturbation, l'utilisation de stratégies d'adaptation et le recours aux réseaux de soutien.

Planification

- Rédiger le plan de soins et inscrire le nom de chacun des intervenants.
- Rédiger le plan d'enseignement.

Application et vérification des résultats

- Noter les réactions de la personne aux interventions et à l'enseignement, ainsi que les mesures qui ont été prises.
- Consigner les objectifs atteints ou les progrès accomplis vers leur réalisation.
- Noter les modifications apportées au plan de soins.

Plan de congé

- Inscrire les besoins à long terme de la personne ou ses objectifs de changement ainsi que le nom des responsables des mesures à prendre.
- Consigner les demandes de consultation.

EXEMPLES TIRÉS DE LA CRSI (NOC) ET DE LA CISI (NIC)

- RÉSULTAT : Maitrise de la dépression
- INTERVENTION : Insufflation d'espoir

ESPOIR

MOTIVATION À ACCROITRE SON ESPOIR

Taxinomie II : Perception de soi – Classe 1 : Conception de soi Principe de vie – Classe 1 : Valeurs – Classe 2 : Croyances (00185) [Mode fonctionnel de santé de Gordon : Perception de soi et concept de soi]
Diagnostic proposé en 2006

DÉFINITION ■ Ensemble d'attentes et de désirs permettant à la personne de mobiliser son énergie et pouvant être renforcé.

Note de l'adaptatrice : Pour les diagnostics de promotion de la santé ou de bienêtre, il n'y a pas de facteurs favorisants ; la motivation de la personne, de la famille ou de la collectivité est appuyée par les caractéristiques, et les interventions infirmières sont axées sur les changements souhaités.

Caractéristiques

- Expression du désir d'améliorer sa capacité à se fixer des buts atteignables
- Expression du désir d'accroitre sa confiance en ses possibilités
- Expression du désir d'améliorer l'adéquation entre ses attentes et ses envies
- Expression du désir d'accroitre son espoir
- Expression du désir d'enrichir sa communication avec les autres

- Expression du désir d'améliorer son habilité à résoudre ses problèmes, afin d'atteindre ses buts
- Expression du désir d'améliorer sa perception du sens de la vie
- Expression du désir d'enrichir sa spiritualité

Résultats escomptés (objectifs) et critères d'évaluation

- La personne exprime des sentiments relatifs à ses attentes et à ses désirs.
- La personne croit à un avenir meilleur.
- La personne discute de sa situation et de son désir d'accroitre son espoir.
- La personne se fixe des objectifs à court terme qui entraineront des changements de comportement bénéfiques.

Interventions

PRIORITÉ Nº 1 – Déterminer les comportements et les situations à améliorer

- Revoir l'histoire familiale et sociale de la personne afin de circonscrire les situations (maladie, conflits émotifs, alcoolisme) qui l'ont menée à vouloir accroitre son espoir.
- Considérer l'état physique de la personne. **Le programme thérapeutique peut influer sur sa capacité à accroitre son sentiment d'espoir.**
- Vérifier sa perception quant à son état, à ses attentes et à ses objectifs (bienêtre général, prospérité, autonomie).
- Repérer les croyances et les valeurs auxquelles la personne adhère et qui ont une incidence sur son sentiment d'espoir, sa relation au monde et sa capacité à donner un sens à sa vie.
- Noter le degré de participation de la personne aux activités et son engagement dans ses relations avec les autres. **Les rapports superficiels peuvent compromettre la qualité des interactions et affecter le plaisir qu'on en retire.**
- Établir la force de l'engagement et des attentes de la personne quant à sa capacité de changer; évaluer la congruence entre ses attentes et ses désirs.

PRIORITÉ Nº 2 – Aider la personne à atteindre ses objectifs et à accroitre son sentiment d'espoir

- Établir une relation thérapeutique avec la personne; lui témoigner du respect et de la confiance en sa capacité d'accroitre son espoir. **Son estime de soi et sa motivation à poursuivre ses efforts en seront renforcés.**

- L'aider à déterminer les éléments qu'elle est en mesure de maitriser et ceux sur lesquels elle n'a aucun pouvoir. **Ainsi, elle pourra consacrer son énergie à l'atteinte d'objectifs réalistes.**
- L'encourager à préciser ses objectifs à court terme.
- Déterminer les activités qui lui permettront d'atteindre ses objectifs et faciliteront la planification des mesures à prendre. **De cette façon, la personne pourra gérer le problème par étapes, améliorera ses chances de succès et aura le sentiment de maitriser la situation.**
- Explorer les relations qui existent entre les émotions non résolues (anxiété, peurs, sentiment de culpabilité), **car elles peuvent compromettre la capacité de la personne à améliorer sa situation**.
- Aider la personne à reconnaitre les stratégies d'adaptation et les mécanismes de défense qui l'empêchent d'atteindre ses objectifs ; **ainsi, il lui sera plus facile de repérer les stratégies d'adaptation qui facilitent la résolution du problème**.
- L'inciter à reconnaitre ses progrès sans toutefois chercher la perfection ; en effet, **une telle quête pourrait freiner son cheminement vers les objectifs fixés**.
- L'engager dans son plan de traitement, lui expliquer les démarches en cours et répondre franchement à ses questions, **afin de créer un climat de confiance qui facilite la relation d'aide et contribue ainsi à l'atteinte des objectifs**.
- Lui dire qu'on a confiance en son potentiel de croissance ; inciter les proches et les membres de l'équipe de soins à faire de même, **afin de lui donner la conviction qu'elle atteindra ses objectifs**.
- Trouver des façons de renforcer les liens de la personne avec les autres et de lui permettre d'avoir des relations harmonieuses, **afin de renforcer ses sentiments d'appartenance à la collectivité, de plénitude et d'espoir**.

PRIORITÉ N° 3 – Favoriser le mieux-être de la personne

- Lui enseigner des techniques de relaxation, d'imagerie mentale dirigée et de méditation.
- Lui donner une rétroaction sur les mesures prises en vue d'accroitre sa capacité à résoudre les problèmes et à se fixer des objectifs atteignables, **afin de reconnaitre ses efforts et de mettre ses progrès en valeur**.
- Explorer comment les croyances de la personne donnent un sens et une valeur à sa vie quotidienne. **Cette prise de conscience permet d'accroitre le sentiment d'espoir.**
- Inciter la personne à faire un retour sur le passé. **De cette manière, elle constatera qu'elle a progressé, elle circonscrira les éléments qui doivent être améliorés et elle précisera le sens qu'elle veut donner à sa vie.**

- Déterminer les moyens grâce auxquels la personne pourra, si elle le désire, exprimer et renforcer sa spiritualité **en étant, par exemple, plus à l'écoute de soi et des autres (bénévolat, mentorat, etc.)**. Consulter le diagnostic infirmier Motivation à améliorer son bienêtre spirituel.
- Encourager la personne à se joindre à des groupes qui partagent les mêmes intérêts qu'elle, **afin qu'elle accroisse ses connaissances et noue de nouvelles amitiés**.
- La diriger vers les ressources communautaires, les groupes de soutien et les conseillers spirituels appropriés.

Information à consigner

Évaluations (initiale et subséquentes)

- Inscrire les données d'évaluation, notamment la perception qu'a la personne de sa situation, de ses relations et de son désir d'améliorer sa vie.
- Noter les attentes et le degré de motivation de la personne.

Planification

- Rédiger le plan de soins et inscrire le nom de chacun des intervenants.
- Rédiger le plan d'enseignement.

Application et vérification des résultats

- Noter les réactions de la personne aux interventions et à l'enseignement, ainsi que les mesures qui ont été prises.
- Consigner les objectifs atteints ou les progrès accomplis vers leur réalisation.
- Noter les modifications apportées au plan de soins.

Plan de congé

- Inscrire les besoins à long terme de la personne ou ses objectifs de changement, ainsi que le nom des responsables des mesures à prendre.
- Consigner les demandes de consultation.

EXEMPLES TIRÉS DE LA CRSI (NOC) ET DE LA CISI (NIC)

- RÉSULTAT : Espoir
- INTERVENTION : Augmentation du sentiment d'efficacité personnelle

ESTIME DE SOI

DIMINUTION SITUATIONNELLE DE L'ESTIME DE SOI

Taxinomie II : Perception de soi – Classe 2 : Estime de soi (00120)
[Mode fonctionnel de santé de Gordon : Perception de soi et concept de soi]
Diagnostic proposé en 1988 ; révisions effectuées en 1996 et en 2000

DÉFINITION ■ Développement d'une perception négative de sa valeur en réaction à une situation (à préciser).

Facteurs favorisants

- Changements liés au stade de développement ; [passage d'un stade de développement à un autre ; adolescence ; vieillesse]
- Perturbation d'une fonction ou de l'image corporelle
- Perte [de la santé, d'une partie du corps, de l'autonomie fonctionnelle ; détérioration de la mémoire ; déficit cognitif]
- Changement de rôle social
- Échecs ou rejet ; manque de reconnaissance ou de récompenses ; [sentiment d'avoir été abandonné par un proche]
- Comportement en contradiction avec les valeurs

Caractéristiques

- Sentiment que sa valeur personnelle est menacée par la situation
- Expression de sentiments d'impuissance et d'incompétence
- Impression d'être incapable de faire face aux évènements
- Autodépréciation se manifestant dans les propos
- Comportement indécis, manque d'affirmation de soi

Résultats escomptés (objectifs) et critères d'évaluation

- La personne connait les facteurs qui sont à l'origine de la situation.
- La personne comprend les sentiments et la dynamique qui sont à la base d'une perception de soi négative.
- La personne exprime des jugements positifs sur elle-même.
- La personne adopte des conduites propices à l'amélioration de l'estime de soi.
- La personne participe aux activités ou au programme thérapeutique visant la correction des facteurs qui déclenchent la crise.

Interventions

PRIORITÉ Nº 1 – Évaluer les facteurs favorisants

- Rechercher les facteurs qui contribuent à la perturbation de l'estime de soi (crise familiale, rupture, perte d'emploi, défigurement).
- Inciter la personne à exprimer ses sentiments, à dire ce qu'elle pense d'elle et comment elle se perçoit.
- Apprécier l'intensité de la menace que la personne perçoit en relation avec la crise. **Certains semblent avoir de la facilité à gérer les situations complexes, alors que d'autres paraissent désarçonnés devant des problèmes mineurs.**
- Évaluer le degré de maitrise que la personne a (ou a le sentiment d'avoir) sur elle-même et sur la situation. Préciser si son locus de contrôle est interne ou externe. **Ce paramètre permet de déterminer si elle pense qu'elle maitrise la situation ou si, au contraire, elle est convaincue qu'elle est à la merci du destin.**
- Noter si la personne est consciente de ses capacités et de sa responsabilité quant à la situation. **Si elle est prête à assumer ses responsabilités, son locus de contrôle est interne.**
- Considérer les croyances culturelles et religieuses qui influent sur la façon dont la personne se perçoit. **Elles peuvent avoir un effet positif ou négatif sur son estime de soi.**
- Relever les attitudes négatives de la personne et ses propos de dénigrement de soi.
- Observer son langage corporel. **Toute incohérence entre la communication verbale et non verbale doit être clarifiée.**
- Apprécier le risque de comportement autodestructeur ou suicidaire.

§ Consulter le diagnostic infirmier Risque de suicide, au besoin.

- Préciser les stratégies d'adaptation que la personne a déjà employées devant la maladie ou les évènements perturbants de la vie.
- Évaluer la dynamique familiale et le réseau de soutien de la personne.
- Noter les ressources dont la personne dispose et l'utilisation qu'elle en fait.

PRIORITÉ Nº 2 – Aider la personne à affronter la perte ou le changement et à retrouver son estime de soi

- Collaborer au traitement du problème sous-jacent, si possible. **Dans le cas d'un traumatisme crânien léger, par exemple, la restructuration cognitive et l'amélioration de la mémoire contribuent souvent à rétablir l'estime de soi de la personne.**
- Inviter la personne à exprimer ses sentiments et ses craintes. **L'aider à surmonter sa perte.**

- Pratiquer l'écoute active lorsque la personne parle de ses inquiétudes et de ses pensées négatives, sans faire de commentaires ni porter de jugements.
- Inventorier les forces et les atouts de la personne, ainsi que les aspects qui peuvent être mis en valeur. Renforcer ses traits positifs, ses capacités, son image de soi.
- Aider la personne à reconnaitre sa part de responsabilité dans la situation et à circonscrire les facteurs sur lesquels elle n'a pas d'emprise.
- L'inciter à appliquer des techniques de résolution de problèmes, à élaborer un plan d'action et à se fixer des objectifs. **Ainsi, on accroit son degré de motivation, ce qui optimise les résultats.**
- Lui exprimer de la confiance en sa capacité d'adaptation.
- Mobiliser ses réseaux de soutien.
- Lui donner la possibilité de mettre en pratique de nouvelles stratégies d'adaptation, notamment en lui offrant de plus en plus d'occasions de socialiser.
- L'inciter à employer des techniques de visualisation, d'imagerie mentale et de relaxation **pour acquérir une image positive de soi**.
- Relever les comportements montrant que la personne se déprécie ; utiliser le « je » **afin de lui donner un autre point de vue**.
- L'encourager à participer à la prise de décision concernant ses soins, dans la mesure du possible.

PRIORITÉ Nº 3 – Donner un enseignement visant le mieux-être de la personne

- Inciter la personne à établir des objectifs à long terme afin d'apporter les changements nécessaires à son mode de vie, **en soulignant l'idée qu'il s'agit d'un processus continu**.
- Appuyer les efforts qu'elle fait pour demeurer autonome dans ses activités quotidiennes et pour prendre en charge son programme thérapeutique. **Les gens qui sont surs d'eux sont davantage portés à se percevoir de façon positive et à avoir confiance en eux.**
- Conseiller à la personne de participer à des séances de thérapie ou de joindre un groupe de soutien, si besoin est.
- Associer les proches de la personne à la planification du traitement. **Ainsi, ils auront davantage tendance à lui offrir un appui adéquat.**
- Fournir à la personne de l'information qui l'aidera à apporter les changements nécessaires à sa situation. **Grâce aux livres, aux DVD et aux autres ressources appropriées, elle pourra apprendre à son rythme.**
- Lui conseiller de participer à des activités communautaires ou de groupe (séances d'affirmation de soi, bénévolat, groupes de soutien, etc.).

Information à consigner

Évaluations (initiale et subséquentes)

- Inscrire les données d'évaluation, notamment les facteurs favorisants et la façon dont la personne perçoit la situation. Préciser dans quelle mesure ses perceptions l'empêchent d'avoir le mode de vie ou les relations souhaités.
- Noter les valeurs culturelles, les croyances religieuses et le type de locus de contrôle de la personne.
- Décrire son réseau de soutien et les ressources dont elle dispose.

Planification

- Rédiger le plan de soins et inscrire le nom de chacun des intervenants.
- Rédiger le plan d'enseignement.

Application et vérification des résultats

- Noter les réactions de la personne aux interventions et à l'enseignement, les mesures qui ont été prises et les changements à apporter.
- Consigner les objectifs atteints ou les progrès accomplis vers leur réalisation.
- Relever les modifications apportées au plan de soins.

Plan de congé

- Noter les besoins à long terme de la personne et le nom des responsables des mesures à prendre.
- Inscrire les demandes de consultation.

EXEMPLES TIRÉS DE LA CRSI (NOC) ET DE LA CISI (NIC)

- RÉSULTAT : Estime de soi
- INTERVENTION : Amélioration de l'estime de soi

ESTIME DE SOI

RISQUE DE DIMINUTION SITUATIONNELLE DE L'ESTIME DE SOI

Taxinomie II : Perception de soi – Classe 2 : Estime de soi (00153)
[Mode fonctionnel de santé de Gordon : Perception de soi et concept de soi]
Diagnostic proposé en 2000

DÉFINITION ■ Risque de développement d'une perception négative de sa valeur en réaction à une situation (à préciser).

Facteurs de risque

- Changements liés au stade de développement
- Perturbation de l'image ou d'une fonction corporelle
- Perte [de la santé, d'une partie du corps ou de l'autonomie fonctionnelle; détérioration de la mémoire; déficit cognitif]
- Changement de rôle social
- Attentes irréalistes; sentiment d'impuissance acquis [transmis par l'éducation]
- Antécédents de maltraitance, de négligence ou d'abandon
- Comportement en contradiction avec ses valeurs
- Manque de reconnaissance ou de récompenses; échecs ou rejet
- Diminution de l'emprise sur son environnement
- Maladie

Remarque: Pour un diagnostic de risque, il n'y a ni signes ni symptômes (caractéristiques) puisque le problème n'existe pas encore; les interventions infirmières sont plutôt axées sur la prévention.

Résultats escomptés (objectifs) et critères d'évaluation

- La personne connait les facteurs pouvant déclencher une baisse de l'estime de soi.
- La personne se voit comme quelqu'un qui a de la valeur et de l'importance, qui fonctionne bien tant sur le plan interpersonnel que professionnel.
- La personne montre qu'elle a confiance en elle en se fixant des objectifs réalistes et en participant à des activités sociales et professionnelles.

Interventions

PRIORITÉ Nº 1 – Évaluer les facteurs de risque

- Rechercher les facteurs de risque associés à la perturbation de l'estime de soi.
- Inciter la personne à exprimer ses sentiments, à dire ce qu'elle pense d'elle et comment elle se perçoit.
- Apprécier l'intensité de la menace inhérente à la situation, telle qu'elle est perçue par la personne.
- Évaluer le degré de maitrise que la personne a (ou a le sentiment d'avoir) sur elle-même et sur la situation. Préciser si son locus de contrôle est interne ou externe. **Ce paramètre permet de déterminer si la personne pense qu'elle maitrise la situation ou si, au contraire, elle est convaincue qu'elle est à la merci du destin.**
- Noter si la personne reconnait ses capacités et sa part de responsabilité quant à la situation.

- Considérer les croyances culturelles et religieuses qui influent sur la façon dont la personne se perçoit. **Un conflit entre la situation et les croyances peut contribuer à la perturbation de l'estime de soi.**
- Relever les attitudes négatives et les propos de dénigrement de soi de la personne, **car ils peuvent la pousser à voir la situation comme désespérée**.
- Observer son langage corporel. **Toute incohérence entre la communication verbale et non verbale doit être clarifiée.**
- Être à l'écoute de la personne afin de déceler ses idées suicidaires ou ses envies d'autodestruction. Noter les comportements qui en témoignent **afin d'intervenir promptement, le cas échéant**.
- Préciser les stratégies d'adaptation que la personne a déjà utilisées devant la maladie ou les évènements perturbants de la vie.
- Évaluer la dynamique familiale et le réseau de soutien de la personne.
- Noter les ressources dont elle dispose.

§ Consulter les diagnostics infirmiers Diminution situationnelle de l'estime de soi et Diminution chronique de l'estime de soi, s'il y a lieu, pour obtenir d'autres interventions.

Information à consigner

Évaluations (initiale et subséquentes)

- Inscrire les données d'évaluation, notamment les facteurs de risque ; préciser les effets des évènements sur les interactions de la personne et sur son mode de vie.
- Noter le type et la durée de la situation (problème ponctuel ou chronique).
- Consigner les valeurs culturelles, les croyances religieuses et le type de locus de contrôle de la personne.
- Décrire son réseau de soutien et les ressources dont elle dispose.

Planification

- Rédiger le plan de soins et inscrire le nom de chacun des intervenants.
- Rédiger le plan d'enseignement.

Application et vérification des résultats

- Noter les réactions de la personne aux interventions et à l'enseignement, les mesures qui ont été prises et les changements à apporter.
- Consigner les objectifs atteints ou les progrès accomplis vers leur réalisation.
- Relever les modifications apportées au plan de soins.

Plan de congé

- Noter les besoins à long terme de la personne et le nom des responsables des mesures à prendre.
- Inscrire les demandes de consultation.

EXEMPLES TIRÉS DE LA CRSI (NOC) ET DE LA CISI (NIC)

- RÉSULTAT : Estime de soi
- INTERVENTION : Amélioration de l'estime de soi

ESTIME DE SOI

DIMINUTION CHRONIQUE DE L'ESTIME DE SOI

Taxinomie II : Perception de soi – Classe 2 : Estime de soi (00119)
[Mode fonctionnel de santé de Gordon : Perception de soi et concept de soi]
Diagnostic proposé en 1988 ; révision effectuée en 1996 et en 2008

DÉFINITION ■ Dévalorisation de longue date et entretien de sentiments négatifs vis-à-vis de soi-même ou de ses capacités.

Facteurs favorisants

- Répétition de renforcements négatifs
- Échecs répétés
- Manque d'affection, d'approbation et d'appartenance à un groupe
- Perception d'un manque d'appartenance et d'un manque de respect de la part d'autrui
- Perception d'écarts entre les normes culturelles ou spirituelles et soi-même
- Situation ou évènement traumatisant
- Inadaptation à des pertes
- Troubles psychiatriques ; [fixation à un stade de développement antérieur]
- [Vulnérabilité personnelle]

Caractéristiques

- Rejet des remarques positives et amplification des remarques négatives
- Regard fuyant ; dépendance à l'égard de l'opinion des autres
- Expression de honte ou de culpabilité
- Sentiment d'être incapable de faire face aux évènements ; besoin exagéré d'être rassuré

- Peur d'affronter de nouvelles situations ou d'essayer de nouvelles choses
- Échecs fréquents dans la vie [professionnelle et personnelle]
- Conformisme exagéré ; manque d'affirmation de soi
- Passivité ; indécision

Résultats escomptés (objectifs) et critères d'évaluation

- La personne prend conscience de son manque d'estime de soi.
- La personne comprend les facteurs qui contribuent à cette lacune.
- La personne participe au programme thérapeutique visant sa revalorisation.
- La personne adopte des conduites et des attitudes axées sur l'amélioration de l'estime de soi.
- La personne dit avoir une meilleure estime de soi par rapport à sa situation.
- La personne rehausse son estime de soi en participant à des activités familiales ou communautaires.

Interventions

PRIORITÉ Nº 1 – Évaluer les facteurs favorisants

- Rechercher les facteurs qui contribuent à la perturbation de l'estime de soi de la personne (crise familiale, défigurement, isolement social). Noter son âge et son stade de développement. **Les situations de crise actuelles peuvent exacerber les sentiments de dévalorisation entretenus de longue date.**
- Préciser le contenu du monologue intérieur dévalorisant de la personne. Noter comment elle perçoit l'opinion des autres à son sujet.
- Apprécier dans quelle mesure elle peut trouver du soutien auprès de ses proches.
- Décrire la dynamique familiale actuelle et passée. **Les attitudes et les commentaires désobligeants des membres de la famille peuvent avoir une incidence négative sur l'estime de soi.**
- Observer le langage corporel de la personne (mouvements nerveux, regard fuyant, etc.). **Toute incohérence entre la communication verbale et non verbale doit être clarifiée.**
- Apprécier la participation de la personne au programme thérapeutique (vérifier, par exemple, si elle prend correctement ses antidépresseurs, ses neuroleptiques, etc.).
- Noter dans quelle mesure elle désire se faire aider et apporter des changements.
- Évaluer l'influence des croyances culturelles et religieuses sur le concept de soi et l'estime de soi de la personne.

PRIORITÉ N° 2 – Aider la personne à rehausser son estime de soi dans la situation actuelle

- Établir une relation thérapeutique avec la personne : porter attention à ce qu'elle dit, la féliciter de ses efforts, entretenir une communication ouverte avec elle et recourir aux techniques de l'écoute active et à l'utilisation du « je ». **On crée ainsi un climat de confiance dans lequel la personne peut s'ouvrir et être honnête avec elle-même et les autres.**
- Accepter la façon dont la personne perçoit la situation. Se garder de menacer son estime de soi.
- Amener la personne à comprendre qu'elle doit améliorer ses habiletés de réflexion et d'analyse si elle veut reconstruire son estime de soi.
- Discuter avec elle de la façon dont elle se perçoit par rapport à la situation. Relever ses idées fausses et ses propos dénigrants : raisonnement autoréférentiel (la personne croit que les autres ne voient que ses faiblesses et ses limites), filtrage (elle choisit de ne voir que les choses négatives), dramatisation (elle s'attend toujours au pire). **Le fait de parler ouvertement de ces questions est propice au changement.**
- Dire à la personne qu'elle doit éviter de se comparer aux autres. L'inciter à voir ses points forts.
- Lui demander de dresser une liste de ses réussites et de ses forces actuelles et passées. **Elle pourra ainsi réaliser qu'elle peut acquérir un locus de contrôle interne et, par le fait même, de comprendre que ses succès et ses échecs sont le résultat de ses efforts.**
- Utiliser les messages au « je » plutôt que la louange, **afin d'aider la personne à cultiver l'estime de soi en s'appuyant sur ses forces**.
- Lui expliquer les effets de ses comportements et les possibilités qui s'offrent à elle et à ses proches.
- L'aider à surmonter son sentiment d'impuissance. (Consulter le diagnostic infirmier Sentiment d'impuissance.)
- Fixer des limites aux comportements agressifs ou néfastes de la personne (passage à l'acte, idées suicidaires, rumination, etc.), **qui ont un effet négatif sur l'estime de soi**. Faire preuve d'empathie à son endroit, mais éviter de lui témoigner de la pitié.
- Féliciter la personne de ses progrès. **Le renforcement positif l'amènera à adopter des stratégies d'adaptation efficaces et l'encouragera à redoubler d'effort.**
- L'inciter à progresser à son rythme. **L'adaptation à un changement de l'image de soi dépend de la signification que la personne lui attribue, du degré de perturbation de son mode de vie et de la durée de la maladie ou du problème.**

- Introduire graduellement dans la vie de la personne des expériences propices à l'amélioration du concept de soi, **afin de l'aider à faire face aux évènements, aux changements et au sentiment d'impuissance**.
- Encourager la personne à participer à des activités, à faire de l'exercice et à rencontrer des gens, **afin qu'elle se sente mieux et qu'elle retrouve son énergie**.

PRIORITÉ Nº 3 – Donner un enseignement visant le mieux-être de la personne

- Discuter avec la personne de ses perceptions négatives quant à son estime de soi.
- L'amener à participer aux prises de décision **afin d'augmenter sa confiance en ses capacités**.
- La préparer aux changements ou aux évènements prévisibles, dans la mesure du possible, **afin d'atténuer ses réactions devant l'inconnu**.
- Organiser de façon structurée les activités quotidiennes et les activités de soins.
- Souligner l'importance d'une apparence soignée et d'une bonne hygiène. Conseiller la personne au besoin (par exemple, lui proposer un cours où elle apprendra à se mettre en valeur). **Les gens se sentent mieux dans leur peau quand ils ont une apparence soignée.**
- Aider la personne à formuler des objectifs qu'elle peut réaliser à court terme. Lui faire des commentaires positifs chaque fois qu'elle montre, par ses paroles ou son comportement, que son estime de soi s'est améliorée. **On augmente ainsi ses chances de réussite, et on accroit sa motivation à poursuivre ses efforts.**
- La diriger vers un orienteur professionnel, un conseiller en placement ou des services appropriés, **afin de lui permettre d'améliorer ses habiletés professionnelles et sociales, de rehausser son estime de soi et d'acquérir un locus de contrôle interne**.
- L'encourager à participer à des cours, à des activités ou à des loisirs qu'elle aime ou dont elle voudrait faire l'expérience.
- Lui recommander de s'inscrire à des cours **où elle acquerra les habiletés nécessaires pour rehausser son estime de soi (séances d'affirmation de soi et de pensée positive, techniques de communication, etc.)**.
- L'adresser à un conseiller, à un thérapeute, à un groupe de soutien en santé mentale ou à tout autre type de groupe spécialisé, au besoin.
- L'inciter à suivre une thérapie, le cas échéant; insister sur le fait que celle-ci représente une étape bien circonscrite

de sa vie, **au cours de laquelle elle pourra renforcer ses nouvelles conduites et attitudes en vue de rehausser son estime de soi**.

Information à consigner

Évaluations (initiale et subséquentes)

- Inscrire les données d'évaluation, notamment les facteurs favorisants et les comportements d'autodépréciation de la personne.
- Noter les conséquences de la diminution de l'estime de soi sur les relations de la personne et sur son style de vie.
- Consigner ses problèmes de santé.
- Préciser son degré de motivation à l'égard des changements à apporter.

Planification

- Rédiger le plan de soins et inscrire le nom de chacun des intervenants.
- Rédiger le plan d'enseignement.

Application et vérification des résultats

- Noter les réactions de la personne aux interventions et à l'enseignement, ainsi que les mesures qui ont été prises.
- Consigner les objectifs atteints ou les progrès accomplis vers leur réalisation.
- Relever les modifications apportées au plan de soins.

Plan de congé

- Noter les besoins à long terme de la personne et le nom des responsables des mesures à prendre.
- Consigner les demandes de consultation.

EXEMPLES TIRÉS DE LA CRSI (NOC) ET DE LA CISI (NIC)

- RÉSULTAT : Estime de soi
- INTERVENTION : Amélioration de l'estime de soi

FATIGUE

FATIGUE

Taxinomie II : Activité/repos – Classe 3 : Équilibre énergétique (00093)
[Mode fonctionnel de santé de Gordon : Activité et exercice]
Diagnostic proposé en 1988 ; révision effectuée en 1998 par le groupe de recherche pour le développement et la classification des diagnostics infirmiers (NDEC)

DÉFINITION ■ Sensation accablante et prolongée d'épuisement réduisant la capacité habituelle de travail physique et mental.

Facteurs favorisants

Facteurs psychologiques

- Stress ; anxiété ; mode de vie ennuyeux ; maladie dépressive

Facteurs environnementaux

- Bruit ; sources d'éclairage ; humidité ; température

Facteurs situationnels

- Emploi ; évènements entrainant des conséquences négatives

Facteurs physiques

- Augmentation de l'effort physique ; manque de sommeil
- Grossesse ; maladies ; malnutrition ; anémie
- Mauvais état physique
- [Altération des paramètres biochimiques (ex. : médicaments, sevrage de drogues, chimiothérapie)]

Caractéristiques

- Expression verbale d'un manque d'énergie accablant et constant ; incapacité de poursuivre ses activités courantes ou de maintenir le degré d'activité physique habituel
- Impression de ne pas avoir assez d'énergie pour accomplir les activités courantes ; besoin de repos accru
- Lassitude ; incapacité de rétablir le degré d'énergie même après une période de sommeil
- Sentiment de culpabilité devant l'incapacité d'assumer ses responsabilités
- Baisse de la libido
- Augmentation de la fréquence des plaintes relatives à des problèmes d'ordre physique
- Léthargie ou apathie ; somnolence ; perte d'énergie

- Difficulté à se concentrer
- Perte d'intérêt pour l'entourage ; introversion
- Baisse de rendement ; [risque d'accident]

Résultats escomptés (objectifs) et critères d'évaluation

- La personne se sent plus énergique.
- La personne trouve des solutions à son problème.
- La personne accomplit les activités de la vie quotidienne.
- La personne participe aux activités qui lui plaisent, dans la mesure de ses capacités.
- La personne collabore au plan de traitement recommandé.

Interventions

PRIORITÉ Nº 1 – Évaluer les facteurs favorisants

- Noter la présence de problèmes de santé physique ou mentale et de conditions pouvant être associés à la fatigue (grossesse, infections, pertes sanguines, anémie, maladie du tissu conjonctif [lupus], sclérose en plaques, traumatisme, syndrome de douleur chronique [arthrite], troubles cardiopulmonaires, cancer et traitements du cancer, hépatite, sida, dépression majeure, anxiété, consommation de drogues).
- Noter l'âge, le sexe et le stade de développement de la personne. **Certaines études montrent la prévalence de la fatigue chez les adolescentes, mais cette condition peut affecter des gens de tout âge.**
- Revoir le profil pharmacologique de la personne. **Certains médicaments prescrits (particulièrement les bêtabloquants et les substances utilisés dans les traitements de chimiothérapie) ou en vente libre, de même que certains suppléments à base de plantes et certaines combinaisons de médicaments, peuvent contribuer à l'état de fatigue.**
- Recueillir des données sur les causes auxquelles la personne attribue sa fatigue.
- Mesurer les signes vitaux de la personne **afin d'évaluer son état liquidien et ses réactions cardiorespiratoires à l'activité**.
- Déterminer la présence de troubles du sommeil et leur gravité, s'il y a lieu. **La fatigue peut être une conséquence du manque de sommeil.**
- Noter les changements récents dans les habitudes de vie de la personne, notamment les conflits (accroissement des responsabilités ou des exigences, mésententes au travail) ainsi que les problèmes liés à la maturation (troubles du comportement alimentaire chez les adolescents) et aux évènements (nouveaux parents, perte du conjoint ou d'une personne importante).

- Recueillir des données sur les facteurs psychologiques et les traits de personnalité susceptibles d'influer sur la sensation de fatigue.
- Évaluer dans quelle mesure le refus d'agir provient d'un sentiment acquis d'impuissance, **ce qui contribuerait à perpétuer le cycle fatigue-trouble de fonctionnement-anxiété-fatigue**.

PRIORITÉ Nº 2 – Déterminer le degré de fatigue et son incidence sur la vie de la personne

- Noter la description que fait la personne de son état de fatigue (manque d'énergie, faiblesse persistante). Relever toute préoccupation additionnelle (irritabilité, manque de concentration, difficulté à prendre des décisions, activités de loisirs perturbées, problèmes relationnels) **afin d'évaluer les effets de la fatigue sur la vie de la personne**.
- Demander à la personne d'évaluer, sur une échelle de 1 à 10, son degré de fatigue et les effets de cet état sur sa capacité à participer à ses activités préférées.
- Discuter avec elle des changements et des limites que sa fatigue entraine dans son mode de vie.
- Noter les périodes de la journée où elle se sent le plus et le moins énergique. **Cette précision peut aider à déterminer les moments les plus propices aux diverses activités.**
- Mesurer les réactions physiologiques de la personne à l'activité (modifications de la pression artérielle ou des fréquences cardiaque et respiratoire).
- Évaluer si la personne a besoin d'assistance et d'aides techniques.
- Inventorier les services et les réseaux de soutien auxquels elle peut recourir, et noter ceux qu'elle utilise.
- Procéder aux tests appropriés, notamment l'Évaluation multidimensionnelle de la fatigue (Multidimensionnal Assessment of Fatigue [MAF]) et l'Échelle de fatigue de Piper. **Ces outils permettent de préciser les manifestations de la fatigue, son intensité, sa durée et sa signification sur le plan émotionnel.**

PRIORITÉ Nº 3 – Aider la personne à combattre la fatigue tout en respectant ses capacités

- Admettre que la fatigue dont se plaint la personne est réelle et ne pas sous-estimer ses répercussions sur la qualité de vie de celle-ci. **(Par exemple, une personne atteinte de sclérose en plaques est plus sujette à la fatigue intense après une dépense énergétique minimale et a besoin d'une période de récupération prolongée ; de même, un individu ayant souffert de la poliomyélite ressent les effets cumulatifs de la fatigue s'il ne se repose pas dès l'apparition des premiers signes de lassitude.)**
- Fixer, avec la personne, des objectifs réalistes en matière d'activités ; l'inciter à aller de l'avant **afin d'accroitre sa motivation quant aux résultats souhaités**.

- Intégrer des périodes de repos au plan de soins. Organiser l'horaire des activités en tenant compte des moments où la personne se sent le plus énergique, **ce qui aura pour effet d'accroitre sa participation**.
- Encourager la personne à jouer un rôle actif dans la planification de l'horaire de soins.
- L'inciter à faire ce qu'elle veut, en tenant compte de ses capacités (voir à ses soins personnels, se lever du fauteuil, marcher, interagir avec les membres de sa famille, participer à des jeux).
- Lui montrer des façons de réduire sa dépense d'énergie. Elle pourrait, par exemple, accomplir les activités de la vie quotidienne en position assise plutôt que debout, transporter plusieurs petites charges plutôt qu'une seule charge importante, combiner et simplifier ses activités, faire des pauses fréquentes, déléguer certaines tâches, demander ou accepter de l'aide, dire « non » ou « plus tard », rassembler le matériel nécessaire avant de commencer l'activité.
- Encourager la personne à utiliser des aides techniques, des appareils et des accessoires (déambulateur, ascenseur, sac à dos, etc.), ou encore, à tirer profit des privilèges auxquels elle a droit (places de stationnement réservées aux personnes handicapées), **afin d'augmenter son temps d'activité et de conserver son énergie pour effectuer d'autres tâches**.
- Assister, au besoin, la personne quand elle voit à ses soins personnels. Désencombrer la pièce afin de faciliter ses déplacements ; garder le lit en position basse.
- Lui fournir l'aide dont elle a besoin pour marcher.
- Éviter de l'exposer à des températures ou à des taux d'humidité extrêmes, **ce qui pourrait diminuer son degré d'énergie**.
- Lui proposer des activités de loisirs, en évitant à la fois l'excès et l'insuffisance de stimulation sur les plans cognitif et sensoriel. **Les activités divertissantes et créatives favorisent la détente, apportent un regain d'énergie et contribuent à diminuer les sentiments de tristesse, de morosité et d'inutilité qui accompagnent souvent l'état de fatigue.**
- Lui suggérer diverses méthodes pour avoir un sommeil réparateur (consulter le diagnostic infirmier Insomnie).
- L'inciter à adopter une alimentation riche en éléments nutritifs sous forme de repas faciles à préparer et à consommer. Lui recommander d'éviter la caféine, de même que les aliments et les boissons à forte teneur en sucre. **Grâce à ces mesures, elle pourra combler ses besoins énergétiques.**
- Lui enseigner au besoin des techniques de maitrise du stress (visualisation, relaxation, rétroaction biologique, etc.).
- La diriger vers un programme de réhabilitation global ou vers d'autres ressources, notamment des spécialistes en physiothérapie et en ergothérapie, qui lui fourniront un programme

quotidien d'activités et d'exercices **afin de maintenir ou d'accroitre sa force et son tonus et d'améliorer son bienêtre**.

PRIORITÉ N° 4 – Favoriser le mieux-être de la personne

- Discuter avec elle du programme thérapeutique prescrit pour le problème sous-jacent (ex.: maladie physique ou psychologique). Aider la personne et ses proches à comprendre le lien qui existe entre ce problème et la fatigue.
- Élaborer avec eux un plan d'activités et d'exercices respectant les limites de la personne. Souligner l'importance d'allouer assez de temps à chacune des activités.
- Montrer à la personne comment mesurer ses réactions à l'effort. Lui expliquer les signes et les symptômes **qui signalent la nécessité d'un changement quant au degré d'activité**.
- L'inciter à appliquer des mesures de santé globales (alimentation équilibrée, apport liquidien adéquat, suppléments de vitamines ou de fer, etc.).
- Fournir le supplément d'oxygène prescrit si la personne souffre d'anémie ou d'hypoxémie. **Parce qu'ils réduisent l'apport d'oxygène aux cellules, ces troubles contribuent à la fatigue.**
- Recommander à la personne d'établir un ordre de priorité dans ses objectifs et ses activités. Lui apprendre à déléguer et à dire « non », l'amener à accroitre sa confiance en soi.
- Lui expliquer les manifestations du syndrome de l'épuisement professionnel (*burnout*), le cas échéant, et lui montrer comment modifier sa situation de manière positive.
- Rechercher avec elle des stratégies d'adaptation appropriées **qui l'aideront à se sentir maitre de la situation et à augmenter son estime de soi**.
- Inventorier les groupes de soutien et les services communautaires auxquels la personne peut recourir.
- Orienter celle-ci vers un service de counseling ou de psychothérapie, au besoin.
- Communiquer avec des services susceptibles de répondre aux besoins quotidiens de la personne (popote roulante, service d'aide ménagère à domicile, etc.).

Information à consigner

Évaluations (initiale et subséquentes)

- Noter les manifestations de fatigue et les autres données d'évaluation.
- Relever le degré d'affaiblissement de la personne et les répercussions de sa fatigue sur son mode de vie.
- Consigner les attentes de la personne et de ses proches quant à ses limites et à sa maladie.

Planification

- Rédiger le plan de soins, noter les interventions spécifiques et inscrire le nom de chacun des intervenants.
- Rédiger le plan d'enseignement.

Application et vérification des résultats

- Noter les réactions de la personne aux interventions et à l'enseignement, ainsi que les mesures qui ont été prises.
- Consigner les objectifs atteints ou les progrès accomplis vers leur réalisation.
- Inscrire les modifications apportées au plan de soins.

Plan de congé

- Noter les besoins de la personne, le plan de soins, les mesures à prendre et le nom des responsables de ces mesures.

EXEMPLES TIRÉS DE LA CRSI (NOC) ET DE LA CISI (NIC)

- RÉSULTAT : Endurance
- INTERVENTION : Limitation de la dépense énergétique

FAUSSE ROUTE

RISQUE DE FAUSSE ROUTE (d'aspiration)

Taxinomie II : Sécurité/protection – Classe 2 : Lésions (00039)
[Mode fonctionnel de santé de Gordon : Nutrition et métabolisme]
Diagnostic proposé en 1988

DÉFINITION ■ Risque d'inhaler des sécrétions gastriques ou oropharyngées, des solides ou des liquides dans la trachée et les bronches [à cause d'une dysfonction ou de l'absence des mécanismes de protection normaux].

Facteurs de risque

- Diminution du degré de conscience [sédation ou anesthésie]
- Inhibition de la toux et du réflexe pharyngé
- Problèmes de déglutition
- Intervention chirurgicale ou traumatisme au visage, à la bouche ou au cou ; mâchoires immobilisées par des fils métalliques ; [malformations congénitales]
- Situation où il est contrindiqué de surélever le haut du corps (faiblesse, paralysie)
- Fermeture incomplète du sphincter inférieur de l'œsophage [hernie hiatale ou autre maladie de l'œsophage touchant les valvules de l'estomac]

- Retard de la vidange gastrique ; diminution du transit gastro-intestinal ; accroissement de la pression intragastrique ; augmentation du contenu résiduel de l'estomac
- Trachéostomie ou intubation endotrachéale [ballonnet de la sonde trop gonflé ou mal gonflé]
- Intubation gastro-intestinale ; gavage ou administration rapide de médicaments

Remarque : Pour un diagnostic de risque, il n'y a ni signes ni symptômes (caractéristiques) puisque le problème n'existe pas encore ; les interventions infirmières sont plutôt axées sur la prévention.

Résultats escomptés (objectifs) et critères d'évaluation

- La personne ne présente aucun signe de fausse route : respiration silencieuse, bruits respiratoires normaux et sécrétions claires et inodores.
- La personne connait les facteurs de risque.
- La personne maitrise les techniques visant la prévention ou le traitement de la fausse route.

Interventions

PRIORITÉ Nº 1 – Évaluer les facteurs de risque

- Reconnaitre les conditions ou les situations où la personne présente un risque d'aspiration compte tenu des facteurs de risque mentionnés, **pour déterminer le moment où l'observation ou les interventions seront nécessaires**.
- Noter le degré de conscience de la personne, sa perception du milieu environnant et sa fonction cognitive, **car les défaillances dans ces domaines augmentent le risque de fausse route**.
- Indiquer la présence de troubles neuromusculaires en tenant compte, le cas échéant, des groupes de muscles touchés ainsi que du degré et de la nature de l'atteinte (aigüe ou chronique ; accident vasculaire cérébral, maladie de Parkinson, syndrome de Guillain et Barré, sclérose latérale amyotrophique, etc.).
- Évaluer la capacité de la personne à avaler, les réflexes pharyngé et tussigène, ainsi que la quantité et la consistance de ses sécrétions pulmonaires. **Ces données permettent de déterminer l'efficacité des mécanismes de protection.**
- Vérifier s'il y a œdème au cou ou au visage **après une intervention chirurgicale, ou si la trachée ou les bronches sont atteintes** (ex. : brulures à la partie supérieure du torse ou brulure chimique). **La personne est alors particulièrement sujette à une obstruction des voies respiratoires et à une incapacité d'éliminer ses sécrétions.**

- Rédiger des notes d'observation précises sur l'alimentation entérale, **étant donné les risques de régurgitation et de déplacement accidentel de la sonde**.
- Recueillir des données sur les habitudes de vie de la personne, par exemple sa consommation d'alcool, de tabac et d'autres drogues altérant le degré de conscience. **Ces substances peuvent influer sur les muscles servant au réflexe pharyngé et à la déglutition.**
- Passer en revue les épreuves diagnostiques (ex. : radioscopie télévisée ou fibroscopie) **qui peuvent être effectuées pour évaluer le type ou le degré d'altération**.

PRIORITÉ N° 2 – Aider la personne à corriger les facteurs qui peuvent entrainer la fausse route

- S'assurer du bienfondé de l'emploi du masque à oxygène chez les gens qui risquent de vomir. Ne pas l'utiliser avec les personnes comateuses.
- Laisser des ciseaux ou une pince coupante en permanence au chevet de la personne si ses mâchoires sont immobilisées par des fils métalliques ou si elle porte des bandages à la mâchoire, **afin d'être en mesure de couper les fils ou relâcher la tension des bandes en cas d'urgence.**
- Placer un appareil d'aspiration en bon état au chevet de la personne.
- Aspirer au besoin les sécrétions de la cavité buccale, du nez, de la sonde endotrachéale ou de la canule trachéale. Éviter de déclencher une réaction nauséeuse en procédant à l'aspiration ou aux soins buccodentaires, **afin de réduire le risque de fausse route**.
- Éviter de placer la personne en position couchée lorsqu'on utilise une ventilation mécanique (surtout si elle reçoit également une alimentation entérale). **Ces facteurs accroissent le risque de pneumonie d'aspiration.**
- Ausculter les bruits respiratoires, surtout si la personne tousse fréquemment ou ne tousse pas du tout. Le faire également si la personne est reliée à un ventilateur mécanique et qu'elle reçoit une alimentation entérale. **Il s'agit de déceler la présence de sécrétions ou d'une fausse route silencieuse.**
- Surélever la tête du lit le plus possible ou utiliser une chaise droite lorsque la personne mange et boit, ainsi qu'au cours des gavages.
- Accorder une période de repos à la personne avant l'heure de l'alimentation. **Si elle est reposée, elle aura peut-être moins de mal à déglutir.**
- Inciter la personne à manger lentement, par petites bouchées, et à mâcher longuement.
- Adapter la manière de mettre les aliments dans la bouche de la personne au type de déficit dont elle souffre (ex. : en présence

d'une faiblesse faciale du côté gauche, placer la nourriture du côté droit de la bouche).

- Donner à la personne des aliments mous qui collent ensemble (plats en sauce, poudings, ragouts), **afin de faciliter la déglutition**.
- Évaluer la viscosité que la personne tolère le mieux. S'il y a lieu, ajouter des agents épaississants aux liquides. **Certaines personnes avalent plus facilement des liquides épais que des liquides clairs.**
- Donner à la personne des liquides chauds ou froids, mais non tièdes. **La déglutition dépend en partie de l'activation des thermorécepteurs de la bouche.**
- S'abstenir de faire descendre les aliments solides avec des liquides.
- S'assurer que la sonde d'alimentation est bien placée (lorsqu'elle est utilisée).
- Demander à la personne si elle éprouve une sensation de plénitude ou, au besoin, mesurer le contenu résiduel de son estomac immédiatement avant l'alimentation entérale et plusieurs heures après, selon les protocoles établis, **pour réduire le risque de fausse route**.
- Déterminer la meilleure position de repos pour le nourrisson ou l'enfant (par exemple, en surélevant la tête du lit à 30 degrés et en le plaçant sur le côté droit après les repas). **La position verticale favorise le dégagement des voies respiratoires, et le fait d'être tourné sur le côté droit diminue le risque d'écoulement dans la trachée.**
- Administrer les médicaments oraux sous forme d'élixir ou écraser les comprimés, au besoin.
- Réduire si possible l'utilisation de sédatifs et d'hypnotiques. **Ces agents peuvent altérer la toux et la déglutition.**
- Adresser la personne à un médecin, en vue d'établir un traitement approprié ou de planifier une intervention chirurgicale, ou à un orthophoniste, en vue d'élaborer un programme d'exercices de renforcement de la musculature et d'appliquer des méthodes visant à améliorer la déglutition et à prévenir les risques de fausse route.

PRIORITÉ Nº 3 – Donner un enseignement visant le mieux-être de la personne

- Passer en revue les facteurs de risque ou d'aggravation avec la personne et ses proches.
- Informer la personne des signes de la fausse route et de ses effets sur les poumons. **Remarque : Des changements dans la qualité de la voix après la déglutition ainsi qu'une forte toux ou une cyanose associées à la consommation d'aliments ou de liquides, sont révélateurs de l'apparition de symptômes**

respiratoires reliés à une fausse route et nécessitent une intervention immédiate.

- Renseigner la personne sur les mesures de sécurité à prendre au cours de l'alimentation par voie buccale ou par sonde. (Consulter le diagnostic infirmier Trouble de la déglutition.)
- Montrer à la personne ou à un membre de sa famille la technique d'aspiration des sécrétions (surtout si la personne a des sécrétions buccales constantes ou abondantes), **afin d'assurer sa sécurité et d'accroitre son autonomie**.
- Demander à la personne d'éviter les facteurs susceptibles d'augmenter la pression intraabdominale (vêtements serrés, efforts, exercices fatigants, etc.), **car ils peuvent ralentir la digestion et augmenter le risque de régurgitation**.

Information à consigner

Évaluations (initiale et subséquentes)

- Inscrire les données d'évaluation susceptibles de constituer des facteurs de risque de fausse route.
- Noter la position de la sonde gastrique et les données physiques observées.

Planification

- Consigner les interventions visant à prévenir l'aspiration ou à réduire les facteurs de risque; inscrire le nom de chacun des intervenants.

Application et vérification des résultats

- Inscrire les réactions de la personne aux interventions et à l'enseignement, ainsi que les mesures qui ont été prises.
- Noter les aliments et les liquides que la personne avale facilement et ceux qu'elle ingère avec difficulté.
- Consigner la quantité et la fréquence des ingestas.
- Consigner les objectifs atteints ou les progrès accomplis vers leur réalisation.
- Noter les modifications apportées au plan de soins.

Plan de congé

- Inscrire les besoins à long terme de la personne et le nom des responsables des mesures à prendre.

EXEMPLES TIRÉS DE LA CRSI (NOC) ET DE LA CISI (NIC)

- RÉSULTAT : Prévention de la fausse route
- INTERVENTION : Précautions contre la fausse route

FONCTION HÉPATIQUE

RISQUE D'ALTÉRATION DE LA FONCTION HÉPATIQUE

Taxinomie II : Nutrition – Classe 4 : Métabolisme (00178)
[Mode fonctionnel de santé de Gordon : Nutrition et métabolisme]
Diagnostic proposé en 2006 ; révision effectuée en 2008

DÉFINITION ■ Risque de dysfonctionnement du foie qui peut compromettre la santé.

Facteurs de risque

- Infections virales (hépatites A, B et C, virus d'Epstein-Barr)
- Co-infection par le VIH
- Médication hépatotoxique (acétaminophène, statines, etc.)
- Toxicomanie (alcool, cocaïne, etc.)

Remarque : Pour un diagnostic de risque, il n'y a ni signes ni symptômes (caractéristiques) puisque le problème n'existe pas encore ; les interventions infirmières sont plutôt axées sur la prévention.

Résultats escomptés (objectifs) et critères d'évaluation

- La personne dit comprendre les facteurs de risque individuels qui pourraient entrainer des lésions ou une insuffisance hépatiques.
- La personne modifie son comportement et son mode de vie afin de réduire les facteurs de risque de l'altération hépatique.
- Les résultats des examens de la fonction hépatique sont normaux, et la personne ne présente pas de signes d'insuffisance hépatique (ictère, hypertrophie du foie, altération de l'état mental).

Interventions

■ PRIORITÉ Nº 1 – Inventorier les facteurs de risque

- Déterminer la présence de facteurs de risque d'une altération de la fonction hépatique. Noter si le problème est aigu (hépatite virale, surdosage d'acétaminophène) ou chronique (cirrhose d'origine alcoolique, par exemple) ; **ces éléments influeront sur le choix des interventions**.
- Vérifier si la personne exerce une profession où elle est exposée à un risque élevé d'hépatites B et C (ex. : travailleurs du réseau

de la santé). **Les virus responsables de ces affections peuvent être transmis par le sang et les liquides corporels d'un individu infecté.**
- Voir si la personne a été exposée à de l'eau ou à des aliments contaminés. **Par exemple, les gens qui séjournent dans une région où l'hépatite A est endémique sont plus vulnérables à la transmission des virus A et E.**

PRIORITÉ N° 2 – Aider la personne à prévenir ou à diminuer les facteurs de risque

- L'informer des mesures de prévention de l'hépatite B ou C **afin de réduire l'incidence de la maladie et d'ainsi prévenir les atteintes hépatiques**.
- Vérifier les résultats des examens de laboratoire se rapportant à la fonction hépatique : bilirubinémie, taux des phosphatases alcalines, des aminotransférases ASAT (aspartate aminotransférase) et ALAT (alanine aminotransférase), de la GGT (gammaglutamyl transférase), temps de prothrombine ; vérifier aussi les résultats des épreuves diagnostiques (ex. : l'échographie). **Ces données renseignent sur la présence d'une atteinte hépatique et sur la nécessité d'un traitement médical (un taux élevé d'ASAT et d'ALAT indique une atteinte hépatique ; un taux élevé de GGT indique une intoxication alcoolique ; etc.).**
- Collaborer au traitement médical des problèmes sous-jacents **dans le but d'éviter une atteinte hépatique ou d'en limiter l'étendue**.
- Au besoin, insister sur l'importance d'éviter l'alcool ou d'en consommer de manière raisonnable, **afin de réduire l'incidence de la cirrhose ou d'éviter son aggravation**.
- Encourager la personne atteinte d'un dysfonctionnement hépatique à éviter la nourriture à forte teneur en lipides. **La consommation d'aliments riches en gras a des conséquences néfastes sur le foie et est un facteur d'aggravation de l'atteinte hépatique.**
- Consulter un nutritionniste, si nécessaire, pour que la personne puisse ajuster son régime alimentaire à son état, notamment en ce qui concerne la consommation de protéines et de vitamines.
- Discuter avec la personne des précautions à respecter concernant la prise de médicaments (acétaminophène, AINS, hypocholestérolémiants comme les statines, certains médicaments contre les troubles cardiovasculaires [amiodarone, hydralazine, etc.], antidépresseurs [tels tricycliques]) et de ses inquiétudes à cet égard. **Utilisés seuls ou en association, ou s'il y a surdosage, ces substances peuvent être hépatotoxiques.**
- Repérer les signes et les symptômes qui doivent être rapportés promptement à un professionnel de la santé (augmentation

de la circonférence abdominale ou de l'œdème périphérique, perte ou gain de poids rapide, dyspnée, fièvre, sang dans les selles ou l'urine, saignements importants de toutes sortes, ictère, etc.). **Ils peuvent être l'indice d'un dysfonctionnement hépatique grave ou d'une insuffisance hépatique.**
- Diriger la personne vers un spécialiste ou un centre de traitement des maladies du foie, **afin d'assurer un suivi si elle présente une maladie chronique du foie, une hépatite, une co-infection (ex.: par le VIH) ou une atteinte hépatique causée par la médication**.

PRIORITÉ Nº 3 – Donner un enseignement visant le mieux-être de la personne

- Encourager la personne qui prend de l'acétaminophène régulièrement pour maitriser la douleur à bien lire les étiquettes, à choisir la concentration appropriée à son état, à ne pas dépasser la dose maximale recommandée par période de 24 heures, à éviter la prise involontaire de doses excessives résultant de l'emploi conjoint de plusieurs agents contenant cette substance (médicaments contre la toux ou le rhume, analgésiques, produits antiarthritiques, antipyrétiques, produits destinés au soulagement des douleurs menstruelles et des spasmes musculaires) et à restreindre sa consommation d'alcool. **Ainsi, elle évitera ou limitera les risques de lésions hépatiques.**
- Insister sur l'importance de se laver les mains, de boire de l'eau embouteillée et d'éviter les aliments comme les mollusques, les crustacés et les salades à l'occasion de séjours **dans des régions où l'hépatite A est endémique ou dans des endroits où il existe un risque de transmission par la nourriture ou par l'eau**.
- Renseigner la personne sur les mesures à prendre **pour prévenir la transmission des virus des hépatites B et C**: éviter de partager des articles qui peuvent être contaminés par du sang (brosse à dents, rasoir, coupe-ongles), avoir des relations sexuelles protégées, éviter les tatouages et les perçages (ou vérifier les mesures d'hygiène). Expliquer aux toxicomanes qu'ils ne doivent pas partager leurs aiguilles ou leurs seringues.
- Discuter de la vaccination ou la recommander: **vaccination universelle** chez les enfants, **prophylaxie préexposition** à l'intention des groupes à risque élevé (travailleurs de la santé et des services d'urgence, voyageurs internationaux, utilisateurs de drogues illicites, hommes ayant des relations sexuelles avec d'autres hommes, personnes souffrant de troubles de la coagulation ou de maladies hépatiques chroniques, individus vivant avec des personnes infectées). **Ces mesures réduisent le risque de transmission du virus de l'hépatite A, B ou C, et, par conséquent, l'incidence de lésions hépatiques.**

- Recommander l'administration d'immunoglobulines (ex.: HBIg) et la vaccination (s'il y a lieu) comme mesures de **prophylaxie postexposition à l'intention des personnes exposées au virus de l'hépatite B** (nourrissons dont la mère est infectée, personnes exposées à la suite d'une piqure d'aiguille contaminée ou d'une morsure profonde, victimes d'agression sexuelle, individus ayant eu des contacts sexuels avec des partenaires infectés). **La prophylaxie doit être amorcée selon le protocole établi, afin d'éviter l'infection ou d'en limiter la gravité.**
- Diriger la personne vers son médecin de famille ou vers des cliniques spécialisées pour lui permettre de recevoir les vaccins contre l'hépatite B (ex.: Recombivax HB, EngerixB). Il existe aussi des vaccins combinés contre l'hépatite A et l'hépatite B (ex.: Twinrix).
- Mettre l'accent sur la nécessité d'un suivi de soins (dans le cas d'une personne atteinte d'une maladie hépatique chronique) et sur l'importance du respect du programme thérapeutique.
- Orienter au besoin la personne vers les ressources communautaires ou les programmes d'aide destinés aux alcooliques ou aux toxicomanes.

Information à consigner

Évaluations (initiale et subséquentes)

- Inscrire les données d'évaluation, incluant les facteurs de risque individuels.
- Noter les résultats des examens de laboratoire et des épreuves diagnostiques.

Planification

- Rédiger le plan de soins et inscrire le nom des différents intervenants.
- Rédiger le plan d'enseignement.

Application et vérification des résultats

- Noter les réactions de la personne aux interventions et à l'enseignement, ainsi que les mesures qui ont été prises.
- Consigner les objectifs atteints et les progrès accomplis vers leur réalisation.
- Noter les modifications apportées au plan de soins.

Plan de congé

- Noter les besoins à long terme de la personne et le nom des responsables des mesures à prendre.
- Inscrire les demandes de consultation.

EXEMPLES TIRÉS DE LA CRSI (NOC) ET DE LA CISI (NIC)

RÉSULTAT: Prise en charge du traitement (maladie)
INTERVENTION: Traitement de la toxicomanie

GLYCÉMIE

RISQUE DE DÉSÉQUILIBRE DE LA GLYCÉMIE

Taxonomie II: Nutrition – Classe 4: Métabolisme (00179)
[Mode fonctionnel de santé de Gordon: Nutrition et métabolisme]
Diagnostic proposé en 2006

DÉFINITION ■ Risque de variation de la concentration du glucose sanguin par rapport à la limite normale.

Facteurs de risque

- Absence de prise en charge du diabète
- Connaissances insuffisantes sur la prise en charge du diabète
- Non-acceptation du diagnostic; non-observance du plan de traitement du diabète
- Surveillance inadéquate de la glycémie; modalités inappropriées de la thérapie médicamenteuse
- Apport alimentaire; gain ou perte de poids; poussées de croissance; grossesse
- État de santé; degré d'activité; état mental; stress
- Stade de développement

Remarque: Pour un diagnostic de risque, il n'y a ni signes ni symptômes (caractéristiques) puisque le problème n'existe pas encore; les interventions infirmières sont plutôt axées sur la prévention.

Résultats escomptés (objectifs) et critères d'évaluation

- La personne connait les facteurs favorisant le déséquilibre de la glycémie.
- La personne a une bonne idée de ses besoins corporels et énergétiques.
- La personne connait les comportements permettant de prévenir ou de réduire les risques de déséquilibre de la glycémie.
- La glycémie de la personne se situe dans des limites acceptables.

Interventions

■ PRIORITÉ Nº 1 – Évaluer les facteurs de risque

- Déterminer les facteurs susceptibles d'entrainer un déséquilibre de la glycémie chez la personne: **difficulté à maitriser la glycémie**; **troubles de l'alimentation (obésité morbide)**; **manque**

d'exercice physique; **difficulté à s'adapter aux besoins en glucose au cours des poussées de croissance (adolescence) ou durant la grossesse**.
- S'assurer que la personne connait et comprend son état et l'importance des traitements.
- Vérifier la perception de la personne et ses attentes relativement au traitement envisagé.
- Déterminer les facteurs culturels et religieux qui ont un effet sur l'alimentation de la personne, sur la prise en charge de sa santé et sur les objectifs visés.
- Déterminer la capacité de la personne à affronter la situation. Son âge, son degré de maturité, son état de santé et son stade de développement sont des éléments importants à considérer sur ce plan.
- Évaluer dans quelle mesure les proches de la personne la soutiennent. Celle-ci peut avoir besoin d'aide pour s'adapter à un nouveau mode de vie (préparation et heure des repas, séances d'exercices, administration de médicaments).
- Vérifier l'accessibilité des ressources et l'usage que la personne en fait.

PRIORITÉ Nº 2 – Aider la personne à élaborer des stratégies visant à prévenir le déséquilibre de la glycémie

- Évaluer les connaissances de la personne sur le fonctionnement du lecteur de glycémie. **Tous les appareils offerts sur le marché donnent une mesure juste de la glycémie s'ils sont utilisés correctement, bien entretenus et bien calibrés.**
- Donner à la personne toute l'information requise sur son régime alimentaire, les agents antidiabétiques et la dépense énergétique.
- L'encourager à respecter le suivi se rapportant aux examens de laboratoire et lui en expliquer le but. **Le dosage sanguin de la glycémie renseigne sur le taux de glucose à jeun, et le dosage sanguin de l'hémoglobine glyquée renseigne sur l'évolution de la glycémie au cours des deux ou trois mois précédant l'analyse, ce qui permet de vérifier l'efficacité du traitement.**
- Discuter avec la personne de la surveillance de sa glycémie à la maison en fonction de sa situation (ex.: six fois par jour habituellement, plus souvent dans les périodes de stress intense), **afin de dépister et de réguler les variations de la glycémie**.
- Revoir avec elle les contextes susceptibles d'entrainer un déséquilibre glycémique, que ce soit au quotidien, occasionnellement ou en situation de crise.
- Passer en revue l'alimentation de la personne, particulièrement en ce qui concerne l'ingestion de glucides. **L'équilibre**

glycémique est déterminé par la quantité de glucides consommés (en grammes par jour).

- Inciter la personne à lire les étiquettes des produits commerciaux et à acheter des aliments à faible indice glycémique, à haute teneur en fibres et à faible teneur en gras. **Les fibres alimentaires contribuent à normaliser la glycémie, et les aliments faibles en gras préviennent les complications cardiovasculaires du diabète.**
- Renseigner la personne sur l'action des antidiabétiques oraux et leurs effets secondaires. **Une meilleure compréhension du traitement médicamenteux permet d'éviter les réactions hypoglycémiques ou d'en réduire le risque.**

Pour les personnes qui prennent de l'insuline

- Souligner l'importance de vérifier la date de péremption de la substance ainsi que la turbidité du liquide si ce dernier est normalement clair, de remiser le produit de façon appropriée et de procéder correctement au mélange d'insulines s'il y a lieu. **Ces facteurs ont un effet direct sur l'absorption du médicament.**
- Expliquer à la personne les types d'insuline utilisés (à action très rapide, rapide, intermédiaire ou prolongée, substances mélangées au préalable) et les voies d'administration choisies (injections sous-cutanées, pompes).
- Insister sur l'importance de connaitre le pic d'action de l'insuline, **car il donne un indice du moment où une réaction hypoglycémique peut survenir**.
- Conseiller à la personne de vérifier périodiquement les points d'injection. **La qualité de l'absorption de l'insuline est moindre en présence de lipodystrophie.**
- S'assurer qu'elle reçoit toutes ses doses. Lui offrir des aide-mémoires ou une supervision appropriée lorsque c'est nécessaire.

PRIORITÉ Nº 3 – Favoriser le mieux-être de la personne

- Passer en revue les facteurs de risque spécifiques et aider la personne à prévenir les complications liées à l'hyperglycémie chronique et à l'hypoglycémie aigüe. **Remarque: L'hyperglycémie est le plus souvent causée par une modification des besoins alimentaires, l'inactivité ou l'utilisation inadéquate des médicaments antidiabétiques. L'hypoglycémie est la complication la plus commune associée au traitement du diabète, au stress et à l'exercice.**
- Insister sur les conséquences des actions et des choix qu'on fait, tant à court terme qu'à long terme.
- Amener la personne à élaborer un plan de maitrise de la glycémie en fonction de son mode de vie, de son âge, de son stade de développement et de sa capacité physique et psychologique à gérer son état.

- Consulter une diététicienne pour connaitre les besoins alimentaires de la personne en fonction de sa situation.
- Encourager la personne à adopter un système d'autosurveillance afin d'assurer une prise en charge efficace de son problème de santé.
- La diriger vers les ressources communautaires, les organismes et les groupes de soutien appropriés, **afin qu'elle puisse modifier son mode de vie, faire des apprentissages ou obtenir de l'aide financière, s'il y a lieu**.

Information à consigner

Évaluations (initiale et subséquentes)

- Inscrire les données concernant la situation, les facteurs de risque, l'apport calorique, les habitudes alimentaires, le mode de vie et les médicaments prescrits.
- Noter les connaissances de la personne sur le risque de complication.
- Consigner les résultats des examens de laboratoire et des glycémies capillaires.

Planification

- Rédiger le plan de soins et inscrire le nom de chacun des intervenants.
- Rédiger le plan d'enseignement.

Application et vérification des résultats

- Noter les réactions de la personne au traitement et à l'enseignement, ainsi que les mesures qui ont été prises.
- Noter les changements qui ont été apportés.
- Consigner les objectifs atteints ou les progrès accomplis vers leur réalisation.
- Noter les modifications apportées au plan de soins.

Plan de congé

- Inscrire les besoins à long terme de la personne, les méthodes de surveillance et de gestion de son état et le nom des responsables des mesures à prendre.
- Noter les services qui peuvent fournir du matériel et de l'équipement à la personne à domicile.
- Consigner les demandes de consultation.

EXEMPLES TIRÉS DE LA CRSI (NOC) ET DE LA CISI (NIC)

- RÉSULTAT : Degré de glycémie
- INTERVENTION : Gestion de l'hyperglycémie

HÉMORRAGIE

RISQUE D'HÉMORRAGIE

Taxinomie II: Activité/repos – Classe 4: Réponses cardiovasculaires/respiratoires (00206)
[Mode fonctionnel de santé de Gordon: Perception et prise en charge de la santé]
Diagnostic proposé en 2008

DÉFINITION ■ Risque de diminution du volume sanguin pouvant mettre la santé en péril.

Facteurs de risque

- Anévrisme, traumatisme, antécédents de chute
- Troubles gastro-intestinaux (ulcère gastrique, polypes, varices, etc.)
- Complications de la grossesse (placenta prævia, grossesse molaire, décollement placentaire, etc.)
- Complications du postpartum (atonie utérine, rétention placentaire, etc.)
- Coagulopathies congénitales (thrombocytopénie, [télangiectasie hémorragique héréditaire])
- Effets secondaires de traitements (chirurgies, médicaments, administration de produits sanguins pauvres en plaquettes, chimiothérapie, etc.)
- Circoncision
- Coagulation intravasculaire disséminée
- Insuffisance de connaissances

Remarque: Pour un diagnostic de risque, il n'y a ni signes ni symptômes (caractéristiques) puisque le problème n'existe pas encore; les interventions infirmières sont plutôt axées sur la prévention.

Résultats escomptés (objectifs) et critères d'évaluation

- La personne n'a plus de signes d'hémorragie active (hémoptysie, hématurie, hématémèse) ni de pertes sanguines excessives: signes vitaux stables, bonne coloration de la peau et des muqueuses, état de conscience et débit urinaire habituels.
- Les examens de laboratoire (temps de coagulation, facteurs de coagulation) donnent des résultats dans les limites de la normale.

- La personne reconnait les risques associés à son état; elle adopte les comportements appropriés ou fait les changements de mode de vie nécessaires à la prévention des épisodes hémorragiques ou à la réduction de leur fréquence.

Interventions

PRIORITÉ Nº 1 – Évaluer les facteurs de risque

- Mesurer le risque de la personne selon la liste des facteurs mentionnés ci-dessus, en notant, d'une part, les diagnostics médicaux et, d'autre part, les processus morbides pouvant entrainer l'hémorragie.
- Noter le type de lésion dont la personne souffre lorsqu'elle présente un traumatisme. **Il peut être difficile d'établir l'évolution et l'importance d'une blessure (ex.: une peau intacte peut dissimuler une lésion grave accompagnée d'une hémorragie interne).**
- Voir s'il y a présence de facteurs héréditaires et obtenir les antécédents médicaux détaillés si on soupçonne un trouble familial, comme la télangiectasie hémorragique héréditaire, l'hémophilie, la thrombocytopénie, etc. **L'hémorragie héréditaire ou les troubles de la coagulation prédisposent la personne à des complications; ils nécessitent des examens spéciaux ou une recommandation à un hématologue.**
- Noter le sexe de la personne. **Bien que les troubles hémorragiques soient courants chez les deux sexes, les femmes sont plus touchées que les hommes en raison du risque accru de pertes sanguines associé au cycle menstruel et à l'accouchement.**
- Reconnaitre les facteurs associés à la grossesse, comme la surdistension de l'utérus, les lacérations du vagin ou la rétention placentaire.
- Passer en revue le traitement médicamenteux de la personne. **L'emploi d'antiinflammatoires non stéroïdiens (AINS), d'anticoagulants, de corticostéroïdes et de certaines herbes médicinales (*Ginkgo biloba*) peut la prédisposer aux hémorragies.**

PRIORITÉ Nº 2 – Évaluer les paramètres permettant de détecter les signes d'hémorragie

- Surveiller le périnée et la hauteur utérine de la personne en postpartum, ainsi que les plaies, les pansements ou les sondes si elle a subi un traumatisme, une chirurgie ou d'autres interventions effractives.
- Marquer les limites des épanchements dans les tissus mous de structures fermées, comme la jambe ou l'abdomen, **afin de documenter les ecchymoses ou les hématomes en expansion**.

- Mesurer les signes vitaux, notamment la pression artérielle, le pouls et la respiration. S'il y a lieu, prendre la pression artérielle en positions couchée, assise et verticale (debout), pour déterminer l'hypotension orthostatique ; procéder au monitorage endovasculaire des paramètres hémodynamiques, le cas échéant, **afin de déterminer s'il y a déperdition hydrique intravasculaire**.
- Procéder au dépistage de sang occulte dans les sécrétions et les excrétions (Hématest, etc.).
- Noter les plaintes de la personne au sujet de douleurs dans des zones précises, qu'il s'agisse de douleurs accrues, diffuses ou localisées. **Les douleurs peuvent être le signe d'un saignement dans les tissus, les organes ou les cavités corporelles.**
- Évaluer la couleur et l'humidité de la peau de la personne, son débit urinaire, son degré de conscience et son état mental. **Des changements dans ces paramètres peuvent être révélateurs de pertes sanguines qui perturbent la circulation systémique ou la fonction spécifique d'un organe, comme les reins ou le cerveau.**
- Passer en revue les résultats des examens de laboratoire (numération globulaire, numération et fonction plaquettaires, facteur I, facteur II, temps de prothrombine et de céphaline, fibrinogène, etc.).
- Aider la personne à se préparer aux épreuves diagnostiques (radiographies, tomodensitométrie ou imagerie par résonance magnétique (IRM), échographies) **qui permettront de déceler la présence de lésions ou de troubles pouvant causer une hémorragie interne**.

PRIORITÉ Nº 3 – Empêcher l'hémorragie ou corriger les causes de pertes sanguines excessives

- Appliquer une pression directe au siège de l'hémorragie ainsi que des compresses froides sur le site d'un saignement sous-cutané. S'il y a lieu, insérer un tampon nasal ou effectuer un massage du fond utérin.
- Limiter l'activité de la personne ; l'inciter à se coucher ou à s'assoir jusqu'à ce que le saignement cesse.
- Assurer la perméabilité de l'accès vasculaire, **afin de pouvoir, selon les indications, administrer les solutions intraveineuses et les produits sanguins pour remplacer les pertes**.
- Participer au traitement des troubles sous-jacents qui causent les pertes sanguines ou qui y contribuent (traitement médical d'infections systémiques, recours à la sonde de tamponnement en cas de rupture de varices œsophagiennes, utilisation d'inhibiteurs de la pompe à protons ou d'antibiotiques pour le traitement d'un ulcère gastrique, traitement chirurgical dans le

cas d'un traumatisme abdominal interne ou d'une rétention placentaire).

- Porter une attention particulière aux personnes ayant des risques élevés d'hémorragie, comme celles qui souffrent de dépression médullaire ou d'urémie et celles qui suivent des séances de chimiothérapie, **afin de prévenir l'hémorragie consécutive à une lésion tissulaire**.
  - Surveiller attentivement tout signe d'hémorragie.
  - Observer les suintements sanguins provenant de cathéters, de plaies ou d'orifices corporels.
  - Appliquer plus longtemps une pression ou des pansements compressifs lorsque c'est indiqué **(ex.: sur le site d'une ponction artérielle)**.
  - Procéder au dépistage de sang occulte dans les sécrétions et les excrétions (Hématest, etc.).
  - Protéger la personne des traumatismes comme les chutes, les coups accidentels ou intentionnels, les lacérations.
  - Utiliser une brosse à dents à poils souples ou des tampons buccaux (Toothette) **afin de réduire le risque de lésions à la muqueuse buccale**.
- Collaborer à l'évaluation des besoins quant au remplacement des pertes sanguines. Se préparer à faire des transfusions de sang ou de dérivés et à participer à des interventions urgentes.
- Se préparer à administrer des agents homéostatiques favorisant la coagulation du sang et l'arrêt de l'hémorragie ou des médicaments empêchant les saignements, comme les inhibiteurs de la pompe à protons, afin de réduire le risque d'hémorragie gastro-intestinale et le recours à la transfusion.
- Fournir de l'information à la personne et aux membres de sa famille sur des problèmes héréditaires qui prédisposent aux complications hémorragiques.
- Les renseigner sur les aspects suivants:
  - les signes spécifiques nécessitant le recours à un professionnel de la santé, comme les saignements rouge vif, quel que soit leur emplacement, l'épistasie prolongée ou les traumatismes chez une personne prédisposée aux hémorragies, les selles noirâtres, les faiblesses, les vertiges ou les syncopes;
  - la nécessité d'avertir un professionnel de la santé si la personne prend de l'aspirine ou d'autres anticoagulants (tels Coumadin ou Plavix), surtout lorsqu'une chirurgie élective ou une autre intervention effractive est prévue; dans de tels cas, **la personne devra probablement s'abstenir de prendre ces médicaments pendant une certaine période pour réduire le risque de pertes sanguines excessives**;
  - l'importance de l'évaluation périodique du traitement médicamenteux **pour déceler les substances qui pourraient causer ou exacerber les problèmes d'hémorragie**;

- l'importance d'un suivi régulier et d'examens de laboratoire pour la personne qui prend des anticoagulants comme le Coumadin, **afin de déterminer les changements de posologie nécessaires et les ajustements dans la gestion du traitement médicamenteux**;
- les aliments **qui favorisent la coagulation sanguine, comme ceux qui sont riches en vitamine K**;
- la nécessité d'éviter l'alcool dans le cas des maladies du foie diagnostiquées ou de subir un sevrage alcoolique en présence de varices œsophagiennes;
- les techniques que doit utiliser la personne en postpartum (vérification de la hauteur utérine, massage du fond utérin); de retour à la maison, il lui faudra communiquer avec le médecin si elle souffre de pertes sanguines rouge vif ou rouge foncé, avec de gros caillots. **Ainsi, elle pourra éviter les complications hémorragiques, surtout si elle reçoit rapidement son congé de l'hôpital.**

Information à consigner

Évaluations (initiale et subséquentes)

- Inscrire les facteurs qui peuvent accroitre les pertes sanguines (type de blessure, complications obstétricales, etc.).
- Noter les signes vitaux de la personne, son état de conscience et son débit urinaire; consigner les évaluations subséquentes.
- Noter les résultats des examens de laboratoire ou des épreuves diagnostiques.

Planification

- Rédiger le plan de soins et inscrire le nom de chacun des intervenants.
- Rédiger le plan d'enseignement.

Application et vérification des résultats

- Noter les réactions du patient aux interventions et à l'enseignement, ainsi que les mesures qui ont été prises.
- Noter les objectifs atteints ou les progrès accomplis vers leur réalisation.
- Consigner les modifications apportées au plan de soins.

Plan de congé

- Noter les besoins à long terme du patient et le nom des responsables des mesures à prendre.
- Consigner les ressources et les services communautaires dans les cas de problèmes chroniques.
- Noter les demandes de consultation.

EXEMPLES TIRÉS DE LA CRSI (NOC) ET DE LA CISI (NIC)
- RÉSULTAT : Gravité des pertes sanguines
- INTERVENTION : Prévention des saignements

HYPERTHERMIE

HYPERTHERMIE

Taxinomie II : Sécurité/protection – Classe 6 : Thermorégulation (00007)
[Mode fonctionnel de santé de Gordon : Nutrition et métabolisme]
Diagnostic proposé en 1986

DÉFINITION ■ Élévation de la température corporelle au-dessus des limites de la normale.

Facteurs favorisants
- Exposition à un milieu chaud ; vêtements inadéquats
- Effort violent ; déshydratation
- Diminution de la transpiration
- Prise de médicaments ou anesthésie
- Augmentation du métabolisme ; maladie ou traumatisme

Caractéristiques
- Augmentation de la température corporelle au-dessus de la normale
- Peau rouge, chaude au toucher
- Tachypnée, tachycardie ; [pression artérielle instable]
- Convulsions ; [crise épileptique] ; [rigidité musculaire ou fasciculation]
- [Confusion] ; [céphalées]

Résultats escomptés (objectifs) et critères d'évaluation
- La personne ne présente aucun signe de complication (lésion cérébrale ou neurologique irréversible, insuffisance rénale aigüe, etc.).
- La personne connait les causes sous-jacentes de l'hyperthermie, les facteurs d'influence, l'envergure du traitement ainsi que les signes et les symptômes exigeant une évaluation plus approfondie ou une intervention.
- La personne mesure avec précision sa température corporelle.
- La personne applique des mesures favorisant la normothermie.

- La personne n'a pas de convulsions.
- La température centrale du corps de la personne est dans les limites de la normale.

Interventions

PRIORITÉ N° 1 – Évaluer les facteurs favorisants

- Relever les causes sous-jacentes : production excessive de chaleur (hyperthyroïdie) ; hyperthermie maligne ; mauvaise dispersion de la chaleur (insolation) ; déshydratation ; dysfonction du système nerveux autonome secondaire à une section complète de la moelle épinière ; dysfonctionnement de l'hypothalamus (infection du système nerveux central) ; lésions cérébrales ; surdose médicamenteuse ; infection.
- Noter l'âge de la personne et son stade de développement. **Les très jeunes enfants sont particulièrement sujets aux coups de chaleur. Par ailleurs, certaines personnes sont incapables de reconnaitre les symptômes de l'hyperthermie et d'y réagir.**

PRIORITÉ N° 2 – Évaluer le degré d'hyperthermie et ses effets

- Prendre la température centrale. Les températures rectale et tympanique donnent l'estimation la plus juste de la température centrale ; on peut toutefois prendre la température abdominale chez le nouveau-né prématuré.
- Noter le degré de conscience et d'orientation de la personne, ses réactions aux stimulus, son réflexe pupillaire, la présence de postures inhabituelles ou de convulsions. **Ainsi, on peut évaluer son état neurologique.**
- Prendre note de la pression artérielle et procéder au monitorage endovasculaire des paramètres hémodynamiques, le cas échéant (pression artérielle moyenne, pression veineuse centrale, pression artérielle pulmonaire, pression capillaire pulmonaire). **Il peut se produire une hypertension centrale ou une hypotension orthostatique.**
- Mesurer la fréquence et le rythme cardiaques. **Des arythmies et des variations dans l'électrocardiogramme peuvent survenir à cause d'un déséquilibre électrolytique, de la déshydratation, de l'action spécifique des catécholamines ou des effets directs de l'hyperthermie sur le sang et les tissus cardiaques.**
- Noter les caractéristiques de la respiration. **On remarque parfois une hyperventilation au début ; ensuite, l'effort ventilatoire peut être entravé par des convulsions ou une augmentation du métabolisme basal (choc et acidose).**
- Ausculter les poumons pour évaluer les bruits respiratoires ; on détectera peut-être des bruits adventices comme les râles crépitants.

- Mesurer les excrétas : urine **(l'hypotension, la déshydratation, les chocs et la nécrose des tissus peuvent provoquer une oligurie et une insuffisance rénale)** ; vomissements et diarrhée ; écoulements de plaies et de fistules ; pertes insensibles **(elles peuvent augmenter les pertes hydroélectrolytiques)**.
- Noter la présence ou l'absence de transpiration lorsque l'organisme transfère sa chaleur au milieu ambiant par évaporation, conduction et convection. **Une forte humidité, une température ambiante élevée, l'inefficacité du mécanisme de la transpiration ou le dysfonctionnement des glandes sudoripares (syndrome de section complète de la moelle épinière, fibrose kystique, déshydratation, vasoconstriction, etc.) peuvent entraver le processus d'évaporation.**
- Étudier les résultats des examens de laboratoire : gaz artériels, dosages des électrolytes ainsi que des enzymes cardiaques et hépatiques **(ils peuvent révéler une dégénérescence des tissus)**, glycémie, analyses d'urine **(la nécrose des tissus peut entrainer une myoglobinurie, une protéinurie et une hémoglobinurie)**, coagulogramme **(il peut signaler une coagulation intravasculaire disséminée)**.

PRIORITÉ Nº 3 – Collaborer à l'application des mesures visant à réduire la température corporelle et à rétablir les fonctions organiques

- Administrer les antipyrétiques prescrits (aspirine, acétaminophène, etc.) par voie orale ou rectale. Éviter de donner de l'aspirine aux enfants **(elle est susceptible de causer le syndrome de Reye)** et aux personnes qui présentent des troubles de coagulation ou qui prennent des anticoagulants.
- Refroidir la surface de la peau en appliquant les mesures suivantes : découvrir la personne **(déperdition de chaleur par radiation et conduction)** ; garder la pièce fraiche ou utiliser un ventilateur **(déperdition de chaleur par convection)** ; donner des bains d'eau tiède ou fraiche à la personne ou l'humecter avec de l'alcool **(déperdition de chaleur par évaporation et conduction)** ; placer des sacs de glace près de l'aine et des aisselles **(ce sont des zones de forte circulation sanguine)**. En pédiatrie, on préfèrera un bain d'eau tiède **à la friction à l'alcool, qu'on ne pratique plus parce qu'elle favorise la constriction des vaisseaux périphériques et la dépression du système nerveux central** ; **les bains ou immersions dans l'eau glacée peuvent augmenter les frissons et, par conséquent, l'hyperthermie**.
- Veiller à utiliser les couvertures réfrigérantes de manière adéquate (les débrancher lorsque la température centrale n'est plus qu'à 1 ou 3 °C de la température désirée). Envelopper les

extrémités de la personne dans des serviettes de bain **afin de diminuer les tremblements**.

- Appliquer les mesures de refroidissement interne afin de prévenir l'hyperthermie maligne et **d'abaisser rapidement la température centrale**.
- Assurer la sécurité de la personne au moyen des mesures suivantes : maintenir les voies respiratoires libres ; matelasser les ridelles ; protéger la peau contre le froid si on emploie une couverture réfrigérante ; observer les mesures de sécurité requises pour la manipulation du matériel ; etc.
- Administrer une oxygénothérapie complémentaire **afin de compenser la consommation accrue d'oxygène**.
- Administrer les médicaments prescrits **pour le traitement des causes sous-jacentes** : antibiotiques **(infection)**, myorelaxants à action directe **(hyperthermie maligne)** ou bêtabloquants **(basedowisme aigu)**.
- Remplacer les pertes de liquides et d'électrolytes, selon l'ordonnance, **afin de maintenir le volume sanguin circulant et l'irrigation tissulaire**.
- Recommander à la personne de garder le lit **afin de réduire ses besoins métaboliques et sa consommation d'oxygène**.
- Lui donner une diète à forte teneur énergétique ou suggérer une alimentation entérale ou parentérale **afin de répondre à ses besoins métaboliques accrus**.

PRIORITÉ Nº 4 – Favoriser le mieux-être de la personne

- Revenir sur les facteurs favorisants et les causes précises de l'hyperthermie : conditions sous-jacentes (hyperthyroïdie, déshydratation, maladie neurologique, nausées, vomissements, sepsie) ; utilisation de certains médicaments (diurétiques, régulateurs de la pression artérielle), d'alcool ou d'autres drogues (cocaïne, amphétamines) ; facteurs environnementaux (exercice ou travail par chaleur intense, absence de climatisation ou d'acclimatation) ; réaction à l'anesthésie (hyperthermie maligne) ; autres facteurs favorisants (perte saline ou perte d'eau, personne âgée vivant seule).
- Dresser une liste des facteurs sur lesquels la personne est en mesure d'agir, le cas échéant. Elle peut corriger un processus morbide sous-jacent en prenant des médicaments visant à équilibrer la sécrétion thyroïdienne ; se protéger contre une trop longue exposition à la chaleur (vêtements adéquats, réduction de l'activité, sorties aux heures où la température est plus fraiche, utilisation d'un ventilateur ou d'un climatiseur) ; s'enquérir de ses antécédents familiaux (l'hyperthermie maligne qui suit une anesthésie est souvent un trait familial).

- Demander aux parents de ne pas laisser les jeunes enfants sans surveillance dans une auto **afin de prévenir la déshydratation causée par la chaleur**.
- Insister sur l'importance d'un apport suffisant de liquides **afin de prévenir la déshydratation**.
- Exposer à la personne les signes et les symptômes de l'hyperthermie (rougeur de la peau, élévation de la température corporelle, augmentation des fréquences respiratoire et cardiaque, syncope, perte de conscience, convulsions) afin qu'elle sache reconnaitre une hyperthermie **exigeant une intervention immédiate**.
- Lui recommander d'éviter les bains chauds et les saunas, si sa situation l'exige **(les gens souffrant de sclérose en plaques ou de maladies cardiaques et les femmes enceintes doivent consulter leur médecin à cette fin)**.
- Rechercher les ressources communautaires pertinentes, particulièrement dans le cas des personnes âgées, afin de répondre à leurs besoins particuliers au cours des périodes de canicule **(accès à des ventilateurs et à des lieux climatisés [souvent les centres commerciaux], appels quotidiens pour vérifier leur état)**.

Information à consigner

Évaluations (initiale et subséquentes)

- Consigner les données d'évaluation, notamment la température, les signes vitaux et l'état mental.

Planification

- Rédiger le plan de soins et inscrire le nom de chacun des intervenants.
- Rédiger le plan d'enseignement.

Application et vérification des résultats

- Noter les réactions de la personne aux interventions et à l'enseignement, ainsi que les mesures qui ont été prises.
- Consigner les objectifs atteints ou les progrès accomplis vers leur réalisation.
- Noter les modifications apportées au plan de soins.

Plan de congé

- Inscrire les demandes de consultation et le nom des responsables des mesures à prendre.

EXEMPLES TIRÉS DE LA CRSI (NOC) ET DE LA CISI (NIC)

- RÉSULTAT : Thermorégulation
- INTERVENTION : Régulation de la température

HYPOTHERMIE

HYPOTHERMIE

Taxinomie II: Sécurité/protection – Classe 6: Thermorégulation (00006)

[Mode fonctionnel de santé de Gordon: Nutrition et métabolisme]

Diagnostic proposé en 1986; révision effectuée en 1988

DÉFINITION ■ Réduction de la température corporelle au-dessous des limites de la normale.

Facteurs favorisants

- Exposition à un milieu frais ou froid [séjour prolongé à l'extérieur (ex.: dans le cas d'un sans-abri), immersion dans l'eau froide, quasi-noyade, hypothermie provoquée, circulation extracorporelle]
- Vêtements inadéquats
- Évaporation cutanée dans un milieu frais
- Absence de frissons [mécanisme de la thermogénèse]
- Vieillesse [ou très jeune âge]
- Maladie débilitante; traumatisme; lésion de l'hypothalamus
- Malnutrition; ralentissement du métabolisme; inactivité
- Consommation d'alcool; prise de médicaments [vasodilatateurs] ou [surdose de drogues ou de médicaments]

Caractéristiques

- Baisse de la température corporelle au-dessous de la normale
- Frissons; horripilation (chair de poule)
- Peau froide
- Pâleur; remplissage capillaire lent; lit unguéal cyanosé
- Hypertension; tachycardie
- [Température centrale de 35 °C (95 °F): tachypnée, confusion légère, frissons]
- [Température centrale de 35 à 34 °C (95 à 93,2 °F): bradycardie ou tachycardie, hyperexcitabilité du myocarde ou arythmie, rigidité musculaire, frissons, léthargie ou confusion, coordination réduite]
- [Température centrale de 34 à 30 °C (93,2 à 86 °F): hypoventilation, bradycardie, rigidité généralisée, acidose métabolique, coma]
- [Température centrale de 30 °C (86 °F): absence de signes vitaux apparents, coma, cyanose, dilatation des pupilles, apnée, absence de réflexes et de frissons (apparence de mort)]

Résultats escomptés (objectifs) et critères d'évaluation

- La température centrale de la personne est dans les limites de la normale.
- La personne ne souffre d'aucune des complications suivantes : insuffisance cardiaque, infection pulmonaire, insuffisance respiratoire, phénomène thromboembolique.
- La personne connait les causes sous-jacentes ou les facteurs d'influence sur lesquels elle peut agir.
- La personne comprend les interventions visant la prévention de l'hypothermie.
- La personne mesure avec précision sa température corporelle.
- La personne applique des mesures favorisant la normothermie.

Interventions

PRIORITÉ Nº 1 – Évaluer les facteurs favorisants

- Relever les causes sous-jacentes (exposition au froid, activités hivernales extérieures, immersion dans l'eau froide, chirurgie, plaie ouverte, éviscération, brulures importantes, transfusion rapide de plusieurs unités de sang froid, traitement contre l'hyperthermie).
- Noter les facteurs déterminants : âge de la personne (nouveau-né prématuré, enfant, personne âgée) ; problèmes médicaux concomitants ou coexistants (lésion du tronc cérébral, traumatisme crânien, quasi-noyade, sepsie, hypothyroïdie) ; autres facteurs (abus d'alcool ou d'autres substances toxicomanogènes, sans-abri) ; habitudes de vie ; rapports sociaux réduits (personne âgée isolée, individu souffrant d'un déficit cognitif et vivant seul).

PRIORITÉ Nº 2 – Prévenir une baisse plus prononcée de la température corporelle

- Enlever les vêtements mouillés. Envelopper la personne dans des couvertures ou la vêtir chaudement.
- Couvrir la tête des bébés d'un bonnet de laine.
- Veiller à ce que les solutions d'antiseptiques ou d'irrigation utilisées ne s'accumulent pas sous la personne durant la désinfection du champ opératoire ou l'intervention chirurgicale. Éviter d'exposer inutilement les surfaces corporelles autres que celle du champ opératoire.
- Éliminer les courants d'air dans la pièce ; augmenter la température ambiante.
- Placer les enfants nés avant terme sous incubateur et surveiller la température attentivement.
- Exclure l'usage des lampes chauffantes et des bouillottes **(le réchauffement de surface peut causer un choc dû à la vasodilatation superficielle)**.

- Donner à la personne des liquides chauds si elle est capable d'avaler.
- Réchauffer le sang à transfuser, au besoin.

PRIORITÉ N° 3 – Évaluer les effets de l'hypothermie

- Mesurer la température centrale avec un thermomètre conçu pour les basses températures (moins de 34 °C ou 94 °F).
- Apprécier l'effort respiratoire de la personne. **La fréquence et le volume courant sont réduits lorsque la vitesse du métabolisme est diminuée et qu'il y a acidose respiratoire.**
- Rechercher la présence de bruits adventices en auscultant les poumons. **L'œdème pulmonaire, l'infection des voies respiratoires et l'embolie pulmonaire sont des complications possibles dans les cas d'hypothermie.**
- Mesurer la fréquence et le rythme cardiaques. **L'hypothermie réduit le fonctionnement du stimulateur cardiaque naturel et peut entrainer une bradycardie (l'atropine demeure alors sans effet), une fibrillation auriculaire, un bloc auriculo-ventriculaire ou une tachycardie ventriculaire. Quant à la fibrillation ventriculaire, elle se produit généralement lorsque la température centrale est de 28 °C (82 °F) ou moins.**
- Noter la présence d'hypotension. **Elle peut être provoquée par la vasoconstriction et la transsudation des liquides à travers les capillaires lésés par le froid.**
- Mesurer la diurèse. **Un faible débit sanguin et une diurèse osmotique hypothermique peuvent entrainer une oligurie ou une insuffisance rénale.**
- Relever les effets de l'hypothermie sur les systèmes nerveux central (changements d'humeur, léthargie, amnésie, insensibilité totale, etc.) et périphérique [paralysie à 31 °C (87,7 °F), dilatation des pupilles à 30 °C (86 °C), tracé plat de l'électro-encéphalogramme à 20 °C (68 °F)].
- Étudier les résultats des examens de laboratoire : gaz artériels **(acidoses respiratoire et métabolique)**, dosage des électrolytes, formule sanguine **(augmentation de l'hématocrite, diminution du nombre de globules blancs)**, dosage des enzymes cardiaques **(un déséquilibre électrolytique, la libération de catécholamines en réaction au froid, l'hypoxie ou l'acidose peuvent provoquer un infarctus du myocarde)**, coagulogramme, glycémie.

PRIORITÉ N° 4 – Rétablir la température normale du corps et le fonctionnement normal de l'organisme

- Collaborer aux mesures visant à favoriser le réchauffement en profondeur du milieu interne : administration de solutés intraveineux chauds, lavage des cavités du corps avec des solutions chaudes (lavage gastrique, péritonéal, vésical) ou circulation extracorporelle, au besoin.

- Réchauffer la personne à un rythme maximal de 1 à 2 °C par heure **afin de prévenir une brusque vasodilatation, une augmentation des besoins métaboliques du cœur et l'hypotension (état de choc dû au réchauffement)**.
- Réchauffer la surface corporelle : emmitoufler la personne dans des couvertures, l'installer dans une pièce chaude ou près d'une source de chaleur radiante, ou utiliser des appareils chauffants électroniques. Couvrir sa tête, son cou et son thorax en laissant, au besoin, les membres découverts, **afin de maintenir la vasoconstriction périphérique**. Dans les cas d'hypothermie grave, il ne faut pas procéder au réchauffement de surface avant d'avoir réchauffé le milieu interne, **car on peut provoquer une nouvelle baisse de température en déviant le sang froid vers le cœur et créer un choc dû à la vasodilatation superficielle**.
- Changer la personne de position, appliquer des lotions ou des lubrifiants et veiller à ce que la surface cutanée ne soit pas en contact direct avec l'appareil de chauffage ou la couverture chauffante. **Ainsi, on protège sa peau et ses tissus. Une circulation altérée peut entrainer de graves lésions tissulaires.**
- Créer un climat de calme autour de la personne. La déplacer doucement, **de façon à éviter une fibrillation si le cœur est hypothermique**.
- Procéder à la réanimation cardiorespiratoire, au besoin, en commençant par des pressions équivalant à la moitié d'une fréquence cardiaque normale. **L'hypothermie grave ralentit la conduction ; dans de telles conditions, il est possible que le cœur ne réagisse pas aux médicaments, à la stimulation électrique ou à la défibrillation.**
- Maintenir les voies respiratoires libres. Collaborer à la mise en place d'une intubation, au besoin.
- Faire inhaler de l'oxygène chaud et humide à la personne, au besoin.
- Débrancher la couverture chauffante lorsque la température est de 1 à 3 °C inférieure à la température désirée, **pour éviter l'hyperthermie**.
- Administrer les solutés intraveineux avec prudence **afin d'éviter toute surcharge cardiaque lorsque les vaisseaux reprendront leur diamètre. Le cœur hypothermique est lent à compenser un volume accru.**
- Surveiller attentivement les effets du traitement médicamenteux. **Lorsque le réchauffement se produit et que le fonctionnement des organes revient à la normale, les anomalies endocriniennes sont corrigées et les tissus deviennent plus sensibles aux effets des médicaments déjà administrés.**

- Immerger les mains et les pieds de la personne dans de l'eau tiède ou appliquer des compresses tièdes une fois que sa température corporelle s'est stabilisée. Placer des tampons d'ouate ou des compresses stériles entre ses doigts et ses orteils ; envelopper ses mains et ses pieds de gaze.
- Lui recommander de faire des exercices d'amplitude des mouvements, lui fournir des bas de contention, la changer de position, lui faire pratiquer des exercices de toux et de respiration profonde, enlever les vêtements serrés et les moyens de contention, **afin de réduire la stase circulatoire**.
- Lui donner une alimentation bien équilibrée et à forte teneur énergétique par voie orale ou par gavage **afin de refaire ses réserves de glycogène et de rétablir son équilibre nutritionnel**.

PRIORITÉ Nº 5 – Favoriser le mieux-être de la personne

- Revoir les facteurs de risque et les causes du problème avec la personne. **L'hypothermie peut être accidentelle (voir les facteurs favorisants) ou intentionnelle (provoquée à la suite d'un arrêt cardiaque ou d'un traumatisme crânien).**
- Présenter à la personne les premiers signes et symptômes de l'hypothermie (changement dans l'état mental, jugement déficient, somnolence, incoordination motrice, troubles de l'élocution, etc.), **afin qu'elle sache reconnaitre le problème et qu'elle puisse intervenir rapidement**.
- Inventorier les facteurs sur lesquels la personne peut agir, le cas échéant : maitrise de la température ambiante, réduction des pertes thermiques en portant plusieurs couches de vêtements, un chapeau ou un foulard lorsqu'il fait froid, abstention d'alcool ou d'autres substances toxicomanogènes lorsqu'elle prévoit une exposition au froid, etc.

Information à consigner

Évaluations (initiale et subséquentes)

- Inscrire les données d'évaluation, notamment le degré d'atteinte des systèmes et des appareils, la fréquence respiratoire, les résultats de l'électrocardiogramme, le temps de remplissage capillaire et le degré de conscience.
- Enregistrer la température sur la feuille graphique prévue à cette fin.

Planification

- Rédiger le plan de soins et inscrire le nom de chacun des intervenants.
- Rédiger le plan d'enseignement.

Application et vérification des résultats

- Noter les réactions de la personne aux interventions et à l'enseignement, ainsi que les mesures qui ont été prises.
- Consigner les objectifs atteints ou les progrès accomplis vers leur réalisation.
- Noter les modifications apportées au plan de soins.

Plan de congé

- Inscrire les besoins à long terme de la personne et le nom des responsables des mesures à prendre.

EXEMPLES TIRÉS DE LA CRSI (NOC) ET DE LA CISI (NIC)

- RÉSULTAT : Thermorégulation
- INTERVENTION : Traitement de l'hypothermie

ICTÈRE

ICTÈRE NÉONATAL

Taxinomie II: Nutrition – Classe 4: Métabolisme (00194)
[Mode fonctionnel de santé de Gordon: Nutrition et métabolisme]
Diagnostic proposé en 2008

DÉFINITION ■ Teint jaune orange de la peau et des muqueuses du nouveau-né apparaissant après 24 heures de vie et résultant de la présence de bilirubine non conjuguée dans la circulation.

Facteurs favorisants

- Âge du nouveau-né (de 1 à 7 jours)
- Mode d'alimentation non clairement établi
- Perte de poids anormale (7 ou 8 % pour le nouveau-né nourri au sein; 15 % pour le nouveau-né à terme)
- Élimination de méconium retardée
- Difficulté du nouveau-né à faire la transition vers la vie extra-utérine

Caractéristiques

- Peau jaune orange; sclérotiques jaunes
- Ecchymoses anormales sur la peau
- Profil sanguin anormal (résultats indiquant une hémolyse; bilirubine sérique totale > 34 µmol/L; résultats signalant un désordre héréditaire; taux de bilirubine sérique totale à haut risque selon un nomogramme fondé sur l'âge du nouveau-né en heures)

Résultats escomptés (objectifs) et critères d'évaluation

- La concentration de bilirubine sérique du nouveau-né diminue et l'ictère disparait.
- Le nouveau-né ne présente ni signe d'encéphalopathie ni complication associée au traitement.
- Les parents comprennent les causes de l'ictère néonatal, la nature du traitement et les risques de l'hyperbilirubinémie.
- Les parents donnent des soins appropriés au nouveau-né.

Interventions

■ PRIORITÉ Nº 1 – Évaluer les facteurs favorisants

- Déterminer le groupe sanguin du nouveau-né et de la mère. **L'incompatibilité sanguine ABO est présente dans 20 % des grossesses.**

- Noter le sexe, le groupe ethnique et le lieu de naissance du nouveau-né. **Le risque d'ictère est plus élevé chez les garçons, chez les nouveau-nés d'origine asiatique (Asie orientale) ou amérindienne et chez les personnes vivant en altitude.**
- Passer en revue le rapport de l'accouchement afin de déterminer les facteurs de risque : faible poids à la naissance, retard de croissance intra-utérin, prématurité, réactions métaboliques anormales, accidents vasculaires, circulation anormale, sepsie, polyglobulie.
- Noter si on a eu recours à des instruments ou à une ventouse obstétricale lors de l'accouchement. Évaluer le nouveau-né pour rechercher la présence d'un traumatisme à la naissance, d'un céphalhématome, d'ecchymoses ou de pétéchies. **La résorption sanguine peut entrainer une augmentation du taux de bilirubine sérique non conjuguée.**
- Passer en revue l'état du nouveau-né à la naissance ; noter s'il y a eu réanimation, asphyxie ou acidose. **Ces éléments altèrent la propriété qu'a l'albumine de se lier à la bilirubine ; en conséquence, il y a augmentation de la proportion de bilirubine non conjuguée, non liée à l'albumine, qui peut alors traverser la barrière hématoencéphalique et causer une encéphalopathie.**
- Revoir les résultats des examens de laboratoire portant sur l'évaluation nutritionnelle de la mère et du nouveau-né ; noter les signes d'hypoprotéinémie, particulièrement chez les prématurés. **Un gramme d'albumine se lie à 16 mg de bilirubine non conjuguée ; dès lors, le manque d'albumine (hypoprotéinémie) chez le nouveau-né augmente le risque d'ictère.**
- Vérifier si l'allaitement a débuté peu après l'accouchement ; en noter l'efficacité. **Le faible apport calorique et la déshydratation associés à l'allaitement inefficace accroissent le risque d'hyperbilirubinémie.**
- Rechercher la présence de pâleur, d'œdème ou d'hépatosplénomégalie chez le nouveau-né. **Ces signes peuvent être associés à l'anasarque fœtoplacentaire, à l'incompatibilité Rh et à l'hémolyse in utero.**

PRIORITÉ Nº 2 – Évaluer le risque d'hyperbilirubinémie

- Noter le taux de bilirubine sérique totale (BST) ou mesurer la bilirubine transcutanée (BTc). Cette dernière mesure, **qui est une méthode non effractive, est habituellement recommandée pour les nouveau-nés de 24 à 72 heures afin de prédire l'occurrence d'une hyperbilirubinémie grave**.
- Évaluer l'ictère à la lumière du jour, notamment la coloration jaune de la sclérotique, de la muqueuse buccale et des différentes parties du corps touchées ; **en général, l'ictère apparait d'abord sur le visage et la tête, puis il progresse lentement**

vers le tronc, les bras et les membres inférieurs. Dans le cas des nouveau-nés ayant la peau foncée, porter une attention particulière à la coloration du voile du palais et des sacs conjonctivaux. **L'inspection visuelle de l'ictère n'est pas assez fiable pour diagnostiquer une hyperbilirubinémie ; la mesure de la concentration de bilirubine est déterminante à ce titre, comme certaines études l'ont montré.**

- Noter l'âge du nouveau-né au moment de l'apparition de l'ictère ; afin de déterminer s'il s'agit d'un ictère physiologique, induit par le lait maternel ou pathologique. **Le premier se manifeste généralement au deuxième ou au troisième jour de vie, le deuxième, du quatrième au septième jour de vie, et le troisième, dans les 24 premières heures de vie ou lorsque la concentration de bilirubine sérique totale augmente de plus de 83 µmol/L par jour (ou selon les lignes directrices établies).**
- Passer en revue les résultats des examens de laboratoire, y compris les taux de bilirubine sérique totale et d'albumine sérique, l'hémoglobine, l'hématocrite ainsi que la numération des réticulocytes.
- Calculer le rapport bilirubine-albumine, qui donne un indice du risque de neurotoxicité de la bilirubine non conjuguée.
- Utiliser le nomogramme mettant en relation la concentration de bilirubine sérique totale (BST) et l'âge postnatal du nouveau-né à terme ou légèrement prématuré. On doit faire ce graphique avant que la mère et le bébé reçoivent leur congé. **Les mesures ainsi extrapolées permettent de prédire le risque d'une augmentation du taux de bilirubine nécessitant un traitement médical.**
- Noter l'évolution des signes et des symptômes associés à la toxicité de la bilirubine non conjuguée. Les signes précoces (léthargie, hypotonie, difficultés de succion) peuvent évoluer vers une hypertonie (avec opisthotonos) accompagnée de pleurs aigus, de fièvre, de convulsions et d'un coma.

PRIORITÉ N° 3 – Prévenir et corriger l'hyperbilirubinémie

- Garder le bébé au sec et au chaud **afin de prévenir le stress dû au froid** ; prendre fréquemment sa température centrale.
- Commencer l'alimentation par voie orale le plus tôt possible, idéalement au cours de l'heure qui suit l'accouchement dans le cas de l'allaitement maternel, **afin de favoriser l'évacuation du méconium et d'établir une flore intestinale permettant la transformation de la bilirubine en urobilinogène et en stercobilinogène**.
- Inciter la mère à allaiter fréquemment son enfant, soit de 8 à 12 fois par jour. Lui montrer des techniques d'expression du lait appropriées, **afin de maintenir sa production**.

- Entreprendre la photothérapie selon le protocole établi, en utilisant des lampes de type fluorescent et un matelas ou une couverture de fibres optiques de type Biliblanket. **Ce traitement est recommandé lorsque la concentration de bilirubine sérique totale est modérément élevée.**
- Appliquer un pansement occlusif sur les yeux du nouveau-né si on utilise des lampes de type fluorescent pendant les séances de photothérapie, **afin de prévenir les lésions rétiniennes**. Le retirer au moment de l'alimentation et au cours des autres activités de soins, **afin de favoriser le contact visuel et l'interaction avec le parent ou la personne qui dispense les soins**.
- Éviter d'appliquer des lotions ou des huiles sur la peau du nouveau-né qui reçoit une photothérapie ; **ces produits pourraient provoquer des irritations ou des lésions cutanées**.
- Changer le bébé de position toutes les deux heures si on emploie des lampes de type fluorescent, **afin de s'assurer que toutes les surfaces cutanées sont exposées**.
- Protéger le pénis du nouveau-né quand on utilise ce genre de lampes, **afin de prévenir les lésions testiculaires**.
- Consigner les pertes de poids de l'enfant, la diurèse, la densité urinaire et les selles diarrhéiques résultant de la photothérapie, **afin de déterminer l'apport liquidien et de réduire le risque de déshydratation. Il est possible que le nouveau-né ait des périodes de sommeil plus longues en raison de la photothérapie, ce qui augmente d'autant plus le risque de déshydratation.**
- Administrer l'immunoglobuline par voie intraveineuse aux nouveau-nés atteints d'iso-immunisation Rh ou ABO, **ce qui inhibe les anticorps responsables de la destruction des globules rouges et contribue par le fait même à réduire le taux de bilirubine**.
- Collaborer à l'exsanguinotransfusion, qui est indiquée dans les cas d'hyperbilirubinémie grave si la photothérapie intensive ne permet pas de juguler la concentration de bilirubine. **L'exsanguinotransfusion est généralement requise dans les cas d'anémie hémolytique réfractaire aux autres traitements ou d'encéphalopathie aigüe se manifestant par de l'hypertonie avec opisthotonos et rétrocolis, de la fièvre et des pleurs aigus.**
- Noter les réactions du nouveau-né durant l'exsanguinotransfusion, ainsi que la quantité de sang retirée ou injectée (généralement de 7 à 20 mL à la fois).

PRIORITÉ N° 4 – Donner aux parents un enseignement visant le mieux-être du nouveau-né

- Fournir aux parents l'information requise sur les divers types d'ictères, les facteurs physiopathologiques en cause et les conséquences éventuelles de l'hyperbilirubinémie. **Il s'agit de favoriser une meilleure compréhension de la maladie, de corriger les idées fausses et de contribuer à réduire les craintes et le sentiment de culpabilité.**

- Leur expliquer les signes d'un apport insuffisant en lait (moins de 4 à 6 couches mouillées par 24 heures, moins de 3 ou 4 selles au 4e jour postnatal, muqueuse buccale sèche) et les indices d'une augmentation de la concentration de bilirubine (diminution du degré d'activité du nouveau-né, qui ne s'éveille pas pour les boires ou les tétées et qui semble léthargique). **Une détection rapide permet d'atténuer les effets des facteurs de risque associés à l'augmentation du taux de bilirubine et d'intervenir aussitôt. Ces consignes sont très importantes, car la concentration de bilirubine sérique totale de pointe est atteinte entre 3 et 5 jours de vie, au moment où la majorité des bébés ont déjà obtenu leur congé de l'hôpital. Remarque : Une évaluation approfondie s'impose si l'ictère persiste plus de 2 semaines chez les bébés nourris au biberon ou plus de 3 semaines chez les bébés nourris au sein.**
- Donner aux parents le nom et le numéro de téléphone d'une personne à joindre 24 heures sur 24 en cas d'urgence, en insistant sur la nécessité de rapporter tout signe d'aggravation de l'ictère ou tout changement de comportement du nouveau-né.
- Diriger la mère vers une conseillère en allaitement **afin d'améliorer l'efficacité de l'allaitement ou de le reprendre s'il a été interrompu**.
- S'il y a lieu, prendre des dispositions pour que les parents aient accès à un programme de photothérapie à domicile.
- Remettre aux parents un document qui explique en quoi consiste la photothérapie à domicile (simple ou double) et qui décrit les mesures de sécurité à prendre et les effets secondaires possibles. **Ce type de traitement est conseillé après 48 heures de vie chez un bébé né à terme qui présente un ictère physiologique, si la concentration de bilirubine sérique totale se situe entre 240 µmol/L et 308 µmol/L (ou selon les seuils recommandés) et si le taux de bilirubine conjuguée n'augmente pas.**
- Assurer le suivi à domicile durant le programme de photothérapie et rassurer les parents quant aux effets secondaires possibles (instabilité de la température, diarrhée).
- Prendre des dispositions pour que les mesures de la concentration de bilirubine sérique totale se fassent toutes au même laboratoire. **La photothérapie s'arrête lorsque cette concentration est inférieure à 240 µmol/L (ou selon les seuils recommandés).**

- Insister auprès des parents sur l'importance du suivi durant et après la photothérapie, notamment en ce qui touche la mesure de la bilirubine sérique totale après l'arrêt du traitement, en raison du rebond possible de l'ictère. **L'hyperbilirubinémie non traitée ou chronique peut provoquer des dommages permanents comme la déficience auditive (principalement les sons aigus), la paralysie cérébrale ou la déficience mentale.**

Information à consigner

Évaluations (initiale et subséquentes)

- Inscrire les données d'évaluation, de même que les facteurs favorisants.
- Noter l'équilibre entre les apports et les pertes, ainsi que le nombre de selles et leurs caractéristiques.
- Consigner les résultats de laboratoire et l'évolution de la concentration de bilirubine.

Planification

- Rédiger le plan de soins et inscrire le nom de chacun des intervenants.
- Rédiger le plan d'enseignement.

Application et vérification des résultats

- Noter les réactions du nouveau-né aux interventions et les mesures qui ont été prises.
- Noter le degré de compréhension des parents quant à l'enseignement.
- Consigner les objectifs atteints ou les progrès accomplis vers leur réalisation.
- Relever les modifications apportées au plan de soins.

Plan de congé

- Noter les besoins à long terme de l'enfant et des parents, ainsi que le nom des responsables des mesures à prendre.
- Noter les ressources communautaires dont les parents disposent.
- Consigner les demandes de consultation.

EXEMPLES TIRÉS DE LA CRSI (NOC) ET DE LA CISI (NIC)

- RÉSULTAT : Adaptation du nouveau-né
- INTERVENTION : Photothérapie : nouveau-né

IDENTITÉ

IDENTITÉ PERSONNELLE PERTURBÉE

Taxinomie II: Perception de soi – Classe 1: Conception de soi (00121)
[Mode fonctionnel de santé de Gordon: Perception de soi et concept de soi]
Diagnostic proposé en 1978; révision effectuée en 2008

DÉFINITION ■ Incapacité de se percevoir comme un être intégré et entier.

Facteurs favorisants

- Faible estime de soi; dynamique familiale dysfonctionnelle
- Crises situationnelles; étapes de la croissance ou du développement; modification du rôle social
- Ingestion ou inhalation de substances chimiques toxiques; utilisation de drogues psychoactives
- Discontinuité culturelle; discrimination ou préjudice
- État maniaque; trouble de personnalité multiple; troubles psychiatriques (psychose, dépression, trouble dissociatif); syndrome cérébral organique
- Endoctrinement par une secte

Caractéristiques

- Image corporelle perturbée; perception fausse de soi [par rapport à ce qui est observable]
- Sentiments instables à propos de soi; impression de vide et d'étrangeté
- Incertitude quant aux buts et aux valeurs culturelles et idéologiques (croyances, religion, questions d'ordre moral)
- Identité sexuelle perturbée
- Incapacité à distinguer les stimulus internes des stimulus externes
- Traits de personnalité contradictoires
- Relations sociales perturbées
- Stratégies d'adaptation ou exercice du rôle inefficaces

Résultats escomptés (objectifs) et critères d'évaluation

- La personne prend conscience que son identité est en danger.
- La personne intègre cette menace de façon saine et positive (elle se sent moins anxieuse ou fait des projets).
- La personne accepte les changements qui se sont produits.
- La personne affirme son identité (objectif à long terme).

Interventions

PRIORITÉ Nº 1 – Évaluer les facteurs favorisants

- Demander à la personne comment elle perçoit l'ampleur du problème et comment elle y réagit.
- Préciser si le danger menaçant l'identité est survenu brusquement **(il pourrait, par exemple, s'agir d'un évènement traumatisant qui entraine un changement de l'image corporelle)**.
- Demander à la personne de définir son image corporelle. **Cet élément constitue la base de l'identité et influe sur la réaction de la personne aux changements menaçant le concept de soi.**
- Relever les signes physiques de panique : palpitations, diaphorèse, tremblements, douleurs thoraciques ou abdominales, nausées, etc. Consulter le diagnostic infirmier Anxiété.
- Noter l'âge de la personne. **L'adolescent peut avoir à composer avec une identité personnelle ou sexuelle en développement, alors que la personne plus âgée peut avoir du mal à accepter une perturbation de son identité (ex. : perte progressive de la mémoire).**
- Recueillir des données sur les réseaux de soutien dont dispose la personne et sur l'utilisation qu'elle en fait. Consigner les réactions de ses proches.
- Noter le repli sur soi, les comportements automatiques, la régression à un stade de développement antérieur, la désorganisation générale des conduites, de même que les comportements d'automutilation chez les adolescents ou les adultes et les retards de développement, les comportements d'autostimulation et la préférence pour les jeux solitaires chez les enfants.
- Relever les hallucinations, les idées délirantes et les distorsions.

PRIORITÉ Nº 2 – Aider la personne à faire face à la perturbation

- Prendre le temps d'écouter la personne ; l'inviter à exprimer ses sentiments de façon appropriée, y compris sa colère et son agressivité.
- Créer un climat de calme **qui aidera la personne à discuter des enjeux relatifs à sa crise d'identité**.
- Appliquer les principes d'intervention en situation de crise **afin de rétablir l'équilibre, dans la mesure du possible**.
- Discuter avec la personne de sa détermination à définir son identité. **Les gens qui s'engagent à réfléchir sur leur identité sont généralement plus heureux que ceux qui ne font pas cette remise en question.**
- Aider la personne à employer des stratégies d'adaptation lui permettant de faire face au danger menaçant son identité, **afin de réduire l'anxiété, de favoriser la conscience de soi et d'améliorer l'estime de soi**.

- Lui proposer des activités qui l'aideront à renforcer son identité (utilisation d'un miroir pour réfléchir l'image physique, stimulation tactile, etc.).
- Lui donner des occasions de prendre des décisions simples ; lui proposer des tâches concrètes et des activités calmes.
- Laisser la personne faire face à la situation en progressant par étapes. **Elle pourrait se montrer incapable d'affronter toutes les composantes du problème si elle est trop stressée.**
- Élaborer avec elle un programme d'exercices personnalisé et l'inciter à le respecter. La marche constitue une excellente activité de départ.
- Lui fournir un soutien concret, au besoin (services d'aide pour accomplir les activités de la vie quotidienne, préparer ses repas, etc.).
- Saisir toutes les occasions qui se présentent de promouvoir la croissance de la personne. Il faut bien comprendre que celle-ci aura du mal à apprendre si elle est en état de dissociation.
- Maintenir l'ancrage de la personne dans la réalité, sans toutefois la heurter. **Ainsi, on lui évitera d'être sur la défensive, ce qui l'empêcherait de voir les possibilités qui s'offrent à elle.**
- Utiliser l'humour de manière judicieuse, au moment opportun.
- Expliquer, à la personne qui souffre d'un problème d'identité sexuelle, les diverses solutions qu'elle peut adopter (thérapie, chirurgie s'il s'agit d'un transsexuel, etc.).

§ Consulter les diagnostics infirmiers Image corporelle perturbée et Détresse spirituelle, de même que les diagnostics ayant trait à l'estime de soi.

PRIORITÉ Nº 3 – Donner un enseignement visant le mieux-être de la personne

- Fournir à la personne des renseignements exacts et précis sur la perturbation dont elle souffre et ses répercussions possibles, **ce qui l'aidera à prendre des décisions positives quant à son avenir**.
- Amener la personne et ses proches à reconnaitre la perturbation et à en tenir compte dans leurs projets (port d'un bracelet d'identité si la personne est sujette à la confusion, modification du style de vie en fonction du changement de sexe d'un transsexuel, etc.).
- Diriger la personne vers des groupes de soutien pertinents (counseling sexuel, psychothérapie, centre de jour, etc.).

Information à consigner

Évaluations (initiale et subséquentes)

- Inscrire les données d'évaluation et le degré de perturbation.
- Noter la nature de la perturbation et la façon dont la personne la perçoit.

- Apprécier le degré d'engagement de la personne dans sa réflexion au sujet de son identité.

Planification

- Rédiger le plan de soins et inscrire le nom de chacun des intervenants.
- Rédiger le plan d'enseignement.

Application et vérification des résultats

- Noter les réactions de la personne aux interventions et à l'enseignement, ainsi que les mesures qui ont été prises.
- Consigner les objectifs atteints ou les progrès accomplis vers leur réalisation.
- Relever les modifications apportées au plan de soins.

Plan de congé

- Noter les besoins à long terme de la personne et le nom des responsables des mesures à prendre.
- Consigner les demandes de consultation.

EXEMPLES TIRÉS DE LA CRSI (NOC) ET DE LA CISI (NIC)

- RÉSULTAT : Identité
- INTERVENTION : Amélioration de l'estime de soi

IMAGE CORPORELLE

IMAGE CORPORELLE PERTURBÉE

Taxinomie II : Perception de soi – Classe 3 : Image corporelle (00118) [Mode fonctionnel de santé de Gordon : Perception de soi et concept de soi]

Diagnostic proposé en 1973 ; révision effectuée en 1998 (par un petit groupe de travail en 1996)

DÉFINITION ■ Confusion [ou insatisfaction] dans la représentation mentale du moi physique.

Facteurs favorisants

- Facteurs biophysiques : traumatisme ou blessure, chirurgie, [mutilation, grossesse], traitement d'une maladie, [changement causé par des agents biochimiques (médicaments), sujétion à un appareil]
- Facteurs psychosociaux, culturels, spirituels, cognitifs ou perceptuels
- Changements liés au développement [ou au vieillissement]

- [Importance accordée à une partie du corps ou au fonctionnement corporel compte tenu de l'âge, du sexe, du stade de développement ou des besoins humains fondamentaux]

Caractéristiques

Données subjectives

- Expression de sentiments reflétant une altération dans la représentation du corps (apparence, morphologie, fonction)
- Verbalisation de perceptions reflétant une altération dans la représentation de l'apparence du corps
- Expression de changements dans le mode de vie
- Peur du rejet ou de la réaction d'autrui
- Focalisation sur la force, le fonctionnement ou l'apparence antérieurs
- Sentiments négatifs vis-à-vis du corps (abandon, désespoir, impuissance)
- [Sentiment de dépersonnalisation ; idées de grandeur]
- Inquiétudes quant au changement ou à la perte
- Refus de vérifier la nature réelle du changement
- Insistance sur les forces restantes ; exagération des réalisations
- Personnification de la partie malade ou manquante (la personne lui donne un nom)
- Dépersonnalisation de la partie malade ou manquante (la personne la désigne par un pronom démonstratif impersonnel)

Données objectives

- Comportements de prise de conscience, d'évitement et de surveillance du corps
- Réaction non verbale à un changement réel ou perçu affectant le corps (apparence, morphologie, fonction)
- Perte d'une partie du corps
- Changement touchant un organe ou une fonction
- Refus de regarder et de toucher la partie du corps atteinte
- Traumatisme affectant la partie non fonctionnelle du corps
- Changement dans l'aptitude à évaluer la relation spatiale entre le corps et l'environnement
- Intégration au moi d'objets signifiants (voiture, moto, etc.)
- Dissimulation ou exhibition intentionnelle ou non intentionnelle de la partie du corps atteinte
- Changement dans l'engagement social
- [Agressivité ; baisse du seuil de frustration]

Résultats escomptés (objectifs) et critères d'évaluation

- La personne comprend les changements corporels qu'elle subit.

- La personne prend conscience du changement de son image corporelle et l'intègre à son concept de soi sans perdre son estime de soi.
- La personne s'accepte dans le contexte de la situation (maladie évolutive chronique, amputation, perte d'autonomie, gain pondéral, effets secondaires du traitement médicamenteux, etc.).
- La personne s'adapte à sa nouvelle image corporelle, ce qui atténue son anxiété.
- La personne poursuit activement son développement personnel tout en cherchant de l'information.
- La personne reconnait qu'elle est responsable d'elle-même.
- La personne utilise correctement les appareils adaptés ou les prothèses nécessaires.

Interventions

PRIORITÉ Nº 1 – Évaluer les facteurs favorisants

- Rechercher dans la maladie ou dans la situation de la personne des données susceptibles d'avoir un lien avec la perturbation de l'image de soi. Consulter les autres diagnostics infirmiers pertinents (si la perturbation de l'image corporelle est liée à un déficit neurologique résultant d'un accident vasculaire cérébral, consulter le diagnostic infirmier Négligence de l'hémicorps; si la personne éprouve une douleur intense continuelle, lire le diagnostic infirmier Douleur chronique; si son désir et son fonctionnement sexuels sont perturbés, consulter le diagnostic infirmier Dysfonctionnement sexuel).
- Déterminer si l'état de la personne est permanent et s'il n'y a plus de possibilité que la situation change (consulter les diagnostics infirmiers Diminution chronique de l'estime de soi ou Risque de perturbation de l'attachement). **Il est important d'amener la personne à entrevoir la possibilité d'une vie satisfaisante même en présence d'une incapacité permanente.**
- Rechercher les effets physiques et mentaux de la maladie ou de la situation sur l'état émotionnel de la personne (maladie du système endocrinien, traitement aux corticostéroïdes, etc.).
- Interroger la personne sur ses connaissances relatives à sa maladie ou à sa situation.
- Rechercher les comportements révélateurs du degré d'anxiété de la personne et les comparer avec l'échelle présentée au diagnostic infirmier Anxiété, à la page 129. Noter tout changement à caractère émotionnel **susceptible de signaler l'acceptation ou la non-acceptation de la situation**.
- Reconnaitre les comportements révélant un souci démesuré du corps et de son fonctionnement.
- Demander à la personne de se décrire et de préciser comment elle croit que les autres la perçoivent.

- Noter les aspects positifs et négatifs des renseignements que la personne fournit.
- Discuter avec la personne du sens qu'elle accorde à la perte ou au changement. **Une perte bénigne peut avoir des conséquences importantes (port d'une sonde urinaire, recours aux lavements, etc.). Un changement fonctionnel, comme l'immobilisation chez les personnes âgées, est parfois plus difficile à accepter qu'une altération de l'apparence. Dans certains cas, le changement peut être dévastateur (ex.: cicatrice permanente au visage d'un enfant).**
- Utiliser des techniques de communication appropriées au stade de développement de l'enfant pour déterminer les caractéristiques exactes de son image corporelle (marionnettes, dialogue constructif, etc.). **Les aptitudes propres au stade de développement doivent guider le type d'interaction à employer pour obtenir des données précises.**
- Relever les signes de chagrin ou de dépression grave ou prolongée, **afin de déterminer si la personne a besoin de counseling et de médicaments**.
- Noter l'origine ethnique de la personne, ainsi que ses perceptions et ses préoccupations d'ordres culturel et religieux **susceptibles d'influer sur sa manière de faire face à la situation**.
- Préciser les répercussions sociales de la maladie ou de la situation de la personne (infection transmissible sexuellement, stérilité, affection chronique, etc.).
- Prendre note des interactions de la personne avec ses proches. **Il se peut que les membres de la famille renforcent inconsciemment les perturbations de l'image corporelle ou que la situation procure à la personne des bénéfices secondaires l'empêchant de faire des progrès.**

PRIORITÉ Nº 2 – Déterminer la capacité d'adaptation de la personne

- Enregistrer les progrès de la personne par rapport à son degré d'adaptation actuel.
- Relever ses commentaires et ses réactions touchant sa situation. **Les réactions dépendent des stratégies d'adaptation et des expériences de la personne; elles varient d'un individu à un autre.**
- Noter le repli sur soi et le recours au déni. **Il peut s'agir d'une réaction normale, mais aussi d'un signe d'une maladie mentale comme la schizophrénie.**

§ Consulter le diagnostic infirmier Déni non constructif.

- Noter l'usage d'alcool ou de toute autre substance créant l'accoutumance. **Ce type de comportement signale souvent une difficulté d'adaptation au changement.**
- Préciser les stratégies d'adaptation que la personne a utilisées dans le passé; s'enquérir de leur efficacité.

- Consigner les ressources individuelles, familiales et communautaires dont la personne dispose.

PRIORITÉ N° 3 – Aider la personne et ses proches à accepter les perturbations du concept de soi liées à l'image corporelle

- Adopter une attitude compréhensive à l'égard de la personne.
- Créer un climat de confiance.
- Visiter fréquemment la personne afin de lui montrer qu'elle est digne d'intérêt.
- Faire preuve d'ouverture **en l'écoutant et en répondant à ses questions**.
- Choisir avec elle des correctifs aux problèmes sous-jacents à la maladie ou à la situation **afin de favoriser une guérison et une adaptation optimales**.
- L'aider dans ses soins personnels, au besoin, tout en reconnaissant ses capacités et en l'encourageant à être autonome.
- S'abstenir de porter des jugements moraux sur les efforts et les progrès de la personne au cours des interventions liées à son concept de soi. **Le renforcement positif l'encouragera à persévérer et à faire tout ce qui est en son pouvoir pour progresser.**
- Discuter avec elle de sa peur de la mutilation, du pronostic ou du rejet.
- Accepter les sentiments de la personne (chagrin, hostilité, etc.).
- L'inviter à parler des conflits susceptibles de surgir ; procéder à des mises en situation **afin de lui montrer comment y faire face**.
- Inciter la personne et ses proches à se communiquer leurs sentiments.
- Reconnaitre qu'il est normal de réagir à un changement d'apparence, que c'est un réflexe universel.
- Rechercher des solutions personnalisées en évitant les stéréotypes.
- Demander aux membres de l'équipe soignante de maitriser leurs expressions faciales et leurs autres comportements non verbaux en présence de la personne. **Celle-ci doit se sentir acceptée ; il ne faut pas qu'elle ait l'impression d'inspirer de la répulsion.**
- Inciter les membres de la famille à traiter la personne comme un individu normal plutôt que comme un invalide.
- Encourager la personne à regarder ou à toucher la partie atteinte, **afin qu'elle commence à intégrer les changements à son image corporelle**.
- Accepter le recours au déni et le refus de participer aux soins (ex. : si la personne refuse de regarder la colostomie au début du traitement, on peut lui dire : « Je vais maintenant changer votre pansement. ») **On lui donne ainsi le temps d'accepter la situation.**

- Fixer des limites précises aux conduites inadaptées de la personne.
- Définir avec elle les comportements **susceptibles d'accélérer son rétablissement**.
- Lui fournir de l'information exacte.
- Renforcer les enseignements précédents.
- Discuter avec la personne des possibilités de prothèses, de chirurgie reconstructive, d'ergothérapie, de physiothérapie ou d'autres traitements, selon le cas.
- Lui proposer des vêtements ou des produits cosmétiques **qui dissimulent les altérations corporelles et qui améliorent l'apparence**.
- Informer la personne contagieuse des raisons justifiant les mesures d'isolement.
- Écouter la personne qui se trouve en isolement préventif et parler avec elle, **afin d'atténuer son sentiment de solitude**.

PRIORITÉ Nº 4 – Donner un enseignement visant le mieux-être de la personne

- Commencer le counseling et les traitements dès que possible (rétroaction biologique, relaxation, etc.), **afin d'offrir rapidement à la personne le soutien dont elle a besoin**.
- Lui fournir des renseignements en tenant compte de ses capacités d'assimilation **(il est plus facile d'intégrer une petite quantité d'information à la fois)**. Corriger les idées fausses et renforcer les explications données par les autres membres de l'équipe de soins.
- Inciter la personne à participer à la prise des décisions qui la concernent et à la résolution des problèmes.
- L'encourager à intégrer le plan de traitement à ses activités quotidiennes (ex. : elle peut faire de l'exercice en vaquant aux travaux ménagers), **de façon à favoriser la persévérance dans la poursuite du programme thérapeutique**.
- Aider la personne à choisir les modifications qu'elle devra apporter à ses activités et à ses milieux de vie et de travail.
- Rechercher avec elle des stratégies lui permettant de reconnaitre ses sentiments et de les exprimer.
- La féliciter pour ses initiatives visant l'amélioration de son apparence (maquillage, port d'une prothèse, etc.).
- La diriger vers un groupe de soutien.

Information à consigner

Évaluations (initiale et subséquentes)

- Inscrire les données d'évaluation, notamment les comportements inadaptés, les changements émotionnels, l'étape du processus de deuil et le degré d'autonomie.

- Noter les blessures physiques, ainsi que l'usage de pansements ou d'équipement de survie (ventilateur, appareil de dialyse, etc.).
- Décrire le sens que la personne donne à la perte ou au changement.
- Noter les réseaux de soutien dont elle dispose (membres de la famille, amis, groupes, etc.).

Planification

- Rédiger le plan de soins et inscrire le nom de chacun des intervenants.
- Rédiger le plan d'enseignement.

Application et vérification des résultats

- Noter les réactions de la personne aux interventions et à l'enseignement, ainsi que les mesures qui ont été prises.
- Consigner les objectifs atteints ou les progrès accomplis vers leur réalisation.
- Relever les modifications apportées au plan de soins.

Plan de congé

- Noter les besoins à long terme de la personne et le nom des responsables des mesures à prendre.
- Consigner les demandes de consultation (centre de réadaptation, services communautaires, etc.).

EXEMPLES TIRÉS DE LA CRSI (NOC) ET DE LA CISI (NIC)

- RÉSULTAT : Image corporelle
- INTERVENTION : Amélioration de l'image corporelle

IMMOBILITÉ

RISQUE DE SYNDROME D'IMMOBILITÉ

Taxinomie II : Activité/repos – Classe 2 : Activité/exercice (00040)
[Mode fonctionnel de santé de Gordon : Activité et repos]
Diagnostic proposé en 1988

DÉFINITION ■ Risque de détérioration des fonctions organiques due à une inactivité musculosquelettique prescrite ou inévitable.

Note : Les complications de l'immobilité comprennent les plaies de pression, la constipation, la stase des sécrétions pulmonaires, la thrombose, l'infection des voies urinaires, la rétention urinaire, la perte de force ou d'endurance, l'hypotension orthostatique, la diminution de l'amplitude des mouvements articulaires, la désorientation, la perturbation de l'image corporelle et le sentiment d'impuissance.

Facteurs de risque

- Altération du degré de conscience
- Immobilisation mécanique ou prescrite
- Paralysie [autre atteinte neuromusculaire]
- Douleur violente [douleur chronique]
- [Maladie physique ou mentale chronique]

Remarque: Pour un diagnostic de risque, il n'y a ni signes ni symptômes (caractéristiques) puisque le problème n'existe pas encore; les interventions infirmières sont plutôt axées sur la prévention.

Résultats escomptés (objectifs) et critères d'évaluation

- La peau et les tissus ne présentent pas de lésion; la cicatrisation s'effectue dans le laps de temps requis.
- La peau est chaude et sèche, l'irrigation périphérique, adéquate; les signes vitaux sont stables, les pouls périphériques, palpables.
- La personne conserve ou retrouve un mode d'élimination efficace.
- La personne ne présente ni signe ni symptôme d'infection.
- La personne ne souffre pas de congestion pulmonaire; ses bruits respiratoires sont normaux.
- La personne demeure en contact avec la réalité.
- La personne a un fonctionnement optimal sur les plans cognitif, neurosensoriel et musculosquelettique.
- La personne dispose de moyens qui lui assurent la maitrise du problème et de ses répercussions.
- La personne intègre sa nouvelle réalité à son concept de soi sans se dénigrer.

Interventions

PRIORITÉ Nº 1 – Évaluer le risque de complication

- Déceler les pathologies sous-jacentes et considérer les conditions de traitement: cancer, traumatisme, fractures avec plâtre, équipement d'immobilisation, chirurgie, maladie chronique, malnutrition, troubles neurologiques (accident vasculaire cérébral ou autre lésion cérébrale, syndrome postpoliomyélite, sclérose en plaques, lésion de la moelle épinière), douleurs chroniques, utilisation de médicaments prédisposants (stéroïdes). **Elles peuvent causer ou amplifier les problèmes consécutifs à l'inactivité ou à l'immobilité.**
- Noter les autres facteurs s'appliquant à la situation: l'âge de la personne, son état cognitif, sa mobilité, ses activités physiques.

Vérifier si sa condition est aigüe, chronique ou permanente. **Les changements physiologiques liés à l'âge, de même que les limites imposées par la maladie ou le confinement au domicile, prédisposent les personnes âgées au déconditionnement et au déclin de l'autonomie fonctionnelle.**

- Évaluer et documenter le degré d'autonomie fonctionnelle de la personne, notamment les fonctions cognitives, la vision, l'ouïe, le soutien social, le degré de bienêtre psychologique et les résultats dans les AVQ. **Ces données fournissent un élément de comparaison pour apprécier la réaction au traitement et pour établir les mesures préventives appropriées ainsi que les services nécessaires.**
- Estimer le risque de blessure de la personne. **Ce risque est accru chez ceux qui ont des déficits cognitifs ou qui utilisent les aides techniques de façon inappropriée, ainsi que chez ceux dont le milieu n'est ni sécuritaire ni stimulant ou dont la perception sensorielle est altérée.**
- Inventorier les services et les réseaux de soutien dont dispose la personne.
- Apprécier la capacité de la personne et de ses proches à prendre les soins en charge sur une période prolongée, en fonction de leur degré de compréhension de la situation.

PRIORITÉ N° 2 – Déterminer les interventions préventives ou curatives appropriées

Tissu cutané

- Inspecter régulièrement la peau couvrant les saillies osseuses.
- Changer la position de la personne aussi souvent qu'il le faut, **afin de soulager la compression aux points d'appui**.
- Donner au besoin des soins cutanés quotidiens, en prenant soin de sécher la peau complètement après le nettoyage et de la masser doucement avec une lotion **afin de stimuler la circulation**.
- Utiliser des dispositifs visant à réduire la pression (matelas alvéolé, matelas d'eau, coussins, etc.).
- Recueillir des données sur l'état nutritionnel de la personne et noter ce qu'elle consomme.
- Lui prodiguer un enseignement sur ses besoins alimentaires, les changements de position et la propreté (ou renforcer l'enseignement déjà donné).

§ Consulter les diagnostics infirmiers Atteinte à l'intégrité des tissus et Atteinte à l'intégrité de la peau.

Élimination

- Inciter la personne à adopter un régime équilibré comprenant des fruits et des légumes riches en fibres, **afin de faciliter le transit intestinal**.

- L'encourager à boire 250 mL de jus de canneberge chaque jour **afin de réduire le risque d'infection des voies urinaires**.
- Maximiser la mobilité le plus tôt possible.
- Déterminer si la personne a besoin d'un émollient fécal ou d'un agent de masse.
- Appliquer au besoin un programme de rééducation vésicale ou intestinale.
- Noter la diurèse et les caractéristiques de l'élimination urinaire. Surveiller les signes d'infection.

§ Consulter les diagnostics infirmiers Constipation, Diarrhée, Incontinence fécale, Élimination urinaire altérée et Rétention urinaire.

Respiration

- Noter les bruits respiratoires et les caractéristiques des sécrétions afin de déceler rapidement les complications (ex. : pneumonie).
- Changer la position de la personne et lui faire exécuter des exercices de toux et de respiration profonde à intervalles réguliers, **afin de faciliter l'évacuation des sécrétions et de prévenir l'atélectasie**.
- Aspirer les sécrétions au besoin, **afin de dégager les voies respiratoires**.
- Conseiller à la personne d'utiliser un spiromètre d'incitation.
- Expliquer la technique du drainage postural aux membres de la famille et les superviser au besoin.
- Montrer aux proches et au personnel soignant les techniques de toux saccadée et les exercices diaphragmatiques ou les aider à les appliquer, **afin de maximiser la ventilation en cas de lésion de la moelle épinière**.
- Conseiller à la personne de cesser de fumer. Au besoin, l'encourager à suivre un programme conçu à cette fin.

§ Consulter les diagnostics infirmiers Dégagement inefficace des voies respiratoires et Mode de respiration inefficace.

Irrigation tissulaire

- Surveiller l'état mental et cognitif de la personne. **Des changements sur ce plan peuvent être révélateurs d'une dégradation de la santé cardiaque ou de l'oxygénation cérébrale, ou encore, d'un état émotionnel susceptible de compromettre la sécurité de la personne ou sa capacité à assurer ses soins personnels.**
- Prendre les températures centrale et cutanée de la personne. Rechercher les signes d'une altération de la circulation (cyanose) ou de la conscience, **afin de déceler les problèmes d'oxygénation**.
- Recueillir régulièrement des données sur les fonctions neurovasculaires dans les régions atteintes. Noter tout changement

dans la température, la couleur de la peau, les sensations et le mouvement.
- Appliquer des mesures de soutien vasculaire (bas de contention et bandages élastiques, bas de compression pneumatique), **afin d'améliorer le retour veineux**.
- Inciter la personne à boire suffisamment, **afin de prévenir la déshydratation et la stase circulatoire**.
- Mesurer sa pression artérielle avant, pendant et après une activité et, si possible, en position assise, debout et couchée. **Ces données permettent de vérifier sa réaction et sa tolérance à l'activité.**
- Collaborer aux changements de position de la personne. Surélever graduellement sa tête. Utiliser une table basculante, au besoin, **afin de réduire le risque de problèmes associés à l'hypotension orthostatique**.
- Veiller au bon alignement corporel de la personne ; éviter de lui faire porter des vêtements trop ajustés, **afin de prévenir la congestion vasculaire**.
- Lui proposer des exercices d'amplitude des mouvements à faire en position assise ou couchée. La pousser à se remettre à marcher dès que possible, en utilisant des aides à la mobilité et en faisant de fréquentes pauses. **Ainsi, elle se remettra graduellement à s'entrainer, ce qui contribuera à prévenir les problèmes circulatoires causés par l'inactivité.**
- La diriger vers des services de physiothérapie **en vue d'améliorer ou de restaurer l'amplitude optimale des mouvements et de prévenir les problèmes circulatoires**.

§ Consulter les diagnostics infirmiers Irrigation tissulaire périphérique inefficace et Risque de dysfonctionnement neurovasculaire périphérique.

Mobilité et énergie
- Encourager la personne à exécuter des exercices d'amplitude des mouvements et à participer à un programme de renforcement musculaire en physiothérapie ou en ergothérapie.
- L'inciter à participer au maximum à ses soins personnels.
- Organiser le rythme des activités de façon à augmenter graduellement sa force ou son endurance.
- Appliquer des orthèses, au besoin.
- Recueillir des données permettant d'établir un lien entre la douleur et le problème de mobilité.
- Proposer à la personne de suivre un programme personnalisé de traitement de la douleur.
- Limiter l'usage de moyens de contention. Les retirer régulièrement et aider la personne à faire ses exercices d'amplitude des mouvements.

§ Consulter les diagnostics infirmiers Intolérance à l'activité, Risque de chute, Mobilité physique réduite, Douleur aigüe et Douleur chronique.

Sensations et perceptions

- Fournir à la personne des indicateurs l'aidant à s'orienter par rapport au temps, aux lieux, aux gens et aux situations (horloge, calendrier, etc.).
- Lui offrir des stimulus d'intensité appropriée (musique, télévision, radio, effets personnels, visites, etc.).
- L'inciter à s'adonner à des activités divertissantes et à suivre un programme d'exercices régulier respectant sa tolérance à l'effort.
- Lui suggérer d'utiliser des moyens favorisant le sommeil ou de respecter ses rituels du coucher. Ainsi, elle pourra jouir d'un sommeil vraiment réparateur.

§ Consulter les diagnostics infirmiers Confusion chronique, Trouble de la perception sensorielle, Habitudes de sommeil perturbées, Insomnie, Isolement social et Activités de loisirs insuffisantes.

Concept de soi : maitrise de la situation

- Expliquer ou revoir tous les procédés de soins.
- Fixer des buts de concert avec la personne et ses proches. **On favorise ainsi leur sentiment de maitrise de la situation et leur motivation à poursuivre les objectifs.**
- Veiller à ce que la personne soit toujours soignée par les mêmes gens, dans la mesure du possible.
- Lui fournir des moyens de communiquer ses besoins de manière adéquate (dispositif d'appel, bloc-notes, tableau d'illustrations ou de lettres, interprète, etc.).
- Créer un climat propice à l'expression des sentiments.
- Inviter la personne à poser des questions.

§ Consulter les diagnostics infirmiers Sentiment d'impuissance, Communication verbale altérée, Diminution de l'estime de soi (chronique ou situationnelle) et Exercice inefficace du rôle.

Image corporelle

- Fournir à la personne, verbalement et par écrit, des renseignements justes sur les changements corporels qu'elle subit. L'inciter à en discuter, **pour l'aider à les accepter**.
- Favoriser ses interactions avec ses pairs et la reprise de ses activités normales, en fonction de ses capacités.

§ Consulter les diagnostics infirmiers Image corporelle perturbée, Diminution situationnelle de l'estime de soi, Isolement social et Identité personnelle perturbée.

PRIORITÉ N° 3 – Favoriser le mieux-être de la personne et de ses proches

- Encourager la participation de la personne et de ses proches à ses soins, **afin d'accroitre ou de maintenir son autonomie**.
- Fournir, au moment du congé, l'information pertinente sur les besoins de la personne et sur les aspects importants à considérer pour la continuité des soins (état mental, milieu de vie,

besoins nutritionnels). **De cette manière, on assure la sécurité de la personne et on réduit les effets de l'immobilité.**
- Inciter la personne à participer à un programme régulier comprenant des exercices isométriques et isotoniques, ainsi que des exercices actifs et passifs d'amplitude des mouvements, afin de limiter les conséquences de l'immobilité et de maximiser le fonctionnement de l'organisme.
- Passer en revue les signes et les symptômes exigeant une évaluation ou une assistance médicale, afin d'être en mesure d'intervenir au bon moment.
- Inventorier les services communautaires susceptibles d'offrir un soutien à la personne (aide financière, maintien à domicile, soins de répit, transport).
- Diriger la personne vers les services de réadaptation ou de soins à domicile appropriés.
- Dresser une liste des endroits où elle pourra trouver les aides techniques ou le matériel dont elle aura besoin.

Information à consigner

Évaluations (initiale et subséquentes)
- Inscrire les données d'évaluation, notamment les problèmes particuliers de la personne, ses capacités fonctionnelles et son degré d'autonomie, ainsi que les réseaux de soutien et les ressources dont elle dispose.

Planification
- Rédiger le plan de soins et inscrire le nom de chacun des intervenants.
- Rédiger le plan d'enseignement.

Application et vérification des résultats
- Noter les réactions de la personne aux interventions et à l'enseignement, ainsi que les mesures qui ont été prises.
- Noter tout changement dans ses capacités fonctionnelles.
- Consigner les objectifs atteints ou les progrès accomplis vers leur réalisation.
- Inscrire les modifications apportées au plan de soins.

Plan de congé
- Noter les besoins à long terme de la personne et le nom des responsables des mesures à prendre.
- Consigner les demandes de consultation ainsi que les services pouvant procurer à la personne l'équipement requis.

EXEMPLES TIRÉS DE LA CRSI (NOC) ET DE LA CISI (NIC)
- RÉSULTAT : Conséquences physiologiques de l'immobilité
- INTERVENTION : Positionnement

IMMUNISATION

MOTIVATION À AMÉLIORER SON IMMUNISATION

Taxinomie II: Promotion de la santé – Classe 2: Prise en charge de la santé (00186)
Sécurité/protection – Classe 1: Infection; Classe 5: Processus défensifs
[Mode fonctionnel de santé Gordon: Perception et prise en charge de la santé]
Diagnostic proposé en 2006

DÉFINITION ■ Ensemble de conduites conformes aux normes d'immunisation locales, nationales et internationales pour prévenir les maladies infectieuses, qui est suffisant pour protéger la personne, la famille ou la collectivité, et qui peut être renforcé.

Note de l'adaptatrice: Pour les diagnostics de promotion de la santé ou de bienêtre, il n'y a pas de facteurs favorisants; la motivation de la personne, de la famille ou de la collectivité est appuyée par les caractéristiques, et les interventions infirmières sont axées sur les changements souhaités.

Caractéristiques

- Expression du désir d'améliorer ses connaissances des normes d'immunisation
- Expression du désir d'améliorer son statut d'immunisation
- Expression du désir d'améliorer la connaissance des services d'immunisation existants
- Expression du désir d'améliorer la traçabilité de ses immunisations
- Expression du désir d'accroitre ses connaissances sur les réactions possibles à la vaccination
- Expression du désir d'améliorer son comportement afin de prévenir les maladies infectieuses

Résultats escomptés (objectifs) et critères d'évaluation

- La personne connait les recommandations en matière d'immunisation.
- La personne élabore un plan en vue d'obtenir les immunisations appropriées.
- La personne adopte des conduites permettant de réduire le risque de maladie infectieuse.

- La personne assure le suivi des immunisations au moyen de la mise à jour de son carnet.
- La personne maintient sa couverture vaccinale selon les recommandations en matière d'immunisation.

Interventions

PRIORITÉ N° 1 – Déterminer le statut d'immunisation de la personne

- Évaluer l'histoire vaccinale de la personne. Noter ses antécédents médicaux et ses réactions indésirables aux vaccins afin de déterminer si des précautions s'imposent. **L'histoire vaccinale peut varier considérablement selon l'âge, les influences culturelles, les voyages, les croyances familiales en matière d'immunisation et l'état de santé (il est particulièrement important de respecter les précautions dans les cas d'immunosuppression et d'allergie grave aux œufs).**
- Évaluer le degré de motivation de la personne quant au changement et ses attentes en ce sens.
- Déterminer si la personne **travaille dans un milieu à risque ou si elle fréquente un tel milieu (service de soins à domicile, centre d'hébergement pour sans-abri, centre d'accueil pour immigrants, centre correctionnel, etc.) afin d'établir son risque d'exposition aux maladies infectieuses et de lui offrir la protection requise**. **Elle pourrait avoir besoin d'un nouveau vaccin ou d'une dose de rappel.**
- Tenir compte des préoccupations de la personne (elle pourrait, par exemple, se demander si le vaccin antigrippal annuel est réellement efficace ou si des injections de rappel pour des vaccins reçus dans l'enfance sont indiquées ; par ailleurs, certains parents pourraient s'inquiéter du caractère sécuritaire des vaccins offerts), **ce qui permet de préciser les mesures à prendre et de contrer les idées fausses**.
- Déterminer les contrindications aux différents vaccins selon les protocoles établis **(hypersensibilité de type anaphylactique à une des composantes du vaccin, administration de vaccins vivants durant la grossesse, etc.)**.

PRIORITÉ N° 2 – Aider la personne à élaborer un plan d'action visant à améliorer son statut d'immunisation

- Évaluer les connaissances de la personne sur les immunisations recommandées ou exigées pour le nourrisson, l'enfant d'âge scolaire ou l'adolescent (vaccination contre la rougeole, la rubéole, les oreillons, la varicelle, la diphtérie, la coqueluche, le tétanos, la poliomyélite, le méningocoque, le pneumocoque, l'influenza, le virus du papillome humain, l'hépatite B, etc.).

- Passer en revue la protection offerte par chaque type de vaccin, le mode d'administration, les réactions possibles, les avantages et les précautions à prendre. Utiliser un langage simple **afin que la personne puisse donner un consentement éclairé avant qu'on procède à la vaccination**.
- Établir les exigences d'immunisation spécifiques aux voyageurs. Certains vaccins sont donnés de façon systématique (ex.: celui contre l'hépatite B); d'autres sont exigés en vertu d'une législation internationale (ex.: celui contre la fièvre jaune dans certains pays d'Afrique et d'Amérique du sud) ou sont recommandés après évaluation du risque associé au type de voyage effectué, à l'itinéraire prévu et à l'état de santé de la personne (ex.: celui contre l'hépatite A). Donner les renseignements requis sur la protection offerte par ces vaccins, leur mode d'administration, les réactions possibles et les mesures de prévention de la maladie.
- Informer la personne des dispenses octroyées pour des motifs d'ordre médical, religieux ou culturel. La diriger alors vers les personnes-ressources appropriées.
- **L'aider à établir un ordre de priorité dans son plan d'action visant à améliorer son statut d'immunisation.**
- Faire la promotion de la vaccination auprès des groupes à risque (toxicomanes, sans-abri, etc.).

PRIORITÉ Nº 3 – Donner un enseignement visant le mieux-être de la personne

- Passer en revue les raisons justifiant l'importance de se conformer aux programmes d'immunisation recommandés, **notamment en ce qui concerne le risque de recrudescence d'une maladie éradiquée si la couverture vaccinale n'est pas maintenue**.
- Fournir, sous forme imprimée ou en ligne, de l'information fiable sur l'immunisation, particulièrement en ce qui a trait aux calendriers de vaccination recommandés où sont précisés l'âge, le type de vaccin, les doses de rappel et l'intervalle entre les doses.
- Établir la liste des services d'immunisation offerts: services de santé publique, services proposés par les médecins de famille, etc.
- Informer la personne des réactions courantes pouvant survenir à la suite du vaccin (douleurs musculaires, éruptions cutanées, fièvre, enflure) et des mesures de confort suggérées.
- Lui conseiller de déclarer toute réaction inhabituelle au vaccin.
- Insister sur l'importance de recevoir une série vaccinale complète.
- Profiter des consultations cliniques pour s'enquérir du statut d'immunisation de la personne.
- Collaborer à la mise en œuvre des programmes d'immunisation.

Information à consigner

Évaluations (initiale et subséquentes)

- Inscrire les données d'évaluation relatives au statut d'immunisation et au risque d'exposition à la maladie.
- Noter les inquiétudes de la personne concernant la vaccination.
- Noter ses connaissances sur les programmes d'immunisation et sur les mesures de prévention de la maladie.
- Noter son degré de motivation et ses attentes.

Planification

- Rédiger le plan de soins et inscrire le nom de chacun des intervenants.
- Rédiger le plan d'enseignement.

Application et vérification des résultats

- Noter les réactions de la personne et de sa famille aux interventions et à l'enseignement, ainsi que les mesures qui ont été prises.
- Consigner les objectifs atteints ou les progrès accomplis vers leur réalisation.
- Relever les modifications apportées au plan de soins

Plan de congé

- Noter les besoins de la personne, les recommandations de suivi et les services de soutien en place.
- Consigner les demandes de consultation

EXEMPLES TIRÉS DE LA CRSI (NOC) ET DE LA CISI (NIC)

- RÉSULTAT : Conduite en matière d'immunisation
- INTERVENTION : Immunisation et vaccination

INADAPTATION

SYNDROME D'INADAPTATION À UN CHANGEMENT DE MILIEU

Taxinomie II : Adaptation/tolérance au stress – Classe 1 : Réactions posttraumatiques (00114)

[Mode fonctionnel de santé de Gordon : Relation et rôle]

Diagnostic proposé en 1992 ; révision effectuée en 2000

DÉFINITION ■ Perturbations physiologiques et psychosociales résultant d'un changement de milieu.

Facteurs favorisants

- Pertes passées, récentes et actuelles
- Sentiment d'impuissance
- Réseau de soutien inadéquat
- Manque de préparation avant un déménagement imminent; caractère imprévisible de l'expérience
- Isolement de la famille ou des amis; barrière linguistique
- Perturbation de l'équilibre psychosocial; stratégies d'adaptation passives
- Altération de l'état de santé physique

Caractéristiques

- Verbalisation du refus de changer de milieu; inquiétudes à ce propos
- Anxiété (ex.: séparation); peur; colère
- Insécurité; manque de confiance; appréhension
- Sentiment de solitude; dépression
- Troubles du sommeil
- Verbalisation accrue des besoins
- Pessimisme; frustration
- Augmentation des symptômes physiques ou des maladies [ex.: troubles gastro-intestinaux, perte ou prise de poids]
- Repli sur soi; sentiment d'aliénation; [comportement hostile ou explosion de colère]
- Perte d'identité ou d'estime de soi; sentiment de dévalorisation; dépendance
- [Augmentation de la confusion; troubles cognitifs]

Résultats escomptés (objectifs) et critères d'évaluation

- La personne dit comprendre les raisons justifiant le changement de milieu.
- La personne exprime une gamme d'émotions normale dans les circonstances et a moins peur.
- La personne participe aux activités habituelles, spéciales ou sociales, dans la mesure de ses capacités.
- La personne affirme qu'elle accepte la situation.
- Le changement de milieu se fait sans heurt.

Interventions

PRIORITÉ Nº 1 – Évaluer les facteurs favorisants, apprécier le degré de stress ressenti ou vécu par la personne et déterminer si sa sécurité ou celle des autres est en jeu

- Préciser la cause du changement de milieu: déplacement prévu pour un nouvel emploi; perte d'une maison ou d'une collectivité à la suite d'une catastrophe naturelle ou d'origine humaine (incendie, tremblement de terre, inondation, guerre, acte terroriste) ; perte d'autonomie d'une personne âgée ; épuisement de l'aidant naturel ; changement de l'état de santé ou de l'état matrimonial. **Ainsi, on peut orienter le choix des interventions en fonction des besoins de la personne.**

- Vérifier si la personne a participé à la prise de décision concernant le changement de milieu ; lui demander comment elle perçoit ce dernier et quelles sont ses attentes. **Une décision prise sans le consentement éclairé de la personne peut avoir un impact négatif sur son adaptation au changement.**
- Préciser l'âge de la personne et son stade de développement. **Un enfant peut être traumatisé par un changement d'école ou la perte de ses amis ; les personnes âgées peuvent être touchées par la perte d'une maison qu'elles habitent depuis longtemps, d'un voisinage ou d'un réseau de soutien.**
- Observer la personne ; noter si elle est anxieuse, si elle a une attitude défensive, si elle semble méfiante ou paranoïaque, si elle est irritable. Demander à ses proches ou au personnel soignant quelles sont ses réactions habituelles et comparer. **Les changements peuvent aggraver temporairement la détérioration mentale (blocage cognitif) et altérer la communication (blocage social).**
- Vérifier si la personne manifeste les symptômes d'une situation stressante (irritabilité, retrait, pleurs, instabilité émotive, troubles du sommeil, usage abusif d'alcool ou de drogues, etc.), si elle ressent de la fatigue, des douleurs ou des malaises physiques « nouveaux » (maux d'estomac, de tête ou de dos, etc.), si son appétit change ou si elle est plus sensible au froid.
- Apprécier dans quelle mesure on peut compter sur les proches de la personne.
- Inventorier les services et les réseaux de soutien existants et préciser ceux que la personne utilise.
- Noter si la personne vit des problèmes ou des conflits d'ordre culturel ou religieux.
- Déterminer les problèmes de sécurité qui peuvent être en cause.

PRIORITÉ Nº 2 – Aider la personne à faire face à la situation

- Inviter la personne à visiter les lieux avant son transfert, si possible. **On lui fournit ainsi l'occasion de s'habituer à son nouvel espace et on contribue à réduire sa peur de l'inconnu.**
- Familiariser la personne avec les lieux et les horaires. Lui présenter ses voisins, les membres du personnel soignant, ses compagnons de chambre ou les autres pensionnaires. Lui donner de l'information franche et claire sur les différentes activités.
- L'encourager à exprimer librement ses sentiments en ce qui a trait à la raison du changement de milieu, notamment sa colère

ou son chagrin devant la perte de son espace personnel, de ses biens ou de ses amis, ses inquiétudes quant aux difficultés pécuniaires, son sentiment d'impuissance devant la situation, etc. Ne pas nier la réalité. Se montrer optimiste quant à l'adaptation au changement de milieu. Consulter les diagnostics infirmiers pertinents (Chagrin chronique, Stratégies d'adaptation inefficaces).

- Souligner les forces de la personne et les stratégies d'adaptation efficaces qu'elle a déjà utilisées. Miser sur ces atouts pour l'aider à s'adapter.
- Inciter la personne et ses proches à personnaliser la chambre à l'aide de photos, d'objets, etc. **On accroit ainsi le sentiment d'appartenance et celui de posséder son espace.**
- Déterminer l'horaire des activités habituelles de la personne et essayer de l'ajuster à celui de l'établissement, **afin de favoriser le sentiment de confiance et de sécurité quant au nouveau milieu de vie et de faciliter ainsi le processus d'adaptation**.
- Proposer des passetemps à la personne (films, repas avec des connaissances, activités religieuses, artisanat, musique, etc.). **La participation à ces activités lui fournit l'occasion de rencontrer des gens et réduit le risque d'isolement.**
- Installer la personne dans une chambre à un lit, au besoin, et faire participer ses proches aux soins, aux repas, etc.
- Encourager les marques d'affection et le toucher, à moins que la personne soit paranoïaque ou trop agitée. **Ces comportements l'aideront à se sentir acceptée.**
- Lui imposer des limites si elle se montre agressive ; agir calmement, mais fermement. Exercer une surveillance et protéger les autres, **afin d'assurer la sécurité de tous**.
- Rester calme en cas d'agressivité ; isoler la personne dans un endroit tranquille **afin prévenir les accès de panique et de violence**.
- Collaborer au traitement des problèmes sous-jacents (états confusionnels chroniques ou consécutifs à des lésions cérébrales, rééducation posttraumatique, etc.) et des symptômes de stress **qui pourraient aggraver l'inadaptation de la personne au changement de milieu**.
- Faire appel à une travailleuse sociale, à des services d'aide financière, à un psychologue, à un psychiatre, à un ministre du culte ou à un conseiller spirituel **si les difficultés d'adaptation de la personne ne se règlent pas**.

PRIORITÉ N° 3 – Donner un enseignement visant le mieux-être de la personne

- Faire participer la personne à l'élaboration du plan de soins, si possible, **afin de renforcer son autonomie et d'accroitre sa motivation à atteindre les objectifs**.

- Lui expliquer qu'il est important d'avoir un bon régime alimentaire, de se reposer et de faire de l'exercice, **afin d'assurer son bienêtre physique**.
- Lui proposer des activités de détente (méditation, relaxation musculaire progressive, socialisation en groupe, etc.), dans la mesure de ses capacités, **afin d'améliorer son bienêtre psychologique**.
- L'inciter à prendre part à des activités de loisirs, à s'adonner à des passetemps ou à rencontrer des gens, selon ses besoins. **On pousse ainsi la personne à éveiller et à exprimer sa créativité.**
- La diriger vers des services de soutien ou vers des associations de sa communauté ethnoculturelle, selon la situation.
- L'encourager à se prendre en main et à enrichir ses stratégies d'adaptation afin d'accroitre son sentiment de maitrise et d'estime de soi.

Information à consigner

Évaluations (initiale et subséquentes)

- Inscrire les données d'évaluation, notamment les sentiments que la personne éprouve et la façon dont elle perçoit la situation.
- Noter ses problèmes d'ordre culturel et religieux.
- Consigner les données relatives à la sécurité.

Planification

- Rédiger le plan de soins et inscrire le nom de chacun des intervenants.
- Rédiger le plan d'enseignement.

Application et vérification des résultats

- Noter les réactions de la personne à l'enseignement et aux interventions (y compris à l'isolement ou à la solitude), ainsi que les mesures qui ont été prises.
- Consigner les objectifs atteints ou les progrès accomplis vers leur réalisation.
- Relever les modifications apportées au plan de soins.

Plan de congé

- Inscrire les besoins à long terme de la personne, les demandes de consultation ainsi que le nom des responsables des mesures à prendre.

EXEMPLES TIRÉS DE LA CRSI (NOC) ET DE LA CISI (NIC)

- RÉSULTAT : Adaptation psychosociale : transition de la vie
- INTERVENTION : Réduction du stress lié au déménagement

INADAPTATION

RISQUE DE SYNDROME D'INADAPTATION À UN CHANGEMENT DE MILIEU

Taxinomie II: Adaptation/tolérance au stress – Classe 1: Réactions posttraumatiques (00149)
[Mode fonctionnel de santé de Gordon: Relation et rôle]
Diagnostic proposé en 2000

DÉFINITION ■ Risque de perturbations physiologiques et psychosociales résultant d'un changement de milieu.

Facteurs de risque

- Déplacement d'un milieu à un autre
- Transfert supposant un changement modéré ou important d'environnement [physique, ethnique, culturel]
- Absence de réseau de soutien adéquat ou de préparation au changement de milieu
- Stratégies d'adaptation passives; sentiment d'impuissance
- Capacité cognitive modérée (ex.: conscience du changement)
- Caractère imprévisible des expériences
- Altération de l'état de santé physique ou psychosocial
- Pertes [passées, récentes et actuelles]

Remarque: Pour un diagnostic de risque, il n'y a ni signes ni symptômes (caractéristiques) puisque le problème n'existe pas encore; les interventions infirmières sont plutôt axées sur la prévention.

Résultats escomptés (objectifs) et critères d'évaluation

- La personne dit comprendre les raisons justifiant le changement de milieu.
- La personne exprime ses sentiments et ses inquiétudes de manière ouverte et appropriée.
- Le changement de milieu se fait sans heurt.

Interventions

■ PRIORITÉ Nº 1 – Évaluer les facteurs de risque

- Préciser la cause du changement de milieu: déplacement prévu pour un nouvel emploi, perte d'une maison ou d'une collectivité à la suite d'une catastrophe naturelle ou d'origine humaine (incendie, tremblement de terre, inondation, guerre, acte terroriste), perte d'autonomie d'une personne âgée, épuisement de l'aidant naturel, changement de l'état de santé ou de l'état matrimonial, etc. **Ainsi, on peut orienter le choix des interventions en fonction des besoins de la personne.**

- Vérifier si la personne a participé à la prise de décision concernant le changement de milieu ; lui demander comment elle perçoit ce dernier et quelles sont ses attentes. **Une décision prise sans le consentement éclairé de la personne peut avoir un impact négatif sur son adaptation au changement.**
- Noter l'âge de la personne et son stade de développement. **Un enfant peut être traumatisé par un changement d'école ou la perte de ses amis ; les personnes âgées peuvent être touchées par la perte d'une maison qu'elles habitent depuis longtemps, d'un voisinage et d'un réseau de soutien.**
- Déterminer si la personne vit des problèmes ou des conflits d'ordre culturel ou religieux.
- Évaluer les pertes réelles et potentielles de la personne en relation avec le changement de milieu, ainsi que son état physique et émotionnel. **Le stress associé au changement de milieu, même si ce dernier est voulu, peut aggraver les problèmes de santé.**
- Noter si le changement sera temporaire (ex. : dans un centre de réadaptation ou chez un membre de la famille), à long terme ou permanent (ex. : départ de la maison familiale, placement dans un établissement de soins de longue durée ou dans un centre pour personnes âgées). **Un changement de milieu associé à des pertes importantes peut compromettre la capacité d'adaptation de la personne.**
- Évaluer les ressources et les stratégies d'adaptation dont disposent la personne et l'aidant naturel. Apprécier dans quelle mesure on peut compter sur les proches.
- Déterminer les problèmes de sécurité qui peuvent être en cause.

PRIORITÉ N° 2 – Prévenir ou réduire les réactions négatives au changement

- Faire participer la personne à la définition des objectifs et à la rédaction du plan de soins si la situation s'y prête. **Cette démarche favorise l'autonomie et la collaboration.**
- Encourager la personne et ses proches à accepter l'idée que le changement de milieu nécessite une période d'ajustement pour s'adapter à la nouvelle situation et à l'environnement.
- Les aider à planifier le déménagement ; leur laisser le plus de temps possible pour procéder au changement.
- Inciter la personne à utiliser des stratégies d'adaptation efficaces et la féliciter des progrès accomplis **afin qu'elle éprouve le sentiment de maitriser la situation. Ainsi, on renforcera son estime de soi.**

- L'inviter à visiter les lieux avant son transfert, si possible. **Elle aura ainsi l'occasion de se familiariser avec son nouveau milieu, ce qui contribuera à réduire sa peur de l'inconnu.**

§ Consulter le diagnostic infirmier Syndrome d'inadaptation à un changement de milieu pour connaitre d'autres interventions et l'information à consigner.

INCONTINENCE FÉCALE

INCONTINENCE FÉCALE

Taxinomie II : Élimination – Classe 2 : Système gastro-intestinal (00014)

[Mode fonctionnel de santé de Gordon : Élimination/échange]

Diagnostic proposé en 1975 ; révision effectuée en 1998 par le groupe de recherche pour le développement et la classification des diagnostics infirmiers (NDEC)

DÉFINITION ■ Changement dans les habitudes d'élimination intestinale caractérisé par l'émission involontaire de selles.

Facteurs favorisants

- Difficultés associées à l'utilisation des toilettes ; facteurs liés à l'environnement (ex. : toilettes inaccessibles) ; déficit cognitif ; immobilité
- Habitudes alimentaires ; médicaments ; abus de laxatifs
- Stress
- Lésions colorectales ; altération de la capacité du réservoir rectal
- Vidange incomplète des intestins ; fécalome ; diarrhées chroniques
- Diminution de la tonicité musculaire générale ; pression abdominale ou intestinale anormalement élevée
- Anomalie du sphincter anal ; perte de maitrise du sphincter rectal ; atteinte du nerf moteur périphérique [réflexe de défécation] ou du nerf moteur supérieur [maitrise de la défécation]

Caractéristiques

- Sensation de plénitude rectale, mais incapacité d'expulser les selles formées
- Sensation de besoin urgent
- Incapacité de retenir une défécation
- Absence de sensation de plénitude rectale

- Écoulement continu de selles molles
- Taches de selles sur les vêtements ou les draps
- Odeur fécale
- Peau périanale rouge
- Incapacité de reconnaitre un besoin urgent de déféquer; manque d'attention à un tel besoin

Résultats escomptés (objectifs) et critères d'évaluation

- La personne connait les facteurs favorisants.
- La personne connait les mesures à prendre.
- La personne participe au traitement visant la maitrise de son problème d'incontinence.
- La personne recouvre et conserve des habitudes d'élimination intestinale régulières.

Interventions

PRIORITÉ N° 1 – Évaluer les facteurs favorisants

- Rechercher les facteurs physiopathologiques présents (sclérose en plaques, déficit cognitif aigu ou chronique, lésion de la moelle épinière, accident vasculaire cérébral, occlusion intestinale, rectocolite hémorragique).
- Établir l'historique de l'incontinence, en déterminant les évènements qui la précèdent ou la déclenchent. **Parmi les causes les plus courantes, on compte la constipation chronique et les fuites dues à un fécalome, les diarrhées graves, la diminution de la sensation de plénitude intestinale consécutive à une lésion neurologique ou musculaire (entrainée par un accident vasculaire cérébral, un trauma, une tumeur, une irradiation, etc.), l'atteinte des muscles de l'anus (causée par un accouchement, une intervention chirurgicale, un prolapsus rectal, etc.), l'abus chronique de laxatifs et les désordres psychoaffectifs.**
- Passer en revue le traitement médicamenteux de la personne (sédatifs, hypnotiques, narcotiques, myorelaxants, antiacides). **Certains médicaments peuvent avoir des effets secondaires ou des interactions qui augmentent le risque de problèmes intestinaux.**
- Examiner les résultats des épreuves diagnostiques (radiographie abdominale, coloscopie, hématogramme, épreuves sérologiques, recherche de sang occulte dans les selles [test au gaïac], etc.), s'il y a lieu.
- Palper l'abdomen **afin de vérifier s'il y a un ballonnement, des masses ou des points sensibles**.

PRIORITÉ N° 2 – Évaluer les habitudes d'élimination de la personne

- Noter les caractéristiques des selles (couleur, odeur, consistance, quantité, forme, fréquence) **afin de disposer d'un point de comparaison**.
- Inciter la personne ou ses proches à noter les heures auxquelles l'incontinence se manifeste, **afin de circonscrire les liens qui existent entre celle-ci et les repas, les activités ou le comportement**.
- Ausculter l'abdomen de la personne **afin de vérifier le siège et les caractéristiques des bruits abdominaux**.

PRIORITÉ N° 3 – Favoriser la maitrise ou le traitement de l'incontinence

- Collaborer au plan de traitement (voir la liste des facteurs favorisants et des caractéristiques).
- Établir un programme d'élimination intestinale : efforts de défécation à heures précises, suppositoires ou stimulation digitale s'il y a lieu. Appliquer le programme quotidiennement au début, puis un jour sur deux, selon le mode d'élimination ou la quantité de selles.
- Mener la personne à la salle de bain (ou encore, l'installer sur la chaise d'aisance ou sur le bassin hygiénique) à des heures précises, en tenant compte de ses besoins et des caractéristiques de l'incontinence, **afin de maximiser les chances de succès du programme de rééducation intestinale**.
- Inciter la personne à adopter une alimentation riche en fibres et en cellulose et à éliminer les aliments qui causent la diarrhée, la constipation ou la flatulence.
- L'encourager à boire des liquides chauds après les repas.
- L'enjoindre de prendre suffisamment de liquides (de 2000 à 2400 mL par jour au minimum).
- Fournir à la personne et à ses proches des renseignements pertinents sur le régime alimentaire.
- Administrer un émollient ou un agent de masse, selon l'ordonnance.
- Nettoyer fréquemment, mais délicatement la région périnéale et utiliser des crèmes émollientes, **afin de prévenir l'excoriation**.
- Préparer un programme d'exercices aidant la personne à faire travailler les muscles de son périnée, **afin d'augmenter leur tonus et leur force**.
- Lui fournir des culottes ou des serviettes d'incontinence, ou tout autre moyen d'assistance, jusqu'à ce que le problème soit résolu. **Remarque :** Ces articles doivent être changés fréquemment **pour prévenir les éruptions et les lésions cutanées**.

- Montrer à la personne **comment accroitre la pression intra-abdominale pendant la défécation** (en contractant les muscles abdominaux, en se penchant vers l'avant lorsqu'elle est sur la chaise d'aisance, en appliquant une pression manuelle sur l'abdomen) et **comment stimuler le péristaltisme (en massant l'abdomen de gauche à droite)**.

§ Consulter le diagnostic infirmier Diarrhée si l'incontinence est due à cette affection, et le diagnostic Constipation si elle est attribuable à un fécalome.

PRIORITÉ Nº 4 – Donner un enseignement visant le mieux-être de la personne

- Inciter la personne à appliquer les mesures adaptées à ses besoins.
- Lui conseiller d'employer des suppositoires ou un émollient fécal, si c'est indiqué, **pour qu'elle puisse déféquer à heures fixes**.
- Dresser une liste des aliments (muffins au son, pruneaux, etc.) qui favorisent la régularité de l'élimination fécale.
- Fournir un soutien émotionnel à la personne et à ses proches, surtout si l'incontinence se prolonge ou devient chronique. **Les aider à faire face à cette situation difficile.**
- Recommander à la personne de tenir compte de son programme d'élimination dans l'organisation de ses activités (ex. : éviter les excursions de quatre heures si elle doit aller aux toilettes toutes les trois heures), **afin de lui permettre de fonctionner adéquatement sur le plan social et de maximiser les chances de succès du programme de rééducation intestinale**.

Information à consigner

Évaluations (initiale et subséquentes)

- Inscrire les données d'évaluation, notamment le mode d'élimination intestinale, les résultats de l'examen physique, les caractéristiques des selles et les mesures prises pour contrer l'incontinence.

Planification

- Rédiger le plan de soins et inscrire le nom de chacun des intervenants.
- Rédiger le plan d'enseignement.

Application et vérification des résultats

- Noter les réactions de la personne et de ses proches aux interventions et à l'enseignement, ainsi que les mesures qui ont été prises.

- Relever les changements qui sont survenus dans le mode d'élimination et les caractéristiques des selles.
- Consigner les objectifs atteints ou les progrès accomplis vers leur réalisation.
- Préciser les modifications apportées au plan de soins.

Plan de congé

- Inscrire les besoins à long terme de la personne et le nom des responsables des mesures à prendre.
- Noter le programme de rééducation intestinale que la personne suit au moment de son départ.

EXEMPLES TIRÉS DE LA CRSI (NOC) ET DE LA CISI (NIC)

- RÉSULTAT: Continence intestinale
- INTERVENTION: Traitement de l'incontinence fécale

INCONTINENCE URINAIRE

INCONTINENCE URINAIRE À L'EFFORT

Taxinomie II: Élimination/échange – Classe 1: Système urinaire (00017)

[Mode fonctionnel de santé de Gordon: Élimination]

Diagnostic proposé en 1986; révision effectuée en 2006

DÉFINITION ■ Fuite soudaine d'urine au cours d'activités qui augmentent la pression abdominale.

Facteurs favorisants

- Dégénérescence ou faiblesse des muscles pelviens
- Pression intraabdominale élevée [obésité, utérus gravide, etc.]
- Insuffisance sphinctérienne urétrale

Caractéristiques

- Perte involontaire de petites quantités d'urine à l'effort [soulèvement d'un objet, exercices aérobiques, etc.] ou lorsque la personne éternue, rit ou tousse
- Perte involontaire de petites quantités d'urine en l'absence de contraction du détrusor ou de distension vésicale

Résultats escomptés (objectifs) et critères d'évaluation

- La personne comprend son état et les interventions visant la rééducation vésicale.

- La personne met en pratique des techniques ou des conduites visant le raffermissement de la musculature du périnée.
- La personne parvient à réduire ou à éliminer les épisodes d'incontinence à l'effort.

Interventions

PRIORITÉ N° 1 – Évaluer les facteurs favorisants

- Rechercher les facteurs d'ordre physiologique qui sont à l'origine de l'augmentation de la pression intraabdominale (obésité, utérus gravide, soulèvement répété d'objets lourds, grossesse multiple, fracture du bassin, intervention chirurgicale [prostatectomie radicale, chirurgie pelvienne], participation à des activités athlétiques ou à des exercices militaires comportant des sauts (du type *high impact*), particulièrement chez les femmes.
- Examiner la pharmacothérapie de la personne pour déceler les médicaments qui peuvent provoquer ou exacerber l'incontinence urinaire à l'effort (alphabloquants, inhibiteurs de l'ECA, diurétiques de l'anse).

PRIORITÉ N° 2 – Évaluer la gravité du problème et le degré d'invalidité qui en résulte

- Recueillir des données sur le tonus des muscles pelviens ainsi que sur l'écoulement d'urine (habituellement en petites quantités) lorsque la personne tousse, éternue ou s'engage dans des activités sportives. Noter l'incapacité d'amorcer ou d'arrêter le jet pendant la miction ou de bomber le périnée à l'effort.
- Préciser le mode d'élimination urinaire de la personne, les heures de miction, la quantité d'urine évacuée et les stimulus entrainant l'incontinence. Passer en revue son calendrier mictionnel, le cas échéant.
- Collaborer aux épreuves diagnostiques (échographie vésicale, cystométrie, mesure de la pression de fuite [au moment de la fuite], etc.).
- S'enquérir des effets de l'incontinence sur l'estime de soi et le style de vie de la personne (y compris sa vie sociale et sa sexualité).
- Apprécier les mesures prises par la personne pour maitriser l'incontinence à l'effort (mictions à heures fixes, réduction de la consommation de liquides, utilisation de protections absorbantes, etc.).
- Évaluer les caractéristiques d'une incontinence fonctionnelle ou d'une incontinence par besoin impérieux pouvant être associées à l'incontinence à l'effort. (Consulter les diagnostics infirmiers appropriés.)

PRIORITÉ Nº 3 – Collaborer au traitement ou à la prévention de l'incontinence

- Recommander à la personne d'adopter des mesures ou des techniques appropriées.
  - Uriner à heures fixes, par exemple toutes les trois heures pendant la journée.
  - Uriner avant un effort physique, par exemple avant un exercice, une activité sportive ou le transport d'objets lourds.
  - Perdre du poids, le cas échéant, **pour réduire la pression intraabdominale**.
  - Limiter sa consommation de café, de thé et d'alcool, **en raison de l'effet diurétique de ces boissons**.
  - Pratiquer régulièrement des exercices visant à renforcer les muscles du plancher pelvien (exercices de Kegel).
  - Amorcer et arrêter le jet d'urine deux ou trois fois pendant la miction, **afin de prendre conscience de la contraction et du relâchement des muscles assurant la maîtrise de la miction et de les renforcer**.
  - Incorporer des exercices de redressements assis au programme, **afin d'accroitre le tonus des muscles abdominaux**.
  - Éviter de consommer des liquides deux ou trois heures avant le coucher, **afin de réduire l'incontinence nocturne**.
- Collaborer au traitement des affections urologiques sous-jacentes (mise en place d'une bandelette sous-urétrale, utilisation de cônes vaginaux, stimulation électrique, rétroaction biologique, médicaments [antidépresseurs tricycliques, hormonothérapie, etc.]).

PRIORITÉ Nº 4 – Donner un enseignement visant le mieux-être de la personne

- Inciter la personne à remplacer des activités comme l'haltérophilie ou les exercices aérobiques avec sauts, **qui augmentent la pression intraabdominale**, par la natation, le vélo ou des exercices sans sauts.
- La diriger vers un spécialiste en nutrition **si l'obésité constitue un facteur favorisant**.
- Lui conseiller d'utiliser des protections absorbantes ou des culottes d'incontinence, selon ses besoins. Apprécier son degré d'activité, la quantité d'urine perdue par incontinence, sa taille, sa dextérité et ses capacités cognitives, **afin de lui suggérer les produits les plus appropriés**.
- Lui recommander d'appliquer un émollient à base d'huile **afin de protéger sa peau contre l'irritation**.
- Insister sur l'importance de l'hygiène du périnée après les mictions et sur la nécessité de changer souvent la protection absorbante, **afin de prévenir l'irritation et l'infection de la peau**.

- Mettre l'accent sur les précautions à prendre si elle emploie des sympathomimétiques **pour renforcer le tonus au repos du col de la vessie et de l'urètre proximal**.

Information à consigner

Évaluations (initiale et subséquentes)

- Inscrire les données d'évaluation sur l'incontinence à l'effort et les facteurs favorisants.
- Noter les répercussions de l'incontinence sur le mode de vie et l'estime de soi de la personne.
- Noter dans quelle mesure la personne comprend son état.

Planification

- Rédiger le plan de soins et inscrire le nom de chacun des intervenants.
- Rédiger le plan d'enseignement.

Application et vérification des résultats

- Noter les réactions de la personne aux interventions et à l'enseignement, les mesures qui ont été prises et les résultats qui ont été obtenus.
- Consigner les objectifs atteints ou les progrès accomplis vers leur réalisation.
- Relever les modifications apportées au plan de soins.

Plan de congé

- Inscrire les besoins à long terme de la personne et le nom des responsables des mesures à prendre.
- Consigner les demandes de consultation.

EXEMPLES TIRÉS DE LA CRSI (NOC) ET DE LA CISI (NIC)

- RÉSULTAT : Continence urinaire
- INTERVENTION : Rééducation périnéale

INCONTINENCE URINAIRE

INCONTINENCE URINAIRE FONCTIONNELLE

Taxinomie II : Élimination/échange – Classe 1 : Système urinaire (00020)

[Mode fonctionnel de santé de Gordon : Élimination]

Diagnostic proposé en 1986 ; révision effectuée en 1998 par le groupe de recherche pour le développement et la classification des diagnostics infirmiers (NDEC)

DÉFINITION ■ Incapacité pour une personne habituellement continente d'atteindre les toilettes à temps pour éviter la perte involontaire d'urine.

Facteurs favorisants

- Problème associé à l'environnement [mauvais éclairage, incapacité de repérer la salle de bain, etc.]
- Déficit neuromusculaire
- Faiblesse de la musculature pelvienne
- Déficit visuel ou cognitif
- Facteurs psychologiques; [réticence à utiliser la sonnette d'appel ou le bassin hygiénique; fluctuations de l'état mental]

Caractéristiques

- Perte d'urine avant d'atteindre les toilettes; temps nécessaire pour se rendre aux toilettes supérieur au temps écoulé entre la sensation du besoin et la perte involontaire d'urine
- Sensation du besoin d'uriner
- Capacité de vider complètement la vessie
- Incontinence seulement au lever (chez certaines personnes)

Résultats escomptés (objectifs) et critères d'évaluation

- La personne comprend son état et connait les mesures de prévention de l'incontinence.
- La personne modifie son environnement physique en fonction de ses besoins.
- La personne parvient à réduire ou à éliminer les épisodes d'incontinence urinaire.

Interventions

■ PRIORITÉ Nº 1 – Évaluer les facteurs favorisants

- Apprécier les capacités cognitives de la personne; **relever tout antécédent de problème de santé ou de prise de médicaments qui pourrait altérer son état mental, son sens de l'orientation spatiale ou sa capacité de reconnaitre le besoin impérieux d'uriner et d'en saisir la signification**.
- Noter le type d'altération fonctionnelle (mauvaise vision, problème de mobilité ou de dextérité, déficit sur le plan des soins personnels) **qui pourrait empêcher la personne de se rendre aux toilettes**.
- Examiner l'environnement physique de la personne **afin de déceler ce qui l'empêche d'arriver à temps à la salle de bain**

ou d'utiliser les toilettes de manière adéquate. Un lieu étranger, un mauvais éclairage, un manque de dextérité, une chaise d'aisances ou un siège de toilette inconfortable, un déambulateur mal adapté, l'absence de barres d'appui et la distance des toilettes peuvent altérer sa capacité de veiller à ses soins personnels.
- Déterminer si la personne est portée à réprimer volontairement son besoin d'uriner.

PRIORITÉ Nº 2 – Évaluer la gravité du problème et le degré d'invalidité qui en résulte

- Noter la fréquence des épisodes d'incontinence (le jour et la nuit) ainsi que le temps nécessaire à la personne pour atteindre les toilettes et enlever ses vêtements.
- Distinguer les personnes atteintes d'incontinence fonctionnelle **(fonctionnement normal de la vessie et de l'urètre, mais incapacité de se rendre aux toilettes, ou présence d'un trouble mental qui les empêche de reconnaitre le besoin d'uriner et d'arriver à temps aux toilettes)** de celles qui souffrent d'une autre forme d'incontinence.
- Apprécier les répercussions de l'incontinence sur le mode de vie (y compris la vie sociale et sexuelle) et l'estime de soi de la personne.

PRIORITÉ Nº 3 – Collaborer au traitement ou à la prévention de l'incontinence

- Rappeler à la personne qu'elle doit uriner dès qu'elle en ressent le besoin. Planifier ses mictions **pour réduire les épisodes d'incontinence et favoriser le confort, surtout si elle est incapable de se déplacer rapidement en raison de limites physiques ou du déclin de la fonction cognitive**.
- Administrer les diurétiques prescrits le matin, **afin de réduire la nycturie**.
- Inciter la personne à réduire ou à éliminer l'usage des somnifères, si possible, **car la sédation peut l'empêcher de reconnaitre le besoin d'uriner ou d'y réagir**.
- Placer des veilleuses **pour marquer le trajet menant aux toilettes**.
- Montrer clairement l'emplacement des toilettes (éclairage, panneaux indicateurs, couleur de la porte, etc.) **afin que la personne désorientée puisse les trouver facilement**.
- Désencombrer le trajet menant aux toilettes (carpettes, meubles, etc.).
- Laisser au chevet de la personne une chaise d'aisances, un urinal ou un bassin hygiénique, selon ses besoins.
- Conseiller à la personne de porter des vêtements faciles à enlever : tenues à fermeture velcro, jupes amples, pantalons

dotés de bretelles ou de tailles élastiques, etc. **L'observation de cette précaution lui permettra de répondre plus rapidement à son besoin d'uriner.**
- Établir un horaire des mictions (toutes les deux ou trois heures) **afin d'atténuer la distension vésicale**.
- Demander à la personne d'éviter de boire des liquides deux ou trois heures avant le coucher, **afin de réduire la nycturie**.
- Requérir la collaboration du physiothérapeute ou de l'ergothérapeute afin de déterminer les moyens de modifier l'environnement ainsi que les aides techniques appropriées pour répondre aux besoins de la personne.

PRIORITÉ Nº 4 – Donner un enseignement visant le mieux-être de la personne

- Discuter avec la personne de l'importance de planifier un horaire des mictions permettant de prévenir l'incontinence lorsqu'elle se trouve dans des situations où elle ne peut **répondre à son besoin impérieux d'uriner**.
- L'inciter à restreindre sa consommation de café, de thé et d'alcool **en raison de leur effet diurétique et de leur influence sur le mode d'élimination urinaire**.
- Adopter une attitude respectueuse à l'égard de la personne **afin de l'encourager à surmonter sa gêne quant à son besoin d'aide ou à l'utilisation du bassin hygiénique**.

§ Consulter les diagnostics infirmiers Incontinence urinaire réflexe, Incontinence urinaire à l'effort ou Incontinence urinaire par besoin impérieux.

Information à consigner

Évaluations (initiale et subséquentes)

- Inscrire les données d'évaluation sur l'incontinence fonctionnelle et les facteurs favorisants.
- Noter les répercussions de l'incontinence sur les habitudes de vie et l'estime de soi de la personne.

Planification

- Rédiger le plan de soins et inscrire le nom de chacun des intervenants.
- Rédiger le plan d'enseignement.

Application et vérification des résultats

- Noter les réactions de la personne aux interventions et à l'enseignement, ainsi que les mesures qui ont été prises.
- Consigner les objectifs atteints ou les progrès accomplis vers leur réalisation.
- Relever les modifications apportées au plan de soins.

Plan de congé

- Inscrire les besoins à long terme de la personne et le nom des responsables des mesures à prendre.
- Consigner les demandes de consultation.

EXEMPLES TIRÉS DE LA CRSI (NOC) ET DE LA CISI (NIC)

- RÉSULTAT : Continence urinaire
- INTERVENTION : Incitation à l'élimination urinaire

INCONTINENCE URINAIRE

INCONTINENCE URINAIRE PAR BESOIN IMPÉRIEUX

Taxinomie II : Élimination/échange – Classe 1 : Système urinaire (00019)

[Mode fonctionnel de santé de Gordon : Élimination]

Diagnostic proposé en 1986 ; révision effectuée en 2006

DÉFINITION ■ Écoulement involontaire d'urine peu après une forte et soudaine envie d'uriner.

Facteurs favorisants

- Diminution de la capacité vésicale
- Infection vésicale ; urétrite ou vaginite atrophique
- Consommation d'alcool et de caféine [augmentation de l'apport liquidien]
- Prise de diurétiques
- Fécalome
- Hyperactivité du détrusor avec altération de la contractilité vésicale

Caractéristiques

- Envie d'uriner impossible à réprimer
- Perte involontaire d'urine avec contractions et spasmes vésicaux
- Incapacité d'arriver à temps aux toilettes pour éviter les pertes d'urine

Résultats escomptés (objectifs) et critères d'évaluation

- La personne comprend son état.
- La personne met en pratique des conduites ou des techniques visant la maitrise ou la correction de l'incontinence.

- L'intervalle entre le besoin impérieux d'uriner et la perte involontaire d'urine s'accroit.
- La personne parvient à éliminer ou à réduire les épisodes d'incontinence par besoin impérieux.

Interventions

PRIORITÉ Nº 1 – Évaluer les facteurs favorisants

- Rechercher les problèmes de santé souvent associés à l'incontinence urinaire par besoin impérieux (accident vasculaire cérébral, sclérose en plaques, maladie de Parkinson, maladie d'Alzheimer, obésité, salpingite aigüe, chirurgie abdominale ou pelvienne, port récent d'une sonde urétrale à demeure, etc.). **Ils modifient la capacité vésicale, le tonus musculaire ou l'innervation du plancher pelvien, de la vessie et de l'urètre.**
- Noter les facteurs influant sur la capacité de réagir au besoin impérieux d'uriner (mobilité réduite, invalidité, déficit sensoriel ou perceptuel, etc.).
- S'enquérir auprès de la personne des médicaments et des substances qu'elle consomme (diurétiques, antipsychotiques, sédatifs, caféine, alcool). **Ceux-ci peuvent augmenter le débit urinaire ou avoir des effets irritants sur la vessie.**
- Rechercher les signes et les symptômes d'infection vésicale (urine trouble et malodorante, sensation de brulure pendant la miction, bactériurie, etc.).
- Préparer la personne aux épreuves diagnostiques (échographie vésicale prémictionnelle et postmictionnelle, urodébitmétrie, cystoscopie, cystométrie) **pour déterminer l'état anatomique et fonctionnel de la vessie et de l'urètre**.

PRIORITÉ Nº 2 – Évaluer la gravité du problème et le degré d'invalidité qui en résulte

- Demander à la personne de décrire la sensation induite par son besoin impérieux d'uriner (aussi appelé « syndrome de la vessie hyperactive »). **Celui-ci prend la forme d'une envie d'uriner impossible à réprimer, pouvant s'accompagner d'un écoulement goutte à goutte ou d'incontinence.**
- Noter la fréquence des mictions pendant une période de 24 heures.
- S'enquérir du laps de temps qui s'écoule entre le besoin impérieux et la perte d'urine.
- Vérifier si la personne réagit à certains stimulus déclenchant son besoin impérieux d'uriner (eau qui coule, immersion des mains dans l'eau, signalisation des toilettes, syndrome de « la clé dans la porte »).
- Mesurer la diurèse ; noter particulièrement les quantités inférieures à 100 mL ou supérieures à 550 mL. **Ce trouble peut**

être attribuable à des contractions vésicales inefficaces ou à une altération de la capacité vésicale. Consulter le diagnostic infirmier Rétention urinaire.

- Rechercher la présence d'une incontinence fonctionnelle ou à l'effort concomitante. **Les femmes âgées souffrent souvent d'une incontinence mixte (à l'effort et par besoin impérieux), alors que les personnes atteintes de démence ou de maladies neurologiques débilitantes ont tendance à être atteintes d'incontinence à la fois fonctionnelle et par besoin impérieux.** Consulter les diagnostics infirmiers Incontinence urinaire fonctionnelle et Incontinence urinaire à l'effort.
- Apprécier les effets de l'incontinence sur le mode de vie (activités quotidiennes, rapports sociaux et sexuels) et l'estime de soi de la personne.

PRIORITÉ Nº 3 – Collaborer au traitement ou à la prévention de l'incontinence

- Collaborer au traitement de la cause sous-jacente de l'incontinence par besoin impérieux.
- Administrer les médicaments prescrits (antibiotiques en cas d'infection urinaire, anticholinergiques [oxybutynine, toltérodine, etc.]) **pour réduire la fréquence des mictions et le besoin impérieux d'uriner en inhibant les contractions du détrusor**.
- Offrir à la personne dont la mobilité est réduite les aides techniques requises (système d'appel, chaise d'aisances au chevet, urinal ou bassin hygiénique à sa portée).
- Donner du soutien à la personne atteinte d'une déficience cognitive (l'inciter à se rendre aux toilettes ou l'y accompagner à intervalles fixes) **afin de réduire la fréquence des épisodes d'incontinence et d'assurer son bienêtre**.
- Recommander à la personne d'apporter des modifications à son mode de vie.
  - Lui suggérer un apport liquidien de 1500 à 2000 mL par jour. L'inciter à boire des liquides à heures fixes (avec et entre les repas) et à éviter d'en consommer deux ou trois heures avant le coucher, **afin de rendre les mictions prévisibles et de prévenir la nycturie**.
  - Modifier son alimentation, selon les besoins (réduire la consommation de caféine, de jus d'agrumes, d'aliments épicés, etc.), **pour réduire l'irritation de la vessie**.
  - Prendre en charge l'élimination fécale **pour prévenir les problèmes urinaires associés à la constipation et à la présence de fécalomes**.
- Encourager la personne à intégrer des apprentissages visant à maitriser l'incontinence.
  - Établir un horaire de mictions en fonction du mode habituel d'élimination urinaire (rééducation vésicale) ; prolonger graduellement l'intervalle entre les mictions.

- Retarder volontairement la miction et recourir à des distractions (prendre des respirations lentes et profondes), au monologue intérieur (« je peux attendre ») et aux contractions des muscles du plancher pelvien lorsque la personne est exposée à des stimulus déclenchant un besoin impérieux d'uriner.
- Faire des exercices de Kegel ou de rééducation des muscles du plancher pelvien, selon son état.
- Serrer les muscles du périnée avant de se lever. **Cette mesure aide à prévenir l'écoulement d'urine dû aux changements de la pression abdominale.**
- Déclencher et arrêter le jet d'urine deux fois ou **plus à chaque miction afin de prendre conscience de la contraction et du relâchement des muscles assurant la maitrise de la miction et de les renforcer**.

• Adresser la personne à des spécialistes ou l'inciter à s'inscrire à des programmes de rééducation, selon le cas, afin qu'elle profite d'interventions additionnelles (biofeedback, utilisation de cônes vaginaux, traitement par électrostimulation, intervention chirurgicale, etc.).

PRIORITÉ Nº 4 – Donner un enseignement visant le mieux-être de la personne

• Conseiller à la personne de recourir à des mesures visant à augmenter son confort (utilisation de protections absorbantes ou de culottes d'incontinence, port de vêtements amples adaptés, etc.) **pour pallier les symptômes, prendre en charge les épisodes d'incontinence par besoin impérieux à long terme et accroitre son sentiment de sécurité et sa confiance en soi au cours des activités sociales**.
• Insister sur l'importance de l'hygiène du périnée après chaque miction **afin de prévenir l'irritation de la peau et la dermatite dues à l'incontinence**.
• Indiquer à la personne les signes et les symptômes de complication urinaire et lui expliquer la nécessité d'un suivi médical à intervalles réguliers.

Information à consigner

Évaluations (initiale et subséquentes)

• Inscrire les données d'évaluation sur l'incontinence par besoin impérieux et ses répercussions sur les habitudes de vie et l'estime de soi de la personne.

Planification

• Rédiger le plan de soins. Y inscrire les interventions spécifiques et le nom de chacun des intervenants.
• Rédiger le plan d'enseignement.

Application et vérification des résultats

- Noter les réactions de la personne aux interventions et à l'enseignement, ainsi que les mesures qui ont été prises.
- Consigner les objectifs atteints ou les progrès accomplis vers leur réalisation.
- Relever les modifications apportées au plan de soins.

Plan de congé

- Noter les besoins de la personne et le nom des responsables des mesures à prendre.
- Consigner les demandes de consultation.

EXEMPLES TIRÉS DE LA CRSI (NOC) ET DE LA CISI (NIC)

- RÉSULTAT : Continence urinaire
- INTERVENTION : Entrainement en vue d'acquérir des habitudes d'élimination urinaire

INCONTINENCE URINAIRE

RISQUE D'INCONTINENCE URINAIRE PAR BESOIN IMPÉRIEUX

Taxinomie II : Élimination/échange – Classe 1 : Système urinaire (00022)

[Mode fonctionnel de santé de Gordon : Élimination]

Diagnostic proposé en 1998 par le groupe de recherche pour le développement et la classification des diagnostics infirmiers (NDEC)

DÉFINITION ■ Risque de pertes involontaires d'urine associées à une sensation forte, soudaine et impérieuse du besoin d'uriner.

Facteurs de risque

- Effets des traitements médicamenteux, de la caféine, de l'alcool
- Hyperactivité du détrusor liée à une cystite, à une urétrite, à une tumeur, à un calcul rénal ou à une lésion du système nerveux central située au-dessus du centre protubérantiel de la miction
- Altération de la contractilité vésicale ; relâchement du sphincter lisse
- Habitudes empêchant de réagir de manière efficace au besoin d'uriner
- Diminution de la capacité vésicale

Remarque : Pour un diagnostic de risque, il n'y a ni signes ni symptômes (caractéristiques) puisque le problème n'existe pas encore ; les interventions infirmières sont plutôt axées sur la prévention.

Résultats escomptés (objectifs) et critères d'évaluation

- La personne connait les facteurs de risque et les mesures à prendre.
- La personne adopte des conduites et des habitudes de vie visant à prévenir l'incontinence par besoin impérieux.

Interventions

PRIORITÉ Nº 1 – Évaluer les facteurs de risque

- Reconnaitre les personnes qui courent un risque de souffrir d'incontinence urinaire par besoin impérieux ; consulter la liste des facteurs de risque.
- Déceler la présence d'affections associées au besoin impérieux d'uriner (AVC, sclérose en plaques, maladie de Parkinson, lésion de la moelle épinière, maladie d'Alzheimer, obésité, salpingite aigüe, chirurgie abdominale ou pelvienne, infection des voies urinaires). **Elles peuvent altérer la capacité vésicale, le tonus musculaire ou l'innervation du plancher pelvien, de la vessie et de l'urètre.**
- Noter si la personne consomme des substances susceptibles d'irriter la vessie (alcool, caféine). **Celles-ci entrainent l'augmentation du débit urinaire et peuvent avoir des effets irritants sur la vessie.**
- Vérifier si la personne prend des médicaments (antipsychotiques, diurétiques, sédatifs) **qui augmentent le débit urinaire ou qui peuvent l'empêcher de reconnaitre le besoin impérieux d'uriner**.
- Rechercher, dans les antécédents de la personne, la présence d'habitudes ou de problèmes de santé (mictions volontaires fréquentes, mobilité réduite, emploi de sédatifs, etc.) **qui peuvent réduire la capacité de la vessie**.
- Noter les affections (altération de la perception sensorielle ou de la mobilité, déficience cognitive, démence, maladie du SNC) **qui peuvent empêcher la personne de reconnaitre le besoin impérieux d'uriner ou d'y répondre promptement**.
- Mesurer la diurèse ; prendre note des quantités inférieures à 100 mL ou supérieures à 550 mL **pour déterminer la capacité de la vessie et l'efficacité des contractions vésicales qui en assurent la vidange**.
- Préparer la personne aux épreuves diagnostiques (échographie vésicale, cystométrie, etc.) **permettant d'évaluer le risque d'incontinence urinaire par besoin impérieux**.

PRIORITÉ Nº 2 – Prévenir l'apparition du problème

- Collaborer au traitement des affections qui peuvent contribuer à l'incontinence par besoin impérieux d'uriner.
- Apprécier dans quelle mesure la personne comprend le risque d'incontinence par besoin impérieux et les effets qu'un tel trouble pourrait avoir sur ses habitudes de vie (activités quotidiennes, vie sociale, rapports sexuels).
- Inciter la personne à boire des liquides à heures fixes (avec et entre les repas) **afin de rendre les mictions prévisibles**.
- Établir un horaire de mictions en fonction du mode d'élimination urinaire habituel de la personne.
- Procurer à la personne dont la mobilité est réduite les aides techniques requises (système d'appel, chaise d'aisances au chevet, urinal ou bassin hygiénique à sa portée).
- L'inciter à faire régulièrement des exercices de Kegel ou de renforcement des muscles du plancher pelvien.

PRIORITÉ Nº 3 – Donner un enseignement visant le mieux-être de la personne

- Fournir à la personne et à ses proches de l'information sur le risque d'incontinence urinaire par besoin impérieux et sur les changements à apporter aux habitudes de vie pour la prévenir.
- Recommander la restriction de la consommation de café, de thé et d'alcool **en raison de leur effet irritant sur la vessie**.
- Conseiller le port de vêtements amples ou adaptés **permettant de réagir promptement au besoin d'uriner**.
- Insister sur l'importance de l'hygiène du périnée après chaque miction, **afin de réduire le risque d'infection urinaire par voie ascendante**.

Information à consigner

Évaluations (initiale et subséquentes)

- Inscrire les données d'évaluation, notamment les facteurs de risque et le mode d'élimination urinaire de la personne.

Planification

- Rédiger le plan de soins. Y inscrire les interventions spécifiques et le nom de chacun des intervenants.
- Rédiger le plan d'enseignement.

Application et vérification des résultats

- Noter les réactions de la personne aux interventions et à l'enseignement, ainsi que les mesures qui ont été prises.
- Consigner les objectifs atteints ou les progrès accomplis vers leur réalisation.
- Relever les modifications apportées au plan de soins.

Plan de congé

- Inscrire les besoins de la personne et le nom des responsables des mesures à prendre.
- Consigner les demandes de consultation.

EXEMPLES TIRÉS DE LA CRSI (NOC) ET DE LA CISI (NIC)

- RÉSULTAT : Continence urinaire
- INTERVENTION : Entrainement en vue d'acquérir des habitudes d'élimination urinaire

INCONTINENCE URINAIRE

INCONTINENCE URINAIRE PAR REGORGEMENT

Taxinomie II : Élimination/échange – Classe 1 : Système urinaire (00176)
[Mode fonctionnel de santé de Gordon : Élimination]
Diagnostic proposé en 2006

DÉFINITION ■ Perte involontaire du trop-plein d'urine associé à la distension vésicale.

Facteurs favorisants

- Obstruction du col de la vessie ; fécalome
- Obstruction urétrale ; prolapsus pelvien grave
- Dyssynergie entre le détrusor et le sphincter externe de l'urètre ; hypocontractilité du détrusor
- Effets indésirables des anticholinergiques, des décongestionnants ou des inhibiteurs calciques

Caractéristiques

- Perte involontaire de petites quantités d'urine
- Nycturie
- Distension vésicale
- Résidu postmictionnel abondant

Résultats escomptés (objectifs) et critères d'évaluation

- La personne comprend les facteurs favorisants.
- La personne adopte des techniques ou des conduites qui permettent de corriger ou de prévenir l'incontinence par regorgement.

- La personne élimine des quantités suffisantes d'urine et ne présente pas de distension vésicale à la palpation ; son résidu postmictionnel ne dépasse pas 50 mL.

Interventions

PRIORITÉ Nº 1 – Évaluer les facteurs favorisants

- Rechercher les antécédents d'obstruction du col de la vessie (hypertrophie de la prostate, sténose de l'urètre, calculs urinaires, tumeurs, etc.), de dysfonctionnement de la vessie (trouble neurologique affectant les neurofibres sensorielles ou motrices de la miction) ou d'atonie de la vessie (ex. : surdistension chronique de la vessie). **Ces affections peuvent être associées à l'incontinence par regorgement.**
- Noter l'âge et le sexe de la personne. **L'incontinence urinaire par regorgement est plus courante chez les hommes en raison de la prévalence de l'hypertrophie de la prostate.**
- Revoir la pharmacothérapie de la personne **pour déceler les médicaments qui peuvent provoquer ou exacerber la rétention urinaire et l'incontinence par regorgement (anticholinergiques, inhibiteurs calciques, psychotropes, anesthésiques, opioïdes, sédatifs, alphabloquants et bêtabloquants, antihistaminiques, neuroleptiques)**.

PRIORITÉ Nº 2 – Évaluer la gravité du problème et le degré d'invalidité qui en résulte

- Noter les symptômes courants d'incontinence par regorgement signalés par la personne.
  - Sensation d'un besoin d'uriner avec perte simultanée d'urine
  - Sensation d'un besoin impérieux d'uriner, mais incapacité d'évacuer l'urine
  - Sensation de vidange incomplète de la vessie
  - Évacuation de l'urine en goutte à goutte, malgré une présence prolongée aux toilettes
  - Réveils nocturnes fréquents à cause du besoin d'uriner
- Préparer la personne à l'épreuve urodynamique (cystométrie, mesure du débit urinaire, du résidu postmictionnel et de la pression de fuite).

PRIORITÉ Nº 3 – Collaborer au traitement ou à la prévention de l'incontinence par regorgement

- Collaborer au traitement du problème sous-jacent (ex. : intervention chirurgicale ou traitement d'une hypertrophie de la prostate, notamment par la prise de médicaments comme la térazosine ; l'action de cette dernière peut entrainer une modification du tonus des muscles lisses du col de la vessie et de la prostate; la non-observance de la posologie et l'abandon du traitement peuvent accroitre le risque d'hypotension aigüe et de dysurie).

- Montrer à la personne et à ses proches les techniques d'expression vésicale (ex.: manœuvre de Credé) **en présence d'une faiblesse du détrusor. Cette méthode ne doit pas être utilisée s'il y a obstruction.**
- Procéder à un cathétérisme intermittent ou à l'installation d'une sonde à demeure. **Le recours à la sonde à demeure est de courte durée en situation aigüe (ex.: intervention chirurgicale en présence d'une hypertrophie de la prostate); il peut être envisagé à long terme s'il y a dysfonctionnement permanent de la vessie (lésion de la moelle épinière, affection neuromusculaire, etc.).**

PRIORITÉ Nº 4 – Donner un enseignement visant le mieux-être de la personne

- Établir un horaire régulier pour la vidange de la vessie, que ce soit par miction ou par cathétérisme.
- Insister sur la nécessité d'un apport liquidien approprié, constitué notamment de jus de fruit, qui acidifie l'urine; la personne doit prendre suffisamment de vitamine C. **Ainsi, on prévient la prolifération bactérienne et la formation de calculs.**
- Enseigner à la personne et à ses proches la méthode de l'autocathétérisme intermittent selon une technique « propre » (non stérile).
- Les informer des signes et des symptômes des complications qui exigent une consultation et une intervention médicales rapides.

Information à consigner

Évaluations (initiale et subséquentes)

- Noter les données d'évaluation sur l'incontinence urinaire par regorgement et les facteurs favorisants.

Planification

- Rédiger le plan de soins et inscrire le nom de chacun des intervenants.
- Rédiger le plan d'enseignement.

Application et vérification des résultats

- Noter les réactions de la personne aux interventions et à l'enseignement, ainsi que les mesures qui ont été prises.
- Consigner les objectifs atteints ou les progrès accomplis vers leur réalisation.
- Relever les modifications apportées au plan de soins.

Plan de congé

- Noter les besoins à long terme de la personne et le nom des responsables des mesures à prendre.
- Consigner les demandes de consultation.

EXEMPLES TIRÉS DE LA CRSI (NOC) ET DE LA CISI (NIC)

- RÉSULTAT : Continence urinaire
- INTERVENTION : Traitement de la rétention urinaire

INCONTINENCE URINAIRE

INCONTINENCE URINAIRE RÉFLEXE

Taxinomie II : Élimination/échange – Classe 1 : Système urinaire (00018)

[Mode fonctionnel de santé de Gordon : Élimination]

Diagnostic proposé en 1986 ; révision effectuée en 1998 par le groupe de recherche pour le développement et la classification des diagnostics infirmiers (NDEC)

DÉFINITION ■ Perte involontaire d'urine se produisant à des intervalles relativement prévisibles lorsque la vessie atteint un volume déterminé.

Facteurs favorisants

- Dommages tissulaires attribuables à des cystites radiques, à des pathologies vésicales inflammatoires, à une chirurgie pelvienne radicale, etc.
- Altération neurologique au-dessus du centre sacré ou protubérantiel de la miction

Caractéristiques

- Absence de sensation de plénitude vésicale, de sensation du besoin d'uriner, de sensation durant la miction
- Schéma d'élimination prévisible
- Incapacité d'inhiber ou d'amorcer volontairement la miction
- Sensation d'un besoin urgent d'uriner sans inhibition volontaire de la contraction vésicale
- Symptômes associés à une vessie pleine (transpiration, agitation, gêne abdominale)
- Vidange incomplète de la vessie avec lésion au-dessus du centre protubérantiel de la miction
- Vidange incomplète de la vessie avec lésion au-dessus du centre sacré de la miction

Résultats escomptés (objectifs) et critères d'évaluation

- La personne comprend son état et connait les facteurs favorisants.
- La personne applique rigoureusement le programme d'élimination vésicale adapté à ses besoins.
- La personne met en pratique des conduites et des techniques visant la maitrise de l'incontinence et la prévention des complications.

Interventions

PRIORITÉ Nº 1 – Évaluer la gravité du problème et le degré d'invalidité qui en résulte

- Rechercher la cause de l'incontinence (cancer pelvien, radiothérapie, intervention chirurgicale, affection du SNC, AVC, sclérose en plaques, maladie de Parkinson, lésion de la moelle épinière, tumeur au cerveau responsable d'une vessie neurogène spastique ou atone). **Ces affections ou ces traitements peuvent avoir un effet délétère sur le stockage et la vidange de la vessie ainsi que sur la maitrise de la miction.**
- Évaluer la capacité de la personne de ressentir la plénitude vésicale et l'écoulement urinaire. **La perte de la sensation de remplissage peut provoquer une surdistension de la vessie, une vidange incomplète (rétention) et des pertes d'urine goutte à goutte.** (Consulter les diagnostics infirmiers Rétention urinaire et Incontinence urinaire par regorgement.)
- Examiner le calendrier mictionnel de la personne. Noter le lien entre les mictions et la consommation de liquides et de médicaments, le cas échéant.
- Mesurer la quantité éliminée à chaque miction, **car l'incontinence survient souvent lorsque la vessie atteint un certain volume**.
- Apprécier le volume du contenu vésical à l'aide de l'échographie simplifiée (*bladder scan*) afin de déterminer s'il est nécessaire de recourir au cathétérisme vésical chez les personnes qui ne peuvent vider complètement leur vessie ou qui doivent se soumettre à des cathétérismes intermittents dans le cadre d'un programme de rééducation.
- Évaluer le résidu postmictionnel à l'aide de l'échographie simplifiée (*bladder scan*) ou mesurer la quantité d'urine obtenue par cathétérisme **pour déterminer la fréquence des vidanges de la vessie et réduire les épisodes d'incontinence**.
- Apprécier la capacité de la personne de manipuler un sac collecteur ou d'utiliser une sonde **pour déterminer si elle a besoin d'aide à long terme**.

- Adresser la personne à un urologue ou à un autre spécialiste pour un examen de la capacité vésicale et du contrôle sphinctérien.

PRIORITÉ N° 2 – Collaborer au traitement de l'incontinence

- Collaborer au traitement de la cause sous-jacente de l'incontinence réflexe ou à sa prise en charge.
- Demander à la personne ou à l'aidant naturel de participer à l'élaboration du plan de soins afin de tenir compte de leurs besoins particuliers.
- Inciter la personne à boire un minimum de 1500 à 2000 mL de liquides par jour. **L'établissement d'un horaire strict de consommation de liquides (heures fixes, avec et entre les repas) permet de rendre les mictions prévisibles.**
- Recommander à la personne d'éviter de prendre des liquides deux ou trois heures avant le coucher, **afin de réduire les mictions durant le sommeil**.
- L'installer sur la toilette ou lui demander de s'y rendre un peu avant l'heure habituelle d'incontinence, **afin de stimuler le réflexe de miction**.
- Lui enseigner une méthode de stimulation cutanée du réflexe de miction (faire des tapotements répétés sur la région suspubienne, frotter l'intérieur des cuisses).
- Réveiller la personne la nuit à heures fixes, afin de conserver le même intervalle entre les mictions, ou installer un dispositif externe, selon le cas.
- Poser une sonde à demeure ou montrer à la personne comment pratiquer l'autocathétérisme intermittent selon une technique « propre » (non stérile), pour prévenir la surdistension de la vessie et les complications associées (ex. : infection et lésion du détrusor).

PRIORITÉ N° 3 – Donner un enseignement visant le mieux-être de la personne

- Inciter la personne à respecter un horaire régulier d'élimination urinaire **pour limiter la surdistension de la vessie et les complications associées**.
- Lui conseiller d'utiliser des protections absorbantes ou des culottes d'incontinence pendant le jour et au cours d'activités sociales, au besoin, en tenant compte de son degré d'activité, de la quantité d'urine perdue par incontinence, de sa dextérité et de ses capacités cognitives.
- Insister sur l'importance de l'hygiène du périnée après les mictions et sur la nécessité de changer fréquemment la protection absorbante, le cas échéant.
- Inciter la personne à restreindre sa consommation de café, de thé et d'alcool. **L'effet diurétique de ces substances peut rendre les mictions imprévisibles.**

- Lui montrer les techniques d'entretien de la sonde urétrale (utilisée pour l'autocathétérisme intermittent « propre ») **afin de réduire le risque d'infection**.
- Lui indiquer les signes et les symptômes de complication urinaire et lui expliquer l'importance du suivi médical.

Information à consigner

Évaluations (initiale et subséquentes)

- Inscrire les données d'évaluation sur l'incontinence réflexe ainsi que les effets de ce trouble sur les habitudes de vie de la personne.
- Noter les ressources auxquelles la personne peut recourir.

Planification

- Rédiger le plan de soins et inscrire le nom de chacun des intervenants.
- Rédiger le plan d'enseignement.

Application et vérification des résultats

- Noter les réactions de la personne aux interventions et à l'enseignement ainsi que les mesures qui ont été prises.
- Consigner les objectifs atteints ou les progrès accomplis vers leur réalisation.
- Relever les modifications apportées au plan de soins.

Plan de congé

- Inscrire les besoins à long terme de la personne et le nom des responsables des mesures à prendre.
- Noter les ressources existantes, le matériel dont la personne a besoin et les endroits où elle peut se le procurer.

EXEMPLES TIRÉS DE LA CRSI (NOC) ET DE LA CISI (NIC)

- RÉSULTAT : Continence urinaire
- INTERVENTION : Entrainement en vue d'acquérir des habitudes d'élimination urinaire

INFECTION

RISQUE D'INFECTION

Taxinomie II : Sécurité/protection – Classe 1 : Infection (00004)
[Mode fonctionnel de santé de Gordon : Perception et prise en charge de la santé]

Diagnostic proposé en 1986

DÉFINITION ■ Risque de contamination par des organismes pathogènes.

Facteurs de risque

- Défenses primaires insuffisantes (rupture de l'épiderme, traumatisme tissulaire, diminution de l'activité ciliaire, stase des liquides biologiques, modification du pH des sécrétions, altération du péristaltisme)
- Défenses secondaires insuffisantes (baisse du taux d'hémoglobine, leucopénie, suppression de la réaction inflammatoire)
- Immunité acquise insuffisante; immunosuppression
- Destruction des tissus; exposition prolongée à des agents pathogènes; interventions effractives
- Maladie chronique; malnutrition; traumatisme
- Agents pharmaceutiques (immunosuppresseurs, [antibiotiques])
- Rupture des membranes amniotiques
- Manque de connaissances sur la façon d'éviter l'exposition à des agents pathogènes

Remarque: Pour un diagnostic de risque, il n'y a ni signes ni symptômes (caractéristiques) puisque le problème n'existe pas encore; les interventions infirmières sont plutôt axées sur la prévention.

Résultats escomptés (objectifs) et critères d'évaluation

- La personne comprend les facteurs de risque s'appliquant à sa situation.
- La personne connait les mesures de prévention ou de réduction de l'infection.
- La personne adopte des techniques et des habitudes favorisant la sécurité de son environnement.
- La personne est afébrile; la guérison de la plaie s'effectue normalement; il n'y a ni écoulement purulent ni érythème.

Interventions

PRIORITÉ Nº 1 – Évaluer les facteurs de risque

- Noter les facteurs de risque: âge [moins de 1 an et plus de 65 ans]; sensibilité anormalement élevée aux infections; atteinte à l'intégrité de la peau; vie en groupe [dortoir de collège, cohabitation, centre de soins prolongés, garderie, centre correctionnel]; maladie ou hospitalisation prolongée; chirurgies multiples ou interventions effractives; sonde à demeure; prise de médicaments par voie intraveineuse; exposition accidentelle ou intentionnelle à un environnement nocif [bioterrorisme].
- Rechercher les signes d'infection au point d'insertion de la ligne de perfusion intraveineuse, autour des points de suture, autour de l'incision ou de la plaie, etc.

- Recueillir des données sur les signes d'inflammation, sur l'écoulement, sur l'état de la peau autour des broches, des fils métalliques ou des pinces.
- Relever tout signe ou symptôme de sepsie (infection disséminée): fièvre, frissons, diaphorèse, baisse du degré de conscience, hémocultures positives.
- Prélever des échantillons de tissus ou de liquides pour les examens microscopiques, les cultures et les antibiogrammes.

PRIORITÉ Nº 2 – Réduire ou corriger les facteurs de risque existants

- Exiger de tout le personnel soignant une application rigoureuse des techniques de lavage des mains chaque fois qu'un nouveau traitement est amorcé ou qu'on passe à une nouvelle personne. **Le lavage des mains constitue une défense de première ligne contre les infections croisées et nosocomiales.**
- Règlementer les visites au besoin. Demander aux visiteurs et aux membres du personnel qui toussent ou qui éternuent de porter un masque **afin de réduire les risques de contamination**.
- Installer, dans l'environnement de soins, des affiches demandant à la personne et à ses proches de prévenir le personnel soignant de tout symptôme d'infection respiratoire ou de grippe.
- Appliquer les mesures d'isolement pertinentes (isolement de contact ou de protection, isolement respiratoire, inversé, etc.). Enseigner au personnel les techniques de maitrise des infections **afin de réduire le risque d'infections croisées**.
- Insister, auprès du personnel et des visiteurs, sur l'importance d'utiliser les équipements de protection individuels conformément aux directives.
- Appliquer ou enseigner les soins quotidiens d'hygiène buccale (y compris l'utilisation d'un rince-bouche antiseptique) aux personnes vivant dans un centre de soins de courte ou de longue durée. **Elles courent un risque élevé de contracter une infection nosocomiale ou croisée.**
- Recommander à la personne de prendre une douche ou un bain préopératoire (surtout dans les cas de traitement orthopédique ou de chirurgie plastique), **afin de limiter le risque de colonisation bactérienne**.
- Utiliser des techniques d'asepsie strictes pour procéder aux interventions effractives (perfusion intraveineuse, mise en place d'une sonde urétrale, aspiration trachéale, etc.).
- Remplir les humidificateurs et les nébuliseurs d'eau stérile et non d'eau distillée ou d'eau du robinet. Éviter d'employer un humidificateur d'air ambiant, à moins que celui-ci soit stérilisé chaque jour et rempli d'eau stérile.

- Utiliser un humidificateur à échangeur thermohydrique plutôt qu'un humidificateur chauffant assorti d'un ventilateur mécanique.
- Collaborer au sevrage de la ventilation assistée dès que possible, **afin de réduire le risque de pneumonie acquise sous ventilation mécanique (PAVM)**.
- Collaborer au choix d'un dispositif d'accès vasculaire, en fonction de la durée prévue du traitement et du médicament à administrer ; appliquer les mesures d'asepsie au cours des opérations d'insertion et des changements de pansements, **afin de réduire le risque de sepsie**.
- Changer les pansements en utilisant les techniques appropriées ; se débarrasser de tout matériel ou objet contaminé selon les protocoles établis.
- Prendre les mesures requises pour éviter le frottement des vêtements sur les lésions cutanées, notamment dans les cas de zona. Porter des gants au cours des soins des plaies, **afin de réduire le risque d'auto-inoculation ou de transmission de maladie virale (herpès, hépatite, sida)**.
- Couvrir les pansements ou les plâtres d'un plastique pendant l'usage du bassin hygiénique, **afin de prévenir la contamination des plaies dans la région du périnée ou du bassin**.
- Inciter la personne à se lever dès qu'elle le peut, à faire des exercices de respiration profonde et de toux maitrisée et à changer de position fréquemment ; **ces activités augmenteront la mobilité des sécrétions pulmonaires et préviendront les infections respiratoires**. Favoriser le retrait précoce du tube endotrachéal **(afin de réduire le risque d'infection respiratoire)** ou de la sonde d'alimentation **(afin de réduire le risque de fausse route)**.
- Superviser l'utilisation des appareils d'appoint (spiromètre d'incitation, etc.) **afin de prévenir la pneumonie**.
- Donner à la personne suffisamment de liquides pour répondre à ses besoins. Lui conseiller d'uriner en position assise ou debout. Procéder à un cathétérisme, au besoin, **afin d'éviter la distension de la vessie et la stase urinaire**.
- Prodiguer régulièrement des soins d'hygiène aux porteurs de sonde vésicale à demeure. **Cette mesure réduit le risque d'infection urinaire par voie ascendante.**
- Collaborer aux interventions thérapeutiques (drainage des plaies ou des articulations, incision et drainage des abcès, bronchoscopie, etc.).
- Suivre de près l'application du traitement médicamenteux (antibactériens administrés par voie orale, intraveineuse, topique, etc.). Noter les réactions de la personne **afin d'évaluer l'efficacité du traitement et de circonscrire les effets indésirables**.

PRIORITÉ N° 3 – Donner un enseignement visant le mieux-être de la personne

- Discuter avec la personne de ses besoins nutritionnels, d'un programme d'exercices approprié et de son besoin de repos.
- Montrer à la personne et à ses proches les mesures à prendre pour protéger la peau, soigner les lésions et prévenir la contamination.
- Insister sur la nécessité de prendre les antiviraux ou les antibiotiques comme indiqué, notamment de prendre la dose prescrite et de poursuivre le traitement jusqu'à la fin. **Si la personne interrompt prématurément l'antibiothérapie sous prétexte qu'elle se sent mieux, l'infection peut revenir, ce qui accroit le risque d'apparition de souches pharmacorésistantes.**
- Expliquer à la personne qu'elle ne doit pas prendre d'antibiotiques ou de « restes » d'antibiotiques sans l'ordonnance ou l'approbation du médecin. **La mauvaise utilisation des antibiotiques peut entrainer des surinfections ou l'apparition de souches pharmacorésistantes.**
- Expliquer le rôle du tabagisme dans les infections des voies respiratoires.
- Inciter la personne à se protéger au cours de ses relations sexuelles et à rapporter tout contact sexuel avec des individus infectés, **de façon à prévenir la propagation du VIH et d'autres infections transmissibles sexuellement**.
- Encourager les parents à faire vacciner leurs enfants. Inciter la personne adulte à recevoir ses doses de rappel, afin de réduire l'incidence des maladies infectieuses ou de les éradiquer.
- Intégrer à l'enseignement préopératoire de l'information sur la façon de réduire le risque d'infection postopératoire (exercices de respiration profonde et de toux maitrisée, soins de la plaie, protection du pansement, éloignement des gens souffrant d'une infection, etc.).
- Revoir les directives concernant l'antibiothérapie prophylactique, s'il y a lieu (ex. : avant de procéder à des extractions dentaires chez une personne ayant des antécédents de rhumatisme articulaire aigu ou une cardiopathie valvulaire).
- Inciter la personne à communiquer avec les professionnels de la santé afin d'obtenir un traitement préventif lorsqu'elle a été en contact avec des gens atteints d'une maladie infectieuse (tuberculose, hépatite, etc.).
- Inventorier les ressources dont la personne dispose (programmes de désintoxication, de réadaptation, de distribution de seringues ou de condoms, etc.).

§ Consulter les diagnostics infirmiers Motivation à améliorer son immunisation, Risque de syndrome d'immobilité, Entretien inefficace du domicile et Maintien inefficace de l'état de santé.

Information à consigner

Évaluations (initiale et subséquentes)

- Inscrire les facteurs de risque, y compris les antibiothérapies reçues dans le passé et celle qui est en cours.
- Décrire la plaie et les points d'insertion des cathéters, ainsi que les caractéristiques de l'écoulement ou des sécrétions corporelles.
- Noter les signes et les symptômes d'infection.

Planification

- Rédiger le plan de soins et inscrire le nom de chacun des intervenants.
- Rédiger le plan d'enseignement.

Application et vérification des résultats

- Noter les réactions de la personne aux interventions et à l'enseignement, ainsi que les mesures qui ont été prises.
- Consigner les objectifs atteints ou les progrès accomplis vers leur réalisation.
- Relever les modifications apportées au plan de soins.

Plan de congé

- Noter les besoins de la personne, les demandes de consultation et le nom des responsables des mesures à prendre.
- Consigner les demandes de consultation particulières.

EXEMPLES TIRÉS DE LA CRSI (NOC) ET DE LA CISI (NIC)

- RÉSULTAT : État immunitaire
- INTERVENTION : Protection contre les infections

INSOMNIE

INSOMNIE

Taxinomie II : Activité/repos – Classe 1 : Sommeil/repos (00095)
[Mode fonctionnel de santé de Gordon : Sommeil et repos]
Diagnostic proposé en 2006

DÉFINITION ■ Altération [soutenue] de la quantité et de la qualité du sommeil qui perturbe le fonctionnement de la personne.

Facteurs favorisants

- Consommation de stimulants [du système nerveux central] ou d'alcool ; médication ; changements hormonaux

- Stress (rumination des préoccupations avant de s'endormir); dépression; peur; anxiété; chagrin
- Perturbation des habitudes de sommeil (voyage, travail par quarts, [responsabilités parentales, réveils obligatoires afin de suivre un traitement])
- Mode d'activité (moment, durée, etc.)
- Inconfort physique (douleur, dyspnée, toux, reflux gastro-œsophagien, nausée, incontinence ou besoin impérieux d'uriner, [fièvre])
- Facteurs environnementaux (bruit ambiant, exposition à la lumière du jour ou à l'obscurité, température, humidité, milieu non familier)

Caractéristiques

- Difficulté à s'endormir ou à rester endormie [réveils intermittents] (signalée par la personne)
- Réveil à une heure trop hâtive (signalé par la personne)
- Sommeil insatisfaisant ou non réparateur (signalé par la personne)
- Perturbation du sommeil ayant des conséquences nuisibles le lendemain, perte d'énergie, difficulté à se concentrer, changement d'humeur (signalés par la personne)
- Détérioration de l'état de santé ou de la qualité de vie (signalée par la personne)
- Augmentation du nombre d'accidents (signalée par la personne)
- Observation d'une perte d'énergie
- Observation d'un changement de l'affect
- Observation d'une augmentation de l'absentéisme au travail ou à l'école

Résultats escomptés (objectifs) et critères d'évaluation

- La personne connait les facteurs contribuant à l'insomnie.
- La personne comprend les mesures favorables au sommeil.
- La personne adapte son mode de vie à ses biorythmes.
- La personne constate une amélioration au chapitre de la quantité et de la qualité de son sommeil.
- La personne note une amélioration de son bienêtre et se sent plus reposée.

Interventions

PRIORITÉ Nº 1 – Évaluer les facteurs favorisants et les besoins de la personne

- Vérifier la présence de facteurs favorisants : douleur chronique, arthrite, dyspnée, troubles moteurs, démence, obésité, grossesse, ménopause, troubles psychiatriques, maladies métaboliques (hyperthyroïdie, diabète), prise de médicaments d'ordonnance ou en vente libre, consommation d'alcool, de stimulants ou d'autres drogues à usage récréatif, perturbation du rythme circadien (changement de quart de travail, décalage horaire), facteurs environnementaux (bruit, impossibilité de régler le thermostat, lit inconfortable), facteurs de stress (deuil, difficultés financières). **Ces éléments sont susceptibles de contribuer à l'insomnie.**

- Noter l'âge de la personne **(de nombreuses personnes âgées présentent des troubles du sommeil)**.
- Observer les interactions parent-enfant. Noter les périodes de sommeil et d'éveil de la mère. **Les relations parent-enfant problématiques et la difficulté d'interpréter les signaux du bébé peuvent induire des tensions qui nuisent au sommeil. Par ailleurs, les habitudes de sommeil structurées de l'adulte ne conviennent pas toujours aux besoins de l'enfant.**
- Noter la présence d'incontinence urinaire ou d'énurésie, **car ces affections interrompent le sommeil**.
- Passer en revue l'évaluation psychologique de la personne. **Les troubles anxieux et la dépression sont susceptibles de perturber le sommeil.**
- Prendre note des évènements traumatiques récents dans la vie de la personne (décès d'un membre de la famille, perte d'emploi).
- Passer en revue le traitement médicamenteux de la personne, y compris les médicaments sur ordonnance (bêtabloquants, bronchodilatateurs, médicaments favorisant la perte de poids, extraits thyroïdiens), les médicaments en vente libre et les remèdes à base de plantes médicinales, **afin de déterminer si des changements doivent être apportés à la posologie et au mode d'administration**.
- S'enquérir de la consommation de caféine ou d'alcool. L'ingestion de café une ou deux heures avant le coucher peut perturber le sommeil en allongeant la période d'endormissement, en augmentant le nombre de réveils et en diminuant la durée du sommeil lent profond; la durée du sommeil paradoxal peut quant à elle être normale ou allongée. L'abus d'alcool facilite l'endormissement, mais réduit la durée du sommeil lent profond et du sommeil paradoxal; s'ajoutent à cette perturbation un réveil précoce et une sensation de sommeil non réparateur.
- Collaborer aux épreuves diagnostiques (polysomnographie, incluant l'enregistrement continu et simultané de l'électroencéphalogramme, de l'électrooculogramme, etc.) **afin de préciser la nature et la cause du trouble du sommeil**.

PRIORITÉ Nº 2 – Évaluer les habitudes de sommeil de la personne et ses troubles sur ce plan

- Recueillir des données auprès de la personne ou de ses proches concernant ses problèmes de sommeil, l'heure habituelle du coucher et les rituels qui y sont associés, le nombre d'heures de sommeil, l'heure habituelle du réveil et les facteurs environnementaux pouvant influencer le sommeil. **Ainsi, on peut établir les habitudes de la personne et on dispose d'une base de comparaison.**
- Noter les propos que la personne tient sur la qualité de son sommeil (elle ne se sent jamais reposée, elle se sent fatiguée pendant la journée, etc.).
- Déterminer dans quelles circonstances et à quelle fréquence le sommeil est interrompu.
- Préciser la conception que la personne a d'un sommeil réparateur, **afin de contrer les idées fausses et les attentes irréalistes**.
- Vérifier si la personne ronfle. Le cas échéant, préciser la position qui déclenche les ronflements, **afin de déterminer s'il est nécessaire de soumettre la personne à une évaluation plus poussée en vue de diagnostiquer un syndrome d'apnée obstructive du sommeil**.
- Consigner toute modification de l'heure du coucher, notamment en raison d'un changement dans l'horaire de travail, d'un emploi par quarts ou d'un changement de milieu (ex. : dans le contexte d'une hospitalisation).
- Procurer à la personne un tableau chronobiologique où elle notera ses heures de coucher et de lever, ses réveils nocturnes, ainsi que les évènements diurnes significatifs (ex. : siestes) ou perturbateurs. **Ainsi, on pourra dresser un portrait de la qualité et de la quantité de son sommeil et circonscrire les périodes où il est optimal.** Idéalement, on devrait recueillir les données durant deux semaines.
- Observer les signes physiques de fatigue (agitation, tremblement des mains, difficultés d'élocution, etc.).
- Collaborer à l'évaluation des rythmes circadiens (cycle veille-sommeil, température corporelle, rythme cardiaque, etc.) selon les protocoles établis. **Par exemple, la perte de chaleur par le corps suit un rythme associé au sommeil : au coucher, la température corporelle centrale diminue graduellement, et une perte de chaleur se produit aux extrémités. Ces phénomènes sont étroitement liés au début de l'endormissement.**

PRIORITÉ Nº 3 – Aider la personne à adopter des habitudes de sommeil optimales

- Organiser les soins de façon que la personne jouisse de périodes de repos ininterrompues et de longues nuits de sommeil, dans la mesure du possible.

- Expliquer à la personne hospitalisée qu'il est parfois nécessaire de la réveiller pour prendre ses signes vitaux ou pour lui donner des soins.
- Créer un climat de calme et prodiguer des mesures de confort appropriées avant le coucher (massage du dos, lavage des mains et du visage, draps propres et bien tirés, etc.).
- Discuter avec la personne des rituels favorables au sommeil (se coucher à la même heure tous les soirs, boire du lait chaud, etc.) ou en proposer au parent en fonction de l'âge de son enfant (le bercer, le cajoler, lui lire une histoire, lui donner sa couverture ou son jouet préféré). **De telles habitudes aident l'adulte ou l'enfant à s'endormir et à associer le lit au sommeil, en plus de renforcer le sentiment de sécurité.**
- Recommander à la personne de limiter sa consommation de chocolat, de caféine ou d'alcool, particulièrement en soirée.
- Limiter la prise de liquides en soirée, surtout dans les cas de nycturie, **de façon à réduire le besoin d'uriner pendant la nuit**.
- Vérifier la pertinence de recourir à d'autres moyens favorisant le sommeil (bain chaud, apport protéinique avant le coucher).
- Administrer les analgésiques prescrits une heure avant le coucher, au besoin, **afin de tirer profit de leur effet sédatif et de soulager les malaises**.
- Noter les effets des amphétamines et des stimulants, parmi lesquels on compte les méthylphénidates, dont le Ritalin, administré dans les cas de narcolepsie.
- Utiliser avec prudence les barbituriques ou les autres hypnotiques et sédatifs. **Selon certaines recherches, l'emploi à long terme de ces médicaments peut provoquer des troubles du sommeil et favoriser le retour de l'insomnie au moment du sevrage.**
- Encourager l'utilisation régulière d'un appareil de ventilation spontanée en pression continue (Constant Positive Airway Pressure [CPAP]) **dans les cas d'apnée du sommeil**.
- Encourager la personne à adopter les conduites suivantes pour contrer l'insomnie.
  - Établir un rituel du coucher et du lever.
  - Avoir des pensées apaisantes au moment du coucher.
  - Ne pas faire de sieste pendant la journée.
  - Éviter de lire ou de regarder la télévision au lit.
  - Se lever si le sommeil ne vient pas au bout de 15 minutes.
  - Ne pas dormir plus de sept heures par nuit.
  - Se lever toujours à la même heure, même les fins de semaine ou les jours de congé.
  - S'exposer suffisamment à la lumière du jour.
  - Participer à des programmes de réduction du stress, de thérapie par la musique ou de relaxation.
- Collaborer au traitement des problèmes médicaux sous-jacents (apnée obstructive du sommeil, douleur, reflux gastroœsophagien,

infection urinaire basse, hypertrophie prostatique, dépression, deuil problématique).

- Diriger la personne vers un spécialiste des troubles du sommeil si elle le désire ou si l'insomnie a des conséquences néfastes sur sa qualité de vie, sa productivité ou sa sécurité (au travail, à la maison, sur la route).

PRIORITÉ Nº 4 – Donner un enseignement visant le mieux-être de la personne

- Rassurer la personne sur le fait que l'insomnie occasionnelle ne devrait pas avoir de conséquences néfastes sur sa santé pourvu qu'elle prenne les mesures appropriées pour en éliminer la cause (situations de stress, surcharge de travail, etc.). Souvent, une meilleure hygiène de vie permet de la contrer. **Il est important de rassurer la personne, car la crainte de ne pas dormir peut maintenir ou exacerber le problème.**
- Aider la personne à élaborer un programme individuel de relaxation. Lui enseigner diverses techniques (biofeedback, autohypnose, visualisation, relaxation musculaire progressive) ou la diriger vers des personnes-ressources.
- L'inciter à participer à un programme d'exercices durant la journée, **afin de maitriser son stress et de libérer son énergie. L'exercice avant le coucher nuit au sommeil, car il stimule la personne au lieu de la détendre.**
- Recommander à la personne de prendre une collation avant le coucher (lait ou jus de fruits, craquelins, fromage, beurre d'arachide ou autres sources protéiniques), **afin d'éviter que la sensation de faim ou les signes d'hypoglycémie nuisent au sommeil**.
- Lui conseiller de n'utiliser sa chambre que pour dormir et non pas pour travailler ou regarder la télévision.
- Insister sur l'importance des mesures de sécurité avant de mettre un enfant (ou une personne atteinte d'une déficience) au lit (coucher le bébé sur le dos, remonter les côtés du lit, abaisser celui-ci, etc.).
- Évaluer la pertinence d'employer des dispositifs pour bloquer la lumière ou le bruit : masque de nuit, stores ou rideaux, bouchons d'oreilles, fond sonore monocorde, bruit blanc.
- Inciter la personne à participer à un programme de chronothérapie (déplacement progressif des horaires de sommeil) **dans les cas de syndrome de retard de phase du sommeil (SRPS). Ce trouble se caractérise par l'incapacité de s'endormir ou de se réveiller aux moments désirés ; les personnes souffrant de SRPS sont des « oiseaux de nuit ».**
- Aider la personne à élaborer un horaire tenant compte des périodes optimales indiquées dans le tableau chronobiologique.

- Lui recommander de faire une sieste au milieu de la matinée, s'il y a lieu. **La sieste d'après-midi peut perturber les habitudes de sommeil.**
- La guider dans le processus de deuil, s'il y a lieu (consulter les diagnostics infirmiers se rapportant au deuil).

Information à consigner

Évaluations (initiale et subséquentes)

- Inscrire les données d'évaluation, notamment celles qui concernent les habitudes de sommeil (passées et actuelles) et leurs effets sur le mode de vie et le degré de fonctionnement de la personne.
- Noter les médicaments administrés, les interventions faites et les thérapies entreprises précédemment.

Planification

- Rédiger le plan de soins et inscrire le nom de chacun des intervenants.
- Rédiger le plan d'enseignement.

Application et vérification des résultats

- Noter les réactions de la personne aux interventions et les mesures qui ont été prises.
- Consigner les objectifs atteints ou les progrès accomplis vers leur réalisation.
- Relever les modifications apportées au plan de soins.

Plan de congé

- Noter les besoins à long terme de la personne et le nom des responsables des mesures à prendre.
- Consigner les demandes de consultation.

EXEMPLES TIRÉS DE LA CRSI (NOC) ET DE LA CISI (NIC)

- RÉSULTAT : Sommeil
- INTERVENTION : Amélioration du sommeil

INTÉGRITÉ DE LA PEAU

ATTEINTE À L'INTÉGRITÉ DE LA PEAU

Taxinomie II : Sécurité/protection – Classe 2 : Lésions (00046)
[Mode fonctionnel de santé de Gordon : Nutrition et métabolisme]
Diagnostic proposé en 1975 ; révision effectuée en 1998 (par un petit groupe de travail en 1996)

DÉFINITION ■ Altération de l'épiderme et du derme.

Facteurs favorisants

Facteurs extrinsèques

- Température ambiante trop basse ou trop élevée
- Substances chimiques; irradiation; traitement médicamenteux
- Immobilisation physique
- Humidité; moiteur; [excrétions ou sécrétions]
- Facteurs mécaniques (pression, friction, cisaillement); [traumatisme, accident, chirurgie]

Facteurs intrinsèques

- Déséquilibre nutritionnel (obésité, maigreur) et hydrique
- Proéminence osseuse; diminution de la turgescence de la peau; modification de la pigmentation
- Altération de la circulation ou de la sensibilité; [présence d'œdème]
- Facteurs liés au développement
- Déficit immunitaire
- Extrêmes d'âge (nouveau-né, personne âgée)

Caractéristiques

- Rupture de la couche cutanée superficielle [épiderme]
- Destruction de la couche cutanée profonde [derme]
- Invasion des structures corporelles
- [Plaintes de démangeaisons, de douleur ou d'engourdissement à la région atteinte ou autour]

Résultats escomptés (objectifs) et critères d'évaluation

- Les lésions cutanées, les plaies ou les ulcères de pression guérissent sans complication dans un délai raisonnable.
- La personne conserve un état nutritionnel et un bienêtre physique optimaux.
- La personne participe aux mesures de prévention et au traitement.
- La personne améliore son estime de soi et adopte des comportements dénotant une bonne maitrise de la situation.

Interventions

PRIORITÉ Nº 1 – Évaluer les facteurs favorisants

- Prendre note des problèmes de santé sous-jacents (cancer de la peau, brulure, sclérodermie, lupus, psoriasis, acné, réaction allergique, diabète, antécédents familiaux, traumatisme, intervention chirurgicale ou amputation, maladies infectieuses, etc.).

- Noter la présence d'un affaiblissement général, d'une réduction de la mobilité, de changements cutanés ou musculaires associés à l'âge ou à une maladie chronique, d'un problème d'incontinence ou d'un déficit de soins personnels.
- Recueillir des données sur l'irrigation sanguine et la sensibilité de la région atteinte (lésion d'un nerf). Calculer l'indice tibiobrachial **afin de dépister une altération de la circulation artérielle des membres inférieurs, notamment l'artériopathie oblitérante des membres inférieurs (AOMI), ou d'en estimer la gravité. Remarque: Une valeur inférieure à 0,99 nécessite une évaluation plus approfondie.**
- Recueillir des données sur l'état nutritionnel de la personne et déterminer son impact sur la cicatrisation de la plaie.
- Passer en revue la pharmacothérapie et le programme thérapeutique (corticothérapie, chimiothérapie, radiothérapie, etc.).
- Évaluer le risque de blessure ou de chute chez la personne qui présente un déficit cognitif ou un retard de développement. Utiliser judicieusement les moyens de contention, si nécessaire.
- Analyser les résultats des examens de laboratoire (rapport entre l'hémoglobine et l'hématocrite, glycémie, agents infectieux [viraux, bactériens, fongiques], albuminémie, protéinémie). **Remarque: Une albuminémie inférieure à 35 g/L est associée à un retard de cicatrisation et à une fréquence accrue d'ulcères de pression.**
- Prélever l'exsudat provenant d'une plaie en vue d'une culture, d'un antibiogramme ou d'une coloration de Gram, le cas échéant, **afin d'identifier l'agent infectieux et de déterminer le traitement antimicrobien approprié**.

PRIORITÉ Nº 2 – Évaluer la gravité de l'atteinte

- Recueillir des données sur les antécédents de lésions cutanées et sur leurs caractéristiques (siège, stade, traitement, processus de cicatrisation).
- Noter tout changement dans la couleur, la texture et la turgescence de la peau, ainsi que dans la couleur des zones à faible pigmentation (sclérotique, conjonctive, lit unguéal, muqueuse buccale, langue, paume des mains, plante des pieds).
- Inspecter la peau autour de la plaie pour repérer la présence d'érythème, d'induration ou de macération.
- Mesurer la longueur, la largeur et la profondeur de l'ulcère, ainsi que l'étendue des sillons, le cas échéant; préciser s'il y a atteinte des tissus sous-jacents.
- Noter la couleur du lit de la plaie: rose (tissus de granulation), jaunâtre (tissus fibrineux) ou noir (tissus nécrotiques).
- Évaluer l'exsudat provenant de la plaie, notamment sa quantité, son type et sa couleur.
- Vérifier s'il y a des odeurs émanant du siège de la lésion.

- Utiliser des diagrammes, des tracés, ou photographier les lésions au besoin. **Ces outils serviront de points de repère pour suivre l'évolution de la plaie.**
- Reconnaitre les signes et les symptômes d'infection (induration, augmentation de la quantité d'exsudat, exsudat purulent ou malodorant, douleur, crépitation, fièvre).
- Évaluer les ulcères à l'aide d'une grille standard. **Les intervenants pourront ainsi utiliser une terminologie commune pour consigner les données relatives à l'évolution de la situation.**

PRIORITÉ N° 3 – Déterminer les répercussions du problème

- Recueillir des données sur l'attitude de la personne et de ses proches en ce qui a trait au problème (valeurs culturelles, stigmatisation, etc.). Noter les idées fausses, **ce qui permet d'orienter le plan de soins en fonction des besoins de la personne**.
- Déterminer les répercussions du problème sur les relations, le travail, les loisirs et les autres sphères de la vie de la personne.
- Apprécier l'état émotionnel de la personne et évaluer le risque de perturbation des habitudes sexuelles associé au problème.
- Noter la présence de troubles de la vue, de l'ouïe ou du langage et trouver des moyens de compensation **afin de maintenir ou d'améliorer l'autonomie de la personne**.

PRIORITÉ N° 4 – Favoriser la cicatrisation optimale de la plaie

- Mesurer ou photographier la plaie à intervalles réguliers. **La fréquence du changement de pansement varie en fonction de l'état de la plaie (signes d'infection, abondance de tissus nécrotiques), de la quantité d'exsudat et du type de pansement utilisé.**
- Prendre les mesures appropriées pour prévenir l'infection (techniques propres ou stériles) ; changer fréquemment la literie ou les vêtements de la personne si elle est incontinente, **afin d'empêcher la macération et l'irritation de la peau ainsi que la prolifération bactérienne**.
- Appliquer la méthode de débridement recommandée (débridements chirurgical conservateur, mécanique, autolytique ou enzymatique) **afin d'éliminer les tissus nécrotiques**. **Remarque :** L'autonomie de l'infirmière en matière de soins des plaies peut varier selon les règles établies.
- Utiliser les dispositifs de drainage recommandés ou la thérapie par pression négative, le cas échéant, **afin de favoriser la formation de tissus de granulation** ; étendre, sur la peau saine autour de la plaie, des écrans protecteurs en crème, en pâte ou en gel. **Remarque :** L'autonomie de l'infirmière en matière de soins des plaies peut varier selon les règles établies.

- Appliquer les pansements appropriés (adhésifs ou non, mousse hydrophile, hydrocolloïde, hydrogel, alginate, etc.). **Le choix du pansement dépend du stade de la plaie, ainsi que de la quantité et de l'apparence de l'exsudat. Remarque:** L'autonomie de l'infirmière en matière de soins des plaies peut varier selon les règles établies.
- S'abstenir le plus possible d'utiliser des vêtements et de la literie faits de matières plastiques (alaise en caoutchouc, protecteurs de draps doublés de plastique, etc.).
- Établir un horaire de changements de position adapté aux besoins de la personne et lui en expliquer les raisons.
- Utiliser le matériel approprié (matelas à gonflement alternatif, matelas de mousse, coussins de gel, bottes protectrices, etc.) **pour prévenir les ulcères de pression et améliorer la circulation dans les tissus atteints**. Éviter d'employer la peau de mouton, **qui peut retenir la chaleur et l'humidité**.
- Inciter la personne à se lever et à faire des exercices dès qu'elle le peut. **Cette mesure améliore la circulation et réduit les risques associés à l'immobilité.**
- Lui offrir des aliments riches en vitamines et accroitre son apport protéinique, **afin d'obtenir un bilan azoté positif et de favoriser ainsi la cicatrisation de la plaie**.
- Évaluer régulièrement les résultats des examens de laboratoire afin d'apprécier l'efficacité du traitement et l'évolution de l'état de la personne.
- Consulter, s'il y a lieu, d'autres professionnels de la santé (stomothérapeute, ergothérapeute, etc.).

PRIORITÉ N° 5 – Donner un enseignement visant le mieux-être de la personne

- Expliquer à la personne l'importance de l'alimentation et de l'activité dans le maintien de l'intégrité de la peau.
- Lui expliquer l'importance d'un dépistage précoce des changements cutanés et des complications.
- Informer la personne et ses proches des soins préventifs ou curatifs permettant d'assurer le maintien de l'intégrité de la peau ou la guérison des ulcères.
- Leur indiquer les mesures à prendre pour éviter la propagation des maladies transmissibles et la réinfection.
- S'assurer que les vêtements et les souliers de la personne ne sont pas trop serrés. Lui conseiller de porter des chaussettes doublées qui amortissent les chocs ou des semelles intérieures qui réduisent la pression **si sa sensibilité ou sa circulation sont altérées**.
- Lui faire part des mesures de sécurité à appliquer au cours de l'utilisation d'appareils ou de dispositifs (coussins chauffants, dispositifs pour stomies, attelles, etc.).

- L'inviter à parler de ses sentiments et des répercussions de son état sur son estime de soi, le cas échéant.

§ Consulter les diagnostics infirmiers Image corporelle perturbée et Diminution situationnelle de l'estime de soi.

- Guider la personne dans les étapes du processus de deuil, le cas échéant.
- Montrer par des comportements non verbaux (toucher, expressions du visage, ton de la voix) qu'on accepte la personne.
- Lui enseigner des techniques de réduction du stress **visant à dissiper son sentiment d'impuissance et à accroitre sa maitrise de la situation**.
- La diriger vers une diététicienne ou une infirmière praticienne spécialisée, au besoin, **pour prévenir la réapparition des ulcères diabétiques**.

Information à consigner

Évaluations (initiale et subséquentes)

- Noter les facteurs favorisants et décrire les caractéristiques des lésions cutanées. Utiliser une grille d'évaluation conçue à cette fin.
- Apprécier les répercussions du problème sur l'image de soi de la personne et sur ses habitudes de vie.

Planification

- Rédiger le plan de soins et inscrire le nom de chacun des intervenants.
- Rédiger le plan d'enseignement.

Application et vérification des résultats

- Noter les réactions de la personne aux interventions et à l'enseignement, ainsi que les mesures qui ont été prises.
- Consigner les objectifs atteints ou les progrès accomplis vers leur réalisation.
- Relever les modifications apportées au plan de soins.

Plan de congé

- Noter les besoins à long terme de la personne et le nom des responsables des mesures à prendre.
- Consigner les demandes de consultation.

EXEMPLES TIRÉS DE LA CRSI (NOC) ET DE LA CISI (NIC)

- RÉSULTAT : Intégrité des tissus : peau et muqueuses
- INTERVENTION : Soins de la peau : traitements topiques

INTÉGRITÉ DE LA PEAU

RISQUE D'ATTEINTE À L'INTÉGRITÉ DE LA PEAU

Taxinomie II: Sécurité/protection – Classe 2: Lésions (00047)
[Mode fonctionnel de santé de Gordon: Nutrition et métabolisme]
Diagnostic proposé en 1975; révision effectuée en 1998 (par un petit groupe de travail en 1996)

DÉFINITION ■ Situation dans laquelle une personne présente un risque de lésion cutanée.

Remarque: Le risque peut être évalué à l'aide d'un outil normalisé (ex.: échelle de Braden).

Facteurs de risque

Facteurs extrinsèques

- Substances chimiques; irradiation
- Température ambiante trop basse ou trop élevée
- Immobilisation physique
- Excrétions et sécrétions; humidité; moiteur
- Facteurs mécaniques (pression, friction, cisaillement)
- Extrêmes d'âge (nouveau-né, personne âgée)

Facteurs intrinsèques

- Traitement médicamenteux
- Altération de l'état nutritionnel (obésité, maigreur), du métabolisme ou [de l'équilibre hydrique]
- Proéminence osseuse; diminution de la turgescence de la peau; [présence d'œdème]
- Altération de la circulation ou de la sensibilité; modification de la pigmentation
- Facteurs liés au développement
- Facteurs psychogènes
- Facteurs immunologiques

Remarque: Pour un diagnostic de risque, il n'y a ni signes ni symptômes (caractéristiques) puisque le problème n'existe pas encore; les interventions infirmières sont plutôt axées sur la prévention.

Résultats escomptés (objectifs) et critères d'évaluation

- La personne connait les facteurs de risque s'appliquant à sa situation.

- La personne comprend le programme thérapeutique.
- La personne adopte des conduites et des techniques visant la prévention des lésions cutanées.

Interventions

PRIORITÉ Nº 1 – Évaluer les facteurs de risque

- Inspecter la peau à intervalles réguliers ; noter sa texture, sa température, sa sensibilité, sa couleur et sa turgescence. Revoir avec la personne et ses proches les antécédents de lésions cutanées (réactions allergiques, éruptions, apparition d'ecchymoses au moindre traumatisme, rupture de l'épiderme, etc.). **Ces symptômes peuvent signaler une prédisposition aux atteintes à l'intégrité de la peau.**
- Noter les facteurs de risque pertinents (modifications de la peau et de la masse musculaire associées à l'âge, affaiblissement général, réduction de la mobilité, déficit nutritionnel, maladies chroniques sous-jacentes, incontinence, déficits de soins personnels, effets indésirables des médicaments ou du traitement, etc.).
- Calculer l'indice tibiobrachial **afin de dépister une altération de la circulation artérielle des membres inférieurs, notamment l'artériopathie oblitérante des membres inférieurs (AOMI)**. **Remarque : Une valeur inférieure à 0,99 nécessite une évaluation plus approfondie.**
- Étudier les résultats des examens de laboratoire (rapport entre l'hémoglobine et l'hématocrite, glycémie, agents infectieux [viraux, bactériens, fongiques], albuminémie, protéinémie). **Remarque : Une albuminémie inférieure à 35 g/L est associée à un retard de cicatrisation et à une fréquence accrue d'ulcères de pression.**

PRIORITÉ Nº 2 – Maintenir l'intégrité de la peau à un degré optimal

- Manipuler délicatement les nourrissons, les jeunes enfants et les personnes âgées. **L'épiderme des bébés et des très jeunes enfants est mince, car la couche sous-cutanée se développe avec le temps. La peau des personnes âgées est également mince et moins élastique, ce qui la prédispose aux lésions.**
- Inspecter régulièrement la peau, notamment aux points de pression, particulièrement chez les personnes à mobilité réduite.
- Noter la présence d'éruptions cutanées, de rougeurs ou de décoloration de la peau ; en préciser l'emplacement et, le cas échéant, amorcer immédiatement le traitement approprié, **afin de prévenir la formation de lésions**.

- Observer une hygiène cutanée méticuleuse : utiliser un savon doux non asséchant, sécher la peau délicatement mais complètement et la lubrifier avec une lotion ou un émollient, au besoin.
- Encourager la personne à se lever et à pratiquer des exercices d'amplitude des mouvements.
- La changer de position régulièrement, qu'elle soit alitée ou assise dans un fauteuil ; utiliser des techniques de déplacement qui réduisent la friction et le cisaillement, et effectuer des exercices passifs d'amplitude des mouvements.
- La vêtir et la couvrir suffisamment ; la protéger des courants d'air **afin de prévenir la vasoconstriction**.
- S'assurer que les draps sont faits d'un tissu non irritant, qu'ils sont secs et qu'ils sont exempts de plis et de miettes.
- Utiliser des coussinets protecteurs, des oreillers ou un lit hydrostatique **afin d'améliorer la circulation et de réduire ou d'éliminer la pression qui s'exerce sur les tissus**.
- Veiller à ce que les vêtements et les souliers de la personne ne soient pas trop serrés. Lui recommander de porter des chaussettes doublées qui amortissent les chocs ou des semelles intérieures qui réduisent la pression **si sa sensibilité ou sa circulation sont altérées**.
- Indiquer à la personne les mesures de sécurité à appliquer au cours de l'utilisation d'appareils ou de dispositifs (coussins chauffants, dispositifs pour stomies, attelles, etc.).
- Employer judicieusement les moyens de contention et, le cas échéant, inspecter la peau.
- Prodiguer des soins préventifs aux personnes incontinentes. Changer les couches ou les culottes d'incontinence à intervalles réguliers, nettoyer la peau et appliquer un onguent protecteur après chaque épisode d'incontinence **afin de réduire le contact avec des irritants (urine, matières fécales, excès d'humidité, etc.)**.

PRIORITÉ Nº 3 – Donner un enseignement visant le mieux-être de la personne

- Insister auprès de la personne et de ses proches sur l'importance d'une inspection régulière de la peau et de soins cutanés efficaces visant à maintenir l'intégrité de la peau.
- Souligner l'importance d'une bonne alimentation et d'un apport liquidien suffisant.
- Encourager la personne à suivre un programme régulier d'exercices (actifs ou actifs assistés) **afin d'améliorer sa circulation**.
- Lui recommander de garder les pieds surélevés lorsqu'elle est assise, **afin d'améliorer le retour veineux et de prévenir la formation d'œdème**.

- L'inciter à réduire sa consommation de tabac ou à cesser de fumer. **Le tabagisme est un des facteurs causals de la vasoconstriction.**
- Lui conseiller d'utiliser de la glace, un colloïde dans l'eau du bain ou une lotion **afin d'atténuer les démangeaisons**.
- Lui recommander de garder ses ongles courts ou de porter des gants lorsqu'elle éprouve de fortes démangeaisons **afin de réduire le risque de lésions cutanées**.
- Lui expliquer qu'il est important de ne pas s'exposer au soleil dans certaines situations (lupus érythémateux disséminé, usage de tétracycline ou de psychotropes, radiothérapie) ; lui parler du risque de cancer associé à une trop longue exposition au soleil.
- Promouvoir l'emploi régulier d'écrans solaires, particulièrement chez les jeunes enfants et chez les personnes ayant une peau pâle (prédisposée aux brulures) ou prenant plusieurs médicaments, **afin de prévenir les lésions cutanées associées à l'exposition au soleil**.
- Expliquer à la personne diabétique ou atteinte d'un trouble neurologique l'importance des soins cutanés, surtout aux pieds.
- Effectuer des évaluations régulières avec un outil approprié, comme l'échelle de Braden, **pour déterminer si le degré de risque a changé et s'il est nécessaire de modifier le plan de soins**.
- Diriger la personne vers une diététiste **pour assurer le suivi des besoins nutritionnels** ou vers une infirmière praticienne spécialisée **pour assurer le suivi de la prise en charge du diabète**, le cas échéant.

Information à consigner

Évaluations (initiale et subséquentes)

- Inscrire les données d'évaluation, notamment les facteurs de risque s'appliquant à la personne.

Planification

- Rédiger le plan de soins et inscrire le nom de chacun des intervenants.
- Rédiger le plan d'enseignement.

Application et vérification des résultats

- Noter les réactions de la personne aux interventions et à l'enseignement, ainsi que les mesures qui ont été prises.
- Consigner les objectifs atteints ou les progrès accomplis vers leur réalisation.
- Relever les modifications apportées au plan de soins.

Plan de congé

- Noter les besoins à long terme de la personne, les demandes de consultation et le nom des responsables des mesures à prendre.

EXEMPLES TIRÉS DE LA CRSI (NOC) ET DE LA CISI (NIC)

- RÉSULTAT : Maitrise du risque
- INTERVENTION : Surveillance de la peau

INTÉGRITÉ DES TISSUS

ATTEINTE À L'INTÉGRITÉ DES TISSUS

Taxinomie II : Sécurité/protection – Classe 2 : Lésions (00044)
[Mode fonctionnel de santé de Gordon : Nutrition et métabolisme]
Diagnostic proposé en 1986; révision effectuée en 1998 (par un petit groupe de travail en 1996)

DÉFINITION ■ Lésions des muqueuses, de la cornée, des téguments ou des tissus sous-cutanés.

Facteurs favorisants

- Troubles circulatoires
- Facteurs nutritionnels (déficit ou excès) ; [dysfonctionnement métabolique ou endocrinien]
- Déficit ou excès liquidien
- Mobilité physique réduite
- Agent chimique irritant [y compris les excrétions corporelles, les sécrétions, les médicaments] ; rayonnement [y compris la radiothérapie]
- Extrêmes de température
- Facteurs mécaniques (pression, cisaillement, frottement) ; [intervention chirurgicale]
- Manque de connaissances
- [Infection]

Caractéristique

- Lésion ou destruction des tissus (cornée, muqueuses, téguments, tissus sous-cutanés)

Résultats escomptés (objectifs) et critères d'évaluation

- La personne comprend le problème et les facteurs favorisants.
- La personne connait les interventions appropriées.

- La personne adopte des conduites ou des habitudes favorisant la guérison ainsi que la prévention des complications ou de la récurrence du problème.
- La plaie ou la lésion est en voie de guérison (préciser).

Interventions

PRIORITÉ Nº 1 – Évaluer les facteurs favorisants

- Rechercher les causes se rapportant à la maladie, à ses complications et au traitement (neuropathie diabétique, maladie artérielle périphérique, trouble de la perception sensorielle, déficit cognitif, trouble affectif ou psychologique, retard du développement, lésion traumatique ou chirurgicale, maladie débilitante, immobilité prolongée). **Ainsi, on repèrera plus facilement les options de traitement, et on pourra déterminer le désir et la capacité de la personne de se prendre en charge ainsi que le risque de récurrence de l'atteinte tissulaire.**
- Préciser les causes se rapportant au travail, à l'exposition à des substances toxiques, à la pratique d'un sport, aux activités de la vie quotidienne, aux habitudes de vie (pratiques sexuelles à risque), à l'emploi de prothèses ou d'orthèses (membre artificiel, prothèse oculaire, lentilles cornéennes, prothèses dentaires, canule trachéale, sonde de Foley, etc.).
- Noter les pratiques de la personne (manque d'hygiène personnelle ou buccodentaire, usage fréquent de lavements, etc.) **qui peuvent avoir une incidence sur l'intégrité des tissus**.
- Déterminer l'état nutritionnel de la personne et les conséquences d'un déficit nutritionnel sur l'intégrité des tissus (ex.: cicatrisation retardée d'une plaie).
- Recueillir des données sur le quartier où se trouve le domicile, l'école ou le milieu de travail de la personne ainsi que sur les voyages qu'elle a faits récemment. **Le risque de contracter certaines maladies ou de s'exposer à certains polluants semble plus élevé dans certaines régions ou dans certains quartiers.**
- Préciser l'origine ethnique de la personne, ses antécédents familiaux ou génétiques, ainsi que les facteurs socioculturels ou religieux **qui peuvent la prédisposer à une affection particulière ou qui peuvent avoir une incidence sur le traitement**.
- Noter les signes d'atteinte d'un autre organe ou tissu. Par exemple, **l'écoulement d'une fistule à travers les téguments et les tissus sous-cutanés peut entrainer une infection osseuse**.
- Calculer l'indice tibiobrachial de la personne **afin de dépister une altération de la circulation artérielle des membres inférieurs, notamment une artériopathie oblitérante (AOMI). Remarque: Une valeur inférieure à 0,99 nécessite une évaluation plus approfondie.**
- Prélever l'exsudat provenant d'une plaie en vue d'une culture, d'un antibiogramme ou d'une coloration de Gram, le cas

échéant, afin de circonscrire l'agent infectieux et de déterminer le traitement antimicrobien approprié.

PRIORITÉ Nº 2 – Évaluer le degré d'atteinte

- Recueillir des données auprès de la personne sur le type de lésion (ulcère de pression, ulcère veineux, artériel ou diabétique, lésion oculaire, atteinte de la muqueuse buccale), la récurrence du problème, le siège et les caractéristiques de la plaie, la durée de l'épisode et les changements survenus.
- Examiner la peau et les tissus, les protubérances osseuses, les points de pression et les plaies **pour disposer de points de repère**.
  - Noter la couleur, la texture et la turgescence de la peau, de même que tout changement dans la couleur des zones à faible pigmentation (sclérotique, conjonctive, lit unguéal, muqueuse buccale, langue, paume des mains, plante des pieds).
  - Rechercher la présence, le siège, le degré ou le type d'œdème (ex. : 4+, qui prend le godet, etc.).
  - Apprécier la profondeur de la lésion ou de la plaie (atteinte de l'épiderme, du derme ou des tissus sous-jacents), ainsi que la tunnellisation ou la nécrose des tissus, le cas échéant. **Remarque :** Il est possible qu'on ne puisse pas déterminer toute l'étendue de l'atteinte des muqueuses ou des tissus sous-cutanés.
  - Noter le siège et les dimensions (largeur et profondeur) de la lésion ou de la plaie.
  - Déterminer le stade de la plaie (de I à IV) et classer les brulures à l'aide des instruments de mesure appropriés.
  - Utiliser des diagrammes, des tracés, ou photographier les lésions ou les brulures, au besoin. **Ces outils serviront de points de repère pour suivre l'évolution de la plaie.**
  - Noter toute autre caractéristique des tissus environnants (couleur, souplesse, macération, peau tendue et luisante, etc.).
  - Décrire les écoulements provenant de la plaie (quantité, couleur, odeur).
- Collaborer aux procédés diagnostiques (radiographie, scintigraphie, biopsie, débridement, etc.) **afin de déterminer la gravité de l'atteinte**.
- Apprécier les effets psychologiques du problème sur la personne et ses proches. **Une atteinte à l'intégrité des tissus peut entrainer une perturbation de l'image corporelle et de l'image de soi.**

PRIORITÉ Nº 3 – Favoriser la guérison optimale de la plaie ou de la lésion

- Modifier ou éliminer les facteurs contribuant au problème, si possible. Collaborer au traitement du trouble médical sous-jacent, s'il y a lieu.

- Inspecter la lésion ou la plaie quotidiennement, ou selon les besoins, pour repérer les changements (signes d'infection ou de complication, cicatrisation, etc.), **ce qui permet d'intervenir au moment opportun et de modifier le plan de soins si nécessaire**.
- Recommander à la personne d'avoir une alimentation équilibrée fournissant des apports énergétiques adéquats ; lui conseiller de prendre des suppléments de vitamines ou de minéraux, au besoin, **afin de favoriser la guérison**.
- Prévoir de bonnes périodes de repos et de sommeil **pour diminuer les besoins métaboliques et maximiser l'énergie nécessaire à la guérison, tout en favorisant le bienêtre**.
- Assurer les soins buccodentaires de la personne ou l'aider à les effectuer (lui enseigner l'hygiène buccodentaire, utiliser une eau ni trop chaude ni trop froide, changer la position de la sonde nasogastrique ou du tube endotrachéal, lubrifier les lèvres), **afin de prévenir les lésions des muqueuses**.
- Encourager la personne à marcher, à changer de position et à faire des exercices actifs, actifs assistés ou passifs, **afin d'améliorer la circulation et de diminuer la pression sur les tissus**.
- Lui procurer le matériel ou les aides techniques appropriés (pansement oculaire ou lunettes de protection, coussinets protecteurs, matelas à gonflement alternatif ou matelas d'eau, attelles, pansements pour le soin des plaies chroniques, etc.).
- Utiliser la technique d'asepsie pour nettoyer la lésion ; y appliquer un médicament et la panser, **afin de réduire le risque d'infection croisée**.
- Étudier les résultats des examens de laboratoire (numération globulaire, ionogramme, glycémie, cultures, etc.) **pour vérifier la présence de signes d'infection ou de complication, ou, à l'inverse, pour repérer des changements indiquant une amélioration de l'état de la plaie ou de la lésion**.
- Protéger la personne contre les dangers de l'environnement si des déficits visuels, auditifs ou cognitifs compromettent sa sécurité.
- Lui conseiller de renoncer au tabac et lui recommander des programmes ou des groupes de soutien, si besoin est. **La nicotine provoque une vasoconstriction qui retarde la guérison.**

PRIORITÉ N° 4 – Donner un enseignement visant le mieux-être de la personne

- Inviter la personne à parler de ses sentiments et des répercussions de son état sur son concept de soi ou son estime de soi, le cas échéant.
- Rechercher avec la personne et sa famille des mécanismes d'adaptation efficaces et les inciter à les mettre en pratique **pour améliorer leur qualité de vie**.

- Expliquer à la personne qu'il est important de signaler dès que possible tout changement des caractéristiques de la douleur ou tout malaise physique inhabituel, **afin d'intervenir rapidement et de réduire le risque de complication**.
- Souligner l'importance d'un apport nutritionnel et liquidien suffisant **pour optimiser les chances de guérison**.
- Revoir la thérapeutique médicale prescrite ; expliquer à la personne comment changer les pansements (technique et fréquence) et comment se débarrasser des pansements souillés. **Ainsi, on prévient la propagation d'agents infectieux.**
- Insister sur l'importance des soins de suivi, s'ils sont nécessaires.
- Indiquer à la personne les changements qu'elle doit apporter dans ses habitudes, son travail ou son milieu de vie **pour respecter les limites que lui impose son état ou pour éviter de s'exposer aux facteurs de risque**.
- La diriger vers les services communautaires ou gouvernementaux pertinents (ministère de la Santé et des Services sociaux, Commission de la santé et de la sécurité du travail, Institut pour les aveugles, etc.).

§ Consulter les diagnostics infirmiers pertinents : Atteinte à l'intégrité de la peau, Atteinte de la muqueuse buccale, Risque de blessure en périopératoire, Mobilité physique réduite, Mobilité réduite au lit, Trouble de la perception sensorielle (visuelle), Irrigation tissulaire périphérique inefficace, Risque de traumatisme, Risque d'infection.

Information à consigner

Évaluations (initiale et subséquentes)

- Inscrire les données d'évaluation, notamment le tableau global de la situation, les caractéristiques de la plaie ou de la lésion et les signes d'atteinte d'un autre organe ou tissu.
- Préciser les effets du problème sur le fonctionnement et les habitudes de vie de la personne.
- Noter les ressources accessibles et l'utilisation que la personne en fait.

Planification

- Rédiger le plan de soins et inscrire le nom de chacun des intervenants.
- Rédiger le plan d'enseignement.

Application et vérification des résultats

- Noter les réactions de la personne aux interventions et à l'enseignement, ainsi que les mesures qui ont été prises.
- Consigner les objectifs atteints ou les progrès accomplis vers leur réalisation.
- Relever les modifications apportées au plan de soins.

Plan de congé

- Noter les besoins à long terme de la personne et le nom des responsables des mesures à prendre.
- Consigner les demandes de consultation.

EXEMPLES TIRÉS DE LA CRSI (NOC) ET DE LA CISI (NIC)

- RÉSULTAT : Intégrité des tissus : peau et muqueuses
- INTERVENTION : Soins d'une plaie

INTERACTIONS SOCIALES

INTERACTIONS SOCIALES PERTURBÉES

Taxinomie II : Relations et rôle – Classe 3 : Performance dans l'exercice du rôle (00052)

[Mode fonctionnel de santé de Gordon : Relation et rôle]

Diagnostic proposé en 1986

DÉFINITION ■ Rapports sociaux insuffisants, excessifs ou inefficaces.

Facteurs favorisants

- Manque de connaissances ou d'habiletés quant à la façon d'établir une bonne réciprocité
- Obstacles à la communication [traumatisme crânien, accident vasculaire cérébral, trouble neurologique affectant la capacité de communiquer]
- Perturbation du concept de soi
- Absence de proches
- Mobilité physique réduite [ex. : affection neuromusculaire]
- Isolement thérapeutique
- Disparités socioculturelles
- Obstacles environnementaux
- Opérations de la pensée perturbées

Caractéristiques

- Malaise en société
- Incapacité d'exprimer un sentiment satisfaisant d'engagement social (appartenance, sollicitude, intérêt, partage de souvenirs communs)
- Changement dans les interactions, signalé par les proches (ex. : style, mode)
- Conduites inefficaces dans les interactions sociales
- Interactions dysfonctionnelles avec les autres

Résultats escomptés (objectifs) et critères d'évaluation

- La personne est consciente des facteurs provoquant ou aggravant la perturbation de ses interactions sociales.
- La personne connait les sentiments qui entrainent ces mauvaises interactions.
- La personne exprime le désir d'effectuer des changements positifs dans sa conduite en société et ses relations interpersonnelles, et entreprend ces changements.
- La personne s'accorde des renforcements positifs pour les changements effectués.
- La personne se crée un réseau de soutien social efficace et utilise de façon appropriée les ressources qui sont à sa disposition.

Interventions

PRIORITÉ Nº 1 – Évaluer les facteurs favorisants

- Interroger la personne sur sa vie sociale antérieure, afin de déterminer le moment où son comportement ou la nature de ses relations a changé. Le problème peut découler de la perte d'un proche, d'une longue maladie d'une personne chère, de l'échec d'une relation, de la perte d'un emploi, d'embarras pécuniaires, de la perte d'une position de pouvoir, d'un changement de place dans la hiérarchie familiale (chômage, vieillesse, maladie), d'un manque d'adaptation à un stade de développement (mariage, naissance ou adoption d'un enfant, départ des enfants du foyer parental).
- Relever les facteurs ethniques, culturels ou religieux qui entrent en jeu dans le problème de la personne, **car ils influent sur les comportements sociaux et peuvent modifier les interactions avec autrui**.
- Revoir les antécédents médicaux de la personne; noter les agents stressants dus à une maladie physique ou prolongée (accident vasculaire cérébral, cancer, sclérose en plaques, traumatisme crânien, maladie d'Alzheimer, etc.), à une maladie mentale (ex.: schizophrénie), à des médicaments ou à des drogues, à un accident débilitant, à un trouble de l'apprentissage (difficulté d'intégration sensorielle, syndrome d'Asperger, trouble du spectre autistique, etc.) ou à un problème affectif.
- Préciser les modes de relation de la personne dans la famille et ses comportements sociaux. S'enquérir des conduites que les parents attendent des enfants et noter si la personne répète le scénario qu'ils lui ont imposé. **Cette situation peut engendrer des comportements dociles ou rebelles. Les parents jouent un rôle important dans l'enseignement des aptitudes**

sociales (partager, attendre son tour, laisser parler les autres sans les interrompre, etc.).

- Observer la personne au cours de ses interactions avec ses proches, **afin de noter le scénario dominant**.
- L'inviter à parler de son malaise en société. Cerner les facteurs étiologiques et les situations qui le déclenchent, ainsi que les obstacles qui empêchent la personne de recourir aux réseaux de soutien.

PRIORITÉ Nº 2 – Évaluer le degré de perturbation de la personne

- Inviter la personne à parler de sa perception de ses problèmes et de leur cause. Pratiquer l'écoute active pour noter si elle présente des signes de désespoir, si elle souffre d'un sentiment d'impuissance, de peur, d'anxiété, de chagrin ou de colère, si elle a l'impression que personne ne l'aime ou ne peut l'aimer, si elle a des problèmes d'identité sexuelle, si elle ressent de la haine (de façon générale ou dirigée vers une personne ou un objet précis).
- Observer les comportements sociaux et interpersonnels de la personne et les décrire en termes objectifs, en notant sa façon de s'exprimer et son langage corporel tant en milieu de soins que dans sa vie quotidienne (en famille, au travail, en société, dans ses loisirs). **Grâce à cette description, on peut définir le type de problème que la personne présente et sa gravité.**
- Interroger la personne sur la façon dont elle utilise ses stratégies d'adaptation et ses mécanismes de défense, **car cela influe sur sa capacité de s'engager dans des activités sociales**.
- Demander à la famille si la personne présente des comportements violents. **Les problèmes de communication provoquent de la frustration et de la colère, ce qui altère les capacités d'adaptation de la personne et risque d'entrainer chez elle des conduites destructrices**.

§ Consulter les diagnostics infirmiers Risque de violence envers les autres et Risque de violence envers soi.

- Communiquer avec les proches, les conseillers spirituels ou les collègues de travail de la personne, selon les besoins, **afin de leur demander s'ils ont noté des modifications de comportement chez elle et si ces changements ont des impacts sur autrui**.

PRIORITÉ Nº 3 – Aider la personne et ses proches à reconnaitre les perturbations dans les interactions sociales et interpersonnelles, et à adopter des changements positifs

- Établir une relation thérapeutique avec la personne : respect, écoute active, climat de sécurité propice aux confidences.
- Lui demander d'énumérer les comportements qui la rendent mal à l'aise. **Une fois ces conduites reconnues, la personne**

peut les modifier en apprenant à écouter et à communiquer de manière acceptable sur le plan social.
- Interroger les proches pour connaitre les comportements de la personne qui les rendent mal à l'aise. **Ils doivent comprendre que la personne ne peut recourir à des aptitudes sociales qu'elle n'a pas apprises.**
- Dresser une liste des comportements négatifs observés par le personnel soignant, les collègues de travail de la personne, etc.
- Comparer les listes et noter les points communs. Aider la personne à établir un ordre de priorité parmi les comportements à changer.
- Rechercher avec la personne, par l'intermédiaire de jeux de rôle, des moyens de modifier ses interactions ou ses comportements sociaux.
- Mettre en scène différentes situations sociales dans des jeux de rôle effectués au cours d'une thérapie de groupe, dans des conditions sécurisantes. Demander au groupe de noter les comportements positifs et négatifs de la personne, puis de discuter de ces conduites et des changements nécessaires. Permuter les rôles, puis discuter des conséquences. Inviter les proches à participer, au besoin. **Ces mesures favorisent l'ouverture de la personne à l'égard des nouveaux comportements.**
- Donner un renforcement positif à la personne lorsqu'elle adopte des comportements sociaux satisfaisants, **afin de l'encourager à les conserver et à poursuivre ses efforts**.
- Participer à des rencontres interdisciplinaires afin d'évaluer les progrès de la personne. Y inviter les membres du personnel soignant, les proches et le groupe de thérapie.
- Travailler avec la personne à atténuer le caractère négatif de son concept de soi, **afin de lui permettre d'avoir des interactions sociales positives. Si elle ne remédie pas à la situation, ses tentatives de communication avec autrui peuvent se solder par un échec, ce qui mine l'estime de soi et altère le bienêtre émotionnel.**
- Inciter la personne atteinte d'un trouble neurologique à s'engager dans des interactions individuelles et de groupe ou à fréquenter une classe spéciale, selon le cas.
- Orienter la personne vers une thérapie familiale, au besoin, **car elle n'est pas seule en cause**.

PRIORITÉ Nº 4 – Donner un enseignement visant le mieux-être de la personne

- Conseiller à la personne de tenir un journal où elle notera chaque jour ses interactions sociales, le bienêtre ou le malaise qu'elle a ressenti, les causes possibles de ces sentiments et les facteurs déclenchants. **Cet exercice l'amènera à reconnaitre qu'elle est responsable de ses comportements et à apprendre**

de nouvelles habiletés qu'elle pourra mettre à contribution pour améliorer ses interactions.
- Guider la personne dans l'acquisition d'un savoir-faire social au cours de situations réelles. Lui faire des commentaires positifs pendant les interactions.
- Inventorier les programmes communautaires susceptibles de favoriser l'adoption des comportements positifs que la personne tente d'acquérir.
- Inciter la personne à suivre des cours, à lire, à participer à des conférences ou à des groupes d'entraide afin d'atténuer le caractère négatif de son concept de soi, qui perturbe ses interactions sociales.
- La diriger vers un programme de musicothérapie, le cas échéant. **Il y a un lien direct entre l'aire du cerveau qui traite le langage et celle qui traite la musique, et ces programmes peuvent améliorer les aptitudes à la communication.**
- Conseiller à la personne de poursuivre sa thérapie familiale ou individuelle aussi longtemps que celle-ci favorisera sa croissance et l'adoption de changements positifs. (Il faut toutefois veiller à ce que la thérapie ne devienne pas une béquille.)
- Prévoir un suivi auprès de la personne une fois que la relation thérapeutique sera terminée, **afin de renforcer les comportements positifs**.
- Diriger la personne vers une infirmière spécialisée en soins psychiatriques si elle en éprouve le besoin.

Information à consigner

Évaluations (initiale et subséquentes)
- Inscrire les données d'évaluation, notamment la nature des échanges sociaux de la personne et les caractéristiques de son comportement.
- Noter ses croyances culturelles ou religieuses ainsi que ses attentes.
- Consigner les perceptions et les réactions des autres.

Planification
- Rédiger le plan de soins et inscrire le nom de chacun des intervenants.
- Rédiger le plan d'enseignement.

Application et vérification des résultats
- Noter les réactions de la personne aux interventions et à l'enseignement, ainsi que les mesures qui ont été prises.
- Consigner les objectifs atteints ou les progrès accomplis vers leur réalisation.
- Relever les modifications apportées au plan de soins.

Plan de congé

- Noter les besoins à long terme de la personne, les demandes de consultation et le nom des responsables des mesures à prendre.
- Consigner les ressources communautaires auxquelles la personne peut recourir.

EXEMPLES TIRÉS DE LA CRSI (NOC) ET DE LA CISI (NIC)

- RÉSULTAT : Aptitude aux relations sociales
- INTERVENTION : Amélioration de la socialisation

INTERPRÉTATION DE L'ENVIRONNEMENT

SYNDROME D'INTERPRÉTATION ERRONÉE DE L'ENVIRONNEMENT

Taxinomie II : Perceptions/cognition – Classe 2 : Orientation (00127)
[Mode fonctionnel de santé de Gordon : Cognition et perception]
Diagnostic proposé en 1994

DÉFINITION ■ Désorientation face aux personnes, aux lieux, au temps et aux circonstances depuis plus de trois à six mois, nécessitant l'application de mesures de protection.

Facteurs favorisants

- Démence (maladie d'Alzheimer, démence vasculaire, maladie de Pick, démence liée au sida)
- Maladie de Parkinson
- Maladie de Huntington
- Dépression
- Alcoolisme

Caractéristiques

- Désorientation constante
- État confusionnel chronique
- Incapacité de suivre des indications ou des instructions simples
- Incapacité de raisonner et de se concentrer ; lenteur à répondre aux questions
- Perte de l'emploi ou de la capacité d'exercer son rôle social

Résultats escomptés (objectifs) et critères d'évaluation

- La personne ne se blesse pas.
- La personne a moins d'épisodes d'agitation.

Interventions

PRIORITÉ Nº 1 – Déterminer les facteurs favorisants

§ Consulter les diagnostics infirmiers Confusion aigüe, Confusion chronique et Troubles de la mémoire, afin d'obtenir une évaluation et des renseignements supplémentaires pertinents.

- Rechercher les affections médicales ou les comportements qui sont à l'origine du syndrome, **afin de déterminer quelles sont les interventions et les thérapies appropriées**.
- **Noter les incidents d'interprétation erronée de l'environnement selon les termes que la personne emploie** (consigner les indices pertinents sur les plans sensoriel, cognitif ou social).
- Passer les changements de comportement de la personne en revue avec ses proches, **afin d'établir les différences de perception et de confirmer la présence d'autres déficiences (perte d'agilité ou d'équilibre, amplitude limitée des mouvements, baisse de l'acuité visuelle, oubli de s'alimenter, perte d'intérêt quant aux soins personnels, comportements dangereux consécutifs à des distractions)**.
- Discuter des antécédents de la personne et de l'évolution de son problème. Noter le moment où celui-ci a commencé, les attentes de la personne et ses antécédents de blessures ou d'accidents.
- Déceler les sources de danger dans le milieu de vie de la personne et déterminer dans quelle mesure cette dernière est consciente des risques qu'elle court.
- Vérifier si la personne est apte à communiquer et à assimiler correctement l'information. **Elle pourrait avoir de la difficulté à s'exprimer verbalement ou avoir besoin d'aide pour interpréter les messages qu'elle reçoit.**
- Revoir avec la personne et ses proches les habitudes liées au sommeil, aux repas et aux soins personnels, puis **intégrer ces activités au plan de soins**.
- Évaluer le degré d'anxiété de la personne par rapport à la situation. **Noter tout comportement qui pourrait indiquer un potentiel de violence.**
- Évaluer les capacités cognitives de la personne (mémoire, orientation dans l'espace et le temps, capacité d'attention, capacité à effectuer des calculs simples, etc.). **Une combinaison de tests et d'outils est souvent nécessaire pour déterminer si l'état général de la personne est associé à une affection chronique et irréversible: outil standardisé d'évaluation de la confusion (Confusion Assessment Method [CAM]), miniexamen de l'état mental (Mini-Mental State Examination [MMSE]), échelle d'évaluation de la maladie d'Alzheimer (Alzheimer's Disease Assessment Scale-Cognitive [ADAS-cog]), échelle d'évaluation de la**

démence (Brief Dementia Severity Rating Scale [BDSRS]), échelle de compilation des troubles neuropsychiatriques (Neuropsychiatric Inventory [NPI]), etc.

PRIORITÉ Nº 2 – Créer un milieu rassurant pour la personne

- Collaborer à l'élimination des conditions **qui peuvent contribuer à la confusion ou l'aggraver**.
- Assurer un environnement calme à la personne ; éliminer tout bruit ou stimulus **susceptible d'accroitre son degré d'agitation ou de confusion**.
- Privilégier un mode de communication simple. Utiliser des mots concrets, que la personne peut comprendre. Consulter le diagnostic infirmier Communication verbale altérée pour se renseigner sur d'autres interventions possibles.
- Avoir recours, au besoin, à un membre de la famille pour comprendre ce que la personne tente d'exprimer.
- Encourager le port de lunettes et d'appareils auditifs et assurer un éclairage adéquat, **afin d'améliorer la perception sensorielle**.
- Utiliser le toucher de façon judicieuse. Prévenir la personne avant de la toucher, **afin d'éviter de la surprendre et de provoquer chez elle des réactions négatives**.
- Aménager un environnement ancré dans la réalité (horloge, calendrier, objets personnels, décorations saisonnières, évènements sociaux).
- Expliquer à la personne le fonctionnement et le rôle de certains des éléments qui se trouvent dans son environnement immédiat, **afin d'assurer sa sécurité et de réduire ses peurs**.
- Faire en sorte que les proches participent aux soins et assurer une stabilité en ce qui concerne le personnel soignant, **afin d'atténuer la confusion de la personne**.
- Faire en sorte qu'elle conserve ses habitudes sur les plans du sommeil, de l'alimentation, de l'hygiène, de l'habillement, des loisirs, des jeux et des rituels, **afin de minimiser les changements qui l'amèneraient à se sentir dépassée par la situation**.
- Éviter qu'elle ait trop de visiteurs en même temps, **afin d'éviter la surcharge sensorielle**.
- Offrir, s'il y a lieu, certaines thérapies complémentaires (musicothérapie, thérapie par le mouvement, massage, toucher thérapeutique, aromathérapie, luminothérapie) **qui peuvent aider la personne à se détendre, à recentrer son attention et à améliorer sa mémoire**.
- Être attentif aux comportements non sécuritaires ou inappropriés ainsi qu'au risque de violence.
- Veiller à la sécurité de la personne, notamment en verrouillant les portes qui mènent à des aires non protégées ou à des escaliers, en lui interdisant de fumer ou en la surveillant lorsqu'elle le fait, en l'accompagnant au cours de ses activités quotidiennes

(ex. : choix des vêtements en fonction de l'environnement et de la saison).
- Fixer, sur ses vêtements et sur ses effets personnels, des étiquettes portant son nom ; lui faire porter un bracelet d'identité, **afin qu'on puisse l'identifier si elle fait une fugue ou si elle se perd**.
- Éviter d'utiliser des moyens de contention. S'il faut absolument avoir recours à de telles mesures, employer un gilet plutôt que des sangles aux poignets. **Ces dispositifs réduisent le risque de chute, mais ils peuvent accroitre la détresse de la personne.**
- Administrer les médicaments prescrits (antidépresseurs, antipsychotiques). Surveiller l'efficacité du traitement, les réactions indésirables, les effets secondaires et les interactions, **afin de maitriser les symptômes de la psychose ou de la dépression et de désamorcer tout comportement agressif**.

PRIORITÉ N° 3 – Aider ceux qui s'occupent de la personne à faire face à la situation

- Recueillir des renseignements sur la dynamique et les valeurs culturelles de la famille, ses ressources, la disponibilité de ses membres et leur désir de combler les besoins de la personne.
- Intégrer les proches au plan de soins et aux diverses activités, s'il y a lieu. Garder un contact régulier avec eux **afin de leur transmettre l'information, de modifier les stratégies d'intervention, de recueillir leurs commentaires et de leur fournir le soutien requis**.
- Vérifier si l'aidant naturel est attentif à ses propres besoins et se préoccupe de sa santé ; voir comment il vit son deuil et s'assurer qu'il s'accorde du répit. **Ceux qui s'occupent d'une personne mal en point se sentent souvent coupables lorsqu'ils s'allouent du temps pour eux-mêmes. S'ils ne disposent pas d'un soutien adéquat et qu'ils n'ont aucune possibilité de se reposer, ils seront bien vite incapables de combler les besoins de la personne.**
- Discuter du fardeau qui incombe à l'aidant naturel, s'il y a lieu. Consulter les diagnostics infirmiers Tension dans l'exercice du rôle de l'aidant naturel et Risque de tension dans l'exercice du rôle de l'aidant naturel, pour se mettre au fait d'interventions additionnelles.
- Fournir le matériel éducatif et la liste des ressources appropriés (lignes d'aide, sites web, etc.) **afin de soutenir le proche qui donne des soins à la personne pendant une longue période**.
- Répertorier les ressources communautaires pertinentes (sociétés d'Alzheimer, groupes de soutien aux victimes d'accidents vasculaires cérébraux ou de traumatismes crâniens, groupes d'aide aux personnes âgées, membres du clergé,

services sociaux, etc.) **afin de soutenir la personne et celle qui s'en occupe**.

PRIORITÉ Nº 4 – Favoriser le mieux-être de la personne

- Fournir toute l'information nécessaire sur la maladie, le pronostic et les besoins particuliers de la personne.
- Revoir le traitement en fonction de son âge ; évaluer ses besoins sur le plan social, de même que les ressources appropriées pour soutenir la personne et sa famille.
- Établir le plan de soins en collaboration avec la famille, **afin de répondre aux besoins de la personne et de ses proches**.
- Rappeler que l'aidant naturel ne peut surveiller la personne en tout temps.
- Faire une évaluation du domicile de la personne, s'il y a lieu, afin de vérifier les enjeux relatifs à la sécurité, notamment la possibilité de ranger les médicaments et les substances nocives dans un endroit sûr, de verrouiller les portes extérieures, **de façon que la personne ne puisse fuguer lorsque l'aidant naturel est engagé dans une activité l'empêchant de la surveiller directement**, de mettre les allumettes ou les briquets hors de la portée de la personne et de retirer les boutons de la cuisinière.
- Diriger la personne et sa famille vers les ressources appropriées (centres de jour pour adultes, services d'aide domestique, groupes de soutien), **afin de fournir l'aide requise et de favoriser la résolution des problèmes**.

Information à consigner

Évaluations (initiale et subséquentes)

- Inscrire les données d'évaluation, notamment le degré de perturbation de la personne.
- Noter la disponibilité des membres de la famille pour assurer les soins de la personne.

Planification

- Rédiger le plan de soins et inscrire le nom de chacun des intervenants.
- Rédiger le plan d'enseignement.

Application et vérification des résultats

- Noter les réactions de la personne au plan de soins et aux interventions, ainsi que les mesures qui ont été prises.
- Consigner les objectifs atteints ou les progrès accomplis vers leur réalisation.
- Noter les modifications apportées au plan de soins.

Plan de congé

- Consigner les besoins à long terme de la personne et le nom des responsables des mesures à prendre.
- Noter les demandes de consultation.

EXEMPLES TIRÉS DE LA CRSI (NOC) ET DE LA CISI (NIC)

- RÉSULTAT : Capacités cognitives
- INTERVENTION : Surveillance et sécurité

INTOXICATION

RISQUE D'INTOXICATION

Taxinomie II : Sécurité/protection – Classe 4 : Dangers environnementaux (00037)

[Mode fonctionnel de santé de Gordon : Perception et prise en charge de la santé]

Diagnostic proposé en 1980 ; révision effectuée en 2006

DÉFINITION ■ Risque d'entrer accidentellement en contact avec des substances dangereuses en quantités suffisantes pour provoquer une intoxication [ou encore, effets néfastes d'un médicament sur ordonnance ou d'une drogue].

Facteurs de risque

Facteurs intrinsèques (personnels)

- Vue affaiblie
- Manque de connaissances sur les mesures de sécurité ou sur les médicaments
- Imprudence ; [habitudes dangereuses, négligence, manque de surveillance]
- Problèmes cognitifs ou émotionnels
- [Âge (jeune enfant, personne âgée)]
- [Maladie chronique, invalidité]
- [Croyances ou pratiques culturelles ou religieuses]

Facteurs extrinsèques (environnementaux)

- Réserves importantes de médicaments à la maison
- Absence de dispositifs de sécurité sur le lieu de travail
- Médicaments rangés dans des armoires non fermées à clé, à la portée d'un enfant ou d'une personne désorientée
- Accès facile à des drogues illégales pouvant contenir des substances toxiques

- Produits dangereux laissés à la portée d'un enfant ou d'une personne désorientée
- [Marge thérapeutique de certains médicaments (toxicité, demi-vie, absorption, distribution, métabolisme et excrétion)]
- [Consommation de nombreux suppléments de phytothérapie ou surdose d'un supplément]

Remarque: Pour un diagnostic de risque, il n'y a ni signes ni symptômes (caractéristiques) puisque le problème n'existe pas encore; les interventions infirmières sont plutôt axées sur la prévention.

Résultats escomptés (objectifs) et critères d'évaluation

- La personne comprend les dangers d'intoxication encourus.
- La personne connait les facteurs susceptibles d'entrainer une intoxication accidentelle.
- La personne élimine les facteurs de risque environnementaux.
- La personne adopte les mesures permettant de prévenir le risque d'intoxication.

§ Consulter les diagnostics infirmiers Contamination et Risque de contamination, en vue d'interventions supplémentaires liées à l'intoxication résultant de contaminants qui proviennent de l'environnement.

Interventions

PRIORITÉ Nº 1 – Évaluer les facteurs de risque

- Circonscrire les facteurs de risque intrinsèques et extrinsèques, notamment s'il s'agit d'un bébé, d'un jeune enfant ou d'une personne âgée **(qui sont exposés au risque d'intoxication accidentelle)**, d'un adolescent ou d'un jeune adulte **(qui sont exposés au risque lié à l'expérimentation de médicaments)**, d'une personne confuse ou atteinte d'une maladie chronique qui prend plusieurs médicaments, d'une personne susceptible de commettre un geste suicidaire, d'une personne qui se livre à la consommation ou au trafic de drogues (marijuana, cocaïne, héroïne), ou encore, d'une personne qui fabrique des drogues à domicile (ex.: méthamphétamines).
- Noter l'âge, le sexe, la situation socioéconomique, le stade de développement, la capacité décisionnelle et les degrés de compréhension et de compétence de la personne. **Ces éléments influent sur sa capacité à se protéger et à protéger les autres, ainsi que sur le choix des interventions à faire et des renseignements à transmettre.**

- Évaluer son humeur, sa capacité d'adaptation et son style de personnalité (tempérament, comportement impulsif, estime de soi). **Ces facteurs peuvent donner lieu à de la négligence ou à des conduites risquées, sans égard aux conséquences.**
- Apprécier les connaissances de la personne en ce qui touche les facteurs de risque environnementaux, les réactions adaptées aux menaces potentielles et l'usage sécuritaire des médicaments ou des suppléments à base de plantes médicinales.
- Étudier les résultats des examens de laboratoire et des épreuves de dépistage de substances toxiques, s'il y a lieu.

PRIORITÉ Nº 2 – Aider la personne à corriger les facteurs susceptibles d'entrainer une intoxication accidentelle

- Discuter avec la personne ou avec ses proches des mesures de sécurité liée aux médicaments.
- Prévenir l'ingestion accidentelle.
  - Souligner l'importance de surveiller les bébés, les enfants, les personnes âgées ou celles atteintes de déficiences cognitives.
  - Garder les médicaments et les vitamines hors de la portée des enfants ou des personnes ayant un trouble cognitif.
  - Utiliser des contenants munis de capsules à l'épreuve des enfants ou à vis pression inviolable et verrouiller les armoires à médicaments.
  - Fermer les contenants de médicaments immédiatement après en avoir retiré la dose nécessaire.
  - Proposer à la personne atteinte de déficience visuelle l'utilisation d'un lecteur de code-barres à synthèse vocale permettant d'imprimer des étiquettes autocollantes pour marquer ses contenants de médicaments (ex. : stylo optique numérique).
  - Administrer les médicaments à l'enfant en lui expliquant qu'il ne s'agit pas de bonbons.
- Prévenir les doubles doses ou les surdoses possibles.
  - Dresser une liste de tous les médicaments (sur ordonnance ou en vente libre) que la personne prend ; réviser cette liste avec les professionnels de la santé lorsque la médication change, qu'on ajoute de nouveaux médicaments ou qu'on consulte de nouveaux professionnels de la santé.
  - Conserver les médicaments sur ordonnance dans les contenants d'origine étiquetés ; éviter de les mélanger avec d'autres produits ou de les mettre dans des contenants non étiquetés.
  - S'assurer que l'aidant naturel se procure des piluliers à la pharmacie ou prépare les médicaments de la personne, si cette dernière n'est pas en mesure de le faire en raison d'une déficience cognitive ou visuelle.
  - Faire en sorte que les médicaments prescrits soient pris conformément aux indications figurant sur l'étiquette.

- Éviter d'ajuster le dosage des médicaments.
- Lire et conserver les consignes de sécurité qui accompagnent les médicaments d'ordonnance en ce qui a trait aux effets attendus, aux effets secondaires mineurs, aux effets devant être signalés et exigeant une intervention médicale, ainsi qu'à la façon de gérer les doses oubliées.

• Éviter la prise de médicaments qui interagissent de façon indésirable ou dangereuse les uns avec les autres ou avec les médicaments en vente libre, les suppléments à base de plantes médicinales ou d'autres suppléments.
  - Tenir une liste des allergies médicamenteuses de la personne, notamment en ce qui a trait aux réactions observées, et la remettre aux professionnels de la santé (médecin, pharmacien, infirmière).
  - Demander à la personne de porter un bracelet ou une chaine diagnostique, au besoin.
  - Lui recommander d'éviter de prendre des médicaments périmés ou de conserver des ordonnances partielles en vue de les utiliser ultérieurement.
  - L'inciter à se débarrasser des médicaments périmés ou inutilisés de façon appropriée (c'est-à-dire dans un endroit désigné pour les déchets toxiques, et non dans l'évier ou les toilettes).
  - Lui conseiller d'éviter de prendre des médicaments prescrits à quelqu'un d'autre.
  - Coordonner les soins lorsque plusieurs professionnels de la santé interviennent, afin de limiter le nombre d'ordonnances et de posologies.

PRIORITÉ Nº 3 – Donner un enseignement visant le mieux-être de la personne

• Revoir avec la personne et ses proches les effets secondaires et les interactions possibles des médicaments qu'elle prend. Discuter des médicaments en vente libre et des suppléments à base de plantes médicinales, en particulier des risques de mésusage, d'interactions et de surdose (consommation de quantités massives de vitamines, d'analgésiques, etc.).
• Inciter la personne à respecter le suivi en ce qui a trait aux examens de laboratoire prescrits (temps de prothrombine, ratio normalisé international [RNI] au cours d'un traitement au Coumadin, concentrations sériques de phénytoïne et de digoxine). **Ainsi, la médication sera ajustée de manière à ce que les concentrations sériques se situent dans l'intervalle recommandé.**
• Expliquer le but des examens de laboratoire effectués périodiquement pour maitriser les effets indésirables des médicaments (bilan hépatique lorsque des régulateurs du

métabolisme des lipides [statines] sont prescrits, bilans rénal et thyroïdien, glycémie lorsque des normothymiques [lithium] sont prescrits).
- Discuter avec la personne des risques associés aux suppléments de vitamines (en particulier ceux qui contiennent du fer), qui peuvent être toxiques pour les enfants lorsqu'ils sont pris à forte dose.
- Passer en revue les règles de sécurité en ce qui a trait aux analgésiques courants; l'acétaminophène, par exemple, entre dans la fabrication de nombreux médicaments en vente libre, et une surdose accidentelle peut survenir.
- Encourager la personne à consulter les professionnels de la santé (médecin, pharmacien, infirmière) avant de prendre des médicaments lorsqu'elle est enceinte, allaite ou prévoit tomber enceinte, **en raison des risques pour le fœtus ou l'enfant qui est allaité**.
- Fournir à la personne une liste de numéros d'urgence (notamment les numéros local et national d'un centre antipoison et celui du bureau du médecin), qu'elle gardera à proximité du téléphone **et qu'elle utilisera en cas d'intoxication**.
- Inciter les parents à poser des autocollants de sécurité sur les médicaments et les produits chimiques, **afin de mettre les enfants en garde contre leurs effets nocifs**.
- Discuter avec la personne de l'utilisation du sirop d'ipéca à la maison. **Cette substance suscite la controverse, car elle peut retarder les effets d'un traitement médical approprié (ex.: en réduisant l'efficacité du charbon actif ou des antidotes oraux) ou avoir des effets nocifs si elle est employée de manière inadéquate. En l'absence de recommandations expresses de professionnels d'un centre antipoison, son usage à domicile n'est pas recommandé.**
- Diriger les toxicomanes vers des services de désintoxication, de réadaptation, de counseling ou de psychothérapie, ou vers des groupes de soutien.
- Inciter la personne à se renseigner sur les mesures d'urgence (cours de réanimation cardiorespiratoire ou de premiers soins, programme de sécurité offert par les services communautaires, coordonnées des services d'urgence, etc.).
- Instaurer des programmes visant à aider les personnes **à déterminer et à corriger les facteurs de risque dans leur environnement**.

Information à consigner

Évaluations (initiale et subséquentes)

- Inscrire les facteurs de risque intrinsèques et extrinsèques décelés.

- Noter les allergies ou l'hypersensibilité aux médicaments dont souffre la personne.
- Consigner les médicaments qui lui sont actuellement prescrits ou auxquels elle a accès, ainsi que son usage de médicaments en vente libre, de suppléments à base de plantes médicinales, d'autres suppléments ou de drogues illicites.

Planification

- Rédiger le plan de soins et inscrire le nom de chacun des intervenants.
- Rédiger le plan d'enseignement.

Application et vérification des résultats

- Noter les réactions de la personne aux interventions et à l'enseignement, ainsi que les mesures qui ont été prises.
- Consigner les objectifs atteints ou les progrès accomplis vers leur réalisation.
- Inscrire les modifications apportées au plan de soins.

Plan de congé

- Noter les besoins à long terme de la personne et le nom des responsables des mesures à prendre.
- Consigner les demandes de consultation.

EXEMPLES TIRÉS DE LA CRSI (NOC) ET DE LA CISI (NIC)

- RÉSULTAT : Sécurité de l'aménagement du domicile
- INTERVENTION : Gestion de la médication

IRRIGATION

RISQUE DE DIMINUTION DE L'IRRIGATION CARDIAQUE

Taxinomie II : Activité/repos – Classe 4 : Réponses cardiovasculaires/respiratoires (00200)

[Mode fonctionnel de santé de Gordon : Activité et exercice]

Diagnostic proposé en 2008

DÉFINITION Risque de diminution de l'irrigation (coronarienne) du tissu cardiaque.

Facteurs de risque

- Spasme des artères coronaires ; chirurgie cardiaque ; tamponnade cardiaque

- Méconnaissance des facteurs de risque modifiables (tabagisme, sédentarité, obésité, etc.) ; hypertension ; hyperlipidémie
- Prise de contraceptifs oraux
- Toxicomanie ; diabète sucré
- Élévation de la protéine C-réactive ; hypoxémie ; hypoxie
- Antécédents familiaux de maladie coronarienne

Remarque: Pour un diagnostic de risque, il n'y a ni signes ni symptômes (caractéristiques) puisque le problème n'existe pas encore ; les interventions infirmières sont plutôt axées sur la prévention.

Résultats escomptés (objectifs) et critères d'évaluation

- La personne jouit d'une irrigation coronarienne suffisante (ses signes vitaux se situent dans les limites normales ; elle ne ressent ni douleur ni malaise à la poitrine).
- La personne reconnait les facteurs de risque individuels.
- La personne dit comprendre le programme thérapeutique.
- La personne adopte des conduites et des habitudes visant le maintien ou l'optimisation de la circulation sanguine (abandon du tabac, techniques de relaxation, programme d'exercice, régime alimentaire adéquat, etc.).

Interventions

PRIORITÉ Nº 1 – Évaluer les facteurs de risque individuels

- Relever la présence de problèmes comme une insuffisance cardiaque congestive, un traumatisme important accompagné d'une perte de sang, un pontage aortocoronarien récent ou l'usage récent d'un ballon de contrepulsion intraaortique, une anémie chronique ou une sepsie. **Ils sont susceptibles d'influer sur la circulation systémique, l'oxygénation des tissus et le fonctionnement organique.**
- Noter l'âge et le sexe de la personne au cours de l'évaluation des facteurs de risque de la maladie cardiaque (spasme des artères coronaires ou infarctus du myocarde). **En effet, ce risque augmente avec l'âge ; de plus, bien que les hommes soient davantage sujets à l'infarctus du myocarde et qu'ils en soient victimes plus tôt dans la vie, le taux de mortalité attribuable aux affections coronariennes est en hausse chez les femmes.**
- Déterminer les facteurs liés au mode de vie (obésité, tabagisme, taux de cholestérol élevé, abus d'alcool, usage de drogues comme la cocaïne, sédentarité), **qui peuvent accroitre le risque d'affection coronarienne et altérer l'irrigation tissulaire cardiaque**.

- Relever la présence de troubles respiratoires comme l'apnée obstructive du sommeil avec désaturation en oxygène, **car ils sont susceptibles de provoquer une hypoventilation alvéolaire, une acidose respiratoire et une hypoxie donnant lieu à une dysrythmie et à un dysfonctionnement cardiaques**.
- Déterminer si la personne présente un degré inhabituel de stress, si elle est soumise à une tension prolongée ou si elle est atteinte d'un trouble psychique sous-jacent (ex.: anxiété ou panique).
- Examiner la médication de la personne **afin de noter si cette dernière utilise couramment des médicaments vasomoteurs, comme la nitroglycérine, les inhibiteurs calciques et les bêtabloquants**. **Ces substances peuvent avoir des effets secondaires indésirables (augmentation de l'activité du myocarde et de la consommation d'oxygène, etc.).**
- Analyser les résultats des examens de laboratoire et des épreuves diagnostiques (ECG, échocardiogramme, angiographie, échographie Doppler, radiographie pulmonaire, oxymétrie pulsée, capnométrie ou gaz du sang artériel (GSA), électrolytes, urée et créatinine, enzymes cardiaques), **afin de signaler les problèmes requérant un traitement et de préciser les réactions de la personne à la thérapie**.

PRIORITÉ N° 2 – Déceler les indices d'altération de la fonction cardiaque

- Préciser les caractéristiques des douleurs thoraciques, s'il y a lieu, et noter les changements qui surviennent sur ce plan **afin d'évaluer la possibilité d'une ischémie myocardique, d'une déficience de l'oxygénation systémique ou d'une réduction de l'irrigation des organes**.
- Mesurer les signes vitaux de la personne ; relever les variations de sa pression artérielle, notamment l'hypertension ou l'hypotension.
- Ausculter les bruits cardiaques ; prendre les pouls afin de détecter les dysrythmies.
- Relever la présence d'agitation, de fatigue, de changement dans le degré de conscience de la personne ; vérifier s'il y a une augmentation du temps de remplissage capillaire, une diminution de l'intensité des pouls périphériques, des changements dans la couleur et la température de la peau. **Ces symptômes peuvent signaler une défaillance de la circulation systémique susceptible d'altérer la fonction cardiaque.**
- Vérifier si la peau de la personne est pâle, marbrée, moite et froide, et s'il y a atténuation des pouls périphériques, **ce qui pourrait signaler une vasoconstriction systémique résultant d'une diminution du débit cardiaque**.

- Préciser les caractéristiques des difficultés respiratoires, le cas échéant. Noter tout changement important sur le plan de la fréquence respiratoire, **qui pourrait indiquer une perturbation des échanges gazeux**.

PRIORITÉ N° 3 – Maintenir ou maximiser l'irrigation cardiaque

- Collaborer au traitement des problèmes sous-jacents.
- Fournir une oxygénothérapie complémentaire au besoin, **afin d'améliorer ou de maintenir l'irrigation cardiaque et tissulaire systémique**.
- Administrer des liquides et des électrolytes, le cas échéant, **afin de maintenir la circulation systémique et une fonction cardiaque optimale**.
- Administrer les médicaments prescrits (antihypertenseurs, analgésiques, antiarythmiques, bronchodilatateurs, agents fibrinolytiques, etc.).
- Prévoir des périodes de repos ininterrompu et un environnement calme **afin de réduire le travail cardiaque**.

PRIORITÉ N° 4 – Donner un enseignement visant le mieux-être de la personne

- Discuter avec elle des facteurs de risque (antécédents familiaux, obésité, âge, tabagisme, hypertension, diabète, troubles de la coagulation, etc.) et du risque de complication associé à l'athérosclérose (ex. : affections systémiques et cardiaques).
- Examiner les facteurs modifiables, **afin d'aider la personne et ses proches à prendre des mesures concrètes ou à faire des choix judicieux quant à la santé cardiaque**.
  - Recommander le maintien d'un poids normal, ou une perte pondérale si la personne est obèse.
  - Examiner avec la personne les considérations relatives à son régime alimentaire : réduction de la consommation de graisses d'origine animale (viandes, produits laitiers), augmentation de la consommation d'aliments d'origine végétale (fruits, légumes, huile d'olive, noix).
  - Lui recommander de cesser de fumer, s'il y a lieu, et lui donner de l'information sur les outils et les programmes d'abandon du tabac.
  - L'encourager à suivre un programme d'exercices régulier.
  - L'entretenir des effets de la consommation de drogues sur le cœur (cocaïne, amphétamines, alcool, etc.).
  - Lui parler de l'adaptation et de la tolérance au stress.
  - Faire la démonstration de techniques de relaxation et de gestion du stress, puis en encourager l'usage.
  - Inciter la personne présentant un risque élevé (antécédents familiaux, diabète, problèmes cardiaques antérieurs) à subir des examens réguliers.

- Revoir fréquemment la médication, **afin de gérer l'administration des substances qui ont une incidence sur la fonction cardiaque ou qui ont pour but de prévenir l'hypertension artérielle ou les troubles thromboemboliques**.
- Diriger la personne vers les ressources éducatives ou communautaires appropriées. **Elle pourra ainsi, tout comme ses proches, bénéficier de soutien dans ses efforts pour améliorer sa santé cardiaque (perte de poids, abandon du tabac, exercice, etc.).**
- La renseigner sur le suivi de sa pression artérielle à domicile et lui conseiller l'achat d'un équipement de surveillance adapté, s'il y a lieu. **Ces mesures facilitent la gestion de l'hypertension, qui est un facteur de risque important au chapitre des dommages vasculaires contribuant aux affections coronariennes.**

Information à consigner

Évaluations (initiale et subséquentes)

- Inscrire les résultats de l'examen physique et noter les facteurs de risque spécifiques.
- Noter les signes vitaux, dont le rythme cardiaque et la présence de dysrythmies.

Planification

- Rédiger le plan de soins et inscrire le nom de chacun des intervenants.
- Rédiger le plan d'enseignement.

Application et vérification des résultats

- Noter les réactions de la personne aux interventions, à l'enseignement et aux mesures qui ont été prises.
- Consigner les objectifs atteints ou les progrès accomplis vers leur réalisation.
- Noter les modifications apportées au plan de soins.

Plan de congé

- Inscrire les besoins à long terme de la personne et le nom des responsables des mesures à prendre.
- Consigner les ressources accessibles et préciser les demandes de consultation.

EXEMPLES TIRÉS DE LA CRSI (NOC) ET DE LA CISI (NIC)

- RÉSULTAT : Perfusion tissulaire cardiaque
- INTERVENTION : Soins cardiaques : prévention

IRRIGATION

RISQUE D'ALTÉRATION DE L'IRRIGATION CÉRÉBRALE

Taxinomie II: Activité/repos – Classe 4: Réponses cardiovasculaires/ respiratoires (00201)
[Mode fonctionnel de santé de Gordon: Activité et exercice]
Diagnostic proposé en 2008

DÉFINITION ■ Risque de diminution de la circulation sanguine du tissu cérébral.

Facteurs de risque

- Traumatisme crânien; anévrisme cérébral; tumeur cérébrale; néoplasme cérébral
- Sténose carotidienne; athérosclérose aortique; dissection artérielle
- Fibrillation auriculaire; maladie du sinus; myxome auriculaire; thrombose auriculaire gauche
- Infarctus du myocarde récent; insuffisance ventriculaire gauche; myocardiopathie dilatée; sténose mitrale; prothèse valvulaire mécanique; endocardite infectieuse; embolie
- Coagulopathie (drépanocytose, coagulation intravasculaire disséminée); temps de thromboplastine partielle anormal; temps de prothrombine anormal
- Hypertension; hypercholestérolémie
- Toxicomanie
- Effets secondaires liés au traitement (circulation extracorporelle, médication); traitement thrombolytique

Remarque: Pour un diagnostic de risque, il n'y a ni signes ni symptômes (caractéristiques) puisque le problème n'existe pas encore; les interventions infirmières sont plutôt axées sur la prévention.

Résultats escomptés (objectifs) et critères d'évaluation

- La personne présente des signes neurologiques dans les limites de la normale.
- La personne dit comprendre son état, le programme thérapeutique, les effets secondaires des médicaments et les signes et symptômes nécessitant une consultation auprès d'un professionnel de la santé.

- La personne adopte des comportements et des habitudes de vie propres à améliorer la circulation (abandon du tabac, techniques de relaxation, programme d'exercices, régime alimentaire adéquat).

Interventions

PRIORITÉ Nº 1 – Évaluer les facteurs de risque

- Relever les problèmes antérieurs de thrombose ou d'embolie (accident vasculaire cérébral, complications liées à la grossesse, drépanocytose, fractures, en particulier celles des os longs et du bassin). **Ainsi, on peut déterminer si la personne présente un risque de diminution de l'irrigation cérébrale associé à des problèmes d'hémorragie ou de coagulation.**
- Reconnaitre la présence de troubles (insuffisance cardiaque congestive, traumatisme important, sepsie, hypertension) **susceptibles d'influer sur plusieurs systèmes organiques et sur la circulation ou l'irrigation systémique**.
- Noter les troubles neurologiques aigus : traumatisme cérébral, tumeurs, hémorragie, anoxie cérébrale associée à un arrêt cardiaque, encéphalopathies toxiques ou virales, etc. **Ces problèmes altèrent la relation entre le volume intracrânien et la pression intracrânienne, ce qui risque d'augmenter cette dernière et d'entraver l'irrigation cérébrale.**
- Préciser les caractéristiques des céphalées, en particulier si elles sont associées à des déficits neurologiques progressifs. **Ces signes peuvent montrer que la personne souffre d'une insuffisance de l'irrigation cérébrale associée à un accident vasculaire cérébral, à un accident ischémique transitoire (AIT), à un traumatisme cérébral ou à des malformations artérioveineuses cérébrales.**
- Vérifier si la personne a des antécédents de troubles cardiaques (infarctus du myocarde récent, insuffisance cardiaque, défaillance ou remplacement valvulaire, fibrillation auriculaire chronique).
- Mesurer sa pression artérielle. **L'hypertension, qu'elle soit chronique ou aigüe, peut entrainer un spasme et un accident vasculaire cérébral. Par ailleurs, une pression artérielle trop faible ou une hypotension grave sont parfois à l'origine de l'irrigation inadéquate du cerveau.**
- S'assurer de l'usage approprié des antihypertenseurs.
- Examiner le traitement médicamenteux ; relever l'utilisation d'anticoagulants, d'antiplaquettaires ou d'autres médicaments **qui pourraient causer une hémorragie cérébrale**.
- Passer en revue les résultats de l'oxymétrie pulsée ou des gaz du sang artériel (GSA). **L'hypoxie est associée à la réduction de l'irrigation cérébrale.**

- Revoir les résultats des examens de laboratoire **afin de repérer les désordres qui accroissent le risque de thrombus ou d'hémorragie et les problèmes qui contribuent à la réduction de l'irrigation cérébrale**.
- Examiner les résultats des épreuves diagnostiques (radiographies, débit cardiaque, échographie, échocardiographie, tomodensitométrie, angiographie, etc.).

PRIORITÉ Nº 2 – Maximiser l'irrigation tissulaire

- Collaborer au traitement des problèmes sous-jacents s'il y a lieu.
- Restaurer ou maintenir l'équilibre hydrique **afin d'optimiser le débit cardiaque et d'empêcher la diminution de l'irrigation cérébrale associée à l'hypovolémie**.
- Collaborer au traitement des dysrythmies à l'aide de médicaments ou d'un stimulateur cardiaque.
- Limiter l'absorption de liquides et administrer des diurétiques **afin de réduire le risque d'hypertension intracrânienne**.
- Positionner la tête de lit selon les recommandations (ex. : à 0, à 15 ou à 30 degrés) **afin de favoriser une irrigation cérébrale optimale**.
- Administrer les médicaments vasoactifs prescrits, s'il y a lieu, **afin d'augmenter le débit cardiaque et de conserver une pression artérielle assurant une irrigation cérébrale optimale**.
- Administrer d'autres médicaments si c'est nécessaire : **les stéroïdes peuvent réduire l'œdème, les antihypertenseurs permettent de maitriser la pression artérielle, les anticoagulants préviennent la formation d'emboles cérébraux**.
- Préparer, au besoin, la personne à une intervention chirurgicale (endartériectomie carotidienne, évacuation d'un hématome ou d'une masse intracrânienne) **destinée à améliorer l'irrigation cérébrale**.

§ Consulter les diagnostics infirmiers Débit cardiaque diminué et Capacité adaptative intracrânienne diminuée, en vue d'interventions supplémentaires.

PRIORITÉ Nº 3 – Donner un enseignement favorisant le mieux-être de la personne

- Examiner avec la personne les facteurs de risque modifiables, notamment l'hypertension, le tabagisme, la mauvaise alimentation, la sédentarité, la consommation excessive d'alcool ou l'usage de drogues illicites, **afin qu'elle puisse faire des choix éclairés touchant la réduction ou l'élimination de ces facteurs et le changement de ses habitudes de vie**.
- Discuter avec elle des éléments qui ne peuvent être modifiés : antécédents familiaux, âge, groupe ethnique. **Lui expliquer les conséquences des facteurs de risque et leurs interrelations,**

pour l'encourager à s'attaquer à ce qu'elle peut changer pour améliorer son bienêtre général et réduire le risque auquel elle s'expose.
- L'aider à incorporer la gestion du programme thérapeutique à ses activités quotidiennes. **Cette mesure accroitra son autonomie et améliorera son image de soi quant à sa capacité de s'adapter au changement et de gérer ses besoins.**
- Souligner la nécessité d'un suivi médical, incluant les examens de laboratoire prescrits, **pour évaluer l'efficacité du traitement et procéder aux changements qui s'imposent**.
- Diriger la personne vers les ressources éducatives ou communautaires appropriées, au besoin. **Elle peut profiter des conseils et du soutien offerts pour s'engager dans des activités saines (perte de poids, abandon du tabac, exercice, etc.).**

Information à consigner

Évaluations (initiale et subséquentes)
- Inscrire les résultats de l'examen physique et noter les facteurs de risque spécifiques.
- Noter les signes vitaux, dont la pression artérielle et le rythme cardiaque.
- Préciser le programme thérapeutique.
- Consigner les résultats des épreuves diagnostiques et des examens de laboratoire.

Planification
- Rédiger le plan de soins et inscrire le nom de chacun des intervenants.
- Rédiger le plan d'enseignement.

Application et vérification des résultats
- Noter les réactions de la personne aux interventions, à l'enseignement et aux mesures qui ont été prises.
- Consigner les objectifs atteints ou les progrès accomplis vers leur réalisation.
- Noter les modifications apportées au plan de soins.

Plan de congé
- Inscrire les besoins à long terme de la personne et le nom des responsables des mesures à prendre.
- Noter les ressources accessibles et préciser les demandes de consultation.

EXEMPLES TIRÉS DE LA CRSI (NOC) ET DE LA CISI (NIC)
- RÉSULTAT : Perfusion tissulaire cérébrale
- INTERVENTION : Amélioration de la perfusion cérébrale

IRRIGATION

RISQUE D'ALTÉRATION DE L'IRRIGATION GASTRO-INTESTINALE

Taxinomie II: Activité/repos – Classe 4: Réponses cardiovasculaires/ respiratoires (00202)
[Mode fonctionnel de santé de Gordon: Activité et exercice]
Diagnostic proposé en 2008

DÉFINITION ■ Risque de diminution de la circulation sanguine du tissu gastro-intestinal.

Facteurs de risque

- Saignement gastro-intestinal aigu; hémorragie gastro-intestinale [hypovolémie]
- Traumatisme; syndrome du compartiment abdominal
- Pathologies vasculaires (maladie vasculaire périphérique, maladie occlusive aorto-iliaque); anévrisme de l'aorte abdominale
- Insuffisance ventriculaire gauche; instabilité hémodynamique; infarctus du myocarde; anémie
- Coagulopathie (drépanocytose, coagulation intravasculaire disséminée); temps de thromboplastine partielle anormal; temps de prothrombine anormal; [embolie]
- Pathologies gastro-intestinales (ulcère duodénal ou gastrique, ischémie du côlon ou du pancréas); parésie gastrique; varices gastroœsophagiennes
- Troubles hépatiques; insuffisance rénale; diabète sucré
- Tabagisme
- Effets secondaires liés au traitement (circulation extracorporelle, médication, anesthésie, chirurgie gastrique)
- Âge supérieur à 60 ans; sexe féminin

Remarque: Pour un diagnostic de risque, il n'y a ni signes ni symptômes (caractéristiques) puisque le problème n'existe pas encore; les interventions infirmières sont plutôt axées sur la prévention.

Résultats escomptés (objectifs) et critères d'évaluation

- La personne présente les signes d'une irrigation tissulaire adéquate qui se manifeste par des bruits intestinaux normaux; elle n'éprouve pas de douleurs abdominales et n'a ni nausées ni vomissements.
- La personne dit comprendre son état, le programme thérapeutique, les effets secondaires des médicaments et les signes

et symptômes nécessitant une consultation auprès d'un professionnel de la santé.
- La personne adopte des comportements et des habitudes de vie propres à améliorer la circulation.

Interventions

PRIORITÉ Nº 1 – Évaluer les facteurs de risque

- Noter la présence de problèmes altérant la circulation systémique et l'irrigation tissulaire : insuffisance cardiaque gauche, traumatisme entrainant une perte de sang et une hypotension artérielle, choc septique, etc. **La perte de sang et le choc hypovolémique peuvent donner lieu à une diminution de l'irrigation gastro-intestinale et à une ischémie intestinale.**
- Relever la présence de troubles comme les varices œsophagiennes, la pancréatite, les traumatismes abdominaux ou thoraciques, les antécédents d'occlusion intestinale ou d'hernie étranglée. **Ces affections ou traumatismes pourraient entrainer une réduction du flux sanguin gastro-intestinal.**
- Consigner la présence de problèmes antérieurs associés au saignement, à la coagulation ou au cancer. **Ainsi, on est davantage en mesure d'évaluer le risque de saignement.**
- Noter l'âge et le sexe de la personne. **Selon certaines études, le risque de saignement gastro-intestinal augmente avec l'âge indifféremment du sexe; par contre, le risque d'anévrisme de l'aorte abdominale est plus élevé chez les hommes que chez les femmes. Par ailleurs, les bébés prématurés ou les nouveau-nés de poids insuffisant sont plus exposés que les autres au risque d'entérocolite nécrosante.**
- Préciser les caractéristiques des douleurs abdominales (siège, intensité, durée).
- Examiner le traitement médicamenteux (antiinflammatoires non stéroïdiens [AINS], Coumadin, corticostéroïdes, aspirine à faible dose utilisée à des fins de prophylaxie pour certains problèmes cardiovasculaires). **L'usage de ces médicaments accroit le risque de saignement.**
- Noter les antécédents de la personne en ce qui a trait au tabagisme **(qui peut augmenter la vasoconstriction), à la consommation excessive d'alcool (qui peut provoquer une inflammation de la muqueuse stomacale et accroitre le risque de saignement gastro-intestinal), aux atteintes du foie ou aux varices œsophagiennes**.
- Ausculter l'abdomen pour évaluer l'activité péristaltique. **Les bruits hypoactifs ou l'absence de bruits intestinaux peuvent signaler une lésion intrapéritonéale, une perforation intestinale et des saignements. Le souffle aortique est généralement anormal, surtout si on l'entend durant les**

deux phases respiratoires (un anévrisme de l'aorte abdominale ou l'athérosclérose pourraient être en cause).

- Palper l'abdomen afin de vérifier s'il y a distension, masse, hypertrophie des organes (rate, foie, portions du côlon) ; localiser la douleur à la pression ; préciser les caractéristiques de la pulsation aortique (diamètre aortique et direction de la pulsation).
- Percuter l'abdomen afin de déceler les aires de matité dans les régions qui, normalement, contiennent de l'air. **Cette mesure peut signaler une accumulation de sang ou de liquide.**
- Mesurer la circonférence abdominale et en suivre l'évolution, s'il y a lieu. **Ces observations révèleront peut-être la présence d'une distension abdominale qui pourrait être associée à une occlusion intestinale, à une défaillance organique (cœur, foie, reins) ou à un traumatisme abdominal.**
- Vérifier si la personne souffre de nausées ou de vomissements accompagnés de problèmes d'élimination.
- Évaluer les risques d'hémorragie chez la personne qui présente des vomissements abondants ou prolongés, ou encore, qui a une forte toux quand elle accouche, soulève des objets très lourds ou se livre à des activités exigeantes sur le plan physique.
- Noter la couleur et la consistance des selles. Relever la présence de sang occulte, s'il y a lieu.
- Vérifier s'il y a du sang dans le liquide de drainage gastro-intestinal.
- Mesurer les signes vitaux de la personne ; déterminer si elle souffre d'hypotension soutenue, **qui pourrait entrainer une diminution de l'irrigation tissulaire des organes abdominaux**.
- Vérifier les résultats des examens de laboratoire et des épreuves diagnostiques [formule sanguine, bilirubine, transaminases, électrolytes, recherche de sang occulte dans les selles (test au gaïac), endoscopie, échographie abdominale, tomodensitométrie, angiographie aortique, paracentèse], **afin de déceler la présence de troubles susceptibles d'avoir une incidence sur l'irrigation et la fonction gastro-intestinales**.

PRIORITÉ N° 2 – Éliminer ou réduire les facteurs de risque

- Collaborer au traitement des problèmes sous-jacents **afin de corriger ou de soigner les troubles susceptibles d'avoir une incidence sur l'irrigation gastro-intestinale**.
- Administrer les liquides et les électrolytes selon les recommandations, **afin de remplacer les pertes et de maintenir la circulation gastro-intestinale et la fonction cellulaire**.
- Administrer la médication prophylactique prescrite aux personnes à risque (antiémétiques, inhibiteurs de la pompe à protons, antihistaminiques, anticholinergiques, antibiotiques) **afin de réduire le risque de complication gastro-intestinale due au stress**.

- Assurer le bon fonctionnement du système de drainage gastro-intestinal, s'il y a lieu ; mesurer les excrétas périodiquement et noter les caractéristiques du liquide de drainage.
- Offrir des liquides et de petites quantités d'aliments faciles à digérer à la personne si elle tolère l'absorption orale.
- L'encourager à se reposer après les repas **afin de maximiser le flux sanguin vers le système digestif**.
- La préparer à une intervention chirurgicale, le cas échéant (gastrectomie partielle, pontage, endartériectomie mésentérique).

§ Consulter les diagnostics infirmiers Motilité gastro-intestinale dysfonctionnelle, Nausée et Alimentation déficiente, en vue d'interventions supplémentaires.

PRIORITÉ Nº 3 – Donner un enseignement visant le mieux-être de la personne

- Discuter avec la personne des facteurs de risque (antécédents familiaux, obésité, âge, tabagisme, hypertension, diabète, troubles de la coagulation) et des problèmes d'athérosclérose qui pourraient en résulter (affections vasculaires systémiques et périphériques), **afin qu'elle puisse faire des choix éclairés quant à la réduction de ces facteurs et à la modification de ses habitudes de vie**.
- Déterminer les changements qui s'imposent dans le mode de vie de la personne et l'aider à intégrer le programme thérapeutique à ses activités quotidiennes.
- L'encourager à cesser de fumer ; l'informer des programmes d'abandon du tabac.
- Établir un programme d'exercices régulier **visant à améliorer la circulation et à favoriser le bienêtre**.
- Insister sur la nécessité de faire un suivi médical incluant les examens de laboratoire prescrits, **afin d'évaluer l'efficacité du traitement et de procéder aux changements qui s'imposent**.
- Encourager la personne à discuter, avec les professionnels de la santé concernés, de l'utilisation concomitante des médicaments prescrits (anticoagulants, corticostéroïdes) et des médicaments en vente libre (antiinflammatoires non stéroïdiens, y compris l'aspirine) ou des suppléments à base de plantes médicinales. **Ces substances peuvent endommager la muqueuse gastro-intestinale ou provoquer des saignements.**

Information à consigner

Évaluations (initiale et subséquentes)

- Inscrire les résultats de l'examen physique en mettant l'accent sur ceux qui touchent l'abdomen.
- Noter les signes vitaux et les facteurs de risque spécifiques.

- Noter les caractéristiques des vomissements, des selles ou du liquide de drainage gastrique.

Planification

- Rédiger le plan de soins et inscrire le nom de chacun des intervenants.
- Rédiger le plan d'enseignement.

Application et vérification des résultats

- Noter les réactions de la personne aux interventions, à l'enseignement et aux mesures qui ont été prises.
- Consigner les objectifs atteints ou les progrès accomplis vers leur réalisation.
- Relever les modifications apportées au plan de soins.

Plan de congé

- Inscrire les besoins à long terme de la personne et le nom des responsables des mesures à prendre.
- Consigner les ressources accessibles et préciser les demandes de consultation.

EXEMPLES TIRÉS DE LA CRSI (NOC) ET DE LA CISI (NIC)

- RÉSULTAT : Perfusion tissulaire : organes abdominaux
- INTERVENTION : Surveillance

IRRIGATION

RISQUE D'ALTÉRATION DE L'IRRIGATION RÉNALE

Taxinomie II : Activité/repos – Classe 4 : Réponses cardiovasculaires/respiratoires (00203)
[Mode fonctionnel de santé de Gordon : Activité et exercice]
Diagnostic proposé en 2008

DÉFINITION ■ Risque de diminution de la circulation sanguine du tissu rénal pouvant compromettre la santé.

Facteurs de risque

- Hypovolémie ; [interruption de la circulation sanguine] ; angéite secondaire à une embolie
- Hypertension ; hypertension maligne ; hyperlipidémie
- Trouble rénal (maladie polykystique) ; néphrite à répétition ; exposition à des toxines ; nécrose bilatérale du cortex rénal ; sténose de l'artère rénale ; glomérulonéphrite chez la femme

- Diabète sucré ; tumeur maligne
- Chirurgie cardiaque ; circulation extracorporelle
- Hypoxémie, hypoxie ; acidose métabolique
- Polytraumatismes ; syndrome du compartiment abdominal ; brulures ; infection (sepsie, infection locale) ; réaction inflammatoire systémique
- Effets secondaires liés au traitement (médication) ; tabagisme
- Âge avancé

Remarque : Pour un diagnostic de risque, il n'y a ni signes ni symptômes (caractéristiques) puisque le problème n'existe pas encore ; les interventions infirmières sont plutôt axées sur la prévention.

Résultats escomptés (objectifs) et critères d'évaluation

- L'irrigation rénale est adéquate et se manifeste par un débit urinaire approprié à l'état de la personne, l'équilibre des ingestas et des excrétas, l'absence d'œdème ou de gain de poids inapproprié.
- La personne dit comprendre son état, le programme thérapeutique, les effets secondaires des médicaments et les signes et symptômes nécessitant une consultation auprès d'un professionnel de la santé.
- La personne adopte des comportements et des habitudes de vie propres à améliorer la circulation (abandon du tabac, maitrise du glucose sanguin, gestion de la médication).

Interventions

PRIORITÉ Nº 1 – Évaluer les facteurs de risque

- Déterminer les antécédents ou la présence d'hypotension, d'hypoxémie importante, de choc (de type cardiogénique, hypovolémique ou septique), de traumatisme fermé ou par pénétration, de chirurgie avec perte excessive de sang ou de liquide, de déshydratation prolongée, de diabète mal équilibré, etc. **Ces problèmes sont associés à une diminution de la circulation et à l'ischémie rénale.**
- Noter les antécédents ou la présence de poussées hypertensives ou d'hypertension artérielle grave, persistante (160/100) ou non stabilisée par un traitement. **Ces facteurs exposent la personne à un risque élevé de dommages rénaux associés à l'hypertension artérielle rénovasculaire.**
- Évaluer l'équilibre hydrique de la personne. **La déshydratation nuit à la filtration glomérulaire.**
- Rechercher la présence de bruits vasculaires abdominaux, plus particulièrement de souffles au niveau des artères rénales,

dont le foyer d'écoute se situe sur les lignes médioclaviculaires. **Ces observations pourraient révéler une sténose artérielle rénale associée à une insuffisance rénale.**

- Déterminer les habitudes d'élimination de la personne et noter les changements qu'elle signale : diminution des excrétas, nécessité de prendre des diurétiques, etc.
- Noter la couleur de l'urine (pâle ou diluée, foncée ou concentrée) et mesurer la densité urinaire, **afin d'évaluer la capacité des reins à réguler la concentration et le volume de l'urine**.
- Mesurer régulièrement l'apport liquidien de la personne, sa diurèse et son poids, **afin de procéder à une évaluation non effractive des fonctions cardiovasculaire et rénale**.
- Noter l'état mental de la personne. **Une détérioration sur ce plan peut être la conséquence de l'accumulation de toxines, ou encore, d'un déséquilibre acidobasique ou hydroélectrolytique.**
- Passer en revue les résultats des examens de laboratoire (formule sanguine, urée et créatinine, protéines, glucose, électrolytes, clairance de la créatinine) **pour évaluer la fonction rénale**.
- Vérifier les résultats des épreuves diagnostiques (échographie Doppler, tomodensitométrie, néphrographie, pyélographie intraveineuse, angiographie par résonance magnétique) **afin d'évaluer la structure des reins ainsi que l'irrigation et la fonction rénales**.
- Revoir le traitement afin de déterminer quels sont les médicaments **dont les effets secondaires ou toxiques pourraient compromettre l'irrigation rénale (inhibiteurs de l'enzyme de conversion de l'angiotensine [ECA], analgésiques non stéroïdiens [AINS], produits de contraste radiologique, méthotrexate)**.

PRIORITÉ Nº 2 – Éliminer ou réduire les facteurs de risque individuels

- Collaborer au traitement des problèmes sous-jacents (angioplastie avec mise en place d'une endoprothèse, revascularisation chirurgicale, administration de liquides, d'électrolytes, de nutriments, d'antibiotiques, d'agents thrombolytiques ou d'oxygène) **pour améliorer l'irrigation tissulaire et le fonctionnement organique**.
- Administrer les médicaments (l'insuline, les substances vasoactives, y compris les agents antihypertenseurs) selon les indications, **afin de traiter le problème sous-jacent et d'améliorer le flux sanguin et la fonction rénale**.
- Observer attentivement les personnes qui prennent des agents néphrotoxiques, en particulier en présence de déshydratation,

afin de réduire le risque d'insuffisance rénale aigüe ou chronique.

- Respecter les restrictions hydriques et alimentaires afin d'éviter toute détérioration de la fonction rénale.

§ Consulter les diagnostics infirmiers Déficit de volume liquidien, Excès de volume liquidien et Élimination urinaire altérée, en vue d'interventions supplémentaires.

PRIORITÉ N° 3 – Donner un enseignement visant le mieux-être de la personne

- Discuter avec elle des facteurs de risque individuels (antécédents familiaux, obésité, âge, tabagisme, hypertension, diabète, troubles de la coagulation) et des problèmes d'athérosclérose qui peuvent en résulter, comme les affections vasculaires systémiques et périphériques. **La personne peut ainsi faire des choix éclairés relatifs à la réduction de ces facteurs et modifier ses habitudes de vie de manière à prévenir les complications ou à gérer les symptômes si un problème se manifeste**.
- Déterminer les changements qui s'imposent dans son mode de vie et l'aider à intégrer le programme thérapeutique à ses activités quotidiennes. **Ces mesures favorisent son autonomie et accroissent sa confiance dans sa capacité à s'adapter au changement et à gérer ses besoins.**
- Renseigner la personne sur l'importance du suivi de la pression artérielle si elle souffre d'hypertension ; l'informer sur les agents antihypertenseurs (inhibiteurs de l'enzyme de conversion de l'angiotensine [ECA], diurétiques, bêtabloquants) et sur la nécessité de prendre ces médicaments conformément à l'ordonnance ; insister sur l'importance du suivi médical. **De cette façon, on réduit le risque de complications cardiovasculaires et on ralentit la progression du dysfonctionnement rénal.**
- Expliquer à la personne comment mesurer sa pression artérielle, lui conseiller l'achat du matériel approprié et la diriger vers les ressources communautaires pertinentes. **Ainsi, on facilite la gestion de l'hypertension, qui est un facteur de risque important en ce qui touche les dommages vasculaires et rénaux.**
- L'encourager à participer à des programmes d'abandon du tabac. **Le tabagisme cause une vasoconstriction qui compromet l'irrigation rénale.**
- Revoir avec la personne ou ses proches les restrictions relatives à l'apport hydrique et au régime alimentaire (ex. : réduction du cholestérol, des glucides ou du sodium), **afin d'améliorer la santé circulatoire et la fonction rénale**.
- Établir un programme d'exercices régulier **visant à favoriser la circulation et le bienêtre général de la personne**.

- Insister sur la nécessité de faire un suivi médical incluant les examens de laboratoire prescrits **pour évaluer l'efficacité des traitements et procéder aux changements qui s'imposent**.
- Diriger la personne vers des groupes de soutien et lui recommander des services de counseling, au besoin, **afin de lui fournir des modèles de rôle, d'accroitre sa capacité d'adaptation et de l'aider à résoudre ses problèmes**.

Information à consigner

Évaluations (initiale et subséquentes)

- Inscrire les résultats de l'examen physique et les facteurs de risque spécifiques.
- Noter les paramètres de la fonction rénale.
- Noter les ingestas et les excrétas ainsi que le poids, s'il y a lieu.

Planification

- Rédiger le plan de soins et inscrire le nom de chacun des intervenants.
- Rédiger le plan d'enseignement.

Application et vérification des résultats

- Noter les réactions de la personne aux interventions, à l'enseignement et aux mesures qui ont été prises.
- Consigner les objectifs atteints ou les progrès accomplis vers leur réalisation.
- Noter les modifications apportées au plan de soins.

Plan de congé

- Inscrire les besoins à long terme de la personne et le nom des responsables des mesures à prendre.
- Consigner les ressources accessibles et préciser les demandes de consultation.

EXEMPLES TIRÉS DE LA CRSI (NOC) ET DE LA CISI (NIC)

- RÉSULTAT : Fonction rénale
- INTERVENTION : Surveillance de l'équilibre hydrique

IRRIGATION TISSULAIRE

IRRIGATION TISSULAIRE PÉRIPHÉRIQUE INEFFICACE

Taxinomie II : Activité/repos – Classe 4 : Réponses cardiovasculaires/respiratoires (00204)

[Mode fonctionnel de santé de Gordon : Activité et exercice]

Diagnostic proposé en 2008

DÉFINITION ■ Diminution de la circulation périphérique pouvant compromettre la santé.

Facteurs favorisants

- Manque de connaissances sur les facteurs d'aggravation (tabagisme, sédentarité, obésité, alimentation riche en sel, immobilité)
- Manque de connaissances sur les processus pathologiques (diabète, hyperlipidémie, [maladie artérielle périphérique, insuffisance veineuse chronique])
- Hypertension
- Diabète sucré
- Mode de vie sédentaire
- Tabagisme

Caractéristiques

- Absence ou diminution des pouls périphériques
- Douleur aux extrémités ; claudication
- Paresthésie ; [altération de la sensibilité]
- Changements dans les pressions artérielles distales
- Modifications des caractéristiques de la peau (couleur, élasticité, turgescence, sensibilité, température) et des annexes cutanées (ongles et poils)
- Pâleur de la peau à l'élévation du membre ; persistance de la pâleur lorsque le membre est abaissé
- Œdème
- Altération de la fonction motrice
- Retard de la cicatrisation périphérique d'une plaie ; [ulcères]
- [Érythème cutané ; rougeur déclive accompagnée de sécheresse chronique et de desquamation]
- [Temps de remplissage capillaire allongé]
- [Varicosités]

Résultats escomptés (objectifs) et critères d'évaluation

- L'irrigation tissulaire s'accroit suffisamment (peau chaude et sèche, pouls périphériques palpables, absence d'œdème, de douleur ou de malaise, etc.).
- La personne dit comprendre son état, son traitement, les effets secondaires des médicaments et les circonstances nécessitant une consultation médicale.
- La personne adopte des conduites et des habitudes visant l'amélioration de sa circulation (programme d'exercices régulier, abandon du tabac, réduction du poids, prise en charge du programme thérapeutique, etc.).

Interventions

PRIORITÉ N° 1 – Évaluer les facteurs favorisants

- Reconnaitre la présence de problèmes **ayant des répercussions sur la circulation systémique et l'irrigation tissulaire périphérique** (insuffisance cardiaque congestive, troubles pulmonaires, traumatismes majeurs, choc septique ou hypovolémique, coagulopathies, drépanocytose, etc.).
- Déceler les antécédents de problèmes associés à un thrombus ou à un embole (circulation coronarienne ou cérébrale altérée, accident vasculaire cérébral, traumatisme dû à un impact violent avec fractures, chirurgie abdominale ou orthopédique, périodes prolongées d'immobilité, maladies inflammatoires, affection pulmonaire chronique, diabète et coexistence de maladie vasculaire périphérique, estrogénothérapie, cancer et traitements du cancer, présence d'un cathéter veineux central, etc.). **Ainsi, on peut déterminer si la personne présente un risque élevé de stase veineuse, de lésion des parois vasculaires et d'hypercoagulabilité.**
- Relever la présence de facteurs favorisants (tabagisme, hypertension non maitrisée, obésité, grossesse, tumeur pelvienne, paralysie, hypercholestérolémie, varices, arthrite, sepsie, etc.). **Ceux-ci exposent la personne à un danger accru de maladie vasculaire périphérique (notamment le blocage artériel et l'insuffisance veineuse chronique) et de complications connexes.**
- Repérer les vêtements serrés, les pansements compressifs, les bandages circulaires, les plâtres ou les appareils de traction **pouvant restreindre la circulation sanguine vers le membre**.
- S'enquérir des répercussions du problème sur l'autonomie fonctionnelle et le mode de vie de la personne.

PRIORITÉ N° 2 – Évaluer le degré de l'atteinte

- Apprécier la circulation sanguine en comparant la température cutanée et la couleur du membre atteint à celles du membre indemne. **Cette comparaison facilite la détermination de la nature du problème (une coloration violacée des deux mains déclenchée par les vibrations d'un outil est symptomatique de la maladie de Raynaud; une rougeur, une enflure ou un œdème du mollet accompagnés d'induration sont symptomatiques d'une thrombophlébite localisée).**
- Mesurer et comparer la circonférence des deux membres **afin de déceler ou de quantifier l'œdème du côté atteint**.
- Évaluer le temps de remplissage capillaire **afin de déterminer si la circulation systémique est adéquate**.
- Noter l'état nutritionnel et l'état d'hydratation de la personne. **La malnutrition protéocalorique et la perte de poids rendent**

les tissus ischémiques plus vulnérables à la dégénérescence. Quant à la déshydratation, elle réduit le volume sanguin et compromet la circulation périphérique.

- Vérifier la texture de la peau des membres inférieurs (peau amincie et d'aspect brillant, manque de pilosité ; ou peau sèche, rouge et desquamée), ainsi que la présence de lésions cutanées ou d'ulcères. **Ces symptômes sont souvent concomitants à la diminution de la circulation périphérique.**
- Palper les pouls artériels (fémoral, poplité, tibial postérieur et pédieux dorsal) ; utiliser le Doppler portatif au besoin **pour déterminer le degré de blocage circulatoire**.
- Noter si l'activité modifie les pouls artériels **(ex. : une personne présentant une claudication intermittente peut avoir des pulsations perceptibles qui disparaissent après la marche)**.
- Déterminer le rythme et l'amplitude du pouls du membre atteint (bondissant, normal, diminué ou absent) et comparer le résultat avec celui de l'examen du membre indemne, **afin d'évaluer la distribution et la qualité du flux sanguin ainsi que le succès ou l'échec de la thérapie**.
- Estimer la douleur que ressent la personne aux extrémités en notant les symptômes qui y sont associés (crampes ou sensation de lourdeur, inconfort à la marche, changements progressifs de température ou de couleur, paresthésie).
- Déterminer le moment du jour ou de la nuit où les symptômes sont le plus aigus ; circonscrire les éléments favorisants ou aggravants (ex. : la marche) et les facteurs atténuants (repos, position déclive des jambes lorsque la personne est assise, prise d'analgésiques oraux, etc.). **De cette manière, on pourra mieux préciser et distinguer la claudication intermittente chronique de la douleur et de la perte de motricité attribuables à une ischémie aigüe (causée par l'arrêt du flux sanguin artériel).**
- Évaluer la fonction sensorimotrice. **Les problèmes ambulatoires, l'hypersensibilité, la perte de sensation, l'engourdissement et les fourmillements peuvent signaler une dysfonction neurovasculaire ou une ischémie des membres.**
- Vérifier la sensibilité du mollet, la douleur à la dorsiflexion du pied (signe de Homans), la présence d'œdème et de rougeur. **Ces signes peuvent indiquer une thrombose veineuse profonde, bien que cette affection ne soit pas nécessairement associée à un signe de Homans positif.**
- Vérifier les résultats des examens de laboratoire (temps de coagulation, hémoglobine, hématocrite, tests de la fonction rénale ou cardiaque) et des épreuves diagnostiques (échographie Doppler, angiographie, angiographie par résonance magnétique [ARM], phlébographie des membres inférieurs,

indice de pression systolique [IPS] au repos, mesure de la pression artérielle distale).

PRIORITÉ N° 3 – Maximiser l'irrigation tissulaire

- Collaborer au traitement des problèmes sous-jacents, comme le diabète, l'hypertension, les troubles cardiopulmonaires, les maladies hématologiques, les lésions traumatiques, l'hypovolémie et l'hypoxémie, **afin de maximiser la circulation systémique et l'irrigation des organes**.
- Administrer les médicaments (antiplaquettaires, agents thrombolytiques, antibiotiques), **afin d'améliorer l'irrigation tissulaire ou les fonctions organiques**.
- Administrer des liquides, des électrolytes, des nutriments et de l'oxygène, selon l'ordonnance, **afin d'optimiser le flux sanguin de même que l'irrigation tissulaire et les fonctions organiques**.
- Collaborer aux actions médicales **visant à améliorer la circulation périphérique** (installation d'endoprothèses vasculaires, chirurgie de revascularisation, thrombectomie, etc.) ou y préparer la personne.
- Participer à l'application de bandages élastiques, de vêtements élastiques à fermeture adhésive ou velcro (ex. : Circ-Aid), de bandages imprégnés de pâte de zinc (ex. : bottes de Unna), de bandages multicouches et de dispositifs de compression pneumatique intermittente (ex. : bottes pneumatiques), au besoin, **afin d'assurer la compression graduée des membres inférieurs en présence d'ulcères veineux**.
- Intervenir de manière à **favoriser la circulation périphérique et à limiter les complications associées à une irrigation insuffisante et aux lésions tissulaires**.
  - Encourager la marche précoce et recommander l'exercice régulier.
  - Conseiller des exercices du pied et de la cheville si la personne est incapable de marcher librement.
  - Fournir à la personne immobilisée des dispositifs allégeant la pression (ex. : matelas pneumatique, matelas en mousse, talonnières en peau de mouton, bottes protectrices pour les talons).
  - Appliquer des dispositifs de compression intermittente aux membres inférieurs ou fournir des bas de contention à la personne.
  - Aider la personne à changer de position à intervalles réguliers ou lui demander de le faire avant qu'apparaisse la douleur.
  - Élever ses jambes lorsqu'elle est en position assise ; éviter les angles aigus des hanches ou des genoux.
  - Éviter le massage de la jambe en cas de thrombose.
  - Surveiller soigneusement l'utilisation de chaleur ou de froid (bouillottes, coussins chauffants, sacs de glace).

§ Consulter les diagnostics infirmiers Risque de dysfonction neurovasculaire périphérique, Risque d'atteinte à l'intégrité de la peau, Atteinte à l'intégrité des tissus et Trouble de la perception sensorielle, pour des interventions supplémentaires.

PRIORITÉ Nº 4 – Donner un enseignement visant le mieux-être de la personne

- Discuter des facteurs favorisants pertinents (antécédents familiaux, obésité, âge, tabagisme, hypertension, diabète, problèmes de coagulation, etc.) et des conséquences potentielles de l'athérosclérose (ex. : maladies vasculaires systémiques et périphériques). **Cette discussion permet de communiquer à la personne l'information dont elle a besoin pour s'engager à changer ses habitudes et pour faire des choix éclairés en vue d'atténuer les facteurs favorisants.**
- Déterminer les changements que la personne doit apporter à son mode de vie et l'aider à intégrer le programme thérapeutique à ses activités quotidiennes. **Cette mesure favorise son autonomie et améliore son image de soi quant à sa capacité de faire face au changement et de gérer ses besoins.**
- Insister sur la nécessité de suivre un programme d'exercices régulier **pour améliorer la circulation et favoriser le bienêtre général**.
- Consulter une diététicienne pour offrir à la personne un régime hypocholestérolémiant, contenant peu de gras saturés ; d'autres modifications pourraient être nécessaires au chapitre de l'alimentation.
- Discuter des précautions à prendre en présence de troubles vasculaires périphériques. **La modification de la sensibilité prédispose à l'apparition de lésions ou d'ulcères dont la guérison est souvent lente.**
- Dissuader la personne de rester assise ou debout pendant de longues périodes, de porter des vêtements serrés ou de croiser les jambes lorsqu'elle est assise, **de telles habitudes entravant la circulation et pouvant entrainer la stase veineuse et l'œdème**.
- Lui fournir des renseignements sur la relation entre le tabagisme et la circulation vasculaire périphérique. **L'usage du tabac contribue à l'apparition et à la progression des maladies vasculaires périphériques ; il est associé à un taux élevé d'amputation en présence de thromboangéite oblitérante.**
- Renseigner la personne ou ses proches sur les symptômes devant être signalés, notamment les changements dans l'intensité de la douleur, la difficulté à marcher et les plaies qui ne guérissent pas. **Ainsi, on est en mesure de procéder à une évaluation et à une intervention rapides.**

- Insister sur la nécessité d'un suivi médical et d'un suivi de laboratoire, **afin d'évaluer la progression de la maladie et la réaction aux thérapies**.
- Examiner la médication et ses effets secondaires indésirables. **Il se peut que la personne prenne divers médicaments (ex.: antiplaquettaires, vasodilatateurs, anticoagulants ou hypocholestérolémiants) pour le traitement d'une maladie vasculaire. Bon nombre de ces substances ont des effets secondaires indésirables; la personne doit donc être bien renseignée sur ce plan et faire l'objet d'un suivi médical constant.**
- Insister sur l'importance d'éviter l'aspirine, certains médicaments ou suppléments en vente libre et l'alcool si la personne prend des anticoagulants.
- Faire appel aux ressources de la collectivité (aux programmes d'abandon du tabac, de surveillance du poids, d'exercices en groupe, etc.), **afin de soutenir la personne dans les changements qu'elle doit apporter à son mode de vie**.

Information à consigner

Évaluations (initiale et subséquentes)

- Inscrire les observations individuelles, en notant la nature, l'étendue et la durée du problème, ainsi que son incidence sur l'autonomie et le mode de vie de la personne.
- Inscrire les caractéristiques de la douleur, les facteurs qui la déclenchent et les mesures qui la soulagent.
- Noter les pouls périphériques et les mesures des pressions artérielles distales.

Planification

- Rédiger le plan de soins et inscrire le nom de chacun des intervenants.
- Rédiger le plan d'enseignement.

Application et vérification des résultats

- Noter les réactions de la personne aux interventions et à l'enseignement, ainsi que les mesures qui ont été prises.
- Consigner les objectifs atteints ou les progrès accomplis vers leur réalisation.
- Noter les modifications apportées au plan de soins.

Plan de congé

- Inscrire les besoins à long terme de la personne et le nom des responsables des mesures à prendre.
- Noter les ressources accessibles et préciser les demandes de consultation.

EXEMPLES TIRÉS DE LA CRSI (NOC) ET DE LA CISI (NIC)

- RÉSULTAT : Perfusion tissulaire périphérique
- INTERVENTION : Soins circulatoires (insuffisance artérielle [ou] veineuse)

ISOLEMENT

ISOLEMENT SOCIAL

Taxinomie II : Bienêtre – Classe 3 : Bienêtre au sein de la société (00053)

[Mode fonctionnel de santé de Gordon : Relation et rôle]

Diagnostic proposé en 1982

DÉFINITION ■ Solitude que la personne considère comme imposée par autrui et qu'elle perçoit comme négative ou menaçante.

Facteurs favorisants

- Facteurs contribuant à l'absence de relations personnelles satisfaisantes (ex. : retard dans l'accomplissement des tâches liées au développement)
- Champs d'intérêt révélant un manque de maturité
- Altération de l'apparence physique ou de l'état mental
- Altération du bienêtre
- Valeurs ou comportements sociaux non acceptés
- Ressources personnelles insuffisantes
- Incapacité de s'engager dans des relations personnelles satisfaisantes
- [Accident ou évènement traumatisant entrainant une souffrance physique ou émotionnelle]

Caractéristiques

Données subjectives

- Solitude considérée comme imposée par autrui ; sentiment d'être différent des autres, d'être rejeté
- Expression de valeurs jugées inacceptables dans le groupe culturel dominant
- Incapacité de répondre aux attentes d'autrui
- Objectifs de vie irréalistes
- Champs d'intérêt incompatibles avec le stade de développement
- Sentiment d'insécurité en public

Données objectives

- Absence de soutien de la part des proches (famille, amis, groupe)
- Affect triste et morose
- Comportements incompatibles avec le stade de développement
- Hostilité manifeste
- Handicap physique ou mental ; maladie
- Regard fuyant ; [humeur taciturne ; repli sur soi]
- Concentration sur ses pensées ; gestes répétitifs et dénués de sens
- Tendance à s'isoler ou à se cantonner dans sa sous-culture
- Comportements jugés inacceptables dans le groupe culturel dominant

Résultats escomptés (objectifs) et critères d'évaluation

- La personne connait les facteurs favorisants et les mesures pour remédier à l'isolement.
- La personne souhaite se lier avec d'autres personnes.
- La personne participe aux activités ou aux programmes souhaités dans les limites de ses capacités.
- La personne a une plus haute opinion de sa valeur.

Interventions

PRIORITÉ N° 1 – Évaluer les facteurs favorisants

- Rechercher la présence des facteurs favorisants précités et noter si la personne appartient à un groupe à risque (personne âgée, femme, adolescent, membre d'une minorité ethnique, personne défavorisée par manque d'argent ou d'instruction, victime de maladie physique ou mentale, etc.).
- Noter le moment de l'apparition de la maladie ; déterminer si un rétablissement est prévisible ou si l'affection est chronique ou évolutive, **ce qui pourrait expliquer le désir de la personne de s'isoler**.
- Procéder à l'examen physique de la personne en accordant une attention particulière aux affections dépistées. **Les individus qui cherchent à s'isoler semblent prédisposés à certains troubles de santé, notamment la maladie coronarienne, quoique les mécanismes en cause ne soient pas encore bien compris.**
- Déceler les obstacles aux contacts sociaux (immobilité physique, déficit sensoriel, confinement au domicile, incontinence, etc.). **Il se peut que la personne soit incapable de sortir de chez elle, qu'elle se sente embarrassée par la présence des autres ou qu'elle se considère comme inapte à résoudre ses problèmes.**

- Apprécier les répercussions des valeurs culturelles ou des croyances religieuses. **Celles-ci pourraient avoir une incidence sur les comportements que la personne choisit d'adopter et donner une orientation à ses interactions avec les autres.**
- Relever les facteurs personnels susceptibles de contribuer au sentiment d'impuissance de la personne (ex.: perte du conjoint ou d'un parent). **Elle pourrait se replier sur elle-même et refuser de reprendre contact avec des amis qu'elle fréquentait auparavant.**
- Déterminer comment la personne perçoit son isolement. Distinguer l'isolement de la solitude, **qui peut être acceptable ou voulue**.
- Recueillir des données sur la perception que la personne a d'elle-même et de sa capacité à maitriser la situation. S'enquérir de son degré d'espoir.
- Noter les stratégies d'adaptation que la personne utilise et leur efficacité.
- Inventorier les réseaux de soutien sur lesquels la personne peut compter, y compris la famille élargie.
- Vérifier si la personne consomme des médicaments ou des drogues, **ce qui pourrait l'amener à s'isoler**.
- S'enquérir des antécédents de la personne et des évènements traumatisants qu'elle a vécus.

§ Consulter le diagnostic infirmier Syndrome posttraumatique.

PRIORITÉ Nº 2 – Aider la personne à atténuer son sentiment d'isolement

- Établir une relation thérapeutique avec la personne, **afin de créer un climat de confiance lui permettant de se sentir assez à l'aise pour parler de sujets délicats**.
- Lui accorder du temps et inventorier les ressources auxquelles on peut faire appel (bénévoles, travailleur social, aumônier, etc.).
- Élaborer un plan d'action: dresser une liste des ressources accessibles, puis encourager la personne à y recourir, à s'engager dans des interactions sociales, à planifier son budget, ses activités quotidiennes, ses rendez-vous, etc. **Cet apprentissage peut accroitre sa confiance en elle-même et l'aider à se sentir plus à l'aise en société.**
- Favoriser les contacts avec des gens ayant les mêmes champs d'intérêt qu'elle ou susceptibles de lui procurer un soutien, **ce qui peut l'encourager à résoudre ses problèmes et à se faire des amis qui la sortiront de l'isolement**.
- Donner un renforcement positif à la personne lorsqu'elle fait un pas vers les autres, **afin de l'inciter à poursuivre ses efforts**.
- Inscrire la personne dans un foyer protégé, au besoin.

- Rechercher avec elle des solutions aux problèmes causés par l'isolement temporaire ou imposé (ex. : mesures contre la contagion, notamment si la personne présente une sensibilité élevée aux infections).
- L'inciter à recevoir des visiteurs et à avoir des contacts téléphoniques **afin qu'elle entretienne des liens sociaux**.
- Veiller à ce que son environnement soit stimulant (rideaux ouverts, photos, télévision, radio, etc.).
- Inciter la personne à cultiver ses champs d'intérêt ou à participer à des activités de son choix se déroulant dans un environnement qu'elle ne juge pas menaçant.
- Lui proposer les services d'un interprète et lui fournir des journaux ou des émissions de radio en langue étrangère, au besoin.

PRIORITÉ Nº 3 – Donner un enseignement visant le mieux-être de la personne

- Enseigner à la personne les habiletés lui permettant de briser l'isolement (techniques de résolution de problèmes, communication, savoir-faire social, estime de soi, activités de la vie quotidienne, etc.) ou l'aider à les améliorer.
- L'inciter à s'inscrire aux cours dont elle peut avoir besoin ou l'aider à le faire (séances d'affirmation de soi, formation professionnelle, éducation sexuelle, etc.).
- Stimuler les enfants et les adolescents à s'engager dans des activités ou des programmes compatibles avec leur âge, **pour promouvoir leur aptitude à la socialisation et encourager les contacts avec des pairs**.
- Expliquer à la personne la distinction entre l'isolement et la solitude afin de l'aider à trouver des moyens de remédier à son problème.
- Inventorier les ressources ou les mesures visant à corriger et à prévenir l'isolement (services aux personnes âgées, centres de jour, appels téléphoniques quotidiens, partage du domicile avec une autre personne, adoption d'un animal domestique, ressources spirituelles ou religieuses, etc.).
- Diriger la personne vers des thérapeutes **qui pourront l'aider à surmonter sa perte et à se rebâtir une vie sociale, le cas échéant**.

Information à consigner

Évaluations (initiale et subséquentes)

- Inscrire les données d'évaluation, notamment les facteurs favorisants et les répercussions du problème sur le mode de vie de la personne, sur ses relations et sur son fonctionnement.
- Préciser la façon dont la personne perçoit sa situation.

- Noter les facteurs culturels ou religieux qui peuvent être en cause.
- Consigner les ressources et les groupes de soutien accessibles et l'utilisation qu'en fait la personne.

Planification

- Rédiger le plan de soins et inscrire le nom de chacun des intervenants.
- Rédiger le plan d'enseignement.

Application et vérification des résultats

- Noter les réactions de la personne aux interventions et à l'enseignement, ainsi que les mesures qui ont été prises.
- Consigner les objectifs atteints ou les progrès accomplis vers leur réalisation.
- Relever les modifications apportées au plan de soins.

Plan de congé

- Noter les besoins à long terme de la personne, les demandes de consultation et le nom des responsables des mesures à prendre.
- Consigner les ressources existantes.

EXEMPLES TIRÉS DE LA CRSI (NOC) ET DE LA CISI (NIC)

- RÉSULTAT : Participation sociale
- INTERVENTION : Amélioration de la socialisation

LIEN MÈRE-FŒTUS

RISQUE DE PERTURBATION DU LIEN MÈRE-FŒTUS

Taxinomie II: Sexualité – Classe 3: Reproduction (00209)
[Mode fonctionnel de santé de Gordon: Sexualité et reproduction]
Diagnostic proposé en 2008

DÉFINITION ■ Risque de perturbation de la dyade symbiotique fœtomaternelle résultant d'une comorbidité ou d'affections liées à la grossesse.

Facteurs de risque

- Complications de la grossesse (rupture prématurée des membranes, placenta prævia ou décollement du placenta, soins prénatals tardifs, gestation multiple, etc.)
- Transport de l'oxygène compromis (anémie, maladie cardiaque, asthme, hypertension, crises convulsives, travail prématuré, hémorragie, [drépanocytose], etc.)
- Altération du métabolisme du glucose (diabète, emploi de corticostéroïdes, etc.)
- Violence physique
- Usage de substances toxiques (tabac, alcool, autres drogues)
- Effets secondaires du traitement (médicaments, chirurgie, chimiothérapie, etc.)

Remarque: Pour un diagnostic de risque, il n'y a ni signes ni symptômes (caractéristiques) puisque le problème n'existe pas encore; les interventions infirmières sont plutôt axées sur la prévention.

Résultats escomptés (objectifs) et critères d'évaluation

- La personne dit comprendre les facteurs de risque associés à son état et les problèmes qui peuvent avoir des répercussions sur sa grossesse.
- La personne s'engage à apporter les changements nécessaires à son mode de vie et à ses activités quotidiennes, afin de réduire les risques.
- La personne participe aux épreuves de dépistage, au besoin.
- La personne reconnait les signes et les symptômes qui nécessitent un examen médical ou une intervention.
- La croissance fœtale se situe dans les limites normales (DLN), et la personne mène sa grossesse à terme.

Interventions

PRIORITÉ Nº 1 – Évaluer les facteurs de risque

- Recueillir des données sur le déroulement des grossesses antérieures afin de déceler le risque de complication : rupture prématurée des membranes (RPM), placenta prævia, arrêt de grossesse ou fausse couche à la suite d'une dilatation prématurée du col de l'utérus, travail ou accouchement prématuré, anomalies congénitales antérieures, *hyperemesis gravidarum*, infections urinaires et vaginales répétées.
- Obtenir les résultats antérieurs des épreuves de dépistage prénatal.
- Relever les facteurs qui entrainent des changements vasculaires et qui réduisent la circulation placentaire (diabète, hypertension artérielle gravidique, maladies cardiaques, tabagisme, etc.), ainsi que ceux qui compromettent la capacité de transport de l'oxygène (asthme, anémie, incompatibilité Rh, hémorragie, etc.). **Les atteintes vasculaires de la mère et la réduction de la capacité de transport de l'oxygène ont une influence directe sur la circulation utéroplacentaire et sur la diffusion des gaz.**
- Noter l'âge de la mère. **Si elle a plus de 35 ans, les risques d'avortement spontané, d'accouchement avant terme, de mortinaissance, d'anomalies chromosomiques, de malformations et de retard de croissance intra-utérine augmentent. Chez les mères de moins de 15 ans, les facteurs de risque les plus courants sont l'hypertension artérielle gravidique, l'anémie, le dysfonctionnement au cours du travail, la disproportion céphalopelvienne, l'insuffisance pondérale à la naissance et l'accouchement avant terme.**
- Étudier les habitudes alimentaires de la personne, **qui pourrait souffrir de malnutrition, être obèse ou avoir un poids insuffisant (< 45 kg ou > 90 kg)**.
- Vérifier la présence de nausées et de vomissements graves et persistants, spécialement s'ils se prolongent au-delà du premier trimestre (*hyperemesis gravidarum*).
- Voir si la personne a été exposée à des agents tératogènes ou à des maladies infectieuses (tuberculose, influenza, rougeole, etc.). Vérifier si elle exerce une profession à risque élevé, si elle est exposée à des produits toxiques (plomb, solvants organiques, monoxyde de carbone, etc.), si elle prend des médicaments sur ordonnance ou en vente libre et si elle abuse de substances toxicomanogènes (incluant les drogues illicites et l'alcool).
- Définir les influences familiales ou culturelles en ce qui a trait à la grossesse. **L'étude des antécédents familiaux peut signaler des cas de naissances multiples ou de maladies**

congénitales, d'abus intergénérationnel, de manque de soutien ou d'insuffisance des ressources financières. Quant aux facteurs culturels, ils peuvent aider à déterminer les risques associés au groupe ethnique (drépanocytose chez les personnes d'ascendance africaine, maladie de Tay-Sachs chez les juifs originaires de l'Europe de l'Est, etc.) et aux pratiques religieuses (ex. : proscription des produits laitiers ou de l'immunisation maternelle contre la rubéole). Il est possible que ces éléments aient un effet sur la croissance du fœtus et sur la santé de la mère.

- Passer en revue les résultats des examens de laboratoire. **Un faible taux d'hémoglobine peut être un signe d'anémie associé à l'hypoxie. Le groupe sanguin et le groupe Rh peuvent aider à déceler les risques d'incompatibilité, et une glycémie sérique élevée peut être un indice de diabète gestationnel (DG). L'étude de la fonction hépatique peut permettre d'établir un lien entre l'activité du foie et l'hypertension, et on associe parfois la thrombopénie à l'hypertension artérielle gravidique et au syndrome HELLP (caractérisé par une anémie hémolytique, une cytolyse hépatique et une thrombopénie). Par ailleurs, il est possible, grâce aux examens, d'évaluer l'état nutritionnel de la personne : certains résultats peuvent signaler une baisse des taux sériques de protéines, d'électrolytes, de minéraux ou de vitamines essentiels à la santé de la mère et à la croissance du fœtus.**
- Revoir les résultats des cultures vaginales, cervicales et rectales, ainsi que ceux des tests sérologiques, **qui peuvent signaler une infection transmissible sexuellement (ITS), une hépatite (à l'état latent ou actif), une infection au VIH ou le sida**.
- Aider au dépistage et à la définition des problèmes génétiques ou chromosomiques qui nécessitent un traitement spécial, comme la phénylcétonurie (PCU) et la drépanocytose, **afin d'éviter leurs répercussions négatives sur la croissance du fœtus**.
- Étudier la situation familiale de la personne. **Les antécédents de relations instables ou de logement inadéquat peuvent avoir une incidence sur sa sécurité et son bienêtre général.**

PRIORITÉ N° 2 – Surveiller l'état fœtomaternel

- Peser la personne et comparer le résultat au poids prégestationnel. Veiller à ce que la personne note ses changements pondéraux entre les rendez-vous chez le médecin. **Les femmes dont le poids est insuffisant présentent souvent des lacunes sur les plans protéique et calorique, ainsi que des carences en vitamines et en minéraux ; de plus, leur risque de souffrir d'anémie ou d'hypertension artérielle gravidique augmente.**

Quant à celles qui ont un excès de poids, elles courent un risque élevé d'hypertension artérielle gravidique, de diabète gravidique (DG) ou d'hyperinsulinisme du fœtus.

- Évaluer le rythme cardiaque fœtal (RCF), en particulier la fréquence et la régularité. Vérifier les mouvements du fœtus. **Chez le nouveau-né à terme, la tachycardie peut être un mécanisme de compensation en réaction à la diminution du taux d'oxygène ou à une infection. Quant à la bradycardie, elle est toujours précédée d'une réduction de l'activité fœtale.**
- Procéder à un test d'urine pour déceler les corps cétoniques. **Ces composés, qui proviennent de la dégradation des graisses, résultent d'un trouble du métabolisme du glucose dans les cas de diabète gestationnel.**
- Fournir à la personne de l'information concernant les épreuves diagnostiques suivantes.
  - **L'amniocentèse est exécutée dans le but de déceler des anomalies génétiques et chromosomiques ou de déterminer la maturation pulmonaire du fœtus (en fin de grossesse). Il pourrait être nécessaire de procéder à la spectrophotométrie du liquide amniotique afin de vérifier la concentration de bilirubine après 26 semaines de grossesse.**
  - **L'échographie permet de déterminer l'âge gestationnel du fœtus, de détecter une grossesse multiple ou la présence d'une anomalie fœtale, de situer le placenta (ainsi que les poches de liquide amniotique avant la réalisation de l'amniocentèse) et de surveiller les personnes qui présentent un risque de diminution de l'irrigation placentaire (adolescentes, femmes de plus de 35 ans, personnes qui sont atteintes de diabète, qui font de l'hypertension artérielle gravidique, qui ont une maladie cardiaque ou rénale, de l'anémie ou des problèmes respiratoires).**
  - **Le profil biophysique (PBP) permet d'évaluer le bienêtre du fœtus à l'aide d'une échographie qui sert à mesurer l'indice de liquide amniotique (ILA), à déterminer le rythme cardiaque fœtal (RCF), à réaliser l'examen de réactivité fœtale (ERF) et à vérifier les mouvements respiratoires et corporels (membres supérieurs et inférieurs) ainsi que le tonus musculaire (flexion et extension) du fœtus.**
  - **L'épreuve à l'ocytocine (EO) permet d'étudier l'effet des contractions provoquées par l'ocytocine sur le rythme cardiaque fœtal et de détecter s'il y a souffrance fœtale; une EO est positive en présence de décélérations tardives.**
- Relever la présence d'abus durant la grossesse. **On a établi une corrélation entre les abus au stade prénatal et les situations suivantes: gain minime de poids durant la grossesse, infections, anémie, recherche tardive de soins prénatals (après le troisième trimestre) et accouchement prématuré.**

- Vérifier si la personne a des contractions utérines prématurées accompagnées ou non d'une dilatation du col.

PRIORITÉ Nº 3 – Accroitre le bienêtre fœtomaternel

- Renseigner la personne sur les symptômes qu'elle doit signaler; détecter la présence de symptômes inhabituels durant la grossesse (saignements vaginaux, maux de tête accompagnés de troubles de la vue et d'enflure des chevilles, évanouissements, vomissements persistants, etc.) à chaque visite prénatale, **afin de permettre une intervention rapide en cas de complication**.
- Collaborer au traitement des troubles médicaux pouvant affecter la santé de la mère et du fœtus.
- Évaluer les répercussions des complications liées à la grossesse sur la personne et sur les membres de sa famille. Encourager la personne à discuter de ses inquiétudes. **Les problèmes familiaux sont plus marqués au cours d'une grossesse à risque élevé, compte tenu des inquiétudes que suscite la santé du fœtus et de la mère.**
- Faciliter l'adaptation de la personne à la situation grâce à l'écoute active; la soutenir dans son processus d'acceptation et de résolution de problèmes.
- Établir, avec la personne, un régime alimentaire contenant les éléments nutritifs nécessaires (apport énergétique, protéines, vitamines et minéraux).
- Encourager la personne à boire chaque jour la quantité de liquide recommandée **afin d'éviter la déshydratation, qui pourrait nuire au fonctionnement utérin et placentaire**; l'inciter à consommer des boissons sans caféine, **car cette substance peut augmenter l'irritabilité utérine**.
- Pousser la personne à prendre les mesures appropriées à son état, par exemple s'octroyer une période de repos deux ou trois fois par jour, éviter le surmenage ou le déplacement de charges lourdes, et garder le contact avec sa famille si elle doit être alitée.
- Passer en revue le profil pharmacologique de la personne. **Le traitement des problèmes chroniques durant la grossesse peut nécessiter des ajustements visant à assurer la sécurité maternelle et fœtale.**
- Faire le bilan des ressources existantes et noter l'utilisation que la personne en fait.
- Administrer l'immunoglobuline anti-D à 28 semaines de gestation aux femmes qui ont un Rh négatif et dont le partenaire a un Rh positif, ou à la suite de l'amniocentèse, s'il y a lieu.
- Encourager la personne à respecter le repos au lit, comme recommandé. **Il se pourrait qu'elle ait à réduire son degré d'activité en raison de saignements ou de modifications de l'activité de l'utérus et du col. La position latérale est**

conseillée, afin d'augmenter l'irrigation placentaire et rénale et d'éviter le syndrome de compression aorto-cave.

- Procéder à l'administration d'oxygène comme prescrit, particulièrement dans les cas **d'anémie et de crise drépanocytaire**.
- Préparer la personne à une exsanguinotransfusion *in utero* selon les résultats des épreuves diagnostiques (ex. : test de Kleihauer).

PRIORITÉ Nº 4 – Favoriser le mieux-être de la personne

- Insister sur le caractère normal de la grossesse ; se concentrer sur les étapes de celle-ci et sur la préparation à la naissance.
- Discuter avec la personne des répercussions des problèmes de santé chroniques sur la grossesse.
- Lui fournir de l'information sur les risques des pertes pondérales durant la grossesse, ainsi que sur ses besoins nutritionnels et ceux du fœtus. **Une restriction calorique prénatale et la perte de poids qui en résulte peuvent conduire à une carence nutritionnelle ou à une cétonémie qui auraient des effets néfastes sur le développement du système nerveux du fœtus et qui pourraient engendrer un retard de croissance intra-utérine.**
- Encourager la personne à cesser de fumer ; lui recommander de participer à un programme communautaire ou de se joindre à un groupe de soutien, s'il y a lieu. **Les effets nocifs du tabac sur le fœtus peuvent s'atténuer si la mère cesse de fumer en début de grossesse.**
- Aider la personne ou le couple à planifier la restructuration des rôles et des activités qu'exige la grossesse en cas de complication.
- Veiller à ce que la personne adopte des comportements propices à sa santé et à celle du fœtus.
- La renseigner sur le monitorage à domicile de l'activité utérine si elle présente un risque élevé de travail prématuré. Les contractions peuvent être enregistrées pendant une heure, deux ou trois fois par jour, **afin de détecter précocement le travail et d'éviter ainsi un accouchement prématuré**.
- Promouvoir le suivi étroit de la glycémie capillaire, s'il y a lieu. **Les femmes atteintes de diabète de type 1 (insulinodépendant) doivent vérifier leur glycémie capillaire de 4 à 12 fois par jour, selon le cas, puisque les besoins en insuline peuvent doubler ou même tripler durant la grossesse.**
- Présenter à la personne les techniques et le matériel qu'elle emploiera à la maison, si le rythme cardiaque fœtal (RCF) doit faire l'objet d'un suivi à domicile.
- L'informer des signes et des symptômes qui nécessitent une consultation auprès d'un professionnel de la santé (rupture prématurée des membranes [RPM], travail prématuré, écoulements ou saignements vaginaux, etc.).

- Évaluer les ressources existantes et noter l'utilisation que la personne en fait.
- Diriger la personne vers des services communautaires (soins infirmiers à domicile, service social, etc.) ou vers des groupes de soutien pour assurer le suivi des soins ou résoudre des problèmes d'ordre financier.
- Recommander un service de consultation lorsque le couple ou la famille éprouvent des difficultés d'adaptation.

Information à consigner

Évaluations (initiale et subséquentes)

- Noter les données d'évaluation, dont le poids, le rythme cardiaque fœtal, les mouvements du fœtus et les complications de la grossesse.
- Relever les facteurs de risque spécifiques, les éléments associés à la comorbidité et le traitement médicamenteux.
- Consigner les résultats des examens de dépistage et des épreuves diagnostiques.
- Noter le degré de participation de la personne aux soins prénatals.
- Apprécier ses croyances et ses pratiques culturelles.

Planification

- Rédiger le plan de soins et inscrire le nom de chacun des intervenants.
- Noter les ressources communautaires permettant d'obtenir du matériel et des fournitures.
- Consigner les demandes de consultation.
- Rédiger le plan d'enseignement.

Application et vérification des résultats

- Noter les réactions générales de la personne et du fœtus, ainsi que les mesures qui ont été prises.
- Noter les réactions de la personne à l'enseignement.
- Consigner les objectifs atteints ou les progrès accomplis vers leur réalisation.
- Inscrire les modifications apportées au plan de soins.

EXEMPLES TIRÉS DE LA CRSI (NOC) ET DE LA CISI (NIC)

- RÉSULTAT : Comportement de promotion de la santé durant la grossesse
- INTERVENTION : Conduite à tenir en présence d'une grossesse à risque

MAINTIEN DE L'ÉTAT DE SANTÉ

MAINTIEN INEFFICACE DE L'ÉTAT DE SANTÉ

Taxinomie II: Promotion de la santé – Classe 2: Prise en charge de la santé (00099)
[Mode fonctionnel de santé de Gordon: Perception et prise en charge de la santé]
Diagnostic proposé en 1982

DÉFINITION ■ Incapacité de déterminer ou de gérer ses besoins en matière de santé ou de chercher de l'aide pour se garder en santé. [Lorsqu'un seul facteur favorisant est repéré, nous suggérons de consulter les diagnostics infirmiers appropriés à la situation: Connaissances insuffisantes (préciser), Prise en charge inefficace de la santé, Confusion chronique, Communication verbale altérée, Stratégies d'adaptation inefficaces, Stratégies d'adaptation familiale compromises, Retard de la croissance et du développement, etc.]

Facteurs favorisants

- Capacité de communiquer déficiente [expression écrite, verbale ou gestuelle]
- Tâches développementales inachevées
- Inaptitude à formuler une opinion délibérée et réfléchie
- Trouble de perception ou déficit cognitif
- Retard plus ou moins important sur le plan de la motricité globale ou fine
- Stratégies d'adaptation individuelle inefficaces; deuil problématique; détresse spirituelle
- Stratégies d'adaptation familiale inefficaces (absence de soutien)
- Manque de ressources matérielles (équipement, argent); [manque de soutien psychosocial]

Caractéristiques

- Manque d'intérêt pour l'amélioration des comportements propices à la santé
- Manque de connaissances manifeste sur les pratiques sanitaires de base
- Incapacité à assumer la responsabilité des pratiques sanitaires de base; incapacité de longue date à adopter des comportements favorisant la santé

- Manque d'adaptation manifeste quant aux changements personnels ou environnementaux
- Dysfonctionnement du réseau de soutien
- [Comportements compulsifs observés]

Résultats escomptés (objectifs) et critères d'évaluation

- La personne connait les comportements propices au maintien de la santé.
- La personne connait les facteurs contribuant à la situation actuelle.
- La personne assume la responsabilité de ses besoins en matière de soins de santé, dans la mesure du possible.
- La personne modifie ses habitudes en fonction de ses objectifs liés à la santé.
- Les proches font face à la situation de manière adéquate et apportent, au besoin, du soutien à la personne.

Interventions

PRIORITÉ Nº 1 – Évaluer les facteurs favorisants

- Établir ces facteurs en fonction de l'histoire de la personne. Noter ses croyances religieuses ou culturelles, ainsi que ses valeurs et ses attentes en matière de santé.
- Évaluer le degré de fonctionnement de la personne sur les plans cognitif, émotionnel et physique. Vérifier la présence d'un trouble du développement.
- Déterminer si le problème de santé est aigu ou chronique.
- Noter l'âge de la personne (surtout si elle est très jeune ou si elle est très âgée) et son degré de dépendance.
- Vérifier si elle consomme des drogues ou d'autres substances toxicomanogènes, **ce qui peut affecter sa capacité à prendre soin d'elle-même**.
- Recueillir des données sur les changements récents dans ses habitudes de vie (veuf incapable de s'occuper des besoins de sa famille en matière de santé, perte d'autonomie récente, changement dans les services de soutien, etc.).
- Relever les caractéristiques du milieu de vie de la personne (établissement de soins de longue durée, confinement au domicile, sans domicile fixe, etc.).
- Noter dans quelle mesure la personne est désireuse et capable de répondre à ses besoins relativement au maintien de sa santé et à l'exécution des activités de la vie quotidienne.
- Recueillir des données sur ses connaissances, ses habiletés et ses comportements en matière de maintien de la santé, d'environnement et de sécurité. **Ces informations fournissent une**

base pour la planification des soins ; ainsi, on pourra aider la personne à combler ses besoins.

- Évaluer la capacité d'apprentissage de la personne. Déterminer les obstacles sur ce plan (elle est incapable de lire, elle s'exprime dans une langue étrangère, elle est submergée par le stress ou la peine, elle ne montre aucun intérêt pour cet enjeu, etc.).
- Apprécier ses aptitudes de communication ; lui fournir un interprète au besoin.
- Noter de quelle façon elle utilise les services professionnels et les autres ressources (bien, mal, pas du tout).

PRIORITÉ Nº 2 – Aider la personne à appliquer les pratiques sanitaires voulues

- Discuter avec elle de ses croyances en matière de santé et des raisons pour lesquelles elle ne suit pas le plan de soins établi. **Les données recueillies permettront de définir sa perception de la situation actuelle et d'évaluer les chances de changer celle-ci.**
- Évaluer l'environnement **afin de déterminer les ajustements qui s'imposent**.
- Établir, avec la personne ou avec ses proches, ses besoins en matière de soins personnels. Intégrer les limitations de la personne et tenir compte de son aptitude à s'adapter et à organiser les activités relatives aux soins.
- Faire appel à d'autres personnes-ressources, selon le cas (infirmière praticienne spécialisée en pneumologie, conseiller en toxicomanie, stomothérapeute, nutritionniste, etc.).
- Inciter la personne **à améliorer son réseau de soutien et à rechercher des stimulus agréables, ce qui peut prévenir la régression**.
- Établir un réseau de communication et des modalités de coordination efficaces entre l'équipe du centre hospitalier et celle du centre de services communautaires, **afin d'assurer la continuité des soins**.
- Vérifier si la personne respecte le programme thérapeutique ; **modifier le plan de soins au besoin**.

PRIORITÉ Nº 3 – Favoriser le mieux-être de la personne

- Discuter avec la personne de ses besoins en matière de soins de santé.
- Fournir une petite quantité d'information à chaque rencontre, surtout si la personne est âgée ou si elle présente des troubles cognitifs ou développementaux. Dans la mesure du possible, la laisser parcourir les documents à son rythme **afin qu'elle puisse les comprendre et les mémoriser**.

- Établir, de concert avec la personne et ses proches, un plan de soins à domicile comprenant des objectifs de maintien de la santé qui soient réalistes. En donner un exemplaire à tous ceux qui participent à la planification, **pour référence ou évaluation ultérieure**.
- Montrer à la personne et à ses proches des techniques de maitrise du stress.
- Conseiller à la personne de participer à un programme d'exercices **bien adapté à ses besoins, à ses capacités et à son milieu de vie**.
- Relever les signes et les symptômes exigeant une évaluation approfondie et un suivi.
- Diriger la personne vers les services de soutien dont elle a besoin (aide ménagère, auxiliaire familiale, popote roulante, soins infirmiers spécialisés, clinique du nourrisson, services de santé pour personnes âgées, etc.).
- L'orienter vers des services sociaux **si elle requiert une aide financière ou juridique (tutelle), ou encore, si elle a des problèmes sur le plan du logement**.
- L'adresser à des groupes de soutien appropriés (associations de personnes âgées, Armée du Salut, cliniques pour sans-abris, Alcooliques Anonymes, Narcomanes Anonymes, etc.).
- Effectuer les démarches requises pour que la personne soit admise dans une unité de soins palliatifs si elle est en phase terminale.

Information à consigner

Évaluations (initiale et subséquentes)

- Inscrire les données d'évaluation, notamment les capacités de la personne, la participation de ses proches, ainsi que le soutien et les ressources sur lesquels la personne peut compter.
- Notez ses croyances ainsi que ses valeurs culturelles et religieuses liées à la santé.

Planification

- Rédiger le plan de soins et inscrire le nom de chacun des intervenants.
- Rédiger le plan d'enseignement.

Application et vérification des résultats

- Noter les réactions de la personne et de ses proches au plan de soins, aux interventions et à l'enseignement, ainsi que les mesures qui ont été prises.
- Consigner les objectifs atteints ou les progrès accomplis vers leur réalisation.
- Noter les modifications apportées au plan de soins.

Plan de congé

- Inscrire les besoins à long terme de la personne et le nom des responsables des mesures à prendre.
- Consigner les demandes de consultation.

EXEMPLES TIRÉS DE LA CRSI (NOC) ET DE LA CISI (NIC)

- RÉSULTAT: Comportement de promotion de la santé
- INTERVENTION: Orientation dans le réseau de la santé et de la sécurité sociale

MARCHE

DIFFICULTÉ À LA MARCHE

Taxinomie II: Activité/repos – Classe 2: Activité/exercice (00088)
[Mode fonctionnel de santé de Gordon: Activité et exercice]
Diagnostic proposé en 1998; révision effectuée en 2006

DÉFINITION ■ Restriction de la capacité de se déplacer de façon autonome dans l'espace habituel de marche.

Facteurs favorisants

- Force musculaire insuffisante; trouble neuromusculaire; atteinte musculosquelettique (ex.: contractures)
- Diminution de l'endurance; déconditionnement
- Peur de tomber; manque d'équilibre
- Trouble de la vision
- Douleur
- Obésité
- État dépressif; déficit cognitif
- Manque de connaissances
- Contraintes environnementales (marches d'escalier, pentes, surfaces inégales, obstacles dangereux, distances, absence d'aides techniques ou d'accompagnateurs, moyens de contention, etc.)

Caractéristiques

- Difficulté à parcourir les distances requises, à descendre ou à monter une pente, à marcher sur des surfaces inégales, à franchir les bordures de trottoir, à gravir des escaliers
- [Préciser le degré d'autonomie fonctionnelle. L'échelle d'évaluation de l'autonomie fonctionnelle figure dans le diagnostic infirmier Mobilité physique réduite.]

Résultats escomptés (objectifs) et critères d'évaluation

- La personne est capable de se déplacer à son gré dans son environnement, dans les limites de ses capacités ou au moyen des aides techniques appropriées.
- La personne dit comprendre sa situation, les facteurs favorisants et les précautions à prendre.

Interventions

PRIORITÉ Nº 1 – Évaluer les facteurs favorisants

- Déterminer les facteurs qui contribuent au problème (âge avancé ; maladie aigüe ; faiblesse ou maladie chronique [affections cardiopulmonaires, cancer, néphropathie] ; intervention chirurgicale récente ; arthrose, polyarthrite rhumatoïde ou goutte ; traumatisme au niveau de la jambe, de la hanche ou du genou [fracture, lésion des tendons ou des ligaments, amputation] ; problème d'équilibre [infection de l'oreille interne, traumatisme crânien, accident vasculaire cérébral] ; atteinte du système nerveux [sclérose en plaques, maladie de Parkinson, paralysie cérébrale] ; atteinte spinale [maladie, traumatisme, dégénérescence] ; neuropathie [périphérique, diabétique, alcoolique] ; trouble musculaire dégénératif [dystrophie musculaire, myosite] ; trouble visuel ; pathologie du pied [verrues plantaires, ognons, ongles incarnés] ; déficit cognitif).
- Apprécier la capacité de la personne de suivre des directives. Noter les réactions comportementales et émotionnelles susceptibles d'influer sur la situation.

PRIORITÉ Nº 2 – Évaluer les capacités fonctionnelles de la personne

- Noter les symptômes qui surviennent à la marche (incapacité de porter des objets lourds ou de parcourir la distance habituelle, claudication, trébuchement, raideur de la jambe, douleur à la jambe, démarche trainante, asymétrique ou instable).
- Déterminer le degré d'autonomie fonctionnelle de la personne à l'aide de l'échelle d'évaluation présentée au diagnostic Mobilité physique réduite (échelle de 0 à 4). Noter si la difficulté est temporaire ou permanente.
- Collaborer aux épreuves d'évaluation de la mobilité ou passer en revue les résultats (temps nécessaire pour franchir une distance, distance parcourue pendant un laps de temps donné [épreuve d'endurance], analyse des mouvements des membres, force de la jambe, rapidité de la marche, monitorage de l'activité ambulatoire) **pour établir le diagnostic différentiel et guider les interventions thérapeutiques**.

- Noter les réactions comportementales et émotionnelles que le problème de mobilité suscite chez la personne et ses proches.

PRIORITÉ N° 3 – Aider la personne à maximiser sa mobilité à la marche

- Collaborer au traitement du problème sous-jacent.
- Consulter un physiothérapeute, un ergothérapeute ou l'équipe de rééducation, au besoin, **pour élaborer un programme de mobilité et de marche adapté ainsi que pour déterminer les aides techniques dont la personne a besoin (orthèses plantaires, attelle de jambe [pour maintenir un bon alignement pendant la marche], canne tétrapode, déambulateur)**.
- Montrer à la personne comment se servir des aides techniques (déambulateur, canne, béquilles, bottes de marche, prothèse, scooteur électrique, etc.).
- Aider la personne si elle se sent faible, si elle doit parcourir une longue distance ou si elle présente des problèmes de vision, de posture ou de coordination non résolus.
- Établir un horaire d'exercice et de marche qui laisse suffisamment de périodes de repos à la personne, **afin de réduire la fatigue**.
- Laisser à la personne tout le temps dont elle a besoin **pour réduire le risque de chute, en tenant compte de sa fatigue ou de sa douleur, le cas échéant**.
- Encourager les exercices actifs et passifs. Hausser progressivement le degré de difficulté des exercices **pour accroitre la résistance et l'endurance**.
- Prendre les mesures de sécurité qui s'imposent, selon la situation de la personne, y compris la modification de l'environnement et la prévention des chutes.

PRIORITÉ N° 4 – Donner un enseignement visant le mieux-être de la personne

- Inciter la personne et ses proches à participer aux soins ; les aider à trouver des moyens de combler les déficits de la personne, **afin de réduire le risque d'accident**.
- Indiquer à la personne les endroits où elle peut se procurer et faire entretenir les appareils et le matériel dont elle a besoin, **afin de maximiser sa mobilité**.
- Informer la personne et ses proches des mesures de sécurité qui s'imposent (désencombrement des passages, bon éclairage, main courante, etc.), **afin de réduire le risque de chute**.

Information à consigner

Évaluations (initiale et subséquentes)

- Inscrire les données d'évaluation, notamment le degré d'autonomie fonctionnelle de la personne et sa capacité à participer à certaines activités.
- Noter les aides techniques dont la personne a besoin

Planification

- Rédiger le plan de soins et inscrire le nom de chacun des intervenants.
- Rédiger le plan d'enseignement.

Application et vérification des résultats

- Noter les réactions de la personne aux interventions et à l'enseignement ainsi que les mesures qui ont été prises.
- Consigner les objectifs atteints ou les progrès accomplis vers leur réalisation.
- Relever les modifications apportées au plan de soins.

Plan de congé

- Noter les besoins de la personne à long terme ou à sa sortie du centre hospitalier, ainsi que le nom des responsables des mesures à prendre.
- Consigner les demandes de consultation.
- Préciser les endroits où la personne peut se procurer et faire entretenir les appareils dont elle a besoin.

EXEMPLES TIRÉS DE LA CRSI (NOC) ET DE LA CISI (NIC)

- RÉSULTAT : Déplacement : marche
- INTERVENTION : Thérapie par l'exercice : marche

MATERNITÉ

MOTIVATION À AMÉLIORER SA MATERNITÉ

Taxinomie II : Sexualité – Classe 3 : Reproduction (00208)
[Mode fonctionnel de santé de Gordon : Sexualité et reproduction]
Diagnostic proposé en 2008

DÉFINITION ■ Façon de vivre sa grossesse et son accouchement, et de donner les soins au nouveau-né, qui favorise la santé et qui peut être renforcée.

Note de l'adaptatrice: Pour les diagnostics de promotion de la santé ou de bienêtre, il n'y a pas de facteurs favorisants; la motivation de la personne, de la famille ou de la collectivité est appuyée par les caractéristiques, et les interventions infirmières sont axées sur les changements souhaités.

Caractéristiques

Pendant la grossesse

- Propos signalant un mode de vie approprié à la période prénatale (alimentation, élimination, sommeil, mouvements corporels, exercice, hygiène personnelle), un plan de naissance réaliste, une préparation physique adéquate, un réseau de soutien accessible et une prise en charge des symptômes déplaisants de la grossesse
- Consultations prénatales régulières
- Manifestation de respect à l'égard du bébé à naitre; préparation des articles nécessaires aux soins du nouveau-né
- Recherche de renseignements pertinents sur le travail, la délivrance, les soins au nouveau-né, etc.

Pendant le travail et la délivrance

- Propos signalant un mode de vie approprié au stade du travail (alimentation, élimination, sommeil, mouvements corporels, hygiène personnelle, etc.)
- Réaction appropriée au début du travail
- Attitude proactive pendant le travail et la délivrance; utilisation de techniques de relaxation adéquates et recours approprié au réseau de soutien
- Comportement d'attachement à l'égard du nouveau-né

Après la naissance

- Propos signalant un mode de vie approprié à la période postpartum (alimentation, élimination, sommeil, mouvements corporels, exercice, hygiène personnelle, etc.)
- Comportement d'attachement à l'égard du bébé
- Démonstration adéquate des techniques de soins de base et d'alimentation du bébé, ainsi que des soins à donner aux seins
- Maintien d'un environnement sécuritaire pour le bébé
- Recours approprié au réseau de soutien

Résultats escomptés (objectifs) et critères d'évaluation

- La personne adopte, durant la grossesse, un mode de vie sain la prémunissant contre les complications évitables.
- La personne s'engage activement dans la préparation de son accouchement et des soins au nouveau-né.

- La personne franchit sans problèmes les étapes du travail et de l'accouchement.
- La personne montre qu'elle a une bonne compréhension des soins requis pour promouvoir sa santé et celle du bébé.

Interventions

PRIORITÉ Nº 1 – Déterminer les besoins individuels

Pendant la grossesse

- Évaluer les connaissances et les croyances de la personne sur les transformations physiologiques et psychologiques normalement associées à la grossesse, de même que sur les activités, les soins personnels et les autres mesures favorisant la santé.
- Estimer dans quelle mesure la personne est motivée à apprendre. **L'apprentissage peut être difficile s'il ne répond pas à un besoin clairement défini.**
- Préciser qui est le plus susceptible d'offrir à la future maman le soutien dont elle a besoin, en tenant compte des pratiques culturelles (grand-mère, autre membre de la famille, *doula*, *curandero*, autre guérisseur) ; collaborer avec cette personne, en faisant appel à un interprète au besoin. **Sa participation aidera à assurer la qualité et la continuité des soins.**
- Considérer l'importance que la personne accorde à son travail, à sa famille, à la collectivité et à ses projets. Prendre en compte son rôle et ses responsabilités au sein de l'unité familiale, et vérifier si elle fait appel à des ressources. **Ainsi, il sera plus facile d'établir les priorités qui guideront ses choix : modification des horaires de travail, délégation de certaines tâches ménagères, réduction du nombre des activités sociales auxquelles elle participe, etc.**
- Évaluer la façon dont la personne ou le couple réagissent à la grossesse, aux facteurs de stress individuels et familiaux, ainsi qu'aux implications culturelles de la grossesse et de la naissance. **La capacité de s'adapter de façon positive à la situation dépend du réseau de soutien, des croyances culturelles et de l'efficacité des stratégies utilisées dans le passé pour faire face au stress.**
- Vérifier si la personne ou le couple perçoivent le fœtus comme une entité distincte et s'ils se préparent à l'arrivée du bébé. **Le fait de s'adonner à certaines activités (ex. : choix d'un prénom ou aménagement du domicile en fonction de la venue du nouveau-né) signale que les tâches psychologiques associées à la grossesse sont assumées. Remarque : Certaines croyances culturelles ou familiales peuvent rendre la préparation peu manifeste sans qu'il y ait lieu de s'en préoccuper.**
- Évaluer la situation financière de la personne afin de l'orienter, au besoin, vers des services d'aide.

- Noter le poids et les habitudes alimentaires de la future mère avant la grossesse. **Certains chercheurs ont établi une corrélation positive entre l'obésité maternelle avant la grossesse et la morbidité périnatale (ex.: hypertension et diabète de la grossesse) associée aux naissances prématurées et à la macrosomie.**

Pendant le travail et la délivrance
- Vérifier la compréhension qu'ont la personne ou le couple des phases du travail, de même que leurs attentes par rapport à celui-ci.
- Revoir le plan de naissance établi par la personne ou par le couple. Noter leurs attentes et leurs préférences. S'assurer que leurs choix peuvent être appliqués au contexte des soins, qu'ils répondent aux souhaits de chacun et qu'ils respectent la relation mère-fœtus.

Après la naissance
- Établir le plan de soins en vue du congé et préciser les modalités de l'aide à domicile. **Une bonne préparation peut faciliter la transition hôpital-maison et contribuer à la satisfaction des besoins de la mère et du bébé.**
- Vérifier la façon dont la mère a perçu le travail et la délivrance, en considérant la durée et le degré de fatigue. **Il existe une corrélation entre la durée du travail et la capacité de certaines mères d'assumer la responsabilité des soins à l'enfant ainsi que la prise en charge de leur santé.**
- Évaluer les forces et les besoins de la mère ; noter son âge, son état matrimonial, son origine culturelle. Apprécier l'attitude de ses proches et vérifier si elle a accès à un réseau de soutien. **Ces données permettent de déceler les facteurs favorisant une incapacité de la mère ou du couple à assumer leur rôle parental. Par exemple, une adolescente qui n'a pas encore d'objectifs clairs et qui est en quête de son identité peut éprouver des difficultés à accepter le bébé en tant que personne. Il peut aussi être ardu, pour une mère sans conjoint ni réseau de soutien, d'assumer le rôle parental.**
- Estimer dans quelle mesure les parents comprennent les besoins physiologiques du bébé et les exigences de son adaptation à la vie extra-utérine (maintien de la température corporelle, besoins nutritionnels et respiratoires, élimination urinaire et intestinale).
- Recueillir des données sur le type de relation que les membres du couple ont eu avec leurs parents durant leur enfance. **Les personnes qui ont grandi dans un climat négatif ou auprès de parents qui assumaient mal leurs responsabilités requièrent souvent un soutien supplémentaire pour exercer leur rôle parental de manière adéquate.**

- Noter la réaction du père ou du conjoint quant à la naissance et au rôle parental. **Elle peut avoir une influence considérable sur la capacité d'adaptation de la mère en ce qui a trait à ce rôle.**
- Aider la mère ou le couple à cerner leurs besoins; apprécier leur degré de motivation en ce qui touche l'apprentissage. **La période qui suit la naissance est une occasion de croissance, de maturation et d'acquisition de compétences parentales.**

PRIORITÉ Nº 2 – Favoriser une participation maximale de la mère

Pendant la grossesse
- Conserver une attitude positive à l'égard des croyances de la personne. **L'acceptation est importante pour entrer et demeurer en relation avec elle, tout en favorisant son autonomie.**
- Donner des renseignements sur les consultations de routine et expliquer les raisons du dépistage et du suivi étroit (analyses d'urine, surveillance de la pression sanguine, du poids et de la croissance du fœtus, etc.). Souligner l'importance des rendez-vous réguliers. Faire ressortir les bienfaits de l'évaluation de la santé pour la mère et pour l'enfant.
- Suggérer que le père, les frères et les sœurs de l'enfant à naitre assistent aux consultations prénatales et écoutent le cœur du fœtus. **Ils auront ainsi le sentiment de participer à l'expérience, ce qui les aidera à considérer l'arrivée du bébé comme une réalité.**
- Fournir de l'information sur les examens de laboratoire, les épreuves diagnostiques ou les interventions qui pourraient être nécessaires. Revoir avec la personne les risques et les effets secondaires possibles.
- Lui donner de l'information sur les médicaments requis pour traiter certains états pathologiques ainsi que sur leurs conséquences possibles sur le fœtus. **La personne peut ainsi faire un choix éclairé lorsque différentes options sont envisagées.**
- Lui offrir des conseils sur l'alimentation, l'exercice physique régulier et modéré, les mesures de confort, le repos, le travail, les soins des seins, l'activité sexuelle et les divers aspects d'un mode de vie sain. **L'information favorise la responsabilisation de la personne et l'incite à prendre soin d'elle.**
- Revoir avec la personne les besoins nutritionnels et le gain de poids optimal durant la grossesse. **Si ce gain est insuffisant ou si le poids de la mère est inférieur à la normale avant la grossesse, le risque de retard de croissance intra-utérin (RCIU) augmente, tout comme celui d'accoucher d'un bébé de faible poids.**

- Encourager l'exercice physique modéré, comme la marche rapide, le vélo stationnaire, la natation, selon l'état physique et les croyances culturelles de la personne. **Les exercices qui exposent à un risque de chute ou à une tension excessive sur les articulations (ski, jogging) sont à éviter. Après la 20e semaine de grossesse, la future mère devrait cesser de s'adonner à toute activité se pratiquant en position couchée. L'exercice physique modéré comporte plusieurs avantages: il réduit la durée du travail, accroit les chances d'un accouchement vaginal spontané et permet d'éviter l'administration d'ocytocine pour déclencher ou stimuler le travail.**
- Recommander à la personne d'adopter un horaire de sommeil et de repos régulier (ex. : siestes d'une ou deux heures durant la journée et nuits de huit heures), et de dormir dans une pièce sombre et confortable.
- Discuter avec les proches de l'importance de s'adapter aux exigences de la grossesse. **Les membres de la famille devront se montrer flexibles et être prêts à modifier leurs rôles et leurs responsabilités afin d'aider la future mère à satisfaire ses besoins.**
- Fournir de l'information sur les agents tératogènes, comme l'alcool, la nicotine, les drogues illicites, certains virus (syphilis, toxoplasmose, rubéole, cytomégalovirus [CMV], herpès, VIH, etc.). **Ces renseignements permettent à la personne de prendre des décisions éclairées en ayant conscience des comportements favorables à la santé du bébé. Remarque: Selon la plupart des chercheurs, l'alcool, les drogues à usage récréatif et le tabac ont un large éventail d'effets néfastes sur le nouveau-né.**
- Utiliser différentes méthodes d'apprentissage, dont les images illustrant la croissance du fœtus. **La visualisation renforce le processus d'apprentissage et la prise de conscience de l'expérience vécue.**
- Expliquer les phases du travail et les signes de son début; montrer à la personne à distinguer la phase latente (« faux travail ») de la phase active (« vrai travail ») et le moment opportun de communiquer avec un professionnel de la santé ou de se rendre à l'hôpital. **Ces connaissances réduisent l'anxiété induite par le processus de l'accouchement.**
- Revoir les signes et les symptômes (vomissements excessifs, fièvre, diminution des mouvements du fœtus, etc.) qui nécessitent une consultation médicale durant la grossesse. **Ces observations permettent une intervention rapide.**

Pendant le travail et la délivrance

- Demander à la mère de désigner la personne (le père, un proche, une *doula*) qui assumera principalement la responsabilité de lui apporter du soutien durant l'accouchement; s'assurer que cette personne est en mesure d'exercer son rôle. **Il peut s'agir d'un appui physique ou affectif, ou d'une aide dans l'établissement du lien mère-enfant.**

- Expliquer ou revoir les mesures de confort (respiration, imagerie mentale guidée, musique, aromathérapie, effleurage abdominal, massage, contrepression au bas du dos, repositionnement, changement des draps, douches ou bains chauds, etc.) auxquelles la personne qui soutient la future mère peut avoir recours **pour aider celle-ci à maitriser la douleur et à se détendre durant le travail**.
- Travailler en collaboration avec les autres intervenants (médecin, sagefemme, accompagnante, *doula*, etc.) selon les consensus établis pour que la naissance se passe en toute sécurité et qu'elle soit une expérience satisfaisante pour la mère et la famille.
- Discuter avec la mère de l'administration possible d'analgésiques ; lui en expliquer le mécanisme, et lui parler de leurs effets secondaires et de leur durée d'action. **Ces renseignements lui permettront de faire un choix éclairé quant aux moyens de calmer la douleur; par ailleurs, ils apaiseront ses craintes et son anxiété si elle décide d'avoir recours à des méthodes pharmacologiques de maitrise de la douleur. Remarque:** Ces aspects devraient aussi être abordés en période prénatale.
- Appuyer, sans les juger, les décisions de la personne relativement à l'administration de médicaments (ex.: analgésie épidurale) pour soulager la douleur durant le travail ; l'encourager dans ses efforts et dans son recours à des techniques de relaxation. **Ainsi, on renforcera chez elle le sentiment de maitriser la situation et on contribuera à diminuer l'usage de médicaments.**

Après la naissance

- Amorcer sans délai l'allaitement au sein ou donner le biberon, selon le protocole de l'hôpital. **La première séance d'allaitement a généralement lieu dans la salle d'accouchement. Sinon, on peut offrir au nouveau-né de 5 à 15 mL d'eau stérilisée afin de vérifier sa capacité de téter et d'avaler, et la présence du réflexe pharyngé.**
- Noter la fréquence et la durée des tétées, ainsi que la quantité de lait ingérée par le nouveau-né. Recommander l'allaitement ou le biberon à la demande plutôt qu'à heures fixes. Préciser la fréquence des régurgitations, les quantités de lait régurgitées et leur apparence. **L'intervalle entre les tétées varie d'une tétée à l'autre, et les régurgitations excessives augmentent les besoins de remplacement.**
- Évaluer le degré de satisfaction du nouveau-né et de la mère à la suite des tétées. **Ces observations sont une occasion de répondre aux questions de la personne, de soutenir ses**

efforts, de cerner ses besoins et de résoudre les problèmes susceptibles de se présenter.

- Expliquer et superviser les soins au nouveau-né : la façon de le nourrir, de le prendre ou de le tenir ; les mesures concernant l'hygiène (technique du bain, changement de couches) et l'habillement ; les soins consécutifs à une circoncision et ceux du cordon ombilical. Fournir de l'information écrite et des illustrations que les parents pourront consulter après la sortie de l'hôpital.
- Proposer de l'information sur les capacités d'interaction du nouveau-né, son degré de conscience et les moyens de stimuler son développement cognitif. **Ces repères aident les parents à reconnaitre les signaux du bébé et à y réagir, ce qui favorise une interaction optimale et des comportements d'attachement, ainsi que le développement cognitif du nouveau-né.**
- Recommander à la mère des périodes de repos et de sommeil entre les tétées.
- Permettre la présence sans restrictions du père, des frères et des sœurs du nouveau-né. **La participation des membres de la famille aux soins facilite la croissance du bébé, de même que les contacts menant à l'attachement.**
- Noter les interactions entre la mère (ou le couple) et le nouveau-né. Relever les comportements témoignant des liens d'attachement (contact visuel, utilisation d'un registre vocal plus aigu et de la position face à face, emploi du nom de l'enfant, rapprochement physique).

PRIORITÉ Nº 3 – Procurer un bienêtre optimal

Pendant la grossesse

- Souligner l'importance du bienêtre de la mère ; **celui du fœtus y est directement lié, en particulier au cours du premier trimestre. En effet, c'est durant cette période que les facteurs environnementaux et génétiques peuvent le plus affecter son développement.**
- Revoir avec la future mère et avec le père les principaux changements physiques qui devraient survenir durant chaque trimestre. **Ils seront ainsi mieux préparés à faire face aux malaises les plus courants liés à la grossesse.**
- Leur expliquer les réactions psychologiques qui surviennent normalement durant la grossesse (ambivalence, introspection, stress, labilité émotionnelle, etc.). **Ces renseignements les aideront à comprendre les changements d'humeur qui se produisent chez la femme enceinte et devraient inciter le conjoint à lui apporter soutien et affection.**
- Diriger la personne, le cas échéant, vers des spécialistes ou des services d'aide (diététiste, services sociaux, banque

alimentaire, etc.). **Ces ressources peuvent être nécessaires pour assurer l'alimentation optimale de la mère et du fœtus.**
- Revoir avec la personne les signes et les symptômes devant être signalés au médecin ou à l'infirmière durant la grossesse, notamment les suivants : saignements, crampes, douleurs abdominales aigües, maux de dos, œdème, troubles de la vue, maux de tête, sensation de pression pelvienne. **Ces renseignements pousseront la future mère à obtenir les soins appropriés au moment opportun.**
- Encourager la femme enceinte à suivre des cours prénatals. L'informer des possibilités de participation du père, des frères, des sœurs ou des grands-parents à ces cours.
- Lui fournir une liste de lectures expressément destinées aux femmes enceintes, aux couples ou aux frères et sœurs ; ainsi, tous pourront se préparer à l'arrivée du bébé. **Cette information les aidera à envisager de façon réaliste les changements qui toucheront la dynamique familiale, ainsi que les rôles et les comportements de chacun.**

Pendant le travail et la délivrance
- Évaluer la progression du travail, en prêtant attention au bien-être de la mère et du fœtus, selon les protocoles établis. Assurer la présence continue d'un intervenant durant la phase active du travail. **La peur de l'abandon peut s'intensifier au fil du travail, et la femme qui accouche peut éprouver une anxiété croissante ou le sentiment d'être dépassée par la situation.**
- Renforcer l'utilisation de stratégies d'adaptation efficaces, **qui augmentent le sentiment de compétence et nourrissent l'estime de soi**.

Après la naissance
- Fournir de l'information sur les soins personnels, dont l'hygiène du périnée ; sur les changements physiologiques, dont la progression normale de l'écoulement des lochies ; sur le besoin de sommeil et de repos ; sur l'importance d'un programme d'exercices physiques progressif après l'accouchement ; sur la modification des rôles.
- Revoir avec la personne les changements psychologiques et les besoins qui surviennent normalement durant la période qui suit l'accouchement. **L'état émotionnel de la femme risque d'être plutôt instable pendant cette période ; il fluctue notamment selon son degré de bienêtre physique.**
- Discuter avec la personne de ses besoins sexuels et des méthodes de contraception qu'elle envisage d'utiliser. Lui fournir de l'information sur les diverses méthodes, leurs avantages et leurs inconvénients.
- Insister sur l'importance du suivi de santé après l'accouchement. **Ce suivi permet d'évaluer l'état des organes reproducteurs**

(qui ont pu être endommagés), celui des tissus à la suite d'une épisiotomie ou de déchirures, le bienêtre général de la personne et son adaptation aux changements du mode de vie.
- Donner à la personne de l'information verbale et écrite sur les soins du nouveau-né, les étapes de sa croissance, son alimentation et les mesures à prendre pour assurer sa sécurité.
- Lui suggérer des lectures, en tenant compte de ses croyances culturelles.
- Lui offrir des renseignements sur la physiologie de l'allaitement et les avantages de ce mode d'alimentation, sur les soins des mamelons et des seins, sur les besoins alimentaires en période d'allaitement, sur les facteurs de difficulté et les facteurs favorisants, sur l'utilisation du tire-lait et sur les fournisseurs recommandés. **Ces données lui permettront d'allaiter dans les meilleures conditions (production d'une quantité de lait suffisante, prévention des crevasses et des douleurs aux mamelons, bienêtre) et d'assumer pleinement son rôle.**
- Orienter la personne vers des groupes de soutien (ex.: Ligue La Leche) ou vers une consultante en allaitement.
- La diriger vers des ressources communautaires ou des programmes d'aide alimentaire, s'il y a lieu.
- Lui expliquer les phénomènes consécutifs à l'accouchement qui sont susceptibles de se produire chez le nouveau-né (hypertrophie des seins, ictère physiologique, métrorragies [pseudomenstruation], milium, bosse sérosanguine, céphalhématome) **afin de réduire son anxiété et celle du père**.
- Insister sur l'importance du suivi de santé du nouveau-né et du respect du calendrier de vaccination.
- Décrire les manifestations des maladies courantes chez le nouveau-né, en signalant à quel moment il est recommandé de consulter un professionnel de la santé. **La reconnaissance précoce de la maladie et le recours immédiat à des soins facilite le traitement et assure de meilleurs résultats.**
- Orienter la mère ou le couple vers des groupes de soutien, **en vue de faciliter leur apprentissage du rôle parental et d'enrichir leurs connaissances en matière d'éducation et de développement de l'enfant**.

Information à consigner

Évaluations (initiale et subséquentes)

- Inscrire les données d'évaluation ; noter l'état de santé général de la personne et ses antécédents de grossesse.
- Relever ses croyances culturelles et ses attentes.
- Préciser le plan de naissance et le nom des personnes qui doivent y prendre part.
- Inscrire les dispositions prévues pour la période postpartum.

Planification

- Rédiger le plan de soins et inscrire le nom de chacun des intervenants.
- Rédiger le plan d'enseignement.

Application et vérification des résultats

- Noter les réactions de la personne aux interventions et à l'enseignement, ainsi que les mesures qui ont été prises.
- Consigner les objectifs atteints ou les progrès accomplis vers leur réalisation.
- Relever les modifications apportées au plan de soins

Plan de congé

- Noter les besoins à long terme de la personne et le nom des responsables des mesures à prendre.
- Inscrire les ressources accessibles et les demandes de consultation.

EXEMPLES TIRÉS DE LA CRSI (NOC) ET DE LA CISI (NIC)

- RÉSULTAT : Préparation à la naissance
- INTERVENTION : Connaissance : grossesse

MÉCANISMES DE PROTECTION

MÉCANISMES DE PROTECTION INEFFICACES

Taxinomie II : Sécurité/protection – Classe 2 : Lésions (00043)
[Mode fonctionnel de santé de Gordon : Perception et prise en charge de la santé]
Diagnostic proposé en 1990

DÉFINITION ■ Baisse de l'aptitude à se protéger des menaces internes ou externes telles que la maladie ou les accidents.

Facteurs favorisants

- Extrêmes d'âge
- Mauvaise alimentation
- Abus d'alcool
- Formule sanguine anormale (leucopénie, thrombopénie, anémie, facteurs de coagulation anormaux)
- Traitement médicamenteux (anticancéreux, corticostéroïdes, immunothérapie, anticoagulants, thrombolytiques)

- Traitement (chirurgie, irradiation)
- Maladie (cancer, affection immunitaire, etc.)

Caractéristiques

- Déficit immunitaire
- Mauvaise cicatrisation
- Temps de coagulation anormal
- Réaction inadaptée au stress
- Altérations neurosensorielles
- Frissons
- Prurit
- Insomnie ; fatigue ; faiblesse
- Anorexie
- Transpiration [inadéquate]
- Dyspnée ; toux
- Agitation ; immobilité
- Désorientation
- Plaies de pression

Remarque : Il semble que ce diagnostic ait été conçu pour réunir sous une même rubrique un ensemble de diagnostics et faciliter ainsi la planification des soins lorsque plusieurs variables sont présentes. **Consulter les diagnostics infirmiers spécifiques se rapportant aux mécanismes de protection pour déterminer les résultats escomptés, les interventions et l'information à consigner ; en voici quelques exemples : Capacité adaptative intracrânienne diminuée, Débit cardiaque diminué, Déséquilibre de volume liquidien, Excès de stress, Échanges gazeux perturbés, Altération de la fonction hépatique, Infection, Irrigation tissulaire périphérique inefficace, Risque d'accident, Risque de choc, Risque d'hémorragie, Thermorégulation inefficace, Trouble de la perception sensorielle.**

EXEMPLES TIRÉS DE LA CRSI (NOC) ET DE LA CISI (NIC)

Ils dépendent des caractéristiques de la situation.

- RÉSULTAT : Coagulation du sang ; état immunitaire ; état neurologique : conscience
- INTERVENTION : Précautions en cas d'hémorragie ; protection contre les infections ; soins postanesthésiques

MÉMOIRE

TROUBLES DE LA MÉMOIRE

Taxinomie II : Perceptions/cognition – Classe 4 : Cognition (00131)
[Mode fonctionnel de santé de Gordon : Cognition et perception]
Diagnostic proposé en 1994

DÉFINITION ■ Oubli de bribes d'information ou d'aptitudes acquises. Les troubles de la mémoire peuvent avoir des causes physiopathologiques ou situationnelles et être temporaires ou permanents.

Facteurs favorisants

- Hypoxie aigüe ou chronique
- Anémie
- Diminution du débit cardiaque
- Déséquilibre hydroélectrolytique
- Perturbations neurologiques [ex. : lésion ou commotion cérébrale]
- Surabondance de stimulus environnementaux ; [état maniaque, fugue, évènement traumatisant]
- [Toxicomanie ; effets de médicaments]
- [Âge avancé]

Caractéristiques

- Oublis observés par autrui ou signalés par la personne
- Incapacité de se rappeler les évènements récents ou lointains, les données factuelles [ou les personnes, les choses et les lieux familiers]
- Incapacité de déterminer si une tâche a été accomplie
- Incapacité d'acquérir de nouvelles habiletés ou de mémoriser de nouvelles données
- Incapacité d'effectuer une tâche apprise auparavant
- Oubli d'accomplir une activité au moment habituel

Résultats escomptés (objectifs) et critères d'évaluation

- La personne est consciente de ses problèmes de mémoire.
- La personne utilise des stratégies qui l'aident à se rappeler les choses essentielles, si possible.
- La personne accepte les limites imposées par son état.
- La personne se sert de manière efficace des ressources qui sont à sa disposition.

Interventions

■ PRIORITÉ Nº 1 – Évaluer les facteurs favorisants et le degré de perturbation de la personne

- Relever les facteurs physiques, biochimiques et environnementaux susceptibles de contribuer à la confusion et aux troubles de la mémoire (infection systémique, lésion cérébrale, maladie respiratoire associée à l'hypoxie, usage de plusieurs médicaments, exposition à des substances toxiques, alcoolisme et toxicomanie, évènements traumatisants, retrait de la personne de son environnement habituel).

- Noter l'âge de la personne et les signes précurseurs de dépression. **Les troubles dépressifs qui affectent la mémoire et la concentration sont particulièrement répandus chez les adultes d'âge mûr; cependant, on peut déceler ce type de problèmes chez les personnes dépressives de tous âges.**
- Collaborer avec les médecins et les psychiatres pour évaluer le sens de l'orientation de la personne, son pouvoir d'attention, son aptitude à suivre des consignes, sa capacité à émettre et à recevoir des messages, ainsi que la pertinence de ses réponses. **Ainsi, on peut apprécier la gravité des troubles.**
- Collaborer aux tests sur les fonctions cognitives ou en étudier les résultats (test BIMC [*Blessed Information-Memory-Concentration*], miniexamen de l'état mental [MEEM]), **afin de dresser un portrait de l'état de la personne et d'établir un pronostic**.
- Apprécier les habiletés de la personne, notamment en ce qui touche ses soins personnels et la conduite d'une voiture.
- Demander à la personne et à ses proches comment ils perçoivent le problème (ils considèrent que les troubles de la mémoire et de la concentration influent négativement sur les rôles et les responsabilités, ils voient les oublis comme une difficulté d'ordre pratique, etc.). **Ces précisions permettent de circonscrire les répercussions du problème.**

PRIORITÉ Nº 2 – Accroitre les capacités fonctionnelles de la personne

- Collaborer au traitement des problèmes sous-jacents (déséquilibre électrolytique, réaction aux médicaments, toxicomanie, etc.) **afin d'améliorer le processus de mémorisation**.
- Orienter ou réorienter la personne selon les besoins. Se présenter à chaque rencontre avec elle, **afin qu'elle se sente en sécurité et en confiance**. (Consulter les diagnostics infirmiers Confusion aigüe ou Confusion chronique pour d'autres interventions.)
- Recourir aux techniques de rééducation mnémonique appropriées (calendrier, listes, jeux de mémoire, aides mnémoniques, ordinateur, etc.).
- Encourager la personne et ses proches à participer à des séances où ils s'exerceront ensemble à se remémorer des souvenirs personnels, à donner libre cours aux réminiscences, à situer des lieux géographiquement, etc.
- Inciter la personne à exprimer ses émotions (frustration, impuissance, etc.). L'aider à se concentrer sur ses progrès et

sur les choses qu'elle peut maitriser, **afin d'atténuer son sentiment d'impuissance ou son désespoir**.

- Lui proposer des activités d'apprentissage ; insister sur la nécessité de doser ses efforts et de se reposer suffisamment **pour prévenir la fatigue, qui pourrait entrainer la diminution des habiletés cognitives**.
- Observer le comportement de la personne ; l'aider à utiliser des techniques de réduction du stress (musicothérapie, lecture, jeux télévisés, socialisation, etc.) **afin d'atténuer son sentiment de frustration et de mettre l'accent sur les plaisirs de la vie**.
- Adapter les méthodes d'enseignement et les interventions en fonction des capacités fonctionnelles de la personne et de ses possibilités de progrès.
- Apprécier les effets des médicaments qui ont été prescrits à la personne pour améliorer son attention, sa concentration, sa mémoire et son humeur ou pour modifier ses réactions émotionnelles ; noter sa réponse à ces médicaments. **Il est important de considérer prioritairement l'impact du traitement médicamenteux sur sa qualité de vie.**

PRIORITÉ Nº 3 – Donner un enseignement visant le mieux-être de la personne

- Aider la personne et ses proches à utiliser des stratégies de compensation (planification des repas, liste d'épicerie, agenda où sont inscrites les tâches à accomplir, liste affichée à la porte d'entrée pour rappeler, par exemple, d'éteindre les lumières et la cuisinière avant de sortir, etc.) **afin d'améliorer leur qualité de vie et leur sécurité**. (Consulter les diagnostics infirmiers Confusion aigüe ou Confusion chronique pour d'autres interventions.)
- Diriger la personne et sa famille vers les services pertinents (counseling, programmes de rééducation, parrainage au travail, groupes de soutien, aide financière) ; les encourager à utiliser ces outils **pour mieux faire face aux problèmes persistants**.
- Aider la personne à accepter les limites fonctionnelles que son état lui impose (ex. : perte de son permis de conduire) et à trouver les ressources **qui lui permettront de satisfaire ses besoins**. **Ainsi, on accroitra son autonomie.**

Information à consigner

Évaluations (initiale et subséquentes)

- Inscrire les données d'évaluation, les résultats des tests et la façon dont la personne et sa famille perçoivent le problème.
- Noter les effets de ce dernier sur le mode de vie et l'autonomie de la personne.

Planification
- Rédiger le plan de soins et inscrire le nom de chacun des intervenants.
- Rédiger le plan d'enseignement.

Application et vérification des résultats
- Noter les réactions de la personne et de ses proches aux interventions et à l'enseignement, ainsi que les mesures qui ont été prises.
- Consigner les objectifs atteints ou les progrès accomplis vers leur réalisation.
- Relever les modifications apportées au plan de soins.

Plan de congé
- Noter les besoins à long terme de la personne et le nom des responsables des mesures à prendre.
- Consigner les demandes de consultation.

EXEMPLES TIRÉS DE LA CRSI (NOC) ET DE LA CISI (NIC)
- RÉSULTAT : Mémoire
- INTERVENTION : Entrainement de la mémoire

MOBILITÉ

MOBILITÉ PHYSIQUE RÉDUITE

Taxinomie II : Activité/repos – Classe 2 : Activité/exercice (00085)
[Mode fonctionnel de santé de Gordon : Activité et exercice]
Diagnostic proposé en 1973 ; révision effectuée en 1998 par le groupe de recherche pour le développement et la classification des diagnostics infirmiers (NDEC)

DÉFINITION ■ Restriction de la capacité de se mouvoir de façon autonome qui affecte tout le corps ou l'une ou plusieurs de ses extrémités.

Facteurs favorisants
- Mode de vie sédentaire ; déconditionnement ; endurance cardiovasculaire limitée
- Diminution de la force, de la maitrise ou de la masse musculaire ; raideurs articulaires ou contractures ; atteinte à l'intégrité des os
- Intolérance à l'activité ; diminution de la force et de l'endurance
- Douleur ou inconfort
- Troubles neuromusculaires ou musculosquelettiques

- Troubles de la perception sensorielle ou déficit cognitif; retard du développement
- État dépressif ou anxiété
- Malnutrition; altération du métabolisme cellulaire; indice de masse corporelle au-dessus du 75e percentile, selon l'âge
- Connaissances insuffisantes sur les bienfaits de l'activité physique; valeurs culturelles se rapportant aux activités préconisées selon l'âge; environnement physique inadéquat ou réseau de soutien insuffisant
- Imposition d'une restriction des mouvements; médication
- Réticence à effectuer des mouvements

Caractéristiques

- Amplitude limitée des mouvements; réduction des motricités globale ou fine; difficulté à se tourner
- Mouvement ralenti; gestes saccadés ou non coordonnés; tremblements associés au mouvement; diminution du temps de réaction
- Changements dans la démarche (diminution de la vitesse et de la distance parcourue, difficulté à engager le mouvement de la marche, marche à petits pas ou trainante, balancement latéral exagéré)
- Instabilité posturale pendant les activités de la vie quotidienne
- Dyspnée d'effort
- Tendance à adopter des comportements de substitution (intérêt accru pour les activités d'autrui, conduites visant à dominer les autres, focalisation sur les activités antérieures à la maladie ou au handicap, etc.)
- [Plaintes de douleur ou d'inconfort au cours d'un mouvement; refus de bouger]

Échelle suggérée pour l'évaluation de l'autonomie fonctionnelle

0 – La personne est complètement autonome.
1 – Elle doit utiliser des aides techniques.
2 – Elle a besoin d'aide, de surveillance ou d'enseignement.
3 – Elle requiert le soutien de quelqu'un ainsi que des aides techniques.
4 – Elle est dépendante; elle ne participe pas aux activités.

Résultats escomptés (objectifs) et critères d'évaluation

- La personne participe de plein gré aux occupations de la vie quotidienne (AVQ) et à d'autres activités.
- La personne comprend la situation, les facteurs favorisants, le traitement prescrit et les mesures de sécurité à respecter.

- La personne applique des techniques ou des conduites favorisant la reprise de ses activités.
- La personne maintient ou augmente sa force musculaire et prend des mesures pour accroitre sa mobilité.
- La personne ne souffre d'aucune complication due à l'immobilité : contractures (pied tombant), escarres de décubitus, etc.

Interventions

PRIORITÉ Nº 1 – Évaluer les facteurs favorisants

- Prendre note du problème de santé entrainant l'immobilité (sclérose en plaques, arthrite, maladie de Parkinson, hémiplégie, paraplégie, dépression, etc.).
- Reconnaitre toute situation susceptible de restreindre les mouvements : intervention chirurgicale, fracture, amputation, intubation (drain thoracique, sonde, etc.).
- Apprécier le degré de douleur à partir de la description de la personne.
- S'enquérir de la façon dont elle perçoit ses besoins en matière d'activité et d'exercice.
- Noter la baisse d'agilité motrice ou la présence d'un tremblement lié à l'âge.
- Évaluer le degré d'altération sensorielle ou cognitive de la personne et sa capacité à suivre des directives.
- Apprécier son état nutritionnel et son degré d'énergie.

PRIORITÉ Nº 2 – Évaluer les capacités fonctionnelles de la personne

- Mesurer son degré de mobilité à partir de l'échelle présentée ci-dessus.
- Noter les mouvements de la personne lorsque celle-ci ignore qu'on l'observe, **afin de s'assurer qu'il y a concordance entre les capacités qu'elle croit avoir et celles qu'elle possède réellement**.
- Relever ses réactions émotionnelles et comportementales aux problèmes entrainés par l'immobilité. **Les sentiments de frustration ou d'impuissance peuvent nuire à l'atteinte des objectifs.**
- Noter la présence de complications dues à l'immobilité (pneumonie, problèmes d'élimination, contractures, escarres de décubitus, anxiété, etc.).

§ Consulter le diagnostic infirmier Risque de syndrome d'immobilité.

PRIORITÉ Nº 3 – Favoriser le retour à un degré d'autonomie optimal et prévenir les complications

- Aider ou inciter la personne à s'installer le plus confortablement possible et à changer de position en fonction de ses besoins. **Cette mesure s'applique également à ceux qui doivent circuler en fauteuil roulant.**

- Recommander à la personne de se servir des ridelles, du trapèze ou du rouleau trochantérien **pour changer de position ou se déplacer**.
- Soutenir la partie ou l'articulation atteinte à l'aide d'oreillers, de coussinets, d'appuie-pieds; fournir des souliers orthopédiques, un matelas à gonflement alternatif, un lit hydrostatique, etc. **Ces mesures permettent de conserver une position adéquate et de prévenir les plaies de pression.**
- Collaborer au traitement du problème qui cause la douleur et la dysfonction.
- Administrer les analgésiques prescrits avant une activité, au besoin, **afin de permettre une participation et un effort optimaux**.
- Donner régulièrement des soins cutanés à la personne, **afin de prévenir les plaies de pression**.
- Établir un horaire d'activités qui laisse suffisamment de périodes de repos à la personne pendant la journée, **afin de réduire sa fatigue**. Lui donner tout le temps dont elle a besoin pour accomplir les activités qui exigent des habiletés motrices.
- L'inciter à participer à ses soins personnels, ainsi qu'à des activités récréatives et professionnelles. **Ainsi, on rehausse son concept de soi et on favorise son autonomie.**
- Lui fournir le temps nécessaire à la réalisation de tâches qui exigent de la mobilité.
- Lui proposer des techniques d'économie d'énergie pour les occupations de la vie quotidienne. **Ces techniques réduisent la fatigue de la personne et maximisent sa participation.**
- Examiner les mouvements de la personne lorsqu'elle se sait observée et lorsqu'elle est observée à son insu; lui signaler les différences et lui expliquer les méthodes qui permettent de régler les problèmes décelés.
- Appliquer les mesures de sécurité qui s'imposent, selon la situation (ex.: modifier l'environnement ou prévenir les chutes).
- Consulter un physiothérapeute ou un ergothérapeute, au besoin, **pour élaborer un programme d'exercices adapté et déterminer les appareils d'appoint que la personne requiert**.
- Inciter la personne à respecter un apport liquidien et alimentaire adéquat, **afin de favoriser son bienêtre et d'accroitre son degré d'énergie**.

PRIORITÉ Nº 4 – Donner un enseignement visant le mieux-être de la personne

- Inciter la personne et ses proches à participer le plus possible à la prise de décisions. **On accroit ainsi leur motivation, ce qui optimise les résultats.**

- Informer la personne des mesures de sécurité qui s'appliquent à sa situation (emploi de coussins chauffants, blocage du fauteuil roulant avant un déplacement, désencombrement de la pièce, fixation des tapis, etc.).
- Faire participer la personne et ses proches aux soins ; leur montrer des moyens de remédier aux problèmes entrainés par l'immobilité.
- Expliquer à la personne comment se servir d'appareils d'appoint et d'aides à la verticalisation, au besoin (déambulateur, scooteur électrique [triporteur ou quadriporteur], orthèses, prothèses, etc.) ; s'assurer qu'elle et ses proches savent utiliser ces dispositifs de manière sécuritaire ; leur fournir une liste des endroits où ils peuvent se les procurer et les faire entretenir. **Ces mesures favorisent l'autonomie de la personne et contribuent à prévenir les accidents.**
- Passer en revue les besoins nutritionnels de la personne. Déterminer les suppléments à base de vitamines ou d'herbes qu'elle pourrait requérir.

Information à consigner

Évaluations (initiale et subséquentes)

- Inscrire les données d'évaluation, notamment l'autonomie fonctionnelle ou la capacité de participer à certaines activités.

Planification

- Rédiger le plan de soins et inscrire le nom de chacun des intervenants.
- Rédiger le plan d'enseignement.

Application et vérification des résultats

- Noter les réactions de la personne aux interventions et à l'enseignement, ainsi que les mesures qui ont été prises.
- Consigner les objectifs atteints ou les progrès accomplis vers leur réalisation.
- Relever les modifications apportées au plan de soins.

Plan de congé

- Noter les besoins de la personne à long terme et à sa sortie du centre hospitalier, ainsi que le nom des responsables des mesures à prendre.
- Consigner les demandes de consultation.
- Relever les endroits où la personne peut se procurer et faire entretenir les aides techniques dont elle a besoin.

EXEMPLES TIRÉS DE LA CRSI (NOC) ET DE LA CISI (NIC)

- RÉSULTAT : Degré de mobilité
- INTERVENTION : Thérapie par l'exercice : maitrise musculaire

MOBILITÉ

MOBILITÉ RÉDUITE AU LIT

Taxinomie II: Activité/repos – Classe 2: Activité/exercice (00091)
[Mode fonctionnel de santé de Gordon: Activité et exercice]
Diagnostic proposé en 1998; révision effectuée en 2006

DÉFINITION ■ Restriction de la capacité de la personne alitée à changer de position de façon autonome.

Facteurs favorisants

- Troubles neuromusculaires ou musculosquelettiques
- Manque de force musculaire; déconditionnement; obésité
- Contraintes environnementales (taille du lit, type de lit, matériel thérapeutique, moyens de contention, etc.)
- Douleur; médication sédative
- Manque de connaissances
- Déficit cognitif

Caractéristiques

- Difficulté à se tourner; à passer du décubitus dorsal à la position assise au bord du lit ou vice versa; à sortir du lit ou à changer de position dans le lit; à passer du décubitus dorsal au décubitus ventral ou vice versa; à passer du décubitus dorsal à la position assise, jambes allongées, ou vice versa
- [Plaintes relatives à la difficulté de se mouvoir]

Résultats escomptés (objectifs) et critères d'évaluation

- La personne est disposée à participer à un programme de mobilité ou prend déjà part à un tel programme.
- La personne comprend la situation, les facteurs favorisants, le traitement prescrit et les mesures de sécurité à respecter.
- La personne connait les techniques et les conduites qui lui permettent de changer de position sans risque.
- La personne maintient ou augmente sa force musculaire et prend des mesures pour accroitre sa mobilité.
- La personne ne souffre d'aucune complication due à l'immobilité: contractures (pied tombant), plaies de pression, etc.

Interventions

■ PRIORITÉ Nº 1 – Évaluer les facteurs favorisants

- Reconnaitre les problèmes de santé qui entrainent l'immobilité (sclérose en plaques, arthrite, maladie de Parkinson,

hémiplégie, paraplégie, tétraplégie, fractures ou polytraumatisme, brulures, traumatisme crânien, démence, dépression, etc.).
- Noter les facteurs favorisants individuels (intervention chirurgicale, plâtre, amputation, traction, douleur, âge avancé, affaiblissement, etc.).
- Apprécier le degré d'altération sensorielle ou cognitive de la personne et sa capacité à suivre des directives.

PRIORITÉ N° 2 – Apprécier les capacités fonctionnelles de la personne

- Mesurer son degré d'autonomie fonctionnelle à partir d'une échelle de 1 à 4.
  1 – Elle doit utiliser des aides techniques.
  2 – Elle a besoin d'aide, de surveillance ou d'enseignement.
  3 – Elle requiert le soutien de quelqu'un ainsi que des aides techniques.
  4 – Elle est dépendante ; elle ne participe pas aux activités.
- Consigner les réactions cognitives, émotionnelles et comportementales pouvant aggraver l'immobilité.
- Noter la présence de complications dues à l'immobilité. (Consulter le diagnostic infirmier Risque de syndrome d'immobilité.)

PRIORITÉ N° 3 – Favoriser le retour à un degré d'autonomie optimal et prévenir les complications

- S'assurer que la personne dépendante est dans un lit adapté à son état (taille, surface d'appui, etc.) **afin d'encourager la mobilité et de prévenir les risques de chute**.
- Travailler en collaboration avec un physiothérapeute ou un ergothérapeute à l'établissement d'un programme d'exercices et au choix des appareils d'appoint dont la personne a besoin.
- Tourner fréquemment la personne dépendante ; s'assurer que l'alignement corporel est correct et utiliser les dispositifs de soutien nécessaires.
- Enseigner à la personne ou à l'aidant naturel les techniques de déplacement appropriées.
- Inspecter la peau de la personne pour voir si on y décèle des rougeurs ou des plissements ; donner des soins cutanés régulièrement.
- Aider la personne à s'installer sur le bassin hygiénique, **afin de faciliter l'élimination**.
- Administrer les analgésiques prescrits avant une activité, au besoin, **afin d'encourager la participation optimale de la personne**.
- Évaluer périodiquement la capacité de celle-ci à assurer ses soins personnels ; **adapter ces soins en conséquence**.

- Aider la personne à se laver, à utiliser les toilettes et à manger, si c'est nécessaire.
- Lui fournir des occasions de se divertir, selon ses capacités.
- S'assurer que la sonnette d'appel et le téléphone sont à sa portée.
- Employer des méthodes appropriées pour communiquer avec la personne.
- Préserver l'intégrité des extrémités (coussinets, exercices, etc.).

§ Consulter les diagnostics infirmiers Atteinte à l'intégrité de la peau ou Risque de dysfonctionnement neurovasculaire périphérique pour d'autres interventions.

PRIORITÉ Nº 4 – Donner un enseignement visant le mieux-être de la personne

- Inciter la personne et ses proches à collaborer à l'établissement de l'horaire des activités. **On accroit ainsi leur adhésion au plan de soins, ce qui optimise les résultats.**
- Encourager la personne à continuer de faire des exercices, **afin de conserver et d'accroitre sa force et sa maitrise musculaires**.
- Montrer à la personne ou à l'aidant naturel comment utiliser et entretenir les appareils ou les accessoires fonctionnels.

Information à consigner

Évaluations (initiale et subséquentes)

- Inscrire les données d'évaluation, notamment le degré d'autonomie fonctionnelle de la personne et sa capacité à accomplir des activités spécifiques ou des activités de son choix.

Planification

- Rédiger le plan de soins et inscrire le nom de chacun des intervenants.

Application et vérification des résultats

- Noter les réactions de la personne aux interventions et à l'enseignement, ainsi que les mesures qui ont été prises.
- Consigner les objectifs atteints ou les progrès accomplis vers leur réalisation.
- Relever les modifications apportées au plan de soins.

Plan de congé

- Noter les besoins de la personne à long terme et à sa sortie du centre hospitalier, ainsi que le nom des responsables des mesures à prendre.
- Consigner les demandes de consultation.
- Relever les endroits où la personne peut se procurer et faire entretenir les appareils dont elle a besoin.

EXEMPLES TIRÉS DE LA CRSI (NOC) ET DE LA CISI (NIC)

- RÉSULTAT : Positionnement corporel autonome
- INTERVENTION : Soins à une personne alitée

MOBILITÉ

MOBILITÉ RÉDUITE EN FAUTEUIL ROULANT

Taxinomie II : Activité/repos – Classe 2 : Activité/exercice (00089)
[Mode fonctionnel de santé de Gordon : Activité et exercice]
Diagnostic proposé en 1998, révision effectuée en 2006

DÉFINITION ■ Restriction de la capacité de manœuvrer un fauteuil roulant de façon autonome dans un environnement donné.

Facteurs favorisants

- Troubles neuromusculaires ou musculosquelettiques (ex. : contractures)
- Force musculaire insuffisante ; manque d'endurance ; déconditionnement ; obésité
- Déficit visuel
- Douleur
- État dépressif ; déficit cognitif
- Manque de connaissances
- Contraintes environnementales (escaliers, plans inclinés, surfaces inégales, obstacles dangereux, distances, manque d'aides techniques ou d'accompagnateurs, type de fauteuil roulant)

Caractéristiques

- Difficulté à manœuvrer un fauteuil roulant à commande manuelle ou électrique sur une surface uniforme ou inégale, sur une pente ascendante ou descendante
- Difficulté à manœuvrer un fauteuil roulant pour franchir les bordures de trottoir

Remarque : Il est important de préciser le degré d'autonomie fonctionnelle de la personne à l'aide d'une échelle normalisée. (Consulter le diagnostic infirmier Mobilité physique réduite.)

Résultats escomptés (objectifs) et critères d'évaluation

- La personne se déplace de façon sure et autonome.
- La personne connait et utilise les ressources appropriées.

- Celui ou celle qui s'occupe de la personne s'assure que cette dernière peut se déplacer sans risque chez elle et à l'extérieur.

Interventions

PRIORITÉ N° 1 – Évaluer les facteurs favorisants

- Prendre note du problème qui contribue à l'immobilité (sclérose latérale amyotrophique, lésion de la moelle épinière, infirmité motrice cérébrale spastique, lésion cérébrale, etc.) et préciser les capacités fonctionnelles de la personne.
- Examiner les endroits que celle-ci fréquente et repérer les éléments qui en rendent l'accès difficile ou dangereux (surfaces inégales, absence de rampes, montée ou descente trop abrupte, embrasures de porte ou espaces trop étroits, etc.).
- Vérifier si la personne a accès à des transports privés ou publics et si ceux-ci sont appropriés.

PRIORITÉ N° 2 – Favoriser le retour à un degré d'autonomie optimal et prévenir les complications

- S'assurer que l'état de santé de la personne est stabilisé et qu'elle reçoit des traitements appropriés à sa condition (lésion cérébrale, douleur, état dépressif, déficit visuel, etc.), **ce qui permet d'accroitre sa motivation à participer à des activités en fauteuil roulant**.
- Déterminer si l'utilisation du fauteuil roulant lui donne une mobilité qui maximise son autonomie.
- Veiller à ce qu'elle ne coure pas de risque d'accident lorsqu'elle est dans son fauteuil roulant ; lui donner des consignes de sécurité (s'assurer que le fauteuil est muni de coussins ajustables et des dispositifs nécessaires pour changer de position et effectuer un transfert, que toutes les parties du corps sont soutenues, que la hauteur du siège est réglée de manière adéquate, etc.).
- Noter si les surfaces où la personne doit passer sont planes ; communiquer avec les services pertinents si des changements s'imposent. Désobstruer les passages.
- Déterminer les modifications à apporter à l'environnement domestique, professionnel, scolaire et récréatif de la personne ; faire des recommandations aux autorités qualifiées **afin de lui fournir un milieu de vie adéquat et sécuritaire**.
- Préciser si la personne requiert quelqu'un pour l'aider. Évaluer les compétences de ceux qui s'en occupent ; leur fournir de l'information et du soutien au besoin.
- Observer la personne lorsqu'elle actionne les commandes du fauteuil roulant **afin de s'assurer que celui-ci est doté de l'équipement approprié à son état et à ses capacités**.

- Surveiller les effets négatifs de l'immobilité (contractures, atrophie musculaire, thrombose veineuse profonde, plaies de pression, etc.). (Consulter les diagnostics infirmiers Risque de syndrome d'immobilité et Risque de dysfonctionnement neurovasculaire périphérique en vue d'interventions supplémentaires.)

PRIORITÉ N° 3 – Donner un enseignement visant le mieux-être de la personne

- Recommander à la personne des fournisseurs d'équipement **qui pourront adapter son fauteuil roulant à sa taille en choisissant une position adéquate du siège et des supports, en modifiant l'inclinaison et en ajustant les accessoires (protection latérale, appuie-tête, sangle talonnière, poignée de frein, etc.), et qui seront en mesure d'installer l'équipement électronique dont elle a besoin (commande par inspirations-expirations, par mouvement de la tête, par interrupteur sensitif)**.
- Encourager la personne et ses proches à prendre part au plus grand nombre de décisions possible. **On accroit ainsi leur adhésion au plan de soins, ce qui optimise les résultats.**
- Les inciter à participer aux soins et les informer des mesures visant à prévenir les complications de l'immobilité, **afin d'augmenter leur autonomie**.
- Leur expliquer les mesures de sécurité à respecter ou leur en faire la démonstration.
- Les diriger vers des groupes de soutien appropriés ou vers des organismes qui font la promotion de l'autonomie et de l'intégration des personnes handicapées. **Ils auront ainsi l'occasion de rencontrer des gens qui vivent la même situation qu'eux et de recevoir l'appui dont ils ont besoin pour faire face au problème.**
- Renseigner la personne sur les services communautaires **qui peuvent lui fournir l'aide requise**.

Information à consigner

Évaluations (initiale et subséquentes)

- Inscrire les données d'évaluation, notamment le degré d'autonomie fonctionnelle de la personne et sa capacité à participer à des activités spécifiques ou des activités de son choix.
- Noter ses besoins en ce qui a trait au type de fauteuil roulant et d'équipement.

Planification

- Rédiger le plan de soins et inscrire le nom de chacun des intervenants.
- Rédiger le plan d'enseignement.

Application et vérification des résultats

- Noter les réactions de la personne aux interventions et à l'enseignement, ainsi que les mesures qui ont été prises.
- Consigner les objectifs atteints ou les progrès accomplis vers leur réalisation.
- Relever les modifications apportées au plan de soins.

Plan de congé

- Noter les besoins de la personne à long terme et à sa sortie du centre hospitalier, ainsi que le nom des responsables des mesures à prendre.
- Consigner les demandes de consultation.
- Noter les endroits où la personne peut se procurer et faire entretenir l'équipement dont elle a besoin.

EXEMPLES TIRÉS DE LA CRSI (NOC) ET DE LA CISI (NIC)

- RÉSULTAT : Déplacement : fauteuil roulant
- INTERVENTION : Positionnement en fauteuil roulant

MODE DE VIE

MODE DE VIE SÉDENTAIRE

Taxinomie II : Activité/repos – Classe 2 : Activité/exercice (00168)
[Mode fonctionnel de santé de Gordon : Activité/repos]
Diagnostic proposé en 2004

DÉFINITION ■ Habitudes de vie caractérisées par un degré d'activité physique faible.

Facteurs favorisants

- Manque d'intérêt, de motivation et de ressources (temps, argent, partenaires, équipement)
- Manque d'entrainement pour accomplir un exercice physique
- Connaissance insuffisante des bienfaits de l'exercice pour la santé

Caractéristiques

- Préférence pour des activités nécessitant peu d'effort physique
- Choix d'une routine quotidienne dépourvue d'exercice
- Signes d'un mauvais état physique

Résultats escomptés (objectifs) et critères d'évaluation

- La personne accepte de suivre un programme d'exercices physiques qui correspond à ses besoins.

- La personne augmente progressivement son degré d'exercice, tout en maintenant dans la normale ses réactions physiologiques à l'activité (pouls, respiration, pression artérielle, coloration de la peau, capacité de parler au cours de l'activité).
- La personne se dit satisfaite du programme prescrit et le maintient.
- La personne affirme que sa force et son endurance ont augmenté.

Interventions

PRIORITÉ N° 1 – Évaluer les facteurs favorisants

- Explorer les contraintes qui empêchent la personne de s'adonner à un programme d'activité physique (manque de temps ou d'argent, absence d'équipement ou de partenaire).
- Évaluer ses expériences antérieures concernant l'exercice, ses croyances quant aux bienfaits de l'exercice sur la santé, ses sentiments quant au besoin d'intégrer davantage d'activités physiques dans sa vie quotidienne, ainsi que ses attentes par rapport à ce type de programme et les raisons pour lesquelles elle désire l'entreprendre. On peut lui demander de faire cette démarche par écrit ou verbalement. **En plus de faire ressortir sa motivation et son intérêt quant à l'exercice, cette exploration peut l'amener à prendre conscience de son mode de vie sédentaire et à vouloir le changer.**
- Vérifier l'état de santé de la personne pour savoir si elle souffre d'une maladie cardiovasculaire (évaluer les facteurs favorisants), de problèmes musculosquelettiques ou de toute autre affection chronique pouvant limiter ses capacités. Vérifier ses antécédents médicaux : hospitalisations, chirurgies majeures, médicaments prescrits ou en vente libre, immunisation, test à la tuberculine. **Ces renseignements permettent de déterminer si la personne peut suivre un programme d'exercices en toute sécurité, si elle doit faire l'objet d'une évaluation plus poussée ou s'il serait préférable qu'elle suive un programme sous supervision.**

PRIORITÉ N° 2 – Encourager la personne à adopter un programme d'exercices qui lui convient

- Donner à la personne des renseignements sur les bienfaits de l'exercice physique pour la santé ainsi que sur les conséquences de l'inactivité, et ce, même si elle n'est pas encore tout à fait prête à modifier son mode de vie. Faire participer les membres de la famille aux discussions portant sur les changements que la personne envisage. **Quand un professionnel de la santé**

propose un plan d'activités physiques à la personne sans tenir compte de son cheminement, il arrive souvent que celle-ci n'y adhère pas et néglige de se présenter aux rencontres.

- Aider la personne à se fixer des objectifs à court et à long terme quant à l'introduction de l'exercice physique dans son mode de vie. On peut par exemple lui suggérer de faire un rapport écrit hebdomadaire sur ses périodes d'activité et d'inactivité, leur durée et les situations concernées. **Ces données serviront à établir des objectifs à court terme ainsi qu'un système de récompenses pour leur atteinte.**
- Informer la personne du type d'activité approprié à son état de santé, en collaboration avec le médecin traitant ou un spécialiste en physiologie de l'exercice. **Généralement, on recommande au départ d'atteindre une dépense énergétique de 1000 kcal ou 4186 kilojoules par semaine (150 kcal ou 628 kilojoules par jour), selon les capacités, les besoins et les champs d'intérêt de la personne.**
- Renseigner la personne sur la fréquence, la durée et l'intensité du programme choisi. **Ces paramètres sont intimement liés : le nombre de séances quotidiennes ou hebdomadaires (fréquence) dépend de l'intensité et de la durée de l'activité.**
- Lui suggérer d'intégrer à sa routine hebdomadaire des périodes consacrées à son programme d'exercices.
- L'encourager à respecter son programme ; au besoin, recourir à des techniques de renforcement positif afin d'accroitre sa motivation (pesée hebdomadaire, estimation de l'amélioration de l'endurance, félicitations et récompenses pour les efforts déployés). **La technique du renforcement peut encourager la personne à poursuivre sa démarche.**
- Faire participer les proches à la planification et au maintien du programme. **Leur soutien est un des éléments clés du respect de ce dernier.**
- Surveiller les réactions de la personne au programme d'exercices. Lui poser des questions précises : « Avez-vous de la difficulté à suivre votre programme ? Quelle quantité d'exercice faites-vous chaque semaine ? Aimez-vous le programme ? Voudriez-vous modifier certains de ses éléments ? » **Le suivi est très important pour individualiser le programme en fonction des objectifs de la personne.**
- Surveiller l'observance de la personne quant au programme. **Selon la recherche, le maintien d'un programme d'exercices dépend des facteurs suivants : la motivation intrinsèque de la personne, la rétroaction reçue et le soutien social.** Par ailleurs, **le processus d'individualisation du programme est une stratégie majeure utilisée pour susciter et maintenir le changement chez la personne.**

PRIORITÉ Nº 3 – Donner un enseignement visant le succès du programme

- Expliquer à la personne comment vérifier si elle a atteint sa fréquence cardiaque cible en utilisant un moniteur de pouls ou en prenant son pouls manuellement pendant et après l'exercice.
- Lui montrer à utiliser l'échelle de Borg pour évaluer l'intensité de l'exercice. **À l'aide de cet outil, la personne pourra classer l'intensité de l'effort selon une échelle allant de « très légère » à « très exigeante ».**
- Insister sur l'importance de cesser l'exercice et de consulter immédiatement un médecin si on présente une des manifestations suivantes : douleur au thorax, aux bras, à la mâchoire ou au cou ; rythme cardiaque irrégulier ; étourdissements ; souffle court persistant après l'exercice ; nausées ou vomissements pendant ou après l'exercice ; faiblesse ou démarche non coordonnée ; œdème articulaire ou musculaire. **Ces symptômes peuvent survenir lorsque la personne progresse trop rapidement dans son programme d'entrainement.**
- Renseigner la personne sur les exercices de réchauffement (au début de la séance) et de refroidissement (à la fin de la séance) appropriés.
- L'informer des moyens à prendre pour éviter les blessures pendant l'exercice (ex. : lui dire que, si elle choisit des souliers inappropriés, elle court le risque de souffrir de douleurs pendant le jogging ou la marche).

Information à consigner

Évaluations (initiale et subséquentes)

- Inscrire les données d'évaluation en ce qui a trait aux manifestations du mode de vie sédentaire de la personne.
- Inscrire les facteurs qui l'empêchent d'augmenter son degré d'activité physique.
- Noter sa motivation, son intérêt et ses croyances quant à l'exercice.
- Noter les données relatives à son état de santé.

Planification

- Rédiger le plan de soins et inscrire le nom de chacun des intervenants.
- Rédiger le plan d'enseignement, s'il y a lieu.

Application et vérification des résultats

- Noter les réactions de la personne aux interventions et à l'enseignement, ainsi que les mesures qui ont été prises.

- Consigner les objectifs atteints ou les progrès accomplis vers leur réalisation.
- Noter les modifications apportées au plan de soins.

Plan de congé

- Noter le suivi à effectuer ainsi que le nom des intervenants.
- Consigner les ressources suggérées à la personne ou les demandes de consultation, s'il y a lieu.

EXEMPLES TIRÉS DE LA CRSI (NOC) ET DE LA CISI (NIC)

- RÉSULTAT : Tolérance à l'activité
- INTERVENTION : Incitation à faire de l'exercice

MORT SUBITE DU NOURRISSON

RISQUE DE SYNDROME DE MORT SUBITE DU NOURRISSON

Taxinomie II : Sécurité/protection – Classe 2 : Lésions (00156)
[Mode fonctionnel de santé de Gordon : Activité et exercice]
Diagnostic proposé en 2002

DÉFINITION ■ Présence de facteurs de risque de mort subite du nourrisson chez un enfant de moins d'un an. [Le syndrome de mort subite du nourrisson (SMSN) désigne le décès soudain d'un bébé de moins d'un an, qui demeure inexpliqué même après une enquête approfondie comprenant une autopsie et un examen des circonstances du décès de même que des antécédents du nourrisson. Le SMSN est une sous-division de la mort subite et inattendue de la première enfance, qui désigne le décès soudain et inattendu d'un nourrisson pour des causes naturelles ou non.]

Facteurs de risque

Facteurs modifiables

- Absence ou retard des soins prénatals
- Nourrisson couché en position ventrale ou latérale
- Surface de repos trop molle et parsemée d'objets
- Nourrisson trop couvert ou exposé à une température ambiante trop élevée
- Nourrisson exposé à la fumée de tabac durant la période prénatale ou postnatale

Facteurs potentiellement modifiables

- Jeune âge de la mère
- Faible poids à la naissance ; prématurité

Facteurs non modifiables

- Sexe masculin
- Groupe ethnique (ex. : mère afro-américaine ou amérindienne)
- Saison (risque accru durant les mois d'automne et d'hiver)
- Âge (risque accru chez le nourrisson âgé de deux à quatre mois)

Remarque : Pour un diagnostic de risque, il n'y a ni signes ni symptômes (caractéristiques) puisque le problème n'existe pas encore ; les interventions infirmières sont plutôt axées sur la prévention.

Résultats escomptés (objectifs) et critères d'évaluation

- La mère dit connaitre les facteurs qu'elle peut modifier.
- La mère apporte des changements à son environnement pour prévenir la mort du nourrisson.
- La mère adopte les soins prénatals et postnatals recommandés.

Interventions

PRIORITÉ Nº 1 – Évaluer les facteurs de risque

- Rechercher les facteurs de risque s'appliquant à la situation. **Déterminer ceux qui sont modifiables ou potentiellement modifiables. Le SMSN est la cause la plus fréquente de décès survenant entre l'âge de deux semaines et d'un an ; le risque est accru du deuxième au quatrième mois.**
- Déterminer l'origine ethnique et les antécédents culturels de la famille. **Même si le SMSN est présent dans toutes les parties du monde, les nourrissons afro-américains courent deux fois plus de risques d'en mourir que les bébés de race blanche, et les bébés amérindiens, presque trois fois plus.**
- Noter si la mère a fumé pendant sa grossesse ou si elle fume actuellement. **On sait que le tabagisme a une incidence négative avant et après la naissance. Certaines études indiquent une augmentation du risque de SMSN chez les bébés dont la mère fume.**
- Évaluer l'étendue des soins prénatals et établir dans quelle mesure la mère suit les recommandations qu'elle a reçues à ce sujet. **Dans tous les cas, les soins prénatals sont importants pour donner au nourrisson la meilleure chance de commencer sa vie en santé.**

- Prendre note de la consommation d'alcool, d'autres drogues ou de médicaments pendant et après la grossesse. **Ces substances peuvent avoir une incidence négative sur le développement du fœtus. Le traitement médicamenteux doit avoir le moins d'effets néfastes possible.**

PRIORITÉ Nº 2 – Inciter la mère à adopter des comportements qui réduisent le risque de SMSN

- Conseiller à la mère de coucher son bébé sur le dos, pour la nuit comme pour la sieste. **Selon certaines études, moins de bébés meurent du SMSN quand ils sont étendus sur le dos.**
- Informer les gens qui prennent soin du bébé de l'importance de le coucher dans la position appropriée. **Toute personne qui veille sur le nourrisson pendant son sommeil doit savoir qu'il est nécessaire que celui-ci dorme sur le dos.**
- Inciter les parents à prévoir des moments où le bébé pourra rester couché sur le ventre pendant une période d'éveil, **afin de favoriser le renforcement des muscles du dos et du cou**.
- Encourager la mère à respecter les soins prénatals et ceux qui suivent immédiatement la naissance, à se présenter aux rendez-vous de suivi du bébé et à suivre le programme de vaccination. Fournir des renseignements sur les signes d'accouchement prématuré et les moyens à prendre pour éviter les problèmes dans la mesure du possible. **La prématurité cause de nombreux problèmes au nouveau-né ; en préservant sa santé, on évite des troubles qui pourraient augmenter le risque de SMSN. Par ailleurs, la vaccination des enfants les empêche de contracter des maladies qui peuvent menacer leur vie.**
- Inciter la mère à nourrir son bébé au sein, si possible, et à s'assoir sur une chaise la nuit pour allaiter. **L'allaitement maternel comporte de nombreux avantages sur les plans immunitaire, nutritionnel et psychosocial, ce qui favorise la santé du nourrisson. Bien que l'allaitement ne protège pas contre le SMSN, les bébés en santé sont moins susceptibles de souffrir de certains problèmes et de diverses maladies. Selon les études, on doit tenir compte du risque que la mère s'endorme en allaitant dans son lit et que son bébé meure étouffé accidentellement.**
- Discuter des problèmes liés au fait de dormir avec son bébé et des risques concernant la mort soudaine et inattendue d'un nourrisson causée par son emprisonnement accidentel sous un adulte endormi ou par suffocation lorsque le bébé s'enfonce dans un sofa ou un fauteuil. **Le fait de dormir avec son bébé ou de le coucher dans un emplacement non sécuritaire produit un environnement de sommeil dangereux qui fait courir à l'enfant un risque élevé de mort subite.**

- Prendre note des croyances de la mère concernant le partage du lit avec son enfant. **Les bébés allaités dorment plus souvent avec leur mère que les autres, surtout si celle-ci est jeune, célibataire, si son revenu est peu élevé et si elle fait partie d'un groupe ethnique minoritaire. D'autres études sont nécessaires pour étendre notre compréhension des habitudes de partage du lit, ainsi que des avantages et des risques qui en découlent.**

PRIORITÉ Nº 3 – Favoriser le bienêtre de la mère et du bébé

- Discuter avec les parents des faits connus sur le SMSN. **Corriger les idées fausses et aider à réduire le degré d'anxiété.**
- Éviter de trop habiller ou de trop couvrir le bébé durant son sommeil. **Le nouveau-né qui porte plus de deux couches de vêtements pendant qu'il dort court six fois plus de risques de SMSN que celui qui en porte moins.**
- Coucher le bébé sur un matelas ferme, dans une couchette certifiée sécuritaire. **Éviter les matelas mous, les sofas, les coussins, les lits d'eau et les autres surfaces molles. Même si cette mesure n'empêche pas le SMSN, elle permet de réduire le risques de suffocation.**
- Retirer les couvertures molletonnées et lâches de la surface de sommeil en s'assurant que rien ne couvre la tête ou le visage du bébé pendant qu'il dort, **afin de réduire le risque de suffocation**.
- Discuter de la possibilité d'utiliser un moniteur d'apnée. **On ne recommande pas l'emploi de ces dispositifs pour prévenir le SMSN, mais ils peuvent être utiles pour surveiller d'autres problèmes médicaux.**
- Suggérer qu'une infirmière de la santé publique visite la nouvelle maman au moins une ou deux fois après son congé. **Des chercheurs ont découvert que les bébés amérindiens dont la mère avait reçu la visite d'une infirmière couraient 80% moins de risques de mourir du SMSN que ceux dont la mère n'avait pas reçu de telle visite.**
- S'assurer que le personnel du centre de service de garde qui accueille l'enfant pendant la journée est formé à l'observation et à l'élimination des facteurs de risque (ex.: position pendant le sommeil).
- Diriger les parents vers des programmes de sensibilisation au SMSN (www.naitreetgrandir.net et autres sites web); les inciter à consulter un professionnel de la santé si leur bébé montre des signes de maladie ou s'il présente des comportements qui les inquiètent. **Ils peuvent ainsi obtenir des renseignements et du soutien afin de réduire les risques et de corriger certains problèmes, le cas échéant.**

Information à consigner

Évaluations (initiale et subséquentes)

- Noter les données de base ainsi que le degré d'anxiété et d'inquiétude des parents.
- Consigner les facteurs de risque s'appliquant à la situation.

Planification

- Rédiger le plan de soins et inscrire le nom de chacun des intervenants.
- Rédiger le plan d'enseignement.

Application et vérification des résultats

- Noter les réactions des parents aux interventions et à l'enseignement, ainsi que les mesures qui ont été prises.
- Consigner les objectifs atteints ou les progrès accomplis vers leur réalisation.
- Noter les modifications apportées au plan de soins.

Plan de congé

- Consigner les besoins à long terme et les mesures à prendre.
- Décrire le réseau de soutien accessible ; noter les demandes de consultation et le nom des responsables des mesures à prendre.

EXEMPLES TIRÉS DE LA CRSI (NOC) ET DE LA CISI (NIC)

- RÉSULTAT : Détection des risques
- INTERVENTION : Enseignement des principes relatifs à la sécurité du nourrisson

MOTILITÉ

MOTILITÉ GASTRO-INTESTINALE DYSFONCTIONNELLE

Taxinomie II : Élimination/échange – Classe 2 : Système gastro-intestinal (00196)
[Mode fonctionnel de santé de Gordon : Élimination]
Diagnostic proposé en 2008

DÉFINITION ■ Activité péristaltique augmentée, diminuée, inefficace ou absente au sein du système gastro-intestinal.

Facteurs favorisants

- Vieillissement ; prématurité

- Chirurgie
- Malnutrition ; alimentation entérale
- Usage de produits médicamenteux (stupéfiants et opiacés, laxatifs, antibiotiques, anesthésiques)
- Intolérance alimentaire (ex. : gluten, lactose) ; ingestion de produits contaminés (ex. : nourriture, eau)
- Mode de vie sédentaire ; immobilité
- Anxiété

Caractéristiques

- Absence de flatulence
- Douleurs et crampes abdominales
- Diarrhée
- Difficulté à déféquer
- Nausées ; régurgitation
- Modification des bruits intestinaux (absence de bruits, bruits hypoactifs ou hyperactifs)
- Distension abdominale
- Vidange gastrique accélérée
- Augmentation du résidu gastrique ; résidu coloré de bile
- Selles sèches
- Vomissements

Résultats escomptés (objectifs) et critères d'évaluation

- La personne rétablit et maintient le fonctionnement normal de ses intestins.
- La personne dit comprendre les facteurs favorisants et les buts du traitement.
- La personne adopte des comportements facilitant la résolution du problème.

Interventions

PRIORITÉ Nº 1 – Évaluer les facteurs favorisants

- Noter la présence de problèmes (insuffisance cardiaque congestive, traumatisme important, troubles chroniques, sepsie, etc.) affectant la circulation systémique et l'irrigation tissulaire et **pouvant entrainer une diminution de la perfusion gastro-intestinale et un dysfonctionnement gastro-intestinal à court ou à long terme**.
- Relever la présence d'affections responsables d'une diminution du flux sanguin gastro-intestinal (varices œsophagiennes, hémorragies gastro-intestinales, pancréatites, hémorragies péritonéales) **afin de déterminer si la personne court un risque élevé d'être atteinte d'une insuffisance de l'irrigation tissulaire**.

- Noter la présence de troubles chroniques comme les reflux gastroœsophagiens (RGO), les hernies hiatales, les maladies inflammatoires intestinales (rectocolite ulcéreuse, maladie de Crohn, etc.), la malabsorption (syndrome de chasse, maladies cœliaques, etc.) et le syndrome de l'intestin court (qui peut survenir à la suite de la résection d'une partie de l'intestin grêle). **On associe ces problèmes à une activité péristaltique accrue, réduite ou insuffisante.**
- Relever les particularités liées à l'âge de la personne et à son stade de développement. **Les enfants ont souvent des gastroentérites se manifestant par des vomissements et de la diarrhée. Les personnes âgées, quant à elles, ont fréquemment des problèmes associés à la diminution de la motilité gastro-intestinale, comme la constipation. Enfin, les nouveau-nés qui sont prématurés ou dont le poids est insuffisant courent un risque accru de souffrir d'entérocolite nécrosante (ECN).**
- Passer en revue le traitement médicamenteux. **Les médicaments (laxatifs, antibiotiques, opiacés, sédatifs, préparations à base de fer, etc.) peuvent causer des problèmes intestinaux ou les aggraver. De plus, les risques de saignement augmentent si la personne prend des antiinflammatoires non stéroïdiens (AINS), du Coumadin ou du Plavix.**
- Préciser les éléments qui, dans le mode de vie de la personne, sont susceptibles de nuire au fonctionnement du système gastro-intestinal : pratique régulière de sports de compétition, comme la course de fond ou le cyclisme, hygiène de vie laissant à désirer, voyages dans des contrées où l'eau et la nourriture sont souvent contaminées.
- Vérifier si la personne ressent de l'anxiété et du stress ou si elle souffre de troubles psychogéniques (anorexie, boulimie, etc.). **Ces facteurs peuvent nuire au fonctionnement du système gastro-intestinal.**
- Revoir les résultats des examens de laboratoire et des autres épreuves diagnostiques, **afin de déceler des troubles gastro-intestinaux (saignements, inflammation, intoxication, infections, occlusion intestinale, etc.)**.

PRIORITÉ Nº 2 – Noter le degré de dysfonctionnement

- Prendre les signes vitaux ; noter la présence d'hypotension artérielle, de tachycardie ou de fièvre, **qui peuvent être associées à une diminution de la perfusion gastro-intestinale ou à une sepsie. Une fièvre accompagnée de selles contenant du sang rouge clair peut signaler une colite ischémique.**
- Relever l'occurrence de douleurs abdominales et leurs caractéristiques. **La douleur est un symptôme courant des maladies gastro-intestinales ; elle peut être viscérale, pariétale ou projetée (c'est-à-dire qu'elle se manifeste à un endroit très précis, mais situé à une certaine distance de l'organe atteint).**

- Porter attention aux situations où l'intensité de la douleur est anormalement élevée par rapport à la lésion traumatique. **Elles peuvent signaler un syndrome du compartiment abdominal.**
- Déterminer le profil abdominal de la personne. **La distension est une conséquence de l'accumulation de liquides (salivaires, gastriques, pancréatiques, biliaires, intestinaux) et de gaz associée à la présence d'une bactérie, à l'ingestion d'air ou à la consommation de certains types d'aliments ou de liquides.**
- Ausculter les bruits intestinaux. **S'ils sont hypoactifs, ils peuvent signaler un iléus ; s'ils sont hyperactifs, ils peuvent être le signe précurseur d'une obstruction, d'un syndrome du côlon irritable ou de saignements gastro-intestinaux.**
- Palper l'abdomen **pour évaluer la sensibilité et la tension musculaire et déterminer la taille des organes et la présence de masses ; noter les caractéristiques de la pulsation aortique**.
- Mesurer la circonférence abdominale et la comparer au tour de taille habituel ou à la longueur de la ceinture de la personne **afin de surveiller la régression ou la progression de la distension**.
- Consigner la fréquence et les caractéristiques des selles.
- Noter la présence de nausées accompagnées ou non de vomissements et relever les facteurs qui déclenchent le problème (ingestion de nourriture, etc.).
- Évaluer l'état nutritionnel de la personne ; noter les difficultés liées à l'ingestion et à la digestion des aliments.
- Mesurer la pression intraabdominale, selon les recommandations. **L'œdème tissulaire ou l'accumulation de liquide dans la cavité abdominale entrainent une hypertension intraabdominale qui, sans un traitement approprié, peut causer le syndrome du compartiment abdominal et une défaillance viscérale fatale.**

PRIORITÉ Nº 3 – Corriger le dysfonctionnement

- Collaborer au traitement visant à corriger le dysfonctionnement gastro-intestinal.
- Appliquer les mesures favorisant le repos intestinal, selon les recommandations : rien par voie orale (*nil per os* [NPO]), ingestion exclusive de liquides, drainage gastro-intestinal. **Ainsi, on atténue les ballonnements et on réduit le risque de vomissements.**
- Mesurer les excrétas provenant du système gastro-intestinal **afin de déterminer s'il faut effectuer un remplacement liquidien**.
- Administrer les liquides et les électrolytes comme ils ont été prescrits, **afin de corriger les pertes liquidiennes et d'améliorer le fonctionnement du système gastro-intestinal**.

- Inciter la personne à marcher si elle en est capable, **afin de favoriser la circulation, le péristaltisme et les fonctions intestinales**.
- Collaborer, avec le médecin et la diététiste, à l'évaluation des besoins nutritionnels de la personne et au choix des voies d'administration (orale, entérale ou parentérale).
- Inciter la personne à se reposer après avoir mangé, **afin d'accroitre le flux sanguin gastro-intestinal**.
- Maitriser la douleur au moyen des médicaments prescrits et de mesures relatives au confort (changements de position, massage du dos, etc.) **dans le but de favoriser la relaxation et d'atténuer la sensation d'inconfort**.
- Signaler au médecin tout changement dans la nature ou l'intensité de la douleur ; ce pourrait être un indice d'une dégradation de l'état de la personne.
- Collaborer avec le médecin à la gestion du traitement médicamenteux. **Il pourrait être nécessaire de modifier le dosage du médicament, d'en interrompre l'emploi ou de changer de voie d'administration.**
- Préparer la personne à la chirurgie, le cas échéant.

PRIORITÉ Nº 4 – Donner un enseignement visant le mieux-être de la personne

- Renseigner la personne sur les causes de son dysfonctionnement gastro-intestinal et sur son programme thérapeutique en utilisant des stratégies d'apprentissage appropriées : documentation écrite, bibliographie, autres sources d'information.
- Lui expliquer les variations acceptables de son mode d'élimination intestinale **afin d'éviter les inquiétudes non fondées ; elle pourra ainsi mieux gérer son problème de constipation (par l'alimentation, l'hydratation, la prise de laxatifs, etc.) et consulter au moment opportun**.
- L'inciter à exprimer ses sentiments concernant le pronostic et les conséquences à long terme de son problème de santé. **Ainsi, on atténue l'anxiété, qui est un facteur favorisant ou aggravant du dysfonctionnement gastro-intestinal.**
- Discuter avec la personne des bienfaits de la relaxation **si on soupçonne que l'anxiété est en partie responsable de son dysfonctionnement gastro-intestinal**.
- Préciser les changements qu'elle devra apporter à son mode de vie et l'aider à intégrer son programme thérapeutique à ses activités quotidiennes, **afin d'accroitre son autonomie**.
- Informer la personne des modifications qu'il lui faudra apporter à son régime alimentaire et des restrictions qu'elle devra respecter.
- Lui proposer des choix plus sains dans le mode de préparation des aliments (griller au lieu de frire, intégrer des aliments à haute teneur en fibres, utiliser des produits sans lactose, etc.)

lorsque ces facteurs ont une incidence sur les fonctions gastro-intestinales.
- L'encourager à augmenter son apport en eau, sauf en cas de restriction liquidienne.
- Lui recommander le maintien d'un poids santé ou la perte de poids si elle est obèse, **afin de réduire le risque de reflux gastroœsophagien (RGO) ou de maladies de la vésicule biliaire**.
- Préciser les effets bénéfiques de l'activité physique sur la motilité gastro-intestinale.
- Conseiller l'arrêt du tabac, **qui peut aggraver certaines maladies gastro-intestinales (ex.: maladie de Crohn) ou augmenter le risque de les contracter**.
- Expliquer à la personne les buts du traitement médicamenteux et les conséquences de la non-observance sur l'efficacité du traitement et sur sa qualité de vie.
- Insister sur l'importance de consulter le médecin avant de prendre des substances en vente libre (aspirine, vitamines, etc.), **afin de réduire le risque de saignements gastro-intestinaux**. Pour la même raison, recommander à la personne qui prend des anticoagulants d'éviter la consommation d'alcool.

§ Consulter les diagnostics infirmiers Constipation, Diarrhée et Incontinence fécale.

Information à consigner

Évaluations (initiale et subséquentes)

- Inscrire les données d'évaluation, notamment la nature, l'étendue et la durée des problèmes, ainsi que leur incidence sur l'autonomie de la personne et sur son mode de vie.
- Noter les habitudes alimentaires de la personne, les produits qu'elle a consommés récemment et les aliments auxquels elle est intolérante.
- Relever la régularité et les caractéristiques des selles.
- Consigner les aspects suivants: sensibilité ou douleur abdominale, facteurs favorisants, mesures de soulagement de la douleur.

Planification

- Rédiger le plan de soins et inscrire le nom de chacun des intervenants.
- Rédiger le plan d'enseignement.

Application et vérification des résultats

- Noter les réactions de la personne aux interventions et à l'enseignement, ainsi que les mesures qui ont été prises.
- Consigner les objectifs atteints ou les progrès accomplis vers leur réalisation.
- Relever les modifications apportées au plan de soins.

Plan de congé

- Noter les besoins de la personne à long terme et à sa sortie du centre hospitalier, ainsi que le nom des responsables des mesures à prendre.
- Noter le matériel dont la personne aura besoin ainsi que l'endroit où elle pourra se le procurer.

EXEMPLES TIRÉS DE LA CRSI (NOC) ET DE LA CISI (NIC)

- RÉSULTAT : Fonction gastro-intestinale
- INTERVENTION : Gestion de l'élimination intestinale

MOTILITÉ

RISQUE DE DYSFONCTIONNEMENT DE LA MOTILITÉ GASTRO-INTESTINALE

Taxinomie II : Élimination/échange – Classe 2 : Système gastro-intestinal (00197)

[Mode fonctionnel de santé de Gordon : Élimination]

Diagnostic proposé en 2008

DÉFINITION ■ Risque d'activité péristaltique augmentée, diminuée, inefficace ou absente au sein du système gastro-intestinal.

Facteurs de risque

- Vieillissement
- Chirurgie abdominale ; réduction de la circulation gastro-intestinale
- Intolérance à certains aliments (ex. : gluten, lactose) ; changement de nourriture ou d'eau ; manque d'hygiène au cours de la préparation des aliments
- Produits pharmaceutiques (antibiotiques, laxatifs, stupéfiants et opiacés, inhibiteurs de la pompe à protons)
- Reflux gastrœsophagien
- Diabète sucré
- Infection bactérienne, parasitaire ou virale
- Mode de vie sédentaire ; immobilité
- Prématurité
- Stress ; anxiété

Remarque : Pour un diagnostic de risque, il n'y a ni signes ni symptômes (caractéristiques) puisque le problème n'existe pas encore ; les interventions infirmières sont plutôt axées sur la prévention.

Résultats escomptés (objectifs) et critères d'évaluation

- La personne conserve un mode d'élimination normal.
- La personne comprend les facteurs de risque du dysfonctionnement de la motilité gastro-intestinale.
- La personne connait les mesures visant à prévenir ce type de dysfonctionnement.

Interventions

PRIORITÉ Nº 1 – Évaluer les facteurs de risque

- Noter la présence de problèmes **susceptibles d'entrainer une diminution de la perfusion gastro-intestinale et un dysfonctionnement gastro-intestinal** (insuffisance cardiaque congestive, traumatisme important, troubles chroniques, sepsie, etc.).
- Noter la présence de conditions ayant **des répercussions sur l'activité péristaltique** (varices œsophagiennes, pancréatite, adhérences à la suite d'une chirurgie abdominale antérieure, etc.).
- Recueillir des données sur les antécédents de problèmes gastro-intestinaux (traumatisme abdominal fermé, hernie étranglée, etc.).
- Ausculter les bruits intestinaux **afin d'évaluer l'activité péristaltique**.
- Palper l'abdomen pour apprécier la sensibilité et la tension musculaire et déterminer la taille des organes et la présence de masses ; noter les caractéristiques de la pulsation aortique.
- Relever la fréquence et les caractéristiques des selles.
- Relever l'occurrence de douleurs abdominales et leurs caractéristiques. **La douleur est un symptôme courant des maladies gastro-intestinales ; elle peut être viscérale, pariétale ou projetée (c'est-à-dire qu'elle se manifeste à un endroit très précis, mais situé à une certaine distance de l'organe atteint).**
- Prendre les signes vitaux ; noter la présence d'hypotension artérielle, de tachycardie et de fièvre, **qui peuvent être associées à une diminution de la perfusion gastro-intestinale**.
- Évaluer l'état nutritionnel de la personne ; noter les difficultés liées à l'ingestion et à la digestion des aliments.
- Relever les particularités associées à l'âge de la personne et à son stade de développement. **Les enfants ont souvent des gastroentérites se manifestant par des vomissements et de la diarrhée. Les personnes âgées, quant à elles, ont fréquemment des problèmes de constipation reliés à la diminution de la motilité gastro-intestinale, à un apport insuffisant en fibres, à un usage récurrent de laxatifs, etc. Enfin, les nouveau-nés qui sont prématurés ou dont le poids est insuffisant courent un risque accru de souffrir d'entérocolite nécrosante (ECN).**

- Passer en revue le traitement médicamenteux. **Les médicaments (laxatifs, antibiotiques, opiacés, sédatifs, préparations à base de fer, etc.) peuvent causer des problèmes intestinaux ou les aggraver. De plus, les risques de saignement augmentent si la personne prend des antiinflammatoires non stéroïdiens (AINS), du Coumadin ou du Plavix.**
- Préciser les éléments qui, dans le mode de vie de la personne, sont **susceptibles de nuire au fonctionnement du système gastro-intestinal** (pratique régulière de sports de compétition, comme la course de fond ou le cyclisme, etc.).
- Vérifier si la personne ressent du stress ou de l'anxiété, ou si elle présente des troubles psychogéniques (anorexie, boulimie, etc.).
- Passer en revue les résultats des examens de laboratoire et des épreuves diagnostiques, **afin de déterminer les facteurs ayant une incidence sur le fonctionnement du système gastro-intestinal**.

PRIORITÉ Nº 2 – Diminuer ou maitriser les facteurs de risque

- Expliquer à la personne les variations acceptables de son mode d'élimination intestinale, **afin d'éviter les inquiétudes non fondées. Elle pourra ainsi mieux gérer les facteurs de risque (alimentation, hydratation, prise de laxatifs) et consulter au moment opportun.**
- Collaborer au traitement des affections pouvant entrainer un dysfonctionnement de la motilité gastro-intestinale.
- Appliquer les mesures indiquées pour favoriser le repos intestinal (*nil per os* [NPO]), ingestion exclusive de liquides, drainage gastro-intestinal), **afin de réduire le ballonnement intestinal et les risques de vomissement**.
- Administrer les liquides et les électrolytes comme ils ont été prescrits.
- Collaborer, avec le médecin et la diététiste, à l'évaluation des besoins nutritionnels de la personne et au choix des voies d'administration (orale, entérale ou parentérale).
- Encourager la personne à observer des mesures appropriées contre l'infection (lavage des mains, etc.).
- Administrer la médication prophylactique prescrite **afin de diminuer le risque de complication gastro-intestinale (saignements, ulcération de la muqueuse gastrique, diarrhée virale)**.
- Insister sur l'importance du lever précoce à la suite d'une chirurgie, **afin de stimuler le péristaltisme et de réduire le risque de complication gastro-intestinale associé à l'immobilité**.
- Inciter la personne à pratiquer une technique de relaxation si on soupçonne que l'anxiété est un facteur de risque du dysfonctionnement de la motilité gastro-intestinale.

PRIORITÉ Nº 3 – Donner un enseignement visant le mieux-être de la personne

- Passer en revue les mesures visant à maintenir un bon fonctionnement intestinal.
  - Consommation de fibres alimentaires et d'un émollient fécal au besoin.
  - Ingestion d'une quantité de liquide appropriée à l'état de la personne.
  - Établissement ou maintien d'habitudes d'élimination intestinale régulières tenant compte du besoin d'intimité et de l'aide requise, selon le cas.
  - Exercice régulier (cette mesure a des effets bénéfiques sur les fonctions gastro-intestinales).
- Discuter avec la personne ou l'aidant naturel des changements qui doivent être apportés au régime alimentaire.
- Renseigner la personne sur les modes de préparation des aliments qui ont une incidence positive sur les fonctions gastro-intestinales.
- Lui recommander le maintien d'un poids santé ou la perte de poids si elle est obèse, **afin de réduire le risque associé aux affections gastro-intestinales (reflux gastroœsophagien, maladies de la vésicule biliaire, etc.)**.
- Insister sur l'importance de consulter le médecin avant de prendre des substances en vente libre (aspirine, vitamines, etc.), **car celles-ci peuvent endommager la muqueuse gastro-intestinale**.
- Conseiller l'arrêt du tabac, **qui peut aggraver certaines affections gastro-intestinales (ex.: maladie de Crohn) ou augmenter le risque de les contracter**.
- Diriger la personne vers les ressources appropriées (services sociaux, services de santé publique, etc.), **afin d'assurer un suivi lorsqu'elle est exposée à de l'eau ou à de la nourriture contaminées, ou lorsqu'elle a recours à des méthodes de préparation et de conservation des aliments inadéquates**.
- L'orienter vers des centres de vaccination et l'inciter à suivre les recommandations pertinentes si elle voyage dans des pays à risque élevé de contamination endémique.

Information à consigner

Évaluations (initiale et subséquentes)

- Inscrire les données d'évaluation, notamment les facteurs de risque.
- Noter les renseignements concernant les habitudes alimentaires de la personne, les produits qu'elle a consommés récemment et les aliments auxquels elle est intolérante.
- Relever la régularité et les caractéristiques des selles.

Planification

- Rédiger le plan de soins et inscrire le nom de chacun des intervenants.
- Rédiger le plan d'enseignement.

Application et vérification des résultats

- Noter les réactions de la personne aux interventions et à l'enseignement, ainsi que les mesures qui ont été prises.
- Consigner les objectifs atteints ou les progrès accomplis vers leur réalisation.
- Relever les modifications apportées au plan de soins.

Plan de congé

- Noter les besoins de la personne à long terme, ainsi que le nom des responsables des mesures à prendre.
- Préciser les endroits où la personne peut se procurer et faire entretenir l'équipement dont elle a besoin.

EXEMPLES TIRÉS DE LA CRSI (NOC) ET DE LA CISI (NIC)

- RÉSULTAT : Fonction gastro-intestinale
- INTERVENTION : Gestion de l'élimination intestinale

MUQUEUSE BUCCALE

ATTEINTE DE LA MUQUEUSE BUCCALE

Taxinomie II : Sécurité/protection – Classe 2 : Lésions (00045)
[Mode fonctionnel de santé de Gordon : Nutrition et métabolisme]
Diagnostic proposé en 1982 ; révision effectuée en 1998 par le groupe de recherche pour le développement et la classification des diagnostics infirmiers (NDEC)

DÉFINITION ■ Rupture des couches tissulaires des lèvres et de la cavité buccale.

Facteurs favorisants

- État pathologique de la cavité buccale (irradiation de la tête ou du cou) ; fente palatine ; perte des structures de soutien
- Traumatisme
- Facteurs mécaniques (appareils dentaires inadaptés, appareils orthodontiques, sonde endotrachéale ou nasogastrique, chirurgie buccodentaire ou maxillaire)
- Facteurs chimiques (alcool, tabac, aliments acides, utilisation régulière d'inhalateurs)

- Chimiothérapie; immunodépression; diminution de l'immunité; thrombopénie; infection; radiothérapie
- Déshydratation; malnutrition; manque de vitamines
- Jeûne absolu depuis plus de 24 heures
- Absence de salive ou diminution de la sécrétion salivaire; respiration par la bouche
- Mauvaise hygiène buccale; obstacles à l'hygiène buccale; absence de suivi chez le dentiste
- Effets secondaires de médicaments
- Stress; maladie dépressive
- Diminution des taux d'hormones (femmes); perte de tissus conjonctifs, adipeux ou osseux associée au vieillissement

Caractéristiques

- Xérostomie (bouche sèche)
- Douleur ou gêne buccale
- Sensation de mauvais gout, de diminution ou d'absence de gout; sensation d'avoir du mal à manger ou à avaler
- Langue saburrale, atrophiée, lisse, sensible, déformée en surface
- Pâleur de la muqueuse et des gencives
- Stomatite; hyperémie; hyperplasie des gencives avec saignement; macroplasie; vésicules, nodules ou papules
- Taches ou plaques blanches, spongieuses; exsudat blanchâtre (lait caillé); lésions ou ulcères buccaux; fissures; chéilite; desquamation; muqueuse dénudée
- Œdème
- Halitose; [carie dentaire]
- Rétraction des gencives (déchaussement de plus de 4 mm)
- Exsudat ou écoulement purulent; présence d'agents pathogènes
- Hypertrophie des amygdales
- Rougeurs ou taches bleuâtres (ex.: hémangiomes)
- Élocution difficile

Résultats escomptés (objectifs) et critères d'évaluation

- La personne connait les facteurs favorisants.
- La personne adopte des mesures visant la promotion d'une saine muqueuse buccale.
- La personne applique des techniques pour recouvrer ou maintenir l'intégrité de sa muqueuse buccale.
- La personne manifeste une diminution des signes et des symptômes notés dans les caractéristiques.

Interventions

PRIORITÉ N° 1 – Déterminer les facteurs ayant une incidence sur la santé buccale

- Noter la présence de tout problème de santé ou traumatisme **pouvant altérer la muqueuse buccale** (herpès, gingivite, maladie parodontale, ulcération de la muqueuse, infection virale, fongique ou bactérienne, fracture, cancer ou traitement contre le cancer, trouble entrainant un affaiblissement généralisé).
- Recueillir des données sur l'état nutritionnel de la personne (apports alimentaire et liquidien) ; noter les changements récents (interruption de l'alimentation, changement sur le plan du gout, mastication laborieuse, déglutition répétitive même lorsque la bouchée est petite, perte pondérale inexpliquée, etc.). **Il s'agit de signes d'une atteinte de la muqueuse buccale.**
- Noter l'usage de tabac (y compris la chique) et d'alcool. **Ces substances prédisposent la personne aux infections, aux lésions et au cancer de la muqueuse buccale.**
- Évaluer si la personne a la bouche sèche, si sa salive est épaisse ou absente et si la surface de sa langue est anormale.
- Noter les caractéristiques des dents (ébréchées, acérées, etc.) ; vérifier l'ajustement des prothèses, le cas échéant.
- S'enquérir des médicaments que la personne prend et de leurs effets secondaires **susceptibles d'altérer la muqueuse buccale**.
- Évaluer les allergies de la personne à des aliments, à des médicaments ou à d'autres substances.
- Apprécier sa capacité de veiller à ses soins personnels ; vérifier si elle dispose de l'aide ou de l'équipement requis. **L'âge et l'état de la personne ont une influence sur son aptitude à prendre ses soins en charge.**
- Recueillir des données sur l'hygiène buccodentaire de la personne : mesures utilisées (brossage, emploi de la soie dentaire ou d'un irrigateur buccal, etc.), fréquence d'application, visites chez le dentiste, etc.

PRIORITÉ N° 2 – Corriger les problèmes actuels ou en évolution

- Inspecter régulièrement la cavité buccale de la personne pour y déceler des signes d'inflammation, des plaies, des lésions, des saignements. Déterminer si la personne éprouve de la douleur dans la cavité buccale ou à la déglutition. Lui recommander de faire cette inspection régulièrement, par exemple chaque fois qu'elle se nettoie la bouche et les dents.
- L'inciter à prendre suffisamment de liquides **pour prévenir la sècheresse buccale et la déshydratation**.
- L'encourager à consommer des aliments et des liquides acidulés, surs et à base d'agrumes, à mâcher de la gomme ou à

sucer des bonbons durs sans sucre, **afin de stimuler la sécrétion de salive**.

- Lubrifier ses lèvres et lui suggérer d'employer un baume pour les lèvres.
- Lui déconseiller les aliments ou les liquides irritants, trop froids ou trop chauds ; au besoin, l'aviser de consommer des aliments mous ou en purée.
- Lui recommander d'éviter l'alcool et le tabac, **qui peuvent accroitre l'irritation de la muqueuse**.
- Utiliser avec prudence les tiges glycérinées et citronnées, **car elles peuvent irriter la muqueuse si elle est lésée**.
- Aider la personne à voir à ses soins buccodentaires.
  - Lui fournir de l'eau du robinet, une solution saline ou un rince-bouche sans alcool.
  - Faire un massage doux des gencives et un nettoyage de la langue avec une brosse à poils doux, une petite éponge ou un coton-tige.
  - L'encourager à utiliser la brosse à dents et la soie dentaire.
  - Lui rappeler les précautions à prendre au moment d'employer des appareils électriques ou à piles pour l'hygiène et les soins buccodentaires.
  - Nettoyer les prothèses dentaires de la personne après les repas et au coucher ; l'aider à le faire, au besoin.
- Inciter la personne à se gargariser souvent, surtout avant les repas. **Selon le cas, elle peut utiliser une solution d'eau oxygénée ou de perborate de sodium à 2 % (s'il y a infection), du chlorure de sodium, du bicarbonate de soude ou des solutions alcalines.**
- L'encourager à observer les mesures d'hygiène buccodentaire appropriées après les repas et au coucher ; l'aider, au besoin.
- Lui donner des pastilles anesthésiques ou des analgésiques contenant de la lidocaïne (xylocaïne visqueuse), selon l'ordonnance, **afin de réduire l'inconfort ou la douleur**.
- Lui administrer les antibiotiques prescrits **en cas d'infection**.
- Changer la position du tube endotrachéal et des accessoires respiratoires selon le protocole, en prenant soin de protéger les dents, **afin de diminuer la pression sur les tissus**.
- Assurer à la personne un apport alimentaire suffisant, en particulier si elle souffre de malnutrition.
- L'inciter à éviter l'alcool et le tabac (y compris la chique), surtout dans les cas de maladie parodontale ou en présence de xérostomie. **Ces substances peuvent causer des irritations ou des lésions de la muqueuse.**
- Lui conseiller d'examiner ses dentiers ou ses autres prothèses **pour y déceler des défauts qui pourraient avoir des répercussions sur sa santé buccale**.

PRIORITÉ Nº 3 – Donner un enseignement visant le mieux-être de la personne

- S'enquérir de ses habitudes d'hygiène buccodentaire.
- L'informer des soins buccodentaires appropriés, **afin de lui permettre d'améliorer son hygiène ou de conserver ses bonnes habitudes**.
- Décrire aux parents les mesures d'hygiène et les soins buccodentaires appropriés pour les bébés et les enfants (utilisation sécuritaire des sucettes, brossage des dents et des gencives, risques associés à la consommation de boissons sucrées et de bonbons, reconnaissance et traitement du muguet, etc.), **afin d'encourager l'adoption de bonnes habitudes à un jeune âge et de pouvoir traiter les problèmes à temps**.
- Expliquer à la personne les soins d'hygiène buccodentaire requis pendant et après une maladie, ou encore, à la suite d'un traumatisme ou d'une intervention chirurgicale (comme dans les cas de fente labiale ou palatine), **afin d'accélérer la guérison**.
- Préciser si la personne a besoin d'aides techniques **pour voir à ses soins d'hygiène buccodentaire** ; lui en expliquer le mode d'emploi, le cas échéant.
- Pratiquer l'écoute active lorsque la personne exprime des inquiétudes quant à son apparence ; lui donner des renseignements précis sur les traitements possibles et leurs conséquences.
- Apprécier les effets du problème sur l'estime de soi et l'image corporelle de la personne : retrait des activités sociales habituelles, changements dans ses rapports avec autrui, expression d'un sentiment d'impuissance, etc.
- Passer en revue les particularités du traitement médicamenteux, notamment l'emploi d'anesthésiques locaux.
- Inciter la personne à adopter et à conserver de bonnes habitudes en matière de santé physique et mentale, dont la gestion adéquate du stress. **Une altération de la réponse immunitaire peut toucher la muqueuse buccale.**
- La renseigner sur les aliments **qui peuvent l'aider à corriger ses carences, à réduire l'irritation des gencives et à prévenir la carie dentaire**.
- Déconseiller aux parents de donner un biberon de lait à l'enfant au moment de le mettre au lit. Leur suggérer d'utiliser une sucette ou un biberon d'eau **afin de prévenir la carie du biberon**.
- Recommander à la personne de recevoir régulièrement des soins dentaires.
- La diriger vers des ressources et des programmes appropriés : clinique dentaire offrant des services à prix abordables, programme d'abandon du tabac, services d'information et de soutien aux personnes atteintes du cancer, popote roulante, aide domestique, coupons alimentaires, etc.

Information à consigner

Évaluations (initiale et subséquentes)

- Inscrire les résultats des divers examens de la muqueuse buccale.
- Relever les habitudes d'hygiène buccodentaire de la personne et les facteurs qui interfèrent avec ces mesures.
- Prendre note des connaissances de la personne concernant l'hygiène et les soins buccodentaires.
- Consigner les ressources dont la personne dispose et l'utilisation qu'elle en fait.

Planification

- Rédiger le plan de soins et inscrire le nom de chacun des intervenants.
- Rédiger le plan d'enseignement.

Application et vérification des résultats

- Noter les réactions de la personne aux interventions et à l'enseignement, ainsi que les mesures qui ont été prises.
- Consigner les objectifs atteints ou les progrès accomplis vers leur réalisation.
- Relever les modifications apportées au plan de soins.

Plan de congé

- Noter les besoins à long terme de la personne et le nom des responsables des mesures à prendre.
- Consigner les demandes de consultation ; noter les services auprès desquels la personne peut se procurer les aides techniques dont elle a besoin.

EXEMPLES TIRÉS DE LA CRSI (NOC) ET DE LA CISI (NIC)

- RÉSULTAT : Santé buccodentaire
- INTERVENTION : Rétablissement de la santé buccodentaire

NAUSÉE

NAUSÉE

Taxinomie II : Bienêtre – Classe 1 : Bienêtre physique (00134)
[Mode fonctionnel de santé de Gordon : Nutrition et métabolisme]
Diagnostic proposé en 1998 ; révision effectuée en 2002

DÉFINITION ■ Sensation subjective et désagréable, survenant par vagues, ressentie dans la gorge, l'épigastre ou l'abdomen et pouvant entrainer l'envie ou l'urgence de vomir.

Facteurs favorisants

Facteurs liés aux traitements

- Irritation gastrique [médicaments (aspirine, antiinflammatoires non stéroïdiens, stéroïdes, antibiotiques), alcool, fer, transfusions sanguines]
- Distension gastrique [évacuation ralentie à la suite de l'administration de produits pharmacologiques (narcotiques, agents anesthésiants)]
- Médicaments [analgésiques, aspirine, antiinflammatoires non stéroïdiens, opiacés, agents d'anesthésie ou de chimiothérapie, antiviraux contre le VIH, stéroïdes, antibiotiques]
- [Exposition à des rayonnements, radiothérapie]

Facteurs biophysiques

- Troubles biochimiques (urémie, acidocétose diabétique) ; grossesse ; douleur
- Tumeurs localisées (neurinome du nerf auditif, tumeurs cérébrales primaires et secondaires, métastases osseuses à la base du crâne, etc.), tumeurs abdominales (cancer pelvien ou colorectal, etc.)
- Toxines (peptides sécrétés par une tumeur, métabolites anormaux causés par un cancer, etc.)
- Maladies de l'œsophage ou du pancréas ; extension de la capsule de la rate
- Distension gastrique [causée par un retard de l'évacuation gastrique, une obstruction pylorique, une distension biliaire ou génito-urinaire, une stase à la partie supérieure de l'intestin, une compression externe de l'estomac, du foie ou de la rate, une augmentation de volume d'un autre organe qui ralentit le fonctionnement de l'estomac (syndrome de compression gastrique), etc.]

- Irritation gastrique [attribuable à une inflammation pharyngée ou péritonéale, par exemple]
- Mal des transports, syndrome de Ménière, labyrinthite
- Augmentation de la pression intracrânienne; méningite

Facteurs situationnels

- Odeurs nauséabondes, dégout; stimulation visuelle désagréable
- Douleur
- Facteurs psychologiques
- Peur; anxiété

Caractéristiques

- Plaintes relatives à la nausée («mal de cœur»)
- Aversion pour la nourriture
- Augmentation de la salivation; gout aigre dans la bouche
- Augmentation des mouvements de déglutition; haut-le-cœur

Résultats escomptés (objectifs) et critères d'évaluation

- La personne n'a pas de nausée.
- La personne surmonte la nausée chronique; son apport alimentaire est adéquat.
- La personne conserve ou retrouve son poids.

Interventions

PRIORITÉ Nº 1 – Évaluer les facteurs favorisants

- Rechercher la présence de troubles gastro-intestinaux (ulcères gastroduodénaux, cholécystite, gastrite, ingestion de certains aliments, etc.). **Il est parfois suffisant d'apporter des changements au régime alimentaire pour réduire la fréquence de la nausée.**
- Noter les conditions qui peuvent être à l'origine de la nausée (grossesse, traitement contre le cancer, infarctus du myocarde, hépatite, sepsie, effets toxiques d'un médicament, traumatisme ou tumeur du système nerveux central, causes neurogènes comme la stimulation du système vestibulaire, etc.). **Ces renseignements aident à déterminer les interventions et le traitement nécessaires pour maitriser la condition sous-jacente.**
- Préciser les contextes que la personne juge anxiogènes, menaçants ou répugnants («ça me donne la nausée»). **Ainsi, elle pourra limiter son exposition à ces situations ou entreprendre un traitement prophylactique.**
- Noter les facteurs psychologiques, notamment ceux d'origine culturelle (ex.: la personne mange un aliment qui, dans sa culture, est considéré comme répugnant).

- Déterminer si la nausée est légère et de courte durée (nausée du matin durant le premier trimestre de la grossesse, nausée associée à la gastroentérite, etc.) ou si elle est importante et prolongée (traitement contre le cancer, vomissements de la grossesse, etc.). **On peut ainsi prévoir la gravité de ses effets sur l'équilibre hydroélectrolytique et sur l'état nutritionnel de la personne.**
- Prendre les signes vitaux de la personne, surtout s'il s'agit d'un enfant ou d'une personne âgée, et relever les signes de déshydratation. **La nausée peut survenir en présence d'hypotension orthostatique et de déficit du volume liquidien.**

PRIORITÉ N° 2 – Favoriser le bienêtre de la personne et optimiser son apport nutritionnel

- Administrer les médicaments prescrits pour traiter les problèmes sous-jacents (syndrome vestibulaire, obstruction intestinale, trouble de la motilité de l'intestin grêle, infection, inflammation, toxines, etc.) ; surveiller la réaction de la personne au traitement. **Les effets secondaires des antiémétiques, des anxiolytiques et des antipsychotiques sont plus fréquents chez les personnes âgées (somnolence, mouvements extrapyramidaux, etc.) ; le risque de fausse route (aspiration) est lui aussi accru.**
- Choisir, en collaboration avec le médecin, la voie d'administration la plus appropriée (orale, sublinguale, rectale, transdermique ou par injection).
- Passer en revue le traitement contre la douleur. **Les opiacés à action prolongée et la combinaison de médicaments peuvent réduire la stimulation de la zone gâchette chimiosensible, ce qui diminue la nausée associée aux narcotiques.**
- Offrir à la personne des aliments secs (pain grillé, craquelins, céréales) au lever si la nausée survient le matin ; lui en fournir tout au long de la journée s'il le faut.
- L'inciter, au départ, à manger de la glace concassée ou à boire de petites quantités de liquide (de 125 à 250 mL chez l'adulte, 30 mL ou moins chez l'enfant).
- L'encourager à prendre des liquides 30 minutes avant ou après les repas plutôt que durant ces derniers.
- Incorporer aux repas et aux collations les aliments que la personne préfère ou des aliments non irritants (boissons gazéifiées sans caféine, bouillons légers, jus de fruits non acides, gélatine, sorbets ou glaces, poulet cuit sans la peau), **afin de réduire l'acidité gastrique et d'accroitre l'apport nutritionnel**.
- Éviter le lait et les produits laitiers, les aliments trop sucrés, frits ou gras, ainsi que les légumes qui causent des flatulences (brocoli, chou-fleur, concombre, etc.), **car ils peuvent accentuer la nausée ou nuire à la digestion**.

- Conseiller à la personne de prendre plusieurs petits repas par jour; lui recommander d'éviter les plats copieux; l'inciter à manger et à boire lentement, ainsi qu'à bien mastiquer. **Ces mesures facilitent la digestion.**
- S'assurer que l'environnement de la personne est propre, tranquille et bien ventilé. Éviter les odeurs désagréables dans la mesure du possible (nourriture, fumée, parfum, etc.), **car elles peuvent déclencher ou aggraver la nausée**.
- Donner des soins buccodentaires réguliers à la personne, particulièrement à la suite de vomissements, **pour nettoyer la cavité buccale et atténuer la sensation de mauvais gout dans la bouche**.
- Inciter la personne à prendre des respirations lentes et profondes, **afin de favoriser la relaxation**.
- L'encourager à se divertir (musique, visites d'amis ou de proches, télévision, etc.) **afin de focaliser son attention sur une activité**.
- Administrer les antiémétiques prescrits avec les médicaments anticancéreux **afin de prévenir ou de réduire les effets secondaires de ces derniers**.
- Envisager la possibilité de recourir à l'acuponcture; on peut, par exemple, installer au poignet de la personne un élastique muni d'une bille dure qui exerce une pression sur le point approprié. **Les gens qui souffrent de nausée chronique ou de mal des transports apprécient généralement cette mesure efficace et dénuée d'effet sédatif.**
- Établir l'horaire de chimiothérapie **de façon à ne pas nuire à l'apport alimentaire de la personne**.

PRIORITÉ Nº 3 – Donner un enseignement visant le mieux-être de la personne

- Revoir avec la personne les facteurs qui favorisent la nausée ou qui la déclenchent, ainsi que les mesures de prévention, **pour qu'elle puisse prendre son traitement en charge. Certaines personnes souffrent d'une nausée d'anticipation (réflexe conditionné) qui se manifeste chaque fois qu'elles se trouvent dans une situation donnée.**
- Expliquer à la personne le mode d'utilisation des antiémétiques ainsi que leurs effets secondaires indésirables, **afin d'augmenter l'efficacité et le caractère sécuritaire du traitement**.
- Discuter avec elle de l'emploi approprié des médicaments en vente libre (antihistaminiques, antiacides, etc.) et des produits à base d'herbes médicinales.
- L'inciter à suivre un traitement non pharmacologique. **L'autohypnose, la relaxation musculaire progressive, la rétroaction biologique, l'imagerie mentale dirigée et la désensibilisation systématique favorisent la détente, permettent à la personne**

de focaliser son attention, augmentent son sentiment de maitrise et diminuent son sentiment d'impuissance.
- Lui suggérer de préparer et de congeler des repas à l'avance ou de charger un proche de ces tâches; lui proposer de mettre ses portions au microondes ou au four plutôt que d'utiliser la cuisinière, **en prévision des périodes où la nausée sera trop forte**.
- L'encourager à porter des vêtements amples **afin de diminuer les pressions externes sur l'abdomen**.
- Lui recommander de se peser chaque semaine, si c'est nécessaire, **afin de surveiller son état nutritionnel et son apport en liquides**.
- Discuter avec la personne du risque de complication; déterminer si elle a besoin d'un suivi médical ou d'une thérapie non conventionnelle. **Le dépistage précoce et la réalisation d'interventions au moment opportun peuvent réduire le risque de complication (ex.: déshydratation).**
- Revoir avec la personne les signes de déshydratation; insister sur la nécessité de contrer les pertes liquidiennes ou électrolytiques avec des produits comme Gatorade pour les adultes et Pedialyte pour les enfants. **Ainsi, on réduira le risque de déficits hydroélectrolytiques.**
- Informer la personne des signes qui requièrent la consultation immédiate d'un professionnel de la santé (vomissements sanguinolents, noirs ou ressemblant à du café moulu, sensation de perdre connaissance, etc.).

Information à consigner

Évaluations (initiale et subséquentes)
- Inscrire les données d'évaluation, notamment les facteurs qui causent la nausée chez la personne.
- Prendre le poids et les signes vitaux de la personne; vérifier périodiquement les changements qui surviennent à ce chapitre.
- Relever ses préférences alimentaires.
- Noter ses réactions au traitement.

Planification
- Rédiger le plan de soins et inscrire le nom de chacun des intervenants.
- Rédiger le plan d'enseignement.

Application et vérification des résultats
- Noter les réactions de la personne aux interventions et à l'enseignement, ainsi que les mesures qui ont été prises.
- Consigner les objectifs atteints ou les progrès accomplis vers leur réalisation.
- Relever les modifications apportées au plan de soins.

Plan de congé

- Noter les besoins de la personne à long terme ainsi que le nom des responsables des mesures à prendre.
- Consigner les demandes de consultation.

EXEMPLES TIRÉS DE LA CRSI (NOC) ET DE LA CISI (NIC)

- RÉSULTAT : Maitrise de la nausée et des vomissements
- INTERVENTION : Conduite à tenir en cas de nausée

NÉGLIGENCE

AUTONÉGLIGENCE

Taxinomie II : Promotion de la santé – Classe 2 : Prise en charge de la santé (00193)

[Mode fonctionnel de santé de Gordon : Activité et exercice]

Diagnostic proposé en 2008

DÉFINITION ■ Ensemble d'habitudes acquises concernant une ou plusieurs activités de soins personnels qui ne permet pas de maintenir un état de santé et un bienêtre conformes aux normes acceptées socialement.

Facteurs favorisants

- Facteurs de stress importants ; dépression
- Trouble obsessionnel compulsif ; trouble de la personnalité de type schizophrénique ou paranoïde
- Atteinte du lobe frontal affectant les fonctions exécutives ; désordre cognitif (ex. : démence) ; syndrome de Capgras
- Incapacité fonctionnelle ; difficulté d'apprentissage
- Mode de vie ; toxicomanie ; simulation
- Situation de domination ; peur d'être placé dans un établissement

Caractéristiques

- Hygiène personnelle inadéquate ; insalubrité du milieu de vie
- Refus d'adhérer à des pratiques favorables à la santé

Résultats escomptés (objectifs) et critères d'évaluation

- La personne reconnait qu'elle a des difficultés à observer des mesures d'hygiène adéquates.
- La personne réussit à apporter les changements requis à son mode de vie et à suivre son programme thérapeutique.

- La personne exécute des tâches quotidiennes selon ses capacités.
- Celui ou celle qui s'occupe de la personne l'aide à avoir une bonne hygiène corporelle et à assurer la salubrité de son milieu de vie, s'il y a lieu.
- Celui ou celle qui s'occupe de la personne l'encourage à respecter ses rendez-vous médicaux, dentaires et autres.

Interventions

PRIORITÉ Nº 1 – Évaluer les facteurs favorisants

- Relever les problèmes de santé de la personne, son âge, son stade de développement, ainsi que les facteurs psychologiques et cognitifs (incluant le délire) qui ont une incidence sur sa capacité de répondre à ses besoins. **De nombreux facteurs peuvent mener un individu à négliger ses besoins en matière d'hygiène, notamment le vieillissement, l'itinérance et la démence.**
- Utiliser les instruments de dépistage permettant de repérer les cas de violence et d'abus envers les ainés.
- Relever les autres facteurs pouvant nuire à la capacité de la personne de veiller à la satisfaction de ses besoins : troubles de la vue ou de l'ouïe, barrières linguistiques, labilité et instabilité émotionnelles.
- Noter les évènements récents ou les changements de situation **susceptibles de déclencher ou d'aggraver les comportements d'autonégligence : perte d'un être cher, perte de sécurité financière ou d'autonomie**.
- Vérifier si la personne retire des bénéfices secondaires de sa maladie, comme le soutien financier, l'empathie et l'attention de ses proches. **Il se peut qu'elle simule l'autonégligence afin d'attirer l'attention de son entourage ou d'échapper à ses responsabilités.**
- Procéder à l'examen de la santé mentale de la personne. **Les maladies mentales (psychose, dépression, démence, etc.) peuvent influer sur son désir d'autonomie, de même que sur ses capacités à s'occuper de ses soins personnels et de son environnement immédiat.**
- Collaborer à l'évaluation du dysfonctionnement du lobe frontal, le cas échéant. Rechercher les manifestations du syndrome de Diogène.
- Évaluer la situation financière de la personne et son mode de vie. **Elle habite peut-être seule ou avec des membres de sa famille qui ne l'aident pas ; elle n'a peut-être pas de domicile fixe ; il se peut qu'elle soit incapable de veiller à son bienêtre ou peu motivée à le faire.**
- Apprécier les ressources accessibles et l'utilisation que la personne en fait.

- S'entretenir avec les proches de la personne afin d'évaluer leur degré de collaboration et l'appui qu'ils lui offrent. **La personne peut manifester des comportements paranoïdes susceptibles d'irriter les proches, qui ne sont pas toujours conscients que les troubles cognitifs nuisent à la maitrise de soi.**

PRIORITÉ Nº 2 – Déterminer le degré de perturbation de la personne

- Effectuer un examen complet de la personne en prenant soin d'inspecter son cuir chevelu et sa peau ; prendre note de son hygiène personnelle, de ses odeurs corporelles, des éruptions cutanées existantes et de la présence d'ecchymoses, de déchirures, de lésions, de brulures et de parasites. Il faut aussi examiner la cavité buccale pour voir si la personne souffre de maladies des gencives, d'inflammation ou de lésions de la muqueuse. Vérifier l'état de la dentition (dents cassées ou mobiles) et l'adhérence des prothèses dentaires. **Il s'agit de circonscrire les besoins de la personne et de déceler des signes d'abus ou de traumatisme, le cas échéant.**
- Collaborer à l'évaluation de l'état nutritionnel, s'il y a lieu. Dans les cas d'**autonégligence reliée à l'alcoolisme et à la toxicomanie, la personne a tendance à sauter des repas et à consommer des aliments contenant peu d'éléments nutritifs**.
- Évaluer l'observance du traitement médicamenteux. **En plus de négliger ses soins personnels, la personne aura tendance à ne pas respecter le traitement prescrit, ce qui aggravera ses problèmes de santé. Certains médicaments psychotropes peuvent l'amener à se sentir « différente » ou à avoir l'impression qu'elle ne se maitrise plus, ce qui risque de la rendre réticente au traitement.**
- Apprécier le degré de motivation de la personne à changer sa situation.

PRIORITÉ Nº 3 – Aider la personne à corriger la situation ou à y faire face

- Rédiger, en équipe interdisciplinaire (infirmière, médecin, diététiste, physiothérapeute, ergothérapeute, spécialiste en rééducation), **un plan d'intervention adapté aux besoins de la personne afin de mettre à profit ses aptitudes et de maximiser son potentiel**.
- Établir une relation thérapeutique avec la personne et ses proches s'ils sont prêts à participer à la mise en place du plan.
- Encourager la participation de la personne et de ses proches à la détermination des difficultés et à la prise de décision. Comment perçoivent-ils le problème ? Sont-ils d'accord avec les changements proposés ? Quels sont leurs objectifs, leurs priorités ? **Cette démarche renforce l'engagement de**

la personne et de ses proches quant à l'adoption d'un mode de vie différent.

- Considérer les valeurs qui s'opposent au moment de la prise d'une décision éthique concernant l'autonégligence, soit la sécurité de la personne et son autonomie. **La difficulté consiste à prendre une décision aux termes de laquelle le respect du droit au refus de traitement n'outrepasse pas la sécurité de la personne ou de ses proches.**
- Procéder à une évaluation du domicile **afin de repérer les problèmes de sécurité, d'apprécier les mesures d'hygiène et de voir si la personne se livre à l'accumulation compulsive d'objets**.
- Expliquer les mesures d'hygiène à la personne en choisissant des termes adaptés à son degré de compréhension.
- Être à l'écoute des inquiétudes de la personne et de ses proches **afin d'évaluer si les objectifs fixés pourront être atteints et s'il y a des obstacles majeurs à la réalisation du plan d'intervention**.

§ Consulter les diagnostics infirmiers Déficit des soins personnels, Maintien inefficace de l'état de santé, Entretien inefficace du domicile et Trouble de la perception sensorielle.

PRIORITÉ Nº 4 – Donner un enseignement visant le mieux-être de la personne

- Établir un programme de resocialisation s'il y a lieu, **afin de contrer l'isolement**.
- Aider la personne à gérer sa prise de médicaments.
- Discuter avec elle de ses besoins nutritionnels et de sa capacité à se procurer des repas équilibrés. **Elle pourrait avoir besoin de coupons alimentaires, des services d'un comptoir alimentaire, d'un programme de repas pour personnes âgées ou d'une popote roulante.**
- Prévoir une évaluation continue de l'application des mesures d'hygiène corporelle, **afin de déterminer si la personne s'en occupe bien ou s'il convient de modifier le plan établi, advenant une aggravation des troubles cognitifs**.
- Évaluer si l'adoption d'un animal de compagnie serait appropriée. **La présence d'un animal peut être un facteur de motivation ; la personne sera alors plus apte à s'occuper de son propre bienêtre.**
- Utiliser les services de soutien recommandés, comme les soins à domicile, les services de garde, les services sociaux et les services aux personnes âgées.
- Étudier les possibilités d'hébergement dans un centre de soins prolongés, s'il y a lieu.
- Offrir aux proches des services de répit **afin d'éviter l'épuisement lorsque la personne présente des troubles cognitifs**.
- Diriger la personne vers des services de counseling, s'il y a lieu.

Information à consigner

Évaluations (initiale et subséquentes)

- Inscrire les données d'évaluation, notamment les capacités de la personne, ses limites et son état mental.
- Noter les problèmes de sécurité.
- Relever les ressources dont la personne a besoin ; noter la possibilité d'un placement.

Planification

- Rédiger le plan de soins et inscrire le nom de chacun des intervenants.
- Rédiger le plan d'enseignement.

Application et vérification des résultats

- Noter les réactions de la personne aux interventions et les mesures qui ont été prises.
- Consigner les objectifs atteints et les progrès accomplis vers leur réalisation.
- Noter les modifications apportées au plan de soins.

Plan de congé

- Inscrire les besoins de la personne, les mesures à prendre pour y répondre et le nom des responsables de celles-ci.
- Noter le type d'aide et de ressources à utiliser.
- Consigner les demandes de consultation.

EXEMPLES TIRÉS DE LA CRSI (NOC) ET DE LA CISI (NIC)

- RÉSULTAT : Soins personnels
- INTERVENTION : Aide à la responsabilisation

NÉGLIGENCE

NÉGLIGENCE DE L'HÉMICORPS

Taxinomie II : Perceptions/cognition – Classe 1 : Attention (00123)
[Mode fonctionnel de santé de Gordon : Cognition et perception]
Diagnostic proposé en 1986 ; révision effectuée en 2006

DÉFINITION ■ Altération de la réaction sensorielle et motrice, de la représentation mentale et de la perception spatiale du corps et de son environnement immédiat qui se caractérise par l'inattention portée à un côté et par l'attention exagérée portée à l'autre. La négligence de l'hémicorps gauche est plus grave et plus persistante que celle de l'hémicorps droit.

Facteurs favorisants

- Lésion cérébrale consécutive à des problèmes vasculaires cérébraux, à une maladie neurologique, à un traumatisme crânien ou à une tumeur
- Hémiplégie gauche résultant d'un AVC dans l'hémisphère droit
- Hémianopsie

Caractéristiques

- Sensation éprouvée par la personne qu'une partie de son corps ne lui appartient plus.
- Déviation marquée, quasi magnétique, des yeux, de la tête ou du tronc vers le côté non négligé en réponse à des stimulus ou à des activités provenant de ce côté.
- Incapacité de bouger les yeux, la tête, les membres ou le tronc dans l'espace correspondant au côté négligé, même si la personne reconnait la provenance du stimulus ; incapacité de reconnaitre la présence des gens qui l'approchent du côté négligé.
- Déplacement des sons du côté non négligé.
- Non-reconnaissance de la position du membre du côté négligé.
- Précautions inadéquates du côté négligé.
- Incapacité de manger les aliments situés dans la partie de l'assiette correspondant au côté négligé ou de mettre ses vêtements et de prendre soin de son apparence de ce côté.
- Difficulté à se rappeler certains détails de lieux connus qui se trouvent du côté négligé lorsqu'on le lui demande.
- À l'écriture, utilisation exclusive de la moitié verticale de la page correspondant au côté non négligé et incapacité d'interrompre les traits de crayon sur la moitié de la feuille correspondant au côté négligé ; à la lecture, substitution de lettres pour former des mots de longueur similaire à ceux du texte d'origine.
- Déformation du dessin ou absence de dessin sur la moitié de la feuille correspondant au côté négligé.
- Persévération de gestes du côté non négligé.
- Transfert de la perception de la douleur vers ce côté.

Résultats escomptés (objectifs) et critères d'évaluation

- La personne est consciente de son problème.
- La personne adopte les conduites nécessaires à sa sécurité physique.
- La personne comprend et applique les mesures visant à compenser la négligence de l'hémicorps.

Remarque : Ces objectifs s'appliquent aussi à l'aidant naturel lorsque la personne n'a pas la capacité requise.

Interventions

PRIORITÉ Nº 1 – Évaluer l'étendue du problème et le degré d'incapacité qui en résulte

- Noter les facteurs favorisants qui s'appliquent à la situation.
- Vérifier les perceptions qu'ont la personne et ses proches du problème de négligence de l'hémicorps; noter les différences sur ce plan.
- Mesurer l'acuité et le champ visuels de la personne.
- Recueillir des données sur sa perception sensorielle (réponse aux stimulus du froid ou de la chaleur, capacité de distinguer un objet acéré ou arrondi, etc.) et noter ses problèmes de proprioception.
- Observer son comportement (selon les indications de la rubrique Caractéristiques) **afin de déterminer l'étendue du problème**.
- Évaluer sa capacité à distinguer la droite de la gauche.
- Noter les signes physiques de négligence (indifférence à la position du ou des membres du côté atteint, présence de lésions ou d'irritation cutanée, etc.).
- Explorer et encourager l'expression des sentiments, **afin de déterminer ce que signifie cette perte ou ce dysfonctionnement pour la personne et d'évaluer leurs répercussions possibles sur les activités de la vie quotidienne**.
- Passer en revue les résultats des tests dans le but de déterminer la cause du syndrome de négligence et d'en préciser la nature (utilisation et conscience de l'espace, manifestations comportementales; déficits distincts ou associés concernant l'attention, la représentation mentale, la mémoire spatiale et la conscience; forme sensorielle ou motrice; etc.). **Cette évaluation permet d'établir le pronostic de la négligence de l'hémicorps et de prévoir une rééducation tenant compte des capacités de la personne.**

PRIORITÉ Nº 2 – Veiller au confort et à la sécurité de la personne dans son environnement immédiat

- Axer les interventions sur les moyens visant à réduire les risques et à augmenter la conscience de l'espace du côté atteint.
  - Approcher la personne du côté indemne lorsqu'elle est en phase aigüe. Lui expliquer qu'un de ses côtés est négligé et le lui répéter au besoin.
  - Éliminer les stimulus superflus lorsqu'on travaille avec la personne, afin de **diminuer les distractions**.
  - Encourager la personne à faire une rotation de la tête et un balayage visuel circulaire de l'environnement, **afin de compenser l'hémianopsie**.
  - Placer la table de chevet et les objets essentiels (sonnette d'appel, téléphone, mouchoirs, etc.) dans le champ visuel de la personne.

– Disposer le mobilier et l'équipement de sorte que rien ne nuise aux mouvements. Garder les portes complètement ouvertes ou fermées.
– Déplacer, dans l'environnement immédiat de la personne, les objets qui présentent un risque d'accident (repose-pieds, tapis, etc.).
– Offrir à la personne, aussi souvent que le besoin s'en fait sentir, des repères dans son environnement immédiat; s'assurer que l'éclairage est suffisant. **Ces mesures permettent d'améliorer son interprétation des stimulus.**
– Surveiller le positionnement et l'alignement des membres atteints, les points de pression, les lésions et les irritations cutanées, ainsi que la présence d'œdème orthostatique. **L'augmentation des risques de blessures et la formation de plaies de pression nécessitent une observation attentive et une intervention rapide.**
– Décrire la région du corps où se manifeste l'affection au cours du déplacement de la personne.
– Protéger le côté atteint contre les pressions, les blessures et les brulures; montrer à la personne de quelle manière elle peut le faire.
– Soutenir la personne dans ses activités quotidiennes en maximisant son potentiel de prise en charge des soins. L'aider à prendre un bain, à mettre de la lotion et à voir aux autres soins du côté atteint.

§ Consulter le diagnostic infirmier Trouble de la perception sensorielle.
• Collaborer avec l'ergothérapeute ou le physiothérapeute afin de promouvoir la réalisation de tâches précises (balayage visuel, adaptation environnementale, repères environnementaux, enseignement à la personne ou à ses proches, etc.). Mettre l'accent sur la rééducation fonctionnelle.

PRIORITÉ Nº 3 – Donner un enseignement visant le mieux-être de la personne

• Encourager la personne à regarder et à prendre le membre atteint **afin d'accroitre sa conscience de celui-ci**.
• Amener le membre atteint vers la ligne médiane du corps **pour que la personne puisse le voir durant les soins**.
• Fournir des stimulus au côté atteint en le touchant, en le bougeant et en le privilégiant au cours des interactions plutôt que de stimuler les deux côtés simultanément.
• Donner à la personne des objets de poids, de textures et de grosseurs variés à manipuler, **afin de lui fournir une stimulation tactile**.
• Lui montrer comment déplacer le membre atteint avec soin et lui conseiller de regarder régulièrement la position de ce

dernier ; utiliser des aide-mémoires visuels à cette fin. Si la personne ignore complètement une moitié de son corps, l'installer dans une position lui permettant d'améliorer sa perception de celle-ci **(la placer de manière à ce qu'elle puisse voir le côté atteint, etc.)**.

- L'encourager à considérer le membre ou le côté du corps atteint comme une partie intégrante de sa personne, même s'il ne semble plus lui appartenir.
- Utiliser un miroir pour que la personne puisse rectifier sa position **en voyant les deux côtés de son corps**.
- Employer des termes descriptifs pour désigner les parties du corps [« levez cette jambe » (en la pointant), « levez la jambe qui est atteinte »].
- Encourager la personne et ses proches à discuter des répercussions de la situation sur leur vie et sur leur avenir. **Cette démarche peut les aider à exprimer comment ils perçoivent le problème et leur donner l'occasion d'explorer différentes solutions pour satisfaire les besoins de la personne.**
- Reconnaitre et accepter les périodes de découragement, de chagrin et de colère. **Lorsque la personne exprime ses sentiments librement, elle est mieux disposée à y faire face et à progresser.** (Consulter le diagnostic infirmier Deuil, s'il y a lieu.)
- Amener la personne à reconnaitre son problème et à comprendre les moyens envisagés pour compenser le déficit.
- Encourager les proches de la personne à la traiter de façon normale et non comme si elle était invalide, par exemple en la faisant participer aux activités familiales.
- Placer les accessoires (téléviseur, photos, brosse à cheveux, etc.) du côté atteint lorsque la personne commence à effectuer des mouvements au-delà de la ligne médiane du corps, **afin de l'inciter à faire des efforts pour augmenter sa conscience du côté atteint**.
- Diriger la personne vers des services de réadaptation ou l'encourager à les utiliser, **afin d'accroitre son autonomie fonctionnelle**.
- Repérer d'autres ressources communautaires dont la personne pourrait avoir besoin (popote roulante, services de soins à domicile, etc.), **afin de maximiser son autonomie et de lui permettre de réintégrer son milieu de vie**.
- Fournir de la documentation écrite ou des adresses de sites internet **à la personne et à ses proches, afin qu'ils puissent approfondir leurs connaissances et apprendre à leur rythme**.

Information à consigner

Évaluations (initiale et subséquentes)

- Inscrire les données d'évaluation, notamment l'étendue des troubles de la perception et le degré d'incapacité, ainsi que

leur incidence sur l'autonomie de la personne et sur sa participation aux activités de la vie quotidienne.
- Noter les résultats des tests.

Planification
- Rédiger le plan de soins et inscrire le nom de chacun des intervenants.
- Rédiger le plan d'enseignement.

Application et vérification des résultats
- Noter les réactions de la personne aux interventions et à l'enseignement, ainsi que les mesures qui ont été prises.
- Consigner les objectifs atteints et les progrès accomplis vers leur réalisation.
- Inscrire les modifications apportées au plan de soins.

Plan de congé
- Noter les besoins futurs de la personne, les mesures à prendre pour y répondre et le nom des responsables de celles-ci.
- Noter le type d'aide et de ressources à utiliser.
- Consigner les demandes de consultation.

EXEMPLES TIRÉS DE LA CRSI (NOC) ET DE LA CISI (NIC)
- RÉSULTAT : Attention portée au côté atteint
- INTERVENTION : Conduite à tenir en cas de négligence de l'hémicorps

NON-OBSERVANCE

NON-OBSERVANCE (préciser)

Taxinomie II : Principes de vie – Classe 3 : Congruence entre les valeurs/croyances/actes (00079)

[Mode fonctionnel de santé de Gordon : Perception et prise en charge de la santé]

Diagnostic proposé en 1973 ; révision effectuée en 1998 (et par un petit groupe de travail en 1996)

DÉFINITION ■ Comportement de la personne ou de l'aidant naturel qui ne respecte pas le programme de traitement ou de promotion de la santé convenu entre la personne (ou la famille ou la collectivité) et le professionnel de la santé. La non-conformité complète ou partielle du comportement de la personne ou de l'aidant peut compromettre les résultats cliniques escomptés.

Facteurs favorisants

Facteurs liés au plan de soins

- Durée, couts, intensité, complexité

Facteurs personnels

- Capacités associées au stade de développement de la personne ; connaissances et aptitudes liées au programme thérapeutique proposé ; motivation
- Système de valeurs de la personne ; croyances sur la santé, influences culturelles, valeurs spirituelles
- [Altération des opérations de la pensée (dépression, paranoïa, etc.)]
- [Difficulté à changer de comportement (toxicomanie)]
- [Déni ; situation procurant des bénéfices secondaires à la personne]

Facteurs liés au système de santé

- Couverture sociale ; souplesse du cadre financier
- Crédibilité du soignant ; relation soignant-soigné ; continuité et régularité du suivi ; remboursement du suivi et des soins éducatifs ; aptitudes relationnelles et éducationnelles du soignant
- Accessibilité et commodité des soins ; degré de satisfaction à l'égard de ces derniers

Facteurs associés au réseau de soutien

- Participation au programme de santé ; valeur sociale accordée au programme thérapeutique
- Croyances des proches

Caractéristiques

- Comportement signalant que la personne n'adhère pas au programme thérapeutique
- Résultats d'examens anormaux (ex. : paramètres physiologiques, marqueurs biologiques)
- Absence de progrès
- Apparition de complications ou exacerbation des symptômes
- Non-respect des rendez-vous

Résultats escomptés (objectifs) et critères d'évaluation

- La personne comprend son problème de santé et le programme thérapeutique proposé.
- La personne participe à l'élaboration des objectifs.
- La personne exprime son accord quant aux objectifs fixés et au programme thérapeutique.

- La personne décide des aspects du traitement auxquels elle veut se conformer en se basant sur des renseignements justes et exacts.
- La personne utilise les ressources appropriées.
- La personne accomplit des progrès vers l'atteinte des objectifs de santé.

Interventions

PRIORITÉ N° 1 – Déterminer la raison pour laquelle la personne n'observe pas le traitement, enfreint les directives ou manque de discipline

- S'enquérir auprès de la personne et de ses proches de leur perception et de leur compréhension de la situation (problème de santé ou traitement).
- Accueillir avec ouverture d'esprit les plaintes et les commentaires de la personne. **Cette attitude permet de mieux comprendre ses réticences quant au programme thérapeutique (elle peut avoir des inquiétudes relatives aux médicaments, au succès d'une intervention, etc.).**
- Noter la langue que la personne parle, lit et comprend.
- Comparer le stade de développement de la personne à celui qui est normal à son âge.
- Recueillir des données sur le degré d'anxiété de la personne, sa capacité d'agir et de décider, son sentiment d'impuissance, etc.
- Déterminer qui prendra en charge le traitement médicamenteux (la personne, un proche, etc.) ; vérifier si cet individu connait les médicaments et les raisons pour lesquelles ils ont été prescrits.
- Voir si la personne suit bien son traitement ; évaluer le nombre de doses qu'elle pourrait avoir omises au cours des 72 dernières heures, de la semaine précédente, des deux semaines précédentes ou du mois précédent.
- Définir les facteurs qui nuisent à la prise de médicaments ou qui conduisent à la non-observance (dépression, prise de drogue ou d'alcool, faible degré de littéracie, manque d'appui ou de confiance en l'efficacité du traitement, etc.). **L'oubli est la principale raison de non-observance du plan de soins.**
- Noter la durée de la maladie. **Les gens tendent à devenir passifs et dépendants lorsqu'ils souffrent depuis longtemps d'une affection débilitante.**
- Explorer le système de valeurs de la personne et de ses proches : influences culturelles et religieuses, croyances sur la santé.
- Noter les caractéristiques sociales de la personne, son type de personnalité, ainsi que les facteurs démographiques et scolaires qui pourraient l'affecter.

- Rechercher la signification psychologique de la conduite de la personne (déni, colère, etc.). **Noter les bénéfices secondaires que cette dernière retire de sa situation sur les plans familial, scolaire, professionnel ou juridique. Ceux-ci peuvent influer sur la non-observance sans que la personne en ait conscience.**
- Inventorier les réseaux de soutien et les ressources qui sont à la disposition de la personne et noter ceux auxquels elle recourt.
- Reconnaitre que l'attitude des intervenants influe sur l'adhésion de la personne au traitement.

PRIORITÉ Nº 2 – Aider la personne et ses proches à élaborer des stratégies visant à régler le problème de manière efficace

- Établir une relation significative avec la personne. **Cette mesure crée un climat de confiance qui permet à la personne et à ses proches d'exprimer librement leurs points de vue et leurs préoccupations. L'évaluation de l'observance est plus efficace lorsqu'elle a lieu dans une atmosphère positive, exempte de jugement.**
- Demander à la personne si elle est prête à s'engager dans l'établissement conjoint d'objectifs. **Elle sera plus susceptible de collaborer si elle joue un rôle actif dans cette démarche.**
- Passer en revue les stratégies du plan de traitement; établir un ordre de priorité quant aux interventions prévues, en fonction des buts de la personne. **Il s'agit de se concentrer sur la résolution des aspects problématiques.**
- Conclure une entente avec la personne quant à sa participation aux soins, **afin d'accroitre son engagement au chapitre du suivi**.
- L'inciter à voir à ses soins personnels; les compléter au besoin.
- Admettre l'évaluation que la personne fait de ses forces et de ses faiblesses tout en travaillant avec elle à accroitre ses capacités.
- Élaborer des plans de soins à long terme et communiquer avec les gens qui assureront la continuité des soins après le congé de la personne, et ce **afin de renforcer le lien de confiance et de faciliter la poursuite des objectifs**.
- Fournir des renseignements à la personne et la diriger vers d'autres sources d'information (sites web, etc.), **afin de favoriser son autonomie et de l'aider à prendre des décisions éclairées**.
- Transmettre l'information en quantité assimilable et varier les méthodes de communication (verbale, écrite, audiovisuelle) tout en tenant compte des capacités de la personne. **Cette façon de faire, qui facilite l'apprentissage, lui permet de comprendre son problème de santé et le traitement thérapeutique.**

- Demander à la personne de reformuler les directives et les renseignements qu'elle a reçus, **afin de s'assurer qu'elle les a bien compris et bien interprétés**.
- Respecter le choix ou le point de vue de la personne, même s'il semble autodestructeur. S'abstenir de heurter ses croyances **afin de maintenir le dialogue**.
- Fixer des objectifs progressifs ou modifier les interventions prévues au plan de soins (ex. : une personne qui souffre d'une maladie pulmonaire chronique obstructive et qui fume un paquet de cigarettes par jour pourrait accepter de réduire sa consommation). **Ainsi, on pourra améliorer la qualité de vie de la personne et l'encourager à atteindre des objectifs plus élevés.**

PRIORITÉ Nº 3 – Donner un enseignement visant le mieux-être de la personne

- Insister sur l'importance de la connaissance et de la compréhension des raisons du programme thérapeutique ou de la médication ; expliquer à la personne les conséquences de ses actes ou de ses choix.
- Élaborer un système d'autosurveillance **qui donnera à la personne le sentiment de maitriser la situation, lui permettra de suivre ses progrès et l'aidera à faire des choix**.
- Lui suggérer l'emploi d'un dispositif de rappel pour la prise de médicaments. **Les statistiques montrent qu'une telle mesure accroit le degré d'observance du programme thérapeutique.**
- Lui proposer des ressources **qui l'encourageront à atteindre les résultats souhaités**. L'inciter à poursuivre ses efforts, surtout si elle commence à en ressentir les bienfaits.
- Diriger la personne vers un conseiller, un thérapeute ou tout autre service approprié.

§ Consulter les diagnostics infirmiers Stratégies d'adaptation inefficaces, Stratégies d'adaptation familiale compromises, Connaissances insuffisantes, Anxiété et Prise en charge inefficace de sa santé.

Information à consigner

Évaluations (initiale et subséquentes)

- Inscrire les données d'évaluation, notamment la dérogation par rapport au plan de traitement prescrit et les raisons fournies par la personne, dans ses propres mots.
- Noter les conséquences que la non-observance a eues jusqu'à maintenant.

Planification

- Rédiger le plan de soins et inscrire le nom de chacun des intervenants.
- Rédiger le plan d'enseignement.

Application et vérification des résultats

- Noter les réactions de la personne aux interventions et à l'enseignement, ainsi que les mesures qui ont été prises.
- Consigner les objectifs atteints ou les progrès accomplis vers leur réalisation.
- Inscrire les modifications apportées au plan de soins.

Plan de congé

- Noter les besoins à long terme de la personne et le nom des responsables des mesures à prendre.
- Consigner les demandes de consultation.

EXEMPLES TIRÉS DE LA CRSI (NOC) ET DE LA CISI (NIC)

- RÉSULTAT : Observance
- INTERVENTION : Détermination d'objectifs communs

PERCEPTION SENSORIELLE

TROUBLE DE LA PERCEPTION SENSORIELLE (préciser: visuelle, auditive, kinesthésique, gustative, tactile, olfactive)

Taxinomie II: Perceptions/cognition – Classe 3: Sensation/perception (00122)

[Mode fonctionnel de santé de Gordon: Cognition et perception]

Diagnostic proposé en 1978; révisions effectuées en 1980 et en 1998 (par un petit groupe de travail en 1996); sera retiré de l'édition 2012-2014 de la Taxinomie de NANDA-I, à moins qu'un travail supplémentaire ne soit accompli pour atteindre un niveau de preuve supérieur ou égal à 2.1.

DÉFINITION ■ Réaction diminuée, exagérée, anormale ou inadéquate à un changement dans la quantité ou le schéma des stimulus que reçoivent les sens.

Facteurs favorisants

- Insuffisance de stimulus externes: [isolement thérapeutique (isolement inversé, soins intensifs, alitement, traction, incubateur, etc.); isolement social (placement en établissement, confinement au domicile, vieillesse, maladie chronique, agonie, séparation d'avec le nouveau-né, etc.); stigmatisation (maladie mentale, retard de développement, invalidité, etc.)]
- Excès de stimulus externes: [bruit excessif en milieu de travail ou dans l'environnement immédiat (ex.: unité de soins intensifs avec appareils d'assistance)]
- Altération de la réception, de la transmission ou de l'intégration sensorielles: [maladie, traumatisme ou déficit neurologiques]; altération des organes des sens
- Déséquilibre biochimique [élévation des taux d'urée et d'ammoniac, hypoxie, etc.]
- Déséquilibre électrolytique [usage de stimulants ou de dépresseurs du système nerveux central, etc.]
- Stress psychologique; [privation de sommeil]

Caractéristiques

- Changement dans l'acuité sensorielle [photosensibilité, hypoesthésie ou hyperesthésie, sens du gout altéré, incapacité de situer la position des parties du corps (sensibilité proprioceptive)]
- Distorsions sensorielles [auditives ou visuelles]
- Modification des réactions aux stimulus [brusques sautes d'humeur, hyperémotivité, anxiété, panique]

- Changement de comportement ; agitation ; irritabilité
- Perturbation de l'aptitude à résoudre les problèmes ; manque de concentration
- Désorientation [spatiotemporelle ; incapacité de reconnaitre les personnes]
- Hallucinations ; [illusions] ; [idées bizarres]
- Altération des modes de communication
- [Incoordination motrice, perte d'équilibre ou chutes (ex. : maladie de Ménière)]

Résultats escomptés (objectifs) et critères d'évaluation

- La personne retrouve son niveau cognitif habituel.
- La personne connait les mesures visant le traitement de ses déficiences sensorielles, les adopte et apporte les corrections nécessaires.
- La personne est consciente de la surcharge ou de la privation sensorielle.
- La personne décèle et modifie les facteurs externes contribuant à l'altération de sa perception sensorielle.
- La personne utilise de manière efficace et judicieuse les ressources qui sont à sa disposition.
- La personne ne se blesse pas.

Interventions

PRIORITÉ Nº 1 – Évaluer les facteurs favorisants et le degré de perturbation de la personne

- Circonscrire les problèmes de santé qui peuvent avoir une incidence sur la perception et l'intégration des stimulus (accident vasculaire cérébral, traumatisme crânien, déficience cognitive, démence, douleur, intervention chirurgicale, traumatisme des organes sensoriels, troubles du système nerveux central [lésion de la moelle épinière, paralysie cérébrale, maladie de Parkinson], neuropathies périphériques).
- Étudier les résultats des examens de laboratoire (électrolytes sériques, profil biochimique, gaz artériels, concentrations sériques de médicaments).
- Passer en revue les résultats des épreuves diagnostiques et des examens neurologiques (tests d'évaluation des fonctions motrices et sensorielles) ou collaborer à leur réalisation.
- Examiner le traitement médicamenteux de la personne **pour déceler les substances dont les effets ou les interactions peuvent causer ou exacerber des problèmes sensoriels ou perceptuels**.
- Apprécier dans quelle mesure la personne est capable de parler, de comprendre et de répondre à des directives simples,

afin de pouvoir brosser un tableau global de son état mental et cognitif et de sa capacité d'interpréter les stimulus.
- Évaluer la fonction sensorielle de la personne : sa sensibilité à la température et au toucher ; sa reconnaissance des odeurs et des gouts ; son acuité visuelle et auditive ; sa sensibilité proprioceptive.
- Apprécier sa sensibilité à la douleur **afin de déterminer s'il y a augmentation, diminution ou absence de sensibilité**.
- Relever les réactions comportementales de la personne (illusions, hallucinations, idées délirantes, repli sur soi, agressivité, réactions affectives inadaptées, confusion, désorientation, etc.).
- S'enquérir de la perception qu'ont la personne et ses proches du problème ou des changements survenus dans les activités de la vie quotidienne et en tenir compte dans la planification des soins.

PRIORITÉ Nº 2 – Favoriser la normalisation de la réaction aux stimulus

- Fournir à la personne les moyens de communication dont elle a besoin.
- L'inciter à utiliser des aides techniques en cas de surdité, notamment des appareils auditifs, des amplificateurs audiovisuels et la langue des signes.
- Favoriser ses interactions avec l'entourage afin d'éviter l'isolement et la privation sensorielle qui en résulterait.
- Assurer la stabilité de l'environnement et la continuité des soins (toujours assigner le même personnel soignant à la personne, dans la mesure du possible).
- Répondre aux questions de la personne de façon réaliste **afin de l'aider à faire la distinction entre la réalité et ses désirs ou ses perceptions altérées**.
- Situer la personne en l'informant de l'heure et de la date, du lieu et des évènements, selon les besoins.
- Lui parler des interventions et des activités prévues, des sensations qu'elle pourrait ressentir et des résultats escomptés.
- Utiliser les sédatifs de façon judicieuse, surtout chez la personne âgée.
- S'abstenir de discuter de ses propres problèmes et de ceux des gens qui se trouvent à proximité de la personne. **Elle risque de mal interpréter ce qu'elle entend et de croire qu'on parle d'elle.**
- Éliminer les bruits et les stimulus inutiles (signaux d'alarme, signaux audibles des appareils de monitorage, etc.).
- Prévoir des périodes de repos et de sommeil pendant lesquelles la personne ne sera pas dérangée.
- Parler à la personne comateuse ou souffrant d'un déficit visuel pendant la prestation des soins, **afin de lui fournir une stimulation auditive et de prévenir les sursauts**.

- Recourir au toucher comme moyen de communication durant la prestation des soins. **Ce sens répond à un besoin psychologique de base.**
- Encourager les proches de la personne à lui apporter des objets familiers, à lui parler et à la toucher.
- Fournir à la personne des stimulations sensorielles variées : odeurs, sons, stimulations tactiles avec divers objets, effets visuels, changements de décor, etc.
- Lui proposer des activités récréatives à la mesure de ses capacités (télévision, radio, conversations, livres imprimés en gros caractères, livres-cassettes, etc.).

§ Consulter le diagnostic infirmier Activités de loisirs insuffisantes.

- Demander aux spécialistes concernés d'offrir à la personne d'autres formes de stimulation (musicothérapie, rééducation sensorielle, thérapie de remotivation) **afin de l'aider à regagner ses fonctions autant que possible et d'assurer son bien-être psychosocial**.
- Inciter la personne à employer les ressources ou les aides techniques **visant à améliorer sa perception sensorielle** (appareils auditifs, aides visuelles informatisées, lunettes avec fil de plomb pour l'équilibre, etc.).

PRIORITÉ Nº 3 – Prévenir les accidents ou les complications

- Inscrire bien en vue au chevet de la personne le déficit sensoriel dont elle souffre, **afin d'en informer le personnel soignant**.
- Placer les dispositifs de communication à la portée de la personne ; s'assurer qu'elle sait où ils se trouvent et comment s'en servir.
- Appliquer les mesures de sécurité nécessaires (monter les ridelles, abaisser le lit, prévoir un éclairage suffisant, aider la personne à marcher, surveiller l'emploi des aides techniques visuelles ou auditives).
- Donner les consignes de sécurité nécessaires (« je suis à votre droite », « l'eau est chaude », « avalez maintenant », etc.).
- Désencombrer l'espace où se déplace la personne qui est atteinte d'un déficit visuel. Poser des barres d'appui et disposer les meubles de manière qu'elle puisse s'en servir comme soutien. **Ainsi, on l'aide à ne pas perdre l'équilibre.**
- Faire marcher la personne en la soutenant ou au moyen d'aides techniques **afin qu'elle améliore son équilibre**.
- Lui indiquer la direction dans laquelle on la déplace, **afin qu'elle puisse se situer dans l'espace**.
- Surveiller l'utilisation des coussinets chauffants ou réfrigérants et mesurer la température de l'eau du bain à l'aide d'un thermomètre, **afin de protéger la personne contre les brulures**.

§ Consulter les diagnostics infirmiers Risque d'accident et Risque de traumatisme.

PRIORITÉ Nº 4 – Donner un enseignement visant le mieux-être de la personne

- Seconder la personne et ses proches dans l'apprentissage des stratégies d'adaptation efficaces, des conduites à tenir et des mesures de sécurité à mettre en place selon le déficit sensoriel et le stade de développement de la personne.
- Rechercher de nouvelles façons de pallier les déficits sensoriels (aides techniques visuelles ou auditives, appareils de suppléance à la communication, technologies informatiques, techniques de compensation, etc.).
- Planifier les soins avec la personne ; lui fournir les explications nécessaires et faire participer ses proches, dans la mesure du possible. **Ainsi, on accroit sa motivation et on assure la continuité des soins, ce qui optimise les résultats.**
- Passer en revue les mesures de sécurité à domicile, de manière qu'elles soient adaptées aux déficits sensoriels de la personne.
- Discuter des particularités du traitement médicamenteux et expliquer les effets toxiques possibles des médicaments sur ordonnance et des médicaments en vente libre. **Le dépistage précoce des effets secondaires permet d'intervenir à temps ou de modifier sans délai le traitement.**
- Montrer à la personne comment utiliser et entretenir les appareils auditifs ou les aides techniques visuelles.
- L'informer des programmes lui permettant d'obtenir les aides techniques appropriées ; la renseigner sur les services de distribution et d'entretien de ces appareils.
- Discuter avec la personne et ses proches des moyens de prévenir ou de limiter l'altération des fonctions sensorielles (évitement de l'exposition aux sons de forte intensité, reconnaissance des effets néfastes de certains médicaments sur la fonction auditive, dépistage précoce des troubles de l'audition ou du langage, adhésion au programme de vaccination, notamment contre la rougeole, les oreillons et la méningite).
- Diriger la personne vers les services pertinents (instituts nationaux, groupes de soutien locaux, programmes de dépistage, etc.).

Information à consigner

Évaluations (initiale et subséquentes)

- Inscrire les données d'évaluation, notamment le déficit dont souffre la personne, les symptômes qui y sont associés et le point de vue de la personne et de ses proches.
- Noter les aides techniques dont elle a besoin.

Planification

- Rédiger le plan de soins et inscrire le nom de chacun des intervenants.
- Rédiger le plan d'enseignement.

Application et vérification des résultats

- Noter les réactions de la personne aux interventions et à l'enseignement, ainsi que les mesures qui ont été prises.
- Consigner les objectifs atteints ou les progrès accomplis vers leur réalisation.
- Relever les modifications apportées au plan de soins.

Plan de congé

- Noter les besoins à long terme de la personne ainsi que le nom des responsables des mesures à prendre.
- Consigner les ressources existantes ainsi que les demandes de consultation.

EXEMPLES TIRÉS DE LA CRSI (NOC) ET DE LA CISI (NIC)

Perception auditive

- RÉSULTAT : Comportement de compensation de la déficience auditive
- INTERVENTION : Amélioration de la communication : déficience auditive

Perception visuelle

- RÉSULTAT : Comportement de compensation de la déficience visuelle
- INTERVENTION : Amélioration de la communication : déficience visuelle

Perception gustative ou olfactive

- RÉSULTAT : Fonction sensorielle : gout et odorat
- INTERVENTION : Assistance nutritionnelle

Perception kinesthésique

- RÉSULTAT : Fonction sensorielle : proprioception
- INTERVENTION : Enseignement des règles de la mécanique corporelle

Perception tactile

- RÉSULTAT : Fonction sensorielle cutanée
- INTERVENTION : Conduite à tenir en cas d'altération de la sensibilité périphérique

PEUR

PEUR [préciser l'objet]

Taxinomie II : Adaptation/tolérance au stress – Classe 2 : Stratégies d'adaptation (00148)
[Mode fonctionnel de santé de Gordon : Perception de soi et concept de soi]
Diagnostic proposé en 1980 ; révision effectuée en 2000

DÉFINITION ■ Réaction à la perception d'une menace [réelle ou imaginaire] consciemment reconnue comme un danger.

Facteurs favorisants

- Dispositions innées (réaction à un bruit soudain, à la hauteur, à la douleur, à une perte d'appui) ; comportement inné sous l'influence de substances libérées par les terminaisons nerveuses à la suite d'une excitation (neurotransmetteurs) ; stimulus phobique
- Réaction acquise (conditionnement, apprentissage imitatif découlant de l'identification aux autres)
- Manque de familiarisation avec une ou plusieurs expériences environnementales
- Séparation d'avec le réseau de soutien dans une situation potentiellement stressante (hospitalisation, intervention médicale, traitement)
- Barrière linguistique ; déficit sensoriel

Caractéristiques

- Appréhension, nervosité, vive inquiétude, panique, terreur, effroi, diminution de la confiance en soi, tension accrue, frayeur
- Réactions cognitives : capacité de nommer l'objet de la peur ; perception du stimulus comme une menace ; diminution de la concentration, de la capacité d'apprentissage et de l'aptitude à résoudre des problèmes
- Réactions physiologiques : anorexie, nausées, vomissements, diarrhée, fatigue, bouche sèche, augmentation des fréquences cardiaque [palpitations] et respiratoire, tension musculaire, dyspnée, augmentation de la pression systolique, pâleur, transpiration abondante, dilatation des pupilles
- Réactions comportementales : état de qui-vive, comportement de fuite ou d'agression, impulsivité, concentration sur la source de la peur

Résultats escomptés (objectifs) et critères d'évaluation

- La personne parle de ses craintes et fait la distinction entre les peurs saines et les peurs malsaines.
- La personne décrit la situation avec justesse et dit se sentir en sécurité.
- La personne utilise des stratégies d'adaptation efficaces (la résolution de problèmes, par exemple) et se sert de manière adéquate des ressources qui sont à sa disposition.
- La personne manifeste une gamme de sentiments appropriés ; elle a moins peur.

Interventions

PRIORITÉ Nº 1 – Évaluer le degré de peur de la personne et la mesure dans laquelle le danger perçu est réel

- Vérifier comment la personne et ses proches perçoivent la situation et comment celle-ci influe sur leur vie. **La peur est un mécanisme de défense mais, si elle n'est pas traitée, elle peut affecter négativement l'existence des gens.**
- Préciser l'âge de la personne et son stade de développement. **Ainsi, on peut évaluer si ses peurs se rapprochent de celles qu'éprouvent en général les gens de sa tranche d'âge (les tout-petits n'ont pas les mêmes peurs que les adolescents ou que les personnes âgées souffrant de démence, par exemple).**
- Noter le degré de peur de la personne. Est-elle paralysée par la peur ? Est-elle incapable d'accomplir ses activités en raison de ses craintes ?
- Observer les réactions verbales et non verbales de la personne et les comparer, **afin de noter les dissonances et toute mauvaise interprétation de la situation**.
- Reconnaitre les signes de déni ou de dépression.
- Repérer les déficits sensoriels (visuels ou auditifs) de la personne. **Les changements dans l'intégrité des récepteurs affectent l'interprétation des stimulus et altèrent les perceptions sensorielles.**
- Noter le degré de concentration de la personne et l'objet de ses préoccupations.
- Préciser les expériences subjectives relatées par la personne (il peut s'agir d'illusions, d'hallucinations, etc.), **afin de déterminer sa réponse aux stimulus de l'environnement**.
- Être vigilant relativement au risque de violence.
- Mesurer les signes vitaux et noter les réactions physiologiques de la personne en regard de la situation.
- Recueillir des données sur la dynamique familiale.

§ Consulter les diagnostics infirmiers suivants: Dynamique familiale perturbée, Motivation d'une famille à améliorer ses stratégies d'adaptation, Stratégies d'adaptation familiale compromises, Stratégies d'adaptation familiale invalidantes, Anxiété.

PRIORITÉ Nº 2 – Aider la personne et ses proches à affronter la peur ou la situation menaçante

- Demeurer auprès de la personne ou prendre des dispositions pour qu'elle ne reste pas seule. **Le fait de lui offrir le soutien de gens qu'elle connait ou qu'elle désire avoir près d'elle peut réduire le sentiment de peur.**
- Discuter de ses craintes avec elle et pratiquer l'écoute active, **de façon à instaurer un climat d'empathie et à corriger les fausses perceptions**.
- Lui fournir des renseignements sous forme verbale et écrite. Parler de manière simple et concrète. **On améliore ainsi la compréhension et la mémorisation.**
- Reconnaitre que les sentiments de peur, de douleur ou de désespoir sont normaux; donner à la personne la « permission » de les exprimer librement, au moment opportun. **Il s'agit d'instaurer un climat de partage et d'ouvrir la porte à des discussions sur les sentiments de la personne et sur ce qu'elle vit réellement.**
- Lui accorder la possibilité de poser des questions et y répondre avec franchise. **Cette attitude favorise l'établissement d'un lien de confiance et d'une relation thérapeutique.**
- Rester auprès de la personne et avoir un contact physique avec elle (prendre sa main, recentrer son attention, la bercer s'il s'agit d'un enfant) au cours des interventions douloureuses, **afin de la rassurer et d'apaiser ses peurs**.
- Modifier les procédures si c'est possible (administrer les médicaments par voie buccale plutôt que par voie intraveineuse, regrouper les prélèvements sanguins, privilégier les prélèvements de sang capillaire, etc.). **Ainsi, on limite le degré de stress et on évite les réactions exagérées chez les personnes craintives.**
- Gérer les facteurs environnementaux: éviter le bruit et l'éclairage excessifs, le transfert de la personne sans prévenir ses proches, le va-et-vient continuel. **Ces facteurs peuvent provoquer ou exacerber le stress, surtout s'il s'agit d'un très jeune enfant ou d'une personne âgée.**
- Fournir à la personne l'information objective sur la situation et la laisser libre d'en disposer à sa guise. Ne pas remettre son point de vue en question. **Il faut limiter les situations conflictuelles, car la peur risque d'affecter le jugement de la personne.**

- Renforcer le plus possible, chez la personne, le sentiment qu'elle maitrise la situation; l'amener à reconnaitre et à accepter les choses qui ne dépendent pas de sa volonté. **On renforce ainsi le locus de contrôle interne.**
- L'inciter à prendre contact avec une personne ayant surmonté une situation similaire à la sienne. **On lui propose ainsi un modèle de rôle; elle sera plus encline à croire celui ou celle qui a vécu la même chose qu'elle.**

PRIORITÉ Nº 3 – Enseigner à la personne comment utiliser ses réactions pour la résolution de problèmes

- Reconnaitre que la peur est un mécanisme de protection.
- Insister sur le rôle que joue la personne dans la résolution de son problème. Souligner toutefois que l'infirmière sera là pour l'aider. **On augmente ainsi son sentiment de maitrise de la situation.**
- Inventorier les ressources internes et externes dont la personne dispose (stratégies d'adaptation efficaces employées auparavant, utilisation de ces stratégies, recours à des personnes capables de fournir un soutien, etc.).
- Expliquer les procédures à la personne en tenant compte de sa capacité à comprendre la situation et à y faire face. **Il est important d'éviter une surdose d'information qui pourrait entrainer de la confusion et de la surcharge.**
- Lui expliquer le lien entre la maladie et les symptômes, s'il y a lieu.
- Revoir avec elle la médication anxiolytique prescrite et l'encourager à s'y conformer, le cas échéant.

PRIORITÉ Nº 4 – Favoriser le mieux-être de la personne

- Seconder la personne dans la recherche de stratégies visant à affronter la réalité. **L'aider à déterminer les situations qu'elle est en mesure de maitriser et celles auxquelles elle se sent incapable de faire face, afin qu'elle puisse gérer les contextes menaçants et les sentiments de peur.**
- Lui montrer des techniques de relaxation, de visualisation et d'imagerie mentale.
- L'encourager à s'adonner régulièrement à des activités physiques tout en respectant ses limites. La diriger vers un physiothérapeute, qui pourra concevoir un programme d'exercices adapté à ses besoins. **Elle y trouvera un sain exutoire à l'énergie engendrée par ses sentiments et apprendra à se détendre.**
- Tenir compte des déficits sensoriels de la personne (lui parler distinctement, utiliser délicatement le toucher, etc.).
- L'orienter vers des groupes de soutien ou des organismes communautaires, **afin de l'aider à maitriser sa peur**.

Information à consigner

Évaluations (initiale et subséquentes)

- Noter les données d'évaluation, notamment les facteurs favorisant l'apparition du problème et confirmant la source de la peur.
- Décrire les manifestations de la peur.

Planification

- Rédiger le plan de soins et inscrire le nom de chacun des intervenants.
- Rédiger le plan d'enseignement.

Application et vérification des résultats

- Noter les réactions de la personne aux interventions et à l'enseignement, ainsi que les mesures qui ont été prises.
- Consigner les objectifs atteints ou les progrès accomplis vers leur réalisation.
- Inscrire les modifications apportées au plan de soins.

Plan de congé

- Noter les besoins à long terme de la personne et le nom des responsables des mesures à prendre.
- Consigner les demandes de consultation.

EXEMPLES TIRÉS DE LA CRSI (NOC) ET DE LA CISI (NIC)

- RÉSULTAT : Maitrise de la peur
- INTERVENTION : Diminution de l'anxiété

PLANIFICATION D'UNE ACTIVITÉ

PLANIFICATION INEFFICACE D'UNE ACTIVITÉ

Taxinomie II : Perceptions/cognition – Classe 4 : Cognition (00199)
[Mode fonctionnel de santé de Gordon : Cognition et perception]
Diagnostic proposé en 2008

DÉFINITION ■ Inaptitude à préparer un ensemble d'actions selon un échéancier et sous certaines conditions.

Facteurs favorisants

- Perception irréaliste des évènements
- Perception irréaliste des compétences personnelles
- Manque de soutien de la famille ou des amis

- Diminution de la capacité à traiter l'information
- Comportement de fuite devant les solutions proposées
- Hédonisme [motivé par le plaisir ou la douleur]

Caractéristiques

- Verbalisation de peurs ou d'inquiétudes devant une tâche à réaliser
- Anxiété excessive devant une tâche à réaliser
- Conduite d'échec
- Absence de plan précis ; manque de ressources et d'organisation séquentielle
- Procrastination
- Non-atteinte des objectifs fixés concernant l'activité choisie

Résultats escomptés (objectifs) et critères d'évaluation

- La personne admet qu'elle a de la difficulté à respecter le plan d'activité.
- La personne reconnait les facteurs négatifs qui altèrent sa capacité à préparer l'activité.
- La personne conçoit son propre plan pour l'activité désirée.
- La personne signale une réduction de l'anxiété et de la peur devant les tâches à accomplir.
- La personne est consciente du danger inhérent à la procrastination et élabore une stratégie pour y faire face.

Interventions

PRIORITÉ N° 1 – Déterminer les facteurs favorisants

- Circonscrire les facteurs sous-jacents à la planification inefficace de l'activité, **par exemple le manque de ressources ou de confiance**.
- Évaluer la capacité de la personne à traiter l'information. **Pour préparer une activité de manière efficace, la personne doit être en mesure d'acquérir, d'organiser et d'utiliser les renseignements pertinents ; il lui faut en outre être capable de structurer sa pensée de façon logique.**
- Déterminer les stratégies d'adaptation que la personne utilise habituellement. **Elle doit être en mesure de les nommer, car la fuite ou le déni entravent la planification efficace d'activités.**
- Circonscrire les réseaux de soutien de la personne et définir l'utilisation qu'elle en fait. **La perception qu'a la personne de la disponibilité de ses proches et de l'appui financier ou émotionnel qu'elle en reçoit est un facteur important à considérer.**

- Connaitre les valeurs de la personne, ainsi que sa perception de soi, de ses forces et de ses capacités. Ainsi, on pourra **déterminer si elle voit les évènements et ses compétences personnelles de façon réaliste**.
- Demander à la personne de dire comment elle peut influencer son efficacité au cours d'une activité particulière (locus de contrôle). **Si elle croit que son rendement dépend surtout d'elle-même, son locus de contrôle est plutôt interne ; si, au contraire, elle considère que l'issue est avant tout déterminée par des facteurs extérieurs, hors de son influence, son locus de contrôle est plutôt externe. Dans ce dernier cas, elle attribuera son échec à des causes externes.**
- Revoir le traitement médical pour détecter les effets secondaires pouvant affecter la capacité de la personne à planifier une activité.
- Établir les facteurs d'ordre culturel et religieux pouvant influencer **la personne dans sa façon d'affronter les difficultés et dans sa perception de sa capacité à faire des choix ou à gérer sa vie**.
- Demander à la personne si elle est d'abord motivée par la recherche du plaisir et par l'évitement des situations pénibles (hédonisme). **Si tel est le cas, elle privilégiera probablement les activités qui procurent un maximum de satisfaction pour un minimum d'efforts.**

PRIORITÉ Nº 2 – Aider la personne à reconnaitre son problème et à entreprendre des changements en vue de le résoudre

- Créer un climat de confiance et encourager la personne à exprimer les sentiments qui contribuent à son problème ou qui en résultent. **En verbalisant ses peurs et ses inquiétudes, elle pourra plus facilement se concentrer sur la tâche ou l'activité à planifier.**
- Enseigner à la personne des techniques de relaxation, comme la visualisation, la méditation ou l'imagerie mentale. **L'utilisation de ces méthodes peut l'aider à surmonter le stress et à gérer les difficultés de la vie de manière plus efficace.**
- Partager ses réflexions ou ses observations sur la perception négative que la personne a d'elle-même et sur sa tendance à considérer qu'elle ne mérite ni le succès ni le bonheur. **Il est possible que le perfectionnisme et le manque d'estime de soi nuisent à la réalisation de l'activité.**
- Partager les réflexions de la personne ou ses observations sur la procrastination et la peur de l'échec **dans le but de l'amener à mieux comprendre ses sentiments, ses motivations et ses comportements**.
- Inciter la personne à reconnaitre ses comportements de procrastination et à prendre la décision de changer. **La procrastination**

peut prendre différentes formes selon la personne ou les circonstances. Il est possible qu'elle se manifeste dans les études, dans le travail, dans la vie quotidienne ou dans la prise de décision.

- Aider la personne à comprendre que la quête du plaisir (hédonisme) influe sur la motivation à atteindre les objectifs. **L'hédonisme est une doctrine philosophique selon laquelle la recherche du plaisir et l'évitement du déplaisir déterminent les choix de la personne.**
- Utiliser judicieusement la confrontation en présence de comportements ambivalents.
- Encourager la personne à éliminer ses pensées négatives sur elle-même et à adopter une vision positive de la situation.
- L'aider à interpréter les évènements et les interactions de manière réaliste.
- Inciter la personne et ses proches à participer à la planification d'une activité. **Le soutien de la famille et de l'infirmière favorise le succès.**
- Pousser la personne à clarifier ses objectifs en ce qui concerne l'activité désirée (retour aux études, recherche d'un emploi, etc.).
- Lui demander de diviser l'activité en plusieurs étapes, selon une séquence logique. **L'activité deviendra ainsi plus facile à gérer; de plus, chaque fois que la personne franchira une étape, elle sera plus confiante quant à sa capacité de réaliser son objectif.**
- Accompagner la personne à l'activité de son choix et y participer, le cas échéant. **Le soutien de l'infirmière peut amener la personne à entreprendre l'activité et à acquérir ainsi plus d'assurance.**
- Lui permettre de progresser à son rythme et de fixer les échéanciers lorsqu'elle se sent prête.
- L'encourager à poser des questions et à discuter de ses préoccupations.

PRIORITÉ Nº 3 – Donner un enseignement visant le mieux-être de la personne

- Aider la personne à nommer ses priorités et ses objectifs de vie.
- Revoir les objectifs thérapeutiques et les attentes de la personne et de ses proches, **afin de clarifier les points qui ont été discutés et les décisions qui ont été prises, et de modifier les objectifs au besoin.**
- Discuter des progrès de la personne dans l'apprentissage des techniques de relaxation et des moyens de faire face à l'anxiété et aux peurs. **Lorsque la personne constate qu'elle s'améliore, son sentiment d'accomplissement se renforce, ce qui l'incite à poursuivre ses objectifs.**

- Diriger, au besoin, la personne vers un groupe de soutien ou un programme communautaire (service d'emploi, conseiller scolaire, cours pour ainés, etc.).
- Lui recommander la thérapie cognitive, selon les indications. **Cette méthode peut l'amener à repérer les pensées sans fondement réel (distorsions cognitives, convictions, postulats) et à leur substituer des conceptions plus réalistes. En modifiant sa perception des évènements, elle réagira de manière plus appropriée et amorcera un processus de changement.**

Information à consigner

Évaluations (initiale et subséquentes)

- Noter les problèmes particuliers de la personne.
- Consigner les facteurs favorisants s'appliquant à la situation.
- Noter les plaintes de la personne concernant sa difficulté à concevoir un plan et à en réaliser toutes les étapes.

Planification

- Rédiger le plan de soins et inscrire le nom de chacun des intervenants.
- Rédiger le plan d'enseignement.

Application et vérification des résultats

- Noter les réactions de la personne aux interventions et à l'enseignement, ainsi que les mesures qui ont été prises.
- Consigner les objectifs atteints ou les progrès accomplis vers leur réalisation.

Plan de congé

- Inscrire les demandes de consultation.
- Noter les besoins à long terme de la personne et le nom des responsables des mesures à prendre.

EXEMPLES TIRÉS DE LA CRSI (NOC) ET DE LA CISI (NIC)

- RÉSULTAT : Motivation
- INTERVENTION : Amélioration de l'estime de soi

POSTTRAUMATIQUE

SYNDROME POSTTRAUMATIQUE [préciser le stade]

Taxinomie II : Adaptation/tolérance au stress – Classe 1 : Réactions posttraumatiques (00141)
[Mode fonctionnel de santé de Gordon : Adaptation et tolérance au stress]

Diagnostic proposé en 1986; révision effectuée en 1998 par le groupe de recherche pour le développement et la classification des diagnostics infirmiers (NDEC)

DÉFINITION ■ Réponse inadaptée et prolongée à un évènement traumatique ou accablant.

Facteurs favorisants

- Évènement hors du registre de l'expérience humaine habituelle
- Menaces graves à l'encontre de la personne ou d'êtres chers
- Blessures graves à l'encontre de la personne ou d'être chers; accidents graves (accidents de voiture ou industriels)
- Sévices physiques et psychosociaux; victimisation criminelle; viol
- Fait d'être témoin de mutilation ou de mort violente; évènement tragique causant plusieurs décès
- Catastrophe naturelle ou d'origine humaine; destruction subite de son habitation ou de sa communauté; épidémie
- Guerre; conflit armé; fait d'être prisonnier de guerre ou victime d'actes criminels comme la torture

Caractéristiques

- Pensées intrusives ou rêves répétitifs; cauchemars; réminiscences (*flashbacks*); [verbalisation excessive de l'évènement traumatisant]
- Perte d'espoir; honte; [expression d'un sentiment de culpabilité du survivant; culpabilité à l'égard des gestes que la survie a exigés]
- Évitement; refoulement; sentiment d'aliénation ou de détachement; déni; amnésie d'ordre psychogène
- Anxiété; peur; deuil; dépression
- Sensation d'engourdissement
- Vigilance excessive; réaction de sursaut exagérée; irritabilité générale et neurosensorielle
- Colère; agressivité
- Troubles de l'humeur; [impulsivité et irritabilité; réactions explosives]; crises de panique; sentiment d'horreur
- Toxicomanie; comportement compulsif
- Énurésie (chez l'enfant)
- Palpitations; céphalées; [perte d'intérêt pour les activités habituelles; perte du sentiment d'intimité; baisse de la libido]
- Irritabilité gastrique; [modification de l'appétit; troubles du sommeil ou insomnie; fatigue chronique ou grande fatigabilité]
- Manque de concentration

- [Difficultés dans les relations interpersonnelles ; dépendance envers les autres ; échec professionnel ou scolaire]

Stades
- **Forme aigüe** : commence dans les six mois qui suivent le traumatisme et ne dure pas plus de six mois.
- **Forme chronique** : dure plus de six mois.
- **Forme différée** : période de latence de six mois ou plus avant l'apparition de symptômes.

Résultats escomptés (objectifs) et critères d'évaluation

- La personne exprime ses sentiments ou ses réactions sans faire de projection.
- La personne s'exprime en des termes dénotant une image de soi positive.
- La personne se sent moins anxieuse et a moins peur au moment du retour des souvenirs du traumatisme.
- La personne compose avec ses réactions émotionnelles à sa façon.
- La personne apporte les changements appropriés à son comportement et à son mode de vie (elle parle de son expérience avec d'autres, cherche ou trouve du soutien auprès de son entourage, change d'emploi ou déménage).
- La personne ne signale aucune manifestation physique (douleur ou fatigue chronique, par exemple).

§ Consulter le diagnostic infirmier Syndrome du traumatisme de viol, s'il y a lieu.

Interventions

PRIORITÉ Nº 1 – Évaluer les facteurs favorisants et les réactions de la personne

Forme aigüe
- Recueillir des données sur le traumatisme physique ou psychologique de la personne et rechercher les symptômes de stress qui y sont associés (torpeur, céphalées, gêne respiratoire, nausées, palpitations).
- Relever ses réactions psychologiques : colère, choc, anxiété aigüe, confusion, déni. Noter ses comportements : elle rit ou elle pleure, elle est calme, agitée ou en état d'excitation (hystérique), elle refuse de croire ce qui est arrivé, elle se sent coupable ou se blâme, elle éprouve des émotions labiles.
- Apprécier les connaissances de la personne sur la situation. Mesurer son degré d'anxiété et déterminer dans quelle mesure la menace existe encore (contact de la personne avec son agresseur, par exemple).

- Recueillir des données sur les aspects sociaux du traumatisme ou de l'évènement (défigurement, trouble chronique, invalidité permanente, perte du domicile ou du milieu).
- Noter l'origine ethnique de la personne, ainsi que ses perceptions et ses croyances culturelles ou religieuses quant à l'évènement (un châtiment de Dieu, par exemple).
- Préciser son degré de désorganisation (par exemple, l'activité axée sur la tâche n'est ni orientée vers un but, ni organisée, ni efficace ; la personne est submergée par l'émotion la plupart du temps).
- Demander à la personne si l'évènement a réactivé des situations physiques ou psychologiques préexistantes ou coexistantes. **De tels antécédents influent sur sa façon de percevoir le traumatisme.**
- S'enquérir des changements dans ses relations interpersonnelles (famille, amis, collègues, etc.). **Les gens qui entourent la personne ne savent peut-être pas comment réagir à la situation (par exemple, elles peuvent montrer une sollicitude excessive ou, au contraire, s'éloigner).**
- Noter le repli sur soi, le recours au déni, l'usage de substances toxicomanogènes et les comportements compulsifs (la personne fume cigarette sur cigarette, mange beaucoup trop, etc.).
- Relever les signes d'augmentation de l'anxiété (silence, bégaiement, agitation, etc.). **Ce genre de manifestations peut annoncer un accès de violence.**
- Noter les expressions verbales et non verbales de culpabilité et d'autoaccusation lorsque la personne a survécu à un évènement traumatique où il y a eu des morts. Vérifier si les sentiments exprimés concordent avec les faits.
- Repérer la phase du processus de deuil à laquelle se trouve la personne, ainsi que les signes témoignant du chagrin qu'elle éprouve pour elle et pour les autres.
- Déceler ses réactions phobiques à des objets (couteaux, etc.) ou à des situations courantes (répondre à un étranger qui sonne à la porte, marcher dans une foule, etc.).

Forme chronique (les interventions suivantes s'ajoutent aux précédentes)

- Relever les plaintes se rapportant à des troubles somatiques qui perdurent (nausées, anorexie, insomnie, tensions musculaires, céphalées, etc.). Recueillir des données supplémentaires si de nouveaux symptômes apparaissent ou si les symptômes changent.
- Noter la présence de douleur chronique ou de signes de douleur exagérés par rapport au degré de traumatisme physique.
- Déceler les signes de maladie dépressive grave ou prolongée, la présence de reviviscences, de souvenirs et de cauchemars

intrusifs, les attaques de panique, la difficulté de la personne à maitriser ses impulsions, les problèmes de mémoire, de concentration, de pensée ou de perception, ainsi que le conflit, l'agressivité ou la rage.
- Préciser le degré de dysfonctionnement des stratégies d'adaptation (abus d'alcool ou d'autres drogues, idées de suicide ou de meurtre, etc.) et en apprécier les conséquences.

PRIORITÉ Nº 2 – Aider la personne à faire face à la situation

Forme aigüe
- Installer la personne dans un endroit calme où elle se sentira en sécurité, **afin de la rassurer**.
- Collaborer à la collecte des données nécessaires aux rapports judiciaires, au besoin, et demeurer auprès de la personne.
- Écouter et évaluer ses plaintes relatives à des maux physiques ; prendre note de l'absence de ce type de plaintes, surtout si la personne est susceptible d'avoir subi des blessures. **Ses réactions émotionnelles peuvent l'empêcher de se rendre compte qu'elle a des lésions physiques ou d'exprimer sa douleur.**
- Rechercher des gens qui peuvent lui offrir du soutien (un proche, un conseiller, un pasteur, etc.).
- Demeurer auprès de la personne. L'écouter lorsqu'elle raconte l'évènement traumatisant ou qu'elle parle de ses inquiétudes, même si elle se répète. Respecter son silence si elle ne veut pas parler. **Cette attitude lui fournira un soutien psychologique.**
- Créer, autour de la personne, un climat facilitant l'expression spontanée de ses sentiments, de ses peurs (y compris de ses inquiétudes quant à ses relations avec ses proches et à leurs réactions), de son expérience ou de ses sensations (perte de contrôle, expérience de proximité de la mort, etc.).
- Aider l'enfant à exprimer ses sentiments sur l'évènement au moyen de techniques appropriées à son stade de développement (jeu pour un jeune enfant, histoires ou marionnettes pour un enfant d'âge préscolaire). **Les enfants expriment souvent par le jeu ce qu'ils n'arrivent pas à dire précisément.**
- Aider les adolescents à exprimer leurs sentiments au sein d'un groupe de pairs. **Ces rencontres leur permettront d'obtenir de l'information sur les évènements, de partager leur expérience, d'obtenir du soutien et de se sentir moins isolés.**
- Assister la personne dans le règlement des problèmes d'ordre pratique (logement temporaire, aide financière, annonce aux membres de la famille, etc.).
- L'amener à déceler ses forces et à les utiliser de façon constructive pour faire face à la situation. **Cette démarche renforcera son concept de soi, améliorera son estime et atténuera son sentiment d'impuissance.**

- La laisser surmonter la situation de la façon qui lui convient. Elle peut se replier sur elle-même ou refuser de parler ; il faut respecter son rythme.
- Prendre note des propos indiquant que la personne a peur des foules et des gens.
- Administrer les tranquillisants, les sédatifs ou les somnifères avec prudence.

Forme chronique

- Écouter la personne chaque fois qu'elle exprime ses inquiétudes. **Elle peut avoir besoin de parler encore de l'évènement.**
- La laisser exprimer librement ses sentiments (continuation de la phase de crise). Éviter de la forcer à parler de ses émotions trop rapidement et s'abstenir de la rassurer de façon inopportune. **Elle pourrait avoir l'impression qu'on ne comprend ni sa douleur ni son angoisse. Il se peut aussi qu'elle soit déprimée ; dans un tel cas, elle emploiera peut-être des phrases comme : « Vous ne pouvez pas comprendre, vous n'y étiez pas. » Celles-ci constituent une défense, une façon de repousser les autres.**
- Inciter la personne à parler de son expérience, à exprimer ses sentiments de peur et de perte, sa colère ou son chagrin, mais seulement lorsqu'elle est prête à le faire. (Consulter le diagnostic infirmier Deuil problématique.)
- Noter ses habitudes de sommeil. **Les troubles du sommeil et les cauchemars peuvent retarder la résolution du problème et altérer les stratégies d'adaptation.**
- Inciter la personne à prendre conscience de ses sentiments et de ses réactions, et à les accepter comme des réponses normales à une situation anormale.
- L'aider à prendre conscience du fait qu'elle ne sera plus la même qu'avant l'évènement. L'encourager à progresser vers l'acceptation et à utiliser la situation dans un but de croissance personnelle.
- Respecter le rythme de progression de la personne.
- Lui permettre d'exprimer sa colère à l'égard de son agresseur ou de la situation d'une façon qui soit acceptable.
- Éviter de discuter de questions qui ne peuvent être résolues. Se limiter à des conversations touchant les plans pratique et émotionnel plutôt que d'intellectualiser l'expérience, **permettant ainsi à la personne de s'adapter à la réalité tout en prenant peu à peu conscience de ses sentiments**.
- Aider la personne à supporter le stress engendré par l'évènement et ses conséquences, par sa comparution devant un tribunal, par ses relations avec ses proches, etc.
- Veiller à ce qu'elle puisse profiter des services de conseillers ou de thérapeutes consciencieux et professionnels. L'informer

des types de traitements qui sont à sa disposition : psychothérapie associée au traitement médicamenteux, thérapie par exposition, hypnose, intégration structurelle (rolfing), travail mnémonique, restructuration cognitive, physiothérapie, ergothérapie.
- Administrer des psychotropes, s'il y a lieu.

PRIORITÉ N° 3 – Donner un enseignement visant le mieux-être de la personne

- Amener la personne à reconnaitre et à analyser ses sentiments pendant qu'elle suit une thérapie.
- L'informer des réactions susceptibles de se produire à chaque phase ; lui faire savoir que ces réponses sont normales, **afin de diminuer sa peur de l'inconnu**. Lui donner ces explications en utilisant des termes neutres : « Il se peut que... »
- Rechercher avec la personne les facteurs qui la rendent vulnérable et qu'elle pourrait modifier **pour se protéger**. Éviter les jugements de valeur.
- Discuter avec elle des changements qu'elle compte apporter à son mode de vie et de la façon dont ils peuvent accélérer son rétablissement.
- L'aider à apprendre des techniques de maitrise du stress.
- Parler avec elle du programme thérapeutique, des effets secondaires des médicaments prescrits et de la nécessité de les signaler promptement.
- Insister sur le fait que la réapparition de réactions, de pensées et de sentiments est normale aux périodes dites « anniversaires » de l'évènement ; discuter avec la personne de la conduite à tenir en pareil cas.
- Conseiller aux proches d'avoir recours à un groupe de soutien **qui les aidera à saisir la réalité de la personne**.
- Inciter celle-ci à consulter un psychiatre si elle est violente, inconsolable, ou si elle ne semble pas être capable de s'adapter.
- La diriger vers des services d'assistance psychologique individuelle, familiale ou conjugale à long terme, au besoin.

§ Consulter les diagnostics infirmiers suivants : Stratégies d'adaptation inefficaces, Deuil et Deuil problématique.

Information à consigner

Évaluations (initiale et subséquentes)

- Inscrire les données d'évaluation, notamment les réactions de la personne à l'évènement sur les plans comportemental et émotionnel.
- Faire une description précise de l'évènement traumatique.
- Noter les réactions des proches de la personne.
- Relever les ressources existantes et celles que la personne utilise.

Planification

- Rédiger le plan de soins et inscrire le nom de chacun des intervenants.
- Rédiger le plan d'enseignement.

Application et vérification des résultats

- Noter les réactions de la personne aux interventions et à l'enseignement, ainsi que les mesures qui ont été prises.
- Relever les changements d'ordre émotionnel.
- Consigner les objectifs atteints ou les progrès accomplis vers leur réalisation.
- Noter les modifications apportées au plan de soins.

Plan de congé

- Noter les besoins à long terme de la personne et le nom des responsables des mesures à prendre.
- Consigner les demandes de consultation.

EXEMPLES TIRÉS DE LA CRSI (NOC) ET DE LA CISI (NIC)

- RÉSULTAT : État de bienêtre psychospirituel
- INTERVENTION : Intervention en situation de crise

POSTTRAUMATIQUE

RISQUE DE SYNDROME POSTTRAUMATIQUE

Taxinomie II : Adaptation/tolérance au stress – Classe 1 : Réactions posttraumatiques (00145)

[Mode fonctionnel de santé de Gordon : Adaptation et tolérance au stress]

Diagnostic proposé en 1998 par le groupe de recherche pour le développement et la classification des diagnostics infirmiers (NDEC)

DÉFINITION ■ Risque de réaction inappropriée et prolongée à un évènement traumatique ou accablant.

Facteurs de risque

- Profession (policier, pompier, sauveteur, personnel de prison, de maison de correction, de services d'urgence ou d'unités psychiatriques [et membres de leurs familles])
- Perception de l'évènement ; sens exagéré des responsabilités ; diminution de l'amour-propre
- Situation de survivant

- Soutien social inadéquat; milieu peu aidant; éloignement du domicile; déportation
- Durée de l'évènement

Remarque: Pour un diagnostic de risque, il n'y a ni signes ni symptômes (caractéristiques) puisque le problème n'existe pas encore; les interventions infirmières sont plutôt axées sur la prévention.

Résultats escomptés (objectifs) et critères d'évaluation

- La personne n'exprime pas d'anxiété grave.
- La personne compose avec ses réactions émotionnelles à sa façon et de manière appropriée.
- La personne signale la diminution ou la disparition des manifestations physiques associées à l'évènement (douleur, cauchemars, *flashbacks*, fatigue chronique, etc.).

Interventions

PRIORITÉ Nº 1 – Évaluer les facteurs de risque et les réactions de la personne

- Décrire l'évènement traumatique auquel la personne a survécu (accident d'avion ou de la route, fusillade, incendie ayant détruit habitations et terres, vol à main armée, etc.) ou dont elle a été témoin, **afin de déterminer si elle court un risque élevé de souffrir du syndrome posttraumatique**.
- Noter si sa profession constitue un facteur de risque (policier, pompier, service des urgences, secouriste, soldat, personnel de soutien en zone de combat). **Selon certaines études, les personnes qui exercent un travail de ce genre et qui vivent un ou plusieurs évènements traumatiques présentent un risque de syndrome posttraumatique allant de modéré à élevé.**
- Apprécier le degré d'anxiété et les connaissances de la personne quant au risque de syndrome posttraumatique lié au travail (tir dans l'exercice de ses fonctions, vue d'enfants victimes de meurtre); consigner le nombre, la durée et l'intensité des situations récurrentes (par exemple, un technicien en soins médicaux d'urgence est exposé à de nombreux évènements traumatiques dans le contexte de son travail, et il en est de même d'un sauveteur chargé de rechercher les victimes de catastrophes).
- Déterminer comment les expériences de la personne peuvent influer sur la situation actuelle.
- Noter si la personne fait des commentaires signalant qu'elle se sent coupable, humiliée, honteuse ou responsable (« j'aurais

dû être plus prudent », « j'aurais dû retourner la chercher », « je ne mérite pas le titre de héros, car je n'ai pas pu sauver mon partenaire », « j'ai des enfants de l'âge de ceux qui sont morts »).

- Relever les changements récents vécus par la personne ainsi que ses expériences antérieures, et vérifier s'ils sont susceptibles d'augmenter le risque de syndrome posttraumatique (par exemple, la personne a dû changer de domicile à la suite d'un incendie, d'une inondation ou d'une violente tempête ; son enfant est en phase terminale de cancer ; ou elle a été victime d'abus durant son enfance).
- Recueillir des données sur l'état de santé de la personne et sur ses stratégies d'adaptation.
- Déterminer l'accessibilité et l'efficacité du réseau de soutien social, familial, communautaire, etc. (**Remarque :** Les membres de la famille de la personne sont également à risque.)

PRIORITÉ Nº 2 – Aider la personne à faire face à la situation

- Informer la personne et ses proches des signes et des symptômes de la réaction posttraumatique, surtout si celle-ci est susceptible de se produire dans le milieu de travail ou de vie.
- Déterminer les forces de la personne et en discuter avec elle (lui faire remarquer qu'elle gère habituellement bien le stress, que sa famille fait montre de beaucoup de sollicitude à son égard, etc.). Aborder également les aspects plus difficiles : propension de la personne à se tourner vers l'alcool ou la drogue, fait qu'elle a été témoin d'un meurtre, etc.
- Discuter avec elle des stratégies d'adaptation qu'elle a déjà utilisées pour faire face à des évènements traumatisants. **La personne et ses proches peuvent employer des stratégies qui se sont révélées efficaces dans le passé pour surmonter les difficultés actuelles.**
- Évaluer la façon dont la personne perçoit la situation et ce que celle-ci signifie pour elle (policier enquêtant sur la mort d'un enfant, etc.).
- Fournir un soutien émotionnel et une présence rassurante à la personne **afin de l'aider à renforcer ses capacités d'adaptation**.
- L'inciter à exprimer ses sentiments ; insister sur le fait que ses réactions au traumatisme sont normales et qu'elles ne constituent pas une indication de faiblesse. Vérifier si les émotions exprimées concordent avec les faits. **L'absence de concordance peut signaler un conflit plus profond et nuire à la résolution du problème.**
- Rechercher les signes et les symptômes de réaction au stress (cauchemars, impression de revivre l'accident, manque d'appétit, irritabilité, engourdissement et pleurs, perturbation des relations familiales ou interpersonnelles, etc.). **Ces**

réponses sont normales peu après l'évènement traumatique. Toutefois, si elles persistent, elles peuvent révéler la présence d'un syndrome posttraumatique.

PRIORITÉ Nº 3 – Donner un enseignement visant le mieux-être de la personne

- Installer la personne dans un endroit calme où elle se sentira en sécurité et **où elle pourra parler de l'évènement traumatique**.
- L'encourager à prendre conscience de ses sentiments et à les exprimer le plus souvent possible. **L'aider à reconnaitre les changements qui se produisent dans sa capacité à gérer le stress.**
- L'inciter à apprendre des techniques de réduction du stress **afin de l'aider à accepter sa situation**.
- Lui recommander de participer aux séances d'analyse qui sont parfois offertes après un évènement traumatique. **La possibilité d'affronter la situation rapidement peut accélérer le rétablissement ou prévenir l'aggravation de la réaction, bien que le moment approprié pour tenir ces séances continue de faire l'objet de débats.**
- Expliquer à la personne que les symptômes posttraumatiques peuvent survenir des mois, voire des années après une expérience traumatisante et qu'elle peut obtenir du soutien si des réminiscences intrusives se manifestent ou si elle se met à éprouver d'autres symptômes.
- Dresser avec la personne la liste des ressources qui peuvent l'aider dans son milieu de travail ou dans la communauté (programme d'aide des pairs à l'intention des employés, Croix-Rouge, service de soutien aux survivants, etc.). **La personne dispose ainsi d'appuis auxquels elle peut recourir au besoin pour résoudre les problèmes liés à la récurrence des facteurs de stress.**
- Diriger la personne vers des services de counseling familial ou individuel, au besoin.

Information à consigner

Évaluations (initiale et subséquentes)

- Inscrire les facteurs de risque ainsi que les réactions de la personne sur les plans comportemental et émotionnel.
- Noter la façon dont la personne perçoit l'évènement et ce qu'il signifie pour elle.

Planification

- Rédiger le plan de soins et inscrire le nom de chacun des intervenants.
- Rédiger le plan d'enseignement.

Application et vérification des résultats

- Noter les réactions de la personne aux interventions et à l'enseignement, ainsi que les mesures qui ont été prises.
- Consigner les objectifs atteints ou les progrès accomplis vers leur réalisation.

Plan de congé

- Noter les besoins à long terme de la personne et le nom des responsables des mesures à prendre.
- Consigner les demandes de consultation.

EXEMPLES TIRÉS DE LA CRSI (NOC) ET DE LA CISI (NIC)

- RÉSULTAT : État de bienêtre psychospirituel
- INTERVENTION : Élargissement du réseau de soutien

POUVOIR

MOTIVATION À AMÉLIORER SON POUVOIR D'ACTION

Taxinomie II : Perception de soi – Classe 1 : Conception de soi (00187)
[Mode fonctionnel de santé de Gordon : Perception de soi et concept de soi]
Diagnostic proposé en 2006

DÉFINITION ■ Façon de participer délibérément aux changements qui procure un bienêtre et qui peut être renforcée.

Note de l'adaptatrice : Pour les diagnostics de promotion de la santé ou de bienêtre, il n'y a pas de facteurs favorisants ; la motivation de la personne, de la famille ou de la collectivité est appuyée par les caractéristiques, et les interventions infirmières sont axées sur les changements souhaités.

Caractéristiques

- Expression d'un empressement à accroitre son pouvoir d'action, à améliorer ses connaissances pour participer au changement, à prendre conscience des modifications possibles, à circonscrire l'ensemble des choix propices au changement
- Expression d'un empressement à entreprendre en toute liberté des actions favorisant le changement, à s'engager pour générer le changement, à participer aux choix liés à la santé et à la vie quotidienne

Remarque : Même si les notions de pouvoir (réaction) et d'autonomisation (mode d'intervention) sont différentes, la documentation relative à ces concepts vient étayer les caractéristiques du présent diagnostic.

Résultats escomptés et critères d'évaluation

- La personne est en mesure de décrire les changements qu'elle veut effectuer.
- La personne exprime la conscience de sa capacité à prendre en charge les changements à faire.
- La personne participe à des cours ou à des activités collectives permettant d'acquérir des compétences.
- La personne affirme son besoin d'avoir du pouvoir sur sa vie.

Interventions

PRIORITÉ Nº 1 – Évaluer le degré de motivation au changement de la personne

- Décrire la situation et les circonstances qui poussent la personne à vouloir améliorer sa vie.
- Apprécier sa motivation et ses attentes quant au changement.
- Déterminer le climat émotionnel dans lequel vivent et travaillent la personne et son entourage. **Lorsque les liens qui unissent les gens sont marqués par une différence de pouvoir, l'atmosphère est en grande partie déterminée par ceux qui le détiennent.**
- Définir le locus de contrôle de la personne : interne (elle reconnait sa responsabilité et celle de l'environnement) ou externe (elle a le sentiment que ce qui lui arrive est l'effet du hasard ou de facteurs échappant à son contrôle). **On peut l'aider à adopter un mode de contrôle interne et ainsi accroitre sa capacité à choisir ses actions.**
- Déterminer les facteurs culturels ou les croyances religieuses qui influent sur l'image de soi de la personne.
- Apprécier le degré de maitrise qu'a la personne sur sa vie. **Cette évaluation l'aidera à comprendre ses comportements passés et à saisir ce qu'elle doit faire pour les améliorer.**
- Noter si les proches de la personne sont susceptibles de faire partie de son réseau de soutien ou s'ils jouent déjà concrètement ce rôle.
- Vérifier si la personne connait les habiletés associées à l'affirmation de soi et si elle les utilise.

PRIORITÉ Nº 2 – Aider la personne à clarifier ses besoins quant à sa capacité d'améliorer son pouvoir d'action

- Discuter avec la personne de ses besoins et de la façon dont elle les satisfait.

- Être à l'écoute des perceptions et des croyances de la personne quant à l'amélioration de son pouvoir d'action.
- Définir ses forces et ses atouts, ainsi que les stratégies d'adaptation qui ont été efficaces dans son cas et qui peuvent servir de base **à l'accroissement de son sentiment de maitrise de la situation**.
- Discuter avec la personne de l'importance d'assumer la responsabilité de sa vie et de ses relations. **Cette prise en charge exige qu'elle soit ouverte aux idées et aux expériences nouvelles, ainsi qu'aux valeurs et aux croyances différentes des siennes.**
- Déterminer les éléments que la personne peut maitriser et ceux sur lesquels elle n'a aucun pouvoir. **Lorsqu'elle aura établi cette distinction, elle ne consacrera plus de temps à ce qui lui échappe ; par le fait même, elle conservera davantage d'énergie.**
- Traiter avec respect les décisions et les désirs de la personne. Éviter toute attitude critique ou directive.

PRIORITÉ Nº 3 – Donner un enseignement visant le mieux-être de la personne

- Aider la personne à se fixer des objectifs réalistes.
- Lui fournir, sous forme verbale et écrite, de l'information exacte sur sa situation et en discuter avec elle, **de façon à consolider ses apprentissages et à lui permettre de progresser à son rythme**.
- Lui montrer des techniques d'affirmation de soi et l'inciter à les utiliser. **Ces méthodes exigent de la pratique, mais à mesure qu'elle les maitrisera, la personne parviendra à entretenir des relations constructives.**
- Inciter la personne à utiliser les messages au « je » ; ceux au « tu » laissent sous-entendre que l'interlocuteur est dans l'erreur, ce qui éveille le ressentiment et la résistance plutôt que d'encourager la compréhension et la collaboration.
- Discuter de l'importance de prêter attention à la communication non verbale. **Les messages sont souvent source de confusion lorsque les communications verbale et non verbale ne concordent pas.**
- Aider la personne à adopter des comportements de résolution de problèmes en présence de divergences.
- Lui enseigner des techniques de réduction du stress et l'inciter à les utiliser.
- La diriger vers des groupes de soutien ou lui suggérer des cours sur l'affirmation de soi, s'il y a lieu.

Information à consigner

Évaluations (initiale et subséquentes)

- Inscrire les données d'évaluation, en notant la motivation de la personne à accroitre son pouvoir d'action et à repositionner son locus de contrôle.
- Noter ses attentes quant au changement.

Planification

- Rédiger le plan de soins, consigner les interventions à faire et inscrire le nom de chacun des intervenants.
- Rédiger le plan d'enseignement.

Application et vérification des résultats

- Noter les réactions de la personne aux interventions, à l'enseignement et aux mesures qui ont été prises.
- Consigner les objectifs atteints ou les progrès accomplis vers leur réalisation.
- Relever les modifications apportées au plan de soins.

Plan de congé

- Inscrire les besoins à long terme de la personne et le nom des responsables des mesures à prendre.
- Préciser les demandes de consultation.

EXEMPLES TIRÉS DE LA CRSI (NOC) ET DE LA CISI (NIC)

- RÉSULTAT : Autonomie personnelle
- INTERVENTION : Augmentation du sentiment d'efficacité

PRATIQUE RELIGIEUSE

PRATIQUE RELIGIEUSE PERTURBÉE

Taxinomie II : Principes de vie – Classe 3 : Congruence entre les valeurs/croyances/actes (00169)

[Mode fonctionnel de santé de Gordon : Valeurs et croyances]

Diagnostic proposé en 2004

DÉFINITION ■ Difficulté à conserver sa confiance en des croyances religieuses et/ou à participer aux rites d'une religion.

Facteurs favorisants

Facteurs développementaux et situationnels

- Étapes de la vie ; vieillissement ; crise liée à la fin de vie

Facteurs physiques
- Maladie ; douleur

Facteurs psychologiques
- Soutien inadéquat ; stratégies d'adaptation inefficaces
- Anxiété ; peur de la mort
- Crise personnelle ; manque de sécurité
- Utilisation de la religion à des fins de manipulation

Facteurs socioculturels
- Obstacles culturels ou environnementaux à la pratique religieuse
- Manque d'intégration sociale ; manque d'interaction socioculturelle

Facteurs spirituels
- Crise spirituelle ; souffrance

Caractéristiques
- Expression d'une détresse émotionnelle liée à la séparation d'avec ses coreligionnaires
- Expression d'une détresse émotionnelle concernant les croyances ou le réseau social religieux
- Expression d'un besoin de renouer avec les croyances et les coutumes antérieures
- Remise en question des pratiques religieuses
- Difficulté à se rallier aux croyances ou à participer aux rites prescrits (cérémonies religieuses, règles alimentaires ou vestimentaires, prières, culte et service religieux, pratique personnelle, lecture d'ouvrages religieux, respect des fêtes religieuses, rencontres avec les chefs religieux)

Résultats escomptés (objectifs) et critères d'évaluation
- La personne se dit satisfaite des conditions lui permettant d'exprimer ses croyances religieuses.
- La personne se dit heureuse d'avoir accès aux rites et aux écrits religieux.
- La personne conserve ses pratiques religieuses, tout en tenant compte de son état de santé.

Interventions

PRIORITÉ Nº 1 – Évaluer les facteurs favorisants
- Noter les facteurs qui sont propres à la situation de la personne.

- Reconnaitre les inquiétudes de la personne concernant le respect de ses croyances et de ses pratiques (règles alimentaires et vestimentaires, jeûne, etc.). **Selon certaines recherches, la personne qui se sent respectée établit plus facilement une relation de confiance avec le personnel soignant. La pratique religieuse peut être une source de réconfort en période de stress.**
- Encourager les sujets de conversation pouvant aider la personne à prendre conscience de ses appréhensions d'ordre spirituel. **En faisant preuve d'empathie, on facilite l'expression des émotions et des craintes.**

PRIORITÉ N° 2 – Aider la personne à conserver ses pratiques religieuses

- Inciter la personne à participer aux rites (communion, méditation, prières, fêtes et lectures religieuses, etc.) qui ne comportent pas de risque pour sa santé. **La pratique d'une religion est souvent associée à une amélioration du soutien social, de l'état cognitif et de la santé physique, à une atténuation des symptômes de la dépression et à une augmentation de la collaboration.**
- Lui fournir, directement ou par le truchement de ses proches, des vidéos ou des enregistrements de services religieux si elle n'est pas en mesure de se déplacer.
- Organiser le transport des personnes vivant en établissement (personnes âgées ou malades, individus souffrant de troubles mentaux ou d'incapacités physiques) vers leur lieu de culte (église, temple, mosquée, etc.) si leur état le permet. **Dans le contexte d'une recherche portant sur des femmes âgées placées en établissement, on a noté une corrélation significative entre le bienêtre religieux, le soutien social et l'espoir. Par ailleurs, chez des personnes souffrant de maladie mentale, on a associé la pratique religieuse à un sentiment de bienêtre et à la réduction des symptômes psychiatriques.**
- Diriger la personne vers un représentant religieux, un psychologue ou un groupe de soutien, le cas échéant. **Selon les résultats d'une recherche, ce que les personnes hospitalisées considèrent comme le plus important, indépendamment de leur appartenance religieuse, c'est d'être appuyées par leur pasteur, prêtre, rabbin ou conseiller spirituel. Suivant la même enquête, les gens qui n'ont pas d'allégeance religieuse expriment, paradoxalement, le besoin qu'on s'enquière de leurs préférences en matière de religion ou de spiritualité.**

PRIORITÉ N° 3 – Offrir un soutien spirituel à la personne

- Discuter avec la personne de sa conception de la spiritualité et de ses croyances sur le sens de la vie, si c'est approprié.

- Lui allouer des périodes d'intimité et de tranquillité, afin qu'elle puisse s'adonner à ses activités religieuses ou spirituelles. **Le fait de l'aider à intégrer ses rites (lecture, prière, méditation, etc.) à ses activités quotidiennes contribue à son bienêtre spirituel et renforce le sentiment d'être en lien avec son réseau religieux ou avec une force supérieure.**
- Encourager la personne à exprimer ses émotions devant la maladie ou la mort. Lui manifester de l'empathie et l'aider à extérioriser sa colère. **Ainsi, elle se sentira comprise et en confiance.**
- Inciter les proches de la personne à participer à ses activités et rites religieux. **Le soutien qu'ils lui accorderont contribuera à atténuer sa détresse émotionnelle et son sentiment d'isolement.**

PRIORITÉ Nº 4 – Donner un enseignement visant le mieux-être spirituel de la personne

- Montrer des techniques de méditation, de relaxation ou d'imagerie mentale à la personne, s'il y a lieu. **Lorsqu'elles sont bien maitrisées, ces techniques peuvent intensifier la prise de conscience, ce qui est favorable à la croissance spirituelle.**
- Utiliser des techniques de clarification des valeurs pour aider la personne à prendre des décisions éclairées si elle remet en question ses croyances religieuses.

Information à consigner

Évaluations (initiale et subséquentes)

- Inscrire les données d'évaluation, en particulier l'expression de la détresse émotionnelle de la personne.
- Noter les facteurs qui entravent les pratiques religieuses de la personne.

Planification

- Rédiger le plan de soins et inscrire le nom de chacun des intervenants.
- Rédiger le plan d'enseignement.

Application et vérification des résultats

- Noter les réactions de la personne aux interventions et à l'enseignement, ainsi que les mesures qui ont été prises.
- Consigner les objectifs atteints ou les progrès accomplis vers leur réalisation.
- Relever les modifications apportées au plan de soins.

Plan de congé

- Inscrire les besoins à long terme de la personne et le nom des responsables des mesures à prendre.
- Consigner les ressources accessibles et les demandes de consultation.

EXEMPLES TIRÉS DE LA CRSI (NOC) ET DE LA CISI (NIC)

- RÉSULTAT : Bienêtre spirituel
- INTERVENTION : Amélioration des rituels religieux

PRATIQUE RELIGIEUSE

RISQUE DE PERTURBATION DANS LA PRATIQUE RELIGIEUSE

Taxinomie II : Principes de vie – Classe 3 : Congruence entre les valeurs/croyances/actes (00170)
[Mode fonctionnel de santé de Gordon : Valeurs et croyances]
Diagnostic proposé en 2004

DÉFINITION ■ Risque de perturbation dans le maintien de la confiance en des croyances religieuses ou dans la participation aux rites d'une religion.

Facteurs de risque

Facteurs développementaux

- Stade de développement ; rites de passage

Facteurs environnementaux

- Manque de moyens de transport
- Obstacles environnementaux à la pratique de la religion

Facteurs physiques

- Maladie ; hospitalisation
- Douleur

Facteurs psychologiques

- Soutien, stratégies d'adaptation ou soins inefficaces
- Dépression

Facteurs socioculturels

- Manque d'interactions sociales
- Obstacles culturels à la pratique de la religion
- Isolement social
- Manque de sécurité

Facteurs spirituels

- Souffrance

Remarque : Pour un diagnostic de risque, il n'y a ni signes ni symptômes (caractéristiques) puisque le problème n'existe pas encore ; les interventions infirmières sont plutôt axées sur la prévention.

Résultats escomptés (objectifs) et critères d'évaluation

- La personne conserve ses pratiques religieuses en tenant compte de son état de santé.
- La personne se dit satisfaite des conditions lui permettant d'exprimer ses croyances religieuses.
- La personne se dit satisfaite du soutien spirituel reçu.

Interventions

PRIORITÉ N° 1 – Évaluer les facteurs de risque

- Noter, parmi les facteurs de risque, ceux qui pourraient empêcher la personne de participer aux rites de sa religion.
- Déterminer les croyances religieuses et spirituelles de la personne, ainsi que son engagement passé ou présent dans les activités pastorales, s'il y a lieu.
- Circonscrire ses valeurs culturelles et ses attentes relativement aux rites et aux croyances.
- Reconnaitre ses inquiétudes concernant le respect de ses croyances et de ses pratiques (règles alimentaires et vestimentaires, jeûne, etc.). **Selon certaines recherches, ce respect favorise la relation de confiance avec le personnel soignant. Les gens qui pratiquent une religion ont tendance à y recourir au cours des périodes de stress, contrairement à ceux qui n'ont pas d'allégeance religieuse.**

PRIORITÉ N° 2 – Aider la personne à maintenir ses pratiques religieuses.

- Encourager la personne à participer aux rites de sa religion (communion, méditation, prière, fêtes, lectures, etc.) qui ne présentent pas de risque pour sa santé. **La pratique d'une religion est associée à une amélioration du soutien social, des symptômes dépressifs, de l'état cognitif, de la collaboration et de la santé physique.**
- Fournir des vidéos ou des enregistrements de services religieux à la personne lorsqu'elle n'est pas en mesure de se déplacer, ou accepter que ses proches lui en apportent.
- Coordonner le transport de la personne vivant en établissement (personne âgée ou malade, personne souffrant de

troubles mentaux ou d'incapacités physiques) vers son lieu de culte (église, temple, mosquée, etc.) si sa santé le permet. **Au cours d'une recherche portant sur des femmes âgées placées en établissement, on a noté une corrélation significative entre le bienêtre religieux, le soutien social et l'espoir. La pratique religieuse est associée à un sentiment de bienêtre et à la réduction des symptômes psychiatriques chez les gens souffrant de maladie mentale.**
- Diriger la personne vers un représentant religieux, un psychologue ou un groupe de soutien, le cas échéant. **Selon les résultats d'une recherche, le besoin prioritaire exprimé par les personnes hospitalisées, indépendamment de leur appartenance religieuse, était de ne pas être abandonnées par leur pasteur, prêtre, rabbin ou conseiller spirituel. Par ailleurs, le besoin exprimé par celles qui n'appartenaient pas à une religion était qu'on leur demande tout de même leur préférence en la matière.**

PRIORITÉ Nº 3 – Offrir un soutien spirituel à la personne selon ses besoins

- Encourager la personne à se rappeler les évènements ou les gens qui lui ont apporté un soutien spirituel dans le passé.
- Discuter avec la personne de ses propres croyances sur le sens de la vie ou de sa conception de la spiritualité, si c'est approprié.
- Lui allouer des périodes d'intimité et de tranquillité pour qu'elle puisse s'adonner à ses activités religieuses ou spirituelles. **Le fait de l'aider à incorporer des rites (lecture, prière, méditation, etc.) à son quotidien contribue à son bienêtre spirituel et accroit son sentiment d'être en lien avec son réseau religieux ou avec une force supérieure.**
- Favoriser l'expression des sentiments de la personne devant la maladie ou la mort. Lui manifester de l'empathie et l'aider à extérioriser sa colère. **Ainsi, elle se sentira comprise et en confiance.**
- L'encourager à interagir avec les membres de sa famille et avec ses amis. **L'interaction sociale atténue le sentiment de solitude de la personne hospitalisée ou vivant en établissement.**
- Inciter les proches à participer aux activités ou aux rites religieux de la personne. **Ce type d'appui peut contribuer à atténuer sa détresse émotionnelle et son sentiment d'isolement.**

PRIORITÉ Nº 4 – Donner un enseignement visant le mieux-être spirituel de la personne

- Montrer à la personne des techniques de méditation, de relaxation ou d'imagerie mentale, s'il y a lieu. **Lorsqu'elles sont bien maitrisées, ces techniques peuvent intensifier la**

prise de conscience, ce qui est favorable à la croissance spirituelle.
- Utiliser des techniques de clarification des valeurs, au besoin, pour aider la personne qui remet en question ses croyances religieuses à prendre des décisions éclairées.

Information à consigner

Évaluations (initiale et subséquentes)
- Inscrire les données d'évaluation initiale, notamment les facteurs de risque qui pourraient entraver la pratique religieuse de la personne.
- Noter les inquiétudes de la personne quant aux conditions lui permettant d'exprimer ses croyances.
- Préciser les ressources auxquelles la personne peut recourir.

Planification
- Rédiger le plan de soins et inscrire le nom de chacun des intervenants.
- Rédiger le plan d'enseignement.

Application et vérification des résultats
- Noter les réactions de la personne aux interventions et à l'enseignement, ainsi que les mesures qui ont été prises.
- Consigner les objectifs atteints ou les progrès accomplis vers leur réalisation.
- Relever les modifications apportées au plan de soins.

Plan de congé
- Noter les besoins de la personne à long terme, ainsi que le nom des responsables des mesures à prendre.
- Consigner les ressources existantes et diriger la personne vers celles-ci.

EXEMPLES TIRÉS DE LA CRSI (NOC) ET DE LA CISI (NIC)
- RÉSULTAT : Bienêtre spirituel
- INTERVENTION : Soutien spirituel

PRATIQUE RELIGIEUSE

MOTIVATION À AMÉLIORER SA PRATIQUE RELIGIEUSE

Taxinomie II : Principes de vie – Classe 3 : Congruence entre les valeurs/croyances/actes (00171)

[Mode fonctionnel de santé de Gordon : Valeurs et croyances]

Diagnostic proposé en 2004

DÉFINITION ■ Capacité d'augmenter sa confiance en des croyances religieuses et/ou de participer à des rites religieux.

Note de l'adaptatrice: Pour les diagnostics de promotion de la santé ou de bienêtre, il n'y a pas de facteurs favorisants; la motivation de la personne, de la famille ou de la collectivité est appuyée par les caractéristiques, et les interventions infirmières sont axées sur les changements souhaités.

Caractéristiques

- Expression du désir de renforcer les croyances et les pratiques religieuses qui ont apporté du réconfort dans le passé
- Demande d'aide pour augmenter sa participation aux pratiques religieuses (cérémonies, règles alimentaires et vestimentaires, prières, culte et service, pratiques personnelles, lectures, respect des fêtes religieuses)
- Requête de soutien pour élargir ses perspectives religieuses ou pour obtenir des objets propres au culte
- Demande de rencontre de personnalités religieuses
- Requête de pardon, de réconciliation
- Remise en question ou rejet des croyances et des habitudes considérées comme dangereuses

Résultats escomptés et critères d'évaluation

- La personne se dit satisfaite des progrès accomplis en vue de l'amélioration de sa pratique religieuse.
- La personne montre, par ses propos et ses comportements, qu'elle se réconcilie avec elle-même et avec les autres.
- La personne discute de ses valeurs et de ses croyances religieuses.
- La personne reconnaît la différence entre les croyances qui sont utiles et celles qui peuvent être nuisibles à sa croissance.

Interventions

■ PRIORITÉ Nº 1 – Déterminer la motivation de la personne à améliorer sa pratique religieuse

- Discuter avec elle de son engagement, de ses croyances et de ses valeurs sur le plan spirituel. **Cette démarche l'aidera à préciser ses attentes.**
- Explorer l'influence de ses pratiques spirituelles et religieuses sur sa vie et sur sa croissance personnelle.

- Examiner son état de santé et en tenir compte dans la planification d'activités religieuses, s'il y a lieu.

PRIORITÉ Nº 2 – Aider la personne à clarifier ses valeurs et ses croyances dans une perspective de croissance

- Établir avec la personne une relation de confiance favorisant **l'exploration de ses croyances et de ses valeurs**. Créer un climat de respect mutuel et d'acceptation de l'autre.
- Déterminer les obstacles qui pourraient être un frein à la croissance ou à la découverte de soi. **Il est possible que la personne remette en question ses pratiques et ses croyances afin d'améliorer sa pratique religieuse.**
- Discuter avec elle des croyances culturelles de sa famille et de la façon dont elles ont influé sur sa pratique religieuse.
- Encourager la personne à participer à des discussions portant sur divers systèmes de croyances et diverses visions du monde. Lui faire part des ressources existantes, s'il y a lieu.
- Lui poser des questions ouvertes susceptibles de l'aider à réfléchir sur les valeurs qui sont importantes pour elle. **Ces questions la pousseront à s'exprimer.**
- L'encourager à faire une liste des activités qui sont prioritaires pour elle et de celles qui ne le sont pas. Lui suggérer de noter le temps qu'elle consacre à chacune d'elles. **Cet exercice lui permettra de prendre conscience de la congruence entre ses valeurs et ses actes et de faire les ajustements nécessaires, si elle le désire.**
- Utiliser une méthode de clarification des valeurs (une mise en situation écrite accompagnée de questions, par exemple). **Ce genre de technique est particulièrement utile aux personnes qui ont de la difficulté à clarifier les valeurs qui sont importantes pour elles; en y recourant, elles parviennent à consolider leur foi et à améliorer leur pratique religieuse.**

PRIORITÉ Nº 3 – Favoriser le mieux-être spirituel de la personne

- Explorer les méthodes qu'elle peut employer pour être davantage en harmonie avec elle-même et avec les autres.
- Lui suggérer des lectures traitant de questions spirituelles et de croissance personnelle.
- Lui proposer des techniques de gestion du stress (méditation, exercices de relaxation, pleine conscience, etc.). **Ces activités favorisent le bienêtre général de la personne et accroissent son sentiment de maîtriser la situation. La pleine conscience est une méthode thérapeutique qui permet de se libérer des mécanismes automatiques et de se concentrer sur le moment présent; en l'utilisant, la personne sera davantage en mesure de clarifier ses valeurs.**

- Diriger la personne vers des ressources communautaires (infirmière paroissiale, cours de religion, groupes de soutien, etc.).

Information à consigner

Évaluations (initiale et subséquentes)

- Inscrire les données d'évaluation, notamment les croyances et les pratiques religieuses de la personne.
- Consigner son degré de motivation et ses attentes en ce qui a trait à la croissance personnelle ou à l'amélioration de la pratique religieuse.

Planification

- Rédiger le plan de soins et inscrire le nom de chacun des intervenants.

Application et vérification des résultats

- Noter les réactions de la personne aux activités et à l'apprentissage, ainsi que les mesures qui ont été prises.
- Consigner les objectifs atteints ou les progrès accomplis vers leur réalisation.
- Relever les modifications apportées au plan de soins.

Plan de congé

- Inscrire les besoins à long terme de la personne et le nom des responsables des mesures à prendre.
- Préciser les demandes de consultation.

EXEMPLES TIRÉS DE LA CRSI (NOC) ET DE LA CISI (NIC)

- RÉSULTAT : Bienêtre spirituel
- INTERVENTION : Aide à la croissance spirituelle

PRISE DE DÉCISION

MOTIVATION À AMÉLIORER SA PRISE DE DÉCISION

Taxinomie II : Principes de vie – Classe 3 : Congruence entre valeurs/croyances/actes (00184)

[Mode fonctionnel de santé de Gordon : Cognition et perception]

Diagnostic proposé en 2006

DÉFINITION ■ Capacité d'une personne de choisir et d'améliorer un plan d'action permettant d'atteindre des objectifs à court et à long terme relativement à sa santé.

Note de l'adaptatrice: Pour les diagnostics de promotion de la santé ou de bienêtre, il n'y a pas de facteurs favorisants; la motivation de la personne, de la famille ou de la collectivité est appuyée par les caractéristiques, et les interventions infirmières sont axées sur les changements souhaités.

Caractéristiques

- Verbalisation du désir d'améliorer la prise de décision
- Expression du désir de prendre des décisions plus conformes aux valeurs et aux objectifs personnels et socioculturels
- Verbalisation de la volonté de parfaire l'analyse des avantages et des inconvénients des décisions à prendre
- Expression du désir de clarifier les différentes options envisagées dans la prise de décision
- Expression de la volonté de clarifier la signification des choix
- Verbalisation du désir d'utiliser des données probantes pour faciliter la prise de décision

Résultats escomptés (objectifs) et critères d'évaluation

- La personne peut expliquer les divers choix qui s'offrent à elle.
- La personne connaît les risques et les avantages associés à ses décisions.
- La personne exprime ses opinions sur les choix dont elle dispose.
- La personne prend des décisions qui sont en accord avec ses valeurs et ses objectifs socioculturels.
- La personne appuie ses décisions sur des données probantes.

Interventions

■ PRIORITÉ N° 1 – Évaluer la motivation à améliorer la prise de décision

- Établir la capacité de la personne à faire face aux situations de la vie courante. Lui fournir les éléments de base pour connaître son processus décisionnel et pour en mesurer l'amélioration, s'il y a lieu.
- Noter le mode d'expression et la pertinence de la décision, ainsi que la disponibilité des personnes-ressources.
- Pratiquer l'écoute active; établir les raisons pour lesquelles la personne veut améliorer sa capacité à prendre des décisions et déterminer ses attentes à cet égard. **Elle pourra ainsi clarifier les orientations du changement souhaité.**
- Noter toute expression d'enthousiasme. **Cette émotion augmente la volonté de s'améliorer et stimule le désir de croissance personnelle.**

- Discuter avec la personne du sens de la vie, de la croyance en Dieu ou en une force supérieure et de l'incidence de ses convictions sur son désir de s'améliorer.

PRIORITÉ N° 2 – Aider la personne à améliorer sa capacité à résoudre les problèmes de manière efficace

- Rechercher un environnement sécuritaire et stimulant. **Le fait d'évoluer dans un tel environnement incite la personne à exprimer librement ses préoccupations et ses pensées.**
- Donner à la personne l'occasion de constater qu'elle maîtrise pleinement ses décisions. **Les gens qui font preuve de maitrise de soi savent qu'ils peuvent avoir un certain pouvoir sur les événements et que leurs décisions et leurs actions contribuent à modifier leur vie.**
- Encourager l'expression des idées, des préoccupations, ainsi que des décisions qui doivent être prises.
- Préciser l'ordre de priorité des objectifs de la personne en soulignant les conflits et les problèmes potentiels.
- Souligner les aspects positifs de la situation, en incitant la personne à y voir une occasion d'apprentissage.
- Aider la personne à maîtriser les techniques de recherche d'information (recherches en bibliothèque, sites internet fiables).
- Passer en revue le processus de résolution de problèmes et expliquer comment effectuer une analyse risques-avantages des décisions à prendre.
- Inciter les enfants à prendre des décisions en fonction de leur âge. **L'apprentissage des techniques de résolution de problèmes tôt dans la vie accroit l'amour-propre et améliore la capacité à utiliser des stratégies d'adaptation.**
- Discuter avec la personne de ses croyances spirituelles ; accepter ses valeurs sans la juger.

PRIORITÉ N° 3 – Favoriser le bienêtre de la personne

- Déterminer avec la personne les occasions qu'elle a de mettre à profit sa compétence à résoudre les conflits, en s'attardant à chaque étape du processus.
- Faire une critique positive des efforts de la personne, **de façon à l'encourager à utiliser ses compétences et à poursuivre son apprentissage**.
- Inciter les proches de la personne à participer au processus de prise de décision, **afin de les aider à accroître leur propre capacité à résoudre les conflits**.
- Suggérer à la personne de s'inscrire à des ateliers de gestion du stress ou d'affirmation de soi, s'il y a lieu.
- La diriger vers d'autres personnes-ressources (prêtre, infirmière spécialisée en psychiatrie clinique, psychiatre, thérapeute familial ou conjugal).

Information à consigner

Évaluations (initiale et subséquentes)

- Noter les données d'évaluation et les réactions comportementales.
- Vérifier la motivation à changer de la personne et ses attentes en ce sens.
- Consigner le nom des personnes engagées dans le processus d'amélioration de la capacité à résoudre les conflits.
- Noter les valeurs et les croyances de la personne.

Planification

- Rédiger le plan de soins et inscrire le nom de chacun des intervenants.
- Rédiger le plan d'enseignement.

Application et vérification des résultats

- Noter les réactions de la personne et de ses proches aux interventions, à l'enseignement et aux mesures entreprises.
- Noter la capacité de la personne à exprimer ses émotions, à reconnaître les diverses options et à utiliser les ressources.
- Consigner les objectifs atteints ou les progrès accomplis vers leur réalisation.
- Noter les modifications apportées au plan d'action.

Plan de congé

- Consigner les besoins de la personne à court et à long terme ; noter le nom des responsables du suivi.
- Consigner les demandes de consultation.

EXEMPLES TIRÉS DE LA CRSI (NOC) ET DE LA CISI (NIC)

- RÉSULTAT : Prise de décision
- INTERVENTION : Aide à la prise de décision

PRISE EN CHARGE DE SA SANTÉ

PRISE EN CHARGE INEFFICACE DE SA SANTÉ

Taxinomie II : Promotion de la santé – Classe 2 : Prise en charge de la santé (00078)

[Mode fonctionnel de santé de Gordon : Perception et prise en charge de la santé]

Diagnostic proposé en 1992 sous le titre « Prise en charge inefficace du programme thérapeutique » ; révision effectuée en 2008

DÉFINITION ■ Façon d'organiser les modalités de traitement d'une maladie et de ses séquelles et de les intégrer à la vie quotidienne ne permettant pas d'atteindre certains objectifs de santé.

Facteurs favorisants

- Complexité du système de soins ou du programme thérapeutique
- Conflits décisionnels
- Difficultés économiques
- Fardeau trop lourd pour la personne ou sa famille ; conflit familial
- Mauvaises habitudes familiales concernant la santé
- Points de repère insuffisants ou inadéquats
- Manque de connaissances
- Perception erronée de la gravité du problème, du risque pour soi, des obstacles et des bénéfices
- Sentiment d'impuissance
- Manque de soutien social

Caractéristiques

- Verbalisation du désir de prendre en charge le plan de traitement de la maladie
- Verbalisation des difficultés à suivre le traitement prescrit
- Incapacité à intégrer le programme thérapeutique aux activités quotidiennes ou à prendre les mesures afin de réduire les risques
- Activités de la vie quotidienne ne permettant pas d'atteindre les objectifs établis en matière de santé
- [Exacerbation non prévisible des symptômes de la maladie]

Résultats escomptés (objectifs) et critères d'évaluation

- La personne accepte d'apporter les changements nécessaires pour atteindre les objectifs fixés.
- La personne dit connaître les facteurs qui l'empêchent de prendre son programme thérapeutique en charge de manière efficace.
- La personne participe à la recherche de solutions pour contrer les facteurs qui l'empêchent d'intégrer son programme thérapeutique à ses habitudes de vie.
- La personne change ses comportements ou son mode de vie de façon à respecter son programme thérapeutique.
- La personne connaît et utilise les ressources qui sont à sa disposition.

Interventions

PRIORITÉ Nº 1 – Déterminer les facteurs favorisants

- S'assurer que la personne comprend bien sa maladie et le traitement qu'elle doit suivre; **ainsi, elle sera en mesure de prendre des décisions éclairées pour la prise en charge de sa santé**.
- Déterminer les objectifs et les pratiques de la personne et de sa famille en matière de santé.
- Établir les valeurs culturelles ou les croyances religieuses susceptibles d'influencer la personne quant à sa perception de la situation et à sa volonté d'y apporter les modifications requises.
- Établir la nature du locus de contrôle de la personne : interne (responsabilisation, maîtrise de soi : « Je n'ai pas réussi à cesser de fumer ») ou externe (incapacité à se maîtriser ou à avoir un pouvoir sur l'environnement : « Rien ne fonctionne pour moi... Quelle malchance d'avoir ce cancer du poumon ! »).
- S'enquérir des attentes de la personne et de la façon dont elle perçoit son programme thérapeutique.
- Évaluer la complexité du programme thérapeutique (ex. : prise de médicament quatre fois par jour plutôt qu'une seule fois) et les difficultés qu'il engendre pour la personne (ex. : elle doit cesser de fumer ou suivre un régime strict même lorsqu'elle se sent bien). **Ces facteurs expliquent souvent le manque d'engagement de la personne à l'égard de son traitement.**
- Inventorier les ressources existantes (aide, soins de répit, etc.) et noter celles que la personne utilise.

PRIORITÉ Nº 2 – Aider la personne ou ses proches à élaborer des stratégies leur permettant de mieux prendre en charge le programme thérapeutique

- Appliquer les méthodes de communication thérapeutique **afin d'aider la personne à résoudre ses problèmes**.
- Vérifier si elle a participé à l'établissement des objectifs.
- Utiliser le locus de contrôle de la personne afin d'élaborer un plan de soins individualisé (par exemple, inciter les personnes qui ont un locus de contrôle interne à prendre leur programme en charge, mais procéder par étapes avec celles qui ont un locus de contrôle externe).
- Préciser les étapes que la personne devra franchir pour atteindre les objectifs fixés.
- Conclure une entente avec elle relativement à sa participation aux soins.
- Accepter la façon dont elle perçoit ses forces et ses limites, tout en travaillant avec elle pour améliorer ses capacités. Lui exprimer de la confiance quant à sa capacité de s'adapter à la situation.

- La soutenir dans ses efforts par des renforcements positifs, **afin de l'inciter à persévérer**.
- Lui donner de l'information et lui montrer où et comment trouver les ressources dont elle a besoin. Répéter souvent les directives et les raisons pour lesquelles il faut les suivre. Utiliser diverses méthodes pédagogiques: mise en situation, démonstration pratique, matériel écrit, etc.

PRIORITÉ Nº 3 – Favoriser le mieux-être de la personne

- Expliquer à la personne l'importance de bien comprendre les raisons du traitement ou de la pharmacothérapie ainsi que les conséquences liées aux actions et aux choix qu'elle fait.
- Inciter la personne et ses proches à participer à la planification des soins et à l'évaluation. **On augmente ainsi leur motivation, ce qui optimise les résultats.**
- Aider la personne à élaborer des stratégies de suivi du programme thérapeutique **afin de faciliter le dépistage des changements et de favoriser ainsi une réponse proactive**.
- Mobiliser toutes les ressources possibles (proches, soutien social, aide financière, etc.).
- Adresser, au besoin, la personne à des services de counseling ou de thérapie (de groupe ou individuelle).
- Prendre contact avec un service de soins à domicile **qui pourra s'occuper de l'évaluation, du suivi et de l'enseignement lorsque la personne sera de retour chez elle**.

Information à consigner

Évaluations (initiale et subséquentes)

- Inscrire les données d'évaluation, notamment les difficultés à suivre le traitement prescrit, la nature de son locus de contrôle et la façon dont elle perçoit ses problèmes et ses besoins.
- Décrire les valeurs et les croyances de la personne.
- Noter le degré d'engagement et les besoins de la famille.
- Relever les forces et les limites de la personne.
- Consigner l'accessibilité et l'utilisation des ressources.

Planification

- Rédiger le plan de soins et inscrire le nom de chacun des intervenants.
- Rédiger le plan d'enseignement.

Application et vérification des résultats

- Noter les réactions de la personne aux interventions et à l'enseignement, ainsi que les mesures qui ont été prises.

- Consigner les objectifs atteints et les progrès accomplis vers leur réalisation.
- Noter les modifications apportées au plan de soins.

Plan de congé

- Inscrire les besoins à long terme de la personne ainsi que le nom des responsables des mesures à prendre.
- Consigner les ressources existantes et les demandes de consultation.

EXEMPLES TIRÉS DE LA CRSI (NOC) ET DE LA CISI (NIC)

- RÉSULTAT: Prise en charge du traitement de la maladie ou des blessures
- INTERVENTION: Modification du comportement

PRISE EN CHARGE DE SA SANTÉ

MOTIVATION À AMÉLIORER LA PRISE EN CHARGE DE SA SANTÉ

Taxinomie II: Promotion de la santé – Classe 2: Prise en charge de la santé (00162)

[Mode fonctionnel de santé de Gordon: Perception et prise en charge de la santé]

Diagnostic proposé en 2002 sous le titre « Motivation à améliorer la prise en charge de son programme thérapeutique »; révision effectuée en 2008

DÉFINITION ■ Façon d'organiser les modalités de traitement d'une maladie et de ses séquelles et de les intégrer dans la vie quotidienne de manière à atteindre ses objectifs de santé.

Note de l'adaptatrice: Pour les diagnostics de promotion de la santé ou de bienêtre, il n'y a pas de facteurs favorisants; la motivation de la personne, de la famille ou de la collectivité est appuyée par les caractéristiques, et les interventions infirmières sont axées sur les changements souhaités.

Caractéristiques

- Verbalisation du désir de prendre en charge le plan de traitement de la maladie et le programme de prévention des séquelles
- Peu ou pas de difficultés à organiser les modalités du traitement
- Compréhension des facteurs pouvant exacerber la maladie ou ses séquelles
- Choix approprié d'activités quotidiennes permettant d'atteindre les buts du traitement ou du programme de prévention

- Absence d'aggravation des symptômes de la maladie

Résultats escomptés (objectifs) et critères d'évaluation

- La personne prend en charge son programme thérapeutique.
- La personne prévoit le risque de complication et planifie des actions visant à le réduire.
- La personne connaît les ressources qui sont à sa disposition et les utilise.
- Il n'y a pas d'aggravation de la maladie ni de ses séquelles.

Interventions

PRIORITÉ Nº 1 – Évaluer les raisons qui poussent la personne à s'améliorer

- Apprécier la compréhension que la personne a de son programme thérapeutique. Noter ses objectifs en matière de santé. **On vérifie ainsi la précision et l'exhaustivité de ses connaissances, ce qui permet de combler ses besoins en matière d'apprentissage.**
- Déterminer l'état de la personne et circonscrire sa perception des menaces qui pourraient peser sur sa santé.
- Pratiquer l'écoute active **afin de déterminer les facteurs susceptibles de nuire à l'état de santé de la personne** (stress physique ou émotionnel, facteurs externes comme la pollution, etc.).
- Vérifier ses perceptions relatives à sa santé et à sa capacité de la conserver. **Le fait de croire qu'elle est apte à mener les actions nécessaires est un indicateur de réussite.**
- Noter ses attentes quant à la nécessité d'un traitement à long terme ou de modifications touchant les soins.
- Discuter avec elle des ressources qu'elle utilise, **afin de vérifier si des changements s'imposent (elle pourrait, par exemple, avoir besoin de recourir davantage au service de soins à domicile)**.

PRIORITÉ Nº 2 – Aider la personne et ses proches à élaborer un plan répondant à leurs besoins

- Reconnaître les compétences de la personne dans la prise en charge de sa santé et dans la planification.
- Préciser les étapes que la personne et ses proches devront franchir pour atteindre leurs objectifs en matière de santé. **La compréhension de ces étapes favorise leur participation et augmente les chances que les buts énoncés soient atteints.**
- Déterminer avec la personne les éléments qu'elle réussit à prendre en charge et discuter avec elle des facteurs suscep-

tibles d'affecter sa santé (malbouffe au lieu de repas maison ; manque d'accès à des installations appropriées pour faire de l'exercice). Préciser les mesures qu'elle doit prendre pour améliorer son hygiène de vie.

- Accepter la façon dont elle perçoit ses forces et ses limites, tout en travaillant avec elle à accroître ses capacités. **Ce faisant, on augmente l'estime et la confiance dont la personne a besoin pour persévérer.**
- Fournir à la personne et à ses proches les ressources documentaires nécessaires, puis les aider à trouver et à utiliser ces ressources par eux-mêmes. Les sensibiliser à l'importance de vérifier la fiabilité des sources d'information, en particulier pour ce qui est d'internet.
- Reconnaître les efforts de la personne et la féliciter de ses progrès **afin de l'encourager dans sa démarche et de lui permettre d'atteindre les objectifs fixés**.

PRIORITÉ Nº 3 – Favoriser le mieux-être de la personne

- Encourager la personne et ses proches à prendre part aux décisions et à exercer un rôle actif dans la planification et la prise en charge des tâches et des responsabilités qui se sont ajoutées au programme thérapeutique.
- Inciter la personne à faire de l'exercice, des activités de relaxation, du yoga, de la méditation, de la visualisation et de l'imagerie mentale **afin de l'aider à gérer son stress, à accroître son bienêtre et à améliorer sa santé**.
- Proposer des stratégies lui permettant de suivre ses progrès et d'observer ses réactions au programme thérapeutique, **afin qu'elle acquière une attitude proactive quant à la prévention des complications**.
- La diriger vers les ressources communautaires et les groupes de soutien appropriés (nutritionniste, programmes de maîtrise du poids ou d'abandon du tabac, etc.). **Elle aura ainsi l'occasion de trouver des modèles de rôles et d'acquérir des aptitudes et des stratégies proactives visant à prévoir et à résoudre les problèmes.**
- L'encourager à adopter des comportements comme l'autoexamen des seins ou des testicules ; à subir des mammographies, des examens de la prostate, ainsi que des examens médicaux et dentaires réguliers ; à recevoir un vaccin antigrippal.

Information à consigner

Évaluations (initiale et subséquentes)

- Inscrire les données d'évaluation, notamment la motivation de la personne à prendre en charge le traitement.

- Noter les forces et les nouveaux besoins de la personne.
- Noter ses valeurs et ses croyances.

Planification

- Rédiger le plan de soins et inscrire le nom de chacun des intervenants.
- Rédiger le plan d'enseignement.

Application et vérification des résultats

- Noter les réactions de la personne aux interventions et à l'enseignement, ainsi que les mesures qu'elle a prises.
- Consigner les objectifs atteints ou les progrès accomplis vers leur réalisation.
- Noter les changements apportés au plan de soins.

Plan de congé

- Noter les objectifs à court et à long terme de la personne et le nom des responsables des mesures à prendre.
- Consigner les ressources existantes et les demandes de consultation.

EXEMPLES TIRÉS DE LA CRSI (NOC) ET DE LA CISI (NIC)

- RÉSULTAT : Comportements sains
- INTERVENTION : Assistance à la personne quant aux changements souhaités

PRISE EN CHARGE DU PROGRAMME THÉRAPEUTIQUE

PRISE EN CHARGE INEFFICACE DU PROGRAMME THÉRAPEUTIQUE PAR LA FAMILLE

Taxinomie II : Promotion de la santé – Classe 2 : Prise en charge de la santé (00080)

[Mode fonctionnel de santé de Gordon : Perception et prise en charge de la santé]

Diagnostic proposé en 1992

DÉFINITION ■ Façon d'organiser les modalités du traitement d'une maladie et de ses séquelles et de les intégrer dans les habitudes familiales ne permettant pas d'atteindre certains objectifs de santé.

Facteurs favorisants

- Complexité des programmes thérapeutiques ou du système de soins de santé
- Conflits décisionnels
- Difficultés économiques
- Fardeau trop lourd pour la personne ou la famille ; conflits familiaux

Caractéristiques

- Difficulté à prendre en charge le programme thérapeutique
- Désir de prendre en charge la maladie (traitement, prévention des séquelles)
- Exacerbation des symptômes de la maladie chez un membre de la famille
- Activités familiales ne permettant pas d'atteindre les objectifs en matière de santé
- Incapacité de prendre des mesures pour réduire les facteurs favorisants ; manque de vigilance devant la maladie

Résultats escomptés (objectifs) et critères d'évaluation

- La famille connaît les facteurs qui l'empêchent de prendre le programme thérapeutique en charge de manière efficace.
- La famille participe à la recherche de solutions pour contrer les facteurs qui l'empêchent de prendre le programme thérapeutique en charge de manière efficace.
- La famille accepte d'apporter les changements nécessaires pour atteindre les objectifs fixés concernant le programme de traitement ou de prévention.
- La famille modifie ses comportements et son mode de vie de façon à respecter le programme thérapeutique.

Interventions

PRIORITÉ Nº 1 – Déterminer les facteurs favorisants

- Prendre note de la façon dont la famille perçoit les efforts qu'elle a faits jusqu'à maintenant.
- Déterminer l'efficacité du fonctionnement et des activités de la famille sur les plans suivants : fréquence et efficacité des interactions familiales, stimulation de l'autonomie, adaptation aux changements des besoins, hygiène, habitudes de vie, capacité de résoudre des problèmes, liens avec la collectivité.
- Noter les objectifs de la famille en matière de santé et l'entente qui règne entre les membres. **La présence de conflits nuit à la résolution des problèmes.**

- Vérifier si les membres de la famille comprennent bien le programme thérapeutique et noter l'importance que celui-ci revêt à leurs yeux.
- Reconnaître les valeurs culturelles ou les croyances religieuses qui ont une incidence sur l'opinion que la famille se fait de la situation et sur sa volonté d'apporter les changements nécessaires.
- Inventorier les ressources existantes et celles que la famille utilise.

PRIORITÉ Nº 2 – Aider la famille à trouver des stratégies qui lui permettront de mieux prendre en charge le programme thérapeutique

- Fournir des renseignements aux membres de la famille **afin de les aider à mieux comprendre l'importance du programme thérapeutique**.
- Les amener à reconnaître les activités familiales qui sont inappropriées et à prendre conscience de leurs besoins et de leurs comportements, tant individuels que collectifs, **afin qu'ils améliorent leurs interactions**.
- Élaborer, conjointement avec les membres de la famille, un plan d'action qui leur permettra de surmonter la complexité du programme thérapeutique ou du système de soins et de faire face aux autres facteurs favorisants. **On augmente ainsi leur motivation, ce qui optimise les résultats.**
- Inventorier les services communautaires **qui pourront encourager la famille à combler ses lacunes**, en tenant compte de trois stratégies de soutien : l'éducation, la résolution de problèmes et la création d'un réseau d'aide.

PRIORITÉ Nº 3 – Donner un enseignement visant le mieux-être de la famille

- Aider la famille à établir les critères grâce auxquels elle pourra faire elle-même une évaluation continue de sa situation, de l'efficacité de ses comportements et de ses progrès. **Elle sera ainsi mieux disposée à prévoir ses besoins.**
- Effectuer la planification conjointement avec les services de santé ainsi que les services sociaux et communautaires appropriés ; diriger la famille vers ceux-ci. **Les problèmes comportent souvent de multiples facettes qui nécessitent l'intervention de plusieurs services ou personnes.**
- Orienter les membres de la famille vers une personne-ressource chargée d'assurer la continuité des soins **afin de les soutenir, de les aider à résoudre leurs problèmes, de coordonner les soins, etc**.

§ Consulter, au besoin, les diagnostics infirmiers Tension dans l'exercice du rôle de l'aidant naturel et Prise en charge inefficace de sa santé.

Information à consigner

Évaluations (initiale et subséquentes)

- Recueillir les données d'évaluation, notamment la nature du problème, le degré de perturbation, les valeurs familiales, les objectifs de la famille en matière de santé, ainsi que le taux de participation et d'engagement de chacun des membres de la famille.
- Noter les valeurs culturelles et les croyances religieuses de la famille.
- Consigner les ressources existantes et celles que la famille utilise.

Planification

- Rédiger le plan de soins et inscrire le nom de chacun des intervenants.
- Rédiger le plan d'enseignement.

Application et vérification des résultats

- Noter les réactions de la famille aux interventions et à l'enseignement, ainsi que les mesures qui ont été prises.
- Consigner les objectifs atteints ou les progrès accomplis vers leur réalisation.
- Relever les modifications apportées au plan de soins.

Plan de congé

- Noter les besoins à long terme de la famille, les mesures à prendre et le nom des responsables de ces mesures.
- Consigner les demandes de consultation.

EXEMPLES TIRÉS DE LA CRSI (NOC) ET DE LA CISI (NIC)

- RÉSULTAT : Participation de la famille aux soins professionnels
- INTERVENTION : Mobilisation des ressources familiales

RÉACTION ALLERGIQUE

RÉACTION ALLERGIQUE AU LATEX

Taxinomie II : Sécurité/protection – Classe 5 : Processus défensifs (00041)

[Mode fonctionnel de santé de Gordon : Nutrition et métabolisme]

Diagnostic proposé en 1998 ; révision effectuée en 2006

DÉFINITION ■ Hypersensibilité aux produits composés de latex naturel.

Facteurs favorisants

- Hypersensibilité à la protéine de latex naturel

Caractéristiques

- Réactions qui menacent la vie et qui apparaissent moins d'une heure après le début de l'exposition à la protéine de latex naturel : dyspnée, respiration sifflante, bronchospasme, arrêt respiratoire ; urticaire de contact évoluant vers des symptômes généralisés ; œdème des lèvres, de la langue, de la luette ou de la gorge ; hypotension, syncope, arrêt cardiaque
- Réactions gastro-intestinales : douleurs abdominales, nausées
- Réactions buccofaciales : prurit nasal, facial, buccal ou oculaire ; congestion nasale, larmoiements ; œdème de la sclérotique ou des paupières ; érythème oculaire, nasal ou facial ; rhinorrhée
- Réactions généralisées : inconfort ; plaintes relatives à une sensation de chaleur corporelle, rougeurs ; œdème généralisé ; agitation
- Réactions de type IV qui apparaissent plus d'une heure après le début de l'exposition aux protéines de latex : intolérance aux additifs de fabrication comme les thiurames et les carbamates ; exéma de contact, irritations, rougeurs

Résultats escomptés (objectifs) et critères d'évaluation

- La personne ne présente aucun signe de réaction allergique.
- La personne connait les risques associés à son allergie et les mesures à prendre pour éviter l'exposition au latex.
- La personne reconnait les signes et les symptômes qui nécessitent une intervention rapide.

Interventions

PRIORITÉ Nº 1 – Évaluer les facteurs favorisants

- Circonscrire les personnes ou les groupes à risque : ceux qui ont des antécédents d'allergies alimentaires (bananes, avocats, marrons, kiwis, papayes, pêches, nectarines, etc.), d'asthme et de réactions cutanées (exéma ou autres dermites) ; ceux qui sont régulièrement exposés au latex (professionnels de la santé, policiers, pompiers, techniciens ambulanciers, personnes qui manipulent des aliments, coiffeurs, personnel d'entretien, employés d'usines où on fabrique des produits contenant du latex, etc.) ; ceux qui présentent une anomalie du tube neural (ex. : spinabifida) ou une affection urologique congénitale requérant de fréquentes interventions chirurgicales ou de fréquents sondages (ex. : exstrophie vésicale). **Les réactions les plus graves ont tendance à se produire quand les protéines de latex entrent en contact avec les tissus internes (ex. : au cours d'interventions effractives) et lorsqu'elles touchent les muqueuses de la bouche, du vagin, de l'urètre ou du rectum.**
- Demander à la personne si elle a été exposée au latex récemment, par exemple en gonflant des ballons, en utilisant des gants enduits de poudre (possibilité de réaction aigüe à cette substance) ou en employant des condoms ou des diaphragmes (dans ce cas, les deux partenaires peuvent être touchés).
- Noter la réaction positive au test cutané effectué avec des extraits purifiés de latex naturel, au moyen de la méthode de Prick. **On doit faire ce test avec prudence dans le cas des personnes qui présentent un risque d'hypersensibilité de type I (risque d'anaphylaxie).**
- Effectuer un test de provocation ou un test épicutané (*patch test*), selon le protocole établi, **afin de déterminer les allergènes propres à une personne ayant une hypersensibilité de type IV.**
- Noter les résultats du dosage des IgE spécifiques par les méthodes RAST (*radioallergosorbent test*) ou ELISA (*enzyme-linked immunosorbent assay*). **Ces tests sont les seuls qui soient surs pour les personnes ayant déjà présenté une réaction de type I.**

PRIORITÉ Nº 2 – Prendre les mesures nécessaires pour atténuer la réaction allergique et éviter l'exposition à l'allergène

- Noter les symptômes de la personne, ainsi que ses plaintes concernant les éruptions cutanées, l'urticaire, les démangeaisons, l'irritation oculaire, l'œdème, la diarrhée, les nausées ou les sensations de faiblesse.
- Déterminer l'intervalle entre l'exposition au latex et la réaction allergique (ex. : apparition immédiate ou retardée de 24 à 48 heures).

- Inspecter la peau (la réaction se manifeste habituellement sur les mains, mais elle peut se manifester ailleurs) ; rechercher les bosses sèches, dures et crouteuses, la desquamation, les lésions et les fissures horizontales. **Il peut s'agir d'un exéma de contact irritant (le type de réaction d'hypersensibilité le plus courant et le moins grave) ou d'un exéma de contact allergique (forme plus sévère de réaction de la peau ou d'autres tissus, qui se caractérise par une apparition retardée).**
- Collaborer au traitement de l'exéma de contact ou de la réaction de type IV, qui est la plus répandue : laver la peau atteinte avec de l'eau et un savon doux, appliquer un onguent à base de corticostéroïdes, si nécessaire, et s'assurer que la personne ne s'expose pas au latex.
- Rechercher les signes de réaction systémique (difficulté à respirer, respiration sifflante, hypotension, tremblements, douleurs thoraciques, tachycardie, dysrythmies, etc.), **qui sont révélateurs d'un choc anaphylactique pouvant aboutir à un arrêt cardiaque**.
- Administrer le traitement prescrit si une réaction grave ou potentiellement fatale se produit : antihistaminiques, adrénaline, liquides intraveineux, corticostéroïdes, oxygène, ventilation mécanique.
- S'assurer que l'environnement (salle d'opération ou chambre d'hôpital) est exempt de latex et qu'on dispose de produits sans latex, conformément aux lignes directrices et aux normes recommandées, notamment en ce qui concerne l'équipement et les fournitures (produits à faible teneur en latex, sans poudre, et articles sans latex : gants, seringues, cathéters, tubulures, ruban adhésif, thermomètres, électrodes, canules d'oxygène, protège-draps, sacs d'entreposage, couches, tétines de biberon, etc.).
- Informer le personnel soignant des précautions à prendre pour éviter une exposition inopinée de la personne au latex (ex. : poser une affiche signalant l'allergie et en faire mention au dossier) et le renseigner sur les mesures d'urgence, le cas échéant.

PRIORITÉ Nº 3 – Donner un enseignement visant le mieux-être de la personne

- Demander à la personne ou à ses proches d'inspecter régulièrement l'environnement pour s'assurer qu'il ne contient pas de produits à base de latex ; les remplacer s'il y a lieu.
- Leur fournir une liste de produits pouvant contenir du latex (ustensiles, jouets, boyaux d'arrosage à prise en caoutchouc, tampons, sous-vêtements, tapis, semelles, tapis de souris d'ordinateur, gommes à effacer, bandes de caoutchouc, etc.).

- Insister, auprès de la personne, sur la nécessité de porter un bracelet d'alerte médicale et d'informer les nouveaux intervenants de son hypersensibilité, **afin de réduire le risque d'exposition à l'allergène**.
- Lui conseiller de demeurer alerte quant à la possibilité d'allergies alimentaires secondaires.
- Renseigner la personne et ses proches sur les traitements et les signes de réaction allergique, **afin de les sensibiliser au problème et de s'assurer qu'ils réagiront rapidement en cas d'urgence**.
- Veiller à ce que le lieu de travail de la personne soit inspecté et à ce que des recommandations soient faites pour éviter une nouvelle exposition.
- Diriger la personne vers des services qui pourront l'aider et l'informer.

Information à consigner

Évaluations (initiale et subséquentes)

- Inscrire les données d'évaluation, notamment les antécédents d'exposition au latex et la fréquence d'exposition.
- Noter les signes et les symptômes ainsi que leur gravité.

Planification

- Rédiger le plan de soins et inscrire le nom de chacun des intervenants.
- Rédiger le plan d'enseignement.

Application et vérification des résultats

- Noter les réactions de la personne aux interventions et à l'enseignement ainsi que les mesures qui ont été prises.
- Consigner les objectifs atteints ou les progrès accomplis vers leur réalisation.
- Noter les modifications apportées au plan de soins.

Plan de congé

- Consigner les besoins de la personne à sa sortie, les demandes de consultation et le nom des responsables des mesures à prendre.

EXEMPLES TIRÉS DE LA CRSI (NOC) ET DE LA CISI (NIC)

- RÉSULTAT : Maitrise de la réponse d'hypersensibilité immunitaire
- INTERVENTION : Précautions à prendre au moment de l'emploi de dérivés du latex

RÉACTION ALLERGIQUE

RISQUE DE RÉACTION ALLERGIQUE AU LATEX

Taxinomie II: Sécurité/protection – Classe 5: Processus défensifs (00042)
[Mode fonctionnel de santé de Gordon: Nutrition et métabolisme]
Diagnostic proposé en 1998; révision effectuée en 2006

DÉFINITION ■ Risque d'hypersensibilité aux produits composés de latex naturel.

Facteurs de risque

- Antécédents de réactions à des produits contenant du latex naturel (ballons, préservatifs, gants de caoutchouc)
- Allergies aux bananes, aux avocats, aux fruits tropicaux, aux kiwis, aux marrons ou aux plantes comme le poinsettia
- Antécédents d'allergies et d'asthme
- Professions nécessitant un contact quotidien avec du latex naturel
- Interventions chirurgicales nombreuses, particulièrement en bas âge (ex.: spinabifida)

Remarque: Pour un diagnostic de risque, il n'y a ni signes ni symptômes (caractéristiques) puisque le problème n'existe pas encore; les interventions infirmières sont plutôt axées sur la prévention.

Résultats escomptés (objectifs) et critères d'évaluation

- La personne connait les facteurs de risque qui existent dans son environnement et les évite.
- La personne apporte à son mode de vie des changements qui réduisent le risque d'exposition.
- La personne connait les ressources qui peuvent l'aider à se créer un environnement sans latex.
- La personne consulte les personnes appropriées au besoin, afin de prévenir la réaction allergique ou les complications.

Interventions

■ PRIORITÉ Nº 1 – Évaluer les facteurs de risque

- Circonscrire les personnes ou les groupes à risque: ceux qui ont des antécédents d'allergies alimentaires (bananes, avocats, marrons, kiwis, papayes, pêches, nectarines, etc.), d'asthme ou de réactions cutanées (exéma, etc.) ; ceux qui sont régulièrement exposés au latex (professionnels de la santé, policiers, pompiers, techniciens ambulanciers, personnes qui travaillent dans le secteur de l'alimentation ou de la restauration, coiffeurs, personnel d'entretien, employés d'usines où on fabrique des produits contenant du latex, etc.) ; ceux qui présentent une anomalie du tube neural (spinabifida, etc.) ou une affection urologique congénitale requérant de fréquentes interventions chirurgicales ou de fréquents sondages (l'exstrophie vésicale, par exemple). **Les réactions les plus graves ont tendance à se produire quand les protéines de latex entrent en contact avec les tissus internes (au cours d'interventions effractives, par exemple) et lorsqu'elles touchent les muqueuses de la bouche, du vagin, de l'urètre ou du rectum.**

- Vérifier si la personne risque d'être exposée au latex par le contact de sondes, de tubulures ou d'autres objets dans le milieu de soins. **Bien que de nombreux établissements de santé et de nombreux professionnels de la santé utilisent de l'équipement exempt de latex, cette substance est présente dans certaines fournitures médicales ainsi que dans le milieu de soins ; il est donc possible que la personne y soit exposée.**

PRIORITÉ Nº 2 – Éliminer les facteurs de risque

- Expliquer à la personne la nécessité d'éviter ou de limiter l'exposition au latex, si on soupçonne une sensibilité.
- Recommander à la personne et à sa famille d'inspecter leur environnement et d'en retirer les objets qui contiennent du latex.
- Remplacer les objets contenant du latex par des équivalents exempts de cette substance : gants en vinyle, tubulures en PVC, ruban adhésif, thermomètres, électrodes et canules d'oxygène sans latex, etc.), **afin de réduire l'exposition de la personne à l'allergène**.
- Fournir à la personne et à ceux qui s'en occupent une liste de produits et d'articles sans latex, **afin de limiter l'exposition**.
- Vérifier si l'établissement de soins possède des politiques concernant la sécurité des travailleurs et des patients ainsi que les risques associés à l'utilisation de produits à base de latex.
- Appliquer une hygiène rigoureuse des mains dans les cas où il est préférable de porter des gants de latex comme mesure de protection (affections comme le VIH) ou au cours des interventions chirurgicales. Utiliser des gants sans poudre et se laver les mains immédiatement après les avoir enlevés ; s'abstenir d'employer des crèmes à base d'huile. **On réduit ainsi l'exposition cutanée et respiratoire aux protéines du latex, qui se lient à la poudre se trouvant à l'intérieur des gants.**

PRIORITÉ N° 3 – Donner un enseignement visant le mieux-être de la personne

- Discuter avec la personne, ses proches et le personnel soignant des moyens d'éviter l'exposition aux produits contenant du latex.
- Informer la personne et le personnel soignant des risques de réactions allergiques et de la façon de reconnaitre les symptômes (éruptions cutanées, urticaire, rougeurs, démangeaisons ; symptômes touchant le nez, les yeux ou les sinus ; asthme ; état de choc [rarement]).
- Expliquer les mesures à prendre en cas de réaction.
- Adresser la personne à un allergologue, si nécessaire.

Information à consigner

Évaluations (initiale et subséquentes)

- Inscrire les données d'évaluation, notamment les antécédents d'exposition au latex et la fréquence d'exposition.

Planification

- Rédiger le plan de soins et inscrire le nom de chacun des intervenants.
- Rédiger le plan d'enseignement.

Application et vérification des résultats

- Noter les réactions de la personne aux interventions et à l'enseignement ainsi que les mesures qui ont été prises.

Plan de congé

- Noter les besoins de la personne à sa sortie ainsi que les demandes de consultation.

EXEMPLES TIRÉS DE LA CRSI (NOC) ET DE LA CISI (NIC)

- RÉSULTAT : Maitrise de la réponse d'hypersensibilité immunitaire
- INTERVENTION : Précautions à prendre au moment de l'emploi de dérivés du latex

RELATIONS

MOTIVATION À AMÉLIORER SES RELATIONS

Taxinomie II : Relations et rôles – Classe 3 : Performance dans l'exercice du rôle (00207)

[Mode fonctionnel de santé de Gordon : Relation et rôle]

Diagnostic proposé en 2008

DÉFINITION ■ Ensemble d'actions mutuelles entre partenaires permettant à chacun de pourvoir à ses besoins et pouvant être renforcé.

Note de l'adaptatrice: Pour les diagnostics de promotion de la santé ou de bienêtre, il n'y a pas de facteurs favorisants; la motivation de la personne, de la famille ou de la collectivité est appuyée par les caractéristiques, et les interventions infirmières sont axées sur les changements souhaités.

Caractéristiques

- Expression du désir d'améliorer la communication entre les partenaires
- Expression de satisfaction au moment du partage de renseignements et d'idées entre les partenaires
- Expression de satisfaction lorsqu'un des partenaires subvient aux besoins physiques et émotionnels de l'autre
- Expression de satisfaction quant à la complémentarité de la relation entre partenaires
- Identification de chacun comme une personne clé
- Manifestation de respect mutuel entre les partenaires
- Manifestation par les partenaires d'un équilibre entre l'autonomie et la collaboration
- Manifestation de soutien mutuel entre les partenaires dans l'accomplissement des activités de la vie quotidienne
- Manifestation de compréhension quant aux limites du partenaire (sur les plans physique, social et psychologique)
- Satisfaction des besoins évolutifs de la famille en conformité avec l'étape du cycle de vie

Exemple d'application clinique

- Affections chroniques (sclérose en plaques, lésion de la moelle épinière, chirurgie bariatrique, problèmes de santé mentale, dépression, anxiété, trouble bipolaire, toxicomanie)

Résultats escomptés (objectifs) et critères d'évaluation

- La personne exprime le désir d'améliorer ses habiletés relationnelles.
- La personne explique comment elle perçoit ses relations avec son partenaire.
- La personne recherche de l'information en vue d'accroitre la satisfaction mutuelle des besoins émotionnels et physiques des partenaires.

- La personne parle avec son partenaire des éléments qui peuvent être améliorés.
- La personne élabore des plans réalistes pour consolider sa relation de couple.

Interventions

PRIORITÉ Nº 1 – Évaluer la situation et définir les besoins

- Préciser la composition de la famille (couple seul, parents et enfants, membres plus âgés et plus jeunes, etc.). **Les changements attribuables à l'évolution, aux situations nouvelles, à la santé ou à la maladie peuvent avoir une incidence sur la relation entre les partenaires et nécessiter des ajustements ainsi qu'une réflexion sur les façons d'améliorer la situation.**
- Discuter des attentes des partenaires quant à l'amélioration de leur relation de couple.
- Déterminer si les partenaires ont des habiletés de communication efficaces et s'ils ont une compréhension réciproque des termes qu'ils utilisent dans leurs conversations, **particulièrement lorsqu'ils abordent des sujets délicats**.
- Aider la personne à définir ses idées et ses sentiments lorsqu'elle entame une discussion avec son partenaire. **Son système de pensée influe sur la façon dont elle perçoit la réalité et réagit à cette perception.**
- Demander aux partenaires comment ils parviennent habituellement à résoudre leurs conflits.
- Amener la personne à exprimer comment elle conçoit la dimension sexuelle dans sa relation de couple. **Les changements qui se produisent en raison de l'âge ou de problèmes médicaux (hystérectomie, dysfonctionnement érectile, etc.) ont souvent une incidence sur la relation; leur résolution peut nécessiter des interventions précises.**
- Circonscrire les facteurs culturels ayant une incidence sur la façon dont la personne envisage les rôles dans sa relation de couple.
- Discuter du fonctionnement de la famille dans son ensemble. **Les rapports entre ses membres, la situation actuelle ainsi que les antécédents personnels et familiaux ont un effet sur le fonctionnement global de la famille.**

PRIORITÉ Nº 2 – Aider la personne à améliorer la situation

- Avoir une attitude positive à l'égard de la personne, **de façon à promouvoir une relation thérapeutique où elle se sent libre d'exprimer ses sentiments et de parler des moyens qu'elle entrevoit pour améliorer sa relation de couple**.
- Amener les membres du couple à discuter des pensées, des croyances ou des valeurs divergentes qui pourraient nuire à leur relation.

- Déterminer si les partenaires se considèrent comme des personnes positives ou négatives. L'image de soi influence le comportement et la nature des relations avec les autres. Lorsque les besoins émotionnels sont satisfaits, les liens entretenus avec les autres sont positifs ; lorsqu'ils ne le sont pas, les partenaires peuvent avoir une piètre image d'eux-mêmes et éprouver un sentiment d'insécurité.
- Discuter des compétences associées à l'intelligence émotionnelle, **notamment de la capacité à maîtriser ses émotions de manière efficace et à reconnaitre celles des autres. Ces aptitudes sont importantes pour conserver des relations positives. Elles comprennent, entre autres choses, la maitrise de soi, la confiance en soi, la flexibilité devant les difficultés, la résilience, la sensibilité aux autres, la capacité de gérer les conflits et de prendre des initiatives, etc.**
- Aider les membres du couple à reconnaître la nécessité d'analyser les caractéristiques de leur relation dysfonctionnelle plutôt que de s'attarder à des détails de moindre importance. **S'ils sont inconscients des émotions qui influent sur leurs comportements, ils seront portés à traiter les conflits de façon superficielle.**
- Explorer les besoins affectifs de la personne. **Les relations répondent souvent à des désirs inconscients : la personne veut obtenir l'acceptation et la reconnaissance de l'autre, avoir l'impression que l'autre se soucie d'elle, etc.**
- Noter si la personne est sensible à la communication non verbale. **Le langage du corps, le ton de la voix, le roulement des yeux transmettent des messages forts, positifs ou négatifs, qui doivent être discutés et clarifiés.**
- Discuter des compétences que la personne possède en matière de résolution de conflits.
- Encourager la personne à demeurer calme et concentrée, quelles que soient les circonstances. **Si elle adopte une attitude posée, elle réfléchira avec plus de lucidité et sera plus rationnelle dans la gestion de la situation.**
- Recommander à la personne qui reçoit le message de vérifier, auprès de son interlocuteur, si sa compréhension est exacte. **Cette mesure contribue à améliorer la communication, car l'émetteur peut approuver ou corriger la perception de l'autre.**
- Aider les partenaires à apprendre comment résoudre les conflits de façon que l'issue soit favorable à chacun d'eux.
- Procéder à un jeu de rôle sur les manières de désamorcer les affrontements et de soigner les blessures émotionnelles. **Cet exercice permettra à chacun des partenaires d'envisager la situation avec réalisme, de bien cerner le point de vue de l'autre et de mettre en pratique de nouveaux modes d'interaction.**

- Procurer aux partenaires un environnement dans lequel ils se sentiront libres de discuter de leurs préoccupations d'ordre sexuel.
- Les amener à exprimer, à tour de rôle, leurs besoins et leurs sentiments dans un climat de respect mutuel ; **ainsi, ils pourront découvrir ensemble des stratégies visant l'amélioration de leur relation.**

PRIORITÉ Nº 3 – Promouvoir le bienêtre des partenaires

- Fournir de l'information au couple, en lui suggérant des lectures et des sites web appropriés.
- Encourager les membres du couple à recourir à l'humour dans leurs discussions. **La gaieté et la joie de vivre partagées aident à surmonter les difficultés.**
- Discuter de l'importance d'écouter l'autre avec empathie et compréhension lorsqu'il fait face à un problème.
- Aider les partenaires à mettre en application les principes de l'écoute active. **Ainsi, ils éviteront de faire des recommandations à l'autre et l'amèneront plutôt à trouver ses propres solutions, ce qui favorise l'estime de soi.**
- Diriger la personne vers des groupes de soutien ; au besoin, lui proposer de suivre des cours sur l'affirmation de soi, la parentalité, etc.
- Faire participer les membres de la famille aux discussions, s'il y a lieu.
- Diriger la personne vers les thérapeutes appropriés, selon les préoccupations psychologiques ou physiques manifestées par l'un ou l'autre des partenaires.

Information à consigner

Évaluations (initiale et subséquentes)

- Inscrire les données sur la façon dont les partenaires perçoivent la situation et se perçoivent eux-mêmes.
- Noter les raisons pour lesquelles la personne désire améliorer ses relations.
- Préciser les attentes de la personne en matière de changement.

Planification

- Rédiger le plan de soins et inscrire le nom de chacun des intervenants.
- Rédiger le plan d'enseignement.

Application et vérification des résultats

- Noter les réactions des partenaires aux interventions et à l'enseignement, ainsi que les mesures qui ont été prises.
- Consigner les objectifs atteints ou les progrès accomplis vers leur réalisation.

Plan de congé

- Noter les besoins à long terme de la personne et le nom des responsables des mesures à prendre.

EXEMPLES TIRÉS DE LA CRSI (NOC) ET DE LA CISI (NIC)

- RÉSULTAT : Amélioration du rôle
- INTERVENTION : Aptitudes sociales

RÉSILIENCE

RÉSILIENCE INDIVIDUELLE RÉDUITE

Taxinomie II : Adaptation : tolérance au stress – Classe 2 : Stratégies d'adaptation (00210)

[Mode fonctionnel de santé de Gordon : Adaptation et tolérance au stress]

Diagnostic proposé en 2008

DÉFINITION ■ Diminution de la capacité d'entretenir un ensemble de réactions positives dans une situation défavorable ou de crise.

Facteurs favorisants

- Données démographiques augmentant la probabilité d'inadaptation
- Situation de minoritaire ; pauvreté ; sexe ; famille nombreuse
- Contradiction parentale ; maladie mentale parentale
- Faible capacité intellectuelle ; éducation maternelle pauvre
- Troubles psychologiques ; faible maitrise des pulsions ; usage de drogues
- Facteurs de vulnérabilité englobant des indices qui exacerbent les effets négatifs d'une situation à risque
- Violence ; violence dans le voisinage

Caractéristiques

- Diminution de l'intérêt pour les activités intellectuelles ou professionnelles
- Dépression ; culpabilité ; isolement ; faible estime de soi ; honte
- Perception d'une altération de l'état de santé
- Résurgence de la détresse
- Isolement social
- Utilisation de stratégies d'adaptation inefficaces (usage de drogues, violence, etc.)

Résultats escomptés (objectifs) et critères d'évaluation

- La personne reconnait les facteurs qui contribuent au manque de résilience.
- La personne exprime le sentiment de maitriser la situation.
- La personne accepte l'aide de ses proches (membres de la famille et amis).
- La personne repère les ressources communautaires appropriées.
- La personne participe à des programmes visant à corriger les stratégies d'adaptation inefficaces.

Interventions

PRIORITÉ N° 1 – Évaluer les facteurs favorisants

- Déterminer l'âge de la personne, son stade de développement, la composition de la famille et les particularités de la situation ou de l'évènement **afin de déterminer la nature des interventions**.
- Noter les facteurs de stress sous-jacents, ainsi que les problèmes de santé physique ou mentale de la personne.
- Définir le locus de contrôle de la personne. **Les gens dont le mode de contrôle est externe sont portés à penser que ce qui leur arrive est l'effet du hasard ou de facteurs sur lesquels ils n'ont aucun pouvoir.**
- Apprécier le degré d'instruction de la personne, la dynamique familiale et le rôle parental, s'il y a lieu. **L'usage de drogues, la violence et la difficulté à maitriser les pulsions influent sur la capacité de la personne à faire preuve de résilience à la suite d'un évènement traumatique ou en situation de crise. Elle se perçoit comme une victime.**
- Noter la qualité des interactions au sein de la famille. **Elle peut avoir un effet important sur l'estime de soi de la personne.**
- Circonscrire les stratégies d'adaptation de la personne et celles qui ont cours au sein de la famille **afin d'en mesurer l'impact sur la résilience, c'est-à-dire sur la capacité à surmonter de manière positive un évènement traumatique ou une situation de crise**.
- Préciser l'âge et le degré de maturité des parents. **Les jeunes parents peuvent avoir de la difficulté à faire face aux responsabilités familiales, aux difficultés financières et aux problèmes associés à une situation socioéconomique faible.**
- Évaluer la stabilité de la cellule familiale. La personne est-elle séparée ou divorcée ? Comment cette situation influe-t-elle sur les membres de la famille ?
- Apprécier le réseau de soutien de la personne et préciser les services dont elle bénéficie (famille, groupe de soutien, aide financière).

- Noter les facteurs culturels et les croyances religieuses pouvant avoir un effet sur la compréhension qu'a la personne de la situation et sur sa réaction à celle-ci. **Ces données permettent d'orienter les interventions en fonction des besoins particuliers de la personne.**

PRIORITÉ Nº 2 – Aider la personne à accroitre son aptitude à faire face à une situation défavorable ou de crise

- Inciter la personne à exprimer ses émotions librement, notamment la colère et l'hostilité, en fixant des limites à tout comportement **qui pourrait entrainer chez elle des sentiments de honte et de culpabilité**.
- Être à l'écoute de la personne et reconnaitre sa difficulté à faire face à la situation, mais éviter de la tenir dans une position de victime. Miser sur ses forces pour l'aider à surmonter les difficultés.
- Pousser la personne à assumer ses responsabilités et à envisager la situation comme un objectif plutôt que comme un obstacle insurmontable. **L'apprentissage de stratégies d'adaptation efficaces favorise la résilience.**
- Lui donner des renseignements justes et adaptés à son degré de compréhension. **On l'encourage ainsi à prendre des décisions éclairées pour venir à bout des difficultés.**
- Inciter le parent à adopter des attitudes favorisant la résilience chez l'enfant (valorisation de sa capacité à résoudre les problèmes, rehaussement de l'estime de soi). **Ce dernier sera ainsi plus apte à surmonter les situations de crise.**
- Montrer au parent à faire preuve d'empathie pour mieux communiquer avec son enfant.
- Faciliter les interactions entre la personne et les membres de sa famille. **Si elle vit une situation éprouvante, elle pourrait être portée à s'isoler parce qu'elle ne sait que dire ni que faire.**
- Discuter avec la personne de ses problèmes (obésité, toxicomanie, faible maitrise des pulsions, comportements violents) ; lui fournir de l'information concernant les conduites à risque et l'aider à comprendre comment elle peut inciter ses proches à adopter des habitudes de vie favorisant le bienêtre physique et mental.

PRIORITÉ Nº 3 – Donner un enseignement visant le mieux-être de la personne

- Insister sur le fait que la personne est responsable d'elle-même, de ses choix et de ses actions. **Pour devenir résiliente, elle doit admettre que le changement fait partie de la vie.**
- Offrir ou repérer des occasions d'apprentissage adaptées aux besoins particuliers de la personne. **Les ateliers d'affirmation**

de soi, l'exercice physique régulier et les cours de compétences parentales peuvent améliorer ses connaissances et l'aider à adopter une attitude de résilience.

- Discuter avec la personne d'un processus de résolution de problèmes afin de convenir des objectifs.
- La guider dans les mesures à prendre à court et à long terme pour surmonter la situation défavorable. **La planification des changements actuels et à venir peut aider la personne à entrevoir l'avenir de façon positive et lui donner le sentiment qu'elle maitrise la situation.**
- L'encourager à se réserver des périodes de réflexion et de répit qui faciliteront **sa croissance personnelle et qui lui permettront de cibler ses intérêts et de retourner à ses occupations quotidiennes avec une nouvelle énergie**.
- La diriger vers des ressources ou des programmes appropriés: services sociaux ou d'aide financière, programmes d'assistance aux victimes de violence conjugale ou d'abus (chez les ainés), thérapies familiales, services de consultation en matière de divorce, etc.

Information à consigner

Évaluations (initiale et subséquentes)

- Inscrire les données d'évaluation, notamment les particularités de la situation de crise ainsi que les perceptions et les attentes de la personne.
- Préciser la nature de son locus de contrôle et noter ses croyances d'ordre culturel.

Planification

- Rédiger le plan de soins et inscrire le nom de chacun des intervenants.
- Rédiger le plan d'enseignement.

Application et vérification des résultats

- Noter les réactions de la personne aux interventions et à l'enseignement, ainsi que les mesures qui ont été prises.
- Consigner les objectifs atteints ou les progrès accomplis vers leur réalisation.
- Relever les modifications apportées au plan de soins.

Plan de congé

- Noter les besoins de la personne à long terme, ainsi que le nom des responsables des mesures à prendre.
- Consigner les ressources existantes et les demandes de consultation.

EXEMPLES TIRÉS DE LA CRSI (NOC) ET DE LA CISI (NIC)
- RÉSULTAT : Résilience
- INTERVENTION : Développement de la résilience

RÉSILIENCE

RISQUE D'UN MANQUE DE RÉSILIENCE

Taxinomie II : Adaptation : tolérance au stress – Classe 2 : Stratégies d'adaptation (00211)
[Mode fonctionnel de santé de Gordon : Adaptation et tolérance au stress]
Diagnostic proposé en 2008

DÉFINITION ■ Risque de diminution de la capacité à entretenir un ensemble de réactions positives dans une situation défavorable ou de crise.

Facteurs de risque
- Chronicité de la crise actuelle
- Coexistence de multiples situations défavorables
- Présence d'une crise supplémentaire (grossesse non planifiée, décès du conjoint ou d'un membre de la famille, perte d'emploi ou du logement, maladie, etc.)

Remarque : Pour un diagnostic de risque, il n'y a ni signes ni symptômes (caractéristiques) puisque le problème n'existe pas encore ; les interventions infirmières sont plutôt axées sur la prévention.

Résultats escomptés (objectifs) et critères d'évaluation
- La personne exprime le sentiment de maitriser la situation.
- La personne accepte l'aide de ses proches (membres de la famille et amis).
- La personne repère les ressources communautaires appropriées.
- La personne dit être consciente de sa capacité à affronter la situation.

Interventions

■ PRIORITÉ Nº 1 – Préciser les facteurs de risque
- Relever les facteurs de stress et les inquiétudes de la personne concernant la santé, les maladies débilitantes et les problèmes de santé mentale.

- Déterminer si la personne fait usage d'alcool, de tabac ou de drogues; évaluer ses comportements alimentaires et ses habitudes de sommeil. **Ces facteurs peuvent influer sur sa capacité à gérer de manière saine et efficace la coexistence de plusieurs situations défavorables.**
- Évaluer les compétences fonctionnelles de la personne et les effets qu'elles exercent sur sa capacité à satisfaire ses besoins quotidiens.
- Apprécier sa capacité à comprendre toutes les composantes de la situation. **Il s'agit d'un facteur déterminant en ce qui a trait à la résilience.**
- Noter les habitudes de langage et les modes de communication de la personne. **Elles témoignent de son degré d'instruction, ainsi que de sa capacité à comprendre la situation et à exprimer ses sentiments au personnel soignant.**
- Définir le locus de contrôle de la personne. **Les gens dont le mode de contrôle est externe sont moins portés que les autres à se fier à leur jugement et à leurs habiletés pour affronter une situation problématique.**
- Évaluer l'aptitude de la personne à prendre des décisions. **Les situations de crise peuvent avoir un effet néfaste sur sa capacité d'analyse et diminuer sa confiance en sa capacité d'adaptation.**
- Apprécier la stabilité de la cellule familiale. La personne est-elle séparée ou divorcée ? Comment cette situation influe-t-elle sur les membres de la famille ?

PRIORITÉ Nº 2 – Évaluer la capacité d'adaptation de la personne et son degré de résilience

- Pratiquer l'écoute active et utiliser des techniques comme le reflet et la reformulation **afin d'aider la personne à clarifier sa pensée et à comprendre sa situation. En prenant conscience de ses besoins, de ses attentes et de ses forces, elle sera en mesure de s'assumer et de se prendre en charge.**
- Préciser les réactions de la personne quant à la coexistence de plusieurs situations défavorables; noter les conséquences que celles-ci entrainent sur sa qualité de vie.
- Déterminer les stratégies d'adaptation de la personne et celles qui ont cours au sein de la famille **afin d'en mesurer l'impact sur la résilience, c'est-à-dire sur la capacité à surmonter un évènement traumatique ou une situation de crise**.
- Évaluer le réseau de soutien de la personne et préciser les ressources dont elle bénéficie (famille, groupe de soutien, aide financière).
- Noter les facteurs culturels et les croyances religieuses qui peuvent influer sur la compréhension qu'a la personne de la situation et sur sa réaction à celle-ci. **Ces données permettent d'orienter les interventions en fonction des besoins particuliers de la personne.**

PRIORITÉ Nº 3 – Aider la personne à faire face aux situations actuelles et futures

- Inciter la personne à exprimer ses émotions librement, notamment la colère et l'hostilité, en fixant des limites à tout comportement **pouvant entrainer chez elle un sentiment de honte et de culpabilité**.
- Lui offrir un soutien émotionnel et utiliser le renforcement positif au regard des progrès accomplis, **afin de rehausser l'estime de soi. Il a été démontré que plus celle-ci augmente, plus la capacité de résilience s'accroit.**
- Être à l'écoute de la personne et reconnaitre sa difficulté à affronter la situation, mais éviter de la tenir dans une position de victime. Miser sur ses forces pour l'aider à surmonter le problème.
- Lui donner des renseignements justes et adaptés à son niveau de compréhension, **afin de l'aider à prendre des décisions éclairées pour surmonter la situation de crise**.
- L'inciter à communiquer avec sa famille et ses amis **afin d'éviter l'isolement**.
- La guider dans les mesures à prendre à court et à long terme pour venir à bout des difficultés. **La planification des changements actuels et à venir peut aider la personne à entrevoir l'avenir de façon positive et lui donner le sentiment de maitriser la situation.**
- Circonscrire les stratégies d'adaptation efficaces que la personne a déjà utilisées pour faire face à une situation de crise, **pour lui donner confiance en son potentiel de croissance**.
- L'aider à définir les aspects de la situation qu'elle peut changer et ceux sur lesquels elle n'a aucun pouvoir, **afin de l'encourager à établir ses priorités**.
- La soutenir dans son processus de prise de décision. **Ainsi, elle éprouvera le sentiment de maitriser la situation.**
- Valoriser les forces et le potentiel de croissance de la personne, **afin de lui faire prendre conscience qu'elle peut affronter une situation de crise de manière efficace**.
- Lui recommander de procéder par étapes pour mettre en application les changements souhaités.
- L'encourager à adopter une attitude constructive par rapport à la situation, à entretenir une image positive d'elle-même et à prendre soin d'elle. **Ainsi, elle améliorera sa capacité de résilience.**

PRIORITÉ Nº 4 – Donner un enseignement visant le mieux-être de la personne

- Offrir ou repérer des occasions d'apprentissage adaptées aux besoins de la personne. **Les ateliers d'affirmation de soi,**

l'exercice physique régulier et les cours de compétences parentales peuvent améliorer ses connaissances et l'aider à adopter une attitude de résilience.

- L'encourager à avoir des attentes réalistes.
- L'aider à évaluer son mode de vie et à déterminer les changements qu'elle devrait y apporter.
- Lui demander si elle désire avoir un guide spirituel ou religieux ; le cas échéant, planifier les visites.
- L'inciter à se réserver des périodes de réflexion et de répit, **qui faciliteront sa croissance personnelle, lui permettront de cibler ses champs d'intérêt et l'aideront à retourner à ses occupations quotidiennes avec une nouvelle énergie**.
- La diriger vers des ressources et des programmes d'aide appropriés.

Information à consigner

Évaluations (initiale et subséquentes)

- Inscrire les données d'évaluation, notamment les facteurs de risque propres à la situation.
- Noter le degré de résilience de la personne et ses attentes.

Planification

- Rédiger le plan de soins et inscrire le nom de chacun des intervenants.
- Rédiger le plan d'enseignement.

Application et vérification des résultats

- Noter les réactions de la personne aux interventions et à l'enseignement, ainsi que les mesures qui ont été prises.
- Consigner les objectifs atteints ou les progrès accomplis vers leur réalisation.
- Relever les modifications apportées au plan de soins.

Plan de congé

- Noter les besoins de la personne à long terme, ainsi que le nom des responsables des mesures à prendre.
- Consigner les ressources existantes et les demandes de consultation.

EXEMPLES TIRÉS DE LA CRSI (NOC) ET DE LA CISI (NIC)

- RÉSULTAT : Résilience
- INTERVENTION : Développement de la résilience

RÉSILIENCE

MOTIVATION À ACCROITRE SA RÉSILIENCE

Taxinomie II: Adaptation: tolérance au stress – Classe 2: Stratégies d'adaptation (00212)

[Mode fonctionnel de santé de Gordon: Adaptation et tolérance au stress]

Diagnostic proposé en 2008

DÉFINITION ■ Ensemble de réactions positives dans une situation défavorable ou de crise, qui peut être renforcé pour optimiser le potentiel humain.

Note de l'adaptatrice: Pour les diagnostics de promotion de la santé ou de bienêtre; il n'y a pas de facteurs favorisants; la motivation de la personne, de la famille ou de la collectivité est appuyée par les caractéristiques, et les interventions infirmières sont axées sur les changements souhaités.

Caractéristiques

- Manifestation de perspectives positives
- Amélioration des stratégies d'adaptation
- Emploi de techniques de communication efficaces
- Utilisation efficace de stratégies de gestion de conflit
- Amélioration des relations avec les autres
- Accès aux ressources
- Maintien d'un environnement sécuritaire
- Situation de crise
- Verbalisation d'un sentiment accru de maitrise
- Verbalisation de son estime de soi
- Prise de responsabilité pour ses actions
- Expression du désir d'augmenter sa résilience
- Établissement d'objectifs; progression vers ceux-ci
- Détermination des réseaux de soutien et des ressources accessibles
- Engagement dans des activités

Résultats escomptés (objectifs) et critères d'évaluation

- La personne comprend la situation qu'elle vit et la décrit avec précision.
- La personne utilise des stratégies d'adaptation efficaces.
- La personne exprime ses sentiments quant à la situation de crise.

- La personne progresse vers l'atteinte de ses objectifs d'amélioration de sa résilience.

Interventions

PRIORITÉ Nº 1 – Définir les besoins de la personne et apprécier sa volonté de s'améliorer

- Établir une relation thérapeutique basée sur le respect et la confiance **afin d'aider la personne à exprimer ses sentiments quant à la situation de crise**.
- L'amener à préciser ses objectifs concernant l'amélioration de sa résilience. **Les attentes irréalistes peuvent entraver les efforts, malgré la volonté de changement.**
- Évaluer le locus de contrôle de la personne. **Si son mode de contrôle est interne, elle acceptera le fait que la vie comporte des obstacles et reconnaitra qu'elle peut les surmonter.**
- Relever ses croyances culturelles et religieuses ; **elles peuvent influer sur sa capacité de faire face à la situation de crise**.
- Circonscrire le réseau de soutien de la personne.

PRIORITÉ Nº 2 – Aider la personne à augmenter sa résilience dans une situation de crise

- Pratiquer l'écoute active et utiliser des techniques comme le reflet et la reformulation, **afin d'aider la personne à clarifier sa pensée et à comprendre sa situation**. **Si elle prend conscience de ses besoins, de ses attentes et de ses forces, elle sera en mesure de s'assumer et de se prendre en charge.**
- Offrir à la personne un soutien émotionnel ; recourir au renforcement positif pour souligner ses progrès, **afin de rehausser son estime de soi**. **Il a été démontré que plus celle-ci augmente, plus la capacité de résilience s'accroit.**
- Circonscrire les stratégies d'adaptation efficaces que la personne a déjà utilisées pour faire face à une situation de crise, **afin de lui donner confiance en son potentiel de croissance**.
- L'aider à déterminer les aspects de la situation qu'elle peut changer et ceux sur lesquels elle n'a aucun pouvoir.
- L'appuyer dans son processus de prise de décision. **Elle aura alors le sentiment qu'elle maitrise la situation.**

PRIORITÉ Nº 3 – Promouvoir la croissance et la résilience de la personne

- Guider la personne dans les actions à prendre à court et à long terme pour surmonter la situation de crise. **La planification des changements actuels et à venir peut l'aider à entrevoir l'avenir de façon positive et lui donner le sentiment de maitriser la situation.**

- Passer en revue les facteurs qui pourraient avoir une incidence sur la réaction de la personne au stress.
- Encourager la personne à conserver ou à établir des relations stables avec sa famille et ses amis.
- Valoriser ses forces et son potentiel de croissance **pour lui faire prendre conscience qu'elle peut surmonter une situation de crise**.
- Lui recommander de procéder par étapes pour mettre en application les changements souhaités.
- L'inciter à avoir une attitude positive quant à la situation vécue, à entretenir une image positive d'elle-même et à prendre soin d'elle. Ainsi, elle améliorera sa capacité de résilience.
- La diriger vers des ressources appropriées ou lui suggérer de la documentation pertinente.

Information à consigner

Évaluations (initiale et subséquentes)

- Inscrire les données d'évaluation, notamment la compréhension que la personne a de la situation, son degré d'estime de soi et la composition de son réseau de soutien.
- Noter les stratégies d'adaptation utilisées antérieurement.
- Consigner les attentes de la personne et décrire sa motivation à changer.
- Préciser ses influences culturelles et religieuses.

Planification

- Rédiger le plan de soins et inscrire le nom de chacun des intervenants.
- Rédiger le plan d'enseignement.

Application et vérification des résultats

- Noter les réactions de la personne aux interventions et à l'enseignement, ainsi que les mesures qui ont été prises.
- Consigner les objectifs atteints ou les progrès accomplis vers leur réalisation.
- Relever les modifications apportées au plan de soins.

Plan de congé

- Noter les besoins de la personne à long terme, ainsi que le nom des responsables des mesures à prendre.
- Consigner les demandes de consultation.

EXEMPLES TIRÉS DE LA CRSI (NOC) ET DE LA CISI (NIC)

- RÉSULTAT : Résilience
- INTERVENTION : Développement de la résilience

RESPIRATION

MODE DE RESPIRATION INEFFICACE

Taxinomie II: Activité/repos – Classe 4: Réponses cardiovasculaires/respiratoires (00032)
[Mode fonctionnel de santé de Gordon: Activité et exercice]
Diagnostic proposé en 1980; révisions effectuées en 1996 et en 1998 par le groupe de recherche pour le développement et la classification des diagnostics infirmiers (NDEC)

DÉFINITION ■ L'inspiration et l'expiration sont insuffisantes pour maintenir une ventilation adéquate.

Facteurs favorisants

- Altération neuromusculaire; lésion de la moelle épinière; absence de maturité neurologique
- Altération musculosquelettique; déformation osseuse; déformation de la cage thoracique
- Anxiété; [attaques de panique]
- Douleur
- Déficit cognitif ou troubles de la perception
- Baisse d'énergie ou fatigue; [déconditionnement]; muscles respiratoires affaiblis
- Position du corps; obésité
- Hyperventilation; syndrome d'hypoventilation; [altération du rapport O_2/CO_2 normal (pneumopathie, hypertension pulmonaire, obstruction des voies respiratoires, oxygénothérapie dans les cas de maladie pulmonaire obstructive chronique)]

Caractéristiques

- Dyspnée; orthopnée
- Bradypnée; tachypnée
- Altération de l'amplitude respiratoire
- Modification du rapport inspiration-expiration; prolongement de la phase expiratoire; respiration avec les lèvres pincées
- Diminution de la ventilation par minute, de la capacité vitale (CV) ou de la pression inspiratoire-expiratoire
- Utilisation des muscles respiratoires accessoires; adoption de la position assise, une main sur chaque genou, penché en avant
- Altération des mouvements thoraciques; [modes de respiration paradoxaux]
- Battement des ailes du nez; [grognements]
- Augmentation du diamètre antéropostérieur du thorax

Résultats escomptés (objectifs) et critères d'évaluation

- La personne a un mode de respiration normal: absence de cyanose et d'autres signes ou symptômes d'hypoxie, valeurs des gaz artériels dans les limites normales.
- La personne connait les facteurs favorisants.
- La personne intègre les changements requis à son mode de vie.
- La personne a recours à des stratégies d'adaptation efficaces.

Interventions

PRIORITÉ Nº 1 – Évaluer les facteurs favorisants

- Vérifier la présence des facteurs favorisants précités, **qui sont susceptibles de provoquer des troubles respiratoires**.
- Ausculter les poumons **afin d'évaluer les bruits respiratoires et de déceler les bruits adventices**.
- Noter la fréquence et l'amplitude respiratoires, ainsi que le mode de respiration (tachypnée, dyspnée de Cheyne-Stokes ou autres irrégularités).
- Préciser les caractéristiques de la toux (ex.: sèche ou humide); vérifier la présence de sécrétions **pouvant obstruer les voies respiratoires**.
- Collaborer aux épreuves diagnostiques (radiographies thoraciques, épreuves fonctionnelles respiratoires, études sur le sommeil, etc.) **visant à déterminer la présence et la gravité de maladies pulmonaires**.
- Étudier les résultats des examens de laboratoire: gaz artériels, dépistage de la toxicomanie, épreuves fonctionnelles respiratoires **(mesure de la capacité pulmonaire vitale et du volume courant)**.
- Noter les signes de réaction émotionnelle (respiration haletante, pleurs, fourmillements dans les doigts, peur, anxiété, etc.). **L'anxiété peut provoquer ou exacerber l'hyperventilation aigüe ou chronique.**
- Recueillir des données sur les caractéristiques d'une douleur concomitante **qui peut limiter l'effort respiratoire**.

PRIORITÉ Nº 2 – Prendre des mesures pour remédier aux facteurs favorisants

- Administrer de l'oxygène à basse concentration en suivant le protocole établi, ainsi que les médicaments prescrits **pour le traitement des affections pulmonaires, de la détresse respiratoire ou de la cyanose**.
- Aspirer les sécrétions des voies respiratoires, au besoin.

- Collaborer à la bronchoscopie ou à la mise en place d'un drain thoracique, le cas échéant.
- Remonter la tête du lit ou installer la personne en position assise, au besoin, **afin de permettre une inspiration maximale**.
- Montrer à la personne les techniques de respiration lente et profonde, ainsi que la technique de respiration avec les lèvres pincées, **afin de l'aider à maitriser la situation**.
- Lui demander de respirer dans un sac en papier, le cas échéant, **pour corriger l'hyperventilation due à l'anxiété (certaines recherches mettent en doute l'efficacité de cette méthode dans les cas où l'hyperventilation est associée à d'autres facteurs que l'anxiété; elle risquerait alors de réduire la saturation en O_2)**.
- Évaluer l'oxymétrie pulsée, **afin de déterminer si la saturation en O_2 se maintient ou s'améliore**.
- Garder une attitude calme avec la personne et ses proches, **afin d'atténuer leur anxiété**.
- Inciter la personne à utiliser des techniques de relaxation.
- Prendre des mesures pour soulager sa peur ou son anxiété.

§ Consulter les diagnostics infirmiers Peur et Anxiété.

- Inciter la personne à adopter une position confortable; la changer souvent de position si l'immobilité constitue un facteur favorisant.
- Appliquer la technique de toux assistée, au besoin.
- Administrer les analgésiques prescrits **afin de favoriser la respiration profonde et la toux**. (Consulter les diagnostics infirmiers Douleur aigue et Douleur chronique.)
- Conseiller la marche et l'exercice à la personne, à moins d'indication contraire.
- Lui recommander de prendre des repas légers sans aliments gazogènes, **ces derniers pouvant provoquer un ballonnement abdominal**.
- Lui fournir des dispositifs d'appoint, comme un spiromètre d'incitation, **afin de l'aider à respirer plus profondément**.
- Superviser l'emploi du ventilateur, du stimulateur diaphragmatique, du lit basculant ou du moniteur d'apnée **lorsqu'une altération neuromusculaire est présente**.
- S'assurer que la personne dispose d'un appareil de ventilation spontanée en pression positive continue (CPAP) et qu'elle en connait le fonctionnement **si les troubles respiratoires sont causés par l'apnée obstructive du sommeil**.
- Garder le matériel d'urgence dans un endroit facilement accessible et s'assurer qu'il contient des sondes endotrachéales de toutes les tailles (pour les bébés, les enfants, les adolescents et les adultes) **dans toute situation où une aide ventilatoire peut être requise**.

PRIORITÉ Nº 3 – Donner un enseignement visant le mieux-être de la personne

- Revoir les facteurs favorisants et les stratégies d'adaptation appropriées.
- Enseigner à la personne des techniques de maitrise de la fréquence respiratoire, s'il y a lieu.
- Lui montrer des exercices respiratoires (respiration diaphragmatique et abdominale, inspiration contre résistance, respiration avec les lèvres pincées).
- Lui recommander d'utiliser des techniques de conservation d'énergie.
- Lui conseiller de conserver un rythme régulier dans ses activités.
- La diriger vers un programme d'exercices visant l'endurance et la musculation des membres supérieurs et inférieurs, comme indiqué, **pour optimiser son fonctionnement**.
- L'inciter à se reposer suffisamment entre les activités, **afin de réduire la fatigue**.
- Lui expliquer le lien entre le tabagisme et la fonction respiratoire.
- Encourager la personne à suivre un programme d'abandon du tabac ; la diriger vers les services appropriés.
- Examiner les facteurs environnementaux (exposition à la poussière, densité pollinique élevée, phénomènes météorologiques violents, parfums, squames animales, produits ménagers, émanations, fumée secondaire) ; inciter la personne à modifier son mode de vie et son milieu, **afin de limiter l'incidence de ces éléments sur sa capacité respiratoire**.
- Lui conseiller de se soumettre à un suivi médical régulier, **afin de vérifier l'efficacité du programme thérapeutique et de favoriser son bienêtre général**.
- Lui montrer comment recourir correctement à l'oxygénothérapie à domicile et lui enseigner les règles de sécurité à respecter.
- La diriger vers un groupe de soutien ou l'adresser à des gens qui ont vécu les mêmes problèmes qu'elle.

Information à consigner

Évaluations (initiale et subséquentes)

- Inscrire les antécédents pertinents.
- Décrire le mode de respiration de la personne ; noter ses bruits respiratoires et son utilisation de la musculature accessoire.
- Consigner les résultats des examens de laboratoire.
- Noter les caractéristiques de la respiration de la personne, la quantité de sécrétions recueillies par le drain thoracique, le réglage du ventilateur, etc.

Planification

- Rédiger le plan de soins, préciser les interventions requises et inscrire le nom de chacun des intervenants.
- Rédiger le plan d'enseignement.

Application et vérification des résultats

- Noter les réactions de la personne aux interventions et à l'enseignement, ainsi que les mesures qui ont été prises.
- Noter le savoir-faire de la personne et son degré d'autonomie.
- Consigner les objectifs atteints ou les progrès accomplis vers leur réalisation.
- Relever les modifications apportées au plan de soins.

Plan de congé

- Noter les besoins à long terme de la personne, les demandes de consultation, les mesures entreprises et les ressources existantes.

EXEMPLES TIRÉS DE LA CRSI (NOC) ET DE LA CISI (NIC)

- RÉSULTAT : État respiratoire : ventilation
- INTERVENTION : Amélioration de la ventilation

RESPIRATION

RESPIRATION SPONTANÉE ALTÉRÉE

Taxinomie II : Activité/repos – Classe 4 : Réponses cardiovasculaires/respiratoires (00033)

[Mode fonctionnel de santé de Gordon : Activité et exercice]

Diagnostic proposé en 1992

DÉFINITION ■ Diminution des réserves énergétiques rendant la personne incapable de maintenir une respiration suffisante pour assurer ses besoins vitaux.

Facteurs favorisants

- Facteurs métaboliques ; [augmentation du métabolisme (ex. : à la suite d'une infection) ; carences nutritionnelles ; épuisement des réserves énergétiques]
- Fatigue des muscles respiratoires
- [Diminution du diamètre ou de la résistance des voies respiratoires ; difficulté à mobiliser ses sécrétions]

Caractéristiques

- Dyspnée
- Appréhension

- Accélération du métabolisme
- Augmentation de la fréquence cardiaque
- Augmentation de l'agitation; diminution de la collaboration
- Intensification de l'usage des muscles respiratoires accessoires
- Diminution du volume courant
- Diminution de la PO_2 et de la SaO_2; augmentation de la PCO_2

Résultats escomptés (objectifs) et critères d'évaluation

- La personne recouvre ou conserve un mode de respiration efficace grâce à la ventilation mécanique; elle ne présente pas de tirage, n'utilise pas sa musculature accessoire et ne présente ni cyanose ni autre signe d'hypoxie. Les valeurs des gaz du sang artériel et de la saturation en oxygène sont dans les limites de la normale.
- La personne collabore au sevrage (le cas échéant) dans les limites de ses capacités.
- L'aidant naturel fait une démonstration pratique des mesures à prendre pour maintenir la fonction respiratoire de la personne.

Interventions

PRIORITÉ Nº 1 – Évaluer le degré de perturbation

- Déceler la présence d'une insuffisance respiratoire avérée ou imminente (apnée, respirations lentes et superficielles, déclin des capacités cognitives, diminution du degré de conscience).
- Apprécier le mode de respiration spontanée de la personne en notant la fréquence, l'amplitude et le rythme respiratoires, la symétrie des mouvements thoraciques et l'utilisation des muscles accessoires, **afin de juger de l'efficacité du travail ventilatoire**.
- Ausculter les bruits respiratoires; noter s'ils sont audibles, s'ils sont égaux des deux côtés et s'il y a des bruits adventices.
- Examiner les résultats des gaz du sang artériel, de l'oxymétrie pulsée et de la capnographie, si besoin est, **pour déterminer la présence ou la gravité d'une hypoxémie artérielle ($<$ 55 %) ou d'une hypercapnie ($CO_2 > 45$ %) entrainant une insuffisance respiratoire qui requiert une assistance ventilatoire**.
- Passer en revue les résultats de l'exploration fonctionnelle respiratoire (volumes pulmonaires, pressions inspiratoire et expiratoire maximales, débits ventilatoires forcés), selon le cas. **Ces paramètres déterminent la présence et la gravité de l'insuffisance respiratoire.**
- Rechercher les causes de l'insuffisance respiratoire **afin de prévoir le mode d'assistance ventilatoire requis**.

- Examiner les résultats des radiographies pulmonaires, de la tomodensitométrie et de l'imagerie par résonance magnétique (IRM). **Ces données permettent de diagnostiquer le problème et d'évaluer la réponse au traitement.**
- Noter la réaction de la personne à l'inhalothérapie (bronchodilatateurs, oxygénothérapie d'appoint, nébuliseur, ventilation en pression positive intermittente, etc.).

PRIORITÉ Nº 2 – Fournir ou maintenir l'assistance respiratoire nécessaire

- Collaborer à la mise en route de l'assistance ventilatoire, le cas échéant (ex. : intubation trachéale ou endotrachéale avec assistance ventilatoire).
- Observer tous les paramètres respiratoires de la personne en prenant soin de distinguer les respirations spontanées des respirations assistées.
- Compter les respirations de la personne pendant une minute complète et comparer cette valeur à la fréquence désirée ou à la fréquence de ventilation.
- S'assurer que la respiration de la personne est synchronisée avec le ventilateur. **Ainsi, on réduit le travail ventilatoire et on maximise l'apport d'oxygène.**
- Gonfler correctement le manchon de la canule trachéale ou de la sonde endotrachéale en utilisant la technique appropriée. Vérifier le manchon toutes les quatre à huit heures et chaque fois qu'il est dégonflé ou regonflé, **afin de prévenir le risque associé au gonflement excessif ou insuffisant**.
- S'assurer que le tubage ventilatoire n'est pas obstrué (tortillement, accumulation d'eau, etc.). Vider l'eau au besoin, en veillant à ne pas évacuer le contenu vers la personne ou vers le réservoir, **ce qui causerait une contamination et créerait un milieu propice à la prolifération bactérienne**.
- S'assurer que l'alarme du ventilateur fonctionne bien. Éviter de la fermer, même pour procéder à une aspiration. Si l'alarme se déclenche et qu'on est incapable d'en trouver la raison et de corriger rapidement le problème, débrancher le ventilateur et procéder à la ventilation manuellement. S'assurer qu'on entend la sonnerie d'alarme depuis le poste des infirmières.
- Vérifier régulièrement les paramètres du ventilateur. Noter le volume courant, la fraction d'oxygène inspiré (FIO_2), le rapport entre la durée des phases inspiratoire et expiratoire (I/E), les inspirations profondes périodiques (soupirs), la pression expiratoire positive, les pressions de crête et de plateau. Les modifier selon le protocole établi, le cas échéant. Un changement par rapport au volume d'oxygène désiré **peut signaler une altération de la compliance pulmonaire ou une fuite dans le tubage de l'appareil**.

- Noter le degré d'humidité et la température de l'air inspiré; maintenir une bonne hydratation **pour liquéfier les sécrétions et faciliter leur évacuation**.
- Examiner les résultats des gaz du sang artériel, à intervalles réguliers, selon le protocole établi.
- Ausculter régulièrement les bruits respiratoires. Vérifier si la personne a des râles ronflants (ronchis), sibilants ou crépitants que la toux ou l'aspiration ne font pas disparaitre. **Il s'agit d'indices de complications (atélectasie, pneumonie, bronchospasme aigu, œdème pulmonaire).**
- Procéder à l'aspiration des voies respiratoires au besoin, **afin d'évacuer les sécrétions**.
- Noter tout changement dans la symétrie thoracique, **car cela peut indiquer que la sonde endotrachéale est mal placée ou qu'un barotraumatisme apparait**.
- Garder le ballon de réanimation au chevet de la personne et procéder à une ventilation manuelle, au besoin (lorsqu'il faut débrancher temporairement l'appareil pour procéder à une aspiration ou réparer le matériel, par exemple).
- Administrer les sédatifs prescrits **afin de synchroniser les respirations et de réduire le travail ventilatoire ainsi que la dépense énergétique**.
- Administrer les médicaments prescrits pour accroitre la perméabilité des voies respiratoires et pour améliorer les échanges gazeux. Suivre de près la réaction de la personne.

■ PRIORITÉ Nº 3 – Préparer la personne au sevrage de la ventilation mécanique et l'aider durant le processus

- Estimer dans quelle mesure la personne est prête à être sevrée sur les plans physique et psychologique. Déterminer si les paramètres respiratoires sont dans les limites de la normale, s'il y a absence de signes d'infection ou d'insuffisance cardiaque, si la personne est alerte et apte à respirer spontanément et si son état nutritionnel le permet.
- Expliquer à la personne son programme personnalisé de sevrage. Lui dire à quoi elle doit s'attendre, **afin d'atténuer la peur de l'inconnu**.
- Remonter la tête du lit ou installer la personne dans un fauteuil orthopédique, si possible, ou la placer dans une position **qui diminue la dyspnée et améliore l'oxygénation**.
- L'aider à maitriser sa respiration lorsqu'on fait une tentative de sevrage ou lorsqu'on interrompt temporairement l'assistance ventilatoire pour effectuer une intervention ou une activité.
- Lui montrer à respirer lentement et profondément. Lui enseigner la respiration abdominale ou la respiration avec les lèvres pincées. L'aider à trouver une position confortable et à faire

des exercices de relaxation, **afin de maximiser la fonction respiratoire**.

- L'encourager à faire des exercices de toux afin d'évacuer ses sécrétions.
- Créer un climat de calme et de tranquillité autour de la personne et lui donner toute l'attention requise, **afin de l'aider à se détendre. La relaxation réduit les besoins en oxygène et la dépense énergétique.**
- Faire participer les proches au sevrage de la ventilation mécanique, si c'est indiqué. Proposer des divertissements à la personne. **Ces mesures l'aideront à se concentrer sur autre chose que sa respiration.**
- Montrer à la personne comment ménager ses forces durant les soins **pour réduire sa consommation d'oxygène et sa fatigue**.
- Reconnaitre les efforts de la personne et l'en féliciter. Lui donner espoir quant à sa capacité de se passer (ne serait-ce que partiellement) du ventilateur. **Une telle attitude peut accroitre la motivation et ainsi maximiser les résultats.**

PRIORITÉ Nº 4 – Préparer la personne qui doit rester sous ventilation à sa sortie du centre hospitalier

- S'assurer que les dispositions nécessaires ont été prises pour l'hébergement de la personne après sa sortie (retour à la maison, admission permanente ou temporaire dans un centre de réadaptation ou dans un établissement de soins de longue durée, etc.).
- Déterminer le matériel dont la personne aura besoin. Prendre des dispositions pour qu'il soit livré à son domicile avant qu'elle ait quitté le centre hospitalier.
- Évaluer le domicile de la personne : grandeur des pièces, largeur des cadres de portes, disposition des meubles, nombre et types de prises électriques. **Ainsi, on peut circonscrire les changements à apporter pour assurer sa sécurité.**
- Se procurer des écriteaux indiquant qu'il est interdit de fumer ; la personne pourra les afficher chez elle. Recommander aux membres de la famille d'éviter de fumer.
- Demander aux proches de la personne d'informer les services publics et le service des incendies qu'il y a un ventilateur à la maison.
- Établir un plan d'urgence en cas de panne d'électricité ou si l'évacuation de la personne est nécessaire.
- Expliquer comment fonctionne le ventilateur, comment l'entretenir et quelles sont les mesures de sécurité à respecter ; fournir de la documentation écrite à ce sujet. **La personne et son entourage consulteront ces renseignements à la maison, ce qui les rassurera.**

- Faire une démonstration pratique des techniques de soin se rapportant au nettoyage de la canule trachéale, le cas échéant.
- Montrer aux proches ou à l'aidant naturel diverses techniques de physiothérapie respiratoire, au besoin.
- Leur fournir des occasions d'appliquer les techniques adéquates. Créer des mises en situation où ils seront appelés à intervenir d'urgence, **afin de les rendre confiants dans leur capacité de répondre aux besoins de la personne**.
- Préciser les signes et les symptômes qui nécessitent une évaluation ou une intervention médicale rapide. **Un traitement en temps opportun peut prévenir l'aggravation d'un problème.**
- Féliciter les proches ou l'aidant naturel de leurs efforts, **afin de les encourager à conserver les comportements désirés**.
- Dresser une liste des noms et des numéros de téléphone des personnes ou des services à joindre en cas de besoin. **L'accès à des ressources 24 heures sur 24 atténue le sentiment d'isolement de la personne et augmente ses chances d'obtenir l'information souhaitée au bon moment.**

PRIORITÉ Nº 5 – Donner un enseignement visant le mieux-être de la personne

- Expliquer à la personne l'effet de certaines activités sur son état respiratoire et chercher avec elle la meilleure façon de maximiser les efforts de sevrage.
- Appliquer un programme d'exercices spécialisé **visant à renforcer la musculature respiratoire de la personne et à améliorer son endurance**.
- Protéger la personne des sources d'infection (vérifier l'état de santé des visiteurs, de la personne qui partage sa chambre, etc.).
- Recommander à la personne de joindre un groupe de soutien ; la présenter à des gens qui ont des problèmes similaires, **afin de lui proposer des modèles et de l'aider à résoudre ses difficultés**.
- Conseiller à l'aidant naturel de s'accorder des moments de répit, **afin qu'il puisse répondre à ses propres besoins et se ressourcer**.
- Discuter avec la personne de l'arrêt éventuel du traitement et des autres décisions de fin de vie qu'elle désire prendre, le cas échéant.
- Diriger la personne vers des services pertinents (ex. : conseiller spirituel).

Information à consigner

Évaluations (initiale et subséquentes)

- Inscrire les données d'évaluation sur les paramètres respiratoires.

- Inscrire les résultats des épreuves diagnostiques.
- Noter les facteurs favorisants auxquels la personne est exposée et ses préoccupations quant à son état.

Planification

- Rédiger le plan de soins et inscrire le nom de chacun des intervenants.
- Rédiger le plan d'enseignement.

Application et vérification des résultats

- Noter les réactions de la personne et de ses proches aux interventions et à l'enseignement, ainsi que les mesures qui ont été prises.
- Noter dans quelle mesure les proches de la personne sont capables de lui donner les soins nécessaires; préciser l'aide dont ils ont besoin.
- Consigner les objectifs atteints ou les progrès accomplis vers leur réalisation.
- Relever les modifications apportées au plan de soins.

Plan de congé

- Consigner les demandes de consultation et le nom des responsables des mesures à prendre.
- Noter l'équipement dont la personne a besoin et l'endroit où elle peut se le procurer.
- Préciser les services qui sont à la disposition de ceux qui s'occupent de la personne.

EXEMPLES TIRÉS DE LA CRSI (NOC) ET DE LA CISI (NIC)

- RÉSULTAT : État respiratoire : ventilation
- INTERVENTION : Conduite à tenir dans les cas de ventilation mécanique effractive

RÉTABLISSEMENT POSTOPÉRATOIRE

RÉTABLISSEMENT POSTOPÉRATOIRE RETARDÉ

Taxinomie II : Activité/repos – Classe 2 : Activité/exercice (00100)
[Mode fonctionnel de santé de Gordon : Activité et exercice]
Diagnostic proposé en 1998; révision effectuée en 2006

DÉFINITION ■ Augmentation du nombre de jours requis en postopératoire afin que la personne commence à accomplir les activités propres à entretenir sa vie, sa santé et son bienêtre.

Facteurs favorisants

- Procédure chirurgicale complexe
- Prolongation de la durée de l'intervention
- Douleur
- Obésité
- Attentes préopératoires
- Infection du site opératoire

Caractéristiques

- Perception de la nécessité de prolonger la convalescence
- Douleur ou malaise; fatigue
- Perte d'appétit, avec ou sans nausée
- Report de la reprise du travail ou des activités professionnelles
- Signes d'interruption du processus de guérison de la plaie opératoire (rougeur, induration, écoulement, immobilisation d'une partie du corps, etc.)
- Difficulté à se mouvoir; aide requise pour les soins personnels

Résultats escomptés (objectifs) et critères d'évaluation

- La plaie opératoire est entièrement guérie.
- La personne effectue ses soins personnels.
- La personne dit avoir assez d'énergie pour reprendre ses activités habituelles (travail, activités professionnelles).

Interventions

PRIORITÉ N° 1 – Évaluer les facteurs favorisants

- Reconnaitre les personnes qui présentent un risque accru de rétablissement postopératoire retardé (celles qui sont issues d'un milieu défavorisé, celles qui manquent de ressources, celles qui ont subi un traumatisme grave ou une hospitalisation prolongée associés à de multiples complications).
- Prendre note des problèmes de santé ou des traitements **susceptibles d'entraver le processus de guérison ou le rétablissement postopératoires** (cancers, brulures, diabète, polytraumatisme, infections, troubles cardiorespiratoires, maladies débilitantes, radiothérapie, prise de corticoïdes, etc.).
- Noter les facteurs se rapportant aux habitudes de vie (tabagisme, sédentarité, obésité).
- Évaluer l'état nutritionnel et l'apport alimentaire de la personne **afin de déterminer leurs conséquences sur le rétablissement postopératoire**.
- Prodiguer un enseignement préopératoire tenant compte du type de chirurgie, de l'état de santé général de la personne, de

son âge et de son stade de développement, **afin de prévenir les complications postopératoires**.

- Noter les complications postopératoires (infection de la plaie, pneumonie sous ventilation assistée, thrombose veineuse profonde) **qui peuvent retarder le rétablissement**.
- Revoir la pharmacothérapie de la personne, les dosages, les effets secondaires et les interactions de multiples médicaments qui peuvent avoir **des conséquences négatives sur les fonctions cognitives et physiologiques, de même que sur la cicatrisation des tissus**.
- Étudier les résultats des examens de laboratoire (formule sanguine, hémoculture, culture de l'exsudat de la plaie, glycémie) **pour dépister la présence d'infections et leur type, les dysfonctionnements métaboliques et endocriniens ou d'autres troubles altérant la capacité de guérison de l'organisme**.
- Déterminer les attentes de nature culturelle concernant le processus de rétablissement et le degré de participation de la personne et de ses proches (ex. : on peut s'attendre à ce que la personne reste inactive et à ce que ses proches s'occupent de ses soins).

PRIORITÉ Nº 2 – Évaluer l'incidence du retard du rétablissement postopératoire

- Noter la durée de l'hospitalisation et l'évolution de l'état de la personne, puis les comparer aux attentes préopératoires. Consigner les attentes de la personne et de ses proches relativement au rétablissement et les facteurs de stress générés par le rétablissement retardé (report de la reprise des activités professionnelles ou des études, responsabilités familiales, soins à un enfant, difficultés matérielles, réseau de soutien limité).
- Recueillir des renseignements sur la tolérance à l'activité de la personne et comparer ces données avec son fonctionnement habituel.
- Déterminer si la personne reçoit du soutien en temps normal à la maison et qui lui fournit cette aide. Évaluer la disponibilité et les aptitudes de cette personne.
- Demander une évaluation psychologique de l'état émotionnel de la personne, le cas échéant ; noter les problèmes que la situation risque d'entrainer.

PRIORITÉ Nº 3 – Favoriser un rétablissement optimal

- Examiner régulièrement les incisions ou les plaies et noter les changements (évaluation de la profondeur ou de la cicatrisation, présence et type d'écoulement, signes de nécrose, etc.).
- Collaborer au traitement des complications (infection, déhiscence, etc.).

- Collaborer aux soins de la plaie, s'il y a lieu (débridement, application de pansements occlusifs ou d'écrans protecteurs, dispositifs de drainage, etc.).
- Consulter d'autres professionnels de la santé (ex. : stomothérapeute) s'il y a lieu, **pour résoudre les problèmes de cicatrisation**.
- Éviter d'utiliser des produits en latex. **La personne pourrait y être sensible.**
- S'assurer que la personne reçoit une alimentation optimale et un apport en protéines adéquat, **afin d'obtenir un bilan azoté positif qui favorisera la cicatrisation et améliorera l'état de santé général**.
- Encourager la personne à reprendre rapidement la marche et à faire de l'exercice régulièrement, **afin d'activer sa circulation, d'accroitre sa force et de réduire les risques associés à l'immobilité**.
- Lui recommander d'alterner les périodes de repos et les périodes d'activité **afin de prévenir la fatigue**.
- Lui administrer les médicaments prescrits dans les cas de douleur chronique, d'infection tenace requérant une antibiothérapie intraveineuse, etc.
- L'inciter à suivre le traitement médical prescrit et à adhérer aux soins de suivi, **afin de surveiller le processus de guérison et de déceler les signes de complication**.
- L'orienter vers des soins en consultation externe ou des soins de suivi (surveillance téléphonique, visites à domicile, clinique de soins de la plaie, programme de traitement de la douleur).

PRIORITÉ Nº 4 – Donner un enseignement visant le mieux-être de la personne

- Enseigner à la personne et à ses proches les soins de l'incision ou de la plaie et les autres mesures visant à contrer les symptômes (douleur, fatigue). **Comme les hospitalisations sont écourtées, ils devront se charger de nombreux soins et d'une surveillance postopératoire attentive à domicile.**
- Expliquer de façon réaliste le processus de rétablissement à la personne et à ses proches, et le comparer à leurs attentes. **Les gens ont souvent tendance à sous-estimer l'énergie et le temps nécessaires au rétablissement ainsi que leur rôle et leurs responsabilités dans le processus de guérison.**
- Inciter la personne et ses proches à participer à l'établissement d'objectifs par étapes, **afin de renforcer leur motivation et de réduire les frustrations susceptibles de nuire au processus de guérison**.
- Adresser la personne à un physiothérapeute ou à un ergothérapeute s'il le faut. **L'expert précisera les aides techniques dont la personne aura besoin pour maximiser son autonomie dans les activités quotidiennes.**

- Indiquer à la personne les endroits où elle peut se procurer les aides techniques qu'elle requiert, ainsi que les pansements et les autres produits nécessaires au traitement des plaies.
- Consulter une diététicienne pour établir **un régime alimentaire qui répondra aux besoins, à la situation et aux ressources de la personne**.
- Évaluer la situation de la personne à la maison (lui demander si elle vit seule, si la salle de bains et sa chambre à coucher sont à l'étage, si elle a de l'aide, etc.). **Ces renseignements permettent de déterminer ce dont la personne aura besoin à son domicile (chambre à coucher au rez-de-chaussée, chaise d'aisances pour la durée du rétablissement, dispositif d'appel d'urgence, etc.).**
- Envisager la possibilité d'avoir recours à un hébergement temporaire, au besoin (centre de convalescence ou de réadaptation, etc.).
- Inventorier les ressources communautaires que la personne requiert (infirmière visiteuse, agence de soins à domicile, popote roulante, soins de répit, etc.). **Ce faisant, on facilite la transition entre le centre hospitalier et le domicile.**
- Recommander à la personne des groupes d'entraide ou des programmes individuels d'abandon du tabac.
- La diriger vers des services de counseling ou de soutien, le cas échéant. **Après son congé, la personne aura peut-être besoin d'aide pour faire face aux changements qui sont survenus dans sa vie.**

Information à consigner

Évaluations (initiale et subséquentes)

- Inscrire les données d'évaluation, notamment les préoccupations de la personne, le soutien et les ressources dont elle dispose, ainsi que le degré de participation des membres de sa famille.
- Noter les attentes de la personne, ses valeurs et ses croyances culturelles.
- Préciser les aides techniques requises.

Planification

- Rédiger le plan de soins et inscrire le nom de chacun des intervenants.
- Rédiger le plan d'enseignement.

Application et vérification des résultats

- Noter les réactions de la personne et de ses proches aux interventions et à l'enseignement, ainsi que les mesures qui ont été prises.

- Consigner les objectifs atteints ou les progrès accomplis vers leur réalisation.
- Relever les modifications apportées au plan de soins.

Plan de congé

- Inscrire les besoins à long terme de la personne et le nom des responsables des mesures à prendre.
- Consigner les demandes de consultation.

EXEMPLES TIRÉS DE LA CRSI (NOC) ET DE LA CISI (NIC)

- RÉSULTAT : Soins personnels : activités de la vie quotidienne (AVQ)
- INTERVENTION : Aide aux soins personnels

RÉTENTION URINAIRE

RÉTENTION URINAIRE [aigüe ou chronique]

Taxinomie II : Élimination/échange – Classe 1 : Système urinaire (00023)
[Mode fonctionnel de santé de Gordon : Élimination]
Diagnostic proposé en 1986

DÉFINITION ■ Vidange incomplète de la vessie.

Facteurs favorisants

- Pression urétrale élevée
- Inhibition de l'arc réflexe
- Sphincter puissant [hypertonique] ; blocage [ex. : hypertrophie bénigne de la prostate, œdème périnéal ou trauma]
- [Infection ; affection neurologique]
- [Usage de médicaments ayant pour effet secondaire la rétention (anticholinergiques, psychotropes, antihistaminiques, opioïdes, etc.)]

Caractéristiques

- Distension vésicale
- Mictions fréquentes et de faible importance ou absence de mictions
- Urine résiduelle [150 mL ou plus]
- Sensation de plénitude vésicale
- Fuite mictionnelle
- Dysurie
- Incontinence par regorgement
- [Réduction du jet mictionnel]

Résultats escomptés (objectifs) et critères d'évaluation

- La personne comprend les facteurs liés au problème et choisit les interventions appropriées à sa situation.
- La personne adopte des techniques et des conduites visant la réduction ou la prévention de la rétention urinaire.
- La personne a des mictions en quantité suffisante, sans globe vésical palpable ; les résidus postmictionnels sont inférieurs à 50 mL ; il n'y a ni fuites ni regorgement.

Interventions

Rétention aigüe

PRIORITÉ Nº 1 – Évaluer les facteurs favorisants

- Noter la présence d'un processus morbide (infection urinaire, affection neurologique, trauma, calculs, hypertrophie de la prostate, etc.).
- Examiner les résultats des cultures et des analyses des urines pour déceler la présence d'érythrocytes ou de leucocytes, de nitrates, de glucose, de bactéries, etc.
- Déterminer les effets indésirables de médicaments pouvant causer ou exacerber la rétention urinaire (psychotropes, anesthésiques, opioïdes, sédatifs, alpha et bêtabloquants, anticholinergiques, antihistaminiques, neuroleptiques, etc.).
- Rechercher la présence d'autres facteurs favorisants (fécalome, œdème périnéal postpartum, retrait d'une sonde à demeure associé à un œdème urétral ou à des spasmes), **qui pourraient obstruer l'urètre**.
- Évaluer le degré d'anxiété de la personne **(ex. : elle peut être gênée d'uriner devant quelqu'un)**.

PRIORITÉ Nº 2 – Évaluer la gravité du problème

- Recueillir des données sur l'apparition soudaine d'une incapacité d'uriner ou d'une dysurie, sur les douleurs mictionnelles ou sur la présence de sang dans l'urine. **Il s'agit de signes d'obstruction ou d'infection urinaire.**
- Vérifier si la personne éprouve une sensation de plénitude vésicale et déterminer son degré d'inconfort. **Ces symptômes varient selon la cause qui sous-tend la rétention.**
- Demander à la personne si elle a uriné durant les six à huit dernières heures, et si les mictions étaient fréquentes, peu abondantes ou en goutte-à-goutte (incontinence par regorgement).
- Palper la vessie pour en déterminer la position ; noter s'il y a présence d'un globe vésical.
- Préciser la quantité et la nature des liquides récemment ingérés.

- Préparer la personne à l'épreuve urodynamique (cystométrie, mesure du débit urinaire, du résidu postmictionnel et de la pression de fuite).

PRIORITÉ Nº 3 – Collaborer aux interventions visant à traiter ou à prévenir la rétention

- Administrer les médicaments appropriés pour soulager la douleur ; prendre les mesures nécessaires **pour traiter l'affection sous-jacente (fécalome, etc.)**.
- Aider la personne à s'assoir droit sur le bassin hygiénique ou la chaise d'aisances ou à se tenir debout **afin de lui faire prendre une position fonctionnelle**.
- Assurer l'intimité de la personne.
- Recourir à des mesures visant à amorcer la miction (frotter l'intérieur des cuisses, faire couler l'eau du robinet, verser de l'eau chaude sur le périnée).
- Préparer la personne à une intervention chirurgicale, le cas échéant (prostatectomie, etc.).
- Recourir au cathétérisme intermittent ou à l'installation d'une sonde à demeure **afin de soulager la rétention aigüe**.
- Vider la vessie lentement à l'aide d'une sonde droite en respectant le protocole de l'établissement. **Les avis sont partagés quant à la nécessité de faire des drainages fractionnés avec augmentation progressive de la vidange de 200 mL entre chaque temps d'arrêt pour prévenir le spasme vésical, la syncope ou l'hypotension.**
- Réduire la récurrence de la rétention urinaire en maitrisant les facteurs favorisants, dans la mesure du possible (appliquer de la glace sur le périnée, administrer des émollients fécaux ou des laxatifs, suggérer des changements quant au choix ou à la posologie des médicaments, etc.).

PRIORITÉ Nº 4 – Donner un enseignement visant le mieux-être de la personne

- Conseiller à la personne de signaler immédiatement les problèmes de rétention urinaire **pour qu'ils soient traités le plus rapidement possible**.
- Insister sur l'importance d'un apport liquidien adéquat.

Rétention chronique

PRIORITÉ Nº 1 – Évaluer les facteurs favorisants

- Passer en revue l'histoire médicale de la personne et noter les problèmes **qui pourraient être associés à une atrophie ou à un dysfonctionnement du détrusor ou à un obstacle à l'évacuation de l'urine** (anomalies congénitales, affections neurologiques [sclérose en plaques, poliomyélite], hypertrophie

de la prostate ou prostatectomie, lésion de la filière pelvigénitale au cours d'un accouchement, lésion médullaire avec atteinte des neurones moteurs inférieurs).
- Évaluer la sensibilité périnéale, notamment dans les cas d'accident vasculaire cérébral, de lésion de la moelle épinière et de diabète.
- Noter l'apport liquidien habituel de la personne.
- Rechercher les effets indésirables de médicaments pouvant causer ou exacerber la rétention urinaire (psychotropes, antihistaminiques, neuroleptiques, anticholinergiques, etc.).

PRIORITÉ N° 2 – Évaluer la gravité du problème et le degré d'invalidité qui en résulte

- Mesurer la quantité d'urine évacuée et les résidus postmictionnels.
- S'enquérir de la fréquence et de l'heure des fuites d'urine et des mictions.
- Noter le volume et la force du jet mictionnel.
- Palper la vessie pour en déterminer la position.
- Déceler la présence de spasmes vésicaux.
- Noter les conséquences du problème sur le fonctionnement et les habitudes de vie de la personne.
- Préparer la personne à l'épreuve urodynamique (cystométrie, mesure du débit urinaire, du résidu postmictionnel et de la pression de fuite).

PRIORITÉ N° 3 – Collaborer aux interventions visant à traiter ou à prévenir la rétention urinaire

- Établir un programme régulier de miction ou d'autocathétérisme **afin de prévenir le reflux d'urine et les complications rénales**.
- Ajuster l'apport des liquides et le moment de leur ingestion selon les besoins de la personne, **pour prévenir la distension vésicale**.
- Montrer la méthode de Credé à la personne et à ses proches, **afin de faciliter la vidange de la vessie. Cette technique ne doit pas être utilisée en présence d'une obstruction.**
- Conseiller à la personne d'employer la manœuvre de Valsalva **afin d'accroitre la pression intraabdominale, au besoin**.
- Collaborer au traitement des troubles sous-jacents.

PRIORITÉ N° 4 – Donner un enseignement visant le mieux-être de la personne

- Recommander à la personne de suivre l'horaire proposé pour l'évacuation, que celle-ci se fasse par mictions ou par cathétérisme.

- Insister sur l'importance d'un apport liquidien adéquat. Conseiller à la personne de boire des jus de fruit acidifiants ou de prendre de la vitamine C, **afin de prévenir la bactériurie et la formation de calculs**.
- Enseigner à la personne et à ses proches la méthode de l'autocathétérisme intermittent selon une technique « propre » (non stérile).
- Leur expliquer les signes et les symptômes exigeant une évaluation ou une intervention médicale.

Information à consigner

Évaluations (initiale et subséquentes)

- Inscrire les données d'évaluation sur la rétention urinaire et sur le degré d'invalidité qui en résulte.

Planification

- Rédiger le plan de soins et inscrire le nom de chacun des intervenants.
- Rédiger le plan d'enseignement.

Application et vérification des résultats

- Noter les réactions de la personne aux interventions et à l'enseignement, ainsi que les mesures qui ont été prises.
- Consigner les objectifs atteints ou les progrès accomplis vers leur réalisation.
- Relever les modifications apportées au plan de soins.

Plan de congé

- Noter les besoins à long terme de la personne, les demandes de consultation et le nom des responsables des mesures à prendre.

EXEMPLES TIRÉS DE LA CRSI (NOC) ET DE LA CISI (NIC)

- RÉSULTAT : Élimination urinaire
- INTERVENTION : Traitement de la rétention urinaire

RÔLE

EXERCICE INEFFICACE DU RÔLE

Taxinomie II : Relations et rôle – Classe 3 : Performance dans l'exercice du rôle (00055)

[Mode fonctionnel de santé de Gordon : Relation et rôle]

Diagnostic proposé en 1978 ; révisions effectuées en 1996 et en 1998

DÉFINITION ■ Inadéquation du comportement et de l'expression personnelle au regard de l'environnement, des normes et des attentes du milieu. [Remarque : Il existe une typologie des rôles, incluant les dimensions sociales et personnelles (amis, famille, couple, parents, collectivité), la gestion du domicile, l'intimité (sexualité, établissement de relations), les activités physiques et les loisirs, la conduite personnelle, la socialisation (transitions entre les stades de développement), la participation à la vie communautaire et la religion.]

Facteurs favorisants

Facteurs sociaux

- Socialisation inadéquate sur le plan des rôles (modèles, attentes, responsabilités)
- Jeune âge ; stade de développement
- Manque de ressources ; condition socioéconomique faible ; pauvreté
- Stress et conflits ; exigences de l'horaire de travail
- Conflits familiaux ; violence familiale
- Réseau de soutien inadéquat ; manque d'encouragement
- Liens insuffisants ou inappropriés avec le système de santé

Facteurs cognitifs

- Connaissance insuffisante du rôle et des habiletés requises ; modèles de référence inexistants ou inadéquats
- Manque d'éducation
- Préparation insuffisante à l'accomplissement du rôle (ex. : la personne n'a pas été préparée au changement de rôle, n'a pas pu acquérir les compétences minimales, n'a pas eu l'occasion de s'y exercer ou n'a pas reçu la « validation » nécessaire) ; manque d'occasions de s'exercer à son rôle
- Degré de scolarité ; changements liés à l'évolution de la personne
- Changement de rôle
- Attentes irréalistes par rapport au rôle

Facteurs physiologiques

- Altération de l'état général (santé physique, mentale, neurologique et psychosociale, image corporelle, estime de soi, cognition, mode d'apprentissage) ; fatigue ; douleur ; dépression
- Consommation abusive de drogues ou d'alcool

Caractéristiques

- Perception ambivalente du rôle ; changement dans la façon dont la personne et les autres perçoivent ce dernier, dans la

façon d'assumer les responsabilités habituelles ou dans la capacité de reprendre le rôle
- Manque d'occasions d'exercer son rôle
- Insatisfaction quant au rôle; surmenage; déni du rôle
- Discrimination [de la part des autres]; sentiment d'impuissance
- Manque de connaissances sur le rôle; habiletés et compétences inadéquates au regard du rôle; difficulté d'adaptation au changement ou aux transitions; attentes inappropriées par rapport au développement
- Manque de confiance en soi ou de motivation; prise en charge individuelle inadéquate; difficulté d'adaptation
- Manque de soutien pour accomplir le rôle
- Tensions dues aux exigences du rôle; conflit de rôles; confusion de rôles; ambivalence; [incapacité d'exercer son rôle]
- Incertitude; anxiété ou dépression; pessimisme
- Violence familiale; harcèlement; conflit avec le système social

Résultats escomptés (objectifs) et critères d'évaluation

- La personne s'accepte dans son nouveau rôle tout en ayant une perception réaliste d'elle-même.
- La personne comprend les attentes quant à son rôle et les obligations qui en découlent.
- La personne discute avec ses proches des changements entrainés par la situation et des limites imposées par ces derniers.
- La personne élabore des plans réalistes pour s'adapter à son nouveau rôle ou aux changements dans l'exercice de son rôle.

Interventions

PRIORITÉ Nº 1 – Évaluer les facteurs favorisants

- Déterminer si la perturbation dans l'exercice du rôle est liée au développement (passage de l'adolescence à l'âge adulte), à une situation (passage de l'état d'époux à l'état de père, identité sexuelle) ou au passage de la santé à la maladie.
- Situer le rôle de la personne dans la constellation familiale.
- Rechercher comment la personne perçoit son fonctionnement en tant qu'homme ou femme dans sa vie de tous les jours.
- Noter comment elle perçoit son fonctionnement sexuel (perte de la capacité d'avoir un enfant après une hystérectomie, etc.).
- Recueillir des données sur les facteurs culturels associés au rôle sexuel de la personne. **Les cultures définissent les rôles des hommes et des femmes différemment.**
- Discuter avec la personne de sa perception de la situation ou de ses inquiétudes quant à celle-ci. **A-t-elle des idées préconçues sur les rôles habituellement attribués à l'homme ou à la femme?**

- Parler avec les proches de leurs attentes et de leurs points de vue sur la situation, **ce qui aura une incidence sur l'image que la personne a d'elle-même**.

PRIORITÉ Nº 2 – Aider la personne à faire face à la situation

- Discuter avec la personne de la façon dont elle perçoit la situation.
- Garder une attitude positive avec elle et lui donner le plus souvent possible l'occasion de prendre des initiatives. **Cette mesure rehaussera son image d'elle-même et renforcera sa motivation en ce qui concerne les objectifs.**
- Lui donner une appréciation réaliste de la situation tout en faisant preuve d'optimisme.
- Élaborer avec la personne et ses proches des stratégies d'adaptation aux changements dans l'exercice du rôle en faisant référence aux crises de transition antérieures et en tenant compte des attentes d'ordre culturel et des défis que pose la confrontation à des croyances ou à des valeurs différentes. **On aide ainsi les gens concernés à faire face à leurs différences (ex.: parents réticents devant leur adolescent qui essaie de s'éloigner d'eux, décision de s'associer à un groupe religieux différent, etc.).**
- Admettre que le problème entrainé par le changement de rôle est réel; aider la personne à exprimer sa colère ou son chagrin. L'inciter à voir les bons côtés de la situation et à extérioriser ses sentiments.
- Créer un climat de compréhension dans lequel la personne se sentira à l'aise de parler de ses inquiétudes quant à la sexualité. **L'embarras peut entraver la discussion sur des sujets délicats.**

§ Consulter les diagnostics infirmiers Dysfonctionnement sexuel et Habitudes sexuelles perturbées.

- Proposer à la personne un modèle sur lequel elle pourra s'appuyer; la sensibiliser aux exigences de son rôle à l'aide de matériel écrit et audiovisuel.
- Utiliser la technique du jeu de rôle **afin d'aider la personne à acquérir des habiletés lui permettant de s'adapter aux changements**.

PRIORITÉ Nº 3 – Donner un enseignement visant le mieux-être de la personne

- Fournir à la personne des renseignements sur les changements susceptibles de se produire dans les exigences de son rôle. **Elle pourra ainsi s'engager de manière constructive dans ces changements.**
- Accepter la personne dans son nouveau rôle. La féliciter lorsqu'elle atteint un de ses objectifs, **afin de renforcer sa motivation et de favoriser la poursuite de ses efforts**.

- La diriger vers un groupe de soutien, un orienteur professionnel, un atelier sur les compétences parentales, un conseiller ou un psychothérapeute, selon ses besoins, **afin d'obtenir un suivi concernant la résolution du problème**.

§ Consulter les diagnostics infirmiers qui ont trait à l'estime de soi et au rôle parental.

Information à consigner

Évaluations (initiale et subséquentes)

- Inscrire les données d'évaluation, notamment la description détaillée de la crise ou de la situation sous-jacente au problème et la façon dont la personne perçoit le changement de rôle.
- Noter les attentes des proches.

Planification

- Rédiger le plan de soins et inscrire le nom de chacun des intervenants.
- Rédiger le plan d'enseignement.

Application et vérification des résultats

- Noter les réactions de la personne aux interventions et à l'enseignement, ainsi que les mesures qui ont été prises.
- Consigner les objectifs atteints ou les progrès accomplis vers leur réalisation.
- Relever les modifications apportées au plan de soins.

Plan de congé

- Noter les besoins à long terme de la personne et le nom des responsables des mesures à prendre.
- Consigner les demandes de consultation.

EXEMPLES TIRÉS DE LA CRSI (NOC) ET DE LA CISI (NIC)

- RÉSULTAT : Exercice du rôle
- INTERVENTION : Amélioration du rôle

RÔLE DE L'AIDANT NATUREL

TENSION DANS L'EXERCICE DU RÔLE DE L'AIDANT NATUREL

Taxinomie II : Relations et rôle – Classe 1 : Rôles de l'aidant naturel (00061)

[Mode fonctionnel de santé de Gordon : Relation et rôle]

Diagnostic proposé en 1992 ; révisions effectuées en 1998 et en 2000 par le groupe de recherche pour le développement et la classification des diagnostics infirmiers (NDEC)

DÉFINITION ■ Difficulté à exercer son rôle de soignant.

Facteurs favorisants

État de santé de la personne soignée

- Gravité et chronicité de la maladie
- Évolution imprévisible de l'affection ou santé instable
- Augmentation des soins requis ou de l'état de dépendance
- Problèmes comportementaux, psychologiques ou cognitifs
- Toxicomanie ou codépendance

Soins et tâches de l'aidant naturel

- Responsabilité des soins assumée 24 heures sur 24 ; changement continu dans les activités ; caractère imprévisible de la situation ; nombre et complexité des activités ; durée de la période de soins (en années) ; démobilisation des membres de la famille concernant les besoins importants de la personne soignée

État de santé de l'aidant naturel

- Problèmes physiques, psychologiques ou cognitifs
- Incapacité de répondre à ses attentes et à celles des autres ; exigences démesurées à l'égard de soi
- Stratégies d'adaptation inefficaces
- Toxicomanie ou codépendance

Situation socioéconomique de l'aidant naturel

- Antagonisme entre les diverses obligations de l'aidant naturel
- Éloignement de la famille, des amis et des collègues ; isolement social
- Insuffisance de loisirs

Relations entre l'aidant naturel et la personne soignée

- Attentes irréalistes de la personne soignée à l'égard de l'aidant naturel
- Antécédents de mésentente
- État mental de la personne âgée inhibant les échanges verbaux
- Violence physique ou verbale

Dynamique familiale

- Antécédents de stratégies d'adaptation familiale inefficaces ou de problèmes familiaux

Facteurs liés aux ressources

- Milieu physique inadapté aux exigences des soins (logement, température, sécurité, etc.)

- Matériel inadéquat pour donner les soins; moyens de transport inappropriés
- Ressources financières insuffisantes
- Manque d'expérience de l'aidant naturel; manque de temps, d'énergie physique, de force émotionnelle, d'intimité, de maturité
- Manque d'information sur les ressources communautaires; difficulté d'accès à ces ressources; services de répit inadéquats; moyens de divertissement insuffisants; manque de soutien formel et informel.

Remarque: Ce diagnostic peut en englober beaucoup d'autres, réels ou potentiels: Activités de loisirs insuffisantes; Habitudes de sommeil perturbées; Fatigue; Anxiété; Stratégies d'adaptation inefficaces; Stratégies d'adaptation familiale compromises ou invalidantes; Conflit décisionnel; Déni non constructif; Deuil; Perte d'espoir; Sentiment d'impuissance; Détresse spirituelle; Maintien inefficace de l'état de santé; Entretien inefficace du domicile; Habitudes sexuelles perturbées; Dynamique familiale perturbée; Isolement social. Il faut donc procéder à la collecte de données de façon à définir et à préciser les besoins particuliers de la personne. Les divers problèmes décelés pourront ensuite être rassemblés sous le diagnostic Tension dans l'exercice du rôle de l'aidant naturel.

Caractéristiques

Soins et tâches de l'aidant naturel

- Appréhension quant à l'éventualité de placer la personne soignée dans un établissement de soins
- Appréhension quant à l'avenir, qu'il s'agisse de la santé de la personne soignée ou des capacités de l'aidant à lui donner des soins
- Appréhension concernant la prise en charge de la personne soignée si l'aidant devient incapable de continuer à assumer ce rôle
- Difficulté à réaliser les tâches requises; incapacité de mener à bien les activités se rapportant aux soins
- Préoccupation pour les soins usuels
- Organisation non fonctionnelle des soins

État de santé de l'aidant naturel

- Troubles gastro-intestinaux; modification du poids
- Céphalées; fatigue; éruptions cutanées
- Hypertension; maladies cardiovasculaires; diabète

État émotionnel de l'aidant naturel

- Sentiments dépressifs; colère; stress; frustration; augmentation de la nervosité

- Perturbation du sommeil
- Manque de temps pour prendre soin de soi
- Impatience ; augmentation de la labilité émotionnelle ; somatisation
- Perturbation des stratégies d'adaptation

Situation socioéconomique de l'aidant naturel

- Changement dans les activités de loisirs ; refus de promotion
- Faible productivité au travail ; détérioration de la vie sociale

Relations entre l'aidant naturel et la personne soignée

- Difficulté à être le témoin de l'épreuve que traverse la personne soignée
- Chagrin ou incertitude concernant la modification des relations avec la personne soignée

Dynamique familiale

- Inquiétudes concernant les membres de la famille
- Conflits familiaux

Résultats escomptés (objectifs) et critères d'évaluation

- L'aidant naturel trouve en lui la force de faire face à la situation.
- L'aidant naturel donne à la personne soignée la possibilité d'affronter la situation à sa manière.
- L'aidant naturel se montre compréhensif à l'égard de la personne soignée et a des attentes réalistes envers elle.
- L'aidant naturel change son comportement ou son mode de vie de façon à surmonter et à résoudre les difficultés.
- L'aidant naturel dit se sentir mieux et être capable de faire face à la situation.

Interventions

PRIORITÉ Nº 1 – Évaluer le degré de difficulté à exercer le rôle d'aidant naturel

- Recueillir des données sur l'état physique de la personne soignée et sur ses conditions de vie.
- Apprécier le fonctionnement de l'aidant naturel (heures de sommeil, apport nutritionnel, apparence, comportement).
- Noter s'il prend des médicaments sur ordonnance ou en vente libre, ou s'il consomme de l'alcool pour faire face à la situation.
- Déceler les problèmes de sécurité touchant l'aidant naturel et la personne soignée.

- Apprécier les interventions de l'aidant naturel et la façon dont elles sont perçues par la personne soignée (ex. : l'aidant naturel peut être surprotecteur ou essayer de se rendre utile, alors que la personne soignée le juge inefficace ou considère qu'il a des attentes irréalistes à son endroit). **Il arrive qu'on observe de l'incompréhension et des conflits entre eux.**
- S'enquérir du genre d'activités sociales et communautaires auxquelles l'aidant naturel participe et de la fréquence à laquelle il le fait.
- Noter les services et les réseaux de soutien utilisés et leur efficacité.

PRIORITÉ Nº 2 – Évaluer les facteurs favorisants

- Noter les situations qui comportent des risques (ex. : personne âgée entièrement dépendante en ce qui a trait à ses soins, famille comptant plusieurs jeunes enfants dont un a besoin de beaucoup de soins en raison d'un trouble physique ou d'un retard de développement). **Elles peuvent exiger un changement de rôle entrainant un stress supplémentaire ou nécessiter des compétences parentales très étendues.**
- Déterminer le degré de connaissances de l'aidant naturel et de la personne soignée. Noter leurs idées fausses et leurs lacunes ; **celles-ci peuvent nuire à leurs efforts pour faire face au problème**.
- Préciser les liens qui unissent l'aidant naturel et la personne soignée (mari et femme, amants, mère et fille, frère et sœur, amis, etc.).
- Déterminer dans quelle mesure ils sont proches l'un de l'autre. **Dans certains cas (conjoint, parent d'un enfant handicapé, etc.), l'aidant naturel habite au même endroit que la personne soignée. Dans d'autres cas, il lui rend visite quotidiennement pour lui apporter du soutien, préparer ses repas, faire ses courses et lui fournir une assistance en cas d'urgence. Ces deux situations peuvent se révéler ardues.**
- Noter l'état physique et mental de la personne soignée, ainsi que la complexité du programme thérapeutique qu'elle doit suivre. **Les soins requis peuvent être complexes, comprendre des tâches pratiques, exiger une capacité à résoudre des problèmes, un jugement clinique, des compétences organisationnelles et des aptitudes à communiquer. Il peut être difficile pour l'aidant naturel de répondre à toutes ces exigences.**
- Préciser la contribution de l'aidant naturel aux soins, sa capacité d'assumer ces responsabilités, ainsi que la durée prévue des soins.
- Noter l'état physique et émotionnel de l'aidant naturel, son stade de développement, ainsi que ses autres obligations (travail, charge familiale, etc.). **Déceler les facteurs de stress potentiels et envisager les interventions de soutien possibles.**

- Utiliser un questionnaire d'évaluation du degré de stress, si besoin est, **pour définir plus en détail les capacités d'adaptation de l'aidant naturel**.
- Noter les facteurs d'ordre culturel qui influent sur l'aidant naturel, **afin de préciser ses attentes et celles de la personne soignée, de la famille et de l'entourage**.
- Vérifier si l'aidant naturel a une propension à la codépendance.
- Inventorier les ressources et les services auxquels il peut recourir.
- Voir s'il y a des conflits entre l'aidant naturel, la personne soignée et la famille ; le cas échéant, en évaluer la gravité.
- Préciser si la personne soignée a des comportements susceptibles de nuire à la prise en charge des soins ou à la guérison.

PRIORITÉ N° 3 – Amener l'aidant naturel à explorer ses sentiments

- Établir une relation thérapeutique avec l'aidant naturel ; faire preuve d'empathie et de respect, et lui témoigner une acceptation inconditionnelle. **Une approche fondée sur la compassion peut constituer une précieuse source d'encouragement, surtout dans les cas où les difficultés sont appelées à perdurer.**
- Reconnaitre que la situation est difficile pour l'aidant naturel et la famille. **Selon certaines recherches, les principales variables qui expliquent la tension dans l'exercice du rôle d'aidant naturel sont l'état de santé précaire et le sentiment d'être dans l'impossibilité de se soustraire à l'obligation de prendre la personne en charge.**
- Discuter avec l'aidant naturel de son point de vue sur la situation et de ses préoccupations.
- L'inciter à reconnaitre et à exprimer ses sentiments ; parler avec lui des réactions normales en pareil cas, sans toutefois lui donner de faux espoirs.
- S'entretenir avec l'aidant naturel et les membres de la famille de leurs projets de vie, de la façon dont ils se perçoivent et de leurs attentes envers eux-mêmes, **afin de relever les perceptions et les attentes irréalistes, ainsi que les possibilités de compromis**.
- Discuter avec l'aidant naturel des répercussions des changements de rôles qu'entraine la situation et de sa capacité d'y faire face.

PRIORITÉ N° 4 – Proposer à l'aidant naturel des stratégies qui lui permettront de mieux composer avec la situation

- Relever les forces de l'aidant naturel et de la personne soignée.
- Parler avec l'aidant naturel des stratégies qui pourraient l'aider à coordonner les soins avec ses autres obligations (travail, éducation des enfants, entretien de la maison, etc.).

- Inciter les membres de la famille à se réunir **pour échanger de l'information et s'entendre sur un mode de collaboration aux activités de soins**.
- Recommander des cours à l'aidant naturel (premiers soins, réanimation cardiorespiratoire, etc.) et le diriger vers des spécialistes (ex. : physiothérapeute ou stomathérapeute).
- Lui proposer des services de soutien (aide financière ou juridique, soins de répit, réseaux sociaux, ressourcement spirituel, etc.).
- Expliquer à la famille comment réagir au passage à l'acte, aux comportements violents ou à la confusion ; faire une démonstration pratique des méthodes à appliquer dans de tels cas. **Cette mesure réduit le risque d'accident pour l'aidant naturel et la personne soignée.**
- Suggérer des services, des appareils ou des aides techniques **qui pourraient accroitre l'autonomie de la personne soignée et réduire le risque d'accident**.
- Diriger l'aidant naturel vers une personne-ressource ou une infirmière **qui, en collaboration avec l'équipe interdisciplinaire, coordonnera les soins, fournira un soutien social et physique, et participera à la résolution des problèmes**.

PRIORITÉ Nº 5 – Donner un enseignement visant le mieux-être de l'aidant naturel

- Inciter l'aidant naturel à planifier les changements considérés comme nécessaires (appel à des services de soins à domicile, fréquentation d'un centre de soins de jour, placement dans un centre de soins de longue durée ou de soins palliatifs, etc.) et l'aider à les mettre en œuvre.
- Lui conseiller de se fixer des objectifs réalistes, compte tenu de ses capacités, de l'état de la personne soignée et du pronostic.
- Revoir avec lui les signes d'épuisement (abattement émotionnel ou physique, perturbation de l'appétit ou du sommeil, isolement social, perte d'intérêt, etc.).
- Lui expliquer les méthodes de maitrise du stress et lui montrer comment les appliquer (acceptation de ses sentiments, de ses frustrations et de ses limites, confidences à des proches, éloignement temporaire, etc.). Lui faire valoir l'importance de prendre soin de soi (adoption de saines habitudes de vie en ce qui a trait au sommeil et à l'alimentation, pratique d'activités et de passetemps épanouissants, écoute de ses besoins, maintien d'une vie sociale et spirituelle enrichissante, etc.). Lui proposer, le cas échéant, des ressources susceptibles de l'accompagner dans cette démarche.
- Inciter l'aidant naturel à se joindre à un groupe de soutien.
- Lui recommander de suivre un cours ou de consulter un thérapeute, au besoin.

- L'orienter vers un programme de réadaptation en plusieurs étapes, le cas échéant, afin de l'outiller **pour faire face à un problème de codépendance qui réduirait son degré de fonctionnement**.
- Le diriger vers un conseiller ou un psychothérapeute, si besoin est.
- Lui suggérer des lectures pertinentes **pour qu'il puisse parfaire ses connaissances à son rythme**; l'inciter à discuter de ses découvertes.

Information à consigner

Évaluations (initiale et subséquentes)

- Inscrire les données d'évaluation, notamment le degré de fonctionnement ou d'incapacité de la personne soignée, ainsi que la façon dont l'aidant naturel perçoit et comprend la situation.
- Noter les facteurs favorisants.

Planification

- Rédiger le plan de soins et inscrire le nom de chacun des intervenants.
- Inscrire les ressources nécessaires, notamment les aides techniques et le matériel dont l'aidant naturel a besoin pour la personne soignée et l'endroit où il peut se les procurer.
- Rédiger le plan d'enseignement.

Application et vérification des résultats

- Noter les réactions de l'aidant naturel et de la personne soignée aux interventions et à l'enseignement, ainsi que les mesures qui ont été prises.
- Préciser les ressources intérieures dont disposent l'aidant naturel et la personne soignée, ainsi que les changements de comportement et de mode de vie à intégrer.
- Consigner les objectifs atteints ou les progrès accomplis vers leur réalisation.
- Relever les modifications apportées au plan de soins.

Plan de congé

- Préciser les stratégies qui permettront de poursuivre la mise en application des changements nécessaires.
- Consigner les demandes de consultation.

EXEMPLES TIRÉS DE LA CRSI (NOC) ET DE LA CISI (NIC)

- RÉSULTAT : Capacité de l'aidant naturel à donner des soins
- INTERVENTION : Soutien à un aidant naturel

RÔLE DE L'AIDANT NATUREL

RISQUE DE TENSION DANS L'EXERCICE DU RÔLE DE L'AIDANT NATUREL

Taxinomie II: Relations et rôle – Classe 1: Rôles de l'aidant naturel (00062)

[Mode fonctionnel de santé de Gordon: Relation et rôle]

Diagnostic proposé en 1992

DÉFINITION ■ Risque que l'aidant naturel éprouve de la difficulté à exercer son rôle de soignant.

Facteurs de risque

- Gravité de la maladie de la personne soignée; problèmes psychologiques ou cognitifs de la personne soignée; toxicomanie ou codépendance
- Retour à domicile d'un membre de la famille nécessitant des soins importants; naissance prématurée; anomalie congénitale
- Évolution imprévisible de la maladie; santé instable de la personne soignée
- Durée de la période de soins; manque d'expérience de l'aidant naturel; complexité ou multiplicité des soins à donner; antagonisme entre les diverses obligations de l'aidant naturel
- Problème de santé de l'aidant naturel
- Difficultés liées au fait que l'aidant naturel est une femme ou le conjoint
- Responsabilités trop lourdes compte tenu de l'âge de l'aidant naturel (ex.: jeune adulte devant s'occuper d'un parent d'âge mûr); retard de développement ou retard mental de la personne soignée ou de l'aidant naturel
- Présence de facteurs de stress situationnel normaux: perte importante, malheur ou crise, situation économique précaire, évènement familial majeur (naissance, hospitalisation, départ ou retour à la maison, mariage, divorce, nouvel emploi ou chômage, retraite, décès, etc.)
- Milieu physique mal adapté aux exigences des soins (logement, moyens de transport, services communautaires, équipements)
- Isolement de l'aidant naturel ou de la famille
- Manque de répit et de loisirs pour l'aidant naturel
- Stratégies d'adaptation familiale insuffisantes ou dysfonctionnement de la famille avant la maladie
- Stratégies d'adaptation insuffisantes de l'aidant naturel
- Mésentente de longue date entre la personne soignée et l'aidant naturel

- Comportements déviants et bizarres de la personne soignée
- Violence physique ou verbale

Remarque: Pour un diagnostic de risque, il n'y a ni signes ni symptômes (caractéristiques) puisque le problème n'existe pas encore; les interventions infirmières sont plutôt axées sur la prévention.

Résultats escomptés (objectifs) et critères d'évaluation

- L'aidant naturel connait les facteurs de risque qui s'appliquent à sa situation et les mesures de prévention à mettre en pratique.
- L'aidant naturel adopte des comportements préventifs ou modifie son style de vie de façon à empêcher l'apparition d'incapacités fonctionnelles.
- L'aidant naturel utilise à bon escient les ressources qui sont à sa disposition.
- L'aidant naturel se dit satisfait de la situation actuelle.

Interventions

PRIORITÉ Nº 1 – Évaluer les facteurs de risque

- Noter les situations qui présentent un risque (ex.: personne âgée entièrement dépendante en ce qui a trait à ses soins, famille comptant plusieurs jeunes enfants dont un a besoin de beaucoup de soins en raison d'un trouble physique ou d'un retard de développement). **Elles peuvent exiger un changement de rôle entrainant un stress supplémentaire ou nécessiter des compétences parentales très étendues.**
- Préciser les liens qui unissent l'aidant naturel et la personne soignée (mari et femme, amants, mère et fille, amis, etc.).
- Déterminer dans quelle mesure ils sont proches l'un de l'autre.
- Noter l'état physique et mental de la personne soignée ainsi que le programme thérapeutique qu'elle doit suivre, **afin de déterminer les besoins susceptibles de se présenter (enseignement, soins directs, répit, etc.)**.
- Préciser le degré de responsabilité qu'assume l'aidant naturel, sa contribution aux soins ainsi que la durée prévue des soins requérant sa présence.
- Noter l'état physique et émotionnel de l'aidant naturel, son stade de développement ainsi que ses autres obligations (travail, études, charge familiale, etc.), **afin de déceler les facteurs de stress potentiels et d'envisager les interventions de soutien possibles**.
- Utiliser un questionnaire d'évaluation du degré de stress, si besoin est, **pour définir plus en détail les capacités de l'aidant naturel**.

- Relever les forces de l'aidant naturel et de la personne soignée ; discuter de leurs limites.
- Évaluer le risque d'accident pour l'aidant naturel et la personne soignée.
- Parler avec eux de leur façon de voir la situation et de leurs inquiétudes.
- Inventorier les ressources et les services auxquels l'aidant naturel a recours.
- Vérifier s'il a une propension à la codépendance.

PRIORITÉ Nº 2 – Proposer à l'aidant naturel des stratégies qui lui permettront de mieux composer avec la situation

- Discuter avec lui des stratégies qui pourraient l'aider à coordonner les soins avec ses autres obligations (travail, éducation des enfants, entretien de la maison, etc.).
- Inciter les membres de la famille à se réunir, si besoin est, **pour échanger de l'information et s'entendre sur un mode de collaboration aux activités de soins**.
- Recommander à l'aidant naturel de suivre des cours (premiers soins, réanimation cardiorespiratoire, etc.) et le diriger vers un spécialiste (ex. : physiothérapeute ou stomathérapeute) **pour qu'il reçoive la formation nécessaire**.
- Lui proposer des services de soutien (aide financière ou juridique, soins de répit, etc.).
- Suggérer des services, des appareils et des aides techniques **qui pourraient accroitre l'autonomie de la personne soignée et réduire le risque d'accident**.
- Diriger l'aidant naturel vers une personne-ressource ou une infirmière **qui coordonnera les soins, apportera du soutien à la famille et l'aidera à résoudre ses problèmes au fur et à mesure que le besoin s'en fera sentir**.
- Expliquer à la famille comment réagir au passage à l'acte, aux comportements violents ou à la confusion ; faire une démonstration pratique des méthodes à appliquer **pour protéger l'aidant naturel et la personne soignée et pour prévenir les blessures**.
- Amener l'aidant naturel à reconnaitre les comportements de codépendance (ex. : lui faire remarquer qu'il accomplit une tâche ou une action que la personne soignée est en mesure de faire) et à comprendre leurs effets négatifs.

PRIORITÉ Nº 3 – Donner un enseignement visant le mieux-être de l'aidant naturel

- Expliquer à l'aidant naturel qu'il est important de penser à soi **afin d'améliorer ou de maintenir sa qualité de vie**.
- L'inciter à planifier les changements considérés comme nécessaires (appel à des services de soins à domicile, fréquentation

d'un centre de soins de jour, placement dans un centre de soins de longue durée ou de soins palliatifs, etc.) et l'aider à les mettre en œuvre.
- Revoir avec lui les signes d'épuisement (abattement émotionnel ou physique, perturbation de l'appétit ou du sommeil, isolement social, perte d'intérêt, etc.).
- Lui expliquer les méthodes de maitrise du stress et lui faire valoir l'importance de prendre soin de soi (participation à des activités ou passetemps épanouissants, écoute de ses besoins, entretien d'une vie sociale et spirituelle enrichissante, etc.). **Lui proposer, le cas échéant, des moyens de se protéger et d'accroitre son bienêtre.**
- L'encourager à se joindre à un groupe de soutien.
- Lui suggérer des lectures pertinentes et l'inciter à en discuter.
- Lui recommander de suivre un cours ou de consulter un thérapeute, au besoin.
- L'orienter vers un programme de réadaptation en plusieurs étapes, le cas échéant, **afin de l'outiller pour faire face à un problème de codépendance qui réduirait son degré de fonctionnement**.
- Le diriger vers un conseiller ou un psychothérapeute, si besoin est.

Information à consigner

Évaluations (initiale et subséquentes)

- Inscrire les facteurs de risque et la façon dont l'aidant naturel perçoit la situation.
- Préciser le degré d'engagement de la famille et des amis.

Planification

- Rédiger le plan de soins et consigner le nom des responsables des différentes activités.
- Rédiger le plan d'enseignement.

Application et vérification des résultats

- Noter les réactions de l'aidant naturel et de la personne soignée aux interventions et à l'enseignement, ainsi que les mesures qui ont été prises.
- Consigner les objectifs atteints ou les progrès accomplis vers leur réalisation.
- Relever les modifications apportées au plan de soins.

Plan de congé

- Noter les besoins à long terme de l'aidant naturel et de la personne soignée et le nom des responsables des mesures à prendre.
- Consigner les demandes de consultation.

EXEMPLES TIRÉS DE LA CRSI (NOC) ET DE LA CISI (NIC)
- RÉSULTAT : Capacité de l'aidant naturel à donner des soins
- INTERVENTION : Soutien à un aidant naturel

RÔLE PARENTAL

CONFLIT FACE AU RÔLE PARENTAL

Taxinomie II : Relations et rôle – Classe 1 : Exercice du rôle (00064)
[Mode fonctionnel de santé de Gordon : Relation et rôle]
Diagnostic proposé en 1988

DÉFINITION ■ Situation de crise entrainant de la confusion et des contradictions dans le rôle parental.

Facteurs favorisants
- Séparation d'avec l'enfant en raison d'une maladie chronique [ou d'un handicap]
- Soins donnés à domicile requérant des traitements spéciaux [moniteur d'apnée, drainage postural, alimentation parentérale, etc.]
- Parents intimidés par des interventions effractives (ex. : intubation) ou restrictives (ex. : isolement)
- Soins donnés dans un centre spécialisé
- Changement de l'état matrimonial ; [conflits liés à la monoparentalité]
- Perturbation de la vie familiale due aux soins donnés à domicile (traitements, personnel soignant, manque de répit, etc.)

Caractéristiques
- Expression (par un parent ou par les deux) d'inquiétudes ou d'un sentiment d'inaptitude quant aux besoins physiques et affectifs de l'enfant
- Expression (par un parent ou par les deux) de préoccupations concernant la famille (fonctionnement, communication, santé, etc.) ou se rapportant à des changements dans le rôle parental
- Expression (par un parent ou par les deux) d'une crainte de perdre le pouvoir par rapport aux décisions qui touchent l'enfant
- Verbalisation (par un parent ou par les deux) de sentiments de culpabilité, de frustration, d'anxiété ou de peur
- Routine de soins perturbée
- Réticence à participer aux activités de soins habituelles, malgré l'encouragement et le soutien

Résultats escomptés (objectifs) et critères d'évaluation

- Les parents comprennent la situation et leur rôle.
- Les parents expriment leurs sentiments au sujet de la maladie ou de la situation de l'enfant et de ses répercussions sur la vie familiale.
- Les parents adoptent des conduites appropriées à leur rôle.
- Les parents assument les soins de l'enfant de façon adéquate.

Interventions

PRIORITÉ Nº 1 – Évaluer les facteurs favorisants

- Apprécier l'expérience vécue par les parents, leur perception de la situation et de leur rôle d'aidant naturel, de même que leurs inquiétudes quant au rôle parental.
- Noter l'âge des parents, leur degré de maturité, la stabilité de leur relation (ou la situation de monoparentalité), ainsi que toutes les responsabilités qu'ils doivent assumer. (Un nombre croissant de personnes âgées prennent soin à temps plein de leurs petits-enfants quand les parents ne sont pas libres ou sont incapables d'assumer ce rôle.)
- Vérifier si les parents comprennent les stades de développement de l'enfant; s'enquérir de la façon dont ils voient l'avenir, **afin de dégager leurs idées fausses et leurs forces**.
- Noter les stratégies d'adaptation qu'ils utilisent dans la situation actuelle, de même que celles qu'ils ont employées dans le passé pour résoudre des problèmes.
- Déterminer s'ils abusent d'alcool, d'autres drogues ou de médicaments d'ordonnance **susceptibles d'entraver leurs capacités de s'adapter et de résoudre leurs problèmes**.
- Inventorier les ressources (services à la famille, groupes de soutien, aide financière, etc.) auxquelles les parents pourraient avoir recours.
- Effectuer un test, par exemple le questionnaire d'évaluation des relations parent-enfant (QÉRPE), pour mener une évaluation plus approfondie, au besoin.

PRIORITÉ Nº 2 – Aider les parents à faire face à la crise actuelle

- Inciter les parents à exprimer verbalement leurs sentiments (y compris les sentiments négatifs de colère et d'hostilité), mais établir des limites pour ce qui est des comportements inappropriés.
- Reconnaitre les difficultés inhérentes à la situation en considérant qu'il est normal, pour les parents, de se sentir dépassés ou impuissants. Encourager les interactions avec des gens qui

sont parvenus à traverser une situation semblable avec leur enfant.

- Fournir de l'information, y compris des renseignements techniques, s'il y a lieu, **afin de répondre aux interrogations des parents et de corriger leurs idées fausses**.
- Favoriser autant que possible la participation des parents à la prise de décisions et aux soins, selon leur désir d'engagement. **La participation accroit le sentiment de maitriser la situation.**
- Faciliter la communication entre les parents et l'enfant.
- Encourager l'affirmation de soi et le recours à des techniques de relaxation **comme moyens de faire face à la situation ou de traverser la crise**.
- Enseigner aux parents à administrer correctement les médicaments et les traitements, s'il y a lieu.
- Promouvoir le recours à des services de répit pour permettre aux parents de reprendre leur souffle et de **préserver leur bienêtre émotionnel**.
- Aider la personne monoparentale à bien distinguer l'amour parental de l'amour d'un nouveau partenaire de vie, afin de réduire son sentiment de culpabilité quant à cette éventualité.

PRIORITÉ Nº 3 – Donner un enseignement visant le mieux-être des parents

- Guider les parents dans la planification des ressources dont ils auront besoin pour répondre à leurs besoins et à ceux de l'enfant.
- Les inciter à se fixer, d'un commun accord, des objectifs réalistes.
- Discuter avec eux des comportements d'attachement : allaitement à la demande, transport du bébé en écharpe, jeu, etc. **Le fait de s'occuper d'un enfant malade et la responsabilité que représentent les soins à domicile sont parfois sources de tension. Les comportements d'attachement peuvent consolider la relation entre les parents et l'enfant et faciliter l'adaptation.**
- Proposer des occasions d'apprentissage qui correspondent aux besoins particuliers des parents (cours d'éducation parentale, formation sur l'utilisation ou la réparation d'équipements spécialisés, etc.).
- Diriger les parents vers des ressources communautaires pertinentes (infirmière à domicile, services de répit, services sociaux, soins psychiatriques, thérapie familiale, clinique de puériculture, services de soutien aux familles ayant des besoins spéciaux).

§ Consulter le diagnostic infirmier Exercice du rôle parental perturbé pour obtenir une description des autres interventions recommandées.

Information à consigner

Évaluations (initiale et subséquentes)

- Inscrire les données d'évaluation, notamment les aspects particuliers de la situation, ainsi que les inquiétudes, les perceptions et les attentes parentales.

Planification

- Rédiger le plan de soins et inscrire le nom de chacun des intervenants.
- Rédiger le plan d'enseignement.

Application et vérification des résultats

- Noter les réactions des parents aux interventions et à l'enseignement, ainsi que les mesures qui ont été prises.
- Consigner les objectifs atteints ou les progrès accomplis vers leur réalisation.
- Relever les modifications apportées au plan de soins.

Plan de congé

- Noter les besoins à long terme des parents, le nom des responsables des mesures à prendre et les demandes de consultation.

EXEMPLES TIRÉS DE LA CRSI (NOC) ET DE LA CISI (NIC)

- RÉSULTAT : Exercice du rôle parental
- INTERVENTION : Amélioration du rôle parental

RÔLE PARENTAL

EXERCICE DU RÔLE PARENTAL PERTURBÉ

Taxinomie II : Relations et rôle – Classe 1 : Rôles de l'aidant naturel (00056)

[Mode fonctionnel de santé de Gordon : Relation et rôle]

Diagnostic proposé en 1978 ; révision effectuée en 1998 par le groupe de recherche pour le développement et la classification des diagnostics infirmiers (NDEC)

DÉFINITION ■ Inaptitude d'un parent ou de son substitut à créer un environnement qui favorise au maximum la croissance et le développement de l'enfant.

Facteurs favorisants

Facteurs sociaux

- Stress (problèmes financiers ou juridiques, crise récente, changement de milieu culturel, [changement de pays ou de groupe

culturel dans un même pays]); chômage ou problèmes liés à l'emploi; difficultés financières; déménagement; milieu familial défavorisé
- Diminution chronique ou situationnelle de l'estime de soi
- Manque de cohésion de la famille; problèmes conjugaux, baisse de satisfaction (dans la relation); changement dans la cellule familiale; mésentente sur le partage de la garde des enfants
- Tension ou surcharge dans l'exercice du rôle; famille monoparentale; absence de participation du père ou de la mère de l'enfant
- Grossesse non désirée ou non planifiée; absence de modèle parental ou modèle parental inadéquat
- Milieu socioéconomique défavorisé; pauvreté; manque de ressources, d'accès aux ressources, de moyens de transport; absence de soutien social
- Rôle parental peu valorisé; incapacité de faire passer les besoins de l'enfant avant les siens
- Manque d'aptitude à résoudre les problèmes; stratégies d'adaptation inadéquates
- Isolement social
- Antécédents de mauvais traitements envers l'enfant; difficultés juridiques

Facteurs cognitifs

- Manque de connaissances sur le maintien de la santé de l'enfant, les compétences parentales, le développement de l'enfant; incapacité de reconnaitre les signaux du nourrisson et d'agir en conséquence
- Attentes irréalistes envers soi, le nourrisson ou le conjoint
- Niveau ou réussite scolaire faible; fonctionnement cognitif déficient; manque de réceptivité cognitive quant au rôle parental
- Manque d'aptitudes à communiquer
- Préférence pour les punitions corporelles

Facteurs physiopathologiques

- Maladie physique

Facteurs liés au nourrisson ou à l'enfant

- Naissance prématurée; naissance multiple; enfant issu d'une grossesse non planifiée ou non désirée; enfant de sexe non désiré
- Maladies
- Séparation des parents et du nourrisson à la naissance
- Tempérament difficile; incompatibilité du caractère avec les attentes parentales

- Handicap ou retard du développement; altération des capacités perceptuelles; hyperactivité avec déficit de l'attention

Facteurs psychologiques

- Parents jeunes (particulièrement s'ils sont encore adolescents)
- Soins prénatals absents ou tardifs; travail ou accouchement difficile; grossesse multiple; grossesses nombreuses ou rapprochées
- Manque de sommeil ou perturbation du sommeil; maladie dépressive
- Séparation d'avec le nourrisson ou l'enfant
- Antécédents de toxicomanie
- Déficience; antécédents de maladies mentales

Caractéristiques

Parents

- Incapacité de répondre aux besoins de l'enfant; absence d'autorité sur l'enfant
- Commentaires négatifs sur l'enfant
- Sentiment de frustration quant à l'incapacité de remplir son rôle
- Relation mère-enfant déficiente; lien parent-enfant inadéquat; marques d'affection quasi inexistantes; insécurité; manque d'attachement au nourrisson
- Maintien inadéquat de la santé de l'enfant; milieu de vie présentant des risques d'accident; mésentente sur le partage de la garde des enfants; stimulations visuelles, tactiles et auditives inappropriées
- Capacités insuffisantes pour prendre soin d'un enfant; manque de cohérence dans les soins; comportement inconsistant avec l'enfant
- Manque de flexibilité quant aux besoins de l'enfant et aux circonstances
- Punitions fréquentes; rejet de l'enfant; hostilité, violence ou négligence envers l'enfant; abandon

Nourrisson ou enfant

- Maladies ou accidents fréquents; retard dans le développement; marasme
- Résultats scolaires faibles; retard du développement cognitif
- Inaptitude à la socialisation; troubles de comportement
- Antécédents de traumatisme ou de violence physique et psychologique
- Insuffisance d'attachement
- Absence d'anxiété dans le contexte d'une séparation
- Fugue

Résultats escomptés (objectifs) et critères d'évaluation

- Les parents sont bien renseignés sur leur rôle.
- Les parents ont des attentes réalistes quant à l'exercice du rôle parental.
- Les parents suivent des cours appropriés à leurs besoins (ex. : formation sur le rôle parental).
- Les parents acceptent la situation.
- Les parents connaissent leurs points forts ainsi que les méthodes ou les ressources leur permettant de répondre à leurs besoins.
- Les parents témoignent de l'attachement à leur enfant et adoptent un comportement adéquat.

Interventions

PRIORITÉ N° 1 – Évaluer les facteurs favorisants

- Noter la composition de la constellation familiale : deux parents, famille monoparentale, famille élargie, enfant vivant avec un membre de la parenté (ex. : un de ses grands-parents).
- Préciser la situation de la famille (arrivée d'un bébé, enfant qui quitte la maison ou qui y revient, etc.).
- Analyser les relations familiales et préciser les besoins de chaque membre. Si la sécurité de l'enfant est menacée, signaler le cas aux autorités compétentes et prendre les mesures qui s'imposent.
- Apprécier l'aptitude des parents à exercer leur rôle, en tenant compte de leurs forces et de leurs faiblesses sur les plans intellectuel, affectif et physique. **Les parents qui présentent des lacunes marquées auront besoin de plus d'enseignement et d'aide.**
- Observer les marques d'attachement entre les parents et l'enfant. Déterminer l'influence de la culture sur leurs comportements.

§ Consulter le diagnostic infirmier Risque de perturbation de l'attachement.

- Noter les problèmes de l'enfant **qui pourraient nuire à l'attachement des parents à son endroit ou à leur capacité de s'en occuper** (malformation congénitale, hyperactivité, etc.).
- Relever les handicaps et les limites physiques de l'enfant (déficience visuelle ou auditive, tétraplégie, dépression grave, etc.). **Ils sont susceptibles de rendre les parents incapables de s'en occuper ou d'altérer leur aptitude à le faire.**
- Dresser la liste des réseaux de soutien et des services sur lesquels les parents peuvent compter ; apprécier l'efficacité de ces ressources.

- S'informer de la présence des parents à la maison et noter si l'enfant manque de surveillance (longues heures de travail, poste à l'extérieur de la ville, responsabilités multiples, etc.).

PRIORITÉ N° 2 – Accroitre l'aptitude des parents à exercer leur rôle

- Créer un climat propice à l'épanouissement des relations et à la satisfaction des besoins de chacun. **L'apprentissage est plus efficace quand la personne se sent en sécurité.**
- Être à l'écoute des préoccupations des parents.
- Faire ressortir les aspects positifs de la situation en se montrant optimiste quant aux capacités des parents et aux possibilités d'amélioration.
- Considérer les parents qui présentent un handicap comme des êtres humains à part entière.
- Inviter les parents à exprimer leurs sentiments (impuissance, colère, déception, etc.). **Fixer des limites aux comportements inacceptables, qui peuvent entrainer une diminution de l'estime de soi.**
- Admettre que la situation est difficile et signifier aux parents que leurs émotions sont normales. **Cette attitude favorise le sentiment d'acceptation.**
- Déceler l'étape du processus de deuil où se situent les parents ; leur laisser le temps d'exprimer leurs sentiments et de faire face à la « perte » si l'enfant est né avec un handicap ou s'il ne répond pas à leurs attentes (ex. : si le bébé a la tête déformée ou des marques de naissance).
- Les inviter à assister à des cours sur l'éducation des enfants **pour qu'ils apprennent à améliorer leurs compétences parentales à l'aide de techniques de communication et de résolution de problèmes**.
- Insister sur le rôle de parent plutôt que sur celui de père ou de mère. **En raison de son sexe, chaque parent exerce son rôle différemment ; toutefois, certaines fonctions, comme les soins de l'enfant, peuvent être assumées par les deux parents.**

PRIORITÉ N° 3 – Donner un enseignement visant le mieux-être des parents

- Intéresser tous les membres de la famille à la démarche d'apprentissage.
- Fournir des renseignements pertinents sur la situation, y compris sur la gestion du temps, l'art de fixer des limites et les techniques de réduction du stress, **afin de faciliter l'application du plan d'action et l'adoption de nouveaux comportements**.
- Discuter avec les parents de leurs croyances concernant l'éducation des enfants et la manière de les punir ou de les

récompenser. **Ainsi, on leur transmet de l'information sur les moyens d'exercer leur rôle sans avoir à recourir à la fessée ou aux cris.**

- Créer des réseaux de soutien appropriés à la situation (famille élargie, amis, travailleur social, service de soins à domicile, etc.).
- Inciter les parents à organiser leur temps et à épargner leurs forces de façon constructive. **Ils seront ainsi mieux disposés à agir de manière efficace au moment où des difficultés surviendront.**
- Les encourager à trouver des façons positives de répondre à leurs besoins (aller au restaurant, se réserver du temps pour faire les choses qui les intéressent ou pour se voir en tête à tête, sortir avec des amis, etc.). **Ces stratégies favorisent le bienêtre ; elles aident aussi à prévenir l'épuisement des parents et à augmenter leur efficacité.**
- Diriger les parents vers un groupe de soutien ou leur conseiller une thérapie appropriée.
- Inventorier les services communautaires susceptibles de répondre aux besoins des parents et de l'enfant (service de garderie, maison de répit, etc.)
- Prendre les dispositions nécessaires sur les plans légal et professionnel si la sécurité de l'enfant est menacée. **Les parents qui ont recours aux punitions corporelles présentent un risque accru de violence envers l'enfant et peuvent le rendre dépressif.**

§ Consulter les diagnostics infirmiers suivants : Stratégies d'adaptation inefficaces, Stratégies d'adaptation familiale compromises, Dynamique familiale perturbée, Risque de violence [préciser], Diminution chronique ou situationnelle de l'estime de soi.

Information à consigner

Évaluations (initiale et subséquentes)

- Inscrire les données d'évaluation, notamment le degré de compétence parentale, les écarts par rapport à ce qu'on attend normalement des parents, la composition de la famille et le stade de développement de chacun de ses membres.
- Noter les réseaux de soutien et les services communautaires auxquels la famille peut recourir et ceux auxquels elle a déjà fait appel.

Planification

- Rédiger le plan de soins et inscrire le nom de chacun des intervenants.
- Rédiger le plan d'enseignement.

Application et vérification des résultats

- Noter les réactions des parents et de l'enfant aux interventions et à l'enseignement, ainsi que les mesures qui ont été prises.
- Consigner les objectifs atteints ou les progrès accomplis vers leur réalisation.
- Relever les modifications apportées au plan de soins.

Plan de congé

- Noter les besoins à long terme des parents et de l'enfant, ainsi que le nom des responsables des mesures à prendre.
- Consigner les demandes de consultation.

EXEMPLES TIRÉS DE LA CRSI (NOC) ET DE LA CISI (NIC)

- RÉSULTAT : Exercice du rôle parental
- INTERVENTION : Amélioration du rôle parental

RÔLE PARENTAL

RISQUE DE PERTURBATION DANS L'EXERCICE DU RÔLE PARENTAL

Taxinomie II : Relations et rôle – Classe 1 : Rôles de l'aidant naturel (00057)

[Mode fonctionnel de santé de Gordon : Relation et rôle]

Diagnostic proposé en 1978 ; révision effectuée en 1998 par le groupe de recherche pour le développement et la classification des diagnostics infirmiers (NDEC)

DÉFINITION ■ Risque qu'un parent ou son substitut devienne incapable de créer, de maintenir ou de rétablir un environnement qui favorise au maximum la croissance et le développement de l'enfant. [**Remarque :** Il est important de répéter que l'adaptation au rôle parental fait partie de l'évolution normale vers la maturité, ce qui se traduit pour l'infirmière en activités de prévention des problèmes et de promotion de la santé.]

Facteurs de risque

Facteurs sociaux

- Chômage ou problèmes liés à l'emploi ; difficultés financières ; déménagement
- Manque de cohésion de la famille ; problèmes conjugaux ; changements dans la cellule familiale

- Tension ou surcharge dans l'exercice du rôle ; famille monoparentale ; absence du père ou de la mère
- Grossesse non désirée ou non planifiée ; absence de modèle parental ou modèle parental inadéquat
- Soins prénatals absents ou tardifs
- Milieu socioéconomique défavorisé ; pauvreté ; manque de ressources, d'accès aux ressources, de moyens de transport ; absence de soutien social
- Diminution chronique ou situationnelle de l'estime de soi
- Mésentente sur le partage de la garde des enfants ; séparation d'avec le nourrisson ou l'enfant
- Manque d'aptitude à résoudre les problèmes ; stratégies d'adaptation inadéquates
- Isolement social ; facteurs de stress
- Antécédents de mauvais traitements envers l'enfant ; difficultés juridiques

Facteurs cognitifs

- Manque de connaissances sur le maintien de la santé de l'enfant, les compétences parentales, le développement de l'enfant ; incapacité de reconnaitre les signaux du nourrisson et d'agir en conséquence
- Attentes irréalistes envers le nourrisson
- Niveau ou réussite scolaire faible ; fonctionnement cognitif déficient ; manque de réceptivité cognitive quant au rôle parental
- Manque d'aptitudes à communiquer
- Préférence pour les punitions corporelles

Facteurs physiopathologiques

- Maladie physique

Facteurs liés au nourrisson ou à l'enfant

- Naissance prématurée ; naissance multiple ; enfant issu d'une grossesse non planifiée ou non désirée ; enfant de sexe non désiré
- Maladies
- Séparation des parents et du nourrisson à la naissance
- Tempérament difficile ; incompatibilité du caractère avec les attentes parentales
- Handicap ou retard du développement ; altération des capacités perceptuelles ; hyperactivité avec déficit de l'attention

Facteurs psychologiques

- Parents jeunes (particulièrement s'ils sont encore adolescents)
- Travail ou accouchement difficile ; grossesses nombreuses ou rapprochées
- Manque de sommeil ou perturbation du sommeil ; maladie dépressive

- Antécédents de toxicomanie
- Déficience ; antécédents de maladies mentales

Remarque : Pour un diagnostic de risque, il n'y a ni signes ni symptômes (caractéristiques) puisque le problème n'existe pas encore ; les interventions infirmières sont plutôt axées sur la prévention.

Résultats escomptés (objectifs) et critères d'évaluation

- Les parents connaissent les facteurs de risque.
- Les parents connaissent leurs points forts, ainsi que les méthodes et les ressources leur permettant de répondre à leurs besoins.
- Les parents adoptent des conduites et des habitudes visant la réduction du risque d'apparition du problème ou l'élimination des effets des facteurs de risque.

On trouvera les interventions pertinentes dans les diagnostics infirmiers Exercice du rôle parental perturbé et Risque de perturbation de l'attachement.

EXEMPLES TIRÉS DE LA CRSI (NOC) ET DE LA CISI (NIC)

- RÉSULTAT : Rôle parental
- INTERVENTION : Amélioration du rôle parental

RÔLE PARENTAL

MOTIVATION À AMÉLIORER L'EXERCICE DU RÔLE PARENTAL

Taxinomie II : Relations et rôle – Classe 1 : Rôles de l'aidant naturel (00164)

[Mode fonctionnel de santé de Gordon : Relation et rôle]

Diagnostic proposé en 2002

DÉFINITION ■ Ensemble d'actions procurant aux enfants et à d'autres personnes dépendantes un environnement stimulant pour la croissance et le développement, et pouvant être renforcé.

Note de l'adaptatrice : Pour les diagnostics de promotion de la santé ou de bienêtre, il n'y a pas de facteurs favorisants ; la motivation de la personne, de la famille ou de la collectivité est appuyée par les caractéristiques, et les interventions infirmières sont axées sur les changements souhaités.

Caractéristiques

- Volonté de devenir un meilleur parent
- Satisfaction des enfants ou des personnes dépendantes concernant leur milieu familial
- Manifestation de soutien émotionnel tacite des enfants ou des personnes dépendantes ; signes évidents de lien ou d'attachement
- Satisfaction des besoins physiques et émotionnels des enfants ou des personnes dépendantes
- Attentes réalistes des enfants ou des personnes dépendantes

Résultats escomptés (objectifs) et critères d'évaluation

- Les parents disposent de renseignements adéquats et ont des attentes réalistes concernant leur rôle.
- Les parents connaissent leurs points forts ainsi que les méthodes et les ressources leur permettant de répondre à leurs besoins.
- Les parents font preuve d'un attachement approprié et adoptent les comportements propres à leur rôle.
- Les parents participent à des activités afin d'améliorer leurs compétences parentales.

Interventions

■ PRIORITÉ N° 1 – Évaluer la volonté des parents d'améliorer leurs compétences

- Apprécier les attentes des parents et leur degré de motivation en ce qui touche le changement.
- Noter la composition de la constellation familiale : deux parents, famille monoparentale, famille élargie, enfant vivant avec un membre de la parenté (ex. : un de ses grands-parents). **La connaissance de la composition familiale permet de recueillir des renseignements sur le besoin qu'éprouvent les membres de la famille d'améliorer leurs relations.**
- Préciser la situation de la famille (arrivée d'un bébé, enfant qui quitte la maison ou qui y revient, retraite, etc.). **Ces crises provoquent des changements qui peuvent donner l'occasion d'enrichir les compétences parentales et les relations familiales.**
- Analyser les rapports familiaux et préciser les besoins de chaque membre. Noter les inquiétudes quant aux circonstances (anomalie congénitale, maladie, hyperactivité). **La famille est un système ; quand ses membres prennent une décision en vue d'améliorer les compétences parentales, le changement**

qui s'ensuit touche l'ensemble du système. La définition des besoins, des situations et des relations peut aider les membres de la famille à concevoir un plan pour faire des changements efficaces.

- Apprécier l'aptitude des parents à exercer leur rôle, en tenant compte de leurs forces et de leurs faiblesses sur les plans intellectuel, affectif et physique. **Ce tour d'horizon permet de circonscrire les sujets sur lesquels les parents ont besoin de formation et d'information; ces sujets serviront de base au plan d'amélioration des compétences parentales.**
- Observer les marques d'attachement entre les parents et l'enfant, en tenant compte des antécédents culturels qui peuvent avoir une influence sur les comportements. **Certaines attitudes (regarder une personne dans les yeux, se placer en face d'elle, parler à un enfant d'une voix aigüe) montrent l'attachement dans la culture américaine, mais elles peuvent avoir une signification différente dans d'autres cultures. Il est par ailleurs reconnu que l'absence d'attachement a une incidence sur les interactions parent-enfant futures.**
- Dresser la liste des réseaux de soutien, des modèles de rôles et des services sur lesquels les parents peuvent compter; apprécier l'efficacité de ces ressources. **Les parents qui veulent améliorer leurs compétences et leur vie de famille peuvent profiter de l'expérience de modèles; ceux-ci les aideront à découvrir leur style personnel.**
- Prendre note des facteurs culturels ou religieux qui ont une influence sur le rôle parental, les attentes et le sentiment de réussite ou d'échec. **Les attentes, par exemple, varient en fonction de la culture (les Américains d'origine arabe considèrent que les enfants sont sacrés, mais l'éducation de ces derniers est fondée sur des renforcements négatifs, et les parents sont plus sévères avec les filles qu'avec les garçons). Ces croyances peuvent entrer en conflit avec le désir des parents de parfaire leurs compétences.**

PRIORITÉ N° 2 – Favoriser l'amélioration des compétences parentales

- Créer un climat propice à l'épanouissement des relations et à la satisfaction des besoins de chacun. **L'apprentissage est plus efficace quand la personne se sent en sécurité et qu'elle peut exprimer librement ses pensées et ses sentiments. L'établissement de liens positifs entre les membres de la famille en est par ailleurs favorisé.**
- Être à l'écoute des préoccupations des parents. **Ainsi, ils se sentiront valorisés, ce qui leur permettra de déterminer avec précision ce dont la famille a besoin pour améliorer ses relations.**

- Inciter les parents à exprimer leurs sentiments (impuissance, frustration colère), tout en fixant des limites aux comportements inacceptables. **En effet, l'expression des sentiments améliore les relations familiales, mais les conduites inappropriées entrainent une diminution de l'estime de soi, ce qui peut nuire à ces relations.**
- Insister sur le rôle de parent plutôt que sur celui de père ou de mère. **En raison de son sexe, chaque parent exerce son rôle de façon différente ; toutefois, certaines fonctions, comme les soins de l'enfant, peuvent être assumées par les deux parents, ce qui améliore les relations familiales.**
- Inviter les parents à assister à des cours sur l'éducation des enfants **afin qu'ils intègrent des techniques de résolution de problèmes et de communication (écoute active, utilisation des messages au « je »). Ils pourront ainsi enrichir les relations familiales et construire un environnement meilleur pour tous.**

PRIORITÉ N° 3 – Donner un enseignement visant le mieux-être des parents

- Intéresser tous les membres de la famille à la démarche d'apprentissage. **En effet, le système familial profitera de leur participation à l'acquisition d'aptitudes visant l'amélioration des relations.**
- Inciter les parents à trouver des façons positives de répondre à leurs besoins (aller au restaurant, se réserver du temps pour faire les choses qui les intéressent ou pour se voir en tête à tête, sortir avec des amis, etc.). **Ces stratégies favorisent le bienêtre et aident à prévenir l'épuisement.**
- Leur fournir des renseignements pertinents sur la situation, sur la gestion du temps et sur les techniques de réduction du stress. **L'acquisition de compétences parentales, la compréhension des attentes en ce qui a trait à la croissance et au développement, l'apprentissage de techniques de réduction du stress et de l'anxiété augmentent la capacité à faire face aux problèmes qui peuvent survenir dans les relations familiales.**
- Aborder la question des « règles » de la famille en insistant sur les points à améliorer. **Souvent, les normes sont imposées par les adultes plutôt qu'à la suite d'une démarche démocratique à laquelle tous les membres participent, ce qui peut susciter des conflits. L'établissement de règles avec lesquelles tous sont d'accord peut favoriser une dynamique familiale efficace et fonctionnelle.**
- Informer les parents de la nécessité d'une planification à long terme ; les renseigner également sur les moyens grâce auxquels une famille peut conserver des relations positives. **Chaque**

étape de la vie comporte ses défis. La compréhension de ces derniers et le fait de se préparer à les relever permettent aux membres de la famille de les surmonter de manière constructive, ce qui favorise l'unité ainsi que la résolution de conflits par des solutions bénéfiques pour tous.

Information à consigner

Évaluations (initiale et subséquentes)

- Inscrire les données d'évaluation, notamment les attentes et le degré de compétence des parents, la composition de la famille et le stade de développement de chacun de ses membres.
- Noter les réseaux de soutien et les services communautaires auxquels la famille peut recourir et ceux auxquels elle a déjà fait appel.
- Prendre note des attentes des parents et de leur degré de motivation concernant le changement.

Planification

- Rédiger le plan d'amélioration et inscrire le nom de chacun des intervenants.
- Rédiger le plan d'enseignement.

Application et vérification des résultats

- Noter les réactions des membres de la famille aux interventions et à l'enseignement, ainsi que les mesures qui ont été prises.
- Consigner les objectifs atteints ou les progrès accomplis vers leur réalisation.
- Relever les modifications apportées au plan d'amélioration.

Plan de congé

- Noter les besoins à long terme des parents et le nom des responsables des mesures à prendre.
- Consigner les demandes de consultation.

EXEMPLES TIRÉS DE LA CRSI (NOC) ET DE LA CISI (NIC)

- RÉSULTAT : Rôle parental
- INTERVENTION : Amélioration du rôle parental

SENTIMENT D'IMPUISSANCE [préciser le degré]

Taxinomie II : Perception de soi – Classe 1 : Conception de soi (00125)
[Mode fonctionnel de santé de Gordon : Perception de soi et concept de soi]
Diagnostic proposé en 1982

DÉFINITION ■ Impression que ses actes seront sans effet. Sentiment d'être désarmé devant une situation courante ou un évènement immédiat.

Facteurs favorisants

- Milieu de soins [perte d'intimité, de biens personnels, de pouvoir sur les traitements, etc.]
- Relations interpersonnelles [abus de pouvoir, rapports marqués par la violence physique ou psychologique, etc.]
- Régime imposé par la maladie [affection chronique ou invalidante, etc.]
- Manque d'initiative [échecs répétés, dépendance, etc.]

Caractéristiques

Degré faible

- Incertitude quant aux fluctuations d'énergie
- Passivité

Degré moyen

- Insatisfaction et frustration devant l'incapacité d'accomplir les mêmes tâches ou les mêmes activités qu'auparavant
- Dépendance pouvant se traduire par de l'irritabilité, du ressentiment, de l'agressivité et de la culpabilité
- Passivité
- Non-participation aux soins ou aux prises de décisions ; indifférence aux progrès
- Manque de persistance en ce qui a trait aux soins personnels
- Doute quant à sa capacité de bien exercer son rôle
- Réticence à exprimer ses véritables sentiments
- Peur d'éloigner le personnel soignant

Degré élevé

- Sentiment de n'avoir aucune maitrise sur la situation, son issue ou les soins personnels
- Dépression devant la détérioration de son état physique
- Apathie [repli sur soi, résignation, pleurs]

Résultats escomptés (objectifs) et critères d'évaluation

- La personne a le sentiment de maitriser la situation.
- La personne fait des choix en ce qui touche ses soins et participe à ceux-ci.
- La personne connait les domaines dans lesquels elle a une certaine maitrise.
- La personne accepte de n'avoir aucun pouvoir dans certains domaines.

Interventions

PRIORITÉ Nº 1 – Évaluer les facteurs favorisants

- Préciser les circonstances ayant déclenché le problème (milieu non familier, immobilité, diagnostic de maladie mortelle ou chronique, manque de réseaux de soutien, manque de connaissances sur la situation).
- Noter comment la personne perçoit sa maladie et le traitement proposé ; apprécier ses connaissances sur le sujet.
- Recueillir des données sur sa réaction au traitement. Connaitelle les raisons qui le justifient et comprend-elle qu'il est prescrit dans son intérêt ? Est-elle docile ? passive ?
- Définir le mode de contrôle de la personne : interne (elle reconnait sa responsabilité dans la situation et se dit capable d'agir pour la changer) ou externe (elle dit que ce qui lui arrive échappe à son pouvoir).
- Noter les facteurs culturels ou les croyances religieuses susceptibles d'influer sur ses stratégies d'adaptation.
- Apprécier le degré de maitrise que la personne a sur sa vie. **Si elle est passive, elle pourrait avoir du mal à s'affirmer et à défendre ses droits.**
- S'enquérir des changements dans les relations de la personne avec ses proches. **Un conflit au sein de la famille, la perte d'un membre de celle-ci ou un divorce peuvent contribuer au sentiment d'impuissance et à l'incapacité de gérer la situation.**
- Noter les ressources existantes et celles que la personne utilise.
- Observer comment les gens qui s'occupent de la personne agissent avec elle. L'aident-ils à maitriser la situation et à prendre des responsabilités ?

PRIORITÉ Nº 2 – Évaluer le degré d'impuissance ressenti par la personne

- Noter les commentaires défaitistes de la personne : « ça leur est égal », « quelle différence ça peut faire ? », « je ne me fais aucune illusion », etc.

- Relever les expressions signalant que la personne « laisse tomber », qu'elle croit que tout effort est inutile.
- Observer ses réactions comportementales (verbales et non verbales), y compris les manifestations de peur, de désintérêt, d'apathie, d'agitation, de repli.
- Noter le manque de communication, l'épuisement affectif et les regards fuyants.
- Déceler les comportements manipulateurs de la personne et observer ses réactions. **La manipulation sert souvent à pallier un sentiment d'impuissance ; elle résulte du manque de confiance envers autrui, de la peur des relations intimes et du besoin d'approbation. Elle permet de mettre à l'épreuve son pouvoir de séduction.**

PRIORITÉ Nº 3 – Aider la personne à préciser ses besoins en tenant compte de sa capacité d'y répondre

- Montrer de l'intérêt à la personne.
- Être à son écoute afin de comprendre ses inquiétudes et sa perception de la situation ; l'inciter à poser des questions.
- Lui permettre d'exprimer ses sentiments, y compris la colère et le désespoir.
- S'abstenir de servir des arguments logiques à une personne qui se sent impuissante, **car elle ne croit pas que les choses puissent changer**.
- Neutraliser les comportements manipulateurs de la personne au moyen de la franchise et de l'honnêteté dans les communications ; lui faire comprendre qu'en ayant recours à la sincérité elle comblera ses besoins de manière plus efficace.
- Exprimer de l'espoir, **afin d'aider la personne à trouver une source de motivation**.
- Préciser les forces et les atouts de la personne, ainsi que les stratégies d'adaptation efficaces qu'elle a utilisées dans le passé. **Ces remarques l'aideront à prendre conscience de sa capacité à surmonter une situation difficile.**
- L'amener à discerner ce qu'elle peut faire elle-même. Dresser une liste des éléments sur lesquels elle est en mesure d'agir et de ceux sur lesquels elle n'a aucun pouvoir.
- Lui recommander de conserver un certain recul par rapport à la situation.

PRIORITÉ Nº 4 – Favoriser l'autonomie de la personne

- Tenir compte du locus de contrôle de la personne dans la planification des soins (s'il est interne, inciter la personne à exécuter ses soins personnels ; s'il est externe, lui assigner d'abord des tâches légères, puis augmenter graduellement la difficulté en fonction de ses capacités).

- Établir avec la personne une entente précisant les objectifs à atteindre, **afin d'accroitre sa motivation et d'optimiser les résultats**.
- Respecter les décisions de la personne et les désirs qu'elle exprime. Éviter toute attitude critique ou directive dans le comportement et les communications.
- Laisser la personne agir le plus possible sur les évènements, sans toutefois présumer de ses forces ni l'autoriser à transgresser les restrictions imposées par ses soins.
- Discuter ouvertement avec elle de ses besoins et adopter des mesures qui permettront d'y répondre. **Ainsi, on désamorcera les tentatives de manipulation.**
- Imposer le moins de règlements possible et limiter la surveillance, **afin de donner à la personne le sentiment qu'elle maitrise la situation**.
- Inciter la personne à se fixer des objectifs immédiats et réalistes qui lui permettront d'agir sur sa situation, de se rapprocher de ses objectifs à long terme et de respecter ses attentes.
- La féliciter pour ses efforts.
- Orienter ses pensées vers l'avenir, au besoin.
- Faire des visites brèves mais fréquentes à la personne, **afin de s'assurer que tout va bien, de répondre à ses besoins et de lui faire sentir qu'une infirmière est là en cas de nécessité**.
- Inviter les proches de la personne à participer aux soins.

PRIORITÉ Nº 5 – Donner un enseignement visant le mieux-être de la personne

- Montrer à la personne des techniques de réduction du stress et de l'anxiété et l'inciter à les utiliser.
- Lui fournir, sous forme verbale et écrite, de l'information précise sur la situation ; en discuter avec elle et avec ses proches. Reprendre les explications aussi souvent qu'il le faut.
- Fixer avec la personne des objectifs réalistes.
- Lui enseigner des techniques d'affirmation de soi et l'encourager à les employer. **L'usage de messages au « je », l'écoute active et la résolution de problèmes poussent la personne à exercer davantage de pouvoir sur sa vie.**
- La diriger vers un ergothérapeute ou un orienteur, au besoin. **Cette démarche lui permettra de redevenir productive dans ses activités, selon ses capacités.**
- L'inciter à réfléchir de façon constructive et positive, et à choisir ses pensées.
- Mettre le processus de résolution de problèmes en application avec la personne et ses proches. **Le résultat est plus susceptible d'être accepté lorsqu'il est obtenu avec la collaboration de toutes les parties ; par ailleurs, le fait de contribuer à la recherche de solutions avantageuses augmente l'estime de soi de la personne.**

- Conseiller à la personne de réévaluer périodiquement ses besoins et ses objectifs.
- La diriger vers des groupes de soutien, un conseiller, un thérapeute ou d'autres intervenants, si besoin est.

Information à consigner

Évaluations (initiale et subséquentes)

- Inscrire les données d'évaluation, notamment le degré d'impuissance de la personne, son type de locus de contrôle (interne ou externe) et la façon dont elle perçoit la situation.

Planification

- Rédiger le plan de soins et inscrire le nom de chacun des intervenants.
- Rédiger le plan d'enseignement.

Application et vérification des résultats

- Noter les réactions de la personne aux interventions et à l'enseignement, ainsi que les mesures qui ont été prises.
- Décrire les objectifs et les attentes de la personne.
- Consigner les objectifs atteints ou les progrès accomplis vers leur réalisation.
- Noter les modifications apportées au plan de soins.

Plan de congé

- Noter les besoins à long terme de la personne et le nom des responsables des mesures à prendre.
- Consigner les demandes de consultation.

EXEMPLES TIRÉS DE LA CRSI (NOC) ET DE LA CISI (NIC)

- RÉSULTAT : Résilience personnelle
- INTERVENTION : Aide à la responsabilisation

SENTIMENT D'IMPUISSANCE

RISQUE DE SENTIMENT D'IMPUISSANCE

Taxinomie II : Perception de soi – Classe 1 : Conception de soi (00152) [Mode fonctionnel de santé de Gordon : Perception de soi et concept de soi]

Diagnostic proposé en 2000

DÉFINITION ■ Risque de ressentir la perte de maitrise d'une situation ou l'incapacité à en influencer l'évolution de façon significative.

Facteurs de risque

Facteurs physiologiques

- Maladie chronique ou aigüe (hospitalisation, intubation, ventilation assistée, aspiration) ; agonie
- Traumatisme grave ou maladie dégénérative (traumatisme de la moelle épinière, sclérose en plaques, etc.)
- Vieillissement (diminution des forces physiques, réduction de la mobilité, etc.)

Facteurs psychosociaux

- Connaissances déficientes (ex. : en ce qui a trait à la maladie ou au système de soins de santé)
- Dépendance envers autrui
- Stratégies d'adaptation inadéquates
- Perte de l'intégralité (essence du sentiment de pouvoir)
- Diminution situationnelle ou chronique de l'estime de soi ; perturbation de l'image corporelle

Remarque : Pour un diagnostic de risque, il n'y a ni signes ni symptômes (caractéristiques), car le problème n'existe pas encore ; les interventions infirmières sont plutôt axées sur la prévention.

Résultats escomptés (objectifs) et critères d'évaluation

- La personne a le sentiment de maitriser la situation et ressent de l'espoir quant à l'avenir.
- La personne s'autoévalue de façon positive dans la situation actuelle.
- La personne fait des choix concernant ses soins et participe à ceux-ci.
- La personne connait les domaines dans lesquels elle exerce une certaine maitrise.
- La personne accepte de n'avoir aucun pouvoir dans certains domaines.

Interventions

PRIORITÉ Nº 1 – Évaluer les facteurs de risque

- Préciser les circonstances pouvant déclencher le problème (maladie aigüe, hospitalisation subite, diagnostic de maladie mortelle, chronique ou invalidante, personne très jeune ou âgée dont la force et la mobilité sont réduites, manque de connaissances sur la maladie et le système de soins de santé).
- Noter comment la personne perçoit sa maladie et le traitement proposé. Apprécier ses connaissances.

- Définir le mode de contrôle de la personne : interne (elle reconnait sa responsabilité et celle de l'environnement) ou externe (elle dit que ce qui lui arrive lui échappe). **Cette précision peut avoir une incidence sur sa volonté d'accepter de jouer un rôle actif dans la gestion de la situation.**
- Apprécier l'estime de soi de la personne et le degré de maitrise qu'elle exerce sur sa vie. **Si elle est passive, elle peut avoir du mal à s'affirmer et à défendre ses droits.**
- Déterminer si ses valeurs culturelles ou ses croyances religieuses influent sur son image de soi.
- Dresser la liste des ressources dont la personne dispose et vérifier l'utilisation qu'elle en fait.
- Prêter attention à ce que la personne dit, afin de déceler l'expression d'un sentiment d'impuissance (« personne ne peut vraiment m'aider », « quelle différence ça peut faire ? »). **Ces réflexions laissent entendre qu'elle s'inquiète au sujet de son pouvoir et de sa capacité à maitriser la situation.**
- Évaluer la cohérence de ses réactions comportementales (verbales et non verbales) et noter les signes de peur, de désintérêt, d'apathie ou de repli sur soi.
- Déceler ses comportements manipulateurs et observer ses réactions. **La manipulation sert souvent à pallier un sentiment d'impuissance résultant de la peur et du manque de confiance.**

PRIORITÉ Nº 2 – Aider la personne à préciser ses besoins en tenant compte de sa capacité d'y répondre

- Être à son écoute **afin de comprendre sa perception de la situation et de lui manifester de la compassion par rapport à ce qu'elle vit**.
- Inciter la personne à poser des questions.
- Lui permettre d'exprimer ses sentiments, y compris la colère et la réticence à faire les efforts nécessaires pour résoudre les problèmes. **La possibilité d'exprimer librement ses sentiments l'autorise à analyser la situation et, ce faisant, à en venir à des conclusions positives et réalistes.**
- Insuffler de l'espoir à la personne et l'encourager à revoir les stratégies d'adaptation efficaces qu'elle a déjà utilisées.
- L'amener à discerner ce qu'elle peut faire elle-même. Dresser une liste des aspects sur lesquels elle peut agir et de ceux sur lesquels elle n'a aucun pouvoir.

PRIORITÉ Nº 3 – Donner un enseignement visant le mieux-être de la personne

- Inciter la personne à réfléchir de façon constructive et à prendre la responsabilité de choisir ses pensées et de changer ses perceptions. **Ainsi, elle comprendra qu'elle a le pouvoir d'agir, et son estime de soi s'en accroitra d'autant.**

- Lui fournir, sous forme verbale et écrite, de l'information précise sur la situation et sur ce qui peut réellement se produire, **de manière à consolider ses apprentissages et à lui permettre de progresser à son rythme**.
- Faire participer la personne aux processus de planification et de résolution de problèmes, en tenant compte de son locus de contrôle (s'il est interne, inciter la personne à effectuer ses soins personnels ; s'il est externe, lui assigner d'abord des tâches légères, puis augmenter graduellement la difficulté en fonction de ses capacités).
- Souligner les efforts que fait la personne en vue d'élaborer des étapes réalistes pour la mise en œuvre du plan de soins, l'atteinte des objectifs et la satisfaction des attentes.
- Dresser une liste des ouvrages ou des cours traitant d'affirmation de soi et de réduction du stress, au besoin.
- Encourager la personne à demeurer active dans la gestion de ses soins de santé à long terme et à réévaluer périodiquement ses besoins et ses objectifs.
- La diriger vers des groupes de soutien ou des organismes s'adressant aux personnes atteintes de problèmes chroniques ou d'invalidité (sclérose en plaques, maladie d'Alzheimer) ; l'orienter vers un conseiller ou un thérapeute, si besoin est.

Information à consigner

Évaluations (initiale et subséquentes)

- Inscrire les données d'évaluation, notamment le degré d'impuissance de la personne, son type de locus de contrôle et sa perception de la situation.
- Noter ses valeurs culturelles ou ses croyances religieuses.
- Relever les ressources existantes et celles que la personne utilise.

Planification

- Rédiger le plan de soins et inscrire le nom de chacun des intervenants.
- Rédiger le plan d'enseignement.

Application et vérification des résultats

- Noter les réactions de la personne aux interventions et à l'enseignement, ainsi que les mesures qui ont été prises.
- Décrire ses objectifs et ses attentes.
- Consigner les modifications apportées au plan de soins.

Plan de congé

- Noter les besoins à long terme de la personne et le nom des responsables des mesures à prendre.
- Consigner les demandes de consultation.

EXEMPLES TIRÉS DE LA CRSI (NOC) ET DE LA CISI (NIC)

- RÉSULTAT : Autonomie personnelle
- INTERVENTION : Aide à la responsabilisation

SENTIMENT DE SOLITUDE

RISQUE DE SENTIMENT DE SOLITUDE

Taxinomie II : Perception de soi – Classe 1 : Conception de soi (00054)
[Mode fonctionnel de santé de Gordon : Perception de soi et concept de soi]
Diagnostic proposé en 1994

DÉFINITION ■ État subjectif d'une personne qui risque d'éprouver un sentiment de malêtre associé au désir ou au besoin d'avoir plus de contacts avec les autres.

Facteurs de risque

- Carences affectives
- Inhibition
- Isolement physique ou social
- [Problème d'attachement chez le bébé et l'adolescent]
- [Relations familiales chaotiques]

Remarque : Pour un diagnostic de risque, il n'y a ni signes ni symptômes (caractéristiques), car le problème n'existe pas encore ; les interventions infirmières sont plutôt axées sur la prévention.

Résultats escomptés (objectifs) et critères d'évaluation

- La personne prend conscience de ses problèmes et trouve des moyens de les résoudre.
- La personne s'engage dans des activités sociales.
- La personne dit avoir établi des contacts sociaux et des relations significatives pour elle.
- Le parent ou la personne qui s'occupe de l'enfant lui prodigue des soins avec amour et constance.
- Le parent ou la personne qui s'occupe de l'enfant participe à des programmes d'aide destinés aux adolescents et à leur famille.

Interventions

PRIORITÉ Nº 1 – Évaluer les facteurs de risque

- Noter l'âge de la personne et les évènements pouvant causer un sentiment de malêtre. Il peut s'agir d'un problème situationnel (ex. : la personne vient de déménager loin de sa famille) ou d'un problème chronique. **Les adolescents éprouvent souvent un sentiment de solitude associé aux transformations caractéristiques du passage de la puberté à l'âge adulte. Quant aux personnes âgées, elles vivent de nombreuses pertes liées au vieillissement : décès du conjoint, déclin de la santé physique, changements de rôle. Ces facteurs augmentent le sentiment de solitude.**
- Apprécier le degré de détresse, de tension, d'anxiété et d'agitation de la personne. Noter si elle a souvent été malade, si elle a été victime de nombreux accidents ou si elle a vécu des situations de crise.
- Vérifier si elle a de la famille et des amis proches ; apprécier la qualité de ses liens avec ces personnes.
- Discuter avec elle de la présence d'une ou de plusieurs personnes à qui elle peut faire confiance et qui lui offrent une écoute empathique lorsqu'elle se confie.
- Examiner comment elle perçoit sa solitude et comment elle y fait face. **Certaines personnes se sentent seules dans une foule ; d'autres savourent la tranquillité que la solitude leur procure.**
- Discuter avec la personne des séparations qu'elle a vécues (séparation d'avec ses parents pendant son enfance, perte d'un proche ou du conjoint, etc.).
- Noter les troubles du sommeil et de l'appétit dont souffre la personne ; apprécier son pouvoir de concentration. **Ces observations peuvent signaler une détresse associée au sentiment de solitude et à la faible estime de soi.**
- Prendre note des remarques indiquant que la personne a envie d'avoir quelqu'un dans sa vie.

PRIORITÉ Nº 2 – Aider la personne à prendre conscience des situations où elle se sent seule

- Établir une relation thérapeutique empreinte d'empathie **qui incitera la personne à exprimer ses sentiments**.
- Discuter avec elle de ses préoccupations touchant la solitude ; lui parler du lien qui existe entre la solitude et l'absence de proches. Noter dans quelle mesure elle désire changer sa situation. **Le degré de motivation joue un rôle important quant à l'obtention des résultats souhaités.**
- Inviter la personne à exprimer ses perceptions négatives des autres et à se demander si elles sont justifiées. **On lui donne ainsi l'occasion de vérifier la réalité de la situation.**

- Reconnaitre que le sentiment de solitude de la personne existe en soi et qu'il n'est pas forcément lié à un autre problème.

PRIORITÉ N° 3 – Encourager la personne à aller vers les autres

- Discuter avec elle des différences qui existent entre la réalité et ses perceptions.
- Lui parler de l'importance des liens affectifs (c'est-à-dire de l'attachement) entre enfants et parents, s'il y a lieu.
- L'inciter à suivre des cours (affirmation de soi, langage, communication, habiletés interpersonnelles, etc.) **qui pourraient répondre à ses besoins et accroitre son degré de socialisation**.
- Créer des mises en situation visant l'acquisition d'aptitudes interpersonnelles.
- Discuter avec la personne de l'importance d'avoir un bon mode de vie (hygiène, exercice physique, etc.).
- Inventorier les forces et les intérêts de la personne ; discuter avec elle **de la façon dont elle peut les exploiter pour enrichir ses rapports sociaux**.
- Inciter la personne à participer à des activités propres à satisfaire ses besoins particuliers (thérapie, groupe de soutien, activités religieuses, etc.).
- L'aider à élaborer un plan d'action qui l'encouragera à aller peu à peu vers les autres. Lui conseiller de commencer par des gestes simples (ex. : appeler un ami de longue date ou parler à un voisin), puis de progresser vers des rapports plus étroits.
- Lui fournir l'occasion d'avoir des contacts humains dans un milieu apaisant (ex. : programme d'accompagnement ou de parrainage) tant qu'elle n'aura pas acquis une certaine assurance. **Cette mesure réduit le stress, apporte du renforcement positif et facilite l'atteinte des objectifs.**

PRIORITÉ N° 4 – Donner un enseignement visant le mieux-être de la personne

- Renforcer l'idée qu'il est possible de surmonter la solitude. **Pour ce faire, la personne doit accroitre son estime de soi et apprendre à se sentir bien dans sa peau.**
- Inciter la personne à se joindre à un groupe dont les activités répondent à un intérêt commun (ex. : club d'ornithologues amateurs) ou à un service de bénévolat (soupe populaire, groupe de jeunes, refuge pour animaux, etc.).
- Lui suggérer de travailler comme bénévole pour un comité paroissial ou de se joindre à la chorale de son église, de participer aux activités de son quartier avec des amis ou des membres de sa famille, de militer pour une cause sociale ou politique, de poursuivre ses cours ou d'étudier dans un établissement de son quartier, etc.

- L'orienter vers des services d'assistance psychologique qui pourraient l'aider à s'épanouir sur le plan social.

§ Consulter les diagnostics infirmiers Perte d'espoir, Anxiété et Isolement social.

Information à consigner

Évaluations (initiale et subséquentes)

- Consigner les données d'évaluation, notamment la façon dont la personne perçoit la solitude ainsi que les ressources et les réseaux de soutien sur lesquels elle peut compter.
- Noter dans quelle mesure la personne désire changer sa situation et comment elle s'y engage.

Planification

- Rédiger le plan de soins et inscrire le nom de chacun des intervenants.
- Rédiger le plan d'enseignement.

Application et vérification des résultats

- Noter les réactions de la personne aux interventions et à l'enseignement, ainsi que les mesures qui ont été prises.
- Consigner les objectifs atteints ou les progrès accomplis vers leur réalisation.
- Relever les modifications apportées au plan de soins.

Plan de congé

- Noter les besoins à long terme de la personne, les recommandations relatives au suivi et le nom des responsables des mesures à prendre.
- Consigner les demandes de consultation.

EXEMPLES TIRÉS DE LA CRSI (NOC) ET DE LA CISI (NIC)

- RÉSULTAT : Solitude
- INTERVENTION : Amélioration de la socialisation

SEVRAGE DE LA VENTILATION ASSISTÉE

INTOLÉRANCE AU SEVRAGE DE LA VENTILATION ASSISTÉE

Taxinomie II : Activité/repos – Classe 4 : Réponses cardiovasculaires/respiratoires (00034)

[Mode fonctionnel de santé de Gordon : Activité et exercice]

Diagnostic proposé en 1992

DÉFINITION ■ Incapacité de s'adapter à une diminution de la ventilation mécanique, ce qui interrompt et prolonge le processus de sevrage.

Facteurs favorisants

Facteurs physiques

- Dégagement inefficace des voies respiratoires
- Perturbation des habitudes de sommeil
- Alimentation inadéquate
- Douleur non soulagée ou malaise
- [Faiblesse ou fatigue musculaire; incapacité de maitriser la musculature respiratoire; immobilité]

Facteurs psychologiques

- Manque de connaissances sur le processus de sevrage ou sur la participation au processus
- Impression d'être incapable de se passer du ventilateur
- Diminution de la motivation
- Diminution de l'estime de soi
- Anxiété [modérée ou grave]; peur; manque de confiance envers l'infirmière
- Perte d'espoir; sentiment d'impuissance
- [Manque de préparation à la tentative de sevrage]

Facteurs situationnels

- Fluctuations passagères et non maitrisées des besoins énergétiques
- Diminution intempestive de la ventilation mécanique
- Soutien social inadéquat
- Milieu non propice au sevrage (environnement bruyant, évènements perturbateurs dans la chambre, ratio patients-infirmières insuffisant, absence prolongée de l'infirmière, personnel peu habitué à la personne)
- Antécédents de dépendance à la ventilation mécanique pendant plus de quatre jours
- Échecs antérieurs des tentatives de sevrage

Caractéristiques (réactions à la diminution de la ventilation mécanique)

Intolérance légère

- Agitation
- Demande d'un supplément d'oxygène; sensation de gêne respiratoire; fatigue; sensation de chaleur
- Peur que l'appareil soit déréglé

- Légère augmentation de la fréquence respiratoire par rapport aux valeurs initiales
- Attention concentrée sur la respiration

Intolérance moyenne

- Augmentation de moins de 20 mm Hg de la pression artérielle et de moins de 20 battements/min de la fréquence cardiaque par rapport aux valeurs initiales
- Augmentation de moins de 5 respirations/min de la fréquence respiratoire par rapport aux valeurs initiales ; faible utilisation des muscles accessoires de la respiration ; réduction de l'air inspiré audible à l'auscultation
- Hypervigilance
- Incapacité de suivre les directives ou de coopérer
- Transpiration abondante
- Regard apeuré ; appréhension
- Changement de la couleur de la peau (pâleur, cyanose légère)

Intolérance grave

- Agitation
- Détérioration des valeurs des gaz du sang artériel par rapport aux valeurs initiales
- Augmentation de plus de 20 mm Hg de la pression artérielle et de plus de 20 battements/min de la fréquence cardiaque par rapport aux valeurs initiales
- Augmentation importante de la fréquence respiratoire par rapport aux valeurs initiales ; utilisation maximale des muscles accessoires de la respiration ; respiration superficielle et haletante ; respiration abdominale paradoxale
- Bruits respiratoires adventices ; encombrement des voies respiratoires audible à l'auscultation
- Respiration non synchrone au ventilateur
- Transpiration profuse ; altération de l'état de conscience ; cyanose

Résultats escomptés (objectifs) et critères d'évaluation

- La personne participe au processus de sevrage.
- La personne recommence à respirer sans aide et ne présente pas de signes d'insuffisance respiratoire ; les valeurs des gaz du sang artériel sont dans les limites de la normale.
- La personne montre une plus grande tolérance à l'effort et participe à ses soins personnels dans les limites de ses capacités.

Interventions

PRIORITÉ Nº 1 – Évaluer les facteurs favorisants

- Déterminer la gravité et la nature des problèmes (affections cardiopulmonaires préexistantes, trauma important, troubles neuromusculaires, complications postopératoires) **qui peuvent entraver les tentatives de sevrage**.

- Noter depuis combien de temps la personne dépend de la ventilation assistée. Passer en revue ses antécédents d'extubation et de réintubation. **L'échec des tentatives de sevrage antérieures (incapacité de dégager les sécrétions, saturation d'oxygène à l'air ambiant inférieure à 50 %, etc.) peut compromettre les nouveaux essais.**
- Examiner les critères dont il faut tenir compte pour commencer le sevrage, à l'aide d'outils appropriés (ex. : programme d'évaluation de Burns). **Ces paramètres comprennent notamment la résolution du problème ayant conduit à la ventilation assistée, la stabilité hémodynamique, un taux d'hémoglobine dans les limites de la normale, l'absence de fièvre, un état de conscience satisfaisant, l'équilibre métabolique, hydrique et électrolytique, la prise en charge efficace de la douleur et de la sédation, un état nutritionnel optimal et des paramètres respiratoires dans les limites de la normale.**
- Passer en revue les résultats des examens de laboratoire (taux d'hémoglobine, d'albumine et d'électrolytes sériques, etc.) **afin d'évaluer si la capacité de transport de l'oxygène est optimale et si les réserves énergétiques de la personne sont suffisantes pour répondre aux exigences du sevrage**.
- S'enquérir des connaissances de la personne sur le sevrage, de ses attentes et de ses inquiétudes. **La personne et ses proches pourraient avoir besoin qu'on leur répète les consignes tout au long du processus.**
- Déterminer si la personne est anxieuse et si elle est prête au sevrage sur le plan psychologique. Évaluer son degré d'anxiété. Le cas échéant, lui présenter des gens dont le sevrage a été couronné de succès, **afin qu'ils lui apportent soutien et encouragement**.
- Revoir les résultats des radiographies pulmonaires, ainsi que les valeurs de l'oxymétrie pulsée, de la capnographie et des gaz du sang artériel.

PRIORITÉ N° 2 – Faciliter le processus de sevrage

- Collaborer avec les autres membres de l'équipe interdisciplinaire (médecin, inhalothérapeute, physiothérapeute, diététicienne) à l'établissement d'un plan de sevrage (durée, progression).
- Appliquer le mode de sevrage progressif selon le protocole établi : épreuve de ventilation spontanée (tube en T), aide respiratoire, ventilation obligatoire intermittente synchronisée (Synchronize Intermittent Mandatory Ventilation [SIMV]).
- Rassurer la personne en lui disant que l'infirmière sera présente et prête à l'aider pendant les tentatives de sevrage. **Ainsi, on réduit son anxiété quant au processus et à son issue, et on l'encourage à faire les efforts nécessaires pour respirer spontanément.**

- Noter les réactions physiques et psychologiques de la personne durant la période de sevrage ; évaluer les paramètres permettant de reconnaitre les signes d'intolérance (pouls, pression artérielle, effort respiratoire, bruits respiratoires, oxymétrie pulsée, quantité et caractéristiques des sécrétions, degré d'énergie, état émotionnel).
- Veiller à ce qu'elle puisse dormir et se reposer sans être dérangée. Éliminer autant que possible les interventions ou les situations stressantes et les activités qui ne sont pas essentielles, **afin d'éviter une augmentation des besoins et des dépenses en oxygène qui pourrait faire échouer le sevrage**.
- Organiser l'horaire de prise des médicaments **de façon que l'effet sédatif soit minimal pendant les périodes de sevrage**.
- Créer un climat de calme autour de la personne et lui donner toute l'attention requise, **afin de l'aider à se détendre et à ménager ses forces**.
- Faire participer les proches aux soins, si possible (leur demander de rester au chevet de la personne, de l'encourager et d'observer ses réactions).
- Offrir à la personne des moyens de relaxation qui lui conviennent (regarder la télévision, lire à voix haute, écouter de la musique, etc.). **De cette manière, elle se concentrera sur autre chose que sa respiration pendant les périodes de sevrage.**
- Ausculter les bruits respiratoires périodiquement ; procéder à une aspiration au besoin.
- Reconnaitre les efforts de la personne et l'encourager souvent.
- Éviter d'accorder trop d'importance aux échecs ; attirer l'attention de la personne sur ses progrès, **afin d'empêcher la frustration d'entraver davantage la démarche**.
- Préparer la personne et ses proches à d'autres options lorsque les tentatives de respiration spontanée ont échoué (trachéostomie, ventilation assistée à long terme, hébergement dans un centre de soins de longue durée, soins palliatifs ou de fin de vie).

PRIORITÉ Nº 3 – Donner un enseignement visant le mieux-être de la personne

- Discuter avec la personne des effets de certaines activités sur son état respiratoire et chercher avec elle des moyens d'optimiser le processus de sevrage.
- Appliquer un programme de réadaptation **afin de renforcer la musculature respiratoire de la personne et d'améliorer son endurance**.
- Expliquer aux proches de la personne comment ils peuvent la protéger des sources d'infection (vérifier l'état de santé des visiteurs, éviter les endroits bondés durant les saisons propices à la grippe, etc.).

- Indiquer à la personne les signes et les symptômes qu'elle doit signaler immédiatement au médecin **afin de prévenir l'insuffisance respiratoire**.

Information à consigner

Évaluations (initiale et subséquentes)

- Inscrire les données d'évaluation sur le processus de sevrage.
- Inscrire les résultats des examens et des épreuves diagnostiques.
- Noter les facteurs favorisants auxquels la personne est exposée.

Planification

- Rédiger le plan de soins et inscrire le nom de chacun des intervenants.
- Rédiger le plan d'enseignement.

Application et vérification des résultats

- Noter les réactions de la personne aux interventions.
- Consigner les objectifs atteints ou les progrès accomplis vers leur réalisation.
- Relever les modifications apportées au plan de soins.

Plan de congé

- Noter l'état de la personne à son départ du centre hospitalier, ses besoins à long terme, les demandes de consultation ainsi que le nom des responsables des mesures à prendre.
- Préciser le matériel dont la personne aura besoin ainsi que l'endroit où elle pourra se le procurer.

EXEMPLES TIRÉS DE LA CRSI (NOC) ET DE LA CISI (NIC)

- RÉSULTAT : État respiratoire : ventilation
- INTERVENTION : Sevrage de la ventilation mécanique

SEXUEL

DYSFONCTIONNEMENT SEXUEL

Taxinomie II : Sexualité – Classe 2 : Fonction sexuelle (00059)
[Mode fonctionnel de santé de Gordon : Sexualité et reproduction]
Diagnostic proposé en 1980 ; révision effectuée en 2006

DÉFINITION ■ Changement dans le fonctionnement sexuel perçu comme insatisfaisant, dévalorisant ou inadéquat, que ce soit à la phase du désir, de l'excitation ou de l'orgasme.

Facteurs favorisants

- Modèle d'identification inefficace ; absence d'une personne importante sur le plan affectif
- Manque d'intimité
- Fausse information ou manque de connaissances
- Vulnérabilité
- Violence physique ou psychologique (ex. : relations destructrices)
- Modification d'une structure ou d'une fonction corporelle (grossesse, accouchement récent, prise de médicaments ou de drogues, intervention chirurgicale, anomalies, processus morbide, traumatisme, irradiation, [effets du vieillissement])
- Changement biopsychosocial de la sexualité
- Conflit de valeurs

Caractéristiques

- Verbalisation du problème [perte du désir, perturbation des réactions sexuelles (éjaculation précoce, dyspareunie, vaginisme)] ; changements dans le rôle sexuel que la personne croit devoir assumer
- Restrictions, réelles ou perçues comme telles, imposées par la maladie ou le traitement
- Incapacité d'atteindre le degré de satisfaction désiré ; changements au chapitre de la satisfaction sexuelle
- Diminution du désir ressenti par la personne ; incapacité d'éprouver de l'excitation sexuelle
- Recherche d'une confirmation de son attrait sexuel [problèmes liés à l'image corporelle]
- Modification de l'intérêt envers soi et envers les autres ; [perturbation de la relation avec la personne importante sur le plan affectif]

Résultats escomptés (objectifs) et critères d'évaluation

- La personne comprend l'anatomie et la fonction des organes sexuels ainsi que les facteurs qui peuvent perturber cette fonction.
- La personne reconnait les facteurs liés à son problème.
- La personne connait les agents stressants susceptibles de contribuer au dysfonctionnement sexuel.
- La personne connait des pratiques sexuelles satisfaisantes ou acceptables et d'autres modes d'expression sexuelle.
- La personne discute de ses inquiétudes quant à son image corporelle, à son rôle sexuel et à son attrait sexuel.

Interventions

PRIORITÉ Nº 1 – Évaluer les facteurs favorisants

- Dresser le profil sexuel de la personne, notamment l'ampleur de son désir et ses habitudes sexuelles; relever le vocabulaire qu'elle utilise, **afin de maximiser la communication et la compréhension**.
- Demander à la personne de décrire le problème dans ses propres mots.
- S'enquérir de l'importance qu'elle et son partenaire accordent aux rapports sexuels et préciser les facteurs qui les motivent à effectuer des changements. **Les problèmes conjugaux et relationnels, ainsi que le manque de confiance et de communication entre les partenaires, peuvent accroitre les inquiétudes de la personne.**
- Écouter attentivement les commentaires de la personne. **Les préoccupations d'ordre sexuel sont souvent camouflées sous des plaisanteries, des sarcasmes ou des réflexions impromptues.**
- S'enquérir des connaissances de la personne et de son partenaire sur l'anatomie et la fonction sexuelles, et des répercussions de la situation ou de la maladie sur celles-ci. **Les lacunes observées sur ce plan ont souvent des effets sur la compréhension de la situation et sur les attentes.**
- Déceler les problèmes préexistants susceptibles de constituer des facteurs d'influence (problèmes conjugaux ou professionnels, conflits de rôles, etc.).
- Repérer les facteurs de stress en jeu. **Ils peuvent engendrer suffisamment d'anxiété pour entrainer une dépression et d'autres réactions psychologiques ou physiologiques.**
- Discuter des caractéristiques culturelles, des valeurs ou des conflits présents. **Il se peut que la personne ressente de l'anxiété et de la culpabilité en raison des croyances qui lui ont été transmises par sa famille concernant la sexualité.**
- Préciser la physiopathologie, le problème de santé, l'intervention chirurgicale ou le traumatisme en cause et ses conséquences, réelles ou ressenties, sur la vie sexuelle de la personne et de son partenaire. **Les chirurgies touchant les organes génitaux ou les régions du corps associées à la sexualité (mastectomie, hystérectomie, prostatectomie) sont plus susceptibles de générer des inquiétudes chez la personne, notamment en ce qui concerne l'attrait ou la performance sexuels.**
- S'enquérir de la consommation de médicaments ou de drogues de la personne et noter si elle fume. **Les antihypertenseurs peuvent causer des problèmes d'érection; les inhibiteurs de la monoamine-oxydase et les antidépresseurs tricycliques peuvent entrainer des troubles de l'érection ou de l'éjaculation**

chez l'homme et l'anorgasmie chez la femme; les narcotiques et l'alcool peuvent provoquer une dysfonction érectile et inhiber l'orgasme; le tabagisme engendre la vasoconstriction et peut contribuer aux troubles érectiles.
- Observer le comportement de la personne; préciser à quelle étape elle se situe dans le processus de deuil à la suite d'un changement corporel (grossesse, obésité, etc.) ou de la perte d'une partie du corps (amputation, mastectomie, etc.).
- Explorer avec la personne ses inquiétudes relatives à son image corporelle, à la taille de son pénis ou à sa performance sexuelle.
- Collaborer aux examens diagnostiques pour déterminer la cause du problème d'érection. **Le test de la tumescence pénienne nocturne, par exemple, permet d'évaluer les érections durant le sommeil paradoxal et, par le fait même, d'apprécier si une cause organique est en jeu. Les troubles vasculaires représentent la cause organique la plus fréquente des difficultés érectiles.**
- Explorer avec la personne le sens de ses comportements. **La masturbation, par exemple, peut avoir de nombreuses fonctions: soulagement de l'anxiété, compensation en cas de privation sexuelle, plaisir, expression non verbale du besoin de parler, distanciation, etc. Remarque:** L'infirmière doit être consciente de ses sentiments et de ses réactions et être capable de les maitriser lorsque la personne exprime ses inquiétudes; elle doit s'abstenir de porter des jugements de valeur.

PRIORITÉ Nº 2 – Aider la personne et son partenaire à affronter la situation

- Établir une relation thérapeutique avec la personne **afin de l'aider à parler de ses sentiments et à aborder certains sujets délicats**.
- Collaborer au traitement des problèmes médicaux sous-jacents en proposant diverses mesures: médicaments, régime amaigrissant, programme d'abandon du tabac, etc.
- Fournir à la personne des données sur le problème de santé entrainant le dysfonctionnement sexuel, **afin de l'aider à prendre des décisions éclairées**.
- Préciser les renseignements que la personne désire recevoir, **afin de les adapter à ses besoins**. **Remarque:** Il est parfois nécessaire de répéter et de renforcer l'information concernant la sécurité de la personne et les conséquences de ses actes.
- Inviter la personne à manifester ses inquiétudes, sa colère, son chagrin ou ses craintes; accepter la façon dont elle les exprime. **Elle doit parler de ses sentiments afin de pouvoir surmonter ses difficultés.**
- L'informer des étapes du processus de deuil induit par une perte ou un changement et la soutenir au fil de ce processus.

- L'inviter à faire part de ses pensées ou de ses inquiétudes à son partenaire, ainsi qu'à préciser ses valeurs et les répercussions de sa maladie sur leur relation.
- Veiller à ce que la personne et son partenaire puissent s'isoler **pour parler de leur sexualité sans se sentir embarrassés et sans être dérangés** ; trouver des moyens de leur procurer cette intimité.
- Les seconder dans leur recherche de nouvelles façons d'exprimer leur sexualité, le cas échéant.
- Informer la personne des mesures correctrices pertinentes : médicaments (papavérine ou sildénafil [Viagra] dans les cas de problèmes érectiles), chirurgies reconstructives (implants péniens ou mammaires), etc.
- La diriger vers les services dont elle a besoin (collègue ayant de bonnes connaissances sur le sujet, infirmière clinicienne spécialisée, sexologue, conseiller familial, etc.).

PRIORITÉ Nº 3 – Donner un enseignement visant le mieux-être de la personne

- Fournir à la personne des renseignements sur la sexualité ; lui expliquer le fonctionnement sexuel normal, si besoin est.
- Lui proposer une liste de livres pertinents, **afin de renforcer l'enseignement**. **S'assurer au préalable qu'elle est prête, sur le plan psychologique, à lire ce matériel.**
- Engager un dialogue suivi avec elle et profiter de toutes les occasions qui se présentent pour aborder le sujet de la sexualité et préciser ses inquiétudes, s'il y a lieu.
- Lui montrer des techniques de relaxation et de visualisation.
- Lui enseigner des méthodes d'autoexamen pertinentes (examen des seins, des testicules, etc.) ; l'inciter à les appliquer régulièrement.
- Inventorier les ressources communautaires susceptibles d'aider la personne à surmonter ses difficultés.
- La diriger vers des professionnels qui pourraient l'aider à résoudre ses problèmes relationnels, sa baisse de libido ou ses autres troubles sexuels (éjaculation précoce, vaginisme, douleurs durant les rapports, etc.).
- Dresser la liste des services auxquels elle peut recourir pour se procurer les aides techniques requises.

Information à consigner

Évaluations (initiale et subséquentes)

- Inscrire les données d'évaluation, notamment la nature du dysfonctionnement sexuel, les facteurs favorisants et la façon dont la personne perçoit les répercussions du problème sur sa sexualité et sur ses relations.

- Noter les facteurs ou les conflits de nature culturelle ou religieuse qui pourraient jouer un rôle dans le problème de la personne.
- Consigner les réactions de son partenaire.
- Préciser le degré de motivation de la personne en ce qui a trait aux changements à apporter.

Planification

- Rédiger le plan de soins et inscrire le nom de chacun des intervenants.
- Rédiger le plan d'enseignement.

Application et vérification des résultats

- Noter les réactions de la personne aux interventions et à l'enseignement, ainsi que les mesures qui ont été prises.
- Consigner les objectifs atteints ou les progrès accomplis vers leur réalisation.
- Relever les modifications apportées au plan de soins.

Plan de congé

- Noter les besoins à long terme de la personne, les demandes de consultation et le nom des responsables des mesures à prendre.
- Préciser les ressources communautaires auxquelles la personne peut recourir.

EXEMPLES TIRÉS DE LA CRSI (NOC) ET DE LA CISI (NIC)

- RÉSULTAT : Fonctionnement sexuel
- INTERVENTION : Consultation en matière de sexualité

SEXUEL

HABITUDES SEXUELLES PERTURBÉES

Taxinomie II : Sexualité – Classe 2 : Fonction sexuelle (00065)
[Mode fonctionnel de santé de Gordon : Sexualité et reproduction]
Diagnostic proposé en 1986 ; révision effectuée en 2006

DÉFINITION ■ Expression d'inquiétudes quant à sa sexualité.

Facteurs favorisants

- Manque de connaissances sur les possibilités d'expression sexuelle dans les périodes de transition entre la santé et la maladie ou inaptitude à les appliquer en raison de la modification

d'une structure ou d'une fonction corporelle, d'une maladie ou d'un traitement médical
- Manque d'intimité
- Relations perturbées avec une personne importante sur le plan affectif ; absence d'une telle personne
- Modèles inadéquats ou absents
- Conflits relatifs à l'orientation sexuelle ou aux préférences sexuelles
- Peur de la grossesse ou des infections transmissibles sexuellement

Caractéristiques

- Difficultés, restrictions ou changements sur le plan des activités ou des comportements sexuels
- Perturbation des relations avec une personne importante sur le plan affectif
- Modification du rôle sexuel que la personne croit devoir assumer
- Conflits sur le plan des valeurs
- [Sentiments de solitude, de perte, d'impuissance, de colère ; impression de rejet]

Résultats escomptés (objectifs) et critères d'évaluation

- La personne comprend l'anatomie et la fonction des organes sexuels.
- La personne saisit les restrictions, les difficultés ou les changements qui sont intervenus sur le plan sexuel.
- La personne accepte son état.
- La personne améliore ses aptitudes à la communication et ses habiletés interpersonnelles.
- La personne choisit une méthode de contraception appropriée.

Interventions

PRIORITÉ Nº 1 – Évaluer les facteurs favorisants

- Préciser les antécédents physiques et sexuels de la personne, notamment sa perception du fonctionnement sexuel normal. **La sexualité a de nombreuses facettes, notamment le sexe, qui fait référence aux différences biologiques (sexe biologique), et le genre, qui renvoie aux construits culturels (sexe social).**
- Relever le vocabulaire que la personne utilise et ses inquiétudes quant à son identité sexuelle. **Les composantes de cette dernière sont notamment l'identité de genre (sentiment profond d'appartenance à l'un ou à l'autre sexe ; chez le transsexuel, cet élément est indépendant du sexe biologique) et**

l'orientation sexuelle (orientation des conduites sexuelles vers une personne du même sexe [orientation homosexuelle], de l'autre sexe [orientation hétérosexuelle] ou des deux sexes [orientation bisexuelle]).

- Noter l'importance que la personne accorde aux rapports sexuels et la manière dont elle décrit son problème. Prêter attention à ses commentaires et à ceux de son partenaire (ex. : dénigrement direct ou indirect de la sexualité). **Les troubles sexuels s'expriment souvent sous le couvert de sarcasmes, de plaisanteries ou de réflexions impromptues.**
- Apprécier l'incidence du problème de la personne sur son partenaire et sur ses proches. **La valeur qu'elle attribue à la vie, à l'amour et aux siens est une composante de la sexualité.**
- Repérer les valeurs culturelles et les croyances religieuses susceptibles de constituer des facteurs d'influence, ainsi que les conflits qu'elles peuvent créer. **L'identité sexuelle s'élabore progressivement au cours du développement psychosexuel de la personne. Les parents jouent alors un rôle déterminant ; les tabous peuvent générer des sentiments de honte et de culpabilité quant à la sexualité.**
- Recueillir des données sur les facteurs de stress pouvant engendrer de l'anxiété ou des réactions psychologiques ayant des effets néfastes sur la performance sexuelle.
- Récolter de l'information sur les connaissances de la personne quant aux effets des dysfonctionnements ou des restrictions entrainés par la maladie sur les conduites sexuelles (sclérose en plaques, arthrite, chirurgie mutilante dans le contexte d'un traitement contre le cancer, etc.) et quant aux traitements médicaux et chirurgicaux associés au changement de sexe.
- Noter les antécédents de consommation de médicaments sur ordonnance et en vente libre, d'alcool et de drogues illicites. **La personne pourrait en abuser pour surmonter son anxiété.**
- Se renseigner sur les inquiétudes et les peurs de la personne en ce qui a trait à la sexualité (grossesse, infections transmissibles sexuellement, problèmes de confiance ou de maitrise, convictions inébranlables, confusion quant aux préférences, baisse de performance, etc.).
- Demander à la personne comment elle interprète la modification de ses activités ou de ses comportements sexuels (exutoire pour assouvir sa soif de domination, soulagement de l'anxiété, plaisir, absence de partenaire). **Lorsqu'elle est liée à un changement corporel (grossesse, perte d'une partie du corps, gain de poids), l'altération des conduites peut correspondre à une étape du processus de deuil.**
- Déterminer si le problème relève d'un changement dans le cycle de vie : passage à l'adolescence ou à l'âge adulte, ménopause, vieillissement. **Toute personne est sexuée de la naissance à**

la mort; elle peut avoir besoin d'aide pour faire face aux difficultés associées aux périodes de transition.

PRIORITÉ Nº 2 – Aider la personne et son partenaire à affronter la situation

- Créer un climat propice aux discussions sur les problèmes sexuels. **Quand la confiance règne, les gens ont plus de facilité à aborder des sujets délicats.**
- Donner à la personne des renseignements appropriés sur ses troubles et sur les interventions privilégiées; tenir compte de ses besoins et de ses désirs.
- L'inciter à discuter de ses difficultés; lui laisser la possibilité d'exprimer ses émotions, sans porter de jugement. **Remarque:** L'infirmière doit être consciente de ses sentiments et de ses réactions et être capable de les maitriser lorsque la personne exprime ses inquiétudes.
- Rechercher de nouvelles formes d'expression sexuelle acceptables pour les deux partenaires lorsqu'une maladie ou un traumatisme (affection chronique comme la polyarthrite rhumatoïde, une lésion de la moelle épinière, etc.) modifie ou entrave les pratiques habituelles.
- Expliquer à la personne comment s'adapter aux dispositifs ou aux appareils (sac pour stomie, sac collecteur, prothèse mammaire, etc.), le cas échéant.
- L'aider à prendre une décision éclairée concernant le recours à une chirurgie de changement de sexe.
- Lui présenter des gens qui ont su faire face à un problème similaire, **afin de lui proposer des modèles à suivre et différentes façons de résoudre la difficulté**.

PRIORITÉ Nº 3 – Donner un enseignement visant le mieux-être de la personne

- Fournir à la personne des renseignements factuels sur ses problèmes.
- Engager un dialogue suivi avec elle et son partenaire, si la situation le permet.
- Lui parler des différentes méthodes de contraception, de leur efficacité et de leurs effets secondaires, si besoin est. Aider le couple à faire des choix éclairés quant à la technique répondant le mieux à leurs valeurs ou à leurs croyances religieuses.
- Diriger la personne vers des ressources communautaires ou des groupes d'entraide destinés, par exemple, aux homosexuels ou aux transgenres.
- L'adresser à un psychothérapeute, qui pourra combiner une thérapie individuelle intensive à une thérapie conjugale, familiale ou sexuelle, au besoin.

§ Consulter les diagnostics infirmiers Dysfonctionnement sexuel et Image corporelle perturbée, de même que les diagnostics ayant trait à l'estime de soi.

Information à consigner

Évaluations (initiale et subséquentes)

- Inscrire les données d'évaluation, notamment la nature du problème, la façon dont la personne perçoit ses difficultés, les changements qu'elle a subis ou les restrictions qui lui sont imposées, ainsi que ses besoins ou désirs particuliers.
- Noter ses valeurs culturelles et ses croyances religieuses, ainsi que les conflits qu'elles engendrent.
- Consigner les réactions de son partenaire.

Planification

- Rédiger le plan de soins et inscrire le nom de chacun des intervenants.
- Rédiger le plan d'enseignement.

Application et vérification des résultats

- Noter les réactions de la personne aux interventions et à l'enseignement, ainsi que les mesures qui ont été prises.
- Consigner les objectifs atteints ou les progrès accomplis vers leur réalisation.
- Relever les modifications apportées au plan de soins.

Plan de congé

- Noter les besoins à long terme de la personne, l'enseignement donné, les demandes de consultation et le nom des responsables des mesures à prendre.
- Consigner les ressources communautaires auxquelles la personne peut recourir.

EXEMPLES TIRÉS DE LA CRSI (NOC) ET DE LA CISI (NIC)

- RÉSULTAT : Acceptation de l'identité sexuelle
- INTERVENTION : Éducation sexuelle

SOINS PERSONNELS

DÉFICIT DE SOINS PERSONNELS : S'ALIMENTER

Taxinomie II : Activité/repos – Classe 5 : Soins personnels (00102)
[Mode fonctionnel de santé de Gordon : Activité et exercice]

Diagnostic proposé en 1980 ; révision effectuée en 1998 par le groupe de recherche pour le développement et la classification des diagnostics infirmiers (NDEC)

DÉFINITION ■ Incapacité partielle ou totale d'accomplir les activités liées à l'alimentation.

Facteurs favorisants

- Faiblesse ou fatigue ; baisse de motivation
- Troubles neuromusculaires ou musculosquelettiques
- Barrières environnementales
- Anxiété grave
- Douleur ; inconfort
- Trouble de la perception ; déficit cognitif
- [Restrictions d'ordre mécanique (plâtre, attelle, ventilateur, appareil d'élongation, etc.)]

Caractéristiques*

- Incapacité de préparer les aliments pour la consommation
- Incapacité d'ouvrir les contenants
- Incapacité de se servir des ustensiles et de porter les aliments à la bouche
- Incapacité d'ingérer les aliments de manière sécuritaire, de les remuer dans la bouche, de mastiquer ou d'avaler
- Incapacité de prendre un verre ou une tasse
- Incapacité d'utiliser les aides techniques
- Incapacité d'ingérer suffisamment d'aliments ou de terminer un repas
- Incapacité de manger d'une manière socialement acceptable

Résultats escomptés (objectifs) et critères d'évaluation

- La personne définit ses besoins.
- La personne connait les pratiques propices à la santé.
- La personne adopte des techniques et des habitudes visant la satisfaction de ses besoins en matière de soins personnels.
- La personne exécute ses soins personnels dans la mesure de ses capacités.
- La personne dresse une liste des ressources personnelles et communautaires appropriées.

* [On précisera le degré de fonctionnement à l'aide de l'échelle d'évaluation de l'autonomie fonctionnelle présentée au diagnostic infirmier Mobilité physique réduite.]

Interventions

PRIORITÉ Nº 1 – Déterminer les facteurs favorisants

- Rechercher les éléments (âge avancé, stade de développement) **qui contribuent à l'incapacité de la personne à répondre à ses besoins**.
- Noter les problèmes médicaux concomitants ou antérieurs à prendre en considération dans la prestation des soins (chirurgie ou traumatisme récent, insuffisance rénale, lésion de la moelle épinière, accident vasculaire cérébral, sclérose en plaques, hypertension artérielle, maladie cardiaque, malnutrition, douleur, prise de médicaments, maladie d'Alzheimer, etc.).
- Vérifier les effets possibles du traitement sur la vigilance, l'état mental, la perception sensorielle, le degré d'énergie et l'équilibre de la personne.
- Noter les facteurs favorisants, y compris les barrières de la langue, les troubles de la parole, les déficiences visuelles ou auditives, l'instabilité affective. Consulter les diagnostics infirmiers Communication verbale altérée, Syndrome d'interprétation erronée de l'environnement, Négligence de l'hémicorps, Trouble de la perception sensorielle (préciser).
- Déceler les obstacles à la participation de la personne au traitement : manque d'information, manque de temps pour les explications ; problèmes psychologiques ou familiaux intimes difficiles à confier ; peur d'avoir l'air stupide ou ignorante ; problèmes sociaux, économiques, professionnels ou domestiques.

PRIORITÉ Nº 2 – Évaluer le degré d'invalidité de la personne

- Mesurer le degré d'invalidité et de fonctionnement de la personne à l'aide de l'échelle d'évaluation de l'autonomie fonctionnelle présentée au diagnostic infirmier Mobilité physique réduite.
- Apprécier son fonctionnement mnémonique et intellectuel.
- Noter jusqu'à quel stade de développement elle a régressé ou progressé.
- Inventorier ses forces et ses habiletés.
- Préciser la durée et la gravité du problème : temporaire ou permanent, susceptible de s'aggraver ou de s'atténuer avec le temps.

PRIORITÉ Nº 3 – Encourager la personne à corriger la situation ou à s'y adapter

- Aider la personne à exécuter ses soins personnels en tenant compte de ses capacités.
- Amener la personne et ses proches à participer à la définition des problèmes et à la prise de décisions, **afin de favoriser leur engagement, de maximiser les résultats et de promouvoir le rétablissement**.

- Établir un horaire d'activités aussi proche que possible de l'horaire habituel de la personne et l'inscrire dans le plan de soins, **afin de répondre de manière efficace à ses besoins individuels**.
- Prendre le temps d'écouter la personne et ses proches **afin de déceler les obstacles qui les empêchent de participer au traitement et de chercher des solutions**.
- Fixer des objectifs à court terme et encourager la personne à reconnaitre l'importance des progrès accomplis jour après jour, **afin d'augmenter sa participation aux soins**.
- Organiser des rencontres interdisciplinaires **pour favoriser la coordination et la continuité des soins**.
- Établir un programme de resocialisation, au besoin.
- Conclure une entente « contractuelle » avec la personne et ses proches **si c'est susceptible d'influer sur la motivation et le comportement de la personne**.
- Collaborer au programme de réadaptation **visant à accroitre les capacités de la personne et à promouvoir son autonomie**.
- Lui laisser suffisamment de temps pour qu'elle puisse accomplir les tâches prévues au plan de soins. S'abstenir de lui parler ou de l'interrompre inutilement pendant qu'ell voit à ses soins personnels.
- La seconder dans l'adoption des changements nécessaires à l'accomplissement des activités de la vie quotidienne. L'inciter à s'acquitter graduellement de ces dernières en commençant par des tâches familières et faciles, **afin de l'encourager à progresser et à persévérer**.
- Collaborer avec les spécialistes en réadaptation afin d'obtenir des appareils ou des dispositifs fonctionnels et d'apporter des modifications au domicile selon les besoins de la personne (éclairage adapté, aides visuelles, ustensiles adaptés, etc.).
- Proposer à la personne des façons de ménager ses forces. Consulter les diagnostics infirmiers Intolérance à l'activité et Fatigue.
- Élaborer un programme nutritionnel et liquidien tenant compte des gouts et des capacités de la personne. Lui procurer les aides techniques nécessaires et faire l'essai de diverses méthodes d'alimentation, s'il y a lieu. Consulter le diagnostic infirmier Trouble de la déglutition.
- Assister la personne dans l'application de son traitement médicamenteux et noter les effets secondaires ou indésirables. Encourager la prise de médicaments au moment opportun (juste avant de pratiquer une activité dans le cas des analgésiques, afin de faciliter le mouvement ; au moment où les activités de soins personnels sont achevées dans le cas de médicaments causant de la somnolence ; etc.).

- Visiter le domicile de la personne, s'il y a lieu, **afin d'évaluer l'assistance nécessaire au moment du congé et les modifications à apporter**.

PRIORITÉ Nº 4 – Donner un enseignement visant le mieux-être de la personne

- Expliquer à la personne ses droits et ses responsabilités en matière de soins de santé et d'hygiène.
- L'amener à reconnaitre ses points forts sur les plans physique, affectif et intellectuel.
- L'inciter à prendre ses propres décisions concernant sa santé, à adopter de bonnes pratiques d'hygiène et à se fixer des objectifs favorisant la santé.
- Noter régulièrement les progrès de la personne et les changements à apporter **afin de réévaluer le programme de soins personnels**.
- Réviser périodiquement le programme de soins et le modifier en fonction des capacités de la personne, **afin de favoriser l'adhésion maximale de cette dernière au plan**.
- Inciter la personne à tenir un journal dans lequel elle notera ses progrès, **afin d'augmenter sa motivation et sa détermination**.
- Relever les problèmes de sécurité et modifier les activités ou le milieu de vie **de façon à réduire le risque d'accident et à favoriser l'intégration au milieu**.
- Diriger la personne vers des services de soins à domicile, des services sociaux, un physiothérapeute, un ergothérapeute, ou encore, un spécialiste en réadaptation ou en assistance psychologique, au besoin.
- Repérer les ressources communautaires pertinentes (services pour personnes âgées, popote roulante, etc.).
- Revoir avec la personne et les aidants naturels les directives données par les membres de l'équipe de soins ; leur en fournir une version écrite, **afin de les rassurer et de leur permettre de clarifier et de réviser périodiquement ces directives**.
- Expliquer aux proches la nécessité de s'accorder du répit ; les informer des services susceptibles de leur octroyer quelques heures de liberté, **afin de leur permettre de refaire leurs forces**. (Consulter le diagnostic infirmier Tension dans l'exercice du rôle de l'aidant naturel.)
- Proposer aux proches des formes de placement temporaire, au besoin. **Cette démarche augmentera les chances de trouver la situation adaptée aux besoins de la personne.**
- Se montrer ouvert à discuter avec la personne de ses sentiments quant à la situation (chagrin, colère, etc.).

§ Consulter les diagnostics infirmiers pertinents : Stratégies d'adaptation inefficaces, Stratégies d'adaptation familiale compromises, Diminution situationnelle de l'estime de soi,

Mobilité physique réduite, Intolérance à l'activité, Sentiment d'impuissance.

Information à consigner

Évaluations (initiale et subséquentes)

- Inscrire les données d'évaluation, notamment les capacités fonctionnelles et les limites de la personne.
- Préciser les services et les aides techniques dont la personne a besoin.
- Noter les ressources communautaires accessibles et l'utilisation que la personne en fait.

Planification

- Rédiger le plan de soins et inscrire le nom de chacun des intervenants.
- Rédiger le plan d'enseignement.

Application et vérification des résultats

- Noter les réactions de la personne aux interventions et à l'enseignement, ainsi que les mesures qui ont été prises.
- Consigner les objectifs atteints ou les progrès accomplis vers leur réalisation.
- Relever les modifications apportées au plan de soins.

Plan de congé

- Noter les besoins à long terme de la personne et le nom des responsables des mesures à prendre.
- Préciser les aides techniques dont la personne a besoin et l'endroit où elle peut se les procurer.
- Consigner les demandes de consultation qui ont été faites.

EXEMPLES TIRÉS DE LA CRSI (NOC) ET DE LA CISI (NIC)

- RÉSULTAT : Soins personnels : alimentation
- INTERVENTION : Aide aux soins personnels : alimentation

SOINS PERSONNELS

DÉFICIT DE SOINS PERSONNELS : SE LAVER/ EFFECTUER SES SOINS D'HYGIÈNE

Taxinomie II : Activité/repos – Classe 5 : Soins personnels (00108)
[Mode fonctionnel de santé de Gordon : Activité et exercice]
Diagnostic proposé en 1980 ; révision effectuée en 1998 par le groupe de recherche pour le développement et la classification des diagnostics infirmiers (NDEC)

DÉFINITION ■ Difficulté à se laver et à effectuer ses soins d'hygiène sans aide.

Facteurs favorisants

- Faiblesse ou fatigue; baisse de motivation
- Troubles neuromusculaires ou musculosquelettiques
- Barrières environnementales
- Anxiété grave
- Douleur
- Trouble de la perception ou déficit cognitif
- Mauvaise perception du schéma corporel et de son rapport avec l'espace
- [Restrictions d'ordre mécanique (plâtre, attelle, ventilateur, appareil d'élongation, etc.)]

Caractéristiques*

- Incapacité de prendre le nécessaire pour le bain
- Incapacité de se laver, complètement ou en partie
- Incapacité de se procurer de l'eau ou de régler la température ou le débit de l'eau
- Incapacité d'entrer dans la salle de bain [la baignoire] et d'en sortir
- Incapacité de se sécher le corps

Résultats escomptés (objectifs) et critères d'évaluation

- La personne définit ses besoins.
- La personne connait les pratiques propices à la santé.
- La personne adopte des techniques et des habitudes visant la satisfaction de ses besoins en matière de soins personnels.
- La personne exécute ses soins personnels dans la mesure de ses capacités.
- La personne dresse une liste des ressources personnelles et communautaires appropriées.

Interventions

■ PRIORITÉ Nº 1 – Déterminer les facteurs favorisants

- Rechercher les éléments (âge avancé, stade de développement) **qui contribuent à l'incapacité de la personne à répondre à ses besoins**.

* [On précisera le degré de fonctionnement à l'aide de l'échelle d'évaluation de l'autonomie fonctionnelle présentée au diagnostic infirmier Mobilité physique réduite.]

- Noter les problèmes médicaux concomitants ou antérieurs à prendre en considération dans la prestation des soins (chirurgie ou traumatisme récent, insuffisance rénale, lésion de la moelle épinière, accident vasculaire cérébral, sclérose en plaques, hypertension artérielle, maladie cardiaque, malnutrition, douleur, prise de médicaments, maladie d'Alzheimer, etc.).
- Vérifier les effets possibles du traitement sur la vigilance, l'état mental, la perception sensorielle, le degré d'énergie et l'équilibre de la personne.
- Noter les facteurs favorisants, y compris les barrières de la langue, les troubles de la parole, les déficiences visuelles ou auditives, l'instabilité affective. Consulter les diagnostics infirmiers Communication verbale altérée, Syndrome d'interprétation erronée de l'environnement, Négligence de l'hémicorps, Trouble de la perception sensorielle (préciser).
- Déceler les obstacles à la participation de la personne au traitement : manque d'information, manque de temps pour les explications ; problèmes psychologiques ou familiaux intimes difficiles à confier ; peur d'avoir l'air stupide ou ignorante ; problèmes sociaux, économiques, professionnels ou domestiques.

PRIORITÉ N° 2 – Évaluer le degré d'invalidité de la personne

- Mesurer le degré d'invalidité et de fonctionnement de la personne à l'aide de l'échelle d'évaluation de l'autonomie fonctionnelle présentée au diagnostic infirmier Mobilité physique réduite.
- Apprécier son fonctionnement mnémonique et intellectuel.
- Préciser jusqu'à quel stade de développement la personne a régressé ou progressé.
- Inventorier ses forces et ses habiletés.
- Noter la durée et la gravité du problème : temporaire ou permanent, susceptible de s'aggraver ou de s'atténuer avec le temps.

PRIORITÉ N° 3 – Aider la personne à corriger la situation ou à s'y adapter

- Encourager la personne à exécuter ses soins personnels en tenant compte de ses capacités.
- Amener la personne et ses proches à participer à la définition des problèmes et à la prise de décisions **afin de favoriser leur engagement, de maximiser les résultats et de promouvoir le rétablissement**.
- Établir un horaire d'activités aussi proche que possible de l'horaire habituel de la personne et l'inscrire dans le plan de soins **afin de répondre de manière efficace à ses besoins**.
- Prendre le temps d'écouter la personne et ses proches **afin de déceler les obstacles qui les empêchent de participer au traitement et de chercher des solutions**.

- Fixer des objectifs à court terme ; encourager la personne à reconnaitre l'importance des progrès accomplis jour après jour pour augmenter sa participation aux soins personnels.
- Organiser des rencontres interdisciplinaires **pour favoriser la coordination et la continuité des soins**.
- Établir un programme de resocialisation, au besoin.
- Conclure une entente « contractuelle » avec la personne et ses proches **si cette approche est susceptible d'avoir des effets positifs sur la motivation et le changement de comportement de la personne**.
- Collaborer au programme de réadaptation **visant à accroitre les capacités de la personne et à promouvoir son autonomie**.
- Assurer l'intimité de la personne et faire en sorte qu'elle puisse accéder facilement au matériel nécessaire à ses soins personnels.
- Lui laisser suffisamment de temps pour qu'elle puisse accomplir les tâches prévues au plan de soins. S'abstenir de lui parler ou de l'interrompre inutilement pendant qu'elle voit à ses soins personnels.
- La seconder dans l'adoption des changements nécessaires à l'accomplissement des activités de la vie quotidienne. L'amener à effectuer celles-ci graduellement, en commençant par des tâches familières et faciles, **afin de l'encourager à progresser et à persévérer**.
- Collaborer avec les spécialistes en réadaptation afin d'obtenir des appareils ou des accessoires fonctionnels et d'apporter des modifications au domicile selon les besoins de la personne (éclairage adapté, aides visuelles, vêtements adaptés, etc.).
- Proposer à la personne des façons de ménager ses forces (ex. : s'assoir au lieu de rester debout). Consulter les diagnostics infirmiers Intolérance à l'activité et Fatigue.
- Assister la personne dans l'application de son traitement médicamenteux, au besoin, et noter les effets secondaires ou indésirables. Encourager la prise de médicaments au moment opportun (juste avant de pratiquer une activité dans le cas des analgésiques, afin de faciliter le mouvement ; à un moment où les activités de soins personnels sont achevées dans le cas des médicaments causant de la somnolence ; etc.).
- Visiter le domicile de la personne, s'il y a lieu, **afin d'évaluer l'assistance qui sera nécessaire au moment du congé et les modifications à apporter**.

PRIORITÉ Nº 4 – Donner un enseignement visant le mieux-être de la personne

- Expliquer à la personne ses droits et ses responsabilités en matière de soins de santé et d'hygiène.
- L'amener à reconnaitre ses points forts sur les plans physique, affectif et intellectuel.

- L'inciter à prendre ses propres décisions concernant sa santé, à adopter de bonnes pratiques d'hygiène et à se fixer des objectifs favorisant la santé.
- Noter régulièrement les progrès de la personne et les changements à apporter **afin de réévaluer le programme de soins personnels**.
- Réviser périodiquement le programme de soins et le modifier en fonction des capacités de la personne, **afin de favoriser l'adhésion maximale de celle-ci au plan**.
- Encourager la personne à tenir un journal dans lequel elle notera ses progrès afin d'augmenter sa motivation et sa détermination.
- Relever les problèmes de sécurité et modifier les activités ou le milieu de vie **de façon à réduire le risque d'accident et à favoriser l'intégration au milieu**.
- Diriger la personne vers des services de soins à domicile, des services sociaux, un physiothérapeute, un ergothérapeute, ou encore, un spécialiste en réadaptation ou en assistance psychologique, au besoin.
- Circonscrire les ressources communautaires appropriées (services pour personnes âgées, etc.).
- Revoir avec la personne et les aidants naturels les directives données par les membres de l'équipe de soins; leur en fournir une version écrite, **afin de les rassurer et de leur permettre de clarifier et de réviser périodiquement ces directives**.
- Expliquer aux proches la nécessité de s'accorder du répit; les informer des services susceptibles de leur octroyer quelques heures de liberté **afin de leur permettre de refaire leurs forces**. (Consulter le diagnostic infirmier Tension dans l'exercice du rôle de l'aidant naturel.)
- Proposer aux proches des formes de placement temporaire, au besoin. **Cette démarche augmentera les chances de trouver la situation adaptée aux besoins de la personne.**
- Se montrer ouvert à discuter avec la personne de ses sentiments quant à la situation (chagrin, colère, etc.).

§ Consulter les diagnostics infirmiers pertinents : Risque de chute, Risque d'accident, Risque de traumatisme, Stratégies d'adaptation inefficaces, Stratégies d'adaptation familiale compromises, Diminution situationnelle de l'estime de soi, Mobilité physique réduite, Intolérance à l'activité, Sentiment d'impuissance.

Information à consigner

Évaluations (initiale et subséquentes)

- Inscrire les données d'évaluation, notamment les capacités fonctionnelles et les limites de la personne.

- Préciser les services et les aides techniques dont la personne a besoin.
- Noter les ressources communautaires et l'utilisation que la personne en fait.

Planification

- Rédiger le plan de soins et inscrire le nom de chacun des intervenants.
- Rédiger le plan d'enseignement.

Application et vérification des résultats

- Noter les réactions de la personne aux interventions et à l'enseignement, ainsi que les mesures qui ont été prises.
- Consigner les objectifs atteints ou les progrès accomplis vers leur réalisation.
- Relever les modifications apportées au plan de soins.

Plan de congé

- Noter les besoins à long terme de la personne et le nom des responsables des mesures à prendre.
- Préciser les aides techniques dont la personne a besoin et l'endroit où elle peut se les procurer.
- Consigner les demandes de consultation qui ont été faites.

EXEMPLES TIRÉS DE LA CRSI (NOC) ET DE LA CISI (NIC)

- RÉSULTAT : Soins personnels : hygiène
- INTERVENTION : Aide aux soins personnels : bain et soins d'hygiène

SOINS PERSONNELS

DÉFICIT DE SOINS PERSONNELS : SE VÊTIR ET/OU SOIGNER SON APPARENCE

Taxinomie II : Activité/repos – Classe 5 : Soins personnels (00109)
[Mode fonctionnel de santé de Gordon : Activité et exercice]

Diagnostic proposé en 1980 ; révision effectuée en 1998 par le groupe de recherche pour le développement et la classification des diagnostics infirmiers (NDEC)

DÉFINITION ■ Difficulté à se vêtir et à soigner son apparence.

Facteurs favorisants

- Faiblesse ou fatigue ; baisse de motivation

- Troubles neuromusculaires ou musculosquelettiques
- Barrières environnementales
- Anxiété grave
- Douleur; malaise
- Trouble de la perception ou déficit cognitif
- [Restrictions d'ordre mécanique (plâtre, attelle, ventilateur, appareil d'élongation, etc.)]

Caractéristiques*

- Difficulté à choisir ou à prendre ses vêtements; incapacité de les prendre
- Difficulté à utiliser les aides techniques
- Difficulté à maintenir une apparence satisfaisante
- Difficulté à mettre les vêtements de la partie supérieure ou inférieure du corps
- Incapacité d'enfiler ou d'attacher ses vêtements
- Difficulté à utiliser une fermeture éclair
- Difficulté à enlever ses vêtements; incapacité de les enlever
- Difficulté à mettre ou à enlever ses chaussures ou ses chaussettes
- Incapacité de mettre ou d'enlever ses chaussures ou ses chaussettes

Résultats escomptés (objectifs) et critères d'évaluation

- La personne définit ses besoins.
- La personne connait les pratiques propices à la santé.
- La personne adopte des techniques et des habitudes visant la satisfaction de ses besoins en matière de soins personnels.
- La personne exécute ses soins personnels dans la mesure de ses capacités.
- La personne dresse une liste des ressources personnelles et communautaires pertinentes.

Interventions

PRIORITÉ Nº 1 – Déterminer les facteurs favorisants

- Rechercher les éléments (âge avancé, stade de développement) **qui contribuent à l'incapacité de la personne à répondre à ses besoins**.
- Noter les problèmes médicaux concomitants ou antérieurs à prendre en considération dans la prestation des soins (chirurgie ou traumatisme récent, insuffisance rénale, lésion de la moelle

* [On précisera le degré de fonctionnement à l'aide de l'échelle d'évaluation de l'autonomie fonctionnelle présentée au diagnostic infirmier Mobilité physique réduite.]

épinière, accident vasculaire cérébral, sclérose en plaques, hypertension artérielle, maladie cardiaque, malnutrition, douleur, prise de médicaments, maladie d'Alzheimer, etc.).
- Vérifier les effets possibles du traitement sur la vigilance, l'état mental, la perception sensorielle, le degré d'énergie et l'équilibre de la personne.
- Noter les facteurs favorisants, y compris les barrières de la langue, les troubles de la parole, les déficiences visuelles ou auditives, l'instabilité affective. Consulter les diagnostics infirmiers Communication verbale altérée, Syndrome d'interprétation erronée de l'environnement, Négligence de l'hémicorps, Trouble de la perception sensorielle (préciser).
- Déceler les obstacles à la participation de la personne au traitement : manque d'information, manque de temps pour les explications ; problèmes psychologiques ou familiaux intimes difficiles à confier ; peur d'avoir l'air stupide ou ignorante ; problèmes sociaux, économiques, professionnels ou domestiques.

PRIORITÉ Nº 2 – Évaluer le degré d'invalidité de la personne

- Mesurer le degré d'invalidité et de fonctionnement de la personne à l'aide de l'échelle d'évaluation de l'autonomie fonctionnelle présentée au diagnostic infirmier Mobilité physique réduite.
- Apprécier son fonctionnement mnémonique et intellectuel.
- Noter jusqu'à quel stade de développement la personne a régressé ou progressé.
- Inventorier ses forces et ses habiletés.
- Préciser la durée et la gravité du problème : temporaire ou permanent, susceptible de s'aggraver ou de s'atténuer avec le temps.

PRIORITÉ Nº 3 – Aider la personne à corriger la situation ou à s'y adapter

- Encourager la personne à exécuter ses soins personnels en tenant compte de ses capacités.
- Amener la personne et ses proches à participer à la définition des problèmes et à la prise de décisions **afin de favoriser leur engagement, de maximiser les résultats et de promouvoir le rétablissement**.
- Établir un horaire d'activités aussi proche que possible de l'horaire habituel de la personne et l'inscrire dans le plan de soins **afin de répondre de manière efficace à ses besoins individuels**.
- Prendre le temps d'écouter la personne et ses proches **afin de déceler les obstacles qui les empêchent de participer au traitement et de chercher des solutions**.

- Fixer des objectifs à court terme ; encourager la personne à reconnaitre l'importance des progrès accomplis jour après jour pour augmenter sa participation aux soins personnels.
- Organiser des rencontres interdisciplinaires **pour favoriser la coordination et la continuité des soins**.
- Établir un programme de resocialisation, au besoin.
- Conclure une entente « contractuelle » avec la personne et ses proches **si cette approche est susceptible d'avoir des effets bénéfiques sur la motivation et le changement de comportement de la personne**.
- Collaborer au programme de réadaptation **visant à accroitre les capacités de la personne et à promouvoir son autonomie**.
- Assurer l'intimité de la personne et faire en sorte qu'elle puisse accéder facilement au matériel nécessaire à ses soins personnels.
- Lui laisser suffisamment de temps pour qu'elle puisse accomplir les tâches prévues au plan de soins. S'abstenir de lui parler ou de l'interrompre inutilement pendant qu'elle accomplit ses soins personnels.
- La seconder dans l'adoption des changements nécessaires à l'accomplissement des activités de la vie quotidienne. L'amener à effectuer celles-ci graduellement, en commençant par des tâches familières et faciles, **afin de l'encourager à progresser et à persévérer**.
- Collaborer avec les spécialistes en réadaptation afin d'obtenir des appareils ou des dispositifs fonctionnels et d'apporter des modifications au domicile selon les besoins de la personne (éclairage adapté, aides visuelles, vêtements adaptés, etc.).
- Proposer à la personne des façons de ménager ses forces (ex. : s'assoir au lieu de rester debout). Consulter les diagnostics infirmiers Intolérance à l'activité et Fatigue.
- Assister la personne dans l'application de son traitement médicamenteux, au besoin, et noter les effets secondaires ou indésirables. Encourager la prise de médicaments au moment opportun (juste avant de pratiquer une activité dans le cas des analgésiques, afin de faciliter le mouvement ; au moment où les activités de soins personnels sont achevées dans le cas des médicaments causant de la somnolence ; etc.).
- Visiter le domicile de la personne, s'il y a lieu, **afin d'évaluer l'assistance qui sera nécessaire au moment du congé et les modifications à apporter**.

PRIORITÉ N° 4 – Donner un enseignement visant le mieux-être de la personne

- Expliquer à la personne ses droits et ses responsabilités en matière de soins de santé et d'hygiène.
- L'amener à reconnaitre ses points forts sur les plans physique, affectif et intellectuel.

- L'inciter à prendre ses propres décisions concernant sa santé, à adopter de bonnes pratiques d'hygiène et à se fixer des objectifs favorisant la santé.
- Noter régulièrement les progrès de la personne et les changements à apporter **afin de réévaluer le programme de soins personnels**.
- Réviser périodiquement le programme de soins et le modifier en fonction des capacités de la personne, **afin de favoriser l'adhésion maximale de celle-ci au plan**.
- Inciter la personne à tenir un journal dans lequel elle notera ses progrès **afin d'augmenter sa motivation et sa détermination**.
- Relever les problèmes de sécurité et modifier les activités ou le milieu de vie **de façon à réduire le risque d'accident et à favoriser l'intégration au milieu**.
- Diriger la personne vers des services de soins à domicile, des services sociaux, un physiothérapeute, un ergothérapeute, ou encore, un spécialiste en réadaptation ou en assistance psychologique, au besoin.
- Repérer les ressources communautaires appropriées (services pour personnes âgées, etc.).
- Revoir avec la personne et les aidants naturels les directives données par les membres de l'équipe de soins ; leur en fournir une version écrite **afin de les rassurer et de leur permettre de clarifier et de réviser périodiquement ces directives**.
- Expliquer aux proches la nécessité de s'accorder du répit ; les informer des services susceptibles de leur octroyer quelques heures de liberté **afin de leur permettre de refaire leurs forces**. Consulter le diagnostic infirmier Tension dans l'exercice du rôle de l'aidant naturel.
- Proposer aux proches des formes de placement temporaire, au besoin. **Cette démarche augmentera les chances de trouver la situation adaptée aux besoins de la personne.**
- Se montrer ouvert à discuter avec la personne de ses sentiments quant à la situation (chagrin, colère, etc.).

§ Consulter les diagnostics infirmiers pertinents : Risque de chute, Risque d'accident, Risque de traumatisme, Stratégies d'adaptation inefficaces, Stratégies d'adaptation familiale compromises, Diminution situationnelle de l'estime de soi, Mobilité physique réduite, Intolérance à l'activité, Sentiment d'impuissance.

Information à consigner

Évaluations (initiale et subséquentes)

- Inscrire les données d'évaluation, notamment les capacités fonctionnelles et les limites de la personne.
- Préciser les services et les aides techniques dont la personne a besoin.

• Noter les ressources communautaires et l'utilisation que la personne en fait.

Planification

• Rédiger le plan de soins et inscrire le nom de chacun des intervenants.
• Rédiger le plan d'enseignement.

Application et vérification des résultats

• Noter les réactions de la personne aux interventions et à l'enseignement, ainsi que les mesures qui ont été prises.
• Consigner les objectifs atteints ou les progrès accomplis vers leur réalisation.
• Relever les modifications apportées au plan de soins.

Plan de congé

• Noter les besoins à long terme de la personne et le nom des responsables des mesures à prendre.
• Préciser les aides techniques dont la personne a besoin et l'endroit où elle peut se les procurer.
• Consigner les demandes de consultation qui ont été faites.

EXEMPLES TIRÉS DE LA CRSI (NOC) ET DE LA CISI (NIC)

• RÉSULTAT : Soins personnels : habillage
• INTERVENTION : Aide aux soins personnels : habillage et mise personnelle

SOINS PERSONNELS

DÉFICIT DE SOINS PERSONNELS : UTILISER LES TOILETTES

Taxinomie II : Activité/repos – Classe 5 : Soins personnels (00110)
[Mode fonctionnel de santé de Gordon : Activité et exercice]
Diagnostic proposé en 1980 ; révision effectuée en 1998 par le groupe de recherche pour le développement et la classification des diagnostics infirmiers (NDEC)

DÉFINITION ■ Difficulté à utiliser les toilettes sans aide.

Facteurs favorisants

• Faiblesse ou fatigue ; baisse de motivation
• Troubles neuromusculaires ou musculosquelettiques
• Barrières environnementales
• Anxiété grave
• Douleur

- Trouble de la perception ou déficit cognitif
- Difficulté à effectuer des transferts
- Handicap moteur
- [Restrictions d'ordre mécanique (plâtre, attelle, ventilateur, appareil d'élongation, etc.)]

Caractéristiques*

- Incapacité de détacher ses vêtements, de les baisser, de les relever et de les attacher
- Incapacité de se rendre aux toilettes ou sur la chaise d'aisances
- Incapacité de s'assoir sur la toilette ou sur la chaise d'aisances et de s'en relever
- Incapacité de procéder aux mesures d'hygiène nécessaires après être allé aux toilettes
- Incapacité de tirer la chasse d'eau ou de vider le bassin de la chaise d'aisances

Résultats escomptés (objectifs) et critères d'évaluation

- La personne définit ses besoins.
- La personne connait les pratiques propices à la santé.
- La personne adopte des techniques et des habitudes visant la satisfaction de ses besoins en matière de soins personnels.
- La personne exécute ses soins personnels dans la mesure de ses capacités.
- La personne dresse une liste des ressources personnelles et communautaires pertinentes.

Interventions

PRIORITÉ Nº 1 – Déterminer les facteurs favorisants

- Rechercher les éléments (âge avancé, stade de développement) **qui contribuent à l'incapacité de la personne de répondre à ses besoins**.
- Noter les problèmes médicaux concomitants ou antérieurs à prendre en considération dans la prestation des soins (chirurgie ou traumatisme récent, insuffisance rénale, lésion de la moelle épinière, accident vasculaire cérébral, sclérose en plaques, hypertension artérielle, maladie cardiaque, malnutrition, douleur, prise de médicaments, maladie d'Alzheimer, etc.).
- Vérifier les effets possibles du traitement sur la vigilance, l'état mental, la perception sensorielle, le degré d'énergie et l'équilibre de la personne.

* [On précisera le degré de fonctionnement à l'aide de l'échelle d'évaluation de l'autonomie fonctionnelle présentée au diagnostic infirmier Mobilité physique réduite.]

- Noter les facteurs favorisants, y compris les barrières de la langue, les troubles de la parole, les déficiences visuelles ou auditives, l'instabilité affective. Consulter les diagnostics infirmiers Communication verbale altérée, Syndrome d'interprétation erronée de l'environnement, Négligence de l'hémicorps, Trouble de la perception sensorielle (préciser).
- Déceler les obstacles à la participation de la personne au traitement: manque d'information, manque de temps pour les explications; problèmes psychologiques ou familiaux intimes difficiles à confier; peur d'avoir l'air stupide ou ignorante; problèmes sociaux, économiques, professionnels ou domestiques.

PRIORITÉ Nº 2 – Évaluer le degré d'invalidité de la personne

- Mesurer le degré d'invalidité et de fonctionnement de la personne à l'aide de l'échelle d'évaluation de l'autonomie fonctionnelle présentée au diagnostic infirmier Mobilité physique réduite.
- Apprécier son fonctionnement mnémonique et intellectuel.
- Noter jusqu'à quel stade de développement la personne a régressé ou progressé.
- Inventorier ses forces et ses habiletés.
- Préciser la durée et la gravité du problème: temporaire ou permanent, susceptible de s'aggraver ou de s'atténuer avec le temps.

PRIORITÉ Nº 3 – Aider la personne à corriger la situation ou à s'y adapter

- Encourager la personne à exécuter ses soins personnels en tenant compte de ses capacités.
- Amener la personne et ses proches à participer à la définition des problèmes et à la prise de décisions **afin de favoriser leur engagement, de maximiser les résultats et de promouvoir le rétablissement**.
- Établir un horaire d'activités aussi proche que possible de l'horaire habituel de la personne et l'inscrire dans le plan de soins **afin de répondre de manière efficace à ses besoins individuels**.
- Prendre le temps d'écouter la personne et ses proches **afin de déceler les obstacles qui les empêchent de participer au traitement et de chercher des solutions**.
- Fixer des objectifs à court terme et encourager la personne à reconnaitre l'importance des progrès accomplis jour après jour pour augmenter sa participation aux soins personnels.
- Organiser des rencontres interdisciplinaires **pour favoriser la coordination et la continuité des soins**.
- Établir un programme de resocialisation, au besoin.

- Conclure une entente « contractuelle » avec la personne et ses proches **si cette approche est susceptible d'avoir des effets bénéfiques sur la motivation et le changement de comportement de la personne**.
- Collaborer au programme de réadaptation **visant à accroitre les capacités de la personne et à promouvoir son autonomie**.
- Assurer l'intimité de la personne et faire en sorte qu'elle puisse accéder facilement au matériel nécessaire à ses soins personnels.
- Lui laisser suffisamment de temps pour qu'elle puisse accomplir les tâches prévues au plan de soins. S'abstenir de lui parler ou de l'interrompre inutilement pendant qu'elle voit à ses soins personnels.
- La seconder dans l'adoption des changements nécessaires à l'accomplissement des activités de la vie quotidienne. L'amener à accomplir celles-ci graduellement, en commençant par des tâches familières et faciles, **afin de l'encourager à progresser et à persévérer**.
- Collaborer avec les spécialistes en réadaptation afin d'obtenir des appareils ou des accessoires fonctionnels et d'apporter des modifications au domicile selon les besoins de la personne (éclairage adapté, aides visuelles, chaise d'aisances, siège de toilette surélevé, barres d'appui pour la salle de bain, vêtements adaptés, etc.).
- Proposer à la personne des façons de ménager ses forces (ex. : s'assoir au lieu de rester debout). Consulter les diagnostics infirmiers Intolérance à l'activité et Fatigue.
- Mettre en œuvre un programme d'entrainement vésical ou intestinal, selon le cas. Consulter les diagnostics infirmiers Incontinence fécale et Élimination urinaire altérée.
- Assister la personne dans l'application de son traitement médicamenteux, au besoin, et noter les effets secondaires ou indésirables. Encourager la prise de médicaments au moment opportun (le matin dans le cas des diurétiques, lorsque la personne est plus éveillée et apte à se servir des toilettes ; à un moment où les activités de soins personnels sont achevées dans le cas des médicaments causant de la somnolence ; etc.).
- Visiter le domicile de la personne, s'il y a lieu, **afin d'évaluer l'assistance qui sera nécessaire au moment du congé et les modifications à apporter**.

PRIORITÉ N° 4 – Donner un enseignement visant le mieux-être de la personne

- Expliquer à la personne ses droits et ses responsabilités en matière de soins de santé et d'hygiène.
- L'amener à reconnaitre ses points forts sur les plans physique, affectif et intellectuel.

- L'inciter à prendre ses propres décisions concernant sa santé, à adopter de bonnes pratiques d'hygiène et à se fixer des objectifs favorisant la santé.
- Noter régulièrement les progrès de la personne et les changements à apporter **afin de réévaluer le programme de soins personnels**.
- Réviser périodiquement le programme de soins et le modifier en fonction des capacités de la personne, **afin de favoriser l'adhésion maximale de celle-ci au plan**.
- Inciter la personne à tenir un journal dans lequel elle notera ses progrès **afin d'augmenter sa motivation et sa détermination**.
- Relever les problèmes de sécurité et modifier les activités ou le milieu de vie **de façon à réduire le risque d'accident et à favoriser l'intégration au milieu**.
- Diriger la personne vers des services de soins à domicile, des services sociaux, un physiothérapeute, un ergothérapeute, ou encore, un spécialiste en réadaptation ou en assistance psychologique, au besoin.
- Repérer les ressources communautaires appropriées (services pour personnes âgées, etc.).
- Revoir avec la personne et les aidants naturels les directives données par les membres de l'équipe de soins; leur en fournir une version **écrite afin de les rassurer et de leur permettre de clarifier et de réviser périodiquement ces directives**.
- Expliquer aux proches la nécessité de s'accorder du répit; les informer des services susceptibles de leur octroyer quelques heures de liberté **afin de leur permettre de refaire leurs forces**. Consulter le diagnostic infirmier Tension dans l'exercice du rôle de l'aidant naturel.
- Leur proposer des formes de placement temporaire, au besoin. **Cette démarche augmentera les chances de trouver la situation adaptée aux besoins de la personne.**
- Se montrer ouvert à discuter avec la personne de ses sentiments quant à la situation (chagrin, colère, etc.).

§ Consulter les diagnostics infirmiers pertinents: Risque de chute, Risque d'accident, Risque de traumatisme, Stratégies d'adaptation inefficaces, Stratégies d'adaptation familiale compromises, Diminution situationnelle de l'estime de soi, Constipation, Incontinence fécale, Élimination urinaire altérée, Mobilité physique réduite, Intolérance à l'activité, Sentiment d'impuissance.

Information à consigner

Évaluations (initiale et subséquentes)

- Inscrire les données d'évaluation, notamment les capacités fonctionnelles et les limites de la personne.

- Préciser les services et les aides techniques dont la personne a besoin.
- Consigner les ressources communautaires et l'utilisation que la personne en fait.

Planification

- Rédiger le plan de soins et inscrire le nom de chacun des intervenants.
- Rédiger le plan d'enseignement.

Application et vérification des résultats

- Noter les réactions de la personne aux interventions et à l'enseignement, ainsi que les mesures qui ont été prises.
- Consigner les objectifs atteints ou les progrès accomplis vers leur réalisation.
- Relever les modifications apportées au plan de soins.

Plan de congé

- Noter les besoins à long terme de la personne et le nom des responsables des mesures à prendre.
- Préciser les aides techniques dont la personne a besoin et l'endroit où elle peut se les procurer.
- Consigner les demandes de consultation qui ont été faites.

EXEMPLES TIRÉS DE LA CRSI (NOC) ET DE LA CISI (NIC)

- RÉSULTAT : Soins personnels : toilettes
- INTERVENTION : Aide aux soins personnels : fonctions d'élimination

SOINS PERSONNELS

MOTIVATION À AMÉLIORER SES SOINS PERSONNELS

Taxinomie II : Activité/repos – Classe 5 : Soins personnels (00182)
[Mode fonctionnel de santé de Gordon : Activité et exercice]
Diagnostic proposé en 2006

DÉFINITION ■ Ensemble d'activités accompli pour soi-même qui permet d'atteindre des objectifs liés à la santé et qui peut être renforcé.

Note de l'adaptatrice : Pour les diagnostics de promotion de la santé ou de bienêtre, il n'y a pas de facteurs favorisants ; la motivation de la personne, de la famille ou de la collectivité est appuyée par les caractéristiques, et les interventions infirmières sont axées sur les changements souhaités.

Caractéristiques

- Expression du désir d'accroitre son autonomie dans le maintien de sa vie
- Expression du désir d'accroitre son autonomie dans le maintien de sa santé
- Expression du désir d'accroitre son autonomie dans le maintien de son développement
- Expression du désir d'accroitre son autonomie dans le maintien de son bienêtre
- Expression du désir d'accroitre ses connaissances sur les stratégies à employer en matière de soins personnels
- Expression du désir d'accroitre sa responsabilité en ce qui touche les soins personnels
- Expression du désir d'améliorer ses soins personnels

[**Remarque:** En nous référant à la définition et aux caractéristiques de ce diagnostic infirmier, nous constatons que le concept de soins personnels est présenté ici dans une perspective plus large que les routines de soins se rapportant aux activités de la vie quotidienne; il comprend l'autonomie de la personne quant au maintien de sa santé, de son développement et de son bienêtre.]

Résultats escomptés (objectifs) et critères d'évaluation

- La personne accroit son autonomie dans le but de conserver sa santé et son bienêtre, en tenant compte de ses capacités.
- La personne est en mesure de repérer des stratégies lui permettant de participer de façon optimale à ses soins personnels.
- La personne connait et utilise les ressources appropriées.

Interventions

▪ PRIORITÉ Nº 1 – Évaluer la capacité de la personne à accomplir ses soins et sa motivation à accroitre son autonomie

- Préciser les forces et les habiletés de la personne afin d'établir un point de comparaison **permettant d'évaluer ses progrès vers l'atteinte des objectifs fixés**.
- Déterminer les attentes de la personne et apprécier sa motivation à accroitre son autonomie.
- Noter les services dont elle bénéficie, son réseau de soutien et les appareils ou accessoires fonctionnels qu'elle utilise.
- Préciser son âge, son stade de développement et les problèmes de santé qui pourraient avoir une incidence sur son degré d'autonomie, notamment sur sa capacité à satisfaire ses besoins.

- Définir les obstacles pouvant limiter la capacité de la personne à accomplir ses soins (manque d'information, manque de temps pour discuter des stratégies possibles, changement soudain ou progressif de l'état de santé, etc.).

PRIORITÉ Nº 2 – Aider la personne à élaborer un plan d'action visant à répondre à ses besoins

- Discuter avec la personne de sa compréhension de la situation, notamment de son désir d'autonomie et des limites avec lesquelles elle doit composer.
- Lui fournir de l'information précise et pertinente sur ses besoins présents et futurs, **afin qu'elle puisse participer activement à la planification des soins personnels tout en respectant ses capacités**.
- Encourager la participation de la personne et de ses proches à la détermination des problèmes et à la prise de décisions. **Cette démarche optimise les résultats et favorise l'autonomie de la personne.**
- Pratiquer l'écoute active et utiliser des techniques comme le reflet et la reformulation **afin d'aider la personne à clarifier ses besoins et ses attentes et à accroitre son autonomie**.
- Favoriser la collaboration interdisciplinaire si la personne souffre d'un problème chronique **afin d'assurer l'évaluation périodique de ses besoins, de la soutenir dans ses efforts pour accroitre son autonomie et de détecter rapidement toute complication**.

PRIORITÉ Nº 3 – Favoriser le fonctionnement optimal de la personne et lui donner un enseignement visant son mieux-être

- Encourager la personne à se fixer des objectifs réalistes.
- L'aider à prendre des décisions appropriées concernant sa santé et ses soins personnels ; lui offrir un renforcement positif devant les progrès accomplis **afin de rehausser son estime de soi**.
- Procéder à la démonstration des techniques de soin spécifiques à l'état de la personne et évaluer son apprentissage des habiletés pertinentes.
- Repérer des sources de référence fiables en ce qui a trait aux besoins de la personne et aux stratégies l'aidant à participer de façon optimale à ses soins personnels. **Ainsi, on consolide son apprentissage et on lui permet de progresser à son rythme.**
- Prévoir l'évaluation périodique des mesures prises pour accroitre la capacité de la personne à effectuer ses soins. **Ainsi, on pourra apprécier les progrès accomplis et préciser les changements à apporter, s'il y a lieu.**

- Passer en revue les facteurs menaçant la sécurité de la personne, ainsi que les changements touchant son traitement médical, ses activités et son environnement immédiat. **Il s'agit de réduire le risque d'accident et d'accroitre la capacité de la personne à accomplir ses soins.**
- Diriger la personne vers des services de soins à domicile, d'aide financière, d'ergothérapie, de physiothérapie et d'assistance psychologique, selon le cas.
- Repérer les ressources communautaires appropriées (services aux personnes âgées, véhicules de transport adapté, endroits sécuritaires et facilement accessibles pour les activités sociales ou sportives, popote roulante, etc.).

Information à consigner

Évaluations (initiale et subséquentes)

- Inscrire les données d'évaluation, notamment les forces de la personne, son état de santé, ses limites et sa capacité à accomplir ses soins personnels.
- Consigner les ressources communautaires et les services d'aide dont la personne bénéficie, de même que l'utilisation d'appareils ou d'accessoires fonctionnels.
- Préciser les attentes de la personne et évaluer sa motivation à changer.

Planification

- Rédiger le plan de soins et inscrire le nom de chacun des intervenants.
- Rédiger le plan d'enseignement.

Application et vérification des résultats

- Noter les réactions de la personne aux interventions et à l'enseignement, ainsi que les mesures qui ont été prises.
- Consigner les objectifs atteints ou les progrès accomplis vers leur réalisation.
- Relever les modifications apportées au plan de soins.

Plan de congé

- Noter les besoins à long terme de la personne, ainsi que le nom des responsables des mesures à prendre.
- Inscrire les appareils et les accessoires fonctionnels requis.
- Consigner les demandes de consultation.

EXEMPLES TIRÉS DE LA CRSI (NOC) ET DE LA CISI (NIC)

- RÉSULTAT : Soins personnels
- INTERVENTION : Aide aux soins personnels

SOMMEIL

HABITUDES DE SOMMEIL PERTURBÉES

Taxinomie II: Activité/repos – Classe 1: Sommeil/repos (00198)
[Mode fonctionnel de santé de Gordon: Sommeil et repos]
Diagnostic proposé en 1980; révision effectuée en 1998 par le groupe de recherche pour le développement et la classification des diagnostics infirmiers (NDEC); nouvelle révision effectuée en 2008

DÉFINITION ■ Perturbation, pour une durée limitée et en raison de facteurs externes, de la quantité et de la qualité du sommeil.

Facteurs favorisants

- Température ambiante; humidité; éclairage; bruit; odeurs; contraintes physiques
- Changement dans l'exposition à la lumière du jour ou à l'obscurité
- Responsabilités d'un aidant naturel
- Manque d'intimité ou de pouvoir sur l'environnement; partenaire de lit
- Milieu inhabituel
- Interruption du sommeil (traitement, surveillance, examens de laboratoire)

Caractéristiques

- Modifications des habitudes de sommeil
- Difficulté à s'endormir; périodes d'éveil
- Sensation de ne pas être bien reposé; sommeil insatisfaisant
- Diminution de la capacité de remplir ses fonctions

Résultats escomptés (objectifs) et critères d'évaluation

- La personne constate qu'elle dort mieux.
- La personne signale qu'elle se sent mieux et plus reposée.
- La personne connait les mesures qui favorisent le sommeil.

Interventions

■ PRIORITÉ Nº 1 – Déterminer les facteurs favorisants

- Noter la présence de facteurs susceptibles d'entraver le sommeil: maladie sous-jacente, hospitalisation, soins d'un nouveau-né, responsabilités d'un aidant naturel. **Les problèmes de sommeil**

peuvent découler de facteurs intrinsèques ou extrinsèques; une évaluation approfondie permet de les distinguer.

- Déterminer la présence de situations qui peuvent perturber temporairement les habitudes de sommeil (décalage horaire, nouveau partenaire de lit, dispute avec un proche, crise au travail, perte d'emploi, décès dans la famille, etc.).
- Relever les facteurs environnementaux pouvant nuire au sommeil: changement de milieu, excès de bruit ou de lumière, température inconfortable, interventions médicales, monitorages fréquents, comportements du compagnon de chambre (ronflements, visionnement de films tard dans la nuit, bavardage). **Ces facteurs sont susceptibles d'altérer le sommeil de la personne aux moments où elle en a le plus besoin. Remarque: Durant leur séjour dans les unités de soins intensifs, les gens souffrent souvent d'une privation de sommeil qui peut nuire à leur rétablissement.**

PRIORITÉ Nº 2 – Évaluer les habitudes de sommeil de la personne

- Recueillir des données sur les habitudes de sommeil antérieures de la personne; les comparer avec celles qui existent dans la situation actuelle **afin de déterminer la gravité et la durée du trouble**.
- Demander à la personne de décrire son sommeil, afin d'en apprécier la quantité et la qualité (elle dort peu, elle s'éveille fréquemment) et d'évaluer ses réactions au manque de sommeil (elle se sent endormie, confuse, fatiguée; elle lutte contre le sommeil).
- Définir les attentes de la personne relativement au sommeil. **Les gens ont parfois des attentes irréalistes ou des idées fausses à ce propos (ex.: « Si je ne dors pas huit heures, je ne peux rien accomplir le lendemain. »).**
- Repérer les signes de fatigue physique (agitation, tremblement des mains, difficultés d'élocution, manque d'attention, manque d'intérêt pour les activités, etc.).
- Demander à la personne de consigner dans un journal l'information relative à la quantité et à la qualité de son sommeil **afin de dresser un portrait de la situation, de préciser le trouble dont elle souffre et d'orienter les interventions**; collaborer à des examens plus approfondis, le cas échéant.

PRIORITÉ Nº 3 – Aider la personne à adopter des habitudes de sommeil optimales

- Créer un climat de calme et appliquer des mesures de confort et de bienêtre avant le coucher.
  - Ajuster l'éclairage **pour que la pièce soit claire le jour et sombre la nuit**.

- Demander aux visiteurs de partir au moment opportun, fermer la porte de la chambre et y fixer un écriteau demandant de respecter le silence. **Ainsi, on donne à la personne l'intimité nécessaire au sommeil.**
- Encourager l'observation des rituels du coucher (se laver le visage et les mains, se brosser les dents, etc.).
- Prodiguer des soins de confort à la personne avant le sommeil : tirer les draps, changer la literie et le pyjama s'ils sont mouillés, faire un massage du dos. **De telles mesures accroitront son bienêtre physique.**
- Lui proposer une musique douce ou une émission de télé apaisante, selon ses préférences, **pour l'inciter à se détendre**.
- Réduire l'influence des facteurs qui gênent le sommeil : fermer la porte de la chambre, ajuster la température, atténuer le bruit (téléphones, dispositifs d'alarme). **On favorise ainsi l'endormissement de la personne et on accroit la qualité et la quantité de son sommeil.**
- Organiser les soins de façon que la personne jouisse **de longues périodes de repos, surtout la nuit**, dans la mesure du possible.
- S'abstenir autant que possible d'utiliser des moyens de contention.

• Diriger la personne vers un médecin ou un spécialiste des troubles du sommeil **pour recourir à des interventions ou à des traitements particuliers, notamment la pharmacothérapie et la rétroaction biologique**.

§ Consulter les diagnostics infirmiers Insomnie et Privation de sommeil pour connaitre d'autres interventions et leurs justifications.

PRIORITÉ N° 4 – Donner un enseignement visant le mieux-être de la personne

• Rassurer la personne en lui disant que l'insomnie occasionnelle n'a pas de conséquences néfastes sur la santé. **Le fait de savoir que ce trouble touche un grand nombre de gens et ne comporte pas de risque suffit souvent à favoriser la relaxation et à soulager les inquiétudes. À l'inverse, la crainte de ne pas dormir peut exacerber la perturbation du sommeil.**

• Aider la personne à trouver des réponses aux problèmes immédiats. **Il peut s'agir de solutions à court terme (changer de pièce si la maladie de son partenaire l'empêche de dormir, se procurer un ventilateur si la pièce est trop chaude ou mal aérée, etc.). Quand elle se sera adaptée, elle retrouvera ses habitudes de sommeil normales.**

• Lui recommander de régler l'éclairage de la pièce pour le jour et la nuit, de ne pas faire de siestes durant la journée (si cela convient à son âge et à sa situation), d'être plus active le jour

et de limiter ses activités en soirée. **On évite ainsi de perturber le cycle veille-sommeil.**
- Lui conseiller des moyens de dissimuler la lumière et de diminuer le bruit: masque de nuit, stores ou rideaux, bouchons d'oreilles, bruit blanc, etc.
- Discuter avec elle de l'utilisation de somnifères en vente libre ou de compléments à base de plantes médicinales **pour contrer les troubles du sommeil**.

Information à consigner

Évaluations (initiale et subséquentes)

- Inscrire les données d'évaluation, notamment les habitudes de sommeil présentes et passées ainsi que leurs répercussions sur le mode de vie ou le degré de fonctionnement de la personne.
- Noter les médicaments qu'elle prend et les traitements qu'elle a suivis antérieurement.

Planification

- Rédiger le plan de soins et inscrire le nom de chacun des intervenants.
- Rédiger le plan d'enseignement.

Application et vérification des résultats

- Noter les réactions de la personne aux interventions et à l'enseignement, ainsi que les mesures qui ont été prises.
- Consigner les objectifs atteints ou les progrès accomplis vers leur réalisation.
- Relever les modifications apportées au plan de soins.

Plan de congé

- Noter les besoins à long terme de la personne et le nom des responsables des mesures à prendre.
- Consigner les demandes de consultation et préciser les ressources auxquelles la personne peut recourir.

EXEMPLES TIRÉS DE LA CRSI (NOC) ET DE LA CISI (NIC)

- RÉSULTAT: Sommeil
- INTERVENTION: Amélioration du sommeil

SOMMEIL

PRIVATION DE SOMMEIL

Taxinomie II: Activité/repos – Classe 1: Sommeil/repos (00096)
[Mode fonctionnel de santé de Gordon: Sommeil et repos]
Diagnostic proposé en 1998 par le groupe de recherche pour le développement et la classification des diagnostics infirmiers (NDEC)

DÉFINITION ■ Périodes prolongées d'éveil sans suspension naturelle de la vigilance.

Facteurs favorisants

- Stimulation soutenue de l'environnement; milieu inhabituel ou inconfortable
- Activité diurne inadéquate; désynchronisation du rythme circadien; modification des phases de sommeil liée à l'âge; pratiques parentales qui nuisent à l'endormissement de l'enfant
- Hygiène de sommeil inadéquate; usage prolongé de stimulants (médicamenteux ou alimentaires)
- Inconfort physique ou psychologique prolongé; mouvements périodiques des membres inférieurs (syndrome des jambes sans repos ou impatiences, myoclonie nocturne); énurésie nocturne; érections douloureuses pendant le sommeil
- Cauchemars; somnambulisme; terreurs nocturnes
- Syndrome de l'apnée du sommeil
- Syndrome vespéral; démence
- Hypersomnie idiopathique d'origine centrale; narcolepsie; paralysie du sommeil d'origine familiale

Caractéristiques

- Somnolence diurne; diminution de la capacité de fonctionner
- Malaises; lassitude; léthargie
- Anxiété
- Troubles de la perception (sensation de perturbation corporelle, illusions, impression de flotter, etc.); augmentation de la sensibilité à la douleur
- Agitation; irritabilité
- Incapacité de se concentrer; réactions lentes
- Indifférence; apathie
- Nystagmus transitoire; tremblement des mains
- Confusion aigüe; paranoïa transitoire; agitation; agressivité; hallucinations

Résultats escomptés (objectifs) et critères d'évaluation

- La personne connait les mesures qui favorisent le sommeil.
- La personne comprend son problème de sommeil.
- La personne adapte son mode de vie à son biorythme.
- La personne signale une amélioration de ses habitudes de sommeil et de repos.
- La famille est en mesure de faire face aux problèmes de parasomnie.

Interventions

PRIORITÉ Nº 1 – Déterminer les facteurs favorisants

- Recueillir des données sur les facteurs de stress d'ordre physique ou psychologique (travail de nuit ou quart rotatif, douleur, vieillissement, maladie récente ou actuelle, mort du conjoint, etc.).
- Noter les problèmes de santé pouvant influer sur le sommeil (démence, encéphalite, lésion cérébrale, narcolepsie, dépression, asthme, troubles respiratoires provoqués par le sommeil, apnée du sommeil, myoclonie nocturne, syndrome des jambes sans repos causant des réveils répétés, etc.).
- Obtenir de l'information sur la consommation de médicaments ou de drogues susceptibles d'influer sur le sommeil (anorexigènes, antidépresseurs, antihypertenseurs, alcool, stimulants, sédatifs, diurétiques, opioïdes, etc.).
- Relever les facteurs environnementaux pouvant nuire au sommeil (milieu étranger ou inconfortable, excès de bruit ou de lumière, température inadéquate, compagnon de chambre qui ronfle ou qui regarde la télévision tard le soir, etc.).
- Rechercher les signes de parasomnie : cauchemars, terreurs nocturnes, somnambulisme (la personne s'assoit, marche ou présente d'autres comportements complexes durant son sommeil).
- Demander à la personne si elle a des terreurs nocturnes, de brèves périodes de paralysie ou la sensation que son corps est déconnecté de son cerveau. **La paralysie du sommeil n'est pas un problème largement reconnu aux États-Unis ; dans d'autres pays, toutefois, on a recueilli des données selon lesquelles les gens qui sont aux prises avec ce trouble peuvent craindre ou refuser de dormir.**

PRIORITÉ Nº 2 – Évaluer l'ampleur du problème

- S'enquérir des habitudes normales de sommeil de la personne et de ses attentes. **On dispose ainsi de points de comparaison.**
- Noter depuis quand le problème existe ; préciser les effets qu'il a sur la vie et le fonctionnement de la personne.
- Recueillir des données subjectives sur la qualité du sommeil de la personne et sur les inquiétudes de ses proches.
- Rechercher les signes de fatigue physique (bâillements fréquents, agitation, irritabilité, intolérance au stress, désorientation, incapacité de se concentrer, problèmes de mémoire, d'apprentissage, de comportement, de conduite en société, etc.).
- S'enquérir des mesures que la personne a prises jusqu'à maintenant **afin de déterminer les stratégies qui sont efficaces**.

- Noter les habitudes qui sont favorables au sommeil et celles qui lui nuisent (ex. : on recommandera de boire du lait plutôt que du café le soir).
- Suggérer à la personne de tenir un journal de ses habitudes de sommeil, **afin de disposer de données sur les symptômes et les facteurs qui perturbent ce dernier**.

PRIORITÉ N° 3 – Aider la personne à adopter de bonnes habitudes de sommeil et de repos

- Recommander à la personne de diminuer sa consommation de chocolat, de caféine et d'alcool à partir de la fin de l'après-midi, et d'éviter les repas copieux le soir ou avant d'aller se coucher. **On a démontré que ces facteurs nuisent au sommeil.**
- Conseiller aux parents d'offrir à leur enfant un gouter léger de 15 à 30 minutes avant l'heure du coucher (aliments contenant des protéines, des glucides simples et peu de matières grasses). **La sensation de satiété favorise le sommeil et réduit le risque de malaise gastrique.**
- Encourager la personne à faire suffisamment d'exercice durant la journée. **L'activité physique permet de libérer l'énergie et de relâcher la tension, ce qui est favorable au sommeil et au repos.**
- Noter les médicaments que la personne prend couramment et leurs effets sur son sommeil ; suggérer une modification de la pharmacothérapie **si ces substances nuisent au sommeil**.
- Recommander à la personne de ne pas faire de sieste durant la journée, **car le sommeil nocturne peut en être perturbé**.
- Vérifier si la personne éprouve de l'anxiété ; **le cas échéant, lui enseigner des techniques de réduction du stress**.
- Lui recommander de s'engager dans des activités reposantes le soir, comme lire et écouter de la musique douce, **afin de réduire les stimulations et d'induire la relaxation**.
- Lui proposer des stratégies susceptibles de l'aider à dormir (exercices de relaxation, musicothérapie, méditation, etc.) **afin qu'elle soit moins tendue et mieux disposée au sommeil**.
- Réduire l'apport liquidien en soirée si la personne présente un problème de nycturie, **afin qu'elle n'ait pas besoin de se lever la nuit pour uriner**.
- Discuter avec la personne qui prend soin de l'enfant des rituels favorables au sommeil ou lui en proposer en fonction de son âge (le coucher à la même heure chaque soir, lui faire boire du lait chaud, lui donner un bain, le bercer, lui raconter une histoire, lui faire des câlins, lui offrir sa couverture ou son jouet préféré, etc.), **afin de faciliter l'endormissement, d'aider l'enfant à associer le lit au sommeil et d'accroitre le sentiment de sécurité**.

- Créer un climat de calme ; atténuer dans la mesure du possible les éléments perturbateurs (lumière ou bruit excessifs, température inadéquate, etc.).
- Administrer les sédatifs ou les somnifères prescrits et noter les réactions de la personne. Établir l'horaire d'administration des analgésiques de manière à en exploiter l'effet de pointe et la durée d'action. **Ainsi, la personne n'aura peut-être pas besoin d'une nouvelle dose au cours des premières heures de sommeil.**
- Recommander à la personne de se lever, de quitter sa chambre et de s'engager dans une activité relaxante si elle est incapable de s'endormir, et de retourner se coucher seulement lorsqu'elle a sommeil.
- S'assurer qu'elle comprend bien les recommandations du médecin au sujet du traitement médicamenteux ou chirurgical (altération des structures faciales, trachéostomie) ou de l'oxygénothérapie relative à l'apnée du sommeil (ventilation spontanée en pression positive continue).

PRIORITÉ N° 4 – Donner un enseignement visant le mieux-être de la personne

- Informer la personne du risque de somnolence, d'insomnie par effet rebond et de perte de mémoire temporaire **associé à la prise de somnifères**.
- Discuter avec elle du bon usage des médicaments ou des somnifères en vente libre. Noter leurs effets secondaires et leurs interactions avec les autres médicaments.
- Diriger la personne vers un groupe de soutien ou d'assistance psychologique capable de **l'aider à gérer les facteurs de stress psychologiques (deuil, chagrin, etc.)**.

§ Consulter les diagnostics infirmiers Deuil problématique et Chagrin chronique.

- Encourager les parents à consulter un spécialiste en assistance psychologique familiale **pour les aider à faire face aux conséquences des problèmes de parasomnie de leur enfant**.
- Adresser la personne à un spécialiste ou à une clinique du sommeil **si le trouble persiste malgré les interventions**.

Information à consigner

Évaluations (initiale et subséquentes)

- Inscrire les données d'évaluation, notamment les habitudes de sommeil actuelles et passées de la personne ainsi que les effets du problème sur son mode de vie ou sur son fonctionnement.
- Noter les médicaments que la personne prend et les traitements qu'elle a suivis antérieurement.
- Consigner les antécédents familiaux de troubles du sommeil.

Planification
- Rédiger le plan de soins et inscrire le nom de chacun des intervenants.
- Rédiger le plan d'enseignement.

Application et vérification des résultats
- Noter les réactions de la personne aux interventions et à l'enseignement, ainsi que les mesures qui ont été prises.
- Consigner les objectifs atteints ou les progrès accomplis vers leur réalisation.
- Relever les modifications apportées au plan de soins.

Plan de congé
- Noter les besoins à long terme de la personne et le nom des responsables des mesures à prendre.
- Consigner les demandes de consultation.

EXEMPLES TIRÉS DE LA CRSI (NOC) ET DE LA CISI (NIC)
- RÉSULTAT : Sommeil
- INTERVENTION : Amélioration du sommeil

SOMMEIL

MOTIVATION À AMÉLIORER SON SOMMEIL

Taxinomie II : Activité/repos – Classe 1 : Sommeil/repos (00165)
[Mode fonctionnel de santé de Gordon : Sommeil et repos]
Diagnostic proposé en 2002

DÉFINITION ■ Suspension naturelle et périodique de la vigilance qui procure un repos adéquat, qui permet le mode de vie souhaité et dont le schéma peut être renforcé.

Note de l'adaptatrice : Pour les diagnostics de promotion de la santé ou de bienêtre, il n'y a pas de facteurs favorisants ; la motivation de la personne, de la famille ou de la collectivité est appuyée par les caractéristiques, et les interventions infirmières sont axées sur les changements souhaités.

Caractéristiques
- Expression de la volonté d'améliorer son sommeil
- Sensation de repos après le sommeil
- Comportements routiniers facilitant le sommeil

- Quantité globale de sommeil et de sommeil paradoxal en adéquation avec les besoins développementaux
- Utilisation occasionnelle de somnifères

Résultats escomptés (objectifs) et critères d'évaluation

- La personne connait les mesures qui favorisent le sommeil.
- La personne dit que son sommeil est réparateur.
- La personne adapte son mode de vie de façon à faciliter le sommeil.

Interventions

PRIORITÉ Nº 1 – Déterminer les facteurs qui poussent la personne à changer ses habitudes de sommeil

- Évaluer le degré de motivation de la personne à améliorer ses habitudes de sommeil. Déterminer ses attentes et celles de ses proches sur ce plan, **afin de corriger toute idée fausse et de planifier les interventions appropriées**.
- Demander à la personne ou à ses proches de préciser l'heure habituelle du coucher, les rituels qui favorisent le sommeil, le nombre d'heures de sommeil, l'heure du lever et la qualité du sommeil, **afin de recueillir des données de référence pour mesurer l'amélioration de la personne à ce chapitre**.
- Encourager la personne à circonscrire les facteurs susceptibles de perturber son biorythme et de modifier ses habitudes de sommeil (changement d'horaire de travail, travail par quarts, hospitalisation).

PRIORITÉ Nº 2 – Aider la personne à améliorer ses habitudes de sommeil

- Recommander à la personne de diminuer sa consommation de chocolat, de caféine et d'alcool, surtout en soirée. **L'ingestion de café une ou deux heures avant le coucher peut perturber le sommeil en allongeant la période d'endormissement, en augmentant le nombre d'éveils et en réduisant la durée du sommeil lent profond; la durée du sommeil paradoxal peut être normale ou allongée. L'abus d'alcool facilite l'endormissement, mais diminue la durée du sommeil lent profond et du sommeil paradoxal; s'ajoutent à cette perturbation un réveil précoce et une sensation de sommeil non réparateur.**
- Limiter l'apport de liquides en soirée, surtout si la personne a un problème de nycturie, **afin de réduire le besoin d'uriner durant la nuit**.

- Créer un climat de calme et donner des soins de confort avant le coucher (massage du dos, lavage des mains et du visage, draps propres et bien tirés, etc.). **Ces mesures favorisent la relaxation propice au sommeil.**
- Suggérer d'autres moyens d'encourager le sommeil : bain chaud, température ambiante adéquate, musique de fond apaisante, émission de télévision sans scènes de violence. **Certaines méthodes non pharmaceutiques peuvent faciliter l'endormissement.**
- Proposer des rituels adaptés à l'âge de l'enfant (le bercer, le cajoler, lui lire une histoire, lui donner sa couverture ou son jouet préféré) **afin de l'aider à s'endormir, à associer le lit au sommeil et à se sentir en sécurité**.
- Inciter la personne à utiliser le matériel nécessaire, en lui donnant des directives au besoin. **Si elle souffre d'hypoxie ou d'apnée du sommeil, lui recommander de recourir à un dispositif d'oxygénothérapie ou de ventilation spontanée en pression positive continue pour faciliter son sommeil ou son repos.**
- Lui demander si elle emploie un masque de nuit, des rideaux ou des stores, des bouchons d'oreilles, et si elle s'entoure d'un faible bruit de fond (bruit blanc). **De telles mesures aident à atténuer la lumière ou le bruit extérieur.**
- Organiser les soins **de façon que la personne jouisse de longues périodes de repos, surtout la nuit**. Lui expliquer qu'il peut être nécessaire de la déranger pour prendre ses signes vitaux ou pour lui donner d'autres soins pendant son hospitalisation.

PRIORITÉ Nº 3 – Favoriser le mieux-être de la personne

- Rassurer la personne en lui disant que l'insomnie occasionnelle n'a pas de conséquences néfastes sur la santé. **Le fait de savoir que ce type d'insomnie touche un grand nombre de gens et ne comporte pas de risque suffit souvent à favoriser la relaxation et à soulager les inquiétudes ; à l'inverse, la crainte de ne pas dormir peut maintenir ou exacerber la perturbation du sommeil.**
- Encourager la personne à participer à un programme d'exercices régulier pendant le jour **afin de mieux gérer son stress ou de libérer son énergie**. **L'exercice avant le coucher nuit au sommeil, car il peut stimuler au lieu de détendre.**
- Expliquer à la personne qu'elle doit utiliser les barbituriques et les autres somnifères avec prudence. **L'emploi de ces médicaments, qui favorisent le sommeil à court terme, peut provoquer des troubles du sommeil paradoxal.**

Information à consigner

Évaluations (initiale et subséquentes)

- Inscrire les données d'évaluation, notamment les habitudes de sommeil actuelles et passées de la personne, ainsi que leurs effets sur son mode de vie ou son degré de fonctionnement.
- Noter les médicaments que la personne prend et les traitements qu'elle a suivis antérieurement.
- Évaluer le degré de motivation de la personne et ses attentes à l'égard du changement.

Planification

- Rédiger le plan de soins et inscrire le nom de chacun des intervenants.
- Rédiger le plan d'enseignement.

Application et vérification des résultats

- Noter les réactions de la personne aux interventions et à l'enseignement, ainsi que les mesures qui ont été prises.
- Consigner les objectifs atteints ou les progrès accomplis vers leur réalisation.
- Relever les modifications apportées au plan de soins.

Plan de congé

- Noter les besoins à long terme de la personne et le nom des responsables des mesures à prendre.
- Consigner les demandes de consultation.

EXEMPLES TIRÉS DE LA CRSI (NOC) ET DE LA CISI (NIC)

- RÉSULTAT : Sommeil
- INTERVENTION : Amélioration du sommeil

STRATÉGIES D'ADAPTATION

STRATÉGIES D'ADAPTATION DÉFENSIVES

Taxinomie II : Adaptation/tolérance au stress – Classe 2 : Stratégies d'adaptation (00071)

[Mode fonctionnel de santé de Gordon : Adaptation et tolérance au stress]

Diagnostic proposé en 1988 ; révision effectuée en 2008

DÉFINITION ■ Projection répétée d'une estime de soi faussement positive basée sur un système d'autodéfense contre tout ce qui semble menacer l'image positive de soi.

Facteurs favorisants

- Conflit entre la perception de soi et le système de valeurs; incertitude
- Peur de l'échec, de l'humiliation ou de la conséquence de certains actes; faible confiance en soi
- Faible confiance envers les autres; réseau de soutien déficient
- Attentes irréalistes envers soi
- Manque de résilience

Caractéristiques

- Déni de faiblesses ou de problèmes évidents
- Rejet du blâme ou de la responsabilité sur autrui
- Hypersensibilité à la moindre critique et au manque d'égards
- Mégalomanie
- Rationalisation des échecs
- Attitude de supériorité envers les autres
- Difficulté à établir ou à maintenir des relations, [tendance à éviter l'intimité]
- Railleries hostiles à l'égard des autres, [comportement agressif]
- Difficulté à confronter ses perceptions à la réalité; distorsion de la réalité
- Manque de persévérance ou de collaboration quant au traitement
- [Comportement visant à attirer l'attention]
- [Refus de se faire aider ou rejet du soutien offert]

Résultats escomptés (objectifs) et critères d'évaluation

- La personne comprend ses problèmes et leurs liens avec les facteurs de stress.
- La personne fait part de ses préoccupations et de ses difficultés.
- La personne assume la responsabilité de ses actes, de ses réussites et de ses échecs.
- La personne participe au plan de soins.
- La personne maintient des liens avec les autres.

Interventions

§ Consulter le diagnostic infirmier Stratégies d'adaptation inefficaces.

PRIORITÉ Nº 1 – Déterminer la gravité du problème

- Recueillir des données sur l'aptitude de la personne à comprendre sa situation et à saisir les conduites propres à son stade de développement.
- Déterminer son degré d'anxiété et l'efficacité des stratégies d'adaptation qu'elle utilise.

- Vérifier ses résultats aux différents tests, dont l'échelle d'anxiété manifeste de Taylor et l'échelle de désirabilité sociale de Marlowe-Crowne.
- Déterminer les mécanismes de défense que la personne utilise (projection, évitement, rationalisation, etc.) et noter pourquoi elle les emploie (ex.: pour masquer une piètre estime de soi). **Il s'agit de préciser comment ces comportements influent sur sa situation.**
- Observer les interactions de la personne avec autrui **afin d'apprécier son aptitude ou sa difficulté à nouer des relations satisfaisantes**.
- Déterminer si elle dispose d'un soutien de la part de sa famille ou de ses amis. **Les proches pourraient refuser d'appuyer une personne qui nie ses problèmes ou qui adopte des comportements inacceptables.**
- Noter les expressions de mégalomanie évidentes (la personne dit qu'elle compte acheter une auto neuve alors qu'elle est en chômage).
- Évaluer l'état physique de la personne. **Les stratégies d'adaptation défensives sont parfois associées à une diminution ou à une altération du bienêtre, ou encore, à des problèmes de santé, particulièrement dans le cas de troubles chroniques (insuffisance cardiaque, diabète, syndrome de fatigue chronique).**

PRIORITÉ N° 2 – Aider la personne à faire face à sa situation

- Établir une relation thérapeutique avec la personne **afin de lui permettre d'explorer de nouvelles conduites dans un milieu où elle ne se sent pas menacée**. L'aborder de façon positive et non critique; s'exprimer en utilisant le « je », **afin de favoriser son estime de soi**.
- L'encourager à reconnaitre la nécessité de modifier ses comportements.
- Utiliser des techniques de communication thérapeutique comme l'écoute active pour amener la personne à décrire tous les aspects de son problème.
- Reconnaitre les forces de la personne et en tenir compte dans la planification des soins.
- Lui expliquer les protocoles de soins et les conséquences du manque de collaboration.
- Déterminer avec elle les règles qui devront s'appliquer en ce qui concerne ses comportements manipulateurs; s'en tenir à ces règles, même si la personne ne les respecte pas.
- Amener la personne à maitriser ses comportements inappropriés. La faire participer aux décisions et à la planification des soins **afin de l'aider à conserver son autonomie**.

- Garder en toutes circonstances une attitude traduisant l'ouverture d'esprit et le respect, **afin de préserver l'image et l'estime de soi de la personne**.
- L'inviter à définir et à exprimer ses sentiments.
- Lui fournir ou lui proposer des moyens adéquats de libérer son agressivité (*punching-bag*, planche à marteler, etc.). L'inciter à participer à des programmes récréatifs en plein air.
- Lui donner l'occasion d'avoir des interactions positives et valorisantes avec les autres, **afin d'accroitre son estime de soi**.
- L'accompagner dans sa démarche de résolution de problèmes : discuter avec elle de ses réactions à la situation et de ses stratégies d'adaptation inefficaces, puis lui proposer d'autres façons de réagir **afin de la guider dans le choix de stratégies plus appropriées**.
- Utiliser judicieusement la technique de confrontation **afin d'amener peu à peu la personne à reconnaitre les mécanismes de défense (ex. : déni ou projection) qui l'empêchent de nouer des relations satisfaisantes**.
- Collaborer au traitement des maladies physiques, le cas échéant.

PRIORITÉ Nº 3 – Donner un enseignement visant le mieux-être de la personne

- Recourir à la thérapie cognitivocomportementale, qui consiste à **remplacer progressivement les modes de pensée négatifs par de nouveaux comportements**.
- Montrer à la personne des techniques de relaxation, d'imagerie mentale et d'affirmation de soi, **afin de l'aider à intégrer et à adopter de nouvelles conduites**.
- Lui conseiller des activités ou des cours qui lui permettront d'exercer ses habiletés et de nouer des relations.
- La diriger vers des ressources pertinentes (désintoxication, thérapie familiale ou conjugale, etc.).

Information à consigner

Évaluations (initiale et subséquentes)

- Inscrire les données d'évaluation et les comportements révélateurs.
- Noter comment la personne perçoit la situation, puis décrire ses stratégies d'adaptation habituelles et leur degré d'inefficacité.
- Noter ses problèmes de santé.

Planification

- Rédiger le plan de soins et inscrire le nom de chacun des intervenants.
- Rédiger le plan d'enseignement.

Application et vérification des résultats

- Consigner les réactions de la personne aux interventions et à l'enseignement, ainsi que les mesures qui ont été prises.
- Consigner les objectifs atteints ou les progrès accomplis vers leur réalisation.
- Noter les modifications apportées au plan de soins.

Plan de congé

- Inscrire les demandes de consultation et les soins de suivi prévus.

EXEMPLES TIRÉS DE LA CRSI (NOC) ET DE LA CISI (NIC)

- RÉSULTAT : Estime de soi
- INTERVENTION : Amélioration de l'estime de soi

STRATÉGIES D'ADAPTATION

STRATÉGIES D'ADAPTATION INEFFICACES

Taxinomie II : Adaptation/tolérance au stress – Classe 2 : Stratégies d'adaptation (00069)

[Mode fonctionnel de santé de Gordon : Adaptation et tolérance au stress]

Diagnostic proposé en 1978 ; révision effectuée en 1998 par le groupe de recherche pour le développement et la classification des diagnostics infirmiers (NDEC)

DÉFINITION ■ Incapacité d'évaluer correctement les facteurs de stress, de décider ou d'agir de manière appropriée ou de se servir des ressources disponibles.

Facteurs favorisants

- Crises situationnelles ou de croissance
- Menace importante
- Absence d'occasions pour se préparer à faire face aux facteurs de stress ; perturbation dans la façon d'évaluer la menace
- Manque de confiance en sa capacité de faire face à la situation ou mauvaise perception de l'influence pouvant être exercée sur celle-ci ; incertitude
- Ressources existantes inadéquates ; soutien social inapproprié en raison de la nature des relations entre les personnes
- Perturbation dans la façon de soulager les tensions ; incapacité de conserver l'énergie requise pour s'adapter
- Stratégies d'adaptation différentes selon le sexe

- [Surcharge de travail; trop d'échéances serrées]
- [Trouble du système nerveux; trouble cognitif, sensoriel ou de la perception; perte de mémoire]
- [Douleur chronique intense]

Caractéristiques

- Verbalisation de l'incapacité de faire face à la situation ou de demander de l'aide
- Résolution de problèmes inadéquate
- Utilisation de stratégies entravant l'adaptation [notamment la manipulation verbale et l'emploi inadéquat des mécanismes de défense]
- Abus de drogues ou d'alcool (toxicomanie)
- Manque d'objectifs pour guider le comportement ou la résolution de problèmes; incapacité d'organiser l'information ou d'y prêter attention; [difficulté à s'affirmer]
- Incapacité de répondre aux attentes liées au rôle et de satisfaire ses besoins de base [on saute des repas, on ne fait pas assez d'exercice, on n'a ni temps pour soi ni vacances]
- Sous-utilisation du soutien social
- Perturbation du sommeil; fatigue
- Diminution de la concentration
- Changement dans les modes de communication habituels
- Fréquence élevée de maladies [hypertension artérielle, ulcères, côlon irritable, céphalées, douleurs à la nuque, etc.]
- Comportements à risque
- Comportements destructeurs envers soi ou les autres [boulimie, surconsommation de tabac et d'alcool, abus de médicaments sur ordonnance ou en vente libre]
- [Plaintes au sujet de tensions musculaires ou de stress émotionnel, manque d'appétit]
- [Changements dans le comportement (impatience, frustration, irritabilité, découragement)]

Résultats escomptés (objectifs) et critères d'évaluation

- La personne évalue la situation actuelle avec justesse.
- La personne reconnait que ses stratégies d'adaptation sont inefficaces et elle mesure leurs conséquences.
- La personne est consciente de ses aptitudes à faire face à un problème.
- La personne exprime des sentiments qui sont en accord avec ses comportements.
- La personne répond à ses besoins psychologiques, exprime ses sentiments avec à-propos, discerne les choix qui s'offrent à elle et a recours aux services pertinents.

Interventions

PRIORITÉ Nº 1 – Évaluer le degré de perturbation de la personne

- Déterminer les facteurs de stress touchant la personne (famille, vie sociale, milieu de travail, changements de conditions de vie, organisation des soins infirmiers ou du centre hospitalier).
- Évaluer sa capacité à comprendre les évènements, à apprécier la situation de façon réaliste.
- Préciser son stade de développement. **Les gens ont tendance à régresser à un stade antérieur au cours d'une crise ou d'une maladie.**
- Apprécier son comportement dans la situation actuelle et noter si ses conduites peuvent compromettre ses stratégies d'adaptation.
- Noter sa consommation d'alcool, de drogues, de médicaments et de tabac, ainsi que ses habitudes en matière de sommeil et d'alimentation. **Des stratégies d'adaptation inefficaces sont fréquemment utilisées par les gens qui tolèrent mal les facteurs de stress.**
- S'enquérir des répercussions de la maladie sur les besoins sexuels de la personne et sur sa relation amoureuse.
- Mesurer son degré d'anxiété et sa capacité d'adaptation sur une longue période.
- Noter son mode de communication et les caractéristiques de son langage.
- Observer ses comportements et les décrire en termes objectifs.
- Confirmer l'exactitude de ces observations auprès de la personne.

PRIORITÉ Nº 2 – Évaluer la capacité de la personne à s'adapter

- Vérifier sa compréhension de la situation et en évaluer les répercussions sur sa vie personnelle et professionnelle.
- Pratiquer l'écoute active **afin de découvrir comment la personne perçoit la situation**.
- Apprécier sa capacité à prendre des décisions.
- Inventorier les stratégies que la personne a adoptées auparavant pour faire face aux problèmes de la vie, **afin de déterminer celles qui ont été efficaces et que la personne pourrait utiliser dans la situation actuelle**.

PRIORITÉ Nº 3 – Aider la personne à affronter la situation

- Appeler la personne par son nom (lui demander comment elle veut qu'on s'adresse à elle). **En agissant de la sorte, on améliore son image de soi, son sentiment d'individualité et son estime de soi.**
- L'inciter à communiquer avec le personnel soignant et avec ses proches.

- Maintenir son rapport à la réalité à l'aide d'horloges, de calendriers, de tableaux d'affichage, etc. Faire souvent référence au lieu et à l'heure. Placer des objets familiers à la portée de la personne.
- Assurer la continuité des soins en veillant à ce qu'elle soit soignée le plus souvent possible par les mêmes personnes.
- Lui donner des explications simples et concises sur les processus, les marches à suivre et les évènements. Prendre le temps de l'écouter **afin de l'aider à exprimer ses émotions et à comprendre la situation**.
- Instaurer un climat de calme. Placer les appareils hors de la vue de la personne **si l'environnement est bruyant et si cela contribue à augmenter son anxiété**.
- Fixer l'horaire des activités de façon à ménager des périodes de repos entre les soins infirmiers. Accroitre lentement le nombre d'activités.
- Inciter la personne à se divertir, à s'occuper et à utiliser des techniques de relaxation.
- Souligner ses réactions physiologiques positives, sans toutefois nier la gravité de la situation (redressement de la posture chez une personne déprimée, etc.).
- Encourager la personne à essayer de nouvelles stratégies d'adaptation et l'amener à maitriser la situation.
- La mettre devant l'inadéquation de son comportement en soulignant la non-concordance entre son discours et ses actions. **Elle obtient ainsi un point de référence externe, ce qui l'aide à faire face à la situation.**
- L'appuyer dans son effort pour améliorer son image corporelle, si besoin est (consulter le diagnostic infirmier Image corporelle perturbée).

PRIORITÉ Nº 4 – Assurer les besoins psychologiques de la personne

- Traiter la personne avec courtoisie et respect. Entretenir une conversation significative avec elle pendant l'administration des soins, en s'adaptant à sa personnalité et à son niveau de langage. **Cette mesure renforce la relation thérapeutique.**
- L'aider à adopter une pensée positive («je peux faire ceci, je suis responsable de moi-même»). Tirer profit des moments propices à l'enseignement.
- L'inciter à exprimer ses peurs, son refus, son découragement et sa colère. Lui faire savoir qu'il s'agit là de réactions normales.
- Lui fournir l'occasion de parler de ses inquiétudes quant à la sexualité.
- Lui apprendre à dominer ses réactions et à exprimer ses émotions de façon acceptable. **On l'aide ainsi à trouver en elle-même la source de son pouvoir.**

■ PRIORITÉ Nº 5 – Favoriser le mieux-être de la personne

- Donner à la personne de l'information complémentaire et à jour sur sa situation et sur l'évolution possible de sa maladie. **Ces renseignements atténueront son anxiété et lui permettront de faire face à la réalité.**
- Amener la personne à entretenir des espérances réalistes au cours de la phase de réadaptation.
- L'informer des buts et des effets secondaires des médicaments et des traitements.
- Souligner l'importance des soins de suivi.
- Inciter la personne à repenser son mode de vie, ses activités professionnelles et ses loisirs.
- Discuter avec elle des façons de composer avec les facteurs de stress (famille, vie sociale, milieu de travail, organisation des soins infirmiers ou du centre hospitalier, etc.).
- Lui permettre de procéder graduellement aux changements nécessaires dans son mode de vie et son comportement, **afin de renforcer sa motivation à suivre le plan établi**.
- Expliquer à la personne les interventions à venir et la rassurer; si elle doit subir une intervention chirurgicale, discuter de ses attentes quant aux résultats de l'opération.
- La diriger vers des services externes et un thérapeute professionnel (si la consultation est indiquée ou prescrite).
- Lui demander si elle désire les services d'un représentant religieux ou d'un conseiller spirituel; dans l'affirmative, prendre les dispositions nécessaires pour qu'elle reçoive ces services.
- Assurer son intimité et lui conseiller de rencontrer un spécialiste si elle a des problèmes d'ordre sexuel.

§ Consulter les diagnostics infirmiers suivants: Douleur chronique, Anxiété, Communication verbale altérée, Risque de violence envers les autres, Risque de violence envers soi.

Information à consigner

Évaluations (initiale et subséquentes)

- Noter les données d'évaluation, les facteurs de stress spécifiques, le degré de perturbation et la façon dont la personne perçoit la situation.
- Consigner les stratégies d'adaptation de la personne et la façon dont elle faisait face aux problèmes de la vie auparavant.

Planification

- Rédiger le plan de soins et les interventions spécifiques; inscrire le nom de chacun des intervenants.
- Rédiger le plan d'enseignement.

Application et vérification des résultats

- Noter les réactions de la personne aux interventions et à l'enseignement, ainsi que les mesures qui ont été prises.
- Consigner la dose de médicament administrée, l'heure d'administration et la réaction de la personne.
- Noter les objectifs atteints ou les progrès accomplis vers leur réalisation.
- Consigner les modifications apportées au plan de soins.

Plan de congé

- Noter les besoins à long terme de la personne et les mesures à prendre.
- Noter les réseaux de soutien accessibles, les demandes de consultation et le nom des responsables des mesures à prendre.

EXEMPLES TIRÉS DE LA CRSI (NOC) ET DE LA CISI (NIC)

- RÉSULTAT : Stratégie d'adaptation
- INTERVENTION : Amélioration de la capacité d'adaptation

STRATÉGIES D'ADAPTATION

MOTIVATION À AMÉLIORER SES STRATÉGIES D'ADAPTATION

Taxinomie II : Adaptation/tolérance au stress – Classe 2 : Stratégies d'adaptation (00158)
[Mode fonctionnel de santé de Gordon : Adaptation et tolérance au stress]
Diagnostic proposé en 2002

DÉFINITION ■ Ensemble d'efforts cognitifs et comportementaux visant à satisfaire les exigences, permettant d'atteindre le bienêtre et pouvant être renforcé.

Note de l'adaptatrice : Pour les diagnostics de promotion de la santé ou de bienêtre, il n'y a pas de facteurs favorisants ; la motivation de la personne, de la famille ou de la collectivité est appuyée par les caractéristiques, et les interventions infirmières sont axées sur les changements souhaités.

Caractéristiques

- Verbalisation de la capacité à gérer les facteurs de stress
- Recherche de soutien social ou de nouvelles stratégies
- Reconnaissance du pouvoir personnel
- Conscience des changements possibles dans le milieu

- Utilisation d'une vaste gamme de stratégies centrées sur le problème ou sur les émotions de la personne
- Utilisation de ressources spirituelles

Résultats escomptés (objectifs) et critères d'évaluation

- La personne évalue correctement sa situation.
- La personne reconnait les stratégies d'adaptation efficaces qu'elle utilise actuellement.
- La personne exprime des sentiments congruents à son comportement.
- La personne répond à ses besoins psychologiques, comme en témoignent l'expression appropriée de ses sentiments, la sélection des options et l'utilisation des ressources.

Interventions

PRIORITÉ Nº 1 – Déterminer les besoins de la personne et évaluer sa volonté d'amélioration

- Évaluer la capacité de la personne à comprendre les évènements et à en fournir une appréciation réaliste, **en vue d'obtenir des données sur ses perceptions, ses capacités cognitives et sa conscience des faits relatifs à la situation. Ces éléments sont essentiels à la planification des soins.**
- Circonscrire les facteurs de stress qui touchent actuellement la personne. **La détermination précise de la situation à laquelle elle doit faire face permet de recueillir des données grâce auxquelles on peut planifier des interventions visant l'amélioration de ses stratégies d'adaptation.**
- Vérifier la motivation de la personne à changer et ses attentes en ce sens.
- Inventorier le soutien social dont la personne dispose. **Ses proches peuvent l'aider à faire face à des évènements stressants, et le fait de parler de sa situation avec des gens empathiques l'incitera à améliorer ses stratégies d'adaptation.**
- Passer en revue les stratégies que la personne utilise. **Sa volonté d'amélioration est fondée sur sa conscience de l'état actuel de la situation stressante.**
- Déterminer la consommation d'alcool, de tabac et d'autres drogues de la personne, de même que ses habitudes en matière de sommeil et d'alimentation. **L'utilisation de certaines substances altère la capacité à vaincre l'anxiété et à surmonter les facteurs de stress; par ailleurs, l'examen des habitudes de sommeil et d'alimentation permet de repérer les aspects à améliorer.**

- Évaluer le degré d'anxiété de la personne et ses stratégies d'adaptation sur une longue période, **ce qui fournit des données de base pour établir un plan de soins visant l'amélioration de ces stratégies**.
- Noter ses formes d'expression orale et ses modes de communication, **afin d'évaluer sa capacité de compréhension et de lui fournir les renseignements nécessaires à l'amélioration de ses stratégies d'adaptation**.
- Apprécier la capacité de prise de décisions de la personne, **de façon à obtenir un point de départ pour élaborer un programme d'enseignement et pour déterminer les données dont elle a besoin pour améliorer ses stratégies d'adaptation**.

PRIORITÉ Nº 2 – Aider la personne à améliorer ses stratégies d'adaptation

- Utiliser les techniques d'écoute active et déterminer la manière dont la personne perçoit son état actuel. **En répétant ce qu'elle exprime et pense, on établit une base pour mieux comprendre sa perception de la réalité, en vue de planifier les soins et de préciser les interventions nécessaires.**
- Relever les stratégies d'adaptation que la personne a déjà utilisées pour faire face aux problèmes. **Ainsi, elle peut déterminer les techniques qui ont été efficaces pour elle, ce qui accroit sa confiance en ses capacités.**
- Discuter de sa volonté d'améliorer sa capacité à faire face aux facteurs de stress. **Cet entretien l'aidera à préciser ce dont elle a besoin pour acquérir de nouvelles stratégies d'adaptation.**
- Déterminer si elle comprend ce qui peut être changé et ce qui ne peut pas l'être. **L'acceptation des limites permet à la personne de centrer son énergie sur les choses qui peuvent être modifiées.**
- Aider la personne à accroitre sa capacité à résoudre des problèmes. **L'apprentissage de la démarche de résolution de problèmes lui permettra d'affronter les situations stressantes de manière efficace.**

PRIORITÉ Nº 3 – Aider la personne à atteindre un bienêtre optimal

- Discuter avec la personne des facteurs se rapportant à une de ses réactions au stress. **Quand elle comprendra que son patrimoine génétique, ses expériences et son état actuel influent sur sa capacité à s'adapter, elle disposera d'une base pour poursuivre son apprentissage en vue d'améliorer sa vie.**
- Aider la personne à élaborer un plan de gestion du stress. **Ce genre de programme personnalisé, axé sur la relaxation, la**

méditation et la participation des membres de la famille ou des animaux de compagnie, améliore les stratégies d'adaptation de la personne et renforce sa capacité à gérer les situations difficiles.
- L'inciter à participer à des activités qui l'intéressent, dans les domaines du sport ou de l'art, par exemple. **Ces activités permettent à la plupart des gens de se distraire et de se détendre.**
- Discuter avec elle de la possibilité de devenir bénévole pour un organisme de son choix. **De nombreux individus éprouvent de la satisfaction à aider les autres ; en conséquence, il est certain que la personne peut bénéficier de sa participation à ce type d'activité.**
- La diriger vers des cours ou lui proposer des documents, **afin de l'aider à poursuivre son apprentissage et à atteindre son objectif d'amélioration de ses stratégies d'adaptation**.

Information à consigner

Évaluations (initiale et subséquentes)
- Noter les données de base et la perception qu'a la personne de son besoin d'accroitre ses capacités.
- Noter les stratégies que la personne a employées jusqu'à maintenant et ses manières de faire face aux problèmes.
- Vérifier sa motivation à changer et ses attentes en ce sens.

Planification
- Rédiger le plan de soins et les interventions spécifiques ; inscrire le nom de chacun des intervenants.
- Rédiger le plan d'enseignement.

Application et vérification des résultats
- Noter les réactions de la personne aux interventions et à l'enseignement, ainsi que les mesures qui ont été prises.
- Consigner les objectifs atteints ou les progrès accomplis vers leur réalisation.
- Noter les modifications apportées au plan de soins.

Plan de congé
- Consigner les besoins à long terme de la personne et les mesures à prendre.
- Noter les réseaux de soutien accessibles, les demandes de consultation et le nom des responsables des mesures à prendre.

EXEMPLES TIRÉS DE LA CRSI (NOC) ET DE LA CISI (NIC)
- RÉSULTAT : Stratégies d'adaptation
- INTERVENTION : Amélioration de la capacité d'adaptation

STRATÉGIES D'ADAPTATION

STRATÉGIES D'ADAPTATION FAMILIALE COMPROMISES

Taxinomie II: Adaptation/tolérance au stress – Classe 2: Stratégies d'adaptation (00074)

[Mode fonctionnel de santé de Gordon: Adaptation et tolérance au stress]

Diagnostic proposé en 1980; révision effectuée en 1996

DÉFINITION ■ Le soutien, le réconfort et l'encouragement que fournit habituellement un membre de la famille ou un ami proche sont compromis, insuffisants ou inefficaces. La personne n'a donc pas assez d'appui pour prendre en charge le travail d'adaptation qu'exige son problème de santé.

Facteurs favorisants

- Problèmes coexistants que les proches doivent résoudre
- Crise de situation ou de croissance à laquelle les proches doivent faire face
- Longue maladie [ou aggravation de l'invalidité] épuisant la capacité de soutien des proches
- Information inadéquate ou erronée des proches
- Incompréhension des proches quant à la situation
- Manque de soutien mutuel entre la personne et ses proches [attentes irréalistes de part et d'autre]
- Incapacité temporaire d'un des proches à percevoir les besoins de la personne ou à agir de manière efficace en raison de ses problèmes personnels
- Désorganisation familiale et changements de rôles temporaires
- [Difficulté à prendre des décisions en consultant l'autre]
- [Famille scindée en différentes coalitions]

Caractéristiques

Données subjectives

- Inquiétude ou plainte de la personne par rapport à l'attitude de ses proches quant à son problème de santé
- Description, par les proches, de leurs propres réactions (peur, deuil anticipé, sentiment de culpabilité, anxiété devant la maladie, l'invalidité ou les crises de la personne)
- Incompréhension ou manque de connaissances empêchant les proches de soutenir la personne de manière efficace

Données objectives

- Tentatives d'aide infructueuses de la part des proches (résultats insatisfaisants)
- Attitude de surprotection ou d'indifférence de la part des proches, sans commune mesure avec les capacités de la personne ou son besoin d'autonomie
- Attitude distante des proches
- Éloignement des proches
- [Déchainement émotionnel de la part d'un des proches ; labilité ou ingérence dans les interventions infirmières ou médicales]

Résultats escomptés (objectifs) et critères d'évaluation

- La famille connait les ressources lui permettant de faire face à la situation.
- La famille interagit de façon adéquate avec la personne et l'aide en cas de besoin.
- La famille laisse la personne faire face à la situation à sa manière et respecte ses choix.
- Les membres de la famille comprennent la maladie ou l'invalidité de la personne.
- Les membres de la famille expriment ouvertement leurs sentiments.
- Les membres de la famille consultent les personnes-ressources pertinentes, au besoin.

Interventions

PRIORITÉ Nº 1 – Évaluer les facteurs favorisants

- Déceler les facteurs susceptibles d'empêcher la famille de fournir à la personne le soutien dont elle a besoin. **Les circonstances ayant précédé la maladie peuvent avoir des répercussions sur la situation actuelle (ex. : si la personne a eu une crise cardiaque pendant les rapports sexuels, son ou sa partenaire craindra que cela se reproduise).**
- Noter les facteurs culturels ayant une incidence sur les relations familiales au moment où la famille doit s'occuper d'un de ses membres qui est malade.
- Noter depuis combien de temps le problème est présent et s'il s'agit d'une maladie de longue durée (cancer, sclérose en plaques, etc.).
- Apprécier les connaissances et le degré de compréhension des proches de la personne.
- Discuter avec la famille de la façon dont elle perçoit la situation, **afin de déterminer si les attentes de la personne et de ses proches sont réalistes**.

- S'enquérir du rôle de la personne au sein de la famille et de la façon dont la maladie a changé l'organisation familiale.
- Noter les facteurs autres que la maladie empêchant les membres de la famille **de fournir à la personne le soutien dont elle a besoin**.

PRIORITÉ Nº 2 – Aider la famille à recouvrer ou à acquérir les habiletés qui lui permettront de faire face à la situation

- Écouter les commentaires, les remarques et les inquiétudes de la personne et de ses proches ; prendre note des réactions et des comportements non verbaux. Relever les discordances.
- Inciter les membres de la famille à parler ouvertement de leurs sentiments et à les exprimer clairement.
- Leur expliquer les raisons pour lesquelles la personne adopte certaines conduites, **afin de les aider à la comprendre et à l'accepter**.
- S'abstenir de blâmer qui que ce soit.
- Inciter la personne et sa famille à utiliser des techniques de résolution de problèmes **pour faire face à la situation**.

PRIORITÉ Nº 3 – Donner un enseignement visant le mieux-être de la famille

- Fournir des renseignements pertinents aux membres de la famille concernant l'état de la personne.
- Inviter la personne et sa famille à participer à la planification des soins aussi souvent que possible, **afin de renforcer leur motivation**.
- Inciter les membres de la famille à prendre part aux soins de la personne. **Leur proposer des façons de l'aider tout en préservant son autonomie (cuisiner ses plats favoris, s'engager avec elle dans des activités divertissantes, etc.).**
- Diriger la personne et sa famille vers les sources d'aide pertinentes (assistance psychologique, psychothérapie, aide financière, soutien spirituel).

§ Consulter les diagnostics infirmiers suivants : Peur, Anxiété, Angoisse face à la mort, Stratégies d'adaptation inefficaces, Motivation d'une famille à améliorer ses stratégies d'adaptation, Stratégies d'adaptation familiale invalidantes et Deuil.

Information à consigner

Évaluations (initiale et subséquentes)

- Noter les données d'évaluation, notamment les stratégies d'adaptation actuelles et passées, les réactions émotionnelles à la situation, les agents stressants et les réseaux de soutien existants.

Planification
- Rédiger le plan de soins et inscrire le nom de chacun des intervenants.
- Rédiger le plan d'enseignement.

Application et vérification des résultats
- Consigner les réactions des membres de la famille et de la personne aux interventions et à l'enseignement, ainsi que les mesures qui ont été prises.
- Noter les objectifs atteints ou les progrès accomplis vers leur réalisation.
- Consigner les modifications apportées au plan de soins.

Plan de congé
- Inscrire les besoins à long terme de la personne et des membres de sa famille, ainsi que le nom des responsables des mesures à prendre.
- Noter les demandes de consultation.

EXEMPLES TIRÉS DE LA CRSI (NOC) ET DE LA CISI (NIC)
- RÉSULTAT : Stratégies d'adaptation familiale
- INTERVENTION : Mise à contribution de la famille

STRATÉGIES D'ADAPTATION

STRATÉGIES D'ADAPTATION FAMILIALE INVALIDANTES

Taxinomie II : Adaptation/tolérance au stress – Classe 2 : Stratégies d'adaptation (00073)

[Mode fonctionnel de santé de Gordon : Adaptation et tolérance au stress]

Diagnostic proposé en 1980 ; révisions effectuées en 1996 et en 2008

DÉFINITION ■ Détérioration de la relation entre la personne et ses proches qui les rend incapables d'accomplir de manière efficace le travail d'adaptation nécessaire dans le contexte du problème de santé.

Facteurs favorisants
- Sentiments de culpabilité, d'anxiété, d'hostilité ou de désespoir refoulés de façon chronique par les proches
- Désaccord profond entre la personne et ses proches quant aux stratégies à adopter

- Grande ambivalence dans les relations familiales
- Façon arbitraire de traiter les comportements de résistance de la famille à l'égard du traitement proposé [l'attitude défensive de la famille risque d'être renforcée en raison d'une anxiété sous-jacente non résolue]
- [Situation familiale à risque (famille monoparentale, parent adolescent, relations marquées par la violence physique ou psychologique, toxicomanie, invalidité temporaire ou permanente, membre de la famille en phase terminale, etc.)]

Caractéristiques

- Négligence quant aux besoins fondamentaux et aux traitements de la personne
- Indifférence aux besoins de la personne
- Déformation de la réalité concernant le problème de santé de la personne
- Intolérance ; abandon ; désertion ; rejet ; agitation ; dépression ; agressivité ; hostilité
- Proches vaquant à leurs occupations habituelles sans tenir compte des besoins de la personne
- Négligence envers d'autres membres de la famille
- Comportements familiaux préjudiciables au bienêtre de la personne
- Difficulté, pour les proches, à donner un sens à leur vie ; affaiblissement du moi, souci exagéré et continu pour la personne
- Reproduction, par les proches, des signes de la maladie de la personne
- Installation chez la personne d'un comportement de dépendance
- Troubles psychosomatiques
- [Désespoir de la personne devant les réactions ou l'indifférence de sa famille]

Résultats escomptés (objectifs) et critères d'évaluation

- Les membres de la famille expriment des attentes réalistes par rapport à la personne.
- Les membres de la famille établissent régulièrement des contacts avec elle.
- Les membres de la famille participent de façon constructive aux soins de la personne, dans les limites de leurs capacités et selon les besoins de cette dernière.
- Les membres de la famille expriment leurs sentiments de façon ouverte et honnête, au moment opportun.

Interventions

PRIORITÉ Nº 1 – Évaluer les facteurs favorisants

- S'enquérir des conduites et des interactions des membres de la famille avant la maladie. **On dispose ainsi d'un point de comparaison.**
- Observer les interactions courantes des membres de la famille (ne rendent pas visite à la personne, ou très peu ; font comme si elle n'était pas là ; expriment de la colère ou de l'hostilité envers la personne et les autres ; manquent de chaleur dans les contacts physiques ; semblent éprouver de la culpabilité).
- Discuter avec les proches de la façon dont ils perçoivent la situation, **afin de déterminer si leurs attentes et celles de la personne sont réalistes**.
- Noter les facteurs culturels ayant une incidence sur les relations familiales, **car ils peuvent expliquer les difficultés liées aux soins à donner à la personne**.
- Noter les facteurs susceptibles d'être stressants pour la famille (difficultés financières, manque de soutien de la part de l'entourage, etc.). **Quand on connait ces éléments, on peut faire des demandes de consultation appropriées.**
- Apprécier dans quelle mesure les membres de la famille sont prêts à participer aux soins de la personne.

PRIORITÉ Nº 2 – Aider la famille à faire face à la situation

- Rencontrer les membres de la famille qui sont disponibles **afin d'établir avec eux une relation thérapeutique et de les soutenir dans le choix de solutions possibles**.
- Reconnaitre que la situation est difficile pour les proches. **On atténue ainsi les sentiments de culpabilité et les reproches qui peuvent miner certains membres de la famille.**
- Pratiquer l'écoute active auprès des membres de la famille lorsqu'ils expriment leurs inquiétudes. Noter s'ils font preuve d'un souci exagéré ou d'indifférence, **car ces attitudes peuvent nuire à leur capacité de résoudre les problèmes**.
- Permettre la libre expression des sentiments, y compris la frustration, la colère, l'hostilité et le désespoir. Imposer toutefois des limites au passage à l'acte et aux conduites déplacées, **afin de réduire le risque de comportements violents**.
- Donner dès le début des renseignements exacts aux membres de la famille.
- Assurer la liaison entre la famille et les professionnels de la santé en fournissant des explications et des clarifications sur le plan de traitement. **Il s'agit de favoriser la continuité des soins.**
- Fournir des renseignements simples et brefs sur le mode d'emploi et les signaux d'alarme des appareils à utiliser, s'il y a lieu (ventilateur, par exemple).

- Donner à la personne l'occasion de discuter avec les membres de sa famille en toute intimité.
- Inviter les proches à participer aux soins; leur donner des explications pertinentes **afin de les soutenir dans l'apprentissage des habiletés requises**.
- Les accompagner au cours de leurs visites **afin de répondre à leurs questions, de les rassurer et de leur offrir du soutien**.
- Leur montrer comment amorcer une relation thérapeutique avec la personne.
- Orienter la personne vers les services de protection appropriés, en raison du risque de blessure corporelle. **En la retirant de son domicile, on assure sa sécurité; de plus, on peut réduire le stress imposé à la famille, ce qui donne l'occasion de procéder à une intervention thérapeutique.**

PRIORITÉ N° 3 – Donner un enseignement visant le mieux-être de la famille

- Amener la famille à reconnaitre les stratégies d'adaptation qu'elle utilise et à comprendre pourquoi elles sont inefficaces dans la situation actuelle.
- Répondre aux questions de la famille avec patience et honnêteté. Répéter, au besoin, les renseignements fournis par les autres professionnels de la santé.
- Donner une portée positive aux expressions négatives, si possible, **afin d'établir de bonnes interactions et de contribuer à améliorer les stratégies d'adaptation familiale**.
- Respecter le besoin de la famille de se retirer temporairement de la situation problématique; intervenir de manière judicieuse. **Lorsqu'une situation est particulièrement difficile, les proches ont parfois besoin de faire une pause avant de se remettre à participer à la résolution du problème.**
- Inciter les membres de la famille à apprivoiser progressivement les circonstances au lieu d'affronter le problème d'un seul coup.
- Les diriger vers les services pertinents (thérapie familiale, consultations sur les plans financier et spirituel, etc.).

§ Consulter le diagnostic infirmier Deuil, le cas échéant.

Information à consigner

Évaluations (initiale et subséquentes)

- Noter les données d'évaluation, les conduites actuelles et passées, le nom des membres de la famille directement concernés et les réseaux de soutien existants.
- Décrire les réactions émotionnelles à la situation ou aux agents stressants.
- Prendre en note les problèmes de santé particuliers et les difficultés relatives au traitement.

Planification

- Rédiger le plan de soins et inscrire le nom de chacun des intervenants.
- Rédiger le plan d'enseignement.

Application et vérification des résultats

- Noter les réactions de chacun aux interventions et à l'enseignement, ainsi que les mesures qui ont été prises.
- Consigner les objectifs atteints ou les progrès accomplis vers leur réalisation.
- Noter les modifications apportées au plan de soins.

Plan de congé

- Noter les besoins de la personne, les ressources existantes et les recommandations relatives au suivi.
- Consigner le nom des responsables des mesures à prendre.

EXEMPLES TIRÉS DE LA CRSI (NOC) ET DE LA CISI (NIC)

- RÉSULTAT : Normalisation du fonctionnement de la famille
- INTERVENTION : Thérapie familiale

STRATÉGIES D'ADAPTATION

MOTIVATION D'UNE FAMILLE À AMÉLIORER SES STRATÉGIES D'ADAPTATION

Taxinomie II : Adaptation/tolérance au stress – Classe 2 : Stratégies d'adaptation (00075)

[Mode fonctionnel de santé de Gordon : Adaptation et tolérance au stress]

Diagnostic proposé en 1980

DÉFINITION ■ Utilisation de stratégies adaptées à la situation par un membre de la famille qui s'engage à relever les défis reliés à l'état de la personne et qui, maintenant, manifeste le désir et la volonté d'améliorer sa propre santé ainsi que celle de la personne et de cultiver leur croissance personnelle.

Note de l'adaptatrice : Pour les diagnostics de promotion de la santé ou de bienêtre, il n'y a pas de facteurs favorisants ; la motivation de la personne, de la famille ou de la collectivité est appuyée par les caractéristiques, et les interventions infirmières sont axées sur les changements souhaités.

Caractéristiques

- Tentative d'un membre de la famille de décrire les effets positifs d'une situation de crise [sur ses valeurs, ses priorités, ses objectifs ou ses relations]
- Souhait exprimé par une personne de rencontrer des gens ayant connu une situation similaire
- Cheminement d'un membre de la famille vers la promotion de la santé et l'enrichissement de son mode de vie
- Choix d'expériences qui apportent un bienêtre optimal

Résultats escomptés (objectifs) et critères d'évaluation

- Les membres de la famille se disent prêts à examiner leur apport individuel à la croissance de la famille.
- Les membres de la famille expriment le désir d'entreprendre les tâches nécessaires à un changement.
- Les membres de la famille témoignent de leur confiance et de leur satisfaction à l'égard des progrès accomplis.

Interventions

PRIORITÉ Nº 1 – Évaluer la situation, ainsi que les stratégies d'adaptation utilisées par les membres de la famille

- Définir comment chaque membre vit la situation et décrire le stade de croissance de la famille. **Les changements qui surviennent peuvent aider la famille à s'adapter et à croitre durant cette période de transition.**
- Vérifier le degré de motivation des membres de la famille en ce qui a trait au changement et préciser leurs attentes à cet égard.
- Noter les paroles **exprimant un changement de valeur** (« la vie a plus de sens pour moi depuis que c'est arrivé »).
- Observer les modes de communication employés au sein de la famille. Laisser chacun des membres exprimer ses espoirs, ses projets, et parler des effets de la situation sur ses relations et sa vie.
- Vérifier les croyances culturelles et religieuses de la famille en regard de la santé. **Par exemple, chez les Navajos, les parents peuvent concevoir la famille comme nucléaire, élargie ou clanique; il importe alors de savoir qui sont les premiers responsables de l'éducation des enfants.**

PRIORITÉ Nº 2 – Aider la famille à augmenter son potentiel de croissance

- Prendre le temps de discuter avec la famille, **afin de saisir sa façon de voir la situation**.

- Établir des liens avec la famille et la personne, **afin de gagner leur confiance et de faciliter leur croissance**.
- Incarner un modèle auquel la famille peut s'identifier.
- Expliquer l'importance de communiquer selon un mode franc et direct et de ne pas avoir de secrets les uns pour les autres.
- Enseigner à la famille des techniques (écoute active, utilisation du « je », résolution de problèmes) **favorisant la communication efficace**.

PRIORITÉ Nº 3 – Donner un enseignement visant le mieux-être de la famille

- Renforcer le soutien familial à l'égard des efforts de la personne pour préserver son autonomie, compte tenu de ses capacités et des contraintes imposées par la maladie ou la situation.
- Inviter la famille à expérimenter des façons **d'aider la personne**.
- Rechercher des personnes ou des groupes qui sont dans la même situation, puis aider la personne et sa famille à prendre contact avec eux (Al-Anon, La Vie Nouvelle, etc.). **Ils obtiendront ainsi un appui qui leur permettra de mettre en commun leurs expériences, de résoudre des problèmes et d'intégrer de nouveaux comportements.**
- Enseigner aux membres de la famille des façons efficaces d'assumer leurs sentiments.
- Les encourager à poursuivre leurs activités, leurs passetemps et leurs loisirs habituels, **afin de favoriser leur bienêtre et de renforcer leur capacité d'adaptation**.

Information à consigner

Évaluations (initiale et subséquentes)

- Noter les stratégies d'adaptation et le stade de croissance de la famille.
- Consigner ses modes de communication.
- Vérifier le degré de motivation des membres de la famille en ce qui a trait au changement et leurs attentes à cet égard.

Planification

- Rédiger le plan de soins et inscrire le nom de chacun des intervenants.
- Rédiger le plan d'enseignement.

Application et vérification des résultats

- Noter les réactions de la personne et des membres de sa famille aux interventions et à l'enseignement, ainsi que les mesures qui ont été prises.

- Consigner les objectifs atteints ou les progrès accomplis vers leur réalisation.
- Noter les modifications apportées au plan de soins.

Plan de congé

- Consigner les besoins décelés, ainsi que les demandes de consultation pour les soins de suivi et les réseaux de soutien dont la personne et les membres de sa famille disposent.

EXEMPLES TIRÉS DE LA CRSI (NOC) ET DE LA CISI (NIC)

- RÉSULTAT : Participation de la famille aux soins professionnels
- INTERVENTION : Aide à la normalisation

STRATÉGIES D'ADAPTATION

STRATÉGIES D'ADAPTATION INEFFICACES D'UNE COLLECTIVITÉ

Taxinomie II : Adaptation/tolérance au stress – Classe 2 : Stratégies d'adaptation (00077)

[Mode fonctionnel de santé de Gordon : Adaptation et tolérance au stress]

Diagnostic proposé en 1994 ; révision effectuée en 1998 par le groupe de recherche pour le développement et la classification des diagnostics infirmiers (NDEC)

DÉFINITION ■ Stratégies d'adaptation et de résolution de problèmes d'une collectivité ne répondant ni à ses exigences ni à ses besoins.

Facteurs favorisants

- Services et ressources de soutien social et communautaire insuffisants
- Ressources inadéquates pour résoudre les problèmes
- Services communautaires inappropriés ou inexistants (absence de service médical d'urgence, de service de transport ou de plan d'urgence en cas de catastrophe)
- Catastrophes naturelles ou provoquées par l'homme

Caractéristiques

- Insatisfaction des attentes de la collectivité
- Sentiments de vulnérabilité et d'impuissance exprimés par la collectivité

- Perception d'un excès de situations stressantes
- Participation insuffisante aux activités communautaires
- Trop nombreux conflits au sein de la collectivité
- Morbidité élevée
- Augmentation des problèmes sociaux (homicides, vandalisme, incendies criminels, terrorisme, cambriolages, infanticides, mauvais traitements, divorces, chômage, pauvreté, activisme, troubles mentaux)

Résultats escomptés (objectifs) et critères d'évaluation

- La collectivité connait les facteurs qui influent sur sa capacité de répondre à ses attentes et à ses besoins.
- La collectivité sait quelles activités doivent être remplacées par d'autres, plus appropriées, qui lui permettront de s'adapter et de résoudre ses problèmes.
- La collectivité signale une augmentation mesurable des activités qui améliorent son fonctionnement.

Interventions

■ PRIORITÉ N° 1 – Déterminer les facteurs favorisants

- Apprécier l'efficacité des activités communautaires effectuées **en vue de satisfaire des besoins au sein de la collectivité et de la société prise dans son ensemble**.
- Noter les points de vue exprimés quant au fonctionnement de la collectivité (transports, besoins financiers, interventions en cas d'urgence), y compris les points faibles et les conflits.
- Apprécier les effets des facteurs favorisants sur les activités de la collectivité.
- Inventorier les ressources disponibles et noter l'utilisation qu'en fait la collectivité.
- Cerner les attentes ou les besoins insatisfaits de la collectivité.

■ PRIORITÉ N° 2 – Encourager la collectivité à acquérir et à mobiliser les compétences pouvant l'aider à satisfaire ses besoins

- Faire l'inventaire des forces de la collectivité. **Elles constituent l'assise de stratégies d'adaptation additionnelles efficaces.**
- Formuler des objectifs pour la collectivité et les mettre en ordre de priorité.
- Inciter les membres de la collectivité à travailler ensemble à la recherche de solutions, **de façon à augmenter l'effort communautaire et à élargir le soutien**.
- Élaborer avec la collectivité un plan d'action **qui l'aidera à surmonter le manque d'appui et à atteindre ses objectifs**.

PRIORITÉ N° 3 – Favoriser le mieux-être de la collectivité

- Aider la collectivité à élaborer des plans qui lui permettront de cerner ses problèmes et de gérer les interactions entre ses membres et avec la société, **afin de satisfaire ses besoins**.
- Inciter les membres de la collectivité à former des associations avec d'autres communautés et avec la société en général, **de façon à favoriser leur évolution à long terme et la résolution de problèmes présents et futurs**.
- Encourager la collectivité à élaborer un plan détaillé de mesures d'urgence en cas de catastrophe, afin d'assurer une intervention efficace si la situation l'exige (inondation, tornade, déversement toxique, maladie contagieuse, épidémie). Voir le diagnostic infirmier Contamination.
- Proposer des moyens de diffuser l'information aux membres (médias écrits, radio ou télévision, tableaux d'affichage communautaires, service de relations publiques, rapports remis à des comités ou à des conseils consultatifs).
- Faire en sorte que l'information soit transmise sous différentes formes et qu'elle soit adaptée au degré d'instruction et aux particularités culturelles et ethniques des divers groupes de la collectivité.
- Rechercher et déceler les sous-groupes mal desservis, y compris les itinérants.

Information à consigner

Évaluations (initiale et subséquentes)

- Inscrire les données d'évaluation, notamment les points de vue des membres de la collectivité en ce qui concerne les problèmes.
- Noter l'accessibilité des ressources et l'utilisation qu'en font les membres de la collectivité.

Planification

- Rédiger le plan d'action et inscrire le nom de chacun des intervenants.
- Rédiger le plan d'enseignement.

Application et vérification des résultats

- Noter les réactions de la collectivité au plan d'action et aux interventions, ainsi que les mesures qui ont été prises.
- Noter les objectifs atteints ou les progrès accomplis vers leur réalisation.
- Consigner les changements apportés au plan d'action.

Plan de congé

- Consigner les plans à long terme et le nom des responsables des mesures à prendre.

EXEMPLES TIRÉS DE LA CRSI (NOC) ET DE LA CISI (NIC)
- RÉSULTAT : Capacités d'une collectivité
- INTERVENTION : Promotion de la santé communautaire

STRATÉGIES D'ADAPTATION

MOTIVATION D'UNE COLLECTIVITÉ À AMÉLIORER SES STRATÉGIES D'ADAPTATION

Taxinomie II : Adaptation/tolérance au stress – Classe 2 : Stratégies d'adaptation (00076)
[Mode fonctionnel de santé de Gordon : Adaptation et tolérance au stress]
Diagnostic proposé en 1994

DÉFINITION ■ Stratégies d'adaptation et de résolution de problèmes qui répondent aux exigences et aux besoins d'une collectivité, mais qui peuvent être améliorées afin de l'aider à surmonter les difficultés ou les situations de stress présentes et futures.

Note de l'adaptatrice : Pour les diagnostics de promotion de la santé ou de bienêtre, il n'y a pas de facteurs favorisants ; la motivation de la personne, de la famille ou de la collectivité est appuyée par les caractéristiques, et les interventions infirmières sont axées sur les changements souhaités.

Caractéristiques
- Accord des membres de la collectivité pour se considérer comme responsables de la gestion des situations de stress
- Préparation active de la collectivité aux situations de stress prévisibles
- Résolution active des problèmes que doit affronter la collectivité
- Communication constructive entre les membres de la collectivité
- Communication constructive entre la collectivité et la société dans son ensemble
- Existence de programmes de loisirs et de détente
- Ressources suffisantes pour surmonter les situations de stress

Résultats escomptés (objectifs) et critères d'évaluation
- La collectivité connait les facteurs qui influent sur la gestion des situations de stress et des problèmes présents et futurs.

- La collectivité dispose d'un plan d'action pour faire face aux problèmes et aux situations de stress.
- La collectivité sait comment corriger les carences de ses diverses stratégies d'adaptation.
- La collectivité signale une amélioration mesurable de sa capacité à faire face aux problèmes et aux situations de stress.

Interventions

PRIORITÉ Nº 1 – Déterminer dans quelle mesure la collectivité est capable de faire face à ses problèmes et aux situations de stress

- Passer en revue le plan établi par la collectivité pour résoudre les problèmes et les situations de stress.
- Évaluer les effets des facteurs favorisants sur la gestion des problèmes et des situations de stress.
- Noter les forces et les faiblesses de la collectivité.
- Déceler les lacunes des aspects communautaires (transport, approvisionnement en eau, routes) que la collectivité **pourrait combler au moyen de stratégies d'adaptation et de résolution de problèmes**.
- Apprécier l'efficacité des activités communautaires dans la gestion des problèmes et des situations de stress qui surgissent au sein de la collectivité de même qu'entre celle-ci et la société dans son ensemble.

PRIORITÉ Nº 2 – Aider la collectivité à utiliser des stratégies d'adaptation et de résolution de problèmes pour surmonter ses difficultés et les situations de stress

- Rechercher les problèmes actuels et ceux à venir. **Pour planifier de manière efficace, il est essentiel de s'entendre avec les membres de la collectivité sur la portée et les paramètres des besoins.**
- Établir un ordre de priorité parmi les objectifs à atteindre, **afin de faciliter l'application du plan**.
- Inventorier les ressources qui sont à la disposition de la collectivité (personnes-ressources, groupes de soutien, aide financière ou gouvernementale, appui d'une autre collectivité, etc.).
- Élaborer avec la collectivité un plan d'action **qui lui permettra d'utiliser des stratégies d'adaptation et de résolution de problèmes efficaces**.
- Déceler les sous-groupes mal desservis ou à risque au sein de la collectivité et les faire participer au plan d'action, **afin de favoriser la communication et l'engagement de la communauté dans son ensemble**.

PRIORITÉ N° 3 – Donner un enseignement visant le mieux-être de la collectivité

- Aider les membres de la collectivité à former des partenariats avec d'autres communautés et avec la société dans son ensemble, **afin de favoriser leur évolution à long terme**.
- Les encourager à consulter les associations pertinentes au cours de l'élaboration de plans d'action.
- Établir un mécanisme qui permettra à la collectivité de surveiller l'évolution de ses besoins et d'évaluer ses progrès. **On l'incite ainsi à agir plutôt qu'à simplement réagir.**
- Utiliser divers moyens de communication (télévision, radio, journaux, tableaux d'affichage et bulletins électroniques, service de relations publiques, rapports remis aux leadeurs ou aux groupes de la collectivité) **afin de favoriser la diffusion de l'information aux membres (plan d'action, besoins, résultats)**.

Information à consigner

Évaluations (initiale et subséquentes)

- Noter les données d'évaluation et le point de vue de la collectivité sur la situation.
- Noter les problèmes particuliers, ainsi que les forces et les faiblesses de la collectivité.

Planification

- Rédiger le plan d'action et inscrire le nom de chacun des intervenants.
- Rédiger le plan d'enseignement.

Application et vérification des résultats

- Noter les réactions des dirigeants de la collectivité aux mesures entreprises.
- Consigner les objectifs atteints ou les progrès accomplis vers leur réalisation.
- Noter les modifications apportées au plan d'action.

Plan de congé

- Noter les plans à court et à long terme qui ont été élaborés pour résoudre les problèmes actuels, escomptés ou possibles, ainsi que le nom des responsables du suivi.
- Consigner les demandes de consultation et les partenariats formés.

EXEMPLES TIRÉS DE LA CRSI (NOC) ET DE LA CISI (NIC)

- RÉSULTAT : Capacités d'une collectivité
- INTERVENTION : Élaboration d'un programme de santé communautaire

STRESS

EXCÈS DE STRESS

Taxinomie II: Adaptation/Tolérance au stress – Classe 2: Stratégies d'adaptation (00177)

[Mode fonctionnel de santé de Gordon: Adaptation et tolérance au stress]

Diagnostic proposé en 2006

DÉFINITION ■ Surcharge d'exigences diverses auxquelles la personne doit répondre.

Facteurs favorisants

- Ressources inadéquates sur les plans pécuniaire ou social; degré d'instruction ou de connaissances insuffisant
- Agents stressants intenses et récurrents (violence familiale, maladie chronique ou terminale, etc.)
- Coexistence d'agents stressants multiples (menaces ou impératifs environnementaux, physiques, sociaux, etc.)

Caractéristiques

- Verbalisation d'une difficulté à fonctionner normalement ou à prendre des décisions
- Sensation d'être submergé ou tendu; intensification des sentiments d'impatience et de colère
- Effets négatifs du stress (symptômes physiques, détresse psychologique, impression d'être malade ou de tomber malade)
- Stress situationnel considéré comme excessif (ex.: degré de stress se situant à 7 ou plus sur une échelle de 10 points)
- Manifestations fréquentes d'impatience ou de colère

Résultats escomptés (objectifs) et critères d'évaluation

- La personne évalue correctement sa situation.
- La personne reconnait les comportements inappropriés de gestion du stress et leurs conséquences.
- La personne répond à ses besoins psychologiques, comme en témoignent l'expression adéquate de ses sentiments, la connaissance de ses options et le recours à ses ressources.
- La personne a des réactions moins intenses au stress.

Interventions

PRIORITÉ Nº 1 – Évaluer les facteurs favorisants et la gravité du problème

- Recueillir des données sur les agents stressants (violence familiale, décès d'un être cher, maladie chronique ou terminale, stress au travail ou perte d'emploi, catastrophes naturelles ou d'origine humaine). En préciser le nombre, la durée et l'intensité.
- Déterminer si la personne et ses proches comprennent les évènements ; apprécier les différences de points de vue.
- Noter le sexe, l'âge et le stade de développement de la personne. **Les femmes, les enfants, les jeunes adultes et les personnes divorcées ou séparées tendent à présenter des degrés de stress plus élevés. Les agents de stress multiples peuvent affaiblir le système immunitaire et les mécanismes d'adaptation physique et émotionnelle chez les gens de tous âges, particulièrement chez les personnes âgées.**
- Relever les valeurs culturelles ou les croyances religieuses qui peuvent modifier les attentes de la personne et de ses proches. **Par exemple, dans le cas de parents navajos, il est important de déterminer leur conception de la famille (famille nucléaire ou élargie, clan), les principaux aidants et leurs objectifs sociaux.**
- Définir le locus de contrôle de la personne : interne (expression de sa responsabilité et capacité d'exercer une emprise sur les résultats : « Je n'ai pas arrêté de fumer. ») ou externe (expression d'un manque d'emprise sur soi et sur l'entourage : « Il n'y a rien qui fonctionne. »). **La connaissance du locus de contrôle de la personne permet d'élaborer un plan de soins qui reflètera la capacité de celle-ci à faire des changements réalistes pour améliorer la gestion du stress.**
- Évaluer les réactions affectives et les stratégies d'adaptation utilisées.
- Définir les sentiments induits par le stress et le discours intérieur de la personne. **Si ce discours est négatif, les pensées du type « à prendre ou à laisser », les idées sombres, l'exagération des faits et les attentes irréalistes risquent d'engendrer un excès de stress.**
- Évaluer le degré d'emprise que la personne a sur sa vie. **Les gens passifs ont plus de mal à s'affirmer et à défendre leurs droits.**
- Déterminer la présence ou l'absence de ressources (ex. : aide de la famille ou des amis), ainsi que la nature des problèmes qui découlent de leur absence (difficultés pécuniaires, problèmes relationnels ou de fonctionnement en société, etc.).
- Vérifier si les relations de la personne avec ses proches ont changé. **Les conflits familiaux, la perte d'un membre de la**

famille ou le divorce peuvent entrainer une modification de l'aide que la personne a l'habitude de recevoir et altérer sa capacité de faire face à la situation.
- Évaluer le degré de stress de la personne à l'aide d'outils appropriés (ex. : échelles d'autoévaluation du stress ou de la dépression) pour définir les domaines les plus problématiques. **Bien que le stress soit surtout induit par les évènements accablants, les évènements positifs peuvent aussi se révéler stressants.**

PRIORITÉ Nº 2 – Aider la personne à affronter la situation

- Recourir à l'écoute active et à l'empathie **afin d'aider la personne à exprimer ses émotions, à comprendre sa situation et à avoir une meilleure emprise sur les évènements**.
- Fournir un environnement propice au repos ou conseiller à la personne de se créer un milieu favorable à la détente, dans la mesure du possible.
- Collaborer à la résolution des problèmes immédiats (traitement d'un trouble aigu de santé physique ou mentale, retrait d'un milieu violent ou traumatisant, etc.).
- Encourager la personne à déterminer si elle peut modifier les agents stressants ou atténuer les réactions qu'ils induisent chez elle. **Elle pourra mieux circonscrire les aspects de la situation sur lesquels elle a une emprise et les réactions qu'elle peut modifier.**
- Éviter de porter des jugements sur les réactions de la personne. Lui fournir du soutien ou des distractions, selon les besoins.
- L'aider à exprimer ses émotions de manière acceptable en favorisant un locus de contrôle interne. **Elle parviendra ainsi à améliorer son concept de soi.**
- L'orienter vers des services d'assistance psychologique si elle a des problèmes de toxicomanie ou de violence dirigée contre soi ou les autres.
- Collaborer au traitement des troubles sous-jacents (dépression, gestion de la colère, etc.).

PRIORITÉ Nº 3 – Donner un enseignement visant le mieux-être de la personne

- Tenir compte du locus de contrôle de la personne dans la rédaction du plan de soins **(si le mode de contrôle est interne, encourager la personne à exécuter ses soins personnels ; s'il est externe, lui donner de petites tâches à accomplir et en ajouter selon sa tolérance)**.
- Intégrer aux soins les forces et les atouts de la personne, ainsi que les stratégies d'adaptation qui se sont révélées efficaces dans le passé, **en vue de renforcer sa confiance en sa capacité de gérer les situations difficiles**.
- Lui fournir des renseignements sur le stress et sur la phase d'épuisement qui survient lorsqu'on souffre d'un stress chronique ou

non résolu. **La libération du cortisol peut jouer un rôle déterminant dans l'affaiblissement du système immunitaire et dans l'apparition de troubles physiques ou mentaux.**

- Inventorier les stratégies d'adaptation et de gestion du stress que la personne peut utiliser.
  - L'inviter à adopter des comportements pouvant l'aider à atténuer les conséquences négatives du stress (modifier le cours de ses pensées, les rendre plus positives, changer son mode de vie).
  - Lui conseiller de prendre du recul, de simplifier sa vie et d'apprendre à dire non **pour réduire son sentiment d'accablement**.
  - Lui apprendre à maitriser et à réorienter sa colère.
  - Lui enseigner des techniques permettant d'améliorer son estime de soi.
  - Lui conseiller de se reposer, de dormir et de faire de l'exercice **pour récupérer et se ressourcer**.
  - L'encourager à s'investir dans des **activités favorisant la relaxation et le bienêtre** (exercices de respiration profonde, activités récréatives, recours à l'humour).
  - Lui expliquer la nécessité de bien manger et d'éviter les aliments vides, ainsi que l'excès de caféine, d'alcool ou de nicotine, **pour améliorer sa santé générale**.
  - Lui recommander d'enrichir sa vie spirituelle (méditer ou prier, bloquer les pensées négatives, apprendre à recevoir, à parler, à écouter, à pardonner et à aller de l'avant).
  - Lui conseiller d'avoir des interactions sociales, de s'ouvrir à autrui, d'apprendre à s'aimer et à aimer les autres, **afin de réduire la solitude et le sentiment d'isolement**.
- Passer en revue les médicaments utilisés pour traiter l'exacerbation des symptômes liés à la dépression ou aux troubles thymiques, le cas échéant.
- Recenser les ressources communautaires (assistance psychologique professionnelle, programmes éducatifs, soins aux enfants et aux personnes âgées, popote roulante, coupons alimentaires, soins à domicile ou de répit) **qui peuvent aider la personne à prendre sa vie en mains et à faire face au stress**.
- Orienter la personne vers un spécialiste, selon ses besoins (traitement médical, assistance psychologique, hypnose, massage, biofeedback, etc.).

Information à consigner

Évaluations (initiale et subséquentes)

- Inscrire les résultats des évaluations, notamment les agents stressants spécifiques, la perception que la personne a de sa situation et la nature de son locus de contrôle.

- Noter les facteurs culturels et les croyances religieuses qui lui sont propres.
- Consigner les ressources existantes et décrire le réseau de soutien de la personne.

Planification

- Rédiger le plan de soins et inscrire le nom de chacun des intervenants.
- Rédiger le plan d'enseignement.

Application et vérification des résultats

- Noter les réactions de la personne aux interventions et à l'enseignement, ainsi que les mesures qui ont été prises.
- Consigner les objectifs atteints ou les progrès accomplis vers leur réalisation.
- Relever les modifications apportées au plan de soins.

Plan de congé

- Noter les besoins à long terme de la personne et le nom des responsables des mesures à prendre.
- Consigner les demandes de consultation.

EXEMPLES TIRÉS DE LA CRSI (NOC) ET DE LA CISI (NIC)

- RÉSULTAT : Degré de stress
- INTERVENTION : Amélioration des stratégies d'adaptation

SUFFOCATION

RISQUE DE SUFFOCATION

Taxinomie II : Sécurité/protection – Classe 2 : Lésions (00036)
[Mode fonctionnel de santé de Gordon : Perception et prise en charge de la santé]
Diagnostic proposé en 1980

DÉFINITION ■ Danger accru de suffocation accidentelle (manque d'air).

Facteurs de risque

Facteurs intrinsèques

- Baisse de l'odorat
- Réduction de la motricité
- Manque de connaissances sur la sécurité, imprudence

- Problèmes cognitifs ou émotionnels [altération de la conscience, etc.]
- Processus pathologique ou suites d'un accident

Facteurs extrinsèques

- Oreiller placé dans le berceau d'un bébé ou biberon calé dans sa bouche
- Sucette attachée par un ruban au cou d'un bébé
- Enfant jouant avec des sacs de plastique ou se mettant de petits objets dans la bouche ou le nez
- Enfant laissé sans surveillance dans un bain ou une piscine
- Réfrigérateur ou congélateur inutilisé, dont on n'a pas enlevé la porte
- Véhicule laissé en marche dans un garage fermé, [système d'échappement défectueux]; utilisation d'un appareil de chauffage sans conduit d'aération vers l'extérieur
- Fuite de gaz; personne fumant au lit
- Corde à linge trop basse
- Ingestion de bouchées de nourriture trop volumineuses

Remarque: Pour un diagnostic de risque, il n'y a ni signes ni symptômes (caractéristiques) puisque le problème n'existe pas encore; les interventions infirmières sont plutôt axées sur la prévention.

Résultats escomptés (objectifs) et critères d'évaluation

- La personne connait les risques présents dans son environnement.
- La personne désigne les interventions appropriées à sa situation.
- La personne corrige les situations à risque.
- La personne simule avec succès la technique de réanimation cardiorespiratoire (RCR) et sait comment joindre les services d'urgence.

Interventions

PRIORITÉ Nº 1 – Évaluer les facteurs de risque

- Noter les facteurs de risque intrinsèques et extrinsèques s'appliquant à la situation de la personne (crises convulsives; asthme; personne âgée vulnérable; diminution de la capacité de compréhension ou du degré de conscience; comportements à risque d'un adolescent, comme les jeux de suffocation ou l'inhalation de vapeurs dangereuses; dangers dans la maison ou aux alentours [gros appareils électroménagers abandonnés, piscine] ; surveillance inadéquate d'un nourrisson ou d'un jeune enfant).

- S'enquérir des connaissances de la personne et de ses proches sur les mesures de sécurité et les facteurs de risque présents dans leur environnement.
- Préciser si la personne et ses proches sont conscients des facteurs de risque et s'ils ont la volonté d'améliorer la situation.
- Recueillir des données sur l'état neurologique de la personne et noter les facteurs susceptibles de compromettre sa fonction respiratoire et sa capacité de déglutition (accident vasculaire cérébral, paralysie cérébrale, sclérose en plaques, sclérose latérale amyotrophique, etc.).
- Vérifier si la personne prend des antiépileptiques et déterminer dans quelle mesure elle maitrise son épilepsie, le cas échéant.
- Relever toute plainte de troubles du sommeil et de fatigue. **Il peut s'agir de signes d'apnée du sommeil (obstruction des voies respiratoires).**
- Déterminer si la personne souffre d'allergies (médicaments, aliments, facteurs de l'environnement, etc.), **ce qui pourrait provoquer des réactions anaphylactiques susceptibles de conduire à un arrêt respiratoire**.

PRIORITÉ Nº 2 – Éliminer ou corriger les facteurs de risque

- Appliquer en tout temps les consignes de sécurité appropriées (prendre les mesures qui s'imposent durant les crises convulsives, surveiller de près les trottineurs, éviter de fumer au lit, de caler un biberon pour laisser un bébé boire seul, de laisser la voiture en marche dans un garage fermé, etc.) **pour prévenir ou réduire le risque d'accident**.
- Recommander de mettre les petits jouets, les pièces de monnaie, les cordes, les lacets et les sacs de plastique hors de la portée des bébés et des jeunes enfants. Éviter d'utiliser un couvre-matelas en plastique et de mettre une douillette ou un gros oreiller dans une couchette **afin de réduire le risque de suffocation accidentelle**.
- Installer correctement la personne qui présente une altération de la conscience ou un trouble de la déglutition ; aspirer les sécrétions, au besoin. Encourager les gens qui souffrent d'apnée du sommeil à utiliser un appareil d'assistance respiratoire.
- Proposer à la personne un régime alimentaire tenant compte de ses besoins particuliers (si elle souffre d'un trouble de la déglutition ou d'un problème cognitif, par exemple) **afin de prévenir la fausse route**.
- Superviser le traitement médicamenteux (anticonvulsivants, analgésiques, sédatifs, etc.) ; noter les interactions possibles et le risque de sédation excessive.

- Discuter avec la personne et ses proches des mesures de sécurité à prendre pour réduire les facteurs de risque se rapportant à son milieu de vie ou de travail. Suggérer des méthodes de résolution de problèmes, au besoin.
- Souligner l'importance de faire inspecter régulièrement et de faire réparer promptement les appareils et les dispositifs de chauffage fonctionnant au gaz, ainsi que le système d'échappement de la voiture, **afin de prévenir l'exposition au monoxyde de carbone**.

PRIORITÉ Nº 3 – Donner un enseignement visant le mieux-être de la personne

- Passer en revue les facteurs de risque décelés chez la personne et les moyens d'y remédier.
- Élaborer avec la personne ou l'aidant naturel un plan à long terme de prévention des accidents adapté à la situation. **On renforce ainsi l'adhésion de la personne au plan de soins, ce qui optimise les résultats.**
- Expliquer à la personne qu'il est important de bien mastiquer les aliments, de prendre de petites bouchées, de faire preuve de prudence lorsqu'elle parle ou boit en mangeant.
- Souligner qu'il est essentiel de demander de l'aide lorsqu'on commence à s'étouffer : recommander à la personne de rester à table, de conserver son calme et de faire des signes en montrant sa gorge tout en s'assurant que les gens qui sont autour d'elle comprennent l'urgence de la situation.
- Promouvoir l'apprentissage des techniques de désobstruction des voies respiratoires, de la manœuvre de Heimlich et de la réanimation cardiorespiratoire.
- Collaborer aux programmes d'éducation sanitaire traitant des dangers auxquels sont exposés les enfants (jouets de taille inappropriée) et les préadolescents (inhalation de vapeurs dangereuses, jeux de strangulation et de suffocation). Faire faire aux personnes concernées des exercices d'évacuation en cas d'incendie ; leur enseigner les règles à respecter dans la baignoire et les moyens de dépister la dépression et les tendances suicidaires chez les adolescents. **Il s'agit de réduire le risque de suffocation accidentelle ou intentionnelle.**
- Montrer à la personne comment lire les étiquettes des emballages et comment déceler les risques pour la sécurité, au besoin.
- Appuyer les programmes de sécurité dans les piscines et conseiller l'utilisation de flotteurs approuvés, de clôtures adaptées ou de dispositifs d'alarme autour des piscines.
- Discuter des mesures de sécurité qu'il faut prendre quand on utilise un appareil de chauffage, un dispositif fonctionnant au gaz ou un vieil appareil, ou quand on veut se débarrasser d'un appareil qui ne sert plus.

§ Consulter les diagnostics infirmiers Dégagement inefficace des voies respiratoires, Risque de fausse route (d'aspiration), Mode de respiration inefficace et Exercice du rôle parental perturbé.

Information à consigner

Évaluations (initiale et subséquentes)

- Inscrire les facteurs de risque s'appliquant à la personne, notamment son état cognitif et ses connaissances.
- Noter dans quelle mesure la personne se sent touchée par le problème et est disposée à apporter des changements.

Planification

- Rédiger le plan de soins et inscrire le nom de chacun des intervenants.
- Rédiger le plan d'enseignement.

Application et vérification des résultats

- Noter les réactions de la personne aux interventions et à l'enseignement, ainsi que les mesures qui ont été prises.
- Consigner les objectifs atteints ou les progrès accomplis vers leur réalisation.
- Relever les modifications apportées au plan de soins.

Plan de congé

- Noter les besoins à long terme de la personne, les mesures préventives à prendre et le nom de ceux qui en sont responsables.
- Consigner les demandes de consultation.

EXEMPLES TIRÉS DE LA CRSI (NOC) ET DE LA CISI (NIC)

- RÉSULTAT : Maitrise du risque
- INTERVENTION : Surveillance de l'état respiratoire

SUICIDE

RISQUE DE SUICIDE

Taxinomie II : Sécurité/protection – Classe 3 : Violence (00150)
[Mode fonctionnel de santé de Gordon : Adaptation et tolérance au stress]
Diagnostic proposé en 2000

DÉFINITION ■ Risque de s'infliger des blessures mettant sa vie en danger.

Facteurs de risque [indices]

Facteurs comportementaux

- Tentative antérieure de suicide
- Achat d'une arme à feu ; accumulation de médicaments
- Rédaction ou modification de son testament ; distribution de ses biens
- Rétablissement soudain et euphorique à la suite d'une dépression majeure
- Caractère impulsif ; modifications notables du comportement, des attitudes ou des résultats scolaires

Facteurs verbaux

- Menaces de suicide ; expression du désir de mourir [ou d'en finir une fois pour toutes]

Facteurs situationnels

- Personne vivant seule ; retraite ; instabilité économique ; changement de milieu de vie ; institutionnalisation
- Présence d'une arme à feu à la maison
- Adolescent vivant dans un milieu non traditionnel (centre de détention juvénile, prison, maison de transition, centre d'accueil, etc.)
- Perte d'autonomie

Facteurs psychologiques

- Antécédents familiaux de suicide ou de maltraitance
- Usage ou abus d'alcool ou de drogues
- Maladie ou trouble psychiatrique (dépression, schizophrénie, maladie bipolaire)
- Sentiment de culpabilité
- Jeune gai ou lesbienne

Facteurs démographiques

- Âge (personne âgée, jeune homme, adolescent)
- Groupe ethnique ; peuples autochtones (É.-U., Canada)
- Sexe masculin
- Divorcé, veuf

Facteurs physiques

- Affection physique ; maladie au stade terminal ; douleur chronique

Facteurs sociaux

- Perte d'un être cher ; vie de famille perturbée ; réseau de soutien inadéquat ; isolement social
- Deuil ; sentiment de solitude

- Sentiment de désespoir ou d'impuissance
- Problème d'ordre juridique ou disciplinaire
- Suicide collectif

Remarque: Pour un diagnostic de risque, il n'y a ni signes ni symptômes (caractéristiques) puisque le problème n'existe pas encore; les interventions infirmières sont plutôt axées sur la prévention.

Résultats escomptés (objectifs) et critères d'évaluation

- La personne reconnait les facteurs de risque.
- La personne exprime ses sentiments et se sent moins anxieuse.
- La personne participe à l'établissement du plan d'action visant à corriger ses problèmes.
- La personne affirme que le suicide n'est pas la solution à ses problèmes.

Interventions

PRIORITÉ Nº 1 – Évaluer les facteurs de risque

- Utiliser une échelle d'évaluation du risque suicidaire afin de déterminer la gravité de la menace et la disponibilité des moyens de passer à l'acte.
- Noter les comportements qui indiquent une intention suicidaire (gestes, présence de moyens de passer à l'acte [ex.: arme à feu], disposition des biens, tentatives antérieures, hallucinations, idées délirantes). **Beaucoup de gens signalent leur intention de se suicider, particulièrement aux professionnels de la santé.**
- Demander directement à la personne si elle pense passer à l'acte et quels sont ses sentiments, **afin d'évaluer son intention. Un grand nombre d'individus donnent une réponse sincère car, en réalité, ils souhaitent être aidés**.
- Noter l'âge et le sexe de la personne. **Le risque de suicide est plus élevé chez les hommes, les adolescents et les personnes âgées, bien qu'on assiste actuellement à un accroissement du risque chez les enfants.**
- Étudier les antécédents familiaux de comportements suicidaires. **Le risque individuel s'accroit lorsqu'un des proches de la personne s'est suicidé.**
- Déterminer les affections (trouble cérébral aigu ou chronique, état de panique, déséquilibre hormonal [syndrome prémenstruel, psychose du postpartum, trouble d'origine médicamenteuse]) **qui peuvent altérer la capacité de la personne à maitriser ses actes et qui exigent des interventions particulières afin d'assurer sa sécurité**.

- Passer en revue les résultats des examens de laboratoire (alcoolémie, glycémie, gaz du sang artériel, électrolytes, fonction rénale) **pour déceler les facteurs susceptibles d'altérer la capacité de la personne à se maitriser**.
- Noter l'abandon des activités habituelles ou l'absence d'interactions sociales.
- Consigner les plaintes physiques (trouble du sommeil, perte d'appétit, etc.).
- Apprécier l'utilisation de médicaments ou l'automédication. Porter attention au risque de suicide associé à la prise d'agents psychotropes. Des recherches traitant de ce sujet sont en cours.
- Noter les antécédents de la personne en matière de problèmes disciplinaires ou de démêlés avec la justice.
- Évaluer les stratégies d'adaptation que la personne utilise. **Remarque:** Celle-ci peut penser qu'elle n'a d'autre choix que de se suicider.
- Déterminer si les proches de la personne sont disposés à l'aider.

PRIORITÉ Nº 2 – Prévenir le suicide et aider la personne à affronter la situation

- Favoriser la relation thérapeutique en affectant régulièrement les mêmes infirmières aux soins de la personne, **ce qui consolide le sentiment de confiance de cette dernière et l'incite à exprimer ouvertement ses sentiments**.
- Promouvoir la communication directe **afin d'éviter le renforcement des comportements de manipulation**.
- Expliquer à la personne qu'on s'inquiète pour sa sécurité et qu'on veut l'aider à demeurer en santé.
- Lui permettre d'exprimer ses sentiments et prendre le temps d'écouter ses inquiétudes, **ce qui lui permet d'amorcer une réflexion sur sa situation**.
- Discuter avec elle des pertes qu'elle a subies et de leur signification. **Les problèmes non résolus peuvent entrainer un sentiment de désespoir.**
- L'autoriser à exprimer sa colère de manière acceptable et lui faire savoir qu'on est là pour l'aider à garder la maitrise d'elle-même. **Ainsi, elle acceptera la situation et se sentira davantage en sécurité.**
- Reconnaitre la réalité du suicide. **Amener progressivement la personne à considérer les conséquences du passage à l'acte et à envisager d'autres solutions.**
- Observer la personne; éliminer tout objet qu'elle pourrait employer pour se suicider.
- Conclure avec elle une entente stipulant qu'elle ne fera aucun geste aux conséquences fatales pendant une certaine période. Préciser ses responsabilités et celles de l'infirmière.

- Lui décrire les mesures qui seront prises pour assurer sa sécurité si elle refuse de conclure une entente.
- Lui suggérer des activités visant à réduire l'anxiété et les manifestations physiques qui y sont associées.
- La guider dans ses actions en ayant une attitude positive à son égard.
- Réévaluer le risque de suicide à certains moments clés (changement d'humeur, repli sur soi, etc.), et lorsque la personne se sent mieux et qu'on commence à préparer son congé. **Le risque est plus élevé lorsque la personne qui nourrit des idées suicidaires a suffisamment d'énergie pour passer à l'acte.**

PRIORITÉ Nº 3 – Donner un enseignement visant le mieux-être de la personne

- Favoriser l'acquisition d'un locus de contrôle interne. La personne sera ainsi plus apte à affronter son problème et à assumer ses responsabilités.
- Aider la personne à acquérir des capacités de résolution de problèmes, des techniques d'affirmation de soi et des aptitudes sociales.
- L'inciter à s'inscrire à un programme d'activité physique. La libération d'endorphines **augmente le sentiment de bienêtre**.
- Déterminer les besoins nutritionnels de la personne et l'aider à les combler.
- Demander aux proches de participer à la planification des soins **pour qu'ils comprennent mieux la situation de la personne et pour qu'ils soient en mesure de lui offrir leur soutien**.
- Diriger la personne vers des services ou des programmes d'aide, au besoin (psychothérapie personnelle, de groupe ou matrimoniale, programme de désintoxication, services sociaux).

Information à consigner

Évaluations (initiale et subséquentes)

- Inscrire les données d'évaluation, notamment la nature du problème (ex. : tendances suicidaires), les facteurs de risque comportementaux, le degré de maitrise de l'impulsivité, le plan d'action et les moyens d'application prévus.
- Noter comment la personne perçoit la situation et pourquoi elle désire la changer.

Planification

- Rédiger le plan de soins et inscrire le nom de chacun des intervenants.
- Noter les contrats établis avec la personne au sujet des idées suicidaires.
- Rédiger le plan d'enseignement.

Application et vérification des résultats

- Préciser les mesures de sécurité adoptées.
- Noter les réactions de la personne aux interventions et à l'enseignement, ainsi que les mesures qui ont été prises.
- Consigner les objectifs atteints ou les progrès accomplis vers leur réalisation.
- Relever les modifications apportées au plan de soins.

Plan de congé

- Noter les besoins à long terme de la personne et le nom des responsables des mesures à prendre.
- Consigner les ressources dont la personne dispose et les demandes de consultation.

EXEMPLES TIRÉS DE LA CRSI (NOC) ET DE LA CISI (NIC)

- RÉSULTAT : Autocontrôle des idées suicidaires
- INTERVENTION : Prévention du suicide

TEMPÉRATURE CORPORELLE

RISQUE DE TEMPÉRATURE CORPORELLE ANORMALE

Taxinomie II: Sécurité/protection – Classe 6: Thermorégulation (00005)
[Mode fonctionnel de santé de Gordon: Nutrition et métabolisme]
Diagnostic proposé en 1986; révision effectuée en 2000

DÉFINITION ■ Risque d'incapacité de maintenir la température corporelle dans les limites de la normale.

Facteurs de risque

- Extrêmes d'âge ou de poids
- Exposition à des températures extrêmes; vêtements inadaptés à la température ambiante
- Déshydratation
- Inactivité ou effort violent
- Prise de médicaments vasoconstricteurs ou vasodilatateurs; perturbation du métabolisme; sédation [consommation ou surdose de certains médicaments, anesthésie]
- Maladie ou traumatisme touchant la thermorégulation [infection systémique ou locale, néoplasme, tumeur, maladie du collagène, maladie vasculaire, etc.]; métabolisme anormal

Résultats escomptés (objectifs) et critères d'évaluation

- La personne connait les facteurs de risque et les interventions appropriées.
- La personne adopte des mesures visant le maintien de sa température corporelle dans des limites adéquates.
- La température corporelle de la personne reste dans les limites de la normale.

Interventions

■ PRIORITÉ Nº 1 – Évaluer les facteurs de risque

- S'enquérir des facteurs de risque (intervention chirurgicale, infection, trauma, facteurs environnementaux, etc.) **en vue de choisir les interventions appropriées (ex.: ajout de couvertures chaudes après une intervention chirurgicale)**.
- Étudier les résultats des examens de laboratoire (examens sérologiques, épreuves de dépistage des drogues, etc.) **afin de**

détecter les causes internes susceptibles d'entrainer une température corporelle anormale.
- Noter l'âge de la personne (nouveau-né prématuré, jeune enfant, personne âgée) ; **il peut avoir un effet direct sur la régulation de la température corporelle et sur la réponse physiologique aux changements dans l'environnement**.
- Recueillir des données sur l'état nutritionnel de la personne, **afin d'évaluer l'effet du métabolisme sur sa température corporelle et de déterminer si des carences alimentaires sont en cause**.

PRIORITÉ N° 2 – Prévenir toute altération de la température corporelle

- Maintenir la température ambiante à un degré adéquat ; prendre les mesures nécessaires pour réchauffer ou rafraichir la personne.
- Surveiller l'emploi de coussins chauffants, de couvertures électriques, de vessies de glace et de couvertures hypothermiques, en particulier si la personne n'est pas en mesure de se protéger elle-même.
- Habiller la personne de manière adéquate ou lui fournir, s'il y a lieu, des conseils en ce sens (prévoir plusieurs couches de vêtements, porter un chapeau et des gants par temps froid, des tenues amples et légères par temps chaud, des articles imperméables à l'extérieur, etc.).
- Prendre régulièrement la température centrale de la personne. **Chez l'enfant, la température tympanique est privilégiée comme méthode non effractive ; toutefois, la température rectale reste la plus fiable en cas d'hyperthermie.**

§ Consulter les diagnostics infirmiers Hypothermie ou Hyperthermie, selon le cas.

- Recommander à la personne d'apporter des modifications à ses habitudes de vie (arrêt du tabagisme ou de la consommation de drogues, normalisation pondérale, alimentation nutritive, exercice régulier, etc.).
- La diriger vers les services communautaires pertinents (soins à domicile, services sociaux, familles d'accueil, organismes d'aide au logement, etc.) **afin qu'elle reçoive le soutien nécessaire pour répondre à ses besoins**.

PRIORITÉ N° 3 – Donner un enseignement visant le mieux-être de la personne

- Discuter des problèmes potentiels et des facteurs de risque avec la personne et ses proches.
- Prendre en compte l'âge et le sexe de la personne, le cas échéant. **Les personnes âgées ou affaiblies, les bébés et les jeunes enfants se sentent en général mieux dans un milieu**

plutôt chaud. Les femmes ressentent le froid plus rapidement que les hommes, peut-être en raison de leur masse corporelle moindre et des différences métaboliques.

- Signaler à la personne et à ses proches **les mesures de protection à prendre contre les facteurs de risque décelés** (ajouter ou enlever une couche de vêtements, ajouter ou retirer des sources de chaleur, vérifier avec le médecin si le traitement médicamenteux a un effet sur la thermorégulation, améliorer l'alimentation et l'hydratation, etc.).
- Inventorier les modes de prévention des altérations accidentelles de la température. **L'hypothermie peut être provoquée par le refroidissement intempestif d'une pièce pour réduire la fièvre, et l'hyperthermie, par le maintien d'une pièce trop chaude chez une personne dont le mécanisme de transpiration est inefficace.**

Information à consigner

Évaluations (initiale et subséquentes)

- Inscrire les facteurs de risque s'appliquant à la personne.
- Noter, sur une feuille graphique prévue à cette fin, les valeurs initiale et subséquentes de la température corporelle.
- Consigner les résultats des épreuves diagnostiques et des examens de laboratoire, s'il y a lieu.

Planification

- Rédiger le plan de soins et inscrire le nom de chacun des intervenants.
- Rédiger le plan d'enseignement ; y inclure la température ambiante recommandée et les moyens suggérés pour prévenir l'hypothermie ou l'hyperthermie.

Application et vérification des résultats

- Noter les réactions de la personne aux interventions et à l'enseignement, ainsi que les mesures qui ont été prises.
- Consigner les objectifs atteints ou les progrès accomplis vers leur réalisation.
- Relever les modifications apportées au plan de soins.

Plan de congé

- Noter les besoins à long terme de la personne, le nom des responsables des mesures à prendre et les demandes de consultation.

EXEMPLES TIRÉS DE LA CRSI (NOC) ET DE LA CISI (NIC)

- RÉSULTAT : Thermorégulation
- INTERVENTION : Régulation de la température

THERMORÉGULATION

THERMORÉGULATION INEFFICACE

Taxinomie II: Sécurité/protection – Classe 6: Thermorégulation (00008)
[Mode fonctionnel de santé de Gordon: Nutrition et métabolisme]
Diagnostic proposé en 1986

DÉFINITION ■ Fluctuations de la température corporelle entre hypothermie et hyperthermie.

Facteurs favorisants

- Traumatisme ou maladie [œdème cérébral, accident vasculaire cérébral, chirurgie intracrânienne, traumatisme crânien, etc.]
- Prématurité, vieillesse [ex.: perte ou absence de tissu adipeux brun]
- Fluctuations de la température ambiante
- [Atteinte de l'hypothalamus affectant l'émission des signaux provenant des centres thermosensibles ainsi que la régulation de la déperdition et de la production de chaleur]
- [Modification de la vitesse ou de l'activité du métabolisme; changement dans les concentrations sanguines de thyroxine et de catécholamines]
- [Réactions chimiques au cours de la contraction musculaire]

Caractéristiques

- Fluctuations de la température corporelle au-dessus ou au-dessous de la normale (voir les caractéristiques de l'hyperthermie et de l'hypothermie)

Résultats escomptés (objectifs) et critères d'évaluation

- La personne connait les facteurs favorisants qui s'appliquent à sa situation et les interventions appropriées.
- La personne adopte des techniques ou des conduites visant la correction du problème.
- La température de la personne reste dans les limites de la normale.

Interventions

■ PRIORITÉ Nº 1 – Évaluer les facteurs favorisants

- Déterminer les facteurs favorisants ou l'affection sous-jacente (facteurs environnementaux, processus infectieux, traumatisme

crânien, effets indésirables des médicaments, déplétion sodique, obésité, alitement, surdose).
- Noter les extrêmes d'âge (nouveau-né prématuré, jeune enfant, personne âgée). **Ce facteur peut avoir une influence directe sur le maintien ou la régulation de la température corporelle.**
- Étudier les résultats des examens de laboratoire (examens permettant de confirmer une infection, une altération de la fonction thyroïdienne ou une lésion organique ; dépistage de drogues).

PRIORITÉ Nº 2 – Collaborer aux mesures visant à corriger ou à traiter la cause sous-jacente de la thermorégulation inefficace

- Amorcer des interventions immédiates pour **ramener ou maintenir la température corporelle dans les limites de la normale**. Consulter les diagnostics infirmiers Hypothermie, Hyperthermie et Risque de température corporelle anormale.
- Administrer les liquides, les électrolytes et les médicaments prescrits **afin de rétablir ou de maintenir les fonctions corporelles**.
- Collaborer aux interventions (chirurgie, administration d'antinéoplasiques ou d'antibiotiques, etc.) **visant à traiter la cause sous-jacente**.

PRIORITÉ Nº 3 – Donner un enseignement visant le mieux-être de la personne

- Revoir les facteurs favorisants avec la personne et ses proches, au besoin.
- Informer la personne du processus pathologique, des thérapies appliquées et des précautions à prendre après son congé, selon la situation.

§ Consulter la priorité relative à l'enseignement dans les diagnostics infirmiers Hypothermie et Hyperthermie.

Information à consigner

Évaluations (initiale et subséquentes)

- Inscrire les données d'évaluation, notamment la nature du problème et le degré d'altération ou de fluctuation de la température.

Planification

- Rédiger le plan de soins et inscrire le nom de chacun des intervenants.
- Rédiger le plan d'enseignement.

Application et vérification des résultats

- Noter les réactions de la personne aux interventions et à l'enseignement, ainsi que les mesures qui ont été prises.
- Consigner les objectifs atteints ou les progrès accomplis vers leur réalisation.
- Relever les modifications apportées au plan de soins.

Plan de congé

- Noter les besoins à long terme de la personne et le nom des responsables des mesures à prendre.
- Consigner les demandes de consultation.

EXEMPLES TIRÉS DE LA CRSI (NOC) ET DE LA CISI (NIC)

- RÉSULTAT : Thermorégulation
- INTERVENTION : Régulation de la température

TRANSFERT

DIFFICULTÉ LORS D'UN TRANSFERT

Taxinomie II : Activité/repos – Classe 2 : Activité/exercice (00090)
[Mode fonctionnel de santé de Gordon : Activité et exercice]
Diagnostic proposé en 1998 ; révision effectuée en 2006

DÉFINITION ■ Restriction de la capacité de se mouvoir de façon autonome entre deux surfaces rapprochées.

Facteurs favorisants

- Force musculaire insuffisante ; déconditionnement ; trouble neuromusculaire ; atteinte musculosquelettique (ex. : contractures)
- Manque d'équilibre
- Douleur
- Obésité
- Vision affaiblie
- Manque de connaissances ; déficit cognitif
- Contraintes environnementales (hauteur du lit, manque d'espace, type de fauteuil roulant, appareils et accessoires thérapeutiques, moyens de contention)

Caractéristiques

- Difficulté à effectuer un transfert du lit au fauteuil ou du fauteuil au lit, du fauteuil à la voiture ou de la voiture au fauteuil, du fauteuil au sol ou du sol au fauteuil

- Difficulté à passer du lit à la position debout ou de la position debout au lit
- Difficulté à se lever du fauteuil ou à s'y assoir
- Difficulté à passer de la position debout à la position au sol et à se relever
- Difficulté à s'assoir sur la toilette ou sur la chaise d'aisances et à se relever
- Difficulté à entrer dans la baignoire ou la douche et à en sortir
- Difficulté à passer d'un niveau à un autre

Résultats escomptés (objectifs) et critères d'évaluation

- La personne comprend la situation et les mesures de sécurité à prendre.
- La personne maitrise la technique de transfert.
- La personne effectue des transferts de façon sure.

Interventions

PRIORITÉ Nº 1 – Évaluer les facteurs favorisants

- Rechercher les facteurs physiopathologiques qui contribuent au problème (sclérose en plaques, fracture, blessure au dos, quadriplégie ou paraplégie, âge avancé, démence, lésion cérébrale, etc.).
- Noter les facteurs situationnels qui nuisent à la capacité d'effectuer un transfert (chirurgie, amputation, appareil de traction, ventilation assistée, présence de tubulures, etc.).

PRIORITÉ Nº 2 – Évaluer les capacités fonctionnelles de la personne

- Préciser le degré d'autonomie fonctionnelle de la personne à l'aide de l'échelle d'évaluation présentée au diagnostic Mobilité physique réduite (échelle de 0 à 4).
- Noter les réactions comportementales ou émotionnelles que le problème suscite chez la personne ou ses proches.
- Vérifier si la personne présente un déficit sensoriel ou cognitif et en évaluer la gravité. Déterminer sa capacité de suivre des directives.

PRIORITÉ Nº 3 – Maximiser la capacité de se mouvoir de la personne

- Collaborer au traitement du problème sous-jacent à la difficulté de transfert.
- Collaborer avec les autres membres de l'équipe interdisciplinaire (physiothérapeute, ergothérapeute, etc.) **au choix des**

aides techniques nécessaires à la marche, à la mobilité et au maintien de l'équilibre.
- Montrer à la personne comment utiliser les ridelles, le trapèze, les barres d'appui, le déambulateur, l'appareil élévateur, le fauteuil roulant, la canne, les béquilles, etc. L'aider au besoin.
- Placer la sonnette d'appel et la commande de position du lit à la portée de la personne, **afin de faciliter ses transferts et de lui permettre de demander de l'aide**.
- Informer la personne et ses proches des positions les plus favorables à l'amélioration ou au maintien de l'équilibre durant un transfert. Répéter l'enseignement si nécessaire.
- Observer l'alignement du corps de la personne et l'encourager à occuper un grand polygone de sustentation lorsqu'elle se met debout pour effectuer un transfert.
- Donner à la personne l'occasion d'effectuer un transfert devant un grand miroir, **afin qu'elle puisse observer sa posture**.
- Enseigner à la personne et à ses proches les mesures de sécurité à appliquer, selon la situation (planche de transfert, ceinture de marche, chaussures adaptées, éclairage adéquat, désencombrement des passages, etc.), **afin de réduire le risque de chute et d'accident**.

PRIORITÉ N° 4 – Donner un enseignement visant le mieux-être de la personne

- Expliquer à la personne et à ceux qui s'en occupent les mesures de sécurité qui s'imposent (verrouiller les roues du fauteuil roulant avant d'effectuer un transfert, enlever les tapis, utiliser un appareil élévateur de manière adéquate, désencombrer les passages, s'assurer que le plancher est droit, etc.).
- Diriger la personne vers les services communautaires qui pourront évaluer son environnement et y apporter les modifications nécessaires (ajout d'appareils adaptés dans la salle de bain, vérification des planchers et des escaliers, pose de rampes, utilisation d'un appareil élévateur, etc.).

Information à consigner

Évaluations (initiale et subséquentes)

- Inscrire les données d'évaluation initiales, notamment le degré d'autonomie fonctionnelle de la personne et sa capacité d'effectuer les transferts souhaités.
- Noter les aides à la mobilité et au transfert que la personne utilise.

Planification

- Rédiger le plan de soins et inscrire le nom de chacun des intervenants.
- Rédiger le plan d'enseignement.

Application et vérification des résultats

- Noter les réactions de la personne aux interventions et à l'enseignement, ainsi que les mesures qui ont été prises.
- Consigner les objectifs atteints ou les progrès accomplis vers leur réalisation.
- Relever les modifications apportées au plan de soins.

Plan de congé

- Noter les besoins de la personne à long terme ou à sa sortie du centre hospitalier, ainsi que le nom des responsables des mesures à prendre.
- Consigner les demandes de consultation.
- Préciser les endroits où la personne peut se procurer et faire entretenir les aides techniques dont elle a besoin.

EXEMPLES TIRÉS DE LA CRSI (NOC) ET DE LA CISI (NIC)

- RÉSULTAT : Aptitude à effectuer des transferts
- INTERVENTION : Transfert

TRAUMATISME

RISQUE DE TRAUMATISME

Taxinomie II : Sécurité/protection – Classe 2 : Lésions (00038)
[Mode fonctionnel de santé de Gordon : Perception et prise en charge de la santé]
Diagnostic proposé en 1980

DÉFINITION ■ Risque accru de blessure accidentelle des tissus (plaie, brulure, fracture, etc.).

Facteurs de risque

Facteurs intrinsèques

- Faiblesse ; trouble de l'équilibre ; altération de la coordination des muscles longs ou courts ; altération de la coordination main-œil
- Vision affaiblie
- Baisse de la sensibilité
- Manque de connaissances sur les mesures de sécurité ; imprudence
- Situation financière difficile
- Problèmes cognitifs ou émotionnels
- Antécédents de traumatisme

Facteurs extrinsèques

- Sols glissants (parquets mouillés ou trop cirés) ; tapis ou fils électriques non fixés
- Baignoire sans barre d'appui ni tapis antidérapant
- Emploi d'une échelle ou d'une chaise instable
- Passages encombrés ; pièces non éclairées
- Absence de barrière de sécurité pour enfants en haut d'un escalier
- Lit trop haut ; dispositif d'appel inadéquat pour une personne alitée
- Fenêtres non protégées dans une maison où vivent de jeunes enfants
- Manches de casserole tournés vers l'avant de la cuisinière
- Bain dans de l'eau trop chaude (ex. : jeune enfant laissé sans surveillance)
- Fuites de gaz ; allumage lent d'un bruleur ou d'un four à gaz
- Port de vêtements flottants à proximité d'une flamme nue ; jouets ou vêtements inflammables
- Usage de tabac au lit ou près d'une source d'oxygène ; résidus de graisse sur la cuisinière
- Armes à feu facilement accessibles ; expériences avec des produits chimiques
- Enfant jouant avec des objets dangereux ou des explosifs
- Combustibles (allumettes, chiffons imprégnés d'huile, etc.) ou produits corrosifs (ex. : hydroxyde de sodium [eau de javel]) rangés dans des endroits inadéquats
- Boites à fusibles surchargées ; prises de courant ou appareils défectueux ; fils dénudés ; prises de courant surchargées
- Proximité d'appareils dangereux ; contact avec des appareils qui tournent rapidement
- Tentatives pour se libérer d'un moyen de contention
- Exposition à un froid intense ; contact avec des substances corrosives ; manque de protection contre une source de chaleur ; surexposition au rayonnement
- Grands glaçons pendant du toit
- Utilisation de vaisselle ou de verres fêlés ; couteaux rangés sans étui
- Taux élevé de criminalité dans le quartier
- Conduite d'un véhicule ayant une défectuosité mécanique ; conduite à haute vitesse, sans les aides visuelles nécessaires ou après avoir consommé de l'alcool ou des drogues
- Installation d'un enfant sur le siège avant d'un véhicule ; non-utilisation ou mauvais emploi de la ceinture de sécurité
- Route ou carrefour dangereux ; jeu ou travail à proximité d'un chemin réservé aux véhicules (entrée de garage, ruelle, rails de chemin de fer, etc.)

- [Absence] ou port inadéquat de casque protecteur [à bicyclette, à motocyclette, en ski]

Remarque : Pour un diagnostic de risque, il n'y a ni signes ni symptômes (caractéristiques) puisque le problème n'existe pas encore ; les interventions infirmières sont plutôt axées sur la prévention.

Résultats escomptés (objectifs) et critères d'évaluation

- La personne élimine les facteurs de risque extrinsèques décelés.
- La personne adopte des habitudes visant la réduction du risque d'accident.
- La personne inventorie les services d'aide en matière de sécurité de l'environnement.
- La personne reconnait son besoin d'aide en matière de prévention des accidents.

Interventions

Ce diagnostic regroupe un ensemble de situations pouvant entrainer des blessures. Consulter les diagnostics infirmiers Risque de contamination, Risque de chute, Risque d'accident, Risque d'intoxication, Risque de suffocation.

PRIORITÉ Nº 1 – Évaluer les facteurs de risque

- Déceler les facteurs de risque s'appliquant à la personne ; en apprécier la gravité **pour déterminer les interventions permettant d'assurer sa sécurité**.
- Noter l'âge de la personne, son sexe, son stade de développement, sa capacité de prendre des décisions, son état mental, son degré d'agilité et ses compétences. **Ces facteurs ont une incidence sur le choix des interventions et sur le type d'enseignement.**
- Déterminer les connaissances de la personne quant à la sécurité et à la prévention des accidents, ainsi que sa motivation à prévenir ceux-ci au domicile, dans la collectivité et au travail.
- Prendre note de la situation socioéconomique de la personne et de ses possibilités d'accès aux ressources appropriées.
- Déceler l'influence du stress et du mode de vie de la personne sur le risque d'accident.
- Passer en revue les antécédents d'accident de la personne, en en notant les circonstances (moment de la journée, type d'activité, individus présents, type de blessure, etc.).
- Revoir les résultats des examens de laboratoire et des épreuves diagnostiques **pour déceler les déséquilibres ou les affections qui pourraient contribuer au risque de traumatisme**.

PRIORITÉ Nº 2 – Appliquer les mesures de prévention

- Planifier les interventions visant à prévenir le risque de traumatisme.
  - Orienter la personne dans son environnement.
  - Montrer à la personne alitée (à domicile ou en milieu hospitalier) comment utiliser le dispositif d'appel ; le placer à sa portée.
  - Garder le lit en position basse ou poser le matelas sur le sol, selon le cas.
  - Utiliser des ridelles ; les matelasser au besoin.
  - Prendre les précautions nécessaires dans le cas d'une personne qui a des crises convulsives.
  - Verrouiller les roues du lit ou des meubles mobiles. Désencombrer les passages et s'assurer que l'éclairage est suffisant.
  - Assister la personne dans l'exécution de certaines activités et dans ses déplacements, au besoin.
  - Lui procurer des chaussures ou des pantoufles bien ajustées, à semelle antidérapante.
  - Lui montrer comment utiliser les aides à la motricité (canne, déambulateur, béquilles, fauteuil roulant, barres d'appui) et la superviser pendant qu'elle apprend à s'en servir.
  - S'assurer qu'elle respecte les règles de sécurité quand elle fume.
  - Jeter les articles dangereux (aiguilles, lames de scalpel, etc.) aux endroits appropriés.
  - Utiliser les moyens de contention selon les directives établies.

PRIORITÉ Nº 3 – Collaborer au traitement des problèmes sous-jacents

- Collaborer au traitement des troubles médicaux ou psychiatriques sous-jacents **pour améliorer la cognition, la force musculaire et la coordination motrice de la personne et l'amener à prendre conscience des mesures de prévention requises**.
- Lui assurer un environnement calme ; atténuer les stimulus sensoriels au besoin. **Cette mesure aide à réduire la confusion ou les stimulus nocifs, surtout si la personne présente un risque de convulsions, de tétanie ou d'hyperréflectivité autonome.**
- Diriger la personne vers des services d'assistance psychologique ou de psychothérapie, au besoin. **C'est particulièrement important si elle est prédisposée aux accidents ou si elle a des tendances autodestructrices.**

§ Consulter le diagnostic infirmier Risque de violence envers soi/envers les autres.

PRIORITÉ N° 4 – Donner un enseignement visant le mieux-être de la personne

- Passer en revue le programme thérapeutique de la personne **afin d'axer l'enseignement sur les mesures de prévention du risque de traumatisme**.
- Inciter la personne à demander de l'aide si elle est faible ou si elle a des problèmes d'équilibre, de coordination ou d'hypotension orthostatique. **Ainsi, on réduit le risque de syncope ou de chute.**
- L'encourager à faire des exercices de réchauffement et d'étirement avant de s'engager dans des activités physiques, **afin de prévenir les blessures musculaires**.
- Lui recommander de porter un casque protecteur à bicyclette, en patins, en ski ou sur une planche à neige, d'attacher sa ceinture de sécurité en auto, d'utiliser des sièges d'enfant approuvés, de suivre un programme de désintoxication, au besoin, et d'éviter de faire de l'autostop. **De cette manière, on assure sa sécurité pendant ses déplacements ou ses loisirs.**
- Diriger la personne vers des programmes de prévention des accidents (démonstration des aides à la mobilité et à la marche, cours de conduite ou d'ergonomie, cours destinés aux parents, etc.).
- L'inciter à prendre des mesures de prévention des incendies (exercices de sauvetage à domicile, emploi de détecteurs de fumée, nettoyage annuel de la cheminée, mesures de sécurité pour la manipulation des feux d'artifice, achat de vêtements ignifuges [surtout pour les vêtements de nuit des enfants], utilisation sécuritaire de l'oxygénothérapie à domicile, etc.).
- Rechercher avec les parents des solutions satisfaisantes afin d'assurer une surveillance adéquate des enfants après l'école, pendant les heures de travail et durant les congés scolaires; repérer des programmes de jour pour les personnes âgées désorientées ou dont l'état de santé est précaire.
- Discuter des changements environnementaux nécessaires **afin de prévenir les accidents** (décalques sur les portes vitrées indiquant qu'elles sont fermées, baisse de la température du chauffe-eau, éclairage adéquat des escaliers, contenants de médicaments munis d'un dispositif de fermeture fiable, entreposage sécuritaire des substances chimiques et des poisons, etc.).
- Dresser une liste des services communautaires pertinents, **notamment des services financiers permettant d'apporter les corrections et les améliorations nécessaires et d'acheter des dispositifs de sécurité**.
- Recommander à la personne de participer à un programme d'entraide afin de lutter contre la criminalité (Opération Tandem, Parents-Secours, etc.).

Information à consigner

Évaluations (initiale et subséquentes)

- Inscrire les facteurs de risque s'appliquant à la personne, ses antécédents d'accident et ses connaissances en matière de sécurité.
- Noter l'utilisation qu'elle fait du matériel de sécurité et son observance des protocoles à cet égard.
- Préciser ses préoccupations relatives à l'environnement et à la sécurité.

Planification

- Rédiger le plan de soins et inscrire le nom de chacun des intervenants.
- Rédiger le plan d'enseignement.

Application et vérification des résultats

- Noter les réactions de la personne aux interventions et à l'enseignement, ainsi que les mesures qui ont été prises.
- Consigner les objectifs atteints ou les progrès accomplis vers leur réalisation.
- Relever les modifications apportées au plan de soins.

Plan de congé

- Noter les besoins à long terme de la personne et le nom des responsables des mesures à prendre.
- Préciser les ressources auxquelles la personne peut recourir et consigner les demandes de consultation.

EXEMPLES TIRÉS DE LA CRSI (NOC) ET DE LA CISI (NIC)

- RÉSULTAT : Gravité des blessures physiques
- INTERVENTION : Surveillance : sécurité

TRAUMATISME DE VIOL

SYNDROME DU TRAUMATISME DE VIOL

Taxinomie II : Adaptation : tolérance au stress – Classe 1 : Réactions posttraumatiques (00142)

[Mode fonctionnel de santé de Gordon : Sexualité et reproduction]

Diagnostic proposé en 1980 ; révision effectuée en 1998 par le groupe de recherche pour le développement et la classification des diagnostics infirmiers (NDEC) ; Syndrome du traumatisme de viol : réaction mixte et Syndrome du traumatisme de viol : réaction silencieuse, retirés de la Taxinomie II, 2009-2010

DÉFINITION ■ Réponse différée et inadaptée à une pénétration sexuelle violente faite contre la volonté et le consentement de la personne. [Nous utiliserons ici le féminin; cependant, si les victimes d'agressions sexuelles sont surtout des femmes, les hommes peuvent aussi en être victimes.]

Facteurs favorisants

- Viol [pénétration sexuelle forcée ou tentative de pénétration sexuelle forcée]

Caractéristiques

- Gêne; sentiment d'humiliation; honte; culpabilité; autoaccusation
- Perte de l'estime de soi; sentiments de dépendance et d'impuissance
- État de choc; peur; anxiété; colère; désir de vengeance
- Cauchemars; troubles du sommeil
- Changements dans les relations interpersonnelles; dysfonctionnement sexuel
- Traumatisme physique (ecchymoses, irritation des tissus); tensions ou spasmes musculaires
- Confusion; désorganisation; incapacité de prendre des décisions
- Agitation; hypervigilance; hostilité
- Labilité émotionnelle; vulnérabilité; état dépressif
- Toxicomanie; tentatives de suicide
- Déni; phobies; paranoïa; troubles dissociatifs

Résultats escomptés (objectifs) et critères d'évaluation

- La personne exprime ses sentiments et parvient à maitriser ses réactions émotives.
- La personne ne signale ni complication physique, ni douleur, ni malaise.
- La personne s'exprime en des termes dénotant une image de soi positive.
- La personne ne se culpabilise pas en ce qui a trait au viol.
- La personne désigne les comportements ou les situations qu'elle est en mesure de maitriser pour accroitre son sentiment de sécurité et pour réduire les risques d'être encore une fois victime de viol.
- La personne fait face aux aspects pratiques du problème (témoignage devant le tribunal, etc.).

- La personne apporte les changements appropriés à son mode de vie (changement d'emploi, de résidence, etc.) et obtient du soutien de la part de ses proches.
- La personne interagit de façon convenable et satisfaisante avec des individus et des groupes.

Interventions

PRIORITÉ Nº 1 – Évaluer la réaction de la victime au viol, en tenant compte du temps qui s'est écoulé depuis l'évènement

- Recueillir des données sur le traumatisme physique et rechercher les symptômes liés au stress (torpeur, céphalées, gêne respiratoire, nausée, palpitations, etc.).
- Relever les réactions psychologiques de la personne : colère, choc, anxiété aigüe, confusion, déni. Noter ses comportements : elle rit ou elle pleure, elle est calme ou agitée, elle est en état d'excitation (hystérique), elle refuse de croire ce qui lui est arrivé, elle se blâme, etc.
- Noter les signes d'augmentation de l'anxiété (silence, bégaiement, agitation, etc.). **Ils indiquent qu'il faut procéder à une intervention immédiate pour prévenir une réaction de panique.**
- Préciser le degré de désorganisation de la personne. **Elle pourrait avoir besoin d'aide pour accomplir les tâches de la vie quotidienne et pour faire face à d'autres aspects de sa vie.**
- Demander à la personne si l'évènement a réactivé des situations préexistantes ou coexistantes (physiques ou psychologiques), **ce qui peut influer sur la façon dont elle perçoit le traumatisme**.
- S'enquérir de ses valeurs culturelles ou de ses croyances religieuses, qui peuvent avoir une incidence sur sa perception de l'évènement, sur sa vision d'elle-même et sur la manière dont elle considère les attentes et les réactions de ses proches.
- Préciser les changements qui se sont produits dans ses rapports avec les hommes et dans ses relations avec sa famille, ses amis, ses collègues, etc.
- Déceler ses réactions phobiques aux objets (couteaux, immeubles, etc.) ou aux situations (réponse à un étranger qui sonne à la porte, promenade dans une foule, etc.).
- Noter la fréquence des pensées intrusives répétitives et la gravité des troubles du sommeil.
- Préciser le degré de dysfonctionnement des mécanismes d'adaptation (abus d'alcool, de drogues ou de médicaments, idées suicidaires ou meurtrières, changements marqués dans le comportement sexuel).

PRIORITÉ Nº 2 – Aider la personne à faire face à la situation

- Explorer ses réactions au viol ou à l'inceste en tant qu'infirmière avant d'entrer en relation d'aide avec la personne. **Il est important de connaitre ses préjugés afin de ne pas les imposer à la victime.**

Phase aigüe

- Demeurer auprès de la personne **afin de la rassurer et de lui procurer un sentiment de sécurité**.
- Demander l'aide de l'équipe d'intervention spécialisée, le cas échéant. Au besoin, demander à ce que l'examen soit fait par une femme.
- Évaluer la personne en tenant compte de son âge (bébé, enfant, adolescent, adulte), de son sexe et de son stade de développement.
- Collaborer à la collecte des données nécessaires aux rapports judiciaires ou aux services de protection de la jeunesse, au besoin. Recueillir des renseignements sur les circonstances de l'agression ; classer les preuves ; étiqueter, ranger ou empaqueter les échantillons, selon les directives. **La préservation des preuves est importante pour les démarches judiciaires qui auront lieu au moment où l'agresseur sera jugé.**
- Créer autour de la personne un climat facilitant l'expression spontanée de ses sentiments, de ses peurs, ainsi que de ses inquiétudes quant à ses relations avec ses proches, aux réactions de ces derniers et au risque de grossesse et d'infection transmissible sexuellement.
- Écouter attentivement la personne et rester auprès d'elle. **Si elle ne veut pas parler, accepter son silence. Cette attitude peut toutefois signaler une réaction silencieuse.**
- Prendre note de ses plaintes relatives à des malaises physiques et y répondre. **La réaction émotionnelle de la personne peut l'empêcher de se rendre compte qu'elle a des blessures physiques.**
- Collaborer aux traitements médicaux, selon les besoins.
- Assister la personne dans le règlement des problèmes d'ordre pratique (logement temporaire, aide financière, etc.).
- L'amener à déceler ses forces et à les utiliser de façon constructive pour faire face à la situation.
- Rechercher des gens qui sont en mesure d'offrir du soutien à la personne. **En faisant preuve de patience et en la rassurant, ils pourront hâter son rétablissement. Par ailleurs, l'échange de propos concernant l'évènement peut renforcer la relation entre partenaires de vie.**

Phase postaigüe

- Laisser la personne surmonter la situation de la façon qui lui convient. **Elle peut se replier sur elle-même ou refuser de parler ; il ne faut pas essayer de forcer les choses, mais demeurer à l'écoute.**

- Prêter attention à l'apparition de phobies pouvant s'exprimer par la peur des foules, des hommes, de la solitude, etc.
- Déterminer les mesures à prendre (test de grossesse, examens permettant de diagnostiquer les infections transmissibles sexuellement, etc.) et en informer la personne.
- Lui fournir des renseignements concis et clairs sur les traitements médicaux, les services d'aide, etc., **de façon à renforcer l'enseignement et à permettre à la personne d'utiliser l'information à son rythme.**

Évolution à long terme

- Écouter la personne chaque fois qu'elle exprime ses inquiétudes. **Elle peut avoir besoin de parler de l'agression à plusieurs reprises.**
- Noter les plaintes somatiques persistantes (nausée, anorexie, insomnie, tensions musculaires, céphalées, etc.).
- Laisser la personne exprimer librement ses sentiments. **L'état dépressif peut inhiber ses réactions. S'abstenir de la presser de parler de ses émotions et éviter de la rassurer inopportunément. Elle pourrait avoir l'impression que l'infirmière ne comprend pas sa douleur ou son angoisse.**
- L'inciter à utiliser la situation dans un but de croissance personnelle.
- Accepter son rythme de progression.
- Lui permettre d'exprimer sa colère envers son agresseur d'une façon qui soit acceptable ; lui imposer des limites quant aux comportements destructeurs. **Ainsi, on encourage la prise en compte des sentiments sans affaiblir l'image de soi de la personne.**
- Mettre l'accent sur les plans pratique et émotionnel au cours des discussions ; éviter d'intellectualiser l'expérience.
- Aider la personne à faire face au stress engendré par l'agression et ses conséquences, par sa comparution devant un tribunal, par ses relations avec ses proches, etc.
- Veiller à ce qu'elle profite des services de conseillers consciencieux et professionnels. **Déterminer s'il est préférable de la diriger vers un homme ou une femme : le sexe de l'interlocuteur peut influer sur sa capacité à parler ouvertement.**

PRIORITÉ Nº 3 – Donner un enseignement visant le mieux-être de la personne

- Informer la personne des réactions susceptibles de se produire à chaque phase du syndrome du traumatisme de viol et lui faire savoir qu'elles sont normales. **Lui donner ces explications en utilisant des termes neutres : « Il se peut que... » Lorsque la victime est un homme, on considèrera comme**

normal que celui-ci réagisse en se posant des questions sur sa sexualité et en se montrant homophobe (même si l'agresseur est la plupart du temps hétérosexuel).
- Rechercher avec la personne les facteurs qui l'ont rendue vulnérable et qu'elle pourrait modifier **pour se protéger**.
- Éviter les jugements de valeur.
- Discuter avec la personne des changements qu'elle compte apporter à son mode de vie et de la façon dont ils peuvent accélérer son rétablissement. **Ce faisant, on l'aide à évaluer la pertinence du programme thérapeutique et à prendre des décisions qui favoriseront sa guérison.**
- L'inciter à consulter un psychiatre si elle est violente, inconsolable ou incapable de s'adapter. **La participation à un groupe peut également être bénéfique.**
- La diriger vers des services d'assistance psychologique familiale ou conjugale, au besoin.

§ Consulter les diagnostics infirmiers Sentiment d'impuissance, Stratégies d'adaptation inefficaces, Deuil, Deuil problématique, Anxiété et Peur.

Information à consigner

Évaluations (initiale et subséquentes)
- Inscrire les données d'évaluation, notamment la nature de l'agression, les réactions de la personne et ses peurs, la gravité du traumatisme (physique et émotionnel) et les répercussions de l'agression sur son mode de vie.
- Relever les facteurs culturels ou religieux qui pourraient avoir une incidence sur la situation.
- Consigner les réactions des proches de la victime.
- Noter les prélèvements qui ont été effectués à des fins de preuve, la façon dont on s'en est servi et l'endroit où ils ont été envoyés.

Planification
- Rédiger le plan de soins et inscrire le nom de chacun des intervenants.
- Rédiger le plan d'enseignement.

Application et vérification des résultats
- Noter les réactions de la personne aux interventions et à l'enseignement, ainsi que les mesures qui ont été prises.
- Consigner les objectifs atteints ou les progrès accomplis vers leur réalisation.
- Relever les modifications apportées au plan de soins.

Plan de congé

- Noter les besoins à long terme de la personne et le nom des responsables des mesures à prendre.
- Consigner les demandes de consultation.

EXEMPLES TIRÉS DE LA CRSI (NOC) ET DE LA CISI (NIC)

- RÉSULTAT : Rétablissement après une agression sexuelle
- INTERVENTION : Conduite à tenir en cas de traumatisme de viol

TRAUMATISME VASCULAIRE

RISQUE DE TRAUMATISME VASCULAIRE

Taxinomie II : Sécurité/protection – Classe 2 : Lésions (00213) [Mode fonctionnel de santé de Gordon : Perception et prise en charge de la santé]

Diagnostic proposé en 2008

DÉFINITION ■ Risque de lésion d'une veine ou des tissus environnants en raison de la présence d'un cathéter ou de la perfusion de certaines solutions.

Facteurs de risque

- Point d'insertion ; impossibilité de voir le point d'insertion
- Type et diamètre du cathéter
- Nature de la solution (concentration, irritant chimique, température, pH) ; débit et durée de la perfusion

Remarque : Pour un diagnostic de risque, il n'y a ni signes ni symptômes (caractéristiques) puisque le problème n'existe pas encore ; les interventions infirmières sont plutôt axées sur la prévention.

Résultats escomptés (objectifs) et critères d'évaluation

- La personne connait les signes et les symptômes à signaler au personnel soignant.
- La personne ne présente ni signes ni symptômes d'infection locale ou de phlébite consécutive à la perfusion.
- La personne connait la marche à suivre pour les traitements intraveineux à domicile.

Interventions

PRIORITÉ Nº 1 – Évaluer les facteurs de risque et les besoins de la personne

- Reconnaitre les problèmes ou les situations dictant un traitement par voie intraveineuse (déshydratation, trauma, chirurgie, antibiothérapie prolongée en raison d'infections graves, traitement du cancer, soulagement de la douleur lorsque les analgésiques par voie orale sont inefficaces ou inappropriés).
- Noter l'âge de la personne, sa taille et son poids. **Le repérage des veines est plus difficile chez les jeunes enfants, les personnes âgées, les obèses ou les gens qui ont la peau foncée.**
- Préciser les autres facteurs de risque d'un traumatisme vasculaire : l'état émotionnel, notamment la peur des aiguilles ; l'état mental ou le stade du développement, qui peuvent empêcher la personne de collaborer pendant l'intervention ; le choix d'un site de perfusion intraveineuse qui peut entraver la mobilité.
- Évaluer le risque associé aux solutions intraveineuses prescrites. **Certaines solutions contiennent des substances liées à un risque élevé de douleur, d'irritation de la veine ou de lésion tissulaire en cas d'infiltration (ex. : chlorure de potassium).**
- Observer le site de perfusion intraveineuse périphérique pour évaluer le risque de traumatisme vasculaire. **Une peau rouge, pâle, tendue ou froide, l'œdème, la douleur, l'engourdissement, un cordon veineux visible et les écoulements purulents sont des signes de complication dictant une intervention immédiate.**
- Évaluer la perméabilité du dispositif d'accès veineux central, le cas échéant, ainsi que les signes et les symptômes de complication vasculaire. **L'impossibilité d'aspirer la solution, le ralentissement ou l'arrêt du débit, la douleur au site de perfusion intraveineuse, les veines distendues, l'œdème du bras, de la paroi thoracique, du cou ou de la mâchoire du côté de l'emplacement du cathéter veineux central peuvent signaler une complication thrombotique dictant une intervention immédiate.**

PRIORITÉ Nº 2 – Réduire le risque de complication

- Déterminer le type d'accès intraveineux le plus approprié. **Le cathéter veineux périphérique installé dans l'avant-bras est privilégié en cas d'administration de courte durée (moins de sept jours) de solutions non irritantes. Le cathéter veineux central est recommandé lorsque différents types de solutions doivent être administrés pendant une période**

prolongée, ou encore, lorsque la personne a subi de nombreuses ponctions ou est incapable d'utiliser un de ses membres (ex.: fistule artérioveineuse).

- Choisir le point de ponction le plus approprié pour la perfusion intraveineuse périphérique.
  - Inspecter et palper les veines pour en apprécier la taille et l'état. Choisir une veine exempte de nodules ou de cicatrices, **afin de faciliter l'insertion du cathéter et de maximiser la perfusion**.
  - Éviter de choisir un emplacement où la circulation et l'intégrité tissulaire sont altérées. **Une lésion tissulaire, un hématome ou un œdème peuvent empêcher la canulation de la veine et accroitre le risque d'infiltration de la solution perfusée.**
  - Éviter de perfuser les veines des jambes chez les adultes, **en raison du risque de thrombophlébite**.
  - Éviter de perfuser les veines du pli du coude, afin de réduire le risque d'infiltration et de ne pas limiter les mouvements de la personne.
  - Veiller à ne pas introduire l'aiguille dans la valvule d'une veine (près du point de bifurcation). **Une lésion de la valvule peut entrainer l'accumulation du sang dans cette région et accroitre le risque de thrombose.**
- Prendre les précautions requises pour prévenir les complications liées à l'insertion d'un cathéter veineux périphérique et à l'administration d'un médicament par voie intraveineuse.
  - Utiliser un cathéter dont le calibre est adapté au capital veineux de la personne et aux solutions prescrites, **afin d'assurer un débit de perfusion adéquat. Ainsi, on favorise l'hémodilution des liquides à l'extrémité du cathéter et on réduit l'irritation mécanique et chimique de la paroi vasculaire.**
  - Désinfecter la peau au point de ponction du cathéter **pour réduire le risque d'infection**.
  - Tirer la peau et immobiliser les tissus **pour stabiliser la veine et faciliter l'insertion du cathéter**.
  - Introduire l'aiguille **(biseau vers le haut) à un angle de 3 à 10 degrés pour prévenir la rupture de la veine en perçant sa paroi postérieure**.
  - Enlever le garrot dès que l'insertion du cathéter est terminée, **pour éviter que la pression intravasculaire entraine la rupture de la veine et le saignement dans les tissus environnants**.
- Voir s'il y a formation d'un hématome ou apparition de douleur ou de gêne. **Ces signes indiquent une lésion de la veine avec saignement dans les tissus environnants.**
- Appliquer un pansement occlusif transparent pour prévenir l'infection et **être en mesure d'observer le site de ponction**.

- Respecter les dilutions et les débits de perfusion recommandés pour l'administration des médicaments ou des substances irritantes (ex. : le potassium), **afin de réduire le risque de thrombophlébite ou de nécrose tissulaire en cas d'infiltration**.

PRIORITÉ Nº 3 – Favoriser un effet thérapeutique optimal

- Observer le site de perfusion intraveineuse à intervalles réguliers et demander à la personne de signaler toute gêne, rougeur, œdème, saignement ou écoulement de liquide au point de ponction.
- Changer l'emplacement du cathéter toutes les 72 à 96 heures (ou selon le protocole de l'établissement) **pour prévenir la thrombophlébite ou les infections associées à un cathéter intraveineux**.
- Appliquer une pression sur le point de ponction à la suite du retrait du cathéter intraveineux pendant un laps de temps suffisant **pour prévenir les saignements, particulièrement chez les personnes qui sont atteintes de coagulopathies ou qui prennent des anticoagulants**.
- Respecter les protocoles relatifs à la lutte contre les infections. Consulter le diagnostic infirmier Risque d'infection.
- Rechercher les ressources communautaires et les fournisseurs de matériel **dans le cas d'un traitement à domicile**.

Information à consigner

Évaluations (initiale et subséquentes)

- Inscrire les données d'évaluation avant et après l'insertion du cathéter, notamment le point de ponction choisi, le type et le calibre du cathéter, le nombre de tentatives de ponction et le genre de pansement appliqué.
- Noter le type de solution administrée, le débit de perfusion et les additifs utilisés, le cas échéant.
- Noter la réaction de la personne à l'intervention.

Planification

- Rédiger le plan de soins et inscrire les interventions spécifiques ainsi que le nom de chacun des intervenants.
- Rédiger le plan d'enseignement.

Application et vérification des résultats

- Consigner les objectifs atteints ou les progrès accomplis vers leur réalisation.
- Relever les modifications apportées au plan de soins.

Plan de congé

- Noter les besoins à long terme de la personne et le nom des responsables des mesures à prendre.

- Préciser les ressources auxquelles la personne peut recourir pour obtenir le matériel et les fournitures nécessaires au traitement à domicile.
- Consigner les demandes de consultation.

EXEMPLES TIRÉS DE LA CRSI (NOC) ET DE LA CISI (NIC)

- RÉSULTAT : Maitrise des symptômes
- INTERVENTION : Mise en place d'une intraveineuse

VIOLENCE

RISQUE DE VIOLENCE ENVERS LES AUTRES/[violence réelle]

Taxinomie II: Sécurité/protection – Classe 3: Violence (00138)
[Mode fonctionnel de santé de Gordon: Relation et rôle]
Diagnostic proposé en 1980; révision effectuée en 1996

Remarque: Les résultats escomptés et les critères d'évaluation, les interventions infirmières et l'information à consigner du Risque de violence envers les autres et du Risque de violence envers soi sont présentés en un seul bloc, à la suite des définitions et des facteurs de risque se rapportant à ces deux diagnostics.

DÉFINITION ■ Conduites signalant que la personne est susceptible d'infliger à autrui des blessures physiques, psychologiques et sexuelles.

Facteurs de risque [indices]

Remarque: Pour un diagnostic de risque, il n'y a ni signes ni symptômes (caractéristiques). Toutefois, on peut utiliser les facteurs énumérés ici pour poser un diagnostic de violence réelle ou les employer comme indices d'un risque de violence ou d'une escalade de violence.

- Langage corporel (posture rigide ou menaçante, poings et mâchoires crispés, hyperactivité, déambulation, gêne respiratoire, etc.)
- Antécédents d'actes violents envers les autres (coups, crachats, écorchures, projection d'objets, morsures, tentatives de viol, viol, attentats à la pudeur, urine et selles sur une personne, etc.)
- Antécédents de menaces (menaces verbales contre la personne ou ses biens, malédictions, menaces sociales, lettres de menaces, gestes agressifs, menaces à caractère sexuel, etc.)
- Antécédents de comportements violents envers la société (vols, emprunts répétés, requêtes et réclamations incessantes, interruptions de réunions, refus de manger, de prendre ses médicaments ou de respecter les directives, etc.)
- Antécédents d'actes violents indirects (mise en lambeaux de vêtements, arrachage d'objets fixés aux murs, urine ou défécation par terre, trépignements, accès de colère, course dans les couloirs, graffitis, cris, projection d'objets, bris de vitres, claquements de portes, harcèlement sexuel, etc.)
- Antécédents de maltraitance pendant l'enfance; fait d'avoir été témoin de violence familiale

- Atteintes neurologiques (électroencéphalogramme, imagerie par résonance magnétique ou tomodensitométrie positifs, traumatisme crânien, convulsions, etc.)
- Atteintes cognitives (difficultés d'apprentissage, diminution de l'attention et des fonctions intellectuelles, [syndrome cérébral organique], etc.)
- Cruauté envers les animaux ; déclenchement d'incendies
- Complications ou anomalies prénatales et périnatales
- Antécédents d'abus d'alcool ou de drogues ; intoxication pathologique ; [réaction toxique à un médicament]
- Symptômes psychotiques (hallucinations auditives ou visuelles, impression de recevoir des ordres, délire paranoïde, pensées décousues, sans suite ou illogiques, etc.) ; [crises de panique, de rage ; excitation catatonique ou maniaque]
- Infractions au volant (manquements fréquents au code de la route, conduite agressive, etc.)
- Comportements suicidaires, impulsivité ; possession d'armes ou accès à celles-ci
- [Déséquilibres hormonaux (syndrome prémenstruel, dépression ou psychose postpartum, etc.)]
- [Expression du désir ou de l'intention de blesser autrui directement ou indirectement]
- [Pensées presque continuellement violentes]

VIOLENCE

RISQUE DE VIOLENCE ENVERS SOI

Taxinomie II : Sécurité/protection – Classe 3 : Violence (00140)
[Mode fonctionnel de santé de Gordon : Perception de soi et concept de soi]

Diagnostic proposé en 1994

DÉFINITION ■ Conduites signalant que la personne est susceptible de s'infliger des blessures physiques, émotionnelles et sexuelles.

Facteurs de risque [indices]

Remarque : Pour un diagnostic de risque, il n'y a ni signes ni symptômes (caractéristiques). Toutefois, on peut utiliser les facteurs énumérés ici pour poser un diagnostic de violence réelle ou les employer comme indices d'un risque de violence ou d'une escalade de violence.

- Idéation suicidaire ; projet de suicide clair et précis ; nombreuses tentatives de suicide
- Antécédents familiaux (milieu chaotique ou conflictuel, antécédents de suicide)

- Indices verbaux (propos sur la mort, questions sur les doses mortelles des médicaments, etc.)
- Indices comportementaux (lettres d'amour désespérées, messages courroucés à un individu qui a rejeté la personne, don de biens, souscription à une assurance-vie élevée, etc.)
- Problèmes émotionnels (perte d'espoir, anxiété, panique, colère, hostilité)
- Problèmes de santé mentale (dépression grave, [maladie bipolaire], psychose, troubles graves de la personnalité, alcoolisme, abus de drogues)
- Relations conflictuelles
- Âge de 15 à 19 ans ou de plus de 45 ans
- État civil (célibataire, veuf, divorcé)
- Problèmes d'ordre professionnel (perte d'emploi, échec récent, etc.) ; type d'emploi (cadre, chef d'entreprise, ouvrier qualifié, etc.)
- Orientation sexuelle (bisexualité active, homosexualité passive)
- Problèmes de santé physique (hypocondrie, maladie chronique ou incurable, etc.)
- Manque de ressources personnelles (peu d'accomplissements, manque d'introspection, affect émoussé et mal maitrisé, etc.)
- Manque de ressources sociales (peu d'affinités avec les autres, isolement, famille indifférente, etc.)
- Actes sexuels axés sur l'autoérotisation

Résultats escomptés (objectifs) et critères d'évaluation [pour la violence envers les autres et envers soi]

- La personne reconnait la réalité de sa situation.
- La personne connait les facteurs qui la prédisposent à la violence.
- La personne se perçoit de façon réaliste et manifeste une estime de soi renforcée.
- La personne participe à ses soins et répond à ses besoins avec assurance.
- La personne manifeste sa maitrise de soi par une attitude détendue et un comportement non violent.
- La personne utilise ses ressources et ses réseaux de soutien de manière efficace.

Interventions [pour la violence envers les autres et envers soi]

PRIORITÉ Nº 1 – Évaluer les facteurs de risque

- Déceler les dynamiques sous-jacentes (voir la liste des facteurs de risque).

- Demander à la personne comment elle se perçoit et comment elle voit la situation. Noter ses mécanismes de défense (déni, projection, etc.).
- Reconnaitre les premiers signes de détresse ou d'augmentation de l'anxiété (irritabilité, refus de coopérer, exigences, etc.), **qui peuvent indiquer une perte de maitrise de soi. Les interventions effectuées à cette étape peuvent prévenir les comportements autodestructeurs.**
- Rechercher les troubles **susceptibles d'empêcher la personne de se maitriser** (syndrome cérébral aigu ou chronique ; état de panique ; déséquilibre hormonal, notamment syndrome prémenstruel et psychose postpartum ; confusion due à l'action des médicaments, à l'anesthésie ou aux crises convulsives).
- Étudier les résultats des examens de laboratoire (alcoolémie, glycémie, gaz artériels, électrolytes, fonction rénale, etc.).
- Noter tout signe d'intentions suicidaires ou homicides : perception de sentiments morbides ou anxieux, messages avant-coureurs (« ça ne fait rien », « je serais mieux mort »), sautes d'humeur, prédisposition aux accidents, comportements autodestructeurs, tentatives de suicide, possession d'alcool ou de drogues dans le cas d'un toxicomane reconnu. Consulter le diagnostic infirmier Risque de suicide.
- Relever les antécédents familiaux de comportements suicidaires ou homicides. **Les enfants élevés au sein de familles où la violence est acceptée tendent à recourir à des actes violents comme moyen de résoudre leurs problèmes.**
- Demander directement à la personne si elle songe à traduire ses pensées ou ses sentiments en actions, **afin de déterminer son intention de passer à l'acte**.
- Vérifier si la personne dispose des moyens de se suicider ou de tuer quelqu'un.
- Apprécier les stratégies d'adaptation de la personne. **Si elle est issue d'une famille où la violence est acceptée, elle peut penser qu'il s'agit de la seule solution.**
- Déceler les facteurs de risque et noter les indices de mauvais traitements ou de négligence envers les enfants (blessures fréquentes et inexpliquées, incapacité de se développer, etc.).

PRIORITÉ Nº 2 – Aider la personne à reconnaitre son comportement impulsif et sa tendance à la violence

- Créer une relation thérapeutique avec la personne. Veiller à ce que ce soit toujours les mêmes gens qui s'en occupent. **Cette mesure lui donnera confiance et l'aidera à parler ouvertement de ses sentiments.**
- S'adresser à la personne franchement et directement **afin de ne pas renforcer ses comportements manipulateurs**.
- L'aider à reconnaitre que ses actes de violence peuvent être une réaction à ses sentiments de dépendance, d'impuissance

ou de peur **(il est possible qu'elle craigne ses propres comportements ou qu'elle ait peur d'être incapable de se maitriser)**.

- Pratiquer l'écoute active afin de permettre à la personne d'exprimer ses sentiments. Admettre que ceux-ci sont réels et justifiés.

§ Consulter les diagnostics infirmiers ayant trait à l'estime de soi.

- Amener la personne à comprendre qu'elle banalise sa conduite ou la situation, **ce qui survient fréquemment dans les cas de violence conjugale**.
- Déceler les facteurs (sentiments ou évènements) qui déclenchent les comportements violents.
- Discuter avec la personne des conséquences de ses conduites sur les autres.
- Admettre que la possibilité d'un suicide ou d'un homicide est réelle. Parler avec la personne des conséquences d'un passage à l'acte et des autres options qu'elle peut envisager. **On lui fournit ainsi l'occasion de considérer la réalité de ses choix et les issues possibles.**
- Accepter la colère de la personne sans réagir avec émotivité. Lui permettre d'exprimer sa rage de façon acceptable et lui rappeler que le personnel soignant interviendra si elle se comporte de manière déplacée. **Cette attitude favorise l'acceptation et le sentiment de sécurité.**
- Rechercher avec la personne des solutions plus appropriées (activités motrices, exercices, etc.) **afin de réduire son sentiment d'anxiété et de freiner ses manifestations d'agressivité**.
- La guider dans les mesures qu'elle doit prendre, tout en évitant les directives négatives (ex. : « il ne faut pas »).

PRIORITÉ Nº 3 – Aider la personne à maitriser ses comportements

- Établir des règles avec la personne et lui proposer des mesures visant à assurer sa sécurité et celle des autres.
- Laisser la personne prendre le plus de décisions possible tout en tenant compte des contraintes imposées par son état. **Cette façon de faire favorise son estime de soi et lui donne confiance en sa capacité de changer son comportement.**
- Lui dire la vérité en tout temps, **afin de maintenir un climat de confiance qui renforce la relation thérapeutique et qui prévient les comportements de manipulation**.
- Relever les réussites et les forces actuelles et passées de la personne. Discuter avec elle des stratégies d'adaptation qu'elle a employées auparavant, de leur efficacité et des changements qu'elle peut initier pour améliorer sa situation. **Il est possible qu'elle ne voie pas les aspects positifs de sa vie; toutefois, si elle en prend conscience, elle pourra les utiliser pour amorcer les changements souhaités.**

§ Consulter le diagnostic infirmier Stratégies d'adaptation inefficaces.
- Amener la personne à faire la distinction entre la réalité et les hallucinations ou les idées délirantes.
- Aborder la personne de façon positive, en la considérant comme capable de se maitriser et d'être responsable de ses actes. **Faire preuve de prudence si elle est sous l'influence de l'alcool ou de drogues.**
- Garder ses distances par rapport à la personne si elle ne tolère pas la proximité d'autrui (ex. : état de stress posttraumatique).
- Rester calme ; fixer des limites fermes aux comportements de la personne et à leurs conséquences.
- S'assurer que la personne demeure à la vue du personnel soignant ou de l'aidant naturel.
- Administrer les médicaments prescrits (anxiolytiques, neuroleptiques, etc.), en prenant soin de ne pas provoquer de sédation excessive. **Les expériences violentes vécues en bas âge modifient la chimie du cerveau ; heureusement, on a démontré que ce dernier réagit à la sérotonine et à d'autres neurotransmetteurs, qui jouent un rôle dans la diminution des pulsions agressives.**
- Rechercher les interactions possibles entre les médicaments (anticonvulsivants, antidépresseurs, etc.) ou leurs effets cumulatifs.
- Féliciter la personne pour ses efforts, **afin de l'aider à persévérer**.
- Prendre note de ses fantasmes de mort, le cas échéant (« ils regretteront ce qu'ils ont fait quand je ne serai plus là », « ils seraient bien contents d'être débarrassés de moi », « la mort n'est pas définitive, je reviendrai »).

PRIORITÉ Nº 4 – Aider la personne et ses proches à corriger la situation ou à y faire face

- Adapter les interventions en fonction de l'âge de la personne, de ses relations, de sa personnalité, etc.
- Conserver une attitude calme et impartiale, **afin de ne pas provoquer de réaction de défense**.
- Prendre les mesures dictées par la loi et par le code de déontologie lorsque la personne profère des menaces de mort à l'endroit d'individus.
- Discuter de la situation avec la personne battue et lui fournir des renseignements exacts et précis sur les solutions possibles.
- Amener la victime de violence à comprendre sa colère et sa rancune en lui expliquant que ces sentiments sont normaux dans les circonstances, et qu'elle doit les exprimer sans passer à l'acte.

§ Consulter le diagnostic infirmier Syndrome posttraumatique (les réactions psychologiques de la personne peuvent être analogues dans les deux cas).

- Inventorier les ressources existantes (maison d'hébergement pour femmes battues, services sociaux, etc.).

PRIORITÉ Nº 5 – Prendre les mesures qui s'imposent si la personne devient violente

- Installer la personne dans un lieu calme et sûr; retirer les objets qu'elle pourrait utiliser pour se mutiler ou blesser les autres.
- Rester à bonne distance de la personne; se préparer à la maitriser au besoin.
- Demander du personnel supplémentaire ou appeler les agents de sécurité.
- Aborder la personne de face, en restant hors de sa portée et en adoptant une attitude ferme, les paumes vers le bas.
- Lui dire d'arrêter de se comporter ainsi, **ce qui peut l'amener à se maitriser**.
- La regarder droit dans les yeux, si c'est acceptable dans sa culture.
- Lui parler calmement et fermement.
- Lui transmettre l'impression qu'elle a la situation en main, **afin de lui donner un sentiment de sécurité**.
- Veiller à ce que le personnel et les gens qui se trouvent sur place puissent sortir rapidement, le cas échéant.
- Maitriser la personne en l'isolant ou en utilisant des moyens de contention, selon les besoins, jusqu'à ce qu'elle se calme.
- Lui administrer les médicaments prescrits **pour l'aider à retrouver son calme**.

PRIORITÉ Nº 6 – Donner un enseignement visant le mieux-être de la personne

- Favoriser la participation de la personne à ses soins, dans la mesure du possible, en lui permettant de répondre à ses besoins et de trouver des sources de satisfaction appropriées.
- L'inciter à se montrer sure d'elle plutôt qu'agressive et manipulatrice. **Ainsi, elle pourra s'engager dans des activités sociales satisfaisantes.**
- Discuter avec les proches des raisons expliquant l'agressivité de la personne; leur parler de l'impact que ce type de comportement peut avoir sur leur relation.
- Élaborer des stratégies visant à enseigner aux parents des techniques d'éducation efficaces (cours destinés aux parents, méthodes appropriées pour faire face aux frustrations, etc.). **L'établissement de relations positives aide fortement les enfants à maitriser leurs pulsions.**
- Inventorier les réseaux de soutien existants (famille, amis, représentant religieux, etc.). **Les proches doivent acquérir des habiletés de résolution de problèmes et apprendre à être des modèles positifs.**

- Diriger la personne vers les services appropriés (psychothérapie individuelle ou de groupe, programme de désintoxication, services sociaux, etc.).

§ Consulter les diagnostics infirmiers Exercice du rôle parental perturbé et Syndrome posttraumatique, ainsi que ceux ayant trait aux stratégies d'adaptation familiale.

Information à consigner

Évaluations (initiale et subséquentes)

- Inscrire les données d'évaluation, notamment la nature du problème (ex. : tendances suicidaires ou homicides), les facteurs de risque comportementaux et le degré de maitrise de l'impulsivité.
- Noter comment la personne perçoit la situation et pourquoi elle désire la changer.
- Relever les antécédents familiaux de violence.
- Préciser les ressources auxquelles la personne a accès et l'utilisation qu'elle en fait.

Planification

- Rédiger le plan de soins et inscrire le nom de chacun des intervenants.
- Noter les contrats établis avec la personne au sujet de la violence envers soi ou envers les autres.
- Rédiger le plan d'enseignement.

Application et vérification des résultats

- Préciser les mesures de sécurité adoptées ; signaler les intentions de la personne aux individus visés.
- Noter les réactions de la personne aux interventions et à l'enseignement, ainsi que les mesures qui ont été prises.
- Consigner les objectifs atteints ou les progrès accomplis vers leur réalisation.
- Relever les modifications apportées au plan de soins.

Plan de congé

- Noter les besoins à long terme de la personne et le nom des responsables des mesures à prendre.
- Préciser les ressources auxquelles la personne peut recourir et les demandes de consultation.

EXEMPLES TIRÉS DE LA CRSI (NOC) ET DE LA CISI (NIC)

Violence envers les autres

- RÉSULTAT : Maitrise de l'agressivité
- INTERVENTION : Aide à la maitrise de la colère

Violence envers soi
- RÉSULTAT : Maitrise des pulsions
- INTERVENTION : Entrainement à la maitrise des pulsions

VOLUME LIQUIDIEN

DÉFICIT DE VOLUME LIQUIDIEN [hypertonique ou hypotonique]

[Mode fonctionnel de santé de Gordon : Nutrition et métabolisme]

DÉFINITION ■ Diminution des liquides intravasculaire, interstitiel ou intracellulaire. [Il s'agit d'une déshydratation liée à une modification du taux de sodium sanguin.]

Remarque : NANDA a modifié le diagnostic de déficit de volume liquidien de façon à se limiter à la déshydratation isotonique. Nous avons ajouté la présente catégorie diagnostique pour traiter des besoins liés aux modifications du taux de sodium.

Facteurs favorisants

- [En cas de déshydratation hypertonique : diabète sucré ou insipide non équilibré, coma diabétique hyperosmolaire sans acidocétose, ingestion ou perfusion de liquides hypertoniques, intraveinothérapie, incapacité de réagir au mécanisme de la soif, apport d'eau insuffisant (préparations hyperosmolaires pour l'alimentation entérale), insuffisance rénale]
- [En cas de déshydratation hypotonique : maladie ou malnutrition chroniques, excès de solutions intraveineuses hypotoniques (comme le dextrose à 5 % dans l'eau), insuffisance rénale]

Caractéristiques

- Soif
- Perte de poids
- Faiblesse
- [Augmentation ou diminution de la diurèse ; urine diluée au début]
- Diminution du remplissage veineux ; [hypotension orthostatique]
- Augmentation de la fréquence du pouls ; diminution de son amplitude
- Diminution de la pression différentielle
- Diminution de la turgescence de la peau ; sècheresse de la peau et des muqueuses
- Élévation de la température corporelle
- Changement dans l'état mental [confusion, etc.]

- Augmentation de l'hématocrite; [modification du taux de sodium sérique]

Résultats escomptés (objectifs) et critères d'évaluation

- Le volume liquidien assure le maintien des fonctions organiques: diurèse adéquate, signes vitaux stables, muqueuses humides et bonne turgescence de la peau.
- La personne comprend les facteurs favorisants et le but des interventions connexes.
- La personne adopte des mesures visant la correction du déficit liquidien lorsque son état est chronique.

Interventions

PRIORITÉ Nº 1 – Évaluer les facteurs favorisants

- Noter les problèmes médicaux ou les conditions responsables du déficit liquidien: (1) pertes liquidiennes (diarrhée, vomissements, transpiration excessive), coup de chaleur, acidocétose diabétique, brulures, plaies qui coulent, obstruction gastro-intestinale, déperdition sodique, respiration rapide, ventilation mécanique, drain chirurgical; (2) ingestas insuffisants en raison d'un mal de gorge ou de lésions de la muqueuse buccale, de l'incapacité de la personne à manger ou à boire par elle-même, ou de toute situation où la personne ne prend rien par voie orale (*nil per os* [NPO]); (3) échanges hydriques (ascites, épanchement, brulures, sepsie); (4) facteurs environnementaux (isolement, contention, climatisation défectueuse, exposition à une chaleur extrême).
- Déterminer les effets de l'âge. **Les nourrissons, les jeunes enfants et les personnes incapables de s'exprimer verbalement sont plus susceptibles que les autres de présenter un déficit de volume liquidien en raison de leur difficulté à faire part de leurs besoins. Les personnes âgées reconnaissent moins la sensation de soif que les autres, ce qui les empêche de répondre à leur besoin de s'hydrater.**
- Recueillir des données sur l'état nutritionnel de la personne, notamment sur l'apport actuel, les changements pondéraux, les difficultés à s'alimenter, la prise de suppléments et l'alimentation par sonde. Mesurer le tissu adipeux sous-cutané et calculer l'indice de masse grasse.

PRIORITÉ Nº 2 – Évaluer le degré de déficit liquidien

- Mesurer la température corporelle (souvent élevée), le pouls (qui peut être élevé) et le rythme respiratoire. Noter l'amplitude des pouls périphériques.

- Prendre la pression artérielle (qui peut être basse) en position couchée, assise et debout ; au besoin, procéder au monitorage endovasculaire des paramètres hémodynamiques (pression veineuse centrale, pression artérielle pulmonaire et pression capillaire pulmonaire).
- Noter la présence de signes physiques comme la sècheresse de l'épiderme, la diminution de la turgescence de la peau et l'augmentation du temps de remplissage capillaire.
- Consigner tout changement de l'état de lucidité de la personne, ainsi que toute modification de ses comportements ou de ses capacités fonctionnelles (confusion, chutes, réduction de l'aptitude à effectuer les activités habituelles, léthargie, étourdissements). **Il s'agit là de signes d'une déshydratation suffisante pour entrainer une diminution de l'irrigation cérébrale ou un déséquilibre électrolytique.**
- Noter la quantité d'urine éliminée, sa couleur et sa densité. Mesurer les autres pertes liquidiennes (gastriques, respiratoires ou consécutives à une blessure). **Ces données permettent de déterminer avec plus de précision la thérapie de remplacement liquidien.**
- Vérifier les résultats des examens de laboratoire (hémoglobine ; hématocrite ; électrolytes [sodium, potassium, chlorure, bicarbonate], urée, créatinine, protéines totales et albumine sériques).

PRIORITÉ Nº 3 – Rééquilibrer les pertes liquidiennes afin de contrer les mécanismes physiopathologiques

- Contribuer au traitement des conditions sous-jacentes susceptibles d'entrainer la déshydratation et des déséquilibres électrolytiques.
- Administrer les liquides et les électrolytes prescrits. Le choix des liquides de remplacement dépend : (1) du type de déshydratation (hypertonique ou hypotonique) ; (2) du degré de déficit lié à l'âge, au poids et aux conditions sous-jacentes.
- Estimer les besoins liquidiens pour 24 heures et utiliser les voies d'administration prescrites (orale, intraveineuse, entérale). La réhydratation continue permet de **prévenir les variations excessives du volume liquidien**.
- Noter les préférences de la personne et lui fournir des boissons et des aliments à forte teneur en eau.
- Limiter l'ingestion de boissons contenant de la caféine, puisqu'elles ont un effet diurétique.
- Procurer suffisamment d'éléments nutritifs à la personne par la voie appropriée ; lui donner assez d'eau si elle est soumise à l'alimentation entérale.
- Ajuster ses apports liquidiens de manière à équilibrer les ingestas et les excrétas ; calculer son bilan hydrique sur 24 heures et la peser tous les jours.

PRIORITÉ N° 4 – Assurer le confort et la sécurité de la personne

- Utiliser un nettoyant ou un savon doux au moment du bain et appliquer régulièrement des crèmes hydratantes pour maintenir l'intégrité de la peau.
- Donner fréquemment des soins d'hygiène buccodentaire et des soins oculaires minutieux à la personne **afin de prévenir les lésions dues à la sècheresse des muqueuses**.
- Changer souvent la personne de position **afin de diminuer la pression sur la peau et les tissus fragilisés**.
- Appliquer les mesures de sécurité appropriées lorsque la personne est confuse.
- Administrer les électrolytes prescrits, par voie orale ou intraveineuse.
- Administrer les médicaments visant à traiter la condition sous-jacente au déficit liquidien ou en interrompre l'administration comme indiqué s'ils contribuent à la déshydratation.

PRIORITÉ N° 5 – Favoriser le mieux-être de la personne

- Expliquer à la personne les facteurs contribuant au déficit de volume liquidien, s'il y a lieu. **Le dépistage précoce des facteurs favorisants peut réduire l'incidence et la sévérité des complications associées à l'hypovolémie.**
- Lui montrer comment répondre à ses besoins nutritionnels particuliers.
- Enseigner à la personne et à ses proches comment mesurer les ingestas et les excrétas et comment surveiller l'état liquidien.
- Proposer à la personne des mesures pour corriger les carences, le cas échéant.
- Vérifier les connaissances de la personne sur les médicaments prescrits : action, posologie, interactions et effets secondaires.
- Lui décrire les signes et les symptômes qu'elle doit signaler à un professionnel de la santé (médecin, infirmière praticienne spécialisée).

Information à consigner

Évaluations (initiale et subséquentes)

- Inscrire les données d'évaluation, notamment les facteurs empêchant la personne de maintenir l'équilibre entre les pertes et les apports liquidiens.
- Enregistrer le dosage des ingestas et des excrétas, le bilan hydrique, les changements de poids, la densité urinaire et les signes vitaux.
- Consigner les résultats des examens de laboratoire.

Planification

- Rédiger le plan de soins et inscrire le nom de chacun des intervenants.
- Rédiger le plan d'enseignement.

Application et vérification des résultats

- Noter les réactions de la personne au traitement et à l'enseignement, ainsi que les mesures qui ont été prises.
- Consigner les objectifs atteints ou les progrès accomplis vers leur réalisation.
- Inscrire les modifications apportées au plan de soins.

Plan de congé

- Inscrire les besoins à long terme de la personne et le nom des responsables des mesures à prendre.
- Noter les demandes de consultation.

EXEMPLES TIRÉS DE LA CRSI (NOC) ET DE LA CISI (NIC)

- RÉSULTAT : Équilibre hydrique
- INTERVENTION : Traitement d'un déséquilibre hydroélectrolytique

VOLUME LIQUIDIEN

DÉFICIT DE VOLUME LIQUIDIEN [isotonique]

Taxinomie II : Nutrition – Classe 5 : Hydratation (00027)
[Mode fonctionnel de santé de Gordon : Nutrition et métabolisme]
Diagnostic proposé en 1978 ; révision effectuée en 1996

DÉFINITION ■ Diminution des liquides intravasculaire, interstitiel ou intracellulaire. [Il s'agit d'une perte isotonique d'eau et de sodium.]

Remarque : Ce diagnostic traite de la déshydratation isotonique et non de la déshydratation consécutive à des modifications du taux de sodium. Consulter le diagnostic Déficit de volume liquidien [hypertonique ou hypotonique] pour les soins aux personnes présentant une déshydratation associée à des modifications du taux de sodium.

Facteurs favorisants

- Perte active de liquides [hémorragie, sonde gastrique, diarrhée aigüe ou chronique, plaies ; tumeurs abdominales ; brulures,

fistules, ascite (troisième espace) ; utilisation d'opacifiants radiologiques hyperosmotiques, etc.]
- Dysfonctionnement des mécanismes de régulation [fièvre, lésions des tubules rénaux, etc.]

Caractéristiques

- Soif
- Diminution de la diurèse ; augmentation de la concentration urinaire
- Diminution du remplissage veineux
- Brusque perte de poids (sauf en présence d'un troisième espace)
- Augmentation de la fréquence du pouls et diminution de son amplitude
- Diminution de la pression artérielle et de la pression différentielle
- Élévation de la température corporelle
- Diminution de la turgescence cutanée ou linguale ; sècheresse de la peau et des muqueuses
- Faiblesse
- Changement dans l'état mental
- Augmentation de l'hématocrite

Résultats escomptés (objectifs) et critères d'évaluation

- La personne comprend les facteurs contribuant au déficit de volume liquidien ainsi que le but des interventions thérapeutiques et de la médication prescrite.
- La personne adopte des mesures visant la correction du déficit liquidien.
- Le volume liquidien assure le maintien des fonctions organiques : diurèse adéquate avec densité urinaire normale, signes vitaux stables, muqueuses humides, bonne turgescence de la peau, remplissage capillaire rapide et résorption de l'œdème (de l'ascite, par exemple).

Interventions

PRIORITÉ Nº 1 – Évaluer les facteurs favorisants

- Noter toute maladie et tout facteur susceptibles de créer un déficit liquidien (diarrhée, rectocolite hémorragique, brulures, cirrhose, cancer de l'abdomen, drainage de plaies ou de fistules, appareil d'aspiration, hémorragie, privation d'eau, réduction de l'apport liquidien, vomissements, dialyse, baisse du degré de conscience, effort prolongé, augmentation de la

vitesse du métabolisme associée à la fièvre, climat chaud et humide, augmentation de la consommation de caféine ou d'alcool, surdose de diurétiques).
- Déterminer les effets de l'âge. **Les risques de déficit de volume liquidien sont plus élevés chez la personne âgée à cause de la diminution de l'efficacité des mécanismes de compensation (ex.: les reins retiennent moins bien le sodium et l'eau). Les nourrissons et les enfants ont un pourcentage relativement élevé d'eau corporelle totale, mais ils sont sensibles aux pertes et ne sont pas aptes à maitriser leur apport liquidien.**

PRIORITÉ Nº 2 – Évaluer le degré de déficit liquidien

- Estimer les pertes liquidiennes d'origine traumatique et opératoire et noter les sources possibles de pertes insensibles.
- Mesurer les signes vitaux et consigner les changements suivants: hypotension grave, tachycardie, pouls périphériques non palpables. **Ces modifications sont associées à une perte liquidienne et à l'hypovolémie.**
- Noter les signes physiques de déshydratation et les plaintes de la personne sur ce plan (diminution de la diurèse; urine concentrée, absence de larmes [nourrisson et jeune enfant], muqueuses sèches et collantes, augmentation du temps de remplissage capillaire, diminution de la turgescence cutanée, confusion, somnolence, état léthargique, faiblesse musculaire, vertiges ou étourdissements, céphalées).
- Noter les poids habituel et actuel de la personne.
- Mesurer la circonférence de son abdomen en cas d'ascite. Déceler l'apparition d'œdème périphérique.
- Vérifier les résultats des examens de laboratoire (hémoglobine; hématocrite; électrolytes, protéines totales, albumine, urée et créatinine sériques).

PRIORITÉ Nº 3 – Rééquilibrer les pertes afin de contrer les mécanismes physiopathologiques

- Collaborer au traitement visant à arrêter l'hémorragie (lavage gastrique, administration des médicaments prescrits, préparation à l'intervention chirurgicale, etc.).
- Estimer les besoins liquidiens pour 24 heures et utiliser les voies d'administration prescrites, **afin de prévenir les variations excessives du volume liquidien**.
- Noter les préférences de la personne quant aux liquides et aux aliments à forte teneur en eau.
- S'assurer que les liquides sont à sa portée et l'inciter à boire.
- Administrer les liquides intraveineux, les électrolytes, les produits sanguins ou les succédanés du plasma prescrits.

- Régler la température et l'humidité aux degrés appropriés, surtout si la personne souffre de brulures graves. Augmenter ou réduire la température ambiante en cas de fièvre. Réduire le nombre de draps et de vêtements; donner des bains tièdes à l'éponge. Appliquer les mesures prescrites pour provoquer une hypothermie, **afin d'atténuer la fièvre et de ralentir le métabolisme**.

§ Consulter le diagnostic infirmier Hyperthermie.

- Effectuer le dosage des ingestas et des excrétas avec précision.
- Peser la personne tous les jours, à la même heure et avec les mêmes vêtements.
- Mesurer les signes vitaux (en position couchée, assise et debout). Au besoin, procéder au monitorage endovasculaire des paramètres hémodynamiques (pression veineuse centrale, pression artérielle pulmonaire, pression capillaire pulmonaire).

PRIORITÉ Nº 4 – Assurer le confort et la sécurité de la personne

- Changer souvent sa position **afin de diminuer la pression sur la peau et les tissus fragilisés**.
- Utiliser un nettoyant ou un savon doux au moment du bain et appliquer régulièrement des crèmes hydratantes pour maintenir l'intégrité de la peau.
- Donner des soins d'hygiène buccodentaire et des soins oculaires minutieux à la personne **afin de prévenir les lésions dues à la sècheresse des muqueuses**.
- Changer ses pansements fréquemment et utiliser les dispositifs appropriés pour les plaies qui coulent, **afin de protéger la peau et d'évaluer les pertes de liquides**.
- Mettre des mesures de sécurité en place si la personne est désorientée.
- Administrer les médicaments prescrits **(antiémétiques ou antidiarrhéiques pour réduire les pertes gastriques et intestinales; antipyrétiques pour atténuer la fièvre)**.

§ Consulter le diagnostic infirmier Diarrhée.

PRIORITÉ Nº 5 – Favoriser le mieux-être de la personne

- Expliquer à la personne et à ses proches les facteurs contribuant au déficit de volume liquidien et les mesures qu'ils doivent prendre en vue de prévenir la déshydratation.
- Leur montrer comment mesurer et inscrire les ingestas et les excrétas.
- Recommander à la personne de diminuer sa consommation de caféine et d'alcool afin de réduire la diurèse.
- Passer en revue avec elle les particularités liées à la prise des médicaments prescrits (posologie, interactions, effets secondaires).

- Relever les signes et les symptômes indiquant que la personne a besoin d'une évaluation plus approfondie et d'un suivi.

Information à consigner

Évaluations (initiale et subséquentes)

- Inscrire les données d'évaluation, notamment les facteurs favorisants.
- Enregistrer sur les feuilles prévues à cette fin le dosage des ingestas et des excrétas, le bilan hydrique, les changements de poids, l'œdème, la densité urinaire et les signes vitaux.
- Noter les résultats des épreuves diagnostiques.

Planification

- Rédiger le plan de soins et inscrire le nom de chacun des intervenants.
- Rédiger le plan d'enseignement.

Application et vérification des résultats

- Noter les réactions de la personne aux interventions et à l'enseignement, ainsi que les mesures qui ont été prises.
- Consigner les objectifs atteints ou les progrès accomplis vers leur réalisation.
- Inscrire les modifications apportées au plan de soins.

Plan de congé

- Noter les besoins à long terme de la personne, le plan de rééquilibration du déficit et le nom des responsables des mesures à prendre.
- Consigner les demandes de consultation.

EXEMPLES TIRÉS DE LA CRSI (NOC) ET DE LA CISI (NIC)

- RÉSULTAT : Hydratation
- INTERVENTION : Traitement de l'hypovolémie

VOLUME LIQUIDIEN

RISQUE DE DÉFICIT DE VOLUME LIQUIDIEN

Taxinomie II : Nutrition – Classe 5 : Hydratation (00028)
[Mode fonctionnel de santé de Gordon : Nutrition et métabolisme]
Diagnostic proposé en 1978

DÉFINITION ■ Risque de déshydratation vasculaire, interstitielle ou intracellulaire.

Facteurs de risque

- Extrêmes d'âge ou de poids
- Pertes de liquides par des ouvertures artificielles (sonde à demeure, etc.)
- Manque de connaissances sur le rôle du volume liquidien
- Facteurs agissant sur les besoins en liquides (augmentation du métabolisme de base, etc.)
- Prise de médicaments (diurétiques, etc.)
- Pertes excessives de liquides par les voies naturelles (diarrhée, etc.)
- Anomalies empêchant la personne de se déplacer pour prendre des liquides (immobilisation physique, etc.) ou entravant l'absorption des liquides

Remarque: Pour un diagnostic de risque, il n'y a ni signes ni symptômes (caractéristiques) puisque le problème n'existe pas encore; les interventions infirmières sont plutôt axées sur la prévention.

Résultats escomptés (objectifs) et critères d'évaluation

- La personne connait les facteurs de risque s'appliquant à sa situation et les mesures de prévention appropriées.
- La personne adopte des conduites ou des habitudes visant la prévention du déficit de volume liquidien.

Interventions

PRIORITÉ N° 1 – Évaluer les facteurs de risque

- Noter les conditions susceptibles de causer le déficit: (1) pertes liquidiennes (fièvre, diarrhée, vomissements, transpiration excessive, coup de chaleur, acidocétose diabétique, brulures, plaies qui coulent, occlusion gastro-intestinale, hyponatrémie, respiration saccadée, ventilation mécanique, drain chirurgical); (2) ingestion limitée en raison d'un mal de gorge ou de lésions de la muqueuse buccale, de l'incapacité de la personne à manger et à boire seule ou de toute situation où elle ne prend rien par voie orale (*nil per os* [NPO]); (3) échanges hydriques (ascites, épanchements, brulures, sepsie); (4) facteurs environnementaux (isolement, contention, climatisation déficiente, exposition à une chaleur extrême).
- Noter les effets de l'âge. **Les très jeunes enfants et les personnes âgées sont rapidement affectés par un déficit de volume liquidien et sont moins en mesure d'exprimer leurs besoins sur ce plan. De plus, les personnes âgées ressentent moins la soif que les autres.**

- Évaluer le degré de conscience et l'état mental de la personne.
- Évaluer son état nutritionnel, son régime alimentaire actuel et toute condition l'empêchant de se nourrir par voie orale. Noter les problèmes susceptibles de limiter les ingestas (état mental perturbé, nausées, fièvre, blessures faciales, immobilité, manque de temps alloué à l'alimentation).
- Passer en revue les résultats des examens de laboratoire (hémoglobine; hématocrite; électrolytes, urée et créatinine sériques).

PRIORITÉ Nº 2 – Prévenir l'apparition du déficit

- Faire une évaluation des pertes et des apports liquidiens en tenant compte des pertes insensibles **afin d'assurer l'exactitude du bilan hydrique**.
- Comparer les résultats de la pesée quotidienne de la personne avec ceux des mesures précédentes, **afin de suivre l'évolution de son poids**.
- Noter le degré de turgescence de la peau et des muqueuses.
- Consigner les signes vitaux en étant attentif aux changements (hypotension orthostatique, tachycardie, fièvre).
- Estimer les besoins liquidiens de la personne et établir un horaire de rééquilibration hydrique. Répartir les liquides sur une période de 24 heures.
- Inciter la personne à prendre des liquides par voie orale: lui fournir de l'eau ou d'autres boissons en quantité suffisante, soit jusqu'à 2,5 L en fonction de son âge, de son poids et de son état; lui offrir des boissons entre les repas, tout au long de la journée; les lui présenter sous la forme qui lui convient (tasse, bouteille, paille); lui laisser le temps de manger et de boire correctement au cours des repas; l'encourager à prendre des boissons variées en petites doses fréquentes, en tenant compte de ses préférences quant à leur nature et à leur température (froides, glacées, chaudes); limiter l'absorption de liquides qui ont un effet diurétique (caféine, alcool).
- Lui donner des liquides prescrits, par voie entérale ou parentérale si elle est incapable de boire ou de s'alimenter, si elle ne peut rien prendre par voie orale (NPO) parce qu'elle se prépare à subir des examens ou si son état nécessite un traitement de remplacement liquidien d'urgence.
- Administrer les médicaments prescrits (antiémétiques, antidiarrhéiques, antipyrétiques, etc.).

PRIORITÉ Nº 3 – Favoriser le mieux-être de la personne

- Expliquer à la personne les facteurs de risque, les problèmes possibles et les mesures de prévention (vêtements et literie appropriés pour les jeunes enfants et les personnes âgées

durant les périodes de canicule, utilisation de climatiseurs afin d'offrir un environnement confortable, liquides de substitution et horaire d'ingestion).
- L'inciter à boire davantage lorsqu'elle est physiquement active ou dans les périodes de canicule.
- Revoir avec elle ses traitements médicamenteux **afin de vérifier si elle prend certains médicaments susceptibles de provoquer ou de favoriser la déshydratation**.
- L'encourager à tenir un carnet où elle inscrira son apport liquidien et alimentaire, le nombre et le volume de ses mictions et de ses selles, etc.

§ Consulter les diagnostics infirmiers Déficit de volume liquidien [isotonique] et Déficit de volume liquidien [hypertonique ou hypotonique].

Information à consigner

Évaluations (initiale et subséquentes)

- Inscrire les données d'évaluation, notamment les facteurs agissant sur les besoins en liquide de la personne.
- Consigner le poids de la personne et ses signes vitaux initiaux.
- Noter ses boissons préférées.
- Noter les résultats des examens de laboratoire.

Planification

- Rédiger le plan de soins et inscrire le nom de chacun des intervenants.
- Rédiger le plan d'enseignement.

Application et vérification des résultats

- Noter les réactions de la personne aux interventions et à l'enseignement, ainsi que les mesures qui ont été prises.
- Consigner les objectifs atteints ou les progrès accomplis vers leur réalisation.
- Inscrire les modifications apportées au plan de soins.

Plan de congé

- Inscrire les besoins à long terme de la personne et le nom des responsables des mesures à prendre.
- Noter les demandes de consultation.

EXEMPLES TIRÉS DE LA CRSI (NOC) ET DE LA CISI (NIC)

- RÉSULTAT : Équilibre hydrique
- INTERVENTION : Surveillance de l'équilibre hydrique

VOLUME LIQUIDIEN

EXCÈS DE VOLUME LIQUIDIEN

Taxinomie II: Nutrition – Classe 5: Hydratation (00026)
[Mode fonctionnel de santé de Gordon: Nutrition et métabolisme]
Diagnostic proposé en 1982; révision effectuée en 1996

DÉFINITION ■ Augmentation de la rétention de liquide isotonique.

Facteurs favorisants

- Déficience des mécanismes de régulation [syndrome de sécrétion inappropriée d'hormone antidiurétique (SIADH) ou baisse des protéines plasmatiques (malnutrition, fistules avec écoulement, brulures, défaillance d'un organe)]
- Apport excessif de liquides
- Apport excessif de sodium
- [Traitement médicamenteux (chlorpropamide, tolbutamide, vincristine, carbamazépine, etc.)]

Caractéristiques

- Gain de poids soudain
- Apports supérieurs aux pertes
- Troubles électrolytiques
- Essoufflement [difficulté à respirer]
- Œdème pouvant évoluer vers l'anasarque
- Bruits respiratoires adventices [râles crépitants]; modification du mode de respiration; dyspnée; orthopnée
- Augmentation de la pression veineuse centrale; turgescence des jugulaires; reflux hépatojugulaire
- Présence du troisième bruit du cœur (B_3)
- Congestion pulmonaire (visible à la radiographie thoracique); épanchement pleural; modification de la pression artérielle pulmonaire et de la pression artérielle
- Changement de l'état mental; agitation; anxiété
- Changement de la densité urinaire; oligurie
- Diminution de l'hémoglobine et de l'hématocrite; hyperazotémie

Résultats escomptés (objectifs) et critères d'évaluation

- Le volume liquidien est stabilisé: les ingestas et les excrétas sont équilibrés, les signes vitaux sont dans les limites normales, le poids est stable et il n'y a pas d'œdème.

- La personne comprend la raison des restrictions liquidiennes et alimentaires imposées.
- La personne applique les mesures visant à évaluer l'équilibre hydrique et adopte des comportements propices à la diminution de la rétention d'eau.
- La personne connait les signes nécessitant une consultation médicale.

Interventions

PRIORITÉ Nº 1 – Évaluer les facteurs favorisants

- Reconnaitre les facteurs susceptibles d'engendrer un excès de volume liquidien (insuffisance cardiaque, rénale ou surrénalienne, lésion cérébrale, polydipsie psychogène, stress aigu, intervention chirurgicale ou anesthésie, perfusion trop abondante ou trop rapide de solutés intraveineux, déperdition de protéines sériques).
- Noter la quantité de liquides administrés (fréquence et débit), que ce soit par voie orale, intraveineuse ou respiratoire (humidification des gaz inspirés au cours de la ventilation mécanique).
- Consigner la consommation de sodium (alimentation, médicaments, thérapie intraveineuse, etc.) et de protéines.

PRIORITÉ Nº 2 – Évaluer le degré d'excès de volume liquidien

- Comparer le poids actuel de la personne avec son poids à l'arrivée au centre hospitalier et avec son poids antérieur.
- Prendre note des signes vitaux et procéder au monitorage endovasculaire des paramètres hémodynamiques (pression veineuse centrale, pression artérielle pulmonaire, pression capillaire pulmonaire).
- Ausculter les poumons **pour rechercher la présence de râles crépitants et de congestion**.
- Noter le moment d'apparition de la dyspnée (à l'effort, la nuit, etc.).
- Ausculter le cœur **pour rechercher la présence du troisième bruit (B_3), ou bruit de galop ventriculaire**.
- Noter la turgescence des veines du cou et évaluer le reflux hépatojugulaire.
- Déceler la présence d'œdème palpébral, d'œdème déclive (aux chevilles et aux pieds si la personne peut marcher, se lever et s'assoir ; au sacrum et sur la face postérieure des cuisses si elle est couchée), d'anasarque.
- Mesurer la circonférence de l'abdomen de la personne **pour rechercher des changements indiquant une augmentation de la rétention liquidienne et de l'œdème**.

- Noter les habitudes de miction de la personne et les quantités d'urine éliminées (nycturie, oligurie, etc.).
- Recueillir des données sur son état mental **afin de déceler des changements sur le plan de la personnalité et de l'orientation dans le temps et dans l'espace**.
- Évaluer ses réflexes neuromusculaires afin de détecter des déséquilibres électrolytiques comme l'hypernatrémie.
- Recueillir des données se rapportant à l'alimentation : appétit, gout, nausées, vomissements, etc.
- Examiner la peau et les muqueuses afin de déceler la présence de plaies de pression et d'ulcères.
- Noter la présence de fièvre **(risque accru d'infection)**.
- Passer en revue les résultats des radiographies pulmonaires et des examens de laboratoire (hémoglobine ; hématocrite ; albumine, urée, créatinine, protéines et électrolytes sériques ; densité urinaire ; osmolalité ; excrétion de sodium), **afin d'évaluer le degré de déséquilibre liquidien ou électrolytique et la réaction de la personne aux traitements**.

PRIORITÉ N° 3 – Favoriser la mobilisation ou l'élimination des liquides en excès

- Restreindre l'apport de sodium et de liquides selon l'ordonnance médicale.
- Noter avec précision les ingestas et les excrétas ainsi que l'écart positif ou négatif du bilan hydrique sur une période de 24 heures.
- Répartir les liquides sur une période de 24 heures (voie orale ou intraveineuse) **afin de prévenir les variations excessives du volume liquidien**.
- Peser la personne tous les jours ou selon un horaire régulier. **On dispose ainsi d'un point de comparaison et on peut évaluer l'efficacité du traitement diurétique ; la perte de poids souhaitée dépend de la condition sous-jacente.**
- Administrer les médicaments et les solutions (diurétiques, cardiotoniques, albumine, etc.) selon l'ordonnance, **afin de corriger les problèmes sous-jacents**.
- Surélever les membres œdémateux et changer souvent la position de la personne, **afin de réduire la pression sur les tissus et le risque de lésion cutanée**.
- Installer la personne en demi-position de Fowler si sa respiration est altérée, **afin de permettre une meilleure amplitude des mouvements du diaphragme et d'améliorer ainsi l'effort respiratoire**.
- L'inciter à faire des exercices dès que possible.
- Créer un climat de calme en réduisant les stimulus externes.
- Mettre des mesures de sécurité en place si la personne est désorientée ou affaiblie.

- Collaborer aux interventions thérapeutiques (thoracentèse, dialyse, etc.) au besoin.

■ PRIORITÉ N° 4 – Maintenir l'intégrité de la peau et de la muqueuse buccale

§ Consulter le diagnostic infirmier Atteinte de la muqueuse buccale et ceux se rapportant aux atteintes à l'intégrité de la peau.

■ PRIORITÉ N° 5 – Favoriser le mieux-être de la personne

- Passer en revue les restrictions alimentaires imposées et proposer des succédanés du sel appropriés (jus de citron, fines herbes comme l'origan, etc.).
- Insister auprès de la personne sur l'importance de la réduction de l'apport liquidien. **Il faut tenir compte des « sources cachées » de liquides (aliments à forte teneur en eau).**
- Montrer à la personne et à ses proches comment mesurer les mictions et comment établir un bilan des ingestas et des excrétas.
- Conseiller à la personne de consulter une diététicienne, au besoin.
- Lui proposer des mesures (soins d'hygiène buccodentaire fréquents, gomme à mâcher, bonbons acidulés, baume pour les lèvres, etc.) **afin de réduire la gêne entrainée par la réduction de l'apport liquidien**.
- Revoir avec elle les particularités du traitement médicamenteux (action, effets secondaires) administré pour accroître le volume d'urine et pour maitriser l'hypertension ainsi que l'insuffisance cardiaque ou rénale.
- Insister sur la nécessité de bouger et de changer souvent de position, **afin de prévenir la stase circulatoire et de réduire les risques de lésions tissulaires**.
- Dresser une liste des manifestations à signaler immédiatement au médecin **afin de permettre une évaluation et une intervention au moment opportun**.

Information à consigner

Évaluations (initiale et subséquentes)

- Inscrire les données d'évaluation, notamment les changements dans les signes vitaux, la présence d'œdème et les changements de poids.
- Enregistrer sur les feuilles prévues à cette fin les ingestas et les excrétas, ainsi que le bilan hydrique.

Planification

- Rédiger le plan de soins et inscrire le nom de chacun des intervenants.
- Rédiger le plan d'enseignement.

Application et vérification des résultats

- Noter les réactions de la personne aux interventions et à l'enseignement, ainsi que les mesures qui ont été prises.
- Consigner les objectifs atteints ou les progrès accomplis vers leur réalisation.
- Noter les modifications apportées au plan de soins.

Plan de congé

- Inscrire les besoins à long terme de la personne et le nom des responsables des mesures à prendre.

EXEMPLES TIRÉS DE LA CRSI (NOC) ET DE LA CISI (NIC)

- RÉSULTAT : Équilibre hydrique
- INTERVENTION : Traitement de l'hypervolémie

VOLUME LIQUIDIEN

RISQUE DE DÉSÉQUILIBRE DE VOLUME LIQUIDIEN

Taxinomie II : Nutrition – Classe 5 : Hydratation (00025)
[Mode fonctionnel de santé de Gordon : Nutrition et métabolisme]
Diagnostic proposé en 1978; révision effectuée en 1998

DÉFINITION ■ Risque d'augmentation, de diminution ou de passage rapide d'un compartiment à un autre des liquides intravasculaire, interstitiel ou intracellulaire. Cette situation fait référence à une perte ou à un excès de liquides corporels.

Facteurs de risque

- Chirurgie abdominale ; occlusion intestinale
- Pancréatite ; ascites
- Brulures ; sepsie
- Blessures traumatiques (ex. : fracture de la hanche)
- Aphérèse

Remarque : Pour un diagnostic de risque, il n'y a ni signes ni symptômes (caractéristiques) puisque le problème n'existe pas encore ; les interventions infirmières sont plutôt axées sur la prévention.

Résultats escomptés (objectifs) et critères d'évaluation

- Le volume liquidien assure le maintien des fonctions organiques : les signes vitaux et le poids sont stables, le pouls est palpable et régulier, la turgescence de la peau et la diurèse sont adéquates, les muqueuses sont humides et il n'y a pas d'œdème.

Interventions

PRIORITÉ Nº 1 – Évaluer les facteurs de risque

- Reconnaitre les facteurs qui pourraient contribuer à un déséquilibre liquidien (diabète insipide, coma hyperosmolaire sans acidocétose, occlusion intestinale, insuffisance rénale, cardiaque ou hépatique, sepsie, interventions effractives majeures [chirurgies], recours à l'anesthésie, vomissements et déshydratation préopératoires, présence de plaies qui coulent, utilisation ou abus de certains médicaments [diurétiques, laxatifs ou anticoagulants], administration de solutés intraveineux et type d'appareil utilisé, administration d'une alimentation parentérale totale).
- Considérer l'âge, l'état hydrique et l'état mental de la personne. **Ces données renseignent sur sa vulnérabilité quant au risque de déséquilibre de volume liquidien (l'apport liquidien peut être insuffisant chez une personne confuse ; celle-ci peut aussi avoir tendance à débrancher les appareils ou à modifier le débit des perfusions).**
- Passer en revue les résultats des examens de laboratoire et des radiographies pulmonaires susceptibles d'indiquer un changement dans l'état liquidien ou électrolytique.

PRIORITÉ Nº 2 – Prévenir les variations ou les déséquilibres liquidiens

- Mesurer et noter les ingestas, incluant les liquides ingurgités au moment de la prise des médicaments par voie orale et ceux absorbés au cours de l'administration d'antibiotiques intraveineux.
- Mesurer et noter les excrétas : mesurer le débit urinaire (toutes les heures au besoin) et consigner toute quantité inférieure à 30 mL/h ou à 0,5 mL/kg/h, **ces données pouvant indiquer un déficit du volume liquidien ou encore une insuffisance cardiaque ou rénale** ; observer la couleur des excrétas afin de déceler la présence de sang ; mesurer ou estimer la quantité de selles liquides ; peser les culottes ou les serviettes d'incontinence, s'il y a lieu ; mesurer ou estimer le volume des vomissements et des excrétas provenant d'une plaie ou d'un appareil de drainage gastrique ou thoracique ; évaluer les pertes liquidiennes insensibles et les inclure dans le calcul du remplacement

liquidien ; effectuer le bilan liquidien (ingestas > excrétas ou excrétas > ingestas).
- Peser la personne chaque jour ou comme requis ; noter tout changement de poids, **car c'est un indice du volume liquidien**.
- Mesurer sa pression artérielle et calculer sa pression différentielle. **Celle-ci se maintient ou augmente, puis diminue, avant qu'on note une baisse de la pression artérielle systolique en réponse à une perte de liquide.**
- Prendre les signes vitaux de la personne après un effort. **Un déficit ou un excès liquidien peut se manifester initialement par une augmentation de la pression artérielle, de la fréquence cardiaque et de la fréquence respiratoire.**
- Rechercher les signes cliniques de déshydratation (hypotension, peau et muqueuses sèches, augmentation du temps de remplissage capillaire) ou d'excès liquidien (œdème périphérique ou déclive, bruits respiratoires adventices, turgescence des veines du cou, etc.).
- Noter si la personne présente une léthargie, de l'hypotension, des crampes musculaires. **Ces symptômes pourraient être attribuables à des déséquilibres électrolytiques.**
- Estimer l'apport liquidien de la personne par voie orale ; si possible, lui proposer des boissons qu'elle aime.
- Restreindre les liquides ou le sodium selon l'ordonnance.
- Administrer les liquides intraveineux prescrits à l'aide d'une pompe à perfusion, afin de réguler la perfusion de façon sécuritaire et de prévenir une surcharge liquidienne.
- Fixer les raccords de tubulures longitudinalement avec du ruban adhésif, **afin d'empêcher les débranchements et les pertes de liquides**.
- Administrer les diurétiques, les antiémétiques et les antidiarrhéiques prescrits.
- Collaborer au traitement (dialyse, ultrafiltration, etc.) **afin de corriger la surcharge liquidienne**.

PRIORITÉ N° 3 – Favoriser le mieux-être de la personne

- Expliquer à la personne les facteurs de risque, les problèmes sous-jacents et les mesures à prendre pour prévenir le déficit ou l'excès de volume liquidien ou pour en réduire l'incidence.
- Inciter la personne ou ses proches à mesurer et à noter les ingestas et les excrétas dans un carnet.
- Examiner avec la personne le traitement prescrit ou le mode d'alimentation privilégié (alimentation entérale ou parentérale), **afin de dépister le risque de complication et de l'aider à gérer la situation de façon adéquate**.
- Lui décrire les signes et les symptômes qu'elle doit signaler à un professionnel de la santé (médecin, infirmière praticienne spécialisée).

§ Consulter les diagnostics infirmiers Déficit de volume liquidien [hypertonique ou hypotonique], Déficit de volume liquidien [isotonique], Excès de volume liquidien et Risque de déficit de volume liquidien.

Information à consigner

Évaluations (initiale et subséquentes)

- Inscrire les données d'évaluation, notamment les facteurs qui influent sur les besoins liquidiens de la personne.
- Noter le poids et les signes vitaux.
- Consigner les résultats des examens de laboratoire et des épreuves diagnostiques.
- Noter les boissons préférées de la personne.

Planification

- Rédiger le plan de soins et inscrire le nom de chacun des intervenants.
- Rédiger le plan d'enseignement.

Application et vérification des résultats

- Noter les réactions de la personne aux interventions et à l'enseignement, ainsi que les mesures qui ont été prises.
- Consigner les objectifs atteints ou les progrès accomplis vers leur réalisation.
- Inscrire les modifications apportées au plan de soins.

Plan de congé

- Inscrire les besoins à long terme de la personne et le nom des responsables des mesures à prendre.
- Noter les demandes de consultation.

EXEMPLES TIRÉS DE LA CRSI (NOC) ET DE LA CISI (NIC)

- RÉSULTAT : Équilibre hydrique
- INTERVENTION : Surveillance de l'équilibre hydrique

PROBLÈMES MÉDICAUX, INTERVENTIONS CHIRURGICALES, ÉPREUVES DIAGNOSTIQUES, ÉVÈNEMENTS ET DIAGNOSTICS INFIRMIERS ASSOCIÉS

CHAPITRE 4

Le chapitre 4 présente des exemples de diagnostics infirmiers associés à plus de 430 situations se rapportant à des problèmes médicaux, à des interventions chirurgicales, à des épreuves diagnostiques ou à des évènements de la vie, dans différents domaines de spécialisation. Chaque énoncé comprend le titre du diagnostic et les facteurs favorisants ou les facteurs de risque.

Ce chapitre guide l'infirmière dans l'application de la démarche de soins. Les exemples de diagnostics infirmiers proposés permettent d'enrichir son champ d'hypothèses en fonction d'une situation donnée. Comme la démarche de soins infirmiers est un processus continu et permanent, d'autres diagnostics infirmiers peuvent s'appliquer selon l'évolution de la situation de la personne. Par conséquent, l'infirmière doit continuellement recueillir des données auprès de la personne pour confirmer ou infirmer ses hypothèses diagnostiques. Pour ce faire, elle doit se reporter au chapitre 3, qui comprend les 201 diagnostics infirmiers de NANDA International, et en consulter la définition, les caractéristiques ainsi que les facteurs de risque ou les facteurs favorisants. Cette étape est nécessaire pour déterminer si l'énoncé diagnostique traduit bien la situation de la personne, si la collecte de nouvelles données s'impose ou s'il faut envisager d'autres hypothèses diagnostiques.

Pour faciliter la consultation, les problèmes médicaux, les interventions chirurgicales, les épreuves diagnostiques et les évènements sont présentés par ordre alphabétique. De plus, un ou plusieurs codes leur sont attribués pour indiquer le domaine de spécialisation auquel ils appartiennent; ces codes sont les suivants:

MC: Médecine et chirurgie
Péd: Pédiatrie
Obs: Obstétrique
SC: Santé communautaire et soins à domicile
Psy: Psychiatrie et troubles du comportement
Gyn: Gynécologie

Les problèmes gériatriques ne font pas l'objet d'une catégorie particulière, car ils relèvent de presque tous les domaines de spécialisation.

Abcès cérébral (aigu) **MC**

Douleur aigüe reliée au processus inflammatoire

Hyperthermie reliée au processus inflammatoire, à l'augmentation du métabolisme et à la déshydratation

Confusion aigüe reliée aux changements physiologiques (œdème cérébral, altération de l'irrigation cérébrale, fièvre)

Risque de suffocation ou Risque de traumatisme reliés à l'apparition d'une activité musculaire clonique ou tonique, ou à l'altération de la conscience (crises convulsives)

Abcès cutané ou tissulaire **SC, MC**

Atteinte à l'intégrité de la peau ou Atteinte à l'intégrité des tissus reliées au déficit immunitaire ou au processus infectieux

Risque d'infection [disséminée] relié aux lésions cutanées ou tissulaires, à une affection chronique, à la malnutrition ou au manque de connaissances

Abus (anxiolytiques) **Psy**

Voir Abus (dépresseurs).

Abus (barbituriques) **SC, Psy**

Voir Abus (dépresseurs).

Abus (dépresseurs) **SC, Psy**

Voir aussi Surdose.

Déni non constructif relié au moi insuffisamment développé et faible et aux besoins personnels non satisfaits

Stratégies d'adaptation inefficaces reliées au moi faible

Alimentation déficiente reliée à la consommation abusive d'alcool ou de drogues

Risque d'accident relié au changement des habitudes de sommeil, à la diminution de la concentration ou à la désinhibition

Abus (hallucinogènes) **SC, Psy**

Voir Désintoxication.

Anxiété ou Peur reliées à la crise situationnelle, au changement ou à la perspective d'un changement de l'état de santé, au manque de connaissances sur les effets des drogues ou au manque d'expérience à cet égard

Déficit de soins personnels (préciser) relié au déficit cognitif ou perceptuel, ou aux restrictions imposées par le traitement

Abus (opioïdes) **SC, Psy**

Voir Abus (dépresseurs).

Abus ou sevrage d'alcool **SC, MC, Psy**

Voir Surdose, Delirium tremens, Désintoxication.

Abus (stimulants) **SC**

Voir aussi Intoxication aigüe par le chlorhydrate de cocaïne, Désintoxication.

Alimentation déficiente reliée à l'anorexie, aux ressources financières insuffisantes ou inadéquatement utilisées

Risque d'infection relié aux techniques d'injection, à l'impureté des substances, à un traumatisme localisé, à une lésion de la paroi nasale, à la malnutrition ou au déficit immunitaire

Insomnie reliée à l'altération sensorielle ou au stress psychologique

Anxiété ou Peur reliées au délire paranoïde consécutif à l'utilisation de stimulants

Stratégies d'adaptation inefficaces reliées à la vulnérabilité personnelle, au modèle d'identification négatif ou au réseau de soutien inapproprié

Trouble de la perception sensorielle [préciser] relié à la prise d'une substance chimique exogène et à l'altération de la réception, de la transmission ou de l'intégration sensorielle

Accident vasculaire cérébral (AVC) **MC, SC**

Mobilité physique réduite reliée à l'atteinte neuromusculaire (faiblesse, paresthésie, paralysie flasque, hypotonique ou spastique), au trouble de la perception ou de la cognition

Communication verbale [et écrite] altérée reliée à la diminution de la circulation cérébrale, à l'atteinte neuromusculaire, à la perte du tonus et du contrôle des muscles faciaux et buccaux

Déficit de soins personnels (préciser) relié à l'atteinte neuromusculaire, à la diminution de la force et de l'endurance, à la perte du contrôle ou de la coordination musculaires, à un trouble de la cognition ou de la perception, à la douleur ou à la dépression

Trouble de la déglutition relié à la diminution ou à l'absence du réflexe pharyngé, au relâchement des muscles masticateurs ou à un déficit sensoriel

Négligence de l'hémicorps reliée à l'hémianopsie et à l'hémiplégie gauche consécutive à un AVC dans l'hémisphère droit

Entretien inefficace du domicile relié au problème de santé d'un des membres de la famille, au manque d'argent, au manque d'organisation ou de planification familiale, au manque d'expérience dans l'utilisation des ressources existantes et au dysfonctionnement du réseau de soutien

Diminution situationnelle de l'estime de soi, Image corporelle perturbée ou Exercice inefficace du rôle reliés à l'altération de la santé, à un trouble de la cognition ou de la perception

Accouchement précipité, hors du milieu hospitalier **Obs**

Voir aussi Travail précipité; Travail, première période; Travail, deuxième période.

Risque de déficit de volume liquidien relié aux vomissements, à l'apport hydrique insuffisant ou aux pertes sanguines excessives

Risque d'infection relié à une lésion ou à un traumatisme des tissus et à la rupture des membranes amniotiques

Risque d'accident (chez le fœtus) relié à la descente rapide, aux variations de pression et à la circulation sanguine compromise

Achalasie **MC**

Trouble de la déglutition relié à l'atteinte neuromusculaire

Alimentation déficiente reliée à l'incapacité ou au refus de maintenir un apport nutritionnel répondant aux besoins métaboliques et nutritionnels

Douleur aigüe reliée au spasme du sphincter inférieur de l'œsophage

Anxiété [préciser le degré] ou Peur reliées à la douleur récurrente, à la sensation d'étouffement et à l'altération de l'état de santé

Risque de fausse route (d'aspiration) relié au reflux du contenu œsophagien

Connaissances insuffisantes sur la maladie, le pronostic, les besoins en matière de soins personnels et les exigences du traitement reliées au manque d'expérience quant à la situation

Acidocétose diabétique **MC**

Déficit de volume liquidien [hypertonique] relié aux pertes urinaires hyperosmolaires, aux pertes gastriques ou à un apport liquidien insuffisant

Déséquilibre de la glycémie relié à la pharmacothérapie, à l'incapacité d'équilibrer le diabète, au contrôle insuffisant de la glycémie ou à l'infection

Fatigue reliée à la diminution de l'énergie métabolique, aux modifications biochimiques (manque d'insuline) ou à l'augmentation des besoins énergétiques (augmentation du métabolisme ou infection)

Risque d'infection relié à la glycémie élevée, à la diminution de la fonction leucocytaire, à la stase des liquides biologiques, aux interventions effractives ou à l'altération de la circulation

Acidose métabolique **MC**

Voir Acidocétose diabétique.

Acidose respiratoire **MC**

Voir aussi le problème ou l'affection sous-jacents.

Échanges gazeux perturbés reliés au déséquilibre ventilation-perfusion (diminution de la capacité de fixation de l'oxygène dans le sang, altération de l'apport en oxygène, altération de la membrane alvéolocapillaire)

Acné **SC, Péd**

Atteinte à l'intégrité de la peau reliée aux écoulements et au processus infectieux

Image corporelle perturbée reliée à un changement dans l'apparence

Diminution situationnelle de l'estime de soi reliée à une crise développementale (adolescence) et à des sentiments négatifs vis-à-vis de l'apparence

Acromégalie **SC**

Douleur chronique reliée à l'inflammation des tissus mous, à la dégénérescence articulaire et à la compression d'un nerf périphérique

Image corporelle perturbée reliée à un trouble ou à une affection biophysiques

Dysfonctionnement sexuel relié à la modification de la structure corporelle et à la baisse de la libido

Adénoïdectomie **Péd, MC**

Anxiété [préciser le degré] ou Peur reliées à la séparation d'avec ses proches, au caractère étranger du milieu de soins, à l'appréhension de la souffrance ou à la crainte d'être abandonné

Dégagement inefficace des voies respiratoires relié à la sédation, à l'accumulation de sécrétions ou de sang dans l'arrière-gorge et aux vomissements

Risque de déficit de volume liquidien relié au traumatisme chirurgical dans une zone très vascularisée et à l'hémorragie

Douleur aigüe reliée au traumatisme de l'ororhinopharynx et à la présence de mèches

Adoption d'un enfant ou perte de la garde d'un enfant **Psy**

Risque de deuil problématique relié à la perte réelle d'un enfant, aux attentes à l'égard de l'avenir d'un enfant ou de soi ou à une réaction refoulée relativement à un deuil

Risque de sentiment d'impuissance relié à l'impression d'une absence de choix et à la non-participation au processus de prise de décisions

Agoraphobie **Psy**

Voir aussi Phobie.

Anxiété [panique] reliée à une situation où la personne est en contact avec l'objet de sa peur (endroit public, foule)

Agranulocytose **MC**

Risque d'infection relié à la suppression de la réaction inflammatoire

Atteinte à l'intégrité de la muqueuse buccale reliée à l'infection

Alimentation déficiente reliée à l'incapacité d'ingérer des aliments et des liquides (lésions de la cavité buccale)

AIT (accident ischémique transitoire) **SC**

Anxiété ou Peur reliées à l'altération de l'état de santé, au concept de soi menacé ou à la crise situationnelle

Déni non constructif relié au changement dans l'état de santé nécessitant une modification du mode de vie ou à la peur des conséquences de ce changement (peur d'une perte d'autonomie)

Alcalose respiratoire **MC**

Voir aussi le problème ou l'affection sous-jacents.

Échanges gazeux perturbés reliés au déséquilibre ventilation-perfusion (diminution de la capacité de fixation de l'oxygène dans le sang, apport insuffisant en oxygène, altération de la membrane alvéolocapillaire)

Algodystrophie sympathique **SC**

Douleur aigüe ou chronique reliée à la stimulation nerveuse continue

Irrigation tissulaire périphérique inefficace reliée à la diminution du débit sanguin artériel (vasoconstriction artériolaire)

Trouble de la perception sensorielle (tactile) relié à l'altération de la réception sensorielle (déficit neurologique, douleur)

Exercice inefficace du rôle relié à la crise situationnelle, à l'incapacité chronique et à la douleur invalidante

Stratégies d'adaptation familiale compromises reliées à la désorganisation de la famille, aux changements de rôles temporaires ou à l'invalidité prolongée qui épuise la capacité de soutien de l'aidant naturel

Alimentation entérale **MC, SC**

Alimentation déficiente reliée à la présence de maladies qui entravent l'apport alimentaire ou qui augmentent les besoins métaboliques (cancer et traitements connexes), à l'anorexie, aux interventions chirurgicales, à la dysphagie ou à la diminution du degré de conscience

Risque d'infection relié à l'intervention chirurgicale visant la mise en place de la sonde d'alimentation, à la malnutrition, à la maladie chronique ou à la contamination de la solution de gavage

Risque de fausse route (d'aspiration) relié à la présence de la sonde entérale, à l'administration d'un gavage en bolus et à la pression gastrique accrue

Risque de déficit de volume liquidien relié à des pertes hydriques actives, à la défaillance des mécanismes de régulation qui caractérisent la maladie sous-jacente ou le traumatisme en présence, ou à l'incapacité d'ingérer des liquides

Fatigue reliée à la diminution de l'énergie métabolique, aux demandes énergétiques accrues (augmentation du métabolisme de base, processus de guérison), ou aux effets indésirables de la pharmacothérapie ou de la chimiothérapie

Alimentation parentérale **MC, SC**

Alimentation déficiente reliée à la présence de maladies qui entravent l'apport alimentaire ou qui augmentent les besoins métaboliques (cancer et traitements connexes), à l'anorexie, aux interventions chirurgicales, à la dysphagie ou à la diminution du degré de conscience

Risque d'infection relié à la mise en place d'un cathéter intraveineux, à la malnutrition, à la maladie chronique, à la préparation ou à la manipulation inadéquate de la solution

Risque d'accident [multifactoriel] relié à la présence du cathéter intraveineux (embolie gazeuse, thrombophlébite septique)

Risque de déficit de volume liquidien relié aux pertes hydriques actives ou à la défaillance des mécanismes de régulation qui caractérisent la maladie sous-jacente ou le traumatisme en présence, aux complications du traitement (solutions hyperglycémiques) ou à l'incapacité d'avoir accès à des liquides ou d'en ingérer

Fatigue reliée à la diminution de l'énergie métabolique, aux demandes énergétiques accrues (augmentation du métabolisme de base, processus de guérison) ou aux effets indésirables de la pharmacothérapie ou de la chimiothérapie

Allergies saisonnières **SC**

Voir Rhume des foins.

Alopécie **SC**

Image corporelle perturbée reliée aux effets de la maladie, du traitement ou du vieillissement

Amputation **MC**

Douleur aigüe reliée au traumatisme des tissus ou des nerfs et aux répercussions psychologiques de l'amputation

Mobilité physique réduite reliée à la perte d'un membre (en particulier d'un membre inférieur), à l'altération du sens de l'équilibre et à la douleur

Image corporelle perturbée reliée à la perte d'une partie du corps et aux modifications des capacités fonctionnelles

Amygdalectomie **Péd, MC**

Voir Adénoïdectomie.

Amygdalite **Péd**

Douleur aigüe reliée à l'inflammation des amygdales

Hyperthermie reliée au processus inflammatoire, à l'augmentation du métabolisme de base et à la déshydratation

Connaissances insuffisantes sur les exigences du traitement et le risque de complication reliées à l'interprétation erronée de l'information

Anaphylaxie **MC**

Voir aussi Choc.

Dégagement inefficace des voies respiratoires relié au spasme des voies respiratoires (bronchospasme) et à l'œdème du larynx

Débit cardiaque diminué relié à la diminution de la précharge, à l'augmentation de la perméabilité des capillaires (troisième espace) ou à la vasodilatation

Anémie **SC**

Intolérance à l'activité reliée au déséquilibre entre l'apport et les besoins en oxygène

Alimentation déficiente reliée à l'incapacité d'ingérer ou de digérer les aliments ou d'absorber les nutriments nécessaires à la formation de globules rouges normaux

Connaissances insuffisantes sur la maladie, le pronostic et les exigences du traitement reliées à une mauvaise compréhension des besoins nutritionnels et physiologiques

Anémie à cellules falciformes (drépanocytose) MC, SC, Péd

Échanges gazeux perturbés reliés à la diminution de la capacité de fixation de l'oxygène dans le sang, à la diminution de la durée de vie des globules rouges ou à leur destruction prématurée, à la présence de globules rouges déformés, à la viscosité accrue du sang et à la congestion pulmonaire

Irrigation tissulaire périphérique inefficace reliée à la stase sanguine, à la nature vasoocclusive de la falciformation, à la réaction inflammatoire et aux lésions myocardiques (petits infarctus, dépôts de fer, fibrose)

Douleur aigüe ou Douleur chronique reliées à la falciformation intravasculaire accompagnée d'une stase vasculaire localisée, à l'occlusion, à la nécrose, à la carence en oxygène et en nutriments et à l'accumulation de métabolites nocifs

Connaissances insuffisantes sur la maladie, les facteurs génétiques, le pronostic, les besoins en matière de soins personnels et les exigences du traitement reliées à l'interprétation erronée de l'information ou à la difficulté d'accès aux sources d'information

Mode de vie sédentaire relié à la perte d'intérêt ou de motivation, au manque de ressources, au manque de connaissances sur les besoins particuliers en matière d'activité physique, à la peur des complications ou de l'aggravation de l'état de santé

Retard de la croissance et du développement relié aux effets de la maladie et aux limites imposées par l'état physiologique

Stratégies d'adaptation familiale compromises reliées à la nature chronique de la maladie ou de l'invalidité, à la désorganisation de la famille, à l'existence d'autres crises ou situations qui touchent les proches ou les parents et aux restrictions imposées au mode de vie

Anémie aplastique SC

Voir aussi Anémie.

Mécanismes de protection inefficaces reliés au profil sanguin anormal (leucopénie, thrombopénie) ou à la pharmacothérapie (antinéoplastiques, antibiotiques, AINS [antiinflammatoires non stéroïdiens], anticonvulsivants)

Fatigue reliée à l'anémie ou à la malnutrition

Anévrisme de l'aorte abdominale MC

Irrigation tissulaire périphérique inefficace reliée à l'interruption de l'irrigation artérielle [formation d'une embolie, blocage spontané de l'aorte]

Risque d'infection relié à la turbulence du flot sanguin à travers une lésion artériosclérotique

Douleur aigüe reliée à la distension ou à la rupture vasculaires

Angine de poitrine — MC, SC

Douleur aigüe reliée à la diminution de l'irrigation du myocarde et à l'augmentation du travail cardiaque

Débit cardiaque diminué relié aux changements inotropes (ischémie transitoire ou prolongée du myocarde, effets des médicaments) et à l'altération de la fréquence et du rythme cardiaques

Anxiété [préciser le degré] reliée à la crise situationnelle, à l'altération de l'état de santé, à l'appréhension de la mort et aux pensées négatives

Intolérance à l'activité reliée au déséquilibre entre les besoins et l'apport en oxygène

Connaissances insuffisantes sur la maladie, le pronostic et les exigences du traitement reliées à l'interprétation erronée de l'information ou à un manque d'intérêt

Mode de vie sédentaire relié au manque de connaissances sur les besoins particuliers en matière d'activité physique et à la peur des complications ou d'une aggravation de l'état de santé

Prise en charge inefficace de sa santé reliée à la nécessité de suivre un traitement prolongé ou d'apporter des changements importants dans le mode de vie, à des agents de stress multiples, à l'atteinte du concept de soi ou à la diminution du pouvoir d'agir et de décider

Anorexie mentale — MC, Psy

Alimentation déficiente reliée à l'incapacité psychologique de maintenir un apport nutritionnel suffisant, au surcroit d'activité et à la consommation excessive de laxatifs

Risque de déficit de volume liquidien relié à l'apport insuffisant d'aliments et de liquides, à l'habitude de se faire vomir, à l'utilisation chronique ou abusive de laxatifs ou de diurétiques

Image corporelle perturbée ou Diminution chronique de l'estime de soi reliées à la peur morbide de l'obésité, à la perception négative de son corps, au sentiment de ne pas avoir d'emprise sur certains aspects de sa vie, au besoin insatisfait de dépendance envers autrui, à la vulnérabilité ou au dysfonctionnement familial

Exercice du rôle parental perturbé relié au manque de cohésion de la famille, à la crise situationnelle ou existentielle, ou aux antécédents de stratégies d'adaptation inefficaces

Appendicite — MC

Douleur aigüe reliée à la distension des tissus consécutive à l'inflammation

Risque de déficit de volume liquidien relié aux vomissements, à l'anorexie et à l'augmentation du métabolisme

Risque d'infection relié au passage d'agents pathogènes dans la cavité péritonéale

Arriération mentale — SC

Voir aussi Syndrome de Down.

Communication verbale altérée reliée au retard de développement et aux déficits cognitif et moteur

Déficit de soins personnels (préciser) relié aux déficits cognitif et moteur

Risque d'alimentation excessive relié au ralentissement du métabolisme combiné à un développement cognitif insuffisant, à de mauvaises habitudes alimentaires et à un mode de vie sédentaire

Interactions sociales perturbées reliées à une altération des opérations de la pensée, aux obstacles à la communication, au manque de connaissances sur la façon d'engendrer une bonne réciprocité ou à l'inaptitude à le faire

Stratégies d'adaptation familiale compromises reliées à une longue maladie ou à l'aggravation de l'invalidité épuisant la capacité de soutien des proches, à la crise de situation ou de croissance à laquelle les proches doivent faire face et aux attentes irréalistes des proches

Entretien inefficace du domicile relié au dysfonctionnement cognitif, au manque d'argent, au manque d'organisation ou de planification familiales, au manque de connaissances ou au réseau de soutien inadéquat

Dysfonctionnement sexuel relié à l'altération biopsychosociale de la sexualité, à l'absence de modèles ou à des modèles inadéquats, au manque d'information ou de connaissances et à la difficulté de maitriser son comportement

Artériopathie oblitérante périphérique SC

Irrigation tissulaire périphérique inefficace reliée à la diminution de l'irrigation artérielle

Difficulté à la marche reliée aux problèmes circulatoires et à la douleur à l'effort

Atteinte à l'intégrité des tissus ou de la peau reliée à la perturbation de la circulation ou des sensations

Arthrite septique SC

Douleur aigüe reliée à l'inflammation articulaire

Mobilité physique réduite reliée à la raideur articulaire, à la douleur et à la réticence à bouger

Déficit de soins personnels (préciser) relié aux troubles musculosquelettiques, à la douleur, à la diminution de la force ou à l'altération de la coordination

Risque d'infection relié au processus infectieux, aux problèmes de santé chroniques et aux interventions effractives

Arthroplastie MC

Risque d'infection relié à l'atteinte à l'intégrité des défenses primaires de l'organisme (incision chirurgicale), à la stase des liquides biologiques dans la région opérée ou à la suppression de la réaction inflammatoire

Risque d'hémorragie relié à l'intervention chirurgicale et aux complications vasculaires

Mobilité physique réduite reliée à la diminution de la force, à la douleur et aux troubles musculosquelettiques

Douleur aigüe reliée au traumatisme tissulaire et à l'œdème localisé

Arthroscopie du genou **MC**

Connaissances insuffisantes sur l'intervention chirurgicale, ses résultats et les besoins en matière de soins personnels reliées au manque d'expérience dans l'utilisation des ressources existantes ou à l'interprétation erronée de l'information

Difficulté à la marche reliée à la raideur articulaire, à la douleur, à la restriction des mouvements imposée par le traitement médical, à l'utilisation d'aides techniques pour se déplacer

Arthrose (arthropathie chronique dégénérative) **SC**

Voir Polyarthrite rhumatoïde.

Arythmies cardiaques **MC, SC**

Voir Dysrythmies cardiaques.

Asthme **MC, SC**

Voir aussi Emphysème.

Dégagement inefficace des voies respiratoires relié à l'augmentation des sécrétions bronchiques, au bronchospasme, au manque d'énergie et à la fatigue

Échanges gazeux perturbés reliés à l'altération de l'apport en oxygène et à la rétention d'air à l'expiration

Anxiété [préciser le degré] reliée à la perception d'un risque de mort

Intolérance à l'activité reliée au déséquilibre entre l'apport et les besoins en oxygène

Risque de contamination relié à la présence de polluants atmosphériques et de contaminants dans la maison (par exemple, tabagisme ou fumée secondaire)

Autisme **Psy, Péd**

Interactions sociales perturbées reliées à la réaction anormale aux stimulus sensoriels, au manque de stimulation sensorielle, au dysfonctionnement cérébral organique, à l'absence de liens d'attachement et de confiance, à l'incapacité de saisir adéquatement le code social et de réagir en conséquence ou à la perturbation du concept de soi

Communication verbale altérée reliée à l'incapacité de faire confiance aux autres, au repli sur soi, au dysfonctionnement cérébral organique, à l'interprétation erronée des stimulus sensoriels, à la réaction anormale aux stimulus sensoriels ou au manque de stimulation sensorielle

Risque d'automutilation relié à un dysfonctionnement cérébral organique, à l'incapacité de faire confiance aux autres, à la perturbation du concept de soi, à l'insuffisance de stimulations sensorielles ou à des réactions anormales aux stimulus sensoriels (surcharge sensorielle)

Identité personnelle perturbée reliée au dysfonctionnement cérébral organique, à l'absence de liens de confiance, à une carence maternelle ou à une fixation au stade présymbiotique

Stratégies d'adaptation familiale compromises ou invalidantes reliées à l'incapacité des membres de la famille d'exprimer leurs sentiments, à des sentiments démesurés de culpabilité, de colère ou de blâme relativement à l'état de l'enfant, à des relations familiales ambivalentes ou discordantes, ou à une longue maladie épuisant la capacité de soutien des membres de la famille

AVC **MC, SC**

Voir Accident vasculaire cérébral.

Avortement spontané **Obs**

Risque d'hémorragie relié à un profil sanguin anormal (diminution des concentrations d'hémoglobine [Hb], modification des facteurs de coagulation)

Risque de détresse spirituelle relié au besoin d'adhérer à des valeurs ou à des pratiques religieuses et à des reproches envers soi ou envers Dieu pour ce qui arrive

Connaissances insuffisantes sur la cause de l'avortement, les soins personnels, la contraception et les grossesses futures reliées au manque de soutien ou à la nouveauté des changements qui se sont produits dans son corps ou dans ses besoins en matière de soins

Deuil relié à la perte du fœtus

Habitudes sexuelles perturbées reliées à la crainte de tomber enceinte ou de perdre encore le fœtus, à la perturbation des rapports avec le partenaire ou au doute quant à sa féminité

Avortement volontaire **Obs**

Conflit décisionnel relié aux valeurs et aux croyances personnelles confuses, à un manque d'expérience, à la perturbation du processus décisionnel, à de l'information provenant de sources divergentes ou à un réseau de soutien inadéquat

Connaissances insuffisantes sur la reproduction, la contraception, les soins personnels et le facteur Rh reliées à l'interprétation erronée de l'information

Risque de détresse spirituelle ou de détresse morale relié à la perception des répercussions morales et éthiques du traitement ou aux contraintes de temps relatives à la prise de décision

Anxiété [préciser le degré] reliée à la crise situationnelle ou développementale, aux attentes insatisfaites ou à un conflit inconscient à propos des valeurs et des croyances essentielles

Douleur aigüe ou Bienêtre altéré reliés aux effets secondaires de l'intervention ou des médicaments

Risque d'accident (chez la mère) relié à l'intervention et aux effets secondaires de l'anesthésie ou des médicaments

Botulisme **MC, SC**

Déficit de volume liquidien [isotonique] relié aux pertes actives (vomissements, diarrhée), à la diminution de l'apport hydrique (nausées) et à la dysphagie

Mobilité physique réduite reliée aux troubles neuromusculaires

Anxiété [préciser le degré] ou Peur reliées à l'imminence de la mort

Respiration spontanée altérée reliée à l'atteinte neuromusculaire et à la présence d'un processus infectieux

Contamination reliée au non-respect des mesures appropriées d'entreposage et de préparation des aliments

Boulimie **Psy, MC**

Voir aussi Anorexie mentale.

Dentition altérée reliée aux habitudes alimentaires inadéquates, à une mauvaise hygiène buccale et aux vomissements chroniques

Atteinte de la muqueuse buccale reliée à la malnutrition ou à la carence en vitamines, à une mauvaise hygiène buccale et aux vomissements chroniques

Risque de déficit de volume liquidien ou Risque d'hémorragie reliés aux vomissements volontaires réguliers, à la prise chronique ou excessive de laxatifs ou de diurétiques et à l'ulcération de la muqueuse du cardia (syndrome de Mallory-Weiss)

Connaissances insuffisantes sur la maladie, le pronostic, les complications et le traitement reliées à l'oubli, au manque d'expérience dans l'utilisation des sources d'information et à des stratégies d'adaptation inefficaces

Bronchite **SC**

Dégagement inefficace des voies respiratoires relié à l'accumulation et à l'épaississement des sécrétions

Intolérance à l'activité [préciser le degré] reliée au déséquilibre entre l'apport et les besoins en oxygène, à la faiblesse généralisée et à l'épuisement (perturbation des habitudes de sommeil à cause de la toux, des malaises ou de la dyspnée)

Douleur aigüe reliée à l'inflammation du parenchyme pulmonaire, à la toux persistante, aux effets des toxines et de la fièvre

Bronchopneumonie **MC, SC**

Voir aussi Bronchite.

Dégagement inefficace des voies respiratoires relié à l'inflammation trachéobronchique, à la formation d'un œdème, à l'accumulation des sécrétions, à la douleur pleurétique, au manque d'énergie et à la fatigue

Échanges gazeux perturbés reliés à la modification de la membrane alvéolocapillaire (effets inflammatoires, déséquilibre ventilation-perfusion), à l'accumulation de secrétions entravant l'échange d'oxygène au niveau de la membrane alvéolaire, à l'hypoventilation, à l'altération de la libération d'oxygène au niveau cellulaire (fièvre, glissement de la courbe de dissociation de l'oxyhémoglobine)

Risque d'infection relié à la détérioration de l'action ciliaire, à l'accumulation de sécrétions, à la préexistence d'une infection, à l'immunosuppression et à la malnutrition

Brulure (selon la nature, le degré et la gravité) **MC, Péd, SC**

Risque de déficit de volume liquidien relié aux pertes de liquides par les plaies, à l'atteinte capillaire, à l'évaporation, à l'augmentation du métabolisme de base, à l'apport liquidien insuffisant et aux pertes hémorragiques

Dégagement inefficace des voies respiratoires relié à l'obstruction trachéobronchique (œdème de la muqueuse et altération de l'action ciliaire [consécutifs à l'inhalation de fumée]), à des brulures du troisième degré au cou, au thorax et à la poitrine avec compression des voies respiratoires ou diminution de l'ampliation thoracique, au traumatisme (lésion directe des voies respiratoires supérieures par des flammes, de la vapeur, une substance chimique ou des gaz), à la migration des liquides organiques, à l'œdème pulmonaire et à la diminution de la compliance pulmonaire

Risque d'infection relié à la destruction de la barrière dermique, à la présence de tissus nécrosés ou lésés, à la baisse du taux d'hémoglobine, à la suppression de la réaction inflammatoire et aux interventions effractives

Douleur aigüe ou Douleur chronique reliées à la destruction de la peau, des tissus et des nerfs, à la formation de l'œdème et aux soins des lésions

Alimentation déficiente reliée à l'augmentation du métabolisme de base de 50 à 60 % par rapport à la normale (proportionnellement à la gravité des lésions), au catabolisme des protéines, à l'anorexie et à l'apport insuffisant d'aliments

Syndrome posttraumatique relié à la situation qui menace la survie

Mécanismes de protection inefficaces reliés aux extrêmes d'âge, à une mauvaise alimentation, à l'anémie et à l'atteinte du système immunitaire

Activités de loisirs insuffisantes reliées au séjour prolongé en centre hospitalier, à des traitements longs et fréquents et à des restrictions physiques

Retard de la croissance et du développement relié aux effets de l'invalidité physique, à la séparation d'avec les proches, au milieu peu stimulant

Bursite **SC**

Douleur aigüe ou Douleur chronique reliées à l'inflammation de l'articulation atteinte

Mobilité physique réduite reliée à l'inflammation ou à l'œdème dans la région atteinte et à la douleur

Calculs biliaires **MC, SC**

Voir Cholélithiase.

Calculs rénaux **MC, SC**

Voir Lithiase urinaire.

Cancer **MC, Psy, Ped**

Voir aussi Chimiothérapie.

Peur ou Angoisse face à la mort reliées à la crise situationnelle, au changement ou au risque de changement dans la situation socioéconomique, dans le rôle, dans les modes d'interaction ou dans l'état de santé, à l'appréhension de la mort, à la séparation d'avec la famille, à la contagion de l'anxiété ou de la peur

Deuil relié à la perte appréhendée du bienêtre physique (perte d'une partie du corps ou d'une fonction), aux changements dans les habitudes de vie et à la crainte de mourir

Douleur aigüe ou Douleur chronique reliées à un processus morbide (compression des tissus nerveux, inflammation, etc.) et aux effets secondaires du traitement

Fatigue reliée à la diminution d'énergie métabolique, à l'accroissement des besoins énergétiques (augmentation du métabolisme de base), au fardeau psychologique ou émotionnel accablant, à l'altération biochimique (effets secondaires des médicaments, de la chimiothérapie, de la radiothérapie ou de la biothérapie)

Entretien inefficace du domicile relié à l'affaiblissement, au manque de ressources ou au dysfonctionnement du réseau de soutien

Dynamique familiale perturbée reliée aux périodes de transition ou aux crises situationnelles, à la maladie prolongée, aux changements dans l'exercice du rôle, aux problèmes financiers ou au passage d'un stade de développement à un autre (perte appréhendée d'un membre de la famille)

Motivation d'une famille à améliorer ses stratégies d'adaptation

Cancer des os — MC, SC

Voir aussi Myélome multiple, Amputation.

Douleur aigüe reliée à la destruction osseuse et à la compression des tissus nerveux

Risque de traumatisme relié à la fragilité osseuse accrue, à la faiblesse généralisée ou aux troubles de l'équilibre

Cancer du sein — MC, SC

Voir aussi Cancer.

Anxiété [préciser le degré] reliée au changement dans l'état de santé, à l'appréhension de la mort, au stress et à la contagion de l'anxiété

Connaissances insuffisantes sur le diagnostic, le pronostic et les choix de traitement reliées au manque d'expérience dans l'utilisation des sources d'information, à l'interprétation erronée de l'information, ou à l'anxiété

Image corporelle perturbée reliée à la signification de la perte quant à la féminité et à la sexualité

Dysfonctionnement sexuel relié au changement dans l'état de santé, aux traitements médicaux et à l'inquiétude concernant la relation avec le conjoint

Candidose — SC

Voir aussi Candidose buccale.

Atteinte à l'intégrité de la peau ou des tissus reliée aux lésions infectieuses

Douleur aigüe ou Bienêtre altéré reliés à l'exposition de la peau ou des muqueuses irritées aux excréments (urine, selles)

Dysfonctionnement sexuel relié à la présence d'un processus infectieux ou d'un malaise vaginal

Candidose buccale — SC

Atteinte de la muqueuse buccale reliée à la présence d'une infection

Cardiochirurgie — MC, Péd

[Risque de diminution du débit cardiaque] relié à la diminution de la contractilité du myocarde à cause de certains facteurs temporaires (intervention chirurgicale intéressant la paroi ventriculaire, infarctus récent du myocarde, réaction à certains médicaments ou interactions médicamenteuses), à la diminution de la précharge (hypovolémie) et de la postcharge (résistance vasculaire systémique), à la modification de la fréquence ou du rythme cardiaques (arythmies)

Risque d'hémorragie ou Risque de déficit de volume liquidien [isotonique] reliés aux pertes sanguines sans rééquilibration adéquate durant l'opération, à l'hémorragie due à l'usage de l'héparine, à la fibrinolyse, à la destruction de plaquettes et aux effets de déplétion du traitement diurétique pendant ou après l'opération

Échanges gazeux perturbés reliés à l'altération de la membrane alvéolo-capillaire (atélectasie), au mauvais fonctionnement ou au retrait prématuré des drains thoraciques ou à la diminution de la capacité de fixation de l'oxygène dans le sang

Douleur aigüe [ou malaises] reliés à l'inflammation ou au traumatisme des tissus, à la formation d'un œdème, au traumatisme d'un nerf pendant l'opération ou à l'ischémie du myocarde

Atteinte à l'intégrité de la peau Atteinte à l'intégrité des tissus reliées au traumatisme mécanique (incision chirurgicale, orifice de ponction) et à l'œdème

Cataracte **SC**

Trouble de la perception sensorielle (visuelle) relié à l'altération de la réception sensorielle, à la déficience de l'organe de la vue et aux restrictions thérapeutiques (intervention chirurgicale, port d'un pansement occlusif)

Risque de traumatisme relié à une vision affaiblie et à l'altération de la coordination main-œil

Anxiété [préciser le degré] ou Peur reliées à l'altération de l'acuité visuelle et à la crainte de perdre la vue et son autonomie

Connaissances insuffisantes sur la façon de s'adapter à une altération des capacités, sur les différents traitements possibles et sur les changements à apporter dans le mode de vie reliées au manque d'expérience par rapport à la situation, à l'interprétation erronée de l'information ou au déficit cognitif

Cathétérisme cardiaque **MC**

Anxiété [préciser le degré] ou Peur reliées au changement dans l'état de santé, à la menace de changement et au stress

Débit cardiaque diminué relié à la modification de la fréquence ou du rythme cardiaques (réponse vasovagale, arythmies ventriculaires) ou à la diminution de la contractilité du myocarde (ischémie)

Cellulite **SC, MC**

Risque d'infection [abcès, bactériémie] relié à la rupture de l'épiderme, à la présence d'agents pathogènes ou aux connaissances insuffisantes pour éviter l'exposition à des agents pathogènes

Douleur aigüe ou Bienêtre altéré reliés à l'inflammation et aux toxines circulantes

Atteinte à l'intégrité des tissus reliée à l'inflammation et à l'envahissement des tissus par les bactéries ou à l'altération de la circulation

Césarienne **Obs**

Voir aussi Césarienne (postpartum) et Césarienne d'urgence.

Connaissances insuffisantes sur les mesures à prendre pour éviter les complications postopératoires reliées au manque d'information ou à l'interprétation erronée de l'information

Risque de déficit de volume liquidien ou Risque d'hémorragie reliés aux saignements et aux autres complications de la grossesse

Risque de perturbation de l'attachement relié à la séparation d'avec la mère, à la maladie de la mère ou de l'enfant et au manque d'intimité

Césarienne (postpartum) **Obs**

Voir aussi Postpartum.

Risque de perturbation de l'attachement relié à la période de transition, à l'ajout d'un membre à la famille ou à une crise situationnelle (intervention chirurgicale ou complications physiques interférant avec le premier contact ou l'interaction, autocritique négative)

Douleur aigüe ou Bienêtre altéré reliés au traumatisme chirurgical, aux effets de l'anesthésie, aux changements hormonaux et à la distension de la vessie ou de l'abdomen

Risque de diminution situationnelle de l'estime de soi relié à l'impression que l'évènement est un échec, à la période de transition, à l'impression d'avoir perdu la maitrise de l'accouchement

Risque d'accident relié aux facteurs biochimiques ou aux facteurs de régulation (hypotension orthostatique, hypertension induite par la grossesse, éclampsie), aux effets de l'anesthésie, au profil sanguin anormal (anémie ou perte sanguine excessive, sensibilité à la rubéole, incompatibilité due au facteur Rh)

Risque d'infection relié au traumatisme tissulaire, à la baisse du taux d'hémoglobine, aux interventions effractives, à la rupture prolongée des membranes amniotiques ou à la malnutrition

Césarienne d'urgence **Obs**

Anxiété [préciser le degré] reliée aux risques, réels ou non, que courent la mère ou le fœtus, à l'atteinte à l'estime de soi, aux attentes ou aux besoins insatisfaits et à la contagion de l'anxiété

Sentiment d'impuissance relié au traitement d'urgence

Échanges gazeux perturbés (chez le fœtus) reliés à l'altération de l'irrigation sanguine vers le placenta ou par le cordon ombilical

Risque d'infection relié à la rupture des membranes amniotiques, au traumatisme chirurgical et à la baisse du taux d'hémoglobine

Chimiothérapie **MC, SC**

Voir aussi Cancer.

Risque de déficit de volume liquidien relié aux pertes gastro-intestinales (vomissements, diarrhée), aux pertes de liquide par des ouvertures artificielles (sondes à demeure, drainage des plaies, etc.) ou anormales (fistules, etc.), à un apport liquidien insuffisant (stomatite ou anorexie) ou à l'augmentation du métabolisme

Alimentation déficiente reliée à l'incapacité d'ingérer suffisamment de matières nutritives (nausées, stomatite, irritation gastrique, altération du gout ou fatigue), à l'augmentation du métabolisme et aux douleurs récalcitrantes

Atteinte de la muqueuse buccale reliée aux effets secondaires des médicaments, à la déshydratation ou la malnutrition

Image corporelle perturbée reliée aux altérations morphologiques ou anatomiques, à la perte de cheveux ou de poids

Mécanismes de protection inefficaces reliés à une mauvaise alimentation, au traitement médicamenteux, au profil sanguin anormal, à la maladie (cancer)

Motivation à accroitre son espoir

Choc **MC**

Voir aussi Choc cardiogénique, Choc hypovolémique ou hémorragique.

Irrigation tissulaire périphérique inefficace reliée à l'altération du volume circulant ou du tonus vasculaire

Anxiété [préciser le degré] reliée au changement ou au risque de changement dans l'état de santé

Choc cardiogénique **MC**

Voir aussi Choc.

Débit cardiaque diminué relié à la diminution de la contractilité du myocarde et aux dysrythmies

Échanges gazeux perturbés reliés au déséquilibre ventilation-perfusion ou à l'altération de la membrane alvéolocapillaire

Choc hypovolémique ou hémorragique **MC**

Voir aussi Choc.

Déficit de volume liquidien [isotonique] relié aux pertes excessives, à l'apport liquidien insuffisant ou au remplacement liquidien inadéquat

Choc insulinique **MC, SC**

Voir Hypoglycémie.

Choc septique **MC**

Voir Septicémie.

Cholécystectomie **MC**

Douleur aigüe reliée à la rupture des couches tissulaires ou cutanées suivie d'une fermeture mécanique (suture, agrafe) et aux interventions effractives (notamment la pose d'une sonde nasogastrique)

Mode de respiration inefficace relié à la douleur, au manque d'énergie et à la fatigue

Risque de déficit de volume liquidien ou Risque d'hémorragie reliés aux pertes liquidiennes à la suite des vomissements ou de l'aspiration nasogastrique, à la restriction de l'apport liquidien pour des raisons médicales ou à l'altération de la coagulation

Cholélithiase **SC**

Douleur aigüe reliée au spasme ou à l'obstruction du cholédoque, à l'inflammation, à l'ischémie ou à la nécrose des tissus

Alimentation déficiente reliée aux restrictions diététiques pour des raisons médicales ou auto-imposées, aux nausées et aux vomissements, à la dyspepsie, à la douleur, à l'altération de la digestion des graisses (obstruction à l'écoulement de la bile)

Connaissances insuffisantes sur la physiopathologie, les traitements possibles et les besoins en matière de soins personnels reliées à l'interprétation erronée de l'information

Circoncision **Péd**

Connaissances insuffisantes sur l'intervention chirurgicale reliées au manque d'expérience dans l'utilisation des sources d'information ou à l'interprétation erronée de l'information

Douleur aigüe reliée au traumatisme ou à l'œdème des tissus mous

Élimination urinaire altérée reliée à la lésion ou à l'inflammation des tissus, ou à la formation d'une fistule urétrale

Risque d'hémorragie relié à la baisse des facteurs de coagulation immédiatement après la naissance, à un trouble non diagnostiqué de la coagulation ou à des saignements anormaux

Risque d'infection relié à l'immaturité du système immunitaire et au traumatisme des tissus

Cirrhose **MC**

Voir aussi Désintoxication, Hépatite virale aigüe.

Risque d'altération de la fonction hépatique relié à l'infection virale, à l'alcoolisme ou à la malnutrition

Alimentation déficiente reliée à l'incapacité d'ingérer des aliments ou d'absorber des matières nutritives (anorexie, nausées, indigestion), aux perturbations intestinales et à l'altération du stockage des vitamines

Excès de volume liquidien relié à l'altération des mécanismes de régulation (syndrome de sécrétion inadéquate d'hormone antidiurétique, carence en protéines plasmatiques, malnutrition, etc.) et à l'apport excessif en liquides ou en sodium

Risque d'atteinte à l'intégrité de la peau relié à l'altération de la circulation ou du métabolisme, à la présence d'œdème ou d'ascite et au prurit (accumulation de sels biliaires dans la peau)

Risque d'hémorragie relié à l'altération des facteurs de coagulation (diminution de la production de prothrombine, de fibrinogène et de facteurs VIII, IX et X), à la malabsorption de la vitamine K, à l'hypertension portale ou à la présence de varices œsophagiennes

Risque de confusion aigüe relié à l'abus d'alcool, à l'augmentation du taux sérique d'ammoniac et à l'incapacité du foie de détoxifier certaines enzymes ou certains médicaments

Diminution situationnelle de l'estime de soi ou Image corporelle perturbée reliées aux changements biophysiques, à l'altération de l'apparence, au pronostic incertain, aux changements dans les fonctions relatives au rôle, aux comportements autodestructeurs (dans les cas où la maladie est causée par l'alcool)

Mécanismes de protection inefficaces reliés à l'altération des facteurs de coagulation (profil sanguin anormal), à l'hypertension portale ou à la présence de varices œsophagiennes

Coagulation intravasculaire disséminée **MC**

Risque de déficit de volume liquidien relié à l'insuffisance des mécanismes de régulation (processus de coagulation) ou aux pertes actives (hémorragie)

Irrigation tissulaire périphérique inefficace reliée à l'altération de l'irrigation artérielle ou veineuse (présence de microcaillots dans le système circulatoire, hypovolémie)

Anxiété [préciser le degré] ou Peur reliées au changement soudain dans l'état de santé, à la gravité du problème et à la contagion interpersonnelle de l'anxiété

Échanges gazeux perturbés reliés à la diminution de la capacité de fixation de l'oxygène dans le sang, à l'apparition d'acidose, au dépôt de fibrine dans la microcirculation et à l'atteinte ischémique du parenchyme pulmonaire

Douleur aigüe reliée aux saignements dans les articulations ou les muscles, à la formation d'un hématome, à l'ischémie tissulaire accompagnée de cyanose dans les extrémités et à la gangrène en foyer

Colostomie (anus artificiel) **MC, SC**

Risque d'atteinte à l'intégrité de la peau relié à l'irritation chimique causée par le contenu caustique de l'intestin, aux écoulements provenant de la stomie, à la réaction au matériel ou aux produits utilisés, à l'irritation de la peau au moment du retrait des adhésifs et au mauvais ajustement du dispositif

Diarrhée ou Constipation reliées à l'interruption ou à l'altération de la fonction intestinale normale (localisation de l'anus artificiel), aux changements dans l'apport nutritionnel et liquidien et aux effets des médicaments

Connaissances insuffisantes sur l'altération de la fonction physiologique, les besoins en matière de soins personnels et les exigences du traitement reliées à l'interprétation erronée de l'information

Image corporelle perturbée reliée à l'altération biophysique (présence d'un anus artificiel, perte du contrôle de l'élimination intestinale) et aux facteurs psychosociaux (altération morphologique, processus morbide, programme thérapeutique associé)

Interactions sociales perturbées reliées à la peur d'être dans une situation embarrassante à cause de la perte de contrôle de l'élimination intestinale (émission de selles, odeurs)

Dysfonctionnement sexuel relié à l'altération structurale ou fonctionnelle, aux inquiétudes quant à la réaction du partenaire et aux perturbations des réactions sexuelles (érection difficile, etc.)

Coma **MC**

Voir Inconscience.

Risque de suffocation relié à l'altération ou à la perte des réflexes de protection et des mouvements volontaires

Risque de déficit de volume liquidien relié à l'incapacité d'ingérer de la nourriture ou de l'eau et aux besoins accrus (augmentation du métabolisme de base)

Déficit de soins personnels relié à l'altération de la conscience et à l'absence de mouvements volontaires

Risque d'altération de l'irrigation cérébrale relié à la diminution ou à l'arrêt du débit artériel ou veineux (lésion étendue, formation d'œdème, atteinte directe), à l'altération du métabolisme, aux effets de la surdose de médicament ou de l'intoxication éthylique, à l'hypoxie ou à l'anoxie

Risque d'infection relié à la stase des liquides physiologiques (bouche, poumons, urine), aux interventions effractives ou aux déficits nutritionnels

Coma diabétique MC

Voir Acidocétose diabétique et Coma.

Coma hyperosmolaire non cétosique MC

Déficit de volume liquidien relié aux pertes liquidiennes importantes à la suite de l'altération de la fonction rénale, à l'apport hydrique insuffisant, aux extrêmes d'âge et à la présence d'infection

Débit cardiaque diminué relié à la réduction de la précharge et à l'altération du rythme cardiaque (hypovolémie)

Constipation SC

Constipation reliée à la faiblesse de la musculature abdominale, aux lésions obstructives du tube digestif, à la douleur à la défécation, aux épreuves diagnostiques ou à la grossesse

Bienêtre altéré relié à la sensation de plénitude ou d'oppression abdominales, au besoin de forcer pour déféquer, au traumatisme possible des tissus

Connaissances insuffisantes sur les besoins nutritionnels, la fonction intestinale et les effets des médicaments reliées à des idées fausses

Convalescence postopératoire MC

Mode de respiration inefficace relié à l'altération neuromusculaire, au déficit cognitif, à la douleur, à la baisse d'énergie ou à l'obstruction trachéobronchique

Risque de température corporelle anormale relié aux effets des médicaments ou des anesthésiques, aux extrêmes d'âge ou de poids, ou à la déshydratation

Trouble de la perception sensorielle (préciser) ou Confusion aigüe reliés à l'altération chimique (utilisation d'agents pharmaceutiques, hypoxie), aux restrictions thérapeutiques du milieu, aux stimulus sensoriels excessifs et au stress psychologique

Risque de déficit de volume liquidien relié à la restriction de l'apport oral, aux pertes liquidiennes par des ouvertures artificielles (sondes, drains) ou par les voies naturelles (vomissements, etc.), aux extrêmes d'âge ou de poids

Douleur aigüe reliée au traumatisme des tissus et à la présence de sondes ou de drains

Atteinte à l'intégrité de la peau ou Atteinte à l'intégrité des tissus reliées à la rupture mécanique de la peau ou des tissus, à l'altération de la circulation, aux effets des médicaments, à l'accumulation de produits de drainage ou à la perturbation du métabolisme

Risque d'infection relié au traumatisme des tissus, à la stase des liquides biologiques, à la présence d'agents pathogènes ou de contaminants et aux interventions effractives

Croup **Péd, SC**

Dégagement inefficace des voies respiratoires relié à l'accumulation de mucus épais et tenace, à la tuméfaction ou au spasme de l'épiglotte

Déficit de volume liquidien [isotonique] relié à la difficulté à avaler, à la peur d'avaler, à la fièvre et à l'augmentation des pertes insensibles par les poumons

Cystite **SC**

Douleur aigüe reliée à l'inflammation et aux spasmes vésicaux

Élimination urinaire altérée reliée à l'inflammation ou à l'irritation de la vessie

Connaissances insuffisantes sur le traitement et la prévention des rechutes reliées à des idées fausses

Décès périnatal ou mort d'un enfant **Obs, SC**

Deuil relié à la mort du fœtus ou de l'enfant

Diminution situationnelle de l'estime de soi reliée à l'impression d'avoir échoué dans un domaine important de la vie et aux attentes personnelles non satisfaites

Exercice inefficace du rôle relié aux agents stressants, au conflit familial ou au réseau de soutien inadéquat

Dynamique familiale perturbée reliée à la crise situationnelle, à la période de transition [perte d'un enfant] et au changement de rôle

Risque de détresse spirituelle relié à la faible estime de soi ou à l'éloignement des proches et du réseau de soutien

Décollement prématuré du placenta normalement inséré **Obs**

Risque de choc relié à l'hypotension et à l'hypovolémie

Anxiété [préciser le degré] reliée au décès possible du fœtus

Douleur aigüe reliée à l'accumulation de sang entre la paroi utérine et le placenta et aux contractions utérines

Échanges gazeux perturbés (chez le fœtus) reliés à l'altération des échanges d'oxygène utéroplacentaires

Décollement rétinien **MC, SC**

Trouble de la perception sensorielle (visuelle) relié à la diminution de la réception sensorielle

Connaissances insuffisantes sur le traitement, le pronostic et les besoins en matière de soins personnels reliées à des idées fausses

Entretien inefficace du domicile relié aux restrictions des activités après l'opération ou au déficit visuel

Dégénérescence maculaire **SC**

Trouble de la perception sensorielle (visuelle) relié à l'altération de la réception sensorielle

Anxiété [préciser le degré] ou Peur reliées à la crise situationnelle, au changement ou au risque de changement dans l'état de santé et aux conséquences qui en résultent

Entretien inefficace du domicile relié à l'altération de la fonction cognitive et au réseau de soutien inadéquat

Interactions sociales perturbées reliées à la restriction de la mobilité et aux barrières de l'environnement

Déhiscence (abdominale) MC

Atteinte à l'intégrité de la peau reliée à la perturbation de la circulation ou à un problème nutritionnel (obésité ou malnutrition)

Risque d'infection relié à l'altération des mécanismes de défense primaires (désunion des lèvres de la plaie, traumatisme des intestins, exposition du contenu abdominal à l'air ambiant)

Atteinte à l'intégrité des tissus reliée à l'exposition du contenu abdominal à l'air ambiant

Peur ou Anxiété [grave] reliées à la situation de crise et à la perception d'un risque de mort

Delirium tremens (en cas de sevrage brusque chez l'alcoolique) MC, Psy

Anxiété [grave, panique] ou Peur reliées à l'arrêt de la consommation d'alcool et au sevrage physiologique, à l'atteinte au concept de soi et à la perception d'un risque de mort

Trouble de la perception sensorielle (préciser) relié à l'arrêt brusque de la consommation d'alcool, au déséquilibre électrolytique, aux taux sériques élevés d'ammoniac et d'urée, à la privation de sommeil et au stress psychologique

Débit cardiaque diminué relié aux effets directs de l'alcool sur le muscle cardiaque, à l'altération de la résistance vasculaire systémique et aux arythmies

Risque de traumatisme relié à la perturbation de l'équilibre, au manque de coordination, au déficit cognitif, à l'activité musculaire clonique ou tonique involontaire

Alimentation déficiente reliée au mauvais apport nutritionnel, aux effets de l'alcool sur les organes participant à la digestion, à la difficulté à absorber et à métaboliser les nutriments

Démence associée au sida SC

Voir aussi Démence présénile ou sénile.

Syndrome d'interprétation erronée de l'environnement relié à la démence ou à la dépression

Mécanismes de protection inefficaces reliés à l'altération des systèmes immunitaire et neurologique, à l'alimentation inadéquate et à la pharmacothérapie

Démence présénile ou sénile SC, Psy

Voir aussi Maladie d'Alzheimer.

Troubles de la mémoire reliés aux perturbations neurologiques

Anxiété reliée à la diminution de la capacité fonctionnelle, à la détérioration mentale et physique progressive

Déficit de soins personnels: s'alimenter, Déficit de soins personnels: se laver/effectuer ses soins d'hygiène, Déficit de soins personnels: se vêtir et/ou soigner son apparence ou Déficit de soins personnels: utiliser les toilettes reliés au déficit cognitif, aux limites physiques ou à l'état dépressif

Risque de traumatisme relié à l'altération de la coordination et de l'équilibre, aux erreurs de jugement ou aux crises convulsives

Mode de vie sédentaire relié au manque d'intérêt ou de motivation, au manque de ressources, au manque de connaissances sur les besoins particuliers en matière d'exercice et à la crainte de tomber

Risque de tension dans l'exercice du rôle de l'aidant naturel relié à la gravité de la maladie, à la durée de la période de soins, aux comportements déviants et bizarres de la personne, à la complexité des tâches à accomplir, à l'isolement de la famille et de l'aidant naturel, au manque de répit et de loisirs, au fait que l'aidant et la personne sont des conjoints

Deuil relié à la perte appréhendée d'un être cher

Dépression du postpartum **Obs, Psy**

Voir aussi Troubles dépressifs.

Risque de perturbation de l'attachement relié à l'incapacité de satisfaire les besoins de l'enfant, ainsi qu'au sentiment de culpabilité et à l'anxiété qui en résultent

Risque de violence envers les autres relié à l'impulsivité, au désespoir, à l'anxiété accrue ou aux symptômes psychotiques

Dérivation urinaire **MC, SC**

Risque d'atteinte à l'intégrité de la peau relié au mauvais ajustement du dispositif de stomie, à la réaction de la peau au matériel et aux produits utilisés ou à l'enlèvement de l'adhésif

Image corporelle perturbée reliée à la présence d'une stomie, à la perte du contrôle de la miction, à l'altération de la structure corporelle, au processus morbide ou au programme thérapeutique

Douleur aigüe reliée au traumatisme des tissus, aux effets du processus morbide et à des facteurs psychologiques (peur, anxiété)

Élimination urinaire altérée reliée à la dérivation chirurgicale

Déshydratation **Péd, SC**

Atteinte de la muqueuse buccale reliée à la diminution de la sécrétion salivaire

Connaissances insuffisantes sur les besoins liquidiens reliées à l'interprétation erronée de l'information

Désintoxication
(dépendance, consommation excessive) **Psy, SC**
(Après la phase aigüe)

Déni non constructif relié à l'anxiété accrue ou au manque de soutien affectif

Stratégies d'adaptation inefficaces reliées à la difficulté de faire face aux situations nouvelles, au réseau de soutien inadéquat ou aux antécédents de stratégies d'adaptation inefficaces

Sentiment d'impuissance relié aux tentatives infructueuses d'abstinence ou au manque chronique d'initiative

Alimentation déficiente reliée à l'anorexie, à l'anxiété du sevrage ou à des difficultés pécuniaires

Dysfonctionnement sexuel relié à l'altération des fonctions corporelles (atteinte neurologique et effets invalidants de la toxicomanie)

Dynamique familiale dysfonctionnelle reliée à l'abus d'alcool ou de drogues, aux antécédents d'alcoolisme ou de toxicomanie, aux stratégies d'adaptation inefficaces ou à l'incapacité de résoudre ses problèmes

Risque d'accident (chez le fœtus) relié à la consommation de drogues ou d'alcool, ou à l'exposition à d'autres agents tératogènes

Connaissances insuffisantes sur les exigences du traitement reliées à l'interprétation erronée de l'information et à des facteurs interférant avec l'apprentissage

Stratégies d'adaptation familiale invalidantes ou Stratégies d'adaptation familiale compromises reliées aux problèmes de codépendance, à la crise situationnelle (grossesse et toxicomanie), à la désorganisation de la famille et à l'épuisement des capacités de soutien des membres de la famille

Diabète sucré **SC, Péd**

Connaissances insuffisantes sur la maladie, le traitement et les besoins en matière de soins reliées à l'interprétation erronée de l'information et au manque de motivation

Prise en charge inefficace de sa santé reliée au sentiment d'impuissance ou à l'absence d'un réseau de soutien

Risque d'infection relié à l'affaiblissement de la fonction leucocytaire, à la perturbation de la circulation ou au retard de la cicatrisation

Trouble de la perception sensorielle (préciser) relié aux effets d'un diabète mal équilibré

Stratégies d'adaptation familiale compromises reliées aux renseignements inadéquats, erronés ou mal compris par les proches, à la désorganisation de la famille, aux changements de rôles, au manque de soutien des proches, à la durée de la maladie et à l'aggravation de l'invalidité qui épuisent la capacité de soutien des proches

Dialyse **SC**

Voir aussi Dialyse péritonéale, Hémodialyse.

Alimentation déficiente reliée à l'apport alimentaire insuffisant (diète restrictive, anorexie, nausées et vomissements, stomatite, sensation de satiété au cours de la dialyse péritonéale continue ambulatoire [DPCA]) ou à la perte de peptides et d'acides aminés (les constituants des protéines) durant le traitement

Deuil relié à la perte, réelle ou ressentie, ou au pronostic de la maladie chronique

Image corporelle perturbée ou Diminution situationnelle de l'estime de soi reliées à la crise situationnelle et à la maladie chronique ayant entrainé des changements dans les rôles habituels et dans l'image corporelle

Déficit de soins personnels (préciser) relié au déficit cognitif ou aux troubles de la perception (accumulation de toxines), à l'intolérance à l'activité, à la baisse de la force et de l'endurance ou à la douleur

Sentiment d'impuissance relié au régime imposé par la maladie, le traitement et le milieu de soins

Stratégies d'adaptation familiale compromises ou Stratégies d'adaptation familiale invalidantes reliées aux renseignements inadéquats, erronés ou mal compris par les proches, à la désorganisation de la famille, aux changements de rôles, au manque de soutien des proches, à la durée de la maladie et à l'aggravation de l'invalidité qui épuisent la capacité de soutien des proches

Dialyse péritonéale **MC, SC**

Voir aussi Dialyse.

Excès de volume liquidien relié au mauvais gradient osmotique de la solution, à la rétention de liquides (cathéter mal installé, entortillé ou bouché), à la distension abdominale, à la péritonite, aux lésions cicatricielles au niveau du péritoine, à l'apport oral ou intraveineux excessif

Risque de traumatisme relié à la manipulation du cathéter ou à sa position incorrecte durant l'insertion

Douleur aigüe ou Bienêtre altéré reliés aux interventions thérapeutiques (irritation causée par le cathéter, cathéter mal installé), à l'œdème ou à la distension de l'abdomen, à l'inflammation ou à l'infection, à un débit de perfusion trop rapide ou à la perfusion d'un dialysat froid ou acide

Risque d'infection [péritonite] relié à la contamination du cathéter ou du dialyseur, à la présence d'agents pathogènes sur la peau ou à la réaction aux composants du dialysat (péritonite stérile)

Mode de respiration inefficace relié à la pression abdominale accrue accompagnée d'une excursion diaphragmatique réduite, à la perfusion trop rapide du dialysat, à la douleur ou à un processus inflammatoire (atélectasie, pneumonie, etc.)

Diarrhée **Péd, SC**

Connaissances insuffisantes sur les facteurs d'étiologie ou d'influence et sur les exigences du traitement reliées à des idées fausses

Risque de déficit de volume liquidien relié à des pertes excessives par le tube digestif ou à l'apport liquidien insuffisant

Douleur aigüe ou Bienêtre altéré reliés aux crampes abdominales, à l'irritation ou à l'excoriation de la peau de la région anale

Atteinte à l'intégrité de la peau reliée aux effets des selles diarrhéiques sur les tissus de la région anale

Dilatation et curetage **Obs, Gyn**

Voir aussi Avortement volontaire, Avortement spontané.

Connaissances insuffisantes sur l'intervention chirurgicale, le risque de complication postopératoire et les exigences du traitement reliées à l'interprétation erronée de l'information

Dilatation prématurée du col utérin **Obs**

Voir aussi Travail prématuré.

Anxiété [préciser le degré] reliée à la crise situationnelle, à la crainte de mourir et de perdre son bébé

Risque de perturbation du lien mère-fœtus relié à la complication de la grossesse et à l'administration de médicaments tocolytiques

Risque d'accident (chez le fœtus) relié à l'accouchement avant terme ou à l'intervention chirurgicale

Deuil relié à la perte appréhendée du fœtus

Dissociation **Psy**

Anxiété [grave, panique] ou Peur reliées à une incapacité de s'adapter qui date de l'enfance, au conflit inconscient, au concept de soi menacé, aux besoins insatisfaits et au stimulus phobique

Risque de violence envers soi ou Risque de violence envers les autres/[Violence réelle] reliés à la mélancolie, aux personnalités contradictoires, au moi dissocié, aux états de panique, aux comportements suicidaires ou homicides

Identité personnelle perturbée reliée aux conflits psychologiques (accès de dissociation), aux traumatismes ou aux mauvais traitements dans l'enfance, à l'intégrité physique ou au concept de soi menacés et au moi insuffisamment développé

Stratégies d'adaptation familiale compromises reliées à des agents de stress multiples et répétés pendant un certain temps, à la maladie qui se prolonge et qui épuise la capacité de soutien des proches, à la désorganisation de la famille, aux changements de rôles et à une situation familiale à risque élevé

Diverticulite **SC**

Douleur aigüe ou Bienêtre altéré reliés à l'inflammation de la muqueuse intestinale, aux crampes abdominales, à la fièvre ou aux frissons

Diarrhée ou Constipation reliées à l'altération structurale ou fonctionnelle et à l'inflammation

Connaissances insuffisantes sur la maladie, le risque de complication, les soins personnels appropriés et les exigences du traitement reliées au manque d'information ou à des idées fausses

Risque de sentiment d'impuissance relié à la nature chronique de la maladie et à la récurrence du problème malgré l'observance du programme thérapeutique

Dysérection (dysfonctionnement érectile) **SC**

Dysfonctionnement sexuel relié à l'altération des fonctions corporelles

Risque de diminution situationnelle de l'estime de soi relié à l'altération fonctionnelle et au sentiment d'être rejeté

Dysfonctionnement du col utérin **Obs**

Voir Dilatation prématurée du col utérin.

Dysménorrhée **Gyn**

Douleur aigüe reliée à la contractilité utérine excessive

Risque d'intolérance à l'activité relié à la douleur intense, à la présence de symptômes secondaires (nausées, vomissements, syncope, frissons) ou à la dépression

Stratégies d'adaptation inefficaces reliées à la nature chronique et récurrente du problème et à l'anxiété par anticipation

Dysrythmies cardiaques **MC**

Débit cardiaque diminué relié à l'altération de la conduction nerveuse et à la diminution de la contractilité du myocarde

Connaissances insuffisantes sur la maladie et les exigences du traitement reliées à l'interprétation erronée de l'information et à la difficulté d'accès aux sources d'information

Risque d'intoxication [digitale] relié à l'utilisation d'un médicament dont la marge d'efficacité thérapeutique est étroite, au manque de connaissances sur les précautions à prendre et au déficit cognitif ou visuel

Dystrophie musculaire (maladie de Duchenne) **Péd, SC**

Mobilité physique réduite reliée au trouble ou à la faiblesse musculo-squelettiques

Retard de la croissance et du développement relié aux effets du handicap physique

Risque d'alimentation excessive relié à la sédentarité ou à de mauvaises habitudes alimentaires

Stratégies d'adaptation familiale compromises reliées à la crise situationnelle ou aux conflits émotionnels se rapportant à la nature héréditaire de la maladie ainsi qu'à la durée de la maladie ou de l'invalidité, qui épuise la capacité de soutien des membres de la famille

Éclampsie **Obs**

Voir Hypertension gravidique.

Anxiété [préciser le degré] reliée à la crise situationnelle, aux risques de complications maternelles et fœtales, à la séparation d'avec les proches ou à l'anxiété des proches

Risque d'accident (mère) relié à l'œdème tissulaire, à l'hypoxie, aux crises convulsives, aux résultats anormaux du profil sanguin et des facteurs de coagulation

Mobilité physique réduite reliée à l'alitement obligatoire

Déficit de soins personnels (préciser) relié à la fatigue, aux malaises et à la restriction de la mobilité

Exéma (dermite) **SC**

Douleur aigüe ou Douleur chronique [ou malaises] reliées à l'inflammation et à l'irritation cutanées

Risque d'infection relié à la rupture de l'épiderme et au traumatisme tissulaire

Isolement social relié à la modification de l'apparence physique

Exéma séborrhéique **SC**

Atteinte à l'intégrité de la peau reliée à l'inflammation chronique de la peau

Élongation **MC**

Voir aussi Plâtre, Fracture.

Douleur aigüe reliée au traumatisme direct aux tissus ou aux os, aux spasmes musculaires, au déplacement de fragments osseux, à l'œdème, à l'appareil d'élongation ou au dispositif d'immobilisation et à l'anxiété

Mobilité physique réduite reliée aux troubles musculosquelettiques, à la douleur, au manque de motivation, à la restriction des mouvements imposée

Risque d'infection relié aux interventions effractives (y compris l'introduction d'un corps étranger dans la peau ou les os), au traumatisme des tissus et à l'activité réduite causant une stase des liquides biologiques

Activités de loisirs insuffisantes reliées à l'hospitalisation et au traitement prolongés, et à l'impossibilité d'effectuer toutes ses activités habituelles dans le milieu de soins

Embolie pulmonaire **MC**

Mode de respiration inefficace relié à l'obstruction trachéobronchique (inflammation, sécrétions abondantes ou hémorragie active), à la diminution de l'excursion thoracique et au processus inflammatoire

Échanges gazeux perturbés reliés à l'altération du débit sanguin dans les alvéoles ou les segments importants des poumons, à l'altération de la membrane alvéolocapillaire (atélectasie, affaissement des voies respiratoires ou des alvéoles, œdème pulmonaire, épanchement, sécrétions trop abondantes, saignement actif)

Risque de diminution de l'irrigation cardiaque relié à l'hypoxie

Peur ou Anxiété [préciser le degré] reliées à la dyspnée, à l'appréhension de la mort, au changement ou au risque de changement dans l'état de santé, à la réaction physiologique à l'hypoxémie, à l'acidose et à l'issue incertaine de la situation

Emphysème **MC, SC**

Échanges gazeux perturbés reliés à l'altération ou à la destruction de la membrane alvéolocapillaire

Dégagement inefficace des voies respiratoires relié à la présence de sécrétions épaisses et difficiles à expectorer, à la baisse d'énergie et à l'atrophie musculaire

Intolérance à l'activité reliée au déséquilibre entre les besoins et l'apport en oxygène

Alimentation déficiente reliée à l'incapacité d'ingérer des aliments (essoufflement, anorexie, faiblesse généralisée, effets secondaires des médicaments)

Risque d'infection relié à l'altération des mécanismes de défense primaires (stase des liquides biologiques, diminution de l'activité ciliaire), à la nature chronique du processus morbide et à la malnutrition

Sentiment d'impuissance relié au régime imposé par la maladie et le milieu de soins

Encéphalite **MC**

Risque d'altération de l'irrigation cérébrale relié à l'œdème cérébral qui entrave ou interrompt la circulation veineuse ou artérielle dans le cerveau, à l'hypovolémie et aux problèmes d'échanges au niveau cellulaire (acidose)

Hyperthermie reliée à l'augmentation du métabolisme, à l'œdème cérébral ou à la déshydratation

Douleur aigüe reliée à l'œdème cérébral

Risque de traumatisme ou Risque de suffocation reliés à l'agitation, aux crises convulsives, à l'altération de la conscience, aux problèmes cognitifs, à la faiblesse générale, à l'ataxie ou aux vertiges

Encéphalopathie infantile **Péd, SC**

Mobilité physique réduite reliée à la faiblesse ou à l'hypertonie musculaires, à l'accentuation des réflexes ostéotendineux, aux contractures ou à l'atrophie musculaire

Stratégies d'adaptation familiale compromises reliées à la nature permanente de la maladie, à la crise situationnelle, aux conflits émotionnels ou à la désorganisation temporaire de la famille, au manque d'information ou de compréhension des besoins de l'enfant

Retard de la croissance et du développement relié aux effets du handicap physique

Endartériectomie **MC**

Voir aussi Intervention chirurgicale (en général).

Risque d'altération de l'irrigation cérébrale relié à l'interruption du débit artériel (embolie) ou au syndrome d'hyperperfusion cérébrale

Endocardite **MC**

Débit cardiaque diminué relié à l'inflammation de la muqueuse cardiaque et à l'altération structurale des valvules cardiaques

Anxiété [préciser le degré] reliée au changement dans l'état de santé et à l'appréhension de la mort

Douleur aigüe reliée au processus inflammatoire généralisé et aux effets du phénomène embolique

Intolérance à l'activité reliée au déséquilibre entre l'apport et les besoins en oxygène et à une mauvaise condition physique

Risque d'altération de l'irrigation cérébrale relié à l'interruption du débit artériel par une embolie (embole provenant d'un thrombus ou des végétations valvulaires)

Endométriose **Gyn**

Douleur aigüe ou Douleur chronique reliées à la pression causée par des saignements et à la formation d'adhérences

Dysfonctionnement sexuel relié à la douleur durant les rapports sexuels

Connaissances insuffisantes sur la physiopathologie de la maladie et les exigences du traitement reliées à l'interprétation erronée de l'information

Entérite **MC, SC**

Voir Rectocolite hémorragique, Maladie de Crohn.

Entorse de la cheville ou du pied **SC**

Douleur aigüe reliée au traumatisme ou à l'enflure de l'articulation

Difficulté à la marche reliée à la lésion musculosquelettique, à la douleur et aux traitements restrictifs

Épididymite **MC**

Douleur aigüe reliée à l'inflammation, à la formation d'un œdème et à la tension exercée sur le cordon spermatique

Risque d'infection [dissémination] relié au manque de connaissances sur les mesures à prendre en présence d'une infection

Connaissances insuffisantes sur la physiopathologie, l'issue de la maladie et les besoins en matière de soins personnels reliées à l'interprétation erronée de l'information

Épilepsie **SC**

Connaissances insuffisantes sur la maladie et son traitement médicamenteux reliées à l'interprétation erronée de l'information

Diminution chronique de l'estime de soi ou Identité personnelle perturbée reliées à la perception d'une altération des fonctions neurologiques, au sentiment de perte de maitrise, aux préjugés sociaux associés à la maladie et à la détresse psychologique

Interactions sociales perturbées reliées à la nature imprévisible des crises convulsives et à la perturbation du concept de soi

Risque de traumatisme ou Risque de suffocation reliés à la faiblesse, à la perte d'équilibre, aux problèmes cognitifs ou à l'altération de la conscience, et aux mouvements cloniques (durant la crise convulsive)

Érythème fessier du nourrisson **Péd**

Voir Candidose.

État de stress posttraumatique **Psy**

Syndrome posttraumatique relié à l'expérience d'un évènement traumatisant

Risque de violence envers les autres relié au souvenir d'un évènement provoquant un passage à l'acte, comme si l'évènement se produisait vraiment, à la consommation d'alcool ou d'autres drogues pour engourdir la douleur et entrainer un état de léthargie, à l'expression violente d'une rage refoulée, à une anxiété intense ou à un état de panique, et à la perte de la maitrise de soi

Stratégies d'adaptation inefficaces reliées à la vulnérabilité, au réseau de soutien inadéquat, aux perceptions irréalistes, aux attentes insatisfaites, à la perception d'une menace à l'intégrité physique et aux facteurs de stress nombreux et récurrents

Deuil problématique relié à la perte réelle ou ressentie d'un objet (perte du moi qui existait avant l'évènement traumatisant et autres pertes survenues pendant ou après l'évènement), à la perte du bienêtre biopsychosocial, à la réaction refoulée de chagrin relatif à une perte ou à la réaction de chagrin antérieure non résolue

Dynamique familiale perturbée reliée à la crise situationnelle ou à l'incapacité d'accomplir les tâches développementales

Fausse-couche **Obs**

Voir Avortement spontané.

Fibrillation auriculaire **SC**

Voir aussi Dysrythmies cardiaques.

Intolérance à l'activité reliée au déséquilibre entre l'apport et les besoins en oxygène

Risque d'altération de l'irrigation cérébrale relié à l'interruption du débit artériel (miniemboles)

Fibrillation ventriculaire **MC**

Voir Dysrythmies cardiaques.

Fibromyalgie **SC**

Voir Syndrome de fibromyalgie primaire.

Fibrose kystique **SC, Péd**

Voir Mucoviscidose.

Fièvre du Nil occidental **SC, MC**

Hyperthermie reliée au processus infectieux

Douleur aigüe ou Bienêtre altéré reliés au processus infectieux ou aux effets des toxines circulantes

Risque de déficit de volume liquidien relié à l'augmentation du métabolisme de base, à la diminution de l'apport hydrique, à l'anorexie, aux nausées et aux pertes liquidiennes par les voies naturelles (vomissements, diarrhée)

Risque d'atteinte à l'intégrité de la peau relié à l'hyperthermie, à la diminution de l'apport liquidien, à l'altération de la turgescence de la peau, à l'alitement et aux effets des toxines circulantes

Flutter auriculaire **SC**

Voir Dysrythmies cardiaques.

Fracture **MC, SC**

Voir aussi Plâtre, Élongation.

Risque de traumatisme [blessure secondaire] relié au déplacement de fragments osseux, à l'utilisation d'un appareil d'élongation, etc.

Douleur aigüe reliée au déplacement des fragments osseux, aux spasmes musculaires, au traumatisme ou à l'œdème tissulaires, à l'appareil d'élongation, au dispositif d'immobilisation, au stress et à l'anxiété

Risque de dysfonctionnement neurovasculaire périphérique relié à la réduction ou à l'interruption de l'irrigation sanguine (lésion des vaisseaux, traumatisme des tissus, œdème important, formation de thrombus, hypovolémie)

Mobilité physique réduite reliée à l'atteinte neuromusculaire de l'appareil locomoteur, aux douleurs, aux traitements restrictifs (alitement, immobilisation d'un membre) et au manque de motivation

Échanges gazeux perturbés reliés à la diminution du débit sanguin, à l'apparition d'une embolie graisseuse et à l'altération de la membrane alvéolocapillaire (œdème pulmonaire)

Connaissances insuffisantes sur le processus de guérison, les exigences du traitement, le risque de complication et les soins personnels appropriés reliées à l'interprétation erronée de l'information

Gale **SC**

Atteinte à l'intégrité de la peau reliée à l'infection parasitaire et au prurit

Connaissances insuffisantes sur la nature contagieuse de la maladie, les complications et les besoins en matière de soins personnels reliées à l'interprétation erronée de l'information

Gangrène sèche **MC**

Irrigation tissulaire périphérique inefficace reliée à l'interruption de la circulation artérielle

Douleur aigüe reliée à l'hypoxie tissulaire et au processus de nécrose

Gastrite aiguë **MC**

Douleur aiguë reliée à l'irritation ou à l'inflammation de la muqueuse gastrique

Risque de déficit de volume liquidien ou Risque d'hémorragie reliés aux pertes excessives causées par les vomissements et la diarrhée, à la réticence à ingérer des liquides, aux restrictions liquidiennes, à l'affection gastro-intestinale et aux saignements des voies digestives

Gastrite chronique **SC**

Alimentation déficiente reliée à l'incapacité d'ingérer suffisamment d'aliments (nausées et vomissements prolongés, anorexie, douleur épigastrique)

Connaissances insuffisantes sur la physiopathologie, les facteurs psychologiques, les exigences du traitement et le risque de complication reliées à l'interprétation erronée de l'information

Gastroentérite **MC**

Diarrhée reliée aux toxines, à la consommation d'eau et d'aliments contaminés, au manque de précautions au cours des voyages à l'étranger ou à la présence de parasites

Risque de déficit de volume liquidien relié aux pertes excessives (vomissements, diarrhée), à l'augmentation du métabolisme de base (infection), à la diminution de l'apport hydrique (nausées, anorexie), aux extrêmes d'âge ou de poids

Risque d'infection (contagion) relié aux connaissances insuffisantes sur la prévention de la contagion (hygiène des mains insuffisante et manipulation inadéquate de la nourriture)

Gelure **MC, SC**

Atteinte à l'intégrité des tissus reliée à la perturbation de la circulation et aux lésions thermiques

Douleur aigüe reliée à la diminution de la circulation, à l'ischémie ou à la nécrose tissulaires et à l'œdème

Risque d'infection relié au traumatisme, à la destruction tissulaire ou à la perturbation de la réponse immunitaire dans la région atteinte

Gigantisme **SC**

Voir Acromégalie.

Glaucome — SC, MC

Trouble de la perception sensorielle (visuelle) relié à l'augmentation de la pression intraoculaire ou à l'atrophie de la papille optique

Anxiété [préciser : légère, modérée, grave, panique] reliée au changement dans l'état de santé, à la douleur, à la cécité potentielle ou actuelle, aux besoins insatisfaits et au monologue intérieur négatif

Glomérulonéphrite — Péd

Excès de volume liquidien relié à l'insuffisance des mécanismes de régulation (inflammation de la membrane glomérulaire inhibant la filtration)

Douleur aigüe reliée aux effets des toxines circulantes, à l'œdème et à la distension d'une capsule rénale

Alimentation déficiente reliée à l'anorexie et à la diète restrictive

Activités de loisirs insuffisantes reliées aux modalités du traitement ou aux restrictions imposées par celui-ci, à la fatigue et aux malaises

Risque de retard de la croissance et du développement relié à la malnutrition et à la maladie chronique

Goitre — SC

Image corporelle perturbée reliée à l'enflure visible du cou

Anxiété [préciser le degré] reliée à l'altération de l'état de santé, à la tuméfaction progressive de la glande thyroïde et à l'appréhension de la mort

Alimentation déficiente reliée à la difficulté à avaler

Dégagement inefficace des voies respiratoires relié à la compression ou à l'obstruction de la trachée

Gonorrhée — SC

Voir aussi Infection transmissible sexuellement.

Risque d'infection [dissémination ou sepsie] relié à la présence d'un processus infectieux dans une région richement vascularisée ou à l'ignorance des signes et des symptômes de la maladie

Douleur aigüe reliée à l'irritation ou à l'inflammation des muqueuses et aux effets des toxines circulantes

Connaissances insuffisantes sur la cause ou le mode de transmission de la maladie, le traitement et les besoins en matière de soins personnels reliées à l'interprétation erronée de l'information ou au déni d'avoir été en contact avec un partenaire infecté

Goutte — SC

Douleur aigüe reliée à l'inflammation d'une ou de plusieurs articulations

Mobilité physique réduite reliée à la douleur ou à l'inflammation articulaires

Connaissances insuffisantes sur la cause, le traitement et la prévention de la maladie reliées à l'interprétation erronée de l'information

Greffe de rein — MC

Excès de volume liquidien relié à la déficience des mécanismes de régulation (la transplantation d'un nouveau rein nécessite une période d'adaptation avant que l'organe fonctionne de façon optimale)

Image corporelle perturbée reliée à une insuffisance organique entrainant la nécessité de remplacer une partie du corps et au changement d'apparence causé par les médicaments

Anxiété reliée au rejet possible du greffon, au risque d'insuffisance et à l'appréhension de la mort

Risque d'infection relié au traumatisme des tissus, à la stase des liquides biologiques, à l'immunosuppression, aux interventions effractives, aux carences nutritionnelles et à la maladie chronique

Stratégies d'adaptation inefficaces ou Stratégies d'adaptation familiale compromises reliées à une crise situationnelle, à la désorganisation familiale, au changement dans l'exercice du rôle, à la maladie et aux traitements prolongés épuisant les capacités de soutien des membres de la famille, ainsi qu'aux restrictions thérapeutiques

Grippe (influenza) SC

Douleur aigüe [ou malaises] reliée au processus inflammatoire et aux effets des toxines circulantes

Risque de déficit de volume liquidien relié aux pertes gastriques excessives, à l'augmentation du métabolisme de base et à l'apport liquidien insuffisant

Hyperthermie reliée aux toxines circulantes et à la déshydratation

Mode de respiration inefficace relié au processus infectieux, à la fatigue ou à la baisse d'énergie

Grossesse (période prénatale), 1er trimestre Obs, SC

Alimentation déficiente reliée à la baisse de l'appétit, à l'apport insuffisant (nausées, vomissements, manque d'argent, manque de connaissances sur l'alimentation) par rapport aux besoins métaboliques accrus (augmentation de l'activité thyroïdienne)

Bienêtre altéré relié aux changements hormonaux et aux changements physiques

Risque de perturbation du lien mère-fœtus relié à des facteurs environnementaux ou héréditaires, ou à l'altération du bienêtre maternel pouvant nuire directement au développement du fœtus (malnutrition, toxicomanie, etc.)

Motivation à améliorer ses stratégies d'adaptation

Constipation reliée aux changements dans l'apport alimentaire ou liquidien, à la diminution du péristaltisme et aux effets indésirables des médicaments (fer)

Fatigue ou Insomnie reliées à l'augmentation du métabolisme glucidique, aux changements biochimiques, au besoin accru d'énergie pour accomplir les tâches quotidiennes, aux malaises, à l'anxiété ou à l'inactivité

Exercice inefficace du rôle relié à une crise de croissance, au stade de développement, aux antécédents de problèmes d'adaptation et à l'absence de réseau de soutien

Connaissances insuffisantes sur les changements physiologiques et psychologiques normaux de la grossesse et sur les soins personnels appropriés reliées à l'oubli, au manque d'expérience ou à l'interprétation erronée de l'information

Grossesse (période prénatale), 2e trimestre **Obs, SC**

Voir aussi Grossesse (période prénatale), 1er trimestre.

Image corporelle perturbée reliée à l'image négative des changements corporels et à la réaction de l'entourage

Excès de volume liquidien relié à l'altération des mécanismes de régulation ou à la rétention d'eau et de sodium

Dysfonctionnement sexuel relié au conflit entre le désir et les attentes sexuels et à la peur que la mère ou le fœtus subisse des blessures physiques

Grossesse (période prénatale), 3e trimestre **Obs, SC**

Voir aussi Grossesse (période prénatale), 1er trimestre et Grossesse (période prénatale), 2e trimestre.

Connaissances insuffisantes sur la préparation en vue du travail et de l'accouchement et sur les soins à donner au nouveau-né reliées au manque d'expérience et à l'interprétation erronée de l'information

Mode de respiration inefficace relié à l'empiètement de l'utérus grossissant sur le diaphragme

Élimination urinaire altérée reliée au grossissement de l'utérus, à l'augmentation de la pression abdominale et à la fluctuation du débit sanguin rénal et du taux de filtration glomérulaire (TFG)

Stratégies d'adaptation inefficaces reliées à une crise situationnelle ou de croissance, à la vulnérabilité de la personne, aux perceptions non conformes à la réalité et au réseau de soutien inexistant ou insuffisant

Risque de perturbation du lien mère-fœtus relié aux complications de la grossesse (rupture prématurée des membranes, etc.), à la consommation ou à l'abus d'alcool ou de drogues et aux effets secondaires des médicaments

Grossesse à risque élevé **Obs, SC**

Voir aussi Grossesse (période prénatale), 1er trimestre, Grossesse (période prénatale), 2e trimestre et Grossesse (période prénatale), 3e trimestre.

Anxiété [préciser le degré] reliée à une crise situationnelle, à la peur de mourir ou de perdre le bébé (perçue ou réelle) et à l'anxiété des proches

Connaissances insuffisantes sur la situation à risque élevé et le travail avant terme reliées à l'interprétation erronée de l'information

Risque d'accident (chez la mère) relié à la préexistence d'une affection et aux complications associées à la grossesse

Intolérance à l'activité reliée à la présence de problèmes circulatoires ou respiratoires et à l'hyperréactivité de l'utérus

Prise en charge inefficace de sa santé reliée au système de valeurs de la personne, aux croyances et à l'influence culturelle en matière de santé, à l'anxiété, à la complexité du programme thérapeutique ou aux difficultés pécuniaires

Grossesse chez l'adolescente **Obs, SC**

Voir aussi Grossesse (période prénatale), 1er trimestre, Grossesse (période prénatale), 2e trimestre et Grossesse (période prénatale), 3e trimestre.

Dynamique familiale perturbée reliée à une crise situationnelle ou de transition (crise financière, changement dans les rôles ou arrivée d'un nouveau membre dans la famille)

Isolement social relié aux modifications de l'apparence physique, au sentiment que la situation est inacceptable sur le plan social, au cercle social limité, au stade de l'adolescence et aux problèmes entravant l'accomplissement des tâches développementales

Image corporelle perturbée ou Diminution situationnelle de l'estime de soi reliées à une crise de croissance ou de situation, aux changements biophysiques de la grossesse, à la peur d'échouer dans un domaine important de la vie et à l'absence d'un réseau de soutien

Connaissances insuffisantes sur la grossesse reliées au manque d'expérience relatif à la situation, à l'interprétation erronée de l'information, à la difficulté d'accès aux sources d'information ou au manque de motivation pour apprendre

Risque de perturbation dans l'exercice du rôle parental relié à la présence de figures parentales n'ayant pas satisfait les besoins sociaux, affectifs ou développementaux de l'adolescente, aux attentes irréalistes envers soi, le bébé ou le conjoint, aux modèles inadéquats, à l'absence d'un réseau de soutien ou au manque d'identification au rôle

Grossesse ectopique (extra-utérine) — Obs

Voir aussi Avortement spontané.

Douleur aigüe reliée à la distension ou à la rupture d'une trompe de Fallope

Déficit de volume liquidien [isotonique] relié aux pertes hémorragiques et à la diminution de l'apport liquidien

Anxiété [préciser le degré] reliée à la crainte de mourir et de devenir stérile

Hémiplégie spasmodique — Péd, MC

Voir Paralysie cérébrale.

Hémodialyse — MC, SC

Voir aussi Dialyse.

Risque d'accident [perte de l'accès vasculaire] relié au débranchement de l'hémodialyseur

Risque de déficit de volume liquidien ou Risque d'hémorragie reliés à la perte ou au déplacement excessif de liquide par ultrafiltration, à l'altération de la coagulation ou au débranchement de la dérivation

Risque d'excès de volume liquidien relié à l'apport liquidien excessif, au débit rapide de perfusion intraveineuse (produits sanguins, plasma ou soluté physiologique pour maintenir la pression artérielle durant le traitement)

Mécanismes de protection inefficaces reliés à la maladie chronique, au traitement médicamenteux, à la formule sanguine anormale et à une mauvaise alimentation

Hémophilie — Péd

Risque de déficit de volume liquidien relié à l'altération de la coagulation et aux pertes hémorragiques

Douleur aigüe reliée à la compression des nerfs par des hématomes ou à l'hémorragie intraarticulaire

Stratégies d'adaptation familiale compromises reliées à la gravité et à la durée de la maladie qui épuise la capacité de soutien des proches

Hémorroïdectomie **MC, SC**

Douleur aigüe reliée au traumatisme tissulaire et à l'œdème

Rétention urinaire reliée au traumatisme périnéal, à l'œdème ou à la tuméfaction et à la douleur

Connaissances insuffisantes sur le programme thérapeutique et le risque de complication reliées à des idées fausses

Hémorroïdes **SC, Obs**

Douleur aigüe reliée à l'inflammation et à la tuméfaction des veines anorectales

Constipation reliée à la douleur à la défécation ou à la réticence à déféquer

Hémothorax **MC**

Voir aussi Pneumothorax.

Risque de traumatisme ou Risque de suffocation reliés aux lésions ou aux affections concomitantes, au drainage thoracique et au manque d'information sur les précautions à prendre

Anxiété [préciser le degré] reliée au changement dans l'état de santé et à l'appréhension de la mort

Hépatite virale aigüe **MC**

Risque d'altération de la fonction hépatique reliée à l'infection virale

Fatigue reliée à un déficit nutritionnel consécutif à l'altération de la fonction hépatique

Alimentation déficiente reliée à l'incapacité d'ingérer suffisamment d'aliments (nausées, vomissements, anorexie) et à l'augmentation du métabolisme de base

Douleur aigüe ou Bienêtre altéré reliés à l'inflammation et à la tuméfaction du foie, à l'arthralgie et au prurit

Risque d'infection relié aux défenses secondaires insuffisantes, à l'immunosuppression, à la malnutrition, au manque de connaissances sur la manière d'éviter la contamination ou l'exposition à des agents pathogènes

Risque d'atteinte à l'intégrité de la peau ou des tissus relié à l'accumulation de sels biliaires dans les tissus

Entretien inefficace du domicile relié à la fatigue et au réseau de soutien inadéquat (problèmes familiaux, manque d'argent, absence de modèle)

Connaissances insuffisantes sur le processus morbide, la transmission de la maladie et les exigences du traitement reliées à l'oubli, à l'interprétation erronée de l'information ou aux difficultés d'accès aux sources d'information

Hernie discale **SC, MC**

Douleur aigüe ou Douleur chronique reliées à la compression ou à l'irritation d'un nerf et aux spasmes musculaires

Mobilité physique réduite reliée à la douleur (spasmes musculaires), aux traitements restrictifs et à l'état dépressif

Activités de loisirs insuffisantes reliées à la douleur, à l'état dépressif et au handicap physique

Hernie hiatale **SC**

Douleur chronique reliée à la régurgitation du contenu gastrique acide

Connaissances insuffisantes sur la physiopathologie, la prévention des complications et les soins personnels appropriés reliées à l'interprétation erronée de l'information

Herpès simplex **SC**

Douleur aigüe reliée à l'inflammation localisée et aux lésions ouvertes

Risque d'infection [infection secondaire] relié à la rupture ou au traumatisme tissulaire, à l'altération de la réponse immunitaire ou à l'échec du traitement

Dysfonctionnement sexuel relié au manque de connaissances, au conflit de valeurs et à la peur de transmettre la maladie

Hydrocéphalie **Péd, MC**

Trouble de la perception sensorielle (visuelle) relié à la compression des nerfs sensoriels ou moteurs

Mobilité physique réduite reliée à une atteinte neuromusculaire ou à la diminution de la force musculaire et de la coordination

Capacité adaptative intracrânienne diminuée reliée à une lésion cérébrale ou à une modification de l'irrigation cérébrale ou de la pression intracrânienne

Risque d'infection relié aux interventions effractives et à la présence d'une dérivation

SC

Connaissances insuffisantes sur la maladie, les exigences du traitement à long terme et le suivi médical reliées à l'interprétation erronée de l'information

Hyperactivité avec déficit de l'attention **Péd, Psy**

Stratégies d'adaptation inefficaces reliées à une crise situationnelle ou développementale, au retard de développement du moi et au faible concept de soi

Diminution chronique de l'estime de soi reliée au retard de développement du moi, au manque de remarques positives, à la répétition de remarques négatives ou aux modèles de rôle négatifs

Connaissances insuffisantes sur la maladie, le pronostic et le traitement reliées à l'interprétation erronée de l'information ou au manque d'expérience dans l'utilisation des sources d'information

Hyperaldostéronisme primaire **MC**

Déficit de volume liquidien [isotonique] relié à l'augmentation de la diurèse

Mobilité physique réduite reliée à une atteinte neuromusculaire, à la faiblesse et à la douleur

Diminution du débit cardiaque reliée à l'hypovolémie, à l'altération de la conduction nerveuse et aux dysrythmies

Hyperbilirubinémie **Péd**

Risque d'accident [effets du traitement] relié à la photothérapie (propriétés physiques et effets sur les mécanismes de régulation), à l'intervention effractive (exsanguinotransfusion), au profil sanguin anormal et aux déséquilibres chimiques du nouveau-né

Connaissances insuffisantes sur la maladie, le pronostic, les exigences du traitement et les mesures de précaution à prendre reliées à l'interprétation erronée de l'information ou à l'anxiété des parents

Hyperplasie bénigne de la prostate **SC, MC**

Rétention urinaire [aigüe ou chronique] ou Incontinence urinaire par regorgement reliées à l'obstruction mécanique (hypertrophie de la prostate), à la décompensation du détrusor et au manque de contractilité de la vessie

Douleur aigüe reliée à l'irritation ou à la distension vésicale, à l'infection urinaire ou à la radiothérapie

Peur ou Anxiété [préciser le degré] reliées à l'altération de l'état de santé (possibilité d'intervention chirurgicale ou d'affection maligne) et à l'appréhension de perdre ses capacités sexuelles

Hypertension **SC, MC**

Connaissances insuffisantes sur la maladie, le programme thérapeutique et le risque de complication reliées à l'interprétation erronée de l'information, au déficit cognitif ou au déni du diagnostic

Prise en charge inefficace de sa santé reliée au déni du problème, à l'impression de ne pas être malade ou au sentiment d'impuissance

Intolérance à l'activité reliée à la fatigue, au déséquilibre entre les besoins et l'apport en oxygène et aux effets secondaires de la pharmacothérapie

Dysfonctionnement sexuel relié aux effets secondaires de la pharmacothérapie

Diminution du débit cardiaque reliée à l'augmentation de la postcharge (vasoconstriction) ou à l'hypertrophie ventriculaire

Hypertension artérielle pulmonaire **SC, MC**

Échanges gazeux perturbés reliés à l'altération de la membrane alvéolaire ou à l'augmentation de la résistance vasculaire pulmonaire

Débit cardiaque diminué relié à l'augmentation de la résistance vasculaire pulmonaire ou à la diminution du retour sanguin du côté gauche du cœur

Intolérance à l'activité reliée au déséquilibre entre les besoins et l'apport en oxygène

Anxiété [préciser le degré] reliée au changement dans l'état de santé, au stress et au concept de soi menacé

Hypertension gravidique **Obs**

Voir aussi Éclampsie.

Excès de volume liquidien [isotonique] relié à la perte de protéines plasmatiques ou à la diminution de la pression oncotique causant un déplacement du volume circulant depuis le lit vasculaire jusqu'à l'espace interstitiel

Débit cardiaque diminué relié à l'hypovolémie, à la diminution du retour veineux et à l'augmentation de la résistance vasculaire systémique

Connaissances insuffisantes sur la physiopathologie de la maladie, le traitement, les besoins en matière de soins personnels et d'alimentation et le risque de complication reliées au manque d'information, à l'oubli ou à l'interprétation erronée de l'information

Hyperthyroïdie **SC**

Voir aussi Thyrotoxicose.

Fatigue reliée à l'accélération du métabolisme de base causant une augmentation des besoins énergétiques et à l'irritabilité du système nerveux central

Anxiété [préciser le degré] reliée à la stimulation accrue du système nerveux central (augmentation du métabolisme de base et de l'activité adrénergique causée par les hormones thyroïdiennes)

Alimentation déficiente reliée à l'incapacité d'ingérer suffisamment d'aliments pour répondre à l'augmentation du métabolisme de base et à l'absorption inadéquate des matières nutritives (vomissements ou diarrhée)

Risque d'atteinte à l'intégrité des tissus relié à l'œdème périorbitaire, à la difficulté à cligner des yeux et à la sècheresse oculaire

Hypoglycémie **SC**

Risque de déséquilibre de la glycémie relié à l'inobservance du traitement du diabète, au contrôle glycémique insuffisant et à la prise en charge inadéquate de la pharmacothérapie

Connaissances insuffisantes sur la physiopathologie de la maladie, les exigences du traitement et les besoins en matière de soins personnels reliées à l'oubli ou à l'interprétation erronée de l'information

Hypoparathyroïdie (aigüe) **MC**

Risque d'accident relié à l'hyperexcitabilité neuromusculaire et à la tétanie

Douleur aigüe reliée aux spasmes musculaires récurrents

Dégagement inefficace des voies respiratoires relié au spasme des muscles laryngés

Anxiété [préciser le degré] reliée au changement dans l'état de santé et aux réactions physiologiques

Hypothermie (systémique) **MC**

Voir aussi Gelure.

Hypothermie reliée à l'exposition au froid, au port de vêtements inadéquats, à une lésion de l'hypothalamus et à la consommation d'alcool ou de médicaments vasodilatateurs

Connaissances insuffisantes sur les facteurs de risque reliées à l'oubli ou à l'interprétation erronée de l'information

Hypothyroïdie **SC**

Voir aussi Myxœdème.

Mobilité physique réduite reliée à la faiblesse, à la fatigue, aux douleurs musculaires, à la perturbation des réflexes et aux dépôts de mucine dans les articulations et les espaces interstitiels

Fatigue reliée à la diminution d'énergie métabolique

Trouble de la perception sensorielle (préciser) relié aux dépôts de mucine et à la compression d'un nerf

Constipation reliée à la diminution du péristaltisme ou de l'activité physique

Hystérectomie **Gyn, MC**

Voir aussi Intervention chirurgicale (en général).

Douleur aigüe reliée au traumatisme tissulaire, à l'incision abdominale, à l'apparition d'un œdème ou d'un hématome

Rétention urinaire [aigüe] reliée au traumatisme mécanique, aux manœuvres chirurgicales, à l'apparition d'un œdème ou d'un hématome, à une lésion nerveuse accompagnée d'une atonie vésicale temporaire

Dysfonctionnement sexuel relié à l'inquiétude entourant l'altération structurelle ou fonctionnelle, la perception d'une atteinte à la féminité, les changements hormonaux et la baisse de la libido

Deuil relié à la perte appréhendée d'une fonction corporelle ou de sa féminité

Iléite régionale **SC**

Voir Maladie de Crohn.

Iléocolite **MC, SC**

Voir Rectocolite hémorragique.

Iléostomie **MC, SC**

Voir Colostomie.

Iléus **MC**

Douleur aigüe reliée à la distension ou à l'œdème et à l'ischémie des tissus intestinaux

Diarrhée ou Constipation reliées à l'obstruction intestinale ou aux changements du péristaltisme

Risque de déficit de volume liquidien relié à l'augmentation des pertes (vomissements et diarrhée) et à la diminution de l'apport liquidien

Impétigo **Péd, SC**

Atteinte à l'intégrité de la peau reliée à la présence d'un processus infectieux et au prurit

Douleur aigüe reliée à l'inflammation et au prurit

Risque d'infection [infection secondaire] relié à la rupture de l'épiderme, au traumatisme tissulaire, à l'altération de la réponse immunitaire, à la virulence ou à la nature contagieuse de la maladie

Risque d'infection [transmission] relié à la virulence de l'agent pathogène ou aux connaissances insuffisantes sur les mesures de prévention de la contagion

Inconscience (coma) **MC**

Risque de suffocation relié à la perte des réflexes protecteurs et des mouvements volontaires

Risque de déficit de volume liquidien et Risque d'alimentation déficiente reliés à l'incapacité d'ingérer des aliments et des liquides ou à l'augmentation des besoins métaboliques

Déficit de soins personnels [total] relié à l'altération de la conscience et à l'absence d'activité volontaire

Risque d'altération de l'irrigation cérébrale relié à la diminution ou à l'interruption de la circulation artérielle ou veineuse (traumatisme ou tumeur envahissante, formation d'un œdème), au changement dans le métabolisme, aux effets d'une surdose de médicaments, de drogues ou d'alcool, à l'hypoxie ou à l'anoxie

Risque d'infection relié à la stase des liquides biologiques, aux interventions effractives et aux déficits nutritionnels

Infarctus du myocarde **MC**

Voir aussi Myocardite.

Douleur aigüe reliée à l'ischémie des tissus du myocarde

Anxiété [préciser le degré] ou Peur reliées au risque de mourir, au risque de changement dans l'état de santé, dans l'exercice du rôle ou dans le mode de vie ou à l'anxiété transmise par les proches

Débit cardiaque diminué relié à l'altération de la fréquence cardiaque et de la conduction nerveuse, à la diminution de la précharge, à l'augmentation de la résistance vasculaire systémique et à l'altération de la contractilité musculaire, aux effets dépresseurs de certains médicaments, à l'infarcissement ou à la dyskinésie du myocarde et aux anomalies structurales

Infection à cytomégalovirus (CMV) **SC**

Trouble de la perception sensorielle (visuelle) relié à l'inflammation de la rétine

Risque d'infection (chez le fœtus) relié à l'exposition transplacentaire, au contact avec du sang ou des liquides corporels

Infection prénatale **Obs**

Voir aussi Sida.

Risque d'infection [transmission maternofœtale] relié aux mécanismes de défense primaires inadéquats (lésions cutanées, stase des liquides corporels), aux mécanismes de défense secondaires inadéquats (diminution du taux d'hémoglobine, immunosuppression), à l'immunité acquise insuffisante, aux risques reliés à l'environnement, à la malnutrition ou à la rupture des membranes amniotiques

Connaissances insuffisantes sur le traitement, la prévention et le pronostic reliées au manque d'expérience dans l'utilisation des sources d'information ou à l'interprétation erronée de l'information

Bienêtre altéré relié à la réaction de l'organisme à l'agent infectieux et aux caractéristiques de l'infection (irritation de la peau ou des tissus, formation de lésions)

Infection puerpérale **Obs**

Voir aussi Sepsie.

Risque d'infection [dissémination ou choc septique] relié à la rupture de la peau ou au traumatisme tissulaire, à la rupture des membranes amniotiques, à la vascularisation de la région touchée, à la stase des liquides biologiques, aux interventions effractives, à la coexistence d'une maladie chronique (diabète, anémie, etc.), à l'altération de la réponse immunitaire, à la malnutrition ou aux effets indésirables des médicaments (infection opportuniste, surinfection, etc.)

Hyperthermie reliée au processus inflammatoire, à l'augmentation du métabolisme de base, à la déshydratation et aux effets des endotoxines circulantes sur l'hypothalamus

Risque de perturbation de l'attachement relié à l'interruption du processus d'attachement, à la maladie physique, à une situation menaçant la survie de la mère

[Risque d'altération de l'irrigation tissulaire périphérique] relié à l'interruption ou à la diminution de la circulation sanguine (présence de thrombus infectieux)

Infection transmissible sexuellement (ITS) **Gyn, SC**

Risque d'infection [transmission] relié à la nature contagieuse de la maladie, à l'ignorance des moyens permettant d'éviter l'exposition à l'agent pathogène ou de prévenir la transmission

Atteinte à l'intégrité des tissus ou de la peau reliée à l'infection et à l'irritation causée par l'agent pathogène

Connaissances insuffisantes sur la physiopathologie de la maladie, le pronostic, le risque de complication, les exigences du traitement et la prévention de la transmission reliées à l'interprétation erronée de l'information ou au manque de motivation pour apprendre

Infertilité **SC**

Diminution situationnelle de l'estime de soi reliée à l'altération fonctionnelle (stérilité), aux attentes irréalistes envers soi et au sentiment d'échec

Chagrin chronique relié à l'incapacité physique perçue (stérilité)

Risque de détresse spirituelle reliée à l'anxiété, à la faible estime de soi, à la détérioration des relations avec le partenaire ou aux sentiments de culpabilité (perception de la situation comme méritée ou constituant une punition des péchés du passé)

Inhalation d'un agent irritant **MC, SC**

Dégagement inefficace des voies respiratoires relié à l'irritation ou à l'inflammation des voies respiratoires

Échanges gazeux perturbés reliés à l'irritation ou à l'inflammation de la membrane alvéolaire (selon la nature de l'agent irritant et la durée de l'exposition)

Anxiété [préciser le degré] reliée au changement dans l'état de santé et à l'appréhension de la mort

Insolation **MC**

Hyperthermie reliée à l'exposition prolongée à la chaleur ou à une activité très intense accompagnée d'une défaillance des mécanismes de régulation de l'organisme

Débit cardiaque diminué relié à l'augmentation du métabolisme de base, à l'altération du volume circulant ou du retour veineux ou à une atteinte du myocarde directement consécutive à l'hyperthermie

Insuffisance cardiaque **MC, SC**

Débit cardiaque diminué relié à l'altération de la contractilité du myocarde (changements inotropes), à l'altération de la fréquence cardiaque, du rythme cardiaque et de la conduction nerveuse ou aux changements structuraux (anomalies valvulaires, anévrisme ventriculaire)

Excès de volume liquidien relié à la diminution du taux de filtration glomérulaire ou à la production accrue d'hormone antidiurétique et à la rétention sodique ou hydrique

Échanges gazeux perturbés reliés à l'altération de la membrane alvéolocapillaire (accumulation ou déplacement de liquide dans les espaces interstitiels ou les alvéoles)

Intolérance à l'activité reliée au déséquilibre entre l'apport et les besoins en oxygène, à la faiblesse généralisée, à l'alitement prolongé ou à la sédentarité

Risque d'atteinte à l'intégrité de la peau relié à l'alitement prolongé ou à la sédentarité, à l'œdème, à la stase vasculaire et à l'irrigation tissulaire insuffisante

Connaissances insuffisantes sur la fonction cardiaque et la maladie reliées à des idées fausses

Insuffisance corticosurrénale **SC**

Voir Maladie d'Addison.

Insuffisance rénale aigüe **MC**

Excès de volume liquidien relié à la déficience des mécanismes de régulation (diminution de la fonction rénale)

Alimentation déficiente reliée à l'incapacité d'ingérer suffisamment d'aliments ou d'absorber suffisamment de matières nutritives (anorexie, nausées, vomissements, ulcération de la muqueuse buccale et augmentation des besoins métaboliques), au catabolisme des protéines et à la diète restrictive

Risque d'infection relié à l'altération des mécanismes de défense immunologique, aux interventions ou aux appareils effractifs et aux déficits nutritionnels

Confusion aigüe reliée à l'accumulation de déchets toxiques et à l'altération de l'irrigation cérébrale

Insuffisance rénale chronique **MC, SC**

Voir aussi Dialyse.

Débit cardiaque diminué relié au déséquilibre hydrique modifiant le volume de sang circulant, la surcharge du travail du myocarde et la résistance vasculaire systémique, à la modification de la fréquence, du rythme et de la conduction cardiaques (déséquilibres électrolytiques, hypoxie), à l'accumulation de toxines (urée) ou à la calcification des tissus mous (dépôts de phosphate de calcium)

Risque d'hémorragie relié à la suppression de la production ou de la sécrétion d'érythropoïétine, à la réduction de la production d'érythrocytes et de leur survie, à la modification des facteurs de coagulation et à la fragilité capillaire accrue

Trouble de la mémoire relié à l'accumulation des toxines (urée, ammoniac, acidose métabolique, hypoxie, déséquilibre électrolytique, calcifications cérébrales)

Risque d'atteinte à l'intégrité de la peau relié à la modification du métabolisme et de la circulation (anémie avec ischémie tissulaire), à la modification des sensations (neuropathie périphérique), à la diminution de la turgescence de la peau, à la diminution des activités, à l'immobilité et à l'accumulation de toxines dans la peau

[Risque d'atteinte de la muqueuse buccale] relié à la diminution ou à l'arrêt de la salivation, aux restrictions hydriques et à l'irritation par des substances chimiques

Intervention chirurgicale (en général) MC

Voir aussi Convalescence postopératoire.

Connaissances insuffisantes sur l'intervention chirurgicale et ses résultats, les soins et les traitements postopératoires habituels et les besoins en matière de soins personnels reliées à l'interprétation erronée de l'information

Anxiété [préciser le degré] ou Peur reliées à une crise situationnelle, au manque d'expérience du milieu de soins, au changement dans l'état de santé, à l'appréhension de la mort et à la séparation d'avec le réseau de soutien habituel

Risque de blessure en périopératoire relié à la désorientation, aux perturbations sensorielles ou perceptuelles dues à l'anesthésie, à l'immobilisation, aux altérations musculosquelettiques, à l'obésité, à l'émaciation ou à l'œdème

Risque d'infection relié à la rupture de l'épiderme, au traumatisme tissulaire, à la stase des liquides corporels, à la présence d'agents pathogènes ou à la contamination

Risque de température corporelle anormale relié aux effets des médicaments et des anesthésiques, aux extrêmes d'âge ou de poids et à la déshydratation

Mode de respiration inefficace relié au relâchement musculaire causé par des agents chimiques, au trouble de la perception ou de la cognition, à la diminution de l'excursion diaphragmatique, à la baisse d'énergie ou à l'obstruction trachéobronchique

Risque de déficit de volume liquidien relié aux restrictions liquidiennes préopératoires et postopératoires, aux pertes sanguines et gastrointestinales excessives (vomissements, aspiration gastrique) ou aux extrêmes d'âge et de poids

Intoxication aigüe par l'alcool MC

Voir aussi Delirium tremens.

Confusion aigüe reliée à l'intoxication et à l'hypoxémie

Mode de respiration inefficace relié aux effets de l'intoxication par l'alcool ou des sédatifs administrés en période de sevrage, à l'obstruction trachéobronchique, à la coexistence de troubles respiratoires et à la fatigue

Risque de fausse route (d'aspiration) relié à l'altération de la conscience, du réflexe de la toux et du réflexe pharyngé et au retard de la vidange gastrique

Intoxication aigüe par le chlorhydrate de cocaïne — Psy, MC, SC

Voir aussi Désintoxication.

Mode de respiration inefficace relié aux effets de la drogue sur le centre de la respiration

Débit cardiaque diminué relié aux effets de la drogue sur le myocarde (selon la pureté et la qualité de la drogue utilisée), à l'altération de la fréquence cardiaque, du rythme cardiaque et de la conduction nerveuse, ou à la préexistence d'une myocardiopathie

Risque d'altération de la fonction hépatique relié à l'abus de cocaïne

Alimentation déficiente reliée à l'anorexie, au manque d'argent ou à l'utilisation inadéquate des ressources financières

Risque d'infection relié à la technique d'injection, à l'impureté de la drogue, à une blessure locale, à une lésion de la cloison des fosses nasales, à la malnutrition ou à l'altération du système immunitaire

Stratégies d'adaptation inefficaces reliées à la vulnérabilité, aux modèles négatifs ou au réseau de soutien inadéquat

Trouble de la perception sensorielle (préciser) relié à l'altération chimique exogène, à l'altération de la réception, de la transmission ou de l'intégration sensorielles (hallucinations), ou à l'altération des organes des sens

Intoxication aigüe par le plomb — Péd, SC

Voir aussi Intoxication chronique par le plomb.

Contamination reliée au contact avec de la peinture écaillée ou qui se détache (jeunes enfants), à l'emploi d'une poterie inadéquatement vernie (glaçure plombifère), au contact avec du plomb sans les mesures de protection appropriées (fabrication ou recyclage de batteries, brasage, soudure ou bronzage) ou à l'ingestion de produits à base de plantes ou de médicaments d'importation

Risque de traumatisme relié à la perte de coordination, à l'altération de la conscience et aux mouvements cloniques ou toniques durant les crises convulsives

Risque de déficit de volume liquidien relié aux vomissements excessifs, à la diarrhée et à la diminution de l'apport liquidien

Connaissances insuffisantes sur les sources de plomb et la prévention de l'intoxication reliées à l'interprétation erronée de l'information

Intoxication chronique par le plomb — SC

Voir aussi Intoxication aigüe par le plomb.

Contamination reliée au contact avec de la peinture écaillée ou qui se détache (jeunes enfants), à l'emploi d'une poterie inadéquatement vernie (glaçure plombifère), au contact avec du plomb sans les mesures de protection appropriées (fabrication ou recyclage de batteries, brasage, soudure ou bronzage) ou à l'ingestion de produits à base de plantes ou de médicaments d'importation

Alimentation déficiente reliée à la diminution de l'apport nutritionnel (altérations chimiques dans le tube digestif)

Troubles de la mémoire reliés au dépôt de plomb dans les tissus cérébraux

Douleur chronique reliée au dépôt de plomb dans les tissus mous et les os

Intoxication digitalique **MC, SC**

Débit cardiaque diminué relié à l'altération de la contractilité du myocarde ou de la conduction nerveuse, aux propriétés de la digitale (demi-vie longue et marge thérapeutique étroite), aux pharmacothérapies concomitantes, à l'âge ou à l'état de santé précaire et au déséquilibre électrolytique ou acidobasique

Risque de déséquilibre de volume liquidien relié aux pertes excessives (vomissements ou diarrhée), à la diminution de l'apport liquidien (nausées), à la baisse du taux de protéines plasmatiques, à la malnutrition, à l'administration continue de diurétiques, à l'excès de sodium ou à la rétention hydrique

Connaissances insuffisantes sur la maladie, les exigences du traitement et les soins personnels appropriés reliées à l'interprétation erronée de l'information ou à l'oubli

Laminectomie (lombaire) **MC**

Voir aussi Intervention chirurgicale (en général).

Irrigation tissulaire périphérique inefficace reliée à la diminution ou à l'interruption de la circulation sanguine (œdème, hématome) ou à l'hypovolémie

Risque de traumatisme [lombaire] relié à la diminution de l'équilibre, à l'altération du tonus musculaire ou de la coordination motrice

Douleur aigüe reliée au traumatisme tissulaire, à l'inflammation localisée et à l'œdème

Mobilité physique réduite reliée aux traitements restrictifs, à la douleur ou à une atteinte neuromusculaire

Rétention urinaire [aigüe] reliée à la douleur et à l'enflure dans la région opérée, à la mobilité réduite, à l'obligation de demeurer dans certaines positions

Laryngectomie **MC, SC**

Voir aussi Cancer, Chimiothérapie.

Dégagement inefficace des voies respiratoires relié à la résection partielle ou totale du larynx, à la trachéostomie temporaire ou permanente et à la présence de sécrétions abondantes ou épaisses

Atteinte de la muqueuse buccale reliée à la déshydratation ou à la diète absolue (NPO), à la mauvaise hygiène buccodentaire, à la sécrétion salivaire diminuée ou aux carences nutritionnelles

Communication verbale altérée reliée à la déficience anatomique (ablation des cordes vocales) et à un obstacle physique (trachéostomie)

Risque de fausse route (d'aspiration) relié aux problèmes de déglutition, à la trachéostomie ou à l'intubation gastro-intestinale

Laryngite **SC, Péd**
Voir Croup.

Laryngite pseudomembraneuse **Péd, SC**
Voir aussi Croup.

Risque de suffocation relié à l'inflammation du larynx et à la formation d'une fausse membrane

Anxiété [préciser le degré] ou Peur reliées au changement de milieu, à la perception d'une menace (respiration difficile) ou à la contagion de l'anxiété exprimée par les adultes de l'entourage

Leucémie (aigüe) **MC**
Voir aussi Chimiothérapie.

Risque d'infection relié à la déficience des mécanismes de défense secondaires (altération des leucocytes matures, prolifération de lymphocytes immatures, immunosuppression et suppression de la moelle osseuse), aux interventions effractives ou à la malnutrition

Anxiété [préciser le degré] ou Peur reliées au changement dans l'état de santé, à une crise situationnelle ou à l'appréhension de la mort

Intolérance à l'activité [préciser le degré] reliée à la diminution des réserves énergétiques, à l'accélération du métabolisme, au déséquilibre entre les besoins et l'apport en oxygène (anémie, hypoxie), aux restrictions thérapeutiques (isolement, alitement) ou aux effets du traitement médicamenteux

Douleur aigüe reliée à des facteurs physiques (infiltration des tissus, des organes ou du système nerveux central, expansion de la moelle osseuse), à des facteurs chimiques (agents antileucémiques) et aux manifestations psychologiques (anxiété, peur)

Risque de déficit de volume liquidien ou Risque d'hémorragie reliés aux pertes excessives (vomissements, hémorragie, diarrhée), à l'apport liquidien insuffisant (nausées, anorexie), aux besoins liquidiens accrus (augmentation du métabolisme de base ou fièvre), à la prédisposition à la lithiase urinaire ou au syndrome de lyse tumorale

Leucémie (chronique) **MC**

Risque d'infection relié à la déficience des mécanismes de défense secondaires (altération des leucocytes matures, prolifération de lymphocytes immatures, immunosuppression et suppression de la moelle osseuse), aux interventions effractives ou à la malnutrition

Mécanismes de protection inefficaces reliés au profil sanguin anormal et à la pharmacothérapie (agents cytotoxiques, corticostéroïdes, radiothérapie)

Fatigue reliée au processus morbide et à l'anémie

Alimentation déficiente reliée à l'incapacité d'ingérer des aliments

Lithiase rénale **MC, SC**
Voir Lithiase urinaire.

Lithiase urinaire (calculs urinaires) **MC**

Douleur aigüe reliée à l'augmentation de la fréquence et de la force des contractions urétérales, au traumatisme et à l'œdème de tissus sensibles et à l'ischémie cellulaire

Élimination urinaire altérée reliée à l'obstruction mécanique de l'écoulement de l'urine, à la stimulation de la vessie par les calculs, à l'œdème, à l'irritation ou à l'inflammation des tissus urétraux

Risque de déficit de volume liquidien relié à la stimulation des réflexes réno-intestinaux (nausées, vomissements et diarrhée), aux variations du débit urinaire, à la diurèse consécutive à la désobstruction et à la diminution de l'apport liquidien

Risque d'infection relié à la stase urinaire

Connaissances insuffisantes sur la maladie, le pronostic et les exigences du traitement reliées à l'oubli ou à l'interprétation erronée de l'information

Lupus érythémateux disséminé **SC**

Fatigue reliée à la diminution de l'énergie métabolique ou aux besoins énergétiques accrus (inflammation chronique), aux exigences psychologiques ou émotionnelles, aux malaises ou à l'altération biochimique (dont les effets de la pharmacothérapie)

Douleur aigüe reliée au processus inflammatoire disséminé et touchant les tissus conjonctifs, les vaisseaux sanguins, les surfaces séreuses et les muqueuses

Atteinte à l'intégrité de la peau ou des tissus reliée à l'inflammation chronique et à l'altération de la circulation

Image corporelle perturbée reliée à la présence d'une affection chronique causant des éruptions, des lésions, des ulcères, un purpura, un érythème marbré des mains, une alopécie, une diminution de la force et un déficit fonctionnel

Luxation ou subluxation d'une articulation **SC**

Douleur aigüe reliée à la rupture de la continuité entre l'os et l'articulation, aux spasmes musculaires et à l'œdème

Risque d'accident relié à l'installation inadéquate de l'attelle

Mobilité physique réduite reliée aux dispositifs d'immobilisation ou à la limitation des activités, à la douleur, à l'œdème ou à la diminution de la force musculaire

Lymphoréticulose bénigne d'inoculation **SC**

Douleur aigüe reliée aux effets des toxines circulantes (fièvre, céphalées et adénite)

Hyperthermie reliée au processus inflammatoire

Maladie articulaire dégénérative **SC**

Voir Polyarthrite rhumatoïde.

Maladie d'Addison **MC, SC**

Déficit de volume liquidien [hypotonique] relié aux vomissements, à la diarrhée et à l'augmentation des pertes rénales

Risque de déséquilibre électrolytique relié aux vomissements, à la diarrhée et au dysfonctionnement endocrinien

Débit cardiaque diminué relié à l'hypovolémie, à l'altération de la conduction nerveuse (dysrythmies) ou à la diminution de la masse musculaire cardiaque

Fatigue reliée à la diminution de l'énergie métabolique, à l'altération biochimique (déséquilibre hydroélectrolytique et glucidique)

Image corporelle perturbée reliée à l'altération de la pigmentation de la peau, à l'altération des muqueuses, à la perte des poils axillaires ou pubiens

Mobilité physique réduite reliée à une atteinte neuromusculaire (atrophie ou fatigue musculaires), aux étourdissements et au risque de syncope

Alimentation déficiente reliée à la carence en glucocorticoïdes, au métabolisme anormal des lipides, des protéines et des glucides, et aux nausées, aux vomissements et à l'anorexie

Entretien inefficace du domicile relié aux effets du processus morbide, à l'altération de la fonction cognitive ou au réseau de soutien inadéquat

Maladie d'Alzheimer SC

Voir aussi Démence présénile ou sénile.

Risque de traumatisme ou d'accident relié à l'incapacité de reconnaitre les risques environnementaux, à la désorientation, à la confusion, aux erreurs de jugement, à la faiblesse, à l'altération de la coordination musculaire, aux troubles de l'équilibre, à l'altération de la perception ou aux crises convulsives

Confusion chronique reliée aux altérations physiologiques (dégénérescence neurologique)

Trouble de la perception sensorielle (préciser) relié à l'altération de la réception, de la transmission ou de l'intégration sensorielles (affection ou trouble neurologique), à l'isolement social (confinement au domicile ou à l'établissement) ou au manque de sommeil

Habitudes de sommeil perturbées reliées au déficit sensoriel, au changement dans les activités habituelles, au stress psychologique (atteinte neurologique)

Prise en charge inefficace de sa santé reliée à la détérioration des capacités dans tous les domaines, y compris la coordination et la communication, au déficit cognitif et aux stratégies d'adaptation individuelle ou familiale inefficaces

Stratégies d'adaptation familiale compromises ou Tension dans l'exercice du rôle de l'aidant naturel reliées au comportement perturbateur de la personne, au chagrin de la famille devant la détérioration de l'état de santé de l'être cher et l'impossibilité de l'aider, à la maladie prolongée ou à l'évolution de l'invalidité qui épuisent les ressources émotionnelles et financières des proches, ou aux relations familiales ambigües

Risque de syndrome d'inadaptation à un changement de milieu relié à l'absence ou au manque de préparation au transfert dans un nouveau milieu de soins, au changement dans les activités du quotidien, aux troubles sensoriels, à la détérioration de l'état physique et à la séparation d'avec son réseau de soutien

Maladie de Crohn MC, SC

Alimentation déficiente reliée aux douleurs intestinales après les repas, à l'accélération du transit intestinal ou à la peur d'avoir la diarrhée après avoir mangé

Diarrhée reliée à l'inflammation de l'intestin grêle, à l'ingestion d'aliments irritants, à la malabsorption intestinale, à la présence de toxines et au rétrécissement segmentaire de la lumière intestinale

Connaissances insuffisantes sur la physiopathologie de la maladie, les besoins nutritionnels et la prévention des rechutes reliées à l'oubli ou à l'interprétation erronée de l'information

Maladie de haute altitude **MC**

Voir Mal aigu des montagnes, Œdème pulmonaire de haute altitude.

Maladie de Hodgkin **SC, MC**

Voir aussi Cancer, Chimiothérapie.

Anxiété [préciser le degré] ou Peur reliées au concept de soi menacé et à l'appréhension de la mort

Connaissances insuffisantes sur le diagnostic, la physiopathologie, le traitement et le pronostic reliées à l'interprétation erronée de l'information

Douleur aigüe ou Bienêtre altéré reliés à la réaction inflammatoire (fièvre, frissons, sueurs nocturnes) et au prurit

Mode de respiration inefficace ou Dégagement inefficace des voies respiratoires reliés à l'obstruction trachéobronchique (tuméfaction des ganglions médiastinaux ou œdème des voies respiratoires)

Maladie de Kawasaki **Péd**

Hyperthermie reliée à l'augmentation du métabolisme et à la déshydratation

Douleur aigüe reliée à l'inflammation, à l'œdème et à la tuméfaction des tissus

Atteinte à l'intégrité de la peau reliée au processus inflammatoire, à la perturbation de la circulation et à l'œdème

Atteinte de la muqueuse buccale reliée au processus inflammatoire, à la déshydratation et à la respiration par la bouche

Débit cardiaque diminué relié aux changements structuraux, à l'inflammation des artères coronaires, à l'altération de la fréquence et du rythme cardiaques ou de la conduction nerveuse

Maladie de Lyme **SC, MC**

Douleur aigüe ou Douleur chronique reliées aux effets systémiques des toxines, aux éruptions cutanées, à l'urticaire, à l'enflure ou à l'inflammation des articulations

Fatigue reliée aux besoins énergétiques accrus, à l'altération biochimique et à la douleur

Débit cardiaque diminué relié à des changements dans la fréquence cardiaque, le rythme cardiaque et la conduction nerveuse

Maladie de Parkinson **SC**

Difficulté à la marche reliée à une atteinte neuromusculaire (tremblements, bradykinésie, faiblesse musculaire) et à une atteinte musculosquelettique (raideur articulaire)

Trouble de la déglutition relié à une atteinte neuromusculaire (tremblements et rigidité musculaire)

Communication verbale altérée reliée à une atteinte neuromusculaire (tremblements, rigidité musculaire, faiblesse musculaire, incoordination)

Excès de stress relié à des ressources insuffisantes pour faire face à la situation

Tension dans l'exercice du rôle de l'aidant naturel reliée à la gravité de la maladie, aux problèmes psychologiques ou cognitifs de la personne atteinte, au fait que l'aidant naturel est le conjoint, à la complexité des soins et au manque de répit et de loisirs

Maladie des inclusions cytomégaliques **SC**

Voir Infection à cytomégalovirus.

Maladie de Tay-Sachs **Péd**

Retard de la croissance et du développement relié aux effets du trouble physique

Trouble de la perception sensorielle (visuelle) relié à la détérioration du nerf optique

SC

Deuil relié à la perte appréhendée du bébé dans un proche avenir

Sentiment d'impuissance relié à l'absence de traitement pour cette maladie évolutive et fatale

Risque de détresse spirituelle relié à la remise en question du système de valeurs et de croyances en raison de la présence d'une maladie mortelle et invalidante

Stratégies d'adaptation familiale compromises reliées à une crise situationnelle, à la période de vie temporairement centrée sur la résolution des conflits émotionnels et de la souffrance personnelle, à la désorganisation de la famille, à la maladie prolongée ou évolutive

Maladie génétique **SC, Obs**

Anxiété reliée à des facteurs de risque précis (exposition à des substances tératogènes), à une crise situationnelle, au concept de soi menacé, au conflit conscient ou non sur les valeurs et les buts essentiels de la vie

Connaissances insuffisantes sur le but et le déroulement d'une consultation en génétique reliées à l'interprétation erronée de l'information

Dynamique familiale perturbée reliée à une crise situationnelle, à la vulnérabilité de la personne ou de la famille et à la difficulté à se mettre d'accord sur les choix à faire

Détresse spirituelle reliée au conflit intérieur intense sur le dénouement de la situation, au deuil relatif à la perte de l'enfant parfait, à la colère souvent dirigée vers Dieu ou l'Être suprême, aux croyances religieuses et aux convictions morales

Risque de deuil problématique relié au manque de soutien social, à la prédisposition à l'anxiété et aux sentiments d'incompétence, à la fréquence accrue d'évènements marquants de la vie

Maladie pulmonaire obstructive chronique (MPOC) **SC, MC**

Échanges gazeux perturbés reliés à l'altération de l'apport en oxygène (obstructions des voies respiratoires par des sécrétions ou un bronchospasme, rétention d'air à l'expiration) et à la destruction des alvéoles

Dégagement inefficace des voies respiratoires relié au bronchospasme, à la production accrue de sécrétions tenaces, à la rétention de sécrétions, au manque d'énergie et à la fatigue

Intolérance à l'activité reliée au déséquilibre entre l'apport et les besoins en oxygène et à la faiblesse généralisée

Alimentation déficiente reliée à l'incapacité d'ingérer suffisamment d'aliments (dyspnée, fatigue, effets secondaires des médicaments, expectorations, anorexie)

Risque d'infection relié à la diminution de l'activité ciliaire, à la stase des sécrétions, à l'affaiblissement ou à la malnutrition

Maladie vasculaire périphérique (athérosclérose) **SC**

Irrigation tissulaire périphérique inefficace reliée à la diminution ou à l'interruption de la circulation artérielle ou veineuse

Intolérance à l'activité reliée au déséquilibre entre l'apport et les besoins en oxygène

Risque d'atteinte à l'intégrité de la peau relié à l'altération de la circulation causant une perte de sensation et à la cicatrisation difficile

Maladie vénérienne **SC**

Voir Infection transmissible sexuellement.

Mal aigu des montagnes **SC, MC**

Douleur aigüe reliée à la diminution de la pression barométrique

Fatigue reliée au stress, à l'effort physique accru et au manque de sommeil

Risque de déficit de volume liquidien relié à la perte liquidienne accrue (hyperpnée, air sec), à l'effort et à la diminution de l'apport liquidien (nausées)

Mastectomie **MC**

Atteinte à l'intégrité de la peau ou Atteinte à l'intégrité des tissus reliées à l'ablation chirurgicale de peau et de tissus, à l'altération de la circulation, à l'écoulement, à l'œdème, aux modifications de l'élasticité et de la sensibilité de la peau ou à la destruction des tissus (radiothérapie)

Mobilité physique réduite reliée à une atteinte neuromusculaire, à la douleur et à la formation d'un œdème

Déficit de soins personnels (se laver et se vêtir) relié à l'invalidité temporaire d'un bras ou des deux

Image corporelle perturbée reliée à la perte d'une partie du corps éminemment féminine, à la peur du rejet ou de la réaction des autres

Mastite **Obs, Gyn**

Douleur aigüe reliée à l'érythème et à l'inflammation des tissus mammaires

Risque d'infection [dissémination ou formation d'un abcès] relié au traumatisme des tissus, à la stase des liquides biologiques ou au manque de connaissances sur la prévention des complications

Connaissances insuffisantes sur la physiopathologie, le traitement et la prévention reliées à l'interprétation erronée de l'information

Allaitement maternel inefficace relié à l'incapacité d'allaiter du côté atteint et à l'interruption de l'allaitement

Mastoïdectomie **Péd, MC**

Risque d'infection [dissémination] relié à la préexistence d'une infection, au traumatisme chirurgical ou à la stase des liquides biologiques dans une zone très proche du cerveau

Douleur aigüe reliée à l'inflammation, au traumatisme tissulaire et à la formation d'un œdème

Trouble de la perception sensorielle (auditive) relié à la présence de mèches chirurgicales, à l'œdème et à la reconstruction chirurgicale des structures de l'oreille moyenne

Mauvais traitements **SC, PSY**

Voir aussi Syndrome des enfants battus.

Stratégies d'adaptation inefficaces reliées à une crise situationnelle ou existentielle, au concept de soi menacé, à la vulnérabilité personnelle ou au réseau de soutien inadéquat

Sentiment d'impuissance relié à des relations interpersonnelles empreintes de violence et à un mode de vie dénué d'initiative

Dysfonctionnement sexuel relié au modèle d'identification inefficace ou absent, à la vulnérabilité personnelle et à la violence psychologique (relations nuisibles)

Mélanome **MC, SC**

Voir Cancer, Chimiothérapie.

Méningite méningococcique aigüe **MC**

Risque d'infection [dissémination ou transmission] relié à la dissémination hématogène de l'agent pathogène, à la stase des liquides biologiques, à la suppression de la réponse inflammatoire (causée par les médicaments) et à l'exposition d'autres personnes à l'agent pathogène

Risque d'altération de l'irrigation cérébrale relié à l'œdème cérébral altérant ou bloquant la circulation veineuse ou artérielle au cerveau, à l'hypovolémie ou à des problèmes d'échange au niveau cellulaire (acidose)

Hyperthermie reliée au processus infectieux (augmentation du métabolisme) et à la déshydratation

Douleur aigüe reliée à l'inflammation ou à l'irritation des méninges accompagnées d'un spasme des muscles extenseurs (cou, épaules et dos)

Risque de traumatisme ou Risque de suffocation reliés à l'altération de la conscience, à l'apparition possible d'une activité musculaire clonique ou tonique (convulsions), à la faiblesse, à la prostration, à l'ataxie ou aux vertiges

Méniscectomie **MC, SC**

Difficulté à la marche reliée à la douleur, à l'instabilité articulaire et à la restriction imposée des mouvements

Connaissances insuffisantes sur le déroulement postopératoire, la prévention des complications et les besoins en matière de soins personnels reliées à l'interprétation erronée de l'information

Ménopause **Gyn**

Thermorégulation inefficace reliée à la variation des taux d'hormones sexuelles

Fatigue reliée au changement physiologique, au manque de sommeil ou à la dépression

Dysfonctionnement sexuel relié au changement dans la réaction physique, aux mythes, aux renseignements erronés ou à l'altération de la relation avec le partenaire

Incontinence urinaire à l'effort reliée à la dégénérescence des muscles pelviens et des structures de soutien

Motivation à améliorer la prise en charge de sa santé

Mononucléose infectieuse **SC**

Fatigue reliée à la diminution de l'énergie métabolique, aux malaises et aux besoins énergétiques accrus (inflammation)

Douleur aigüe ou Bienêtre altéré reliés à l'inflammation de tissus lymphoïdes et organiques, à l'irritation de la muqueuse oropharyngée et aux effets des toxines circulantes

Hyperthermie reliée au processus inflammatoire

Connaissances insuffisantes sur la transmission de la maladie, les besoins en matière de soins personnels, le traitement médical et le risque de complication reliées à l'interprétation erronée de l'information

Mort fœtale **Obs**

Deuil relié à la mort du fœtus (enfant désiré ou non)

Diminution situationnelle de l'estime de soi reliée à l'impression d'avoir échoué dans un domaine important de la vie

Risque de détresse spirituelle relié à la perte d'un être cher, à la piètre estime de soi, aux relations interpersonnelles insuffisantes, à la remise en question du système de croyances et de valeurs (la naissance est censée être le commencement de la vie et non de la mort) et à la souffrance morale

Mucoviscidose (fibrose kystique) **SC, Péd**

Dégagement inefficace des voies respiratoires relié à la sécrétion excessive de mucus épais et à la déficience de la fonction ciliaire

Risque d'infection relié à la stase des sécrétions bronchiques et à l'apparition d'atélectasie

Alimentation déficiente reliée aux troubles de la digestion et de l'absorption des matières nutritives

Connaissances insuffisantes sur la physiopathologie de la maladie, le traitement médical et les ressources communautaires existantes reliées à des idées fausses

Stratégies d'adaptation familiale compromises reliées à la nature chronique de la maladie ou de l'invalidité, à l'information fausse ou au manque de soutien

Myasthénie **MC, SC**

Mode de respiration inefficace ou Dégagement inefficace des voies respiratoires reliés à la faiblesse neuromusculaire et au manque d'énergie ou à la fatigue

Communication verbale altérée reliée à la faiblesse neuromusculaire, à la fatigue ou à un obstacle physique (intubation)

Trouble de la déglutition relié au déficit neuromusculaire des muscles laryngés ou pharyngés et à la fatigue musculaire

Anxiété [préciser le degré] ou Peur reliées à une crise situationnelle, à l'image de soi menacée, au changement dans l'état de santé, dans la situation socioéconomique ou dans l'exercice du rôle, à la séparation d'avec le réseau de soutien, au manque de connaissances ou à l'incapacité de communiquer

Connaissances insuffisantes sur la pharmacothérapie, le risque de crise (myasthénique ou cholinergique) et la gestion des soins personnels reliées au manque d'expérience relative à la situation ou à l'interprétation erronée de l'information

Mobilité physique réduite reliée à une atteinte neuromusculaire et à la fatigue

Trouble de la perception sensorielle (visuelle) relié à une atteinte neuromusculaire

Myélome multiple — MC, SC

Voir aussi Cancer.

Douleur aigüe ou Douleur chronique reliées à la destruction tissulaire ou osseuse et aux effets secondaires du traitement

Mobilité physique réduite reliée à la perte de l'intégrité de la structure osseuse, à la douleur, au déconditionnement ou à l'humeur dépressive

Mécanismes de protection inefficaces reliés au processus tumoral, à la pharmacothérapie, à la radiothérapie ou à la malnutrition

Myocardiopathie — SC, MC

Débit cardiaque diminué relié à la diminution de la contractilité du myocarde

Intolérance à l'activité reliée au déséquilibre entre les besoins et l'apport en oxygène

Exercice inefficace du rôle relié au changement dans l'état de santé, au stress, aux exigences professionnelles ou personnelles

Myocardite — MC

Voir aussi Infarctus du myocarde.

Intolérance à l'activité reliée au déséquilibre entre l'apport et les besoins en oxygène (inflammation ou lésion du myocarde), aux effets dépresseurs de certains médicaments sur le muscle cardiaque et au repos forcé

Débit cardiaque diminué relié à la dégénérescence du muscle cardiaque

Connaissances insuffisantes sur la physiopathologie et l'issue de la maladie, le traitement, les besoins en matière de soins personnels et les changements à apporter au mode de vie reliées à l'interprétation erronée de l'information

Myringotomie — Péd, MC

Voir Mastoïdectomie.

Myxœdème — MC

Voir aussi Hypothyroïdie.

Image corporelle perturbée reliée à l'altération structurelle ou fonctionnelle (perte de cheveux, épaississement de la peau, visage inexpressif, langue tuméfiée, troubles menstruels, perturbation de l'appareil génital)

Alimentation excessive reliée au ralentissement du métabolisme et à la diminution de l'activité

Débit cardiaque diminué relié à une altération de la conduction nerveuse et de la contractilité du myocarde

Négligence ou mauvais traitements **SC, Psy**

Voir Mauvais traitements, Syndrome des enfants battus.

Néphrectomie **MC**

Douleur aigüe reliée au traumatisme chirurgical des tissus et à la fermeture mécanique de l'incision (suture)

Risque de déficit de volume liquidien relié aux pertes vasculaires excessives et à l'apport hydrique restreint

Mode de respiration inefficace relié à la douleur limitant l'expansion pulmonaire

Constipation reliée à l'apport alimentaire réduit, à la restriction de la mobilité, à l'apparition d'un iléus paralytique ou à la douleur à l'incision durant la défécation

Néphroblastome (tumeur de Wilms) **Péd**

Voir aussi Cancer, Chimiothérapie.

Anxiété [préciser le degré] ou Peur reliées au changement de milieu, à la perturbation des interactions avec les membres de la famille, au danger de mort et à l'anxiété des proches

Dynamique familiale perturbée reliée à la crise situationnelle causée par une maladie pouvant être mortelle

Activités de loisirs insuffisantes reliées au milieu de soins offrant peu d'activités qui conviennent à l'âge de l'enfant ou à la restriction des activités, à l'hospitalisation et au traitement prolongés

Névralgie faciale (névralgie essentielle du trijumeau, tic douloureux de la face) **SC**

Douleur aigüe reliée à l'atteinte neuromusculaire causant des spasmes musculaires violents et soudains

Connaissances insuffisantes sur la maitrise des accès récurrents, les traitements médicaux et les besoins en matière de soins personnels reliées à l'oubli ou à l'interprétation erronée de l'information

Névrite **SC**

Douleur aigüe ou Douleur chronique reliées à la lésion nerveuse habituellement dégénérative

Connaissances insuffisantes sur les facteurs favorisants, le traitement et la prévention reliées à l'interprétation erronée de l'information

Nouveau-né normal **Péd**

[Risque de perturbation des échanges gazeux] relié aux facteurs de stress présents avant et pendant la naissance, à la sécrétion excessive de mucus ou à l'agression par le froid

[Risque d'hypothermie] relié au rapport désavantageux entre la surface corporelle (grande) et la masse corporelle (petite) du nouveau-né, à la quantité limitée de graisses sous-cutanées qui protègent du froid, au caractère non renouvelable de la graisse brune et aux faibles réserves de graisse blanche, à l'épiderme très mince qui diminue la distance entre les vaisseaux sanguins et la surface de la peau, à l'incapacité de frissonner et au passage de la chaleur du milieu utérin à un milieu beaucoup plus froid

Risque de perturbation de l'attachement relié à la période de transition (arrivée d'un nouveau membre dans la famille), à l'anxiété associée au rôle parental, à l'absence d'intimité (interventions thérapeutiques, membres de la famille ou autres visiteurs envahissants)

[Risque d'alimentation déficiente] relié à la vitesse élevée du métabolisme, aux besoins énergétiques élevés, aux pertes hydriques insensibles par les voies cutanée et pulmonaire, à la fatigue, au risque d'insuffisance ou d'épuisement des réserves glucidiques

Risque d'infection relié à l'altération des mécanismes de défense secondaires (immunité acquise insuffisante, par exemple une déficience des neutrophiles et de certaines immunoglobulines) ou à l'altération des mécanismes de défense primaires (exposition prolongée à l'air ambiant, rupture de l'épiderme, traumatisme tissulaire, faible activité ciliaire)

Nouveau-né prématuré — Péd

Échanges gazeux perturbés reliés à l'insuffisance de surfactant, à l'altération de la circulation sanguine (immaturité de la musculature des artérioles pulmonaires), à l'altération de l'apport en oxygène (immaturité du système nerveux central et du système neuromusculaire), à l'obstruction trachéobronchique, à la capacité réduite de fixation de l'oxygène dans le sang (anémie) et à l'agression par le froid

Mode de respiration inefficace relié à l'immaturité du centre de la respiration, à la mauvaise position, à la dépression médicamenteuse de la respiration, aux déséquilibres métaboliques, au manque d'énergie ou à la fatigue

Thermorégulation inefficace reliée à l'immaturité du système nerveux central (du centre de régulation de la température corporelle), au faible rapport entre la masse corporelle et la surface corporelle, à la faible quantité de tissu adipeux sous-cutané, à la quantité limitée de graisse brune, à l'incapacité de frissonner ou de transpirer, aux faibles réserves métaboliques, à l'incapacité de se plaindre de l'hypothermie, aux manipulations et aux interventions fréquentes de la part du personnel médical et infirmier

Déficit de volume liquidien relié au très jeune âge, au faible poids, aux pertes liquidiennes excessives (peau mince, quantité limitée de tissu adipeux isolant, température ambiante trop élevée, immaturité des reins, incapacité des reins de concentrer l'urine)

Désorganisation comportementale chez le nouveau-né/nourrisson reliée à la prématurité (immaturité du système nerveux central, hypoxie), à la douleur, à la stimulation excessive et à la séparation d'avec les parents

Obésité — SC, Psy

Alimentation excessive reliée à des facteurs socioéconomiques

Mode de vie sédentaire relié au manque d'intérêt, de motivation, de ressources ou d'instruction, ou à des connaissances insuffisantes sur les besoins relatifs à l'exercice ou à la peur des accidents

Intolérance à l'activité reliée au déséquilibre entre l'apport et les besoins en oxygène et à la sédentarité

Insomnie reliée aux activités diurnes insuffisantes, aux malaises ou à l'apnée du sommeil

Image corporelle perturbée ou Diminution chronique de l'estime de soi reliées à la perception de soi allant à l'encontre des valeurs généralement acceptées, à la famille ou au milieu culturel qui incitent à la suralimentation, aux problèmes relatifs à la domination, à la sexualité et à l'amour, ou encore au manque de confiance dans la capacité de maitriser son poids

Interactions sociales perturbées reliées à la perturbation du concept de soi, au réseau de soutien absent ou inefficace et à la mobilité réduite

Occlusion intestinale **MC**

Voir Iléus.

Œdème pulmonaire **MC**

Échanges gazeux perturbés reliés à l'altération du débit sanguin et à la diminution des échanges alvéolocapillaires (accumulation ou déplacement de liquide dans les espaces interstitiels ou les alvéoles)

Anxiété [modérée à grave] ou Peur reliées au changement dans l'état de santé, à l'appréhension de la mort (incapacité de respirer) et à l'anxiété des proches

Respiration spontanée altérée reliée à la fatigue des muscles respiratoires

Œdème pulmonaire de haute altitude (OPHA) **MC**

Voir aussi Mal aigu des montagnes.

Échanges gazeux perturbés reliés au déséquilibre ventilation-perfusion, à l'altération de la membrane alvéolocapillaire et à l'altération de l'apport en oxygène

Excès de volume liquidien relié à l'altération des mécanismes de régulation

Ophtalmie des neiges (cécité des neiges) **SC**

Trouble de la perception sensorielle (visuelle) relié à une atteinte de l'organe de la vue (irritation des conjonctives, hyperémie)

Douleur aigüe reliée à l'irritation ou à la congestion vasculaire des conjonctives

Anxiété [préciser le degré] reliée à une crise situationnelle, au changement ou au risque de changement dans l'état de santé

Oreillons **Péd, SC**

Douleur aigüe reliée à la présence d'une inflammation, aux toxines circulantes et à la tuméfaction des glandes salivaires

Hyperthermie reliée au processus inflammatoire (augmentation du métabolisme) et à la déshydratation

Déficit de volume liquidien relié à l'augmentation du métabolisme de base, à la douleur à la déglutition et à la diminution de l'apport liquidien

Ostéomyélite **MC, SC**

Douleur aigüe reliée à l'inflammation et à la nécrose des tissus

Hyperthermie reliée à l'augmentation du métabolisme et au processus infectieux

Difficulté à la marche reliée à l'inflammation et à la nécrose des tissus, à la douleur et à l'instabilité des articulations

Connaissances insuffisantes sur la physiopathologie de la maladie, les exigences du traitement à long terme, la restriction de l'activité et la prévention des complications reliées à l'interprétation erronée de l'information

Ostéoporose **SC**

Risque de traumatisme relié à l'atteinte osseuse qui augmente le risque de fracture à la moindre agression ou même sans agression

Douleur aigüe ou Douleur chronique reliées à la pression d'une vertèbre sur un nerf spinal, un muscle ou un ligament et aux fractures spontanées

Mobilité physique réduite reliée à la douleur et à l'atteinte musculo-squelettique

Pancréatite **MC**

Douleur aigüe reliée à l'obstruction des canaux pancréatiques et biliaires, à la contamination chimique des surfaces péritonéales par l'exsudat pancréatique, à l'autodigestion des tissus ou à la propagation de l'inflammation au plexus nerveux rétropéritonéal

Déficit de volume liquidien relié aux pertes gastriques excessives (vomissements, sonde nasogastrique), à l'augmentation du lit vasculaire (vasodilatation, effets des kinines), à l'accumulation de fluides dans le troisième espace, aux troubles de la coagulation et aux pertes hémorragiques

Risque de déséquilibre de la glycémie relié à la diminution de la production d'insuline, à l'augmentation de la sécrétion de glucagon et au stress

Alimentation déficiente reliée aux vomissements, à la difficulté à digérer les aliments (insuffisance d'enzymes digestives) et aux restrictions alimentaires

Risque d'infection relié à l'altération des mécanismes de défense primaires (stase des liquides biologiques, altération du péristaltisme, altération du pH des sécrétions), à l'immunosuppression, aux carences nutritionnelles et à la destruction de tissus

Paralysie cérébrale **Ped, MC**

Mobilité physique réduite reliée à la faiblesse musculaire ou à l'hypertonie, au réflexe tendineux accru, à la prédisposition aux contractures et au développement insuffisant des membres atteints

Stratégies d'adaptation familiale compromises reliées au caractère permanent du problème, à une crise situationnelle, aux conflits affectifs, à la désorganisation familiale passagère, au manque d'information ou à l'incompréhension des besoins de l'enfant

Retard de la croissance et du développement relié aux effets de l'invalidité

Paraplégie **MC, SC**

Voir aussi Tétraplégie.

Difficulté lors d'un transfert reliée à l'altération de la fonction ou du contrôle musculaires, ou aux lésions des articulations des membres supérieurs (trop sollicitées)

Trouble de la perception sensorielle (kinesthésique et tactile) relié à l'altération de la réception et de la transmission sensorielles et au stress psychologique

Incontinence urinaire réflexe ou Élimination urinaire altérée reliées à l'altération des fibres nerveuses destinées à l'innervation de la vessie, à l'atonie de la vessie et à la formation d'un fécalome

Diminution situationnelle de l'estime de soi reliée à une crise situationnelle, à la perte de certaines fonctions corporelles, à l'altération de la capacité physique d'exercer son rôle et à l'impression d'avoir perdu une partie de soi-même ou de son identité

Dysfonctionnement sexuel relié à la perte de sensation, au déficit fonctionnel et à la vulnérabilité personnelle

Parathyroïdectomie **MC**

Douleur aigüe reliée à l'incision chirurgicale et aux effets du déséquilibre calcique (douleur osseuse, tétanie)

Excès de volume liquidien relié à l'atteinte rénale préopératoire, à la sécrétion d'hormone antidiurétique provoquée par le stress et à la fluctuation des taux de calcium ou d'électrolytes sériques

Dégagement inefficace des voies respiratoires relié à la formation d'un œdème et à l'atteinte des nerfs laryngés

Connaissances insuffisantes sur les soins, les complications postopératoires et les besoins à long terme reliées à l'oubli ou à l'interprétation erronée de l'information

Périartérite noueuse **MC, SC**

Voir Polyartérite (noueuse).

Péricardite **MC**

Douleur aigüe reliée à l'inflammation du péricarde accompagnée d'un épanchement

Intolérance à l'activité reliée au déséquilibre entre l'apport et les besoins en oxygène (diminution du remplissage ou de la contraction ventriculaires, diminution du débit cardiaque)

Débit cardiaque diminué relié à une accumulation de liquide (épanchement) qui entrave le remplissage ou la contractilité du cœur

Anxiété [préciser le degré] reliée au changement dans l'état de santé et à l'appréhension de la mort

Péritonite **MC**

Risque d'infection [dissémination ou sepsie] relié à la déficience des mécanismes de défense primaires (rupture de l'épiderme, traumatisme tissulaire, altération du péristaltisme), à la déficience des mécanismes de défense secondaires (immunosuppression) et aux interventions effractives

Déficit de volume liquidien [isotonique ou hypertonique] relié au passage des liquides intracellulaire, extracellulaire et intravasculaire dans les cavités abdominale et péritonéale, aux pertes gastriques excessives (vomissements, diarrhée, sonde nasogastrique), à la fièvre, à l'augmentation du métabolisme de base et à l'apport hydrique restreint

Douleur aigüe reliée à l'irritation chimique du péritoine pariétal, au traumatisme tissulaire et à la distension abdominale (accumulation de liquide dans la cavité abdominale ou péritonéale)

Alimentation déficiente reliée à l'incapacité d'ingérer des aliments (nausées ou vomissements), au trouble intestinal, aux anomalies métaboliques et à l'augmentation des besoins métaboliques

Personnalités multiples **Psy**

Voir Dissociation.

Phénomène de Raynaud **SC**

Douleur aigüe ou Douleur chronique reliées au vasospasme ou à la diminution de l'irrigation des tissus atteints, à l'ischémie ou à la destruction des tissus

Irrigation tissulaire périphérique inefficace reliée à la réduction périodique du débit sanguin artériel dans les parties atteintes

Connaissances insuffisantes sur la physiopathologie de l'affection, le risque de complication, les besoins en matière de soins personnels et les exigences du traitement reliées à l'interprétation erronée de l'information

Phéochromocytome **MC**

Anxiété [préciser le degré] reliée à la stimulation physiologique (hormonale) excessive du système nerveux central, à une crise situationnelle, au changement ou au risque de changement dans l'état de santé

Déficit de volume liquidien [hypertonique ou isotonique] relié aux pertes gastriques excessives (vomissements ou diarrhée), à l'augmentation du métabolisme de base, à la transpiration abondante et à la diurèse hyperosmolaire

Débit cardiaque diminué ou Irrigation tissulaire périphérique inefficace (préciser) reliés à l'altération de la précharge (diminution du volume sanguin), à l'altération de la résistance vasculaire systémique et à l'augmentation de l'activité sympathique (sécrétion excessive de catécholamines)

Connaissances insuffisantes sur la physiopathologie et l'issue de la maladie et sur les besoins en matière de soins préopératoires et postopératoires reliées au manque d'expérience relative à la situation ou à l'oubli

Phlébite (phlébothrombose) **SC**

Voir Thrombophlébite.

Phobie **Psy**

Voir aussi Trouble anxieux généralisé.

Peur [morbide d'une situation ou d'un objet inoffensifs] reliée à la réaction irrationnelle acquise devant des stimulus d'origine naturelle ou innée (stimulus phobiques)

Interactions sociales perturbées reliées à la peur intense de la chose ou de la situation et à la crainte d'une perte de maitrise de soi

Pied d'athlète **SC**

Atteinte à l'intégrité de la peau reliée à l'invasion fongique, à l'excès d'humidité et à la rupture des petites vésicules

Risque d'infection [contagion] relié aux fissures de l'épiderme et à l'exposition à l'humidité et à la chaleur

Placenta prævia **Obs**

Déficit de volume liquidien relié aux pertes vasculaires excessives (atteinte vasculaire et vasoconstriction inadéquate)

Échanges gazeux perturbés (chez le fœtus) reliés à l'altération du flux sanguin, à l'altération de la capacité de fixation de l'oxygène dans le sang (anémie chez la mère) et au rétrécissement de la zone d'échanges gazeux au point d'implantation du placenta

Peur reliée au danger de mort (réel ou non) pour soi ou pour le fœtus

Activités de loisirs insuffisantes reliées à la restriction imposée des activités et à l'alitement

Plaie de décubitus **SC**

Voir aussi Plaies de pression.

Irrigation tissulaire périphérique inefficace reliée à la diminution ou à l'interruption de la circulation sanguine

Connaissances insuffisantes sur la cause et la prévention du problème et sur le risque de complication reliées à l'interprétation erronée de l'information

Plaie par balle (selon la région atteinte, la nature et la vitesse de la balle) **MC, SC**

Risque de déficit de volume liquidien relié aux pertes vasculaires excessives et à l'apport liquidien réduit

Douleur aigüe reliée à la destruction de tissus (notamment organiques et musculosquelettiques) et à la réfection chirurgicale

Atteinte à l'intégrité des tissus reliée à des facteurs mécaniques (trajectoire du projectile)

Risque d'infection relié à la destruction des tissus, à leur exposition à l'air ambiant, aux interventions effractives et à la diminution de l'hémoglobine

Risque de syndrome posttraumatique relié à la nature de l'accident (catastrophe naturelle, agression, tentative de suicide), à la blessure ou à la mort d'autres victimes

Plaies de pression **SC, MC**

Atteinte à l'intégrité de la peau ou Atteinte à l'intégrité des tissus reliées à l'altération de la circulation, au déficit nutritionnel, au déséquilibre liquidien, à l'altération de la mobilité physique, aux excrétions ou sécrétions corporelles irritantes ou aux déficits sensoriels

Douleur aigüe reliée à la destruction des couches cutanées protectrices et à l'exposition des nerfs

Risque d'infection relié au déficit nutritionnel, à la rupture ou au traumatisme tissulaires

Connaissances insuffisantes sur la cause ou le risque de complication reliées à l'interprétation erronée de l'information

Plâtre **SC, MC**

Voir aussi Fracture.

Risque de dysfonctionnement neurovasculaire périphérique relié à la compression mécanique (plâtre), à la fracture, au traumatisme tissulaire, à l'immobilisation et à l'obstruction vasculaire

Risque d'atteinte à l'intégrité de la peau relié à la pression exercée par le plâtre, à la présence d'humidité ou de débris sous le plâtre, à l'insertion d'un objet sous le plâtre pour soulager la démangeaison, à l'altération de la circulation ou de la sensibilité

Déficit de soins personnels (préciser) relié à la restriction de la mobilité

Pleurésie (épanchement pleural) **SC**

Douleur aigüe reliée à l'inflammation ou à l'irritation de la plèvre pariétale

Mode de respiration inefficace relié à la douleur à l'inspiration

Risque d'infection [pneumonie] relié à la stase des sécrétions bronchiques, à l'amplitude thoracique réduite et à la toux inefficace

Pneumonie **SC, MC**

Voir Bronchite, Bronchopneumonie.

Pneumothorax **MC**

Voir aussi Hémothorax.

Mode de respiration inefficace relié à l'accumulation d'air dans la cavité pleurale, à l'atteinte musculosquelettique, à la douleur et au processus inflammatoire

Débit cardiaque diminué relié à la compression ou au déplacement des structures du cœur

Douleur aigüe reliée à l'irritation des terminaisons nerveuses dans la cavité pleurale par un corps étranger (drain thoracique)

Polyartérite (noueuse) **MC, SC**

Irrigation tissulaire périphérique inefficace reliée à la diminution ou à l'interruption de la circulation sanguine

Hyperthermie reliée au processus inflammatoire étendu

Douleur aigüe reliée à l'inflammation, à l'ischémie et à la nécrose tissulaires

Deuil relié à l'impression d'avoir perdu une partie de soi-même

Polyarthrite juvénile **Péd, SC**

Voir aussi Polyarthrite rhumatoïde.

Retard de la croissance et du développement relié aux effets de l'invalidité physique et du traitement requis

Isolement social relié à la difficulté à accomplir les tâches développementales et à l'altération du bienêtre et de l'apparence physique

Polyarthrite rhumatoïde **SC**

Douleur aigüe ou Douleur chronique reliées à l'inflammation, à la dégénérescence et à la déformation articulaires

Mobilité physique réduite ou Difficulté à la marche reliées à la déformation musculosquelettique, à la douleur et à la diminution de la force musculaire

Déficit de soins personnels (préciser) relié au trouble musculosquelettique, à la diminution de la force, de l'endurance et de l'amplitude des mouvements, à la douleur au mouvement

Image corporelle perturbée ou Exercice inefficace du rôle reliés à l'altération structurale ou fonctionnelle du corps, au problème de mobilité, à l'incapacité d'accomplir les tâches quotidiennes, à la focalisation sur la force, le fonctionnement ou l'apparence antérieurs, au changement dans le mode de vie ou dans les capacités physiques et à la dépendance envers les autres

Polyglobulie primitive (maladie de Vaquez) **SC**

Intolérance à l'activité reliée au déséquilibre entre l'apport et les besoins en oxygène

Irrigation tissulaire périphérique inefficace reliée à la diminution ou à l'interruption de la circulation artérielle ou veineuse (insuffisance, thrombose ou hémorragie)

Polyradiculonévrite **MC**

Voir Syndrome de Guillain et Barré.

Pontage coronarien **MC, SC**

Débit cardiaque diminué relié à la diminution de la contractilité du myocarde, à la diminution du volume circulant (précharge), au problème de conduction nerveuse ou à l'augmentation de la résistance vasculaire systémique (postcharge)

Douleur aigüe reliée au traumatisme direct des tissus ou des os du thorax, à la présence de sondes ou de lignes intraveineuses, à l'incision de la zone donneuse, à l'inflammation des tissus ou à la formation d'un œdème et au traumatisme d'un nerf durant la chirurgie

Trouble de la perception sensorielle (préciser) relié au milieu de soins restrictif (soins intensifs postopératoires), à la privation de sommeil, aux effets des médicaments, à la présence constante d'agitation et de bruit et au stress psychologique de l'intervention chirurgicale

Exercice inefficace du rôle relié à une crise de situation (rôle de malade dépendant), à la convalescence et à l'avenir incertain

Postpartum **Obs, SC**

Motivation à améliorer la dynamique familiale

Risque de déficit de volume liquidien relié aux pertes sanguines excessives pendant l'accouchement, à la diminution de l'apport liquidien ou au remplacement liquidien insuffisant, aux nausées et aux vomissements, à l'augmentation de la diurèse et aux pertes hydriques insensibles

Douleur aigüe ou Bienêtre altéré reliés au traumatisme et à l'œdème des tissus, aux contractions musculaires, à la distension vésicale et à l'épuisement physique ou psychologique

Rétention urinaire reliée au traumatisme vésical et à l'œdème du méat urinaire, à la peur d'augmenter les douleurs périnéales et aux effets des médicaments ou de l'anesthésie

Constipation reliée à la diminution du tonus musculaire (conséquence de l'écartement des muscles grands droits de l'abdomen), aux effets de la progestérone pendant la grossesse, à la déshydratation, à l'analgésie ou à l'anesthésie excessives, à la douleur (hémorroïdes, épisiotomie ou sensibilité périnéale) et aux ingestas insuffisants

Insomnie reliée à la douleur, à l'état d'allégresse ou d'excitation intense, à l'anxiété, à l'épuisement (travail prolongé et accouchement difficile), aux besoins et aux exigences des membres de la famille

Risque de perturbation de l'attachement ou Risque de perturbation dans l'exercice du rôle parental reliés au manque de soutien de la part des proches, au modèle d'identification inadéquat ou inexistant, à l'anxiété (associée au rôle de parent), aux attentes irréalistes et à la présence d'agents stressants (problèmes d'argent, de logement ou d'emploi)

Poussée d'insuffisance corticosurrénale MC

Voir aussi Maladie d'Addison, Choc.

Déficit de volume liquidien [hypotonique] relié à une lésion ou à une ablation de la glande surrénale et à l'incapacité de concentrer l'urine

Douleur aigüe reliée au processus morbide, aux déséquilibres métaboliques et à la diminution de l'irrigation tissulaire

Mobilité physique réduite reliée à une atteinte neuromusculaire et à la diminution de la force et du contrôle musculaires

Hyperthermie reliée au processus infectieux et à la déshydratation

Mécanismes de protection inefficaces reliés au déficit hormonal, à la pharmacothérapie, aux déficits nutritionnels ou métaboliques

Prostatectomie MC, SC

Rétention urinaire reliée à l'obstruction mécanique (caillots sanguins, œdème, traumatisme, intervention chirurgicale, pression ou irritation causées par le ballonnet ou le cathéter lui-même) et à la perte de tonus vésical

Risque d'hémorragie ou Risque de déficit de volume liquidien reliés au traumatisme d'une région richement vascularisée (pertes vasculaires excessives), à la restriction de l'apport liquidien et à la diurèse post-obstructive

Douleur aigüe reliée à l'irritation de la muqueuse vésicale, au traumatisme et à l'œdème tissulaires

Image corporelle perturbée reliée à la perception d'une menace de perturbation des fonctions physiques ou sexuelles

Dysfonctionnement sexuel relié à une crise situationnelle (incontinence, fuites d'urine après l'enlèvement de la sonde, problème touchant les parties génitales), à l'image de soi menacée et au changement dans l'état de santé

Prothèse totale d'articulation (mise en place d'une) MC

Voir aussi Intervention chirurgicale (en général).

Risque d'infection relié à la déficience des mécanismes de défense primaires (rupture de la peau, dénudation de l'articulation), à la déficience des mécanismes de défense secondaires ou à l'immunosuppression (corticothérapie prolongée), aux interventions effractives, à la manipulation chirurgicale, à l'implantation d'un corps étranger et à la mobilité réduite

Mobilité physique réduite reliée à la douleur et à l'atteinte musculosquelettique

Irrigation tissulaire périphérique inefficace reliée à la diminution de la circulation artérielle ou veineuse, au traumatisme direct des vaisseaux sanguins, à l'œdème tissulaire, à la position incorrecte ou au déplacement de la prothèse, ainsi qu'à l'hypovolémie

Douleur aigüe reliée à des facteurs physiques (traumatisme tissulaire, dégénérescence articulaire, spasmes musculaires) et à des facteurs psychologiques (anxiété, âge avancé)

Risque de constipation relié aux activités physiques insuffisantes, à l'intervention chirurgicale, à l'apport insuffisant en fibres et en liquides, à la déshydratation, aux mauvaises habitudes alimentaires, à la diminution de la motilité gastro-intestinale et aux effets des médicaments (anesthésie, analgésiques opioïdes)

Prurit **SC**

Bienêtre altéré ou Douleur aigüe reliés à l'hyperesthésie et à l'inflammation cutanées

Risque d'atteinte à l'intégrité de la peau relié au traumatisme mécanique (grattage) et à l'apparition de vésicules qui peuvent se rompre

Psoriasis **SC**

Atteinte à l'intégrité de la peau reliée à la prolifération accrue de cellules épidermiques et à l'absence de couches cutanées saines

Image corporelle perturbée reliée aux lésions cutanées esthétiquement disgracieuses

Purpura thrombopénique idiopathique **SC**

Mécanismes de protection inefficaces reliés au profil sanguin anormal et au traitement médicamenteux (corticostéroïdes ou immunosuppresseurs)

Intolérance à l'activité reliée à la diminution de la capacité de fixation de l'oxygène dans le sang et au déséquilibre entre l'apport et les besoins en oxygène

Connaissances insuffisantes sur les choix de traitements, leurs résultats et les besoins en matière de soins personnels reliées à l'interprétation erronée de l'information

Pyélonéphrite **MC**

Douleur aigüe reliée à l'inflammation aigüe des tissus rénaux

Hyperthermie reliée au processus inflammatoire et à l'accélération du métabolisme

Élimination urinaire altérée reliée à l'inflammation ou à l'irritation de la muqueuse vésicale

Connaissances insuffisantes sur les exigences du traitement et la prévention reliées à l'interprétation erronée de l'information

Rachitisme (ostéomalacie) **Péd**

Retard de la croissance et du développement relié aux carences solaires et vitaminiques (vitamine D) et aux insuffisances d'apport et d'absorption phosphocalciques

Connaissances insuffisantes sur la cause et la physiopathologie de la maladie, les exigences du traitement et la prévention reliées à l'oubli ou à l'interprétation erronée de l'information

Réaction transfusionnelle **MC**

Voir aussi Anaphylaxie.

Risque de température corporelle anormale relié à la transfusion de produits sanguins froids ou à la réaction systémique à des toxines

Anxiété [préciser le degré] reliée au changement dans l'état de santé, au danger de mort et à l'exposition à des toxines

Risque d'atteinte à l'intégrité de la peau relié à la réaction immunologique

Rectocolite hémorragique **MC, SC**

Diarrhée reliée à l'inflammation ou à la malabsorption intestinales, à la présence de toxines ou au rétrécissement segmentaire de la lumière de l'intestin

Douleur aigüe ou Douleur chronique reliées à l'inflammation des intestins, à l'hyperpéristaltisme, à la diarrhée prolongée, à l'irritation anale ou rectale, aux fissures et aux fistules

Risque de déficit de volume liquidien relié aux pertes excessives par les voies normales (diarrhées graves fréquentes, vomissements, perte de plasma capillaire), à l'accélération du métabolisme de base (inflammation, fièvre), à l'apport liquidien insuffisant (nausées, anorexie)

Alimentation déficiente reliée à l'altération de l'ingestion d'aliments ou de l'absorption de matières nutritives (apport limité pour des raisons médicales, peur que l'apport de nourriture n'entraine de la diarrhée)

Stratégies d'adaptation inefficaces reliées à la nature chronique et à l'évolution incertaine de la maladie, aux facteurs de stress nombreux et récurrents, à la vulnérabilité personnelle, à la douleur intense, au manque de sommeil, au dysfonctionnement du réseau de soutien

Risque de sentiment d'impuissance relié aux conflits non résolus relatifs à la dépendance, au sentiment d'insécurité, au refoulement de la colère et de l'agressivité, à la tendance à faire passer ses désirs en dernier et à la fuite devant les frustrations

Reflux gastroœsophagien (RGO) **SC**

Douleur aigüe ou Douleur chronique reliées à l'irritation de la muqueuse, aux spasmes musculaires ou aux vomissements récurrents

Trouble de la déglutition relié à la présence du RGO, à la malformation de l'œsophage ou à l'achalasie

Alimentation déficiente reliée à la diminution de l'apport d'aliments ou aux vomissements récurrents

Insomnie reliée au pyrosis nocturne et à la régurgitation du contenu de l'estomac

Risque de fausse route (d'aspiration) relié à la déficience du sphincter œsophagien inférieur et à la régurgitation d'acide gastrique

Réparation d'un anévrisme de l'aorte abdominale **MC**

Voir aussi Intervention chirurgicale.

Peur reliée au risque de complication opératoire et au danger de mort

Risque d'hémorragie relié à l'affaiblissement de la paroi vasculaire ou à l'échec de la réparation vasculaire

Risque d'altération de l'irrigation rénale relié à l'interruption de la circulation artérielle et à l'hypovolémie

Résection abdominopérinéale **MC**

Voir Colostomie et Intervention chirurgicale.

Rétrécissement aortique **MC, SC**

Débit cardiaque diminué relié à l'altération structurale de la valve aortique

Échanges gazeux perturbés reliés à l'altération ou à la congestion de la membrane alvéolocapillaire

Douleur aigüe reliée à l'ischémie épisodique du muscle cardiaque et à l'étirement du ventricule gauche

Intolérance à l'activité reliée au déséquilibre entre les besoins et l'apport en oxygène (débit cardiaque fixe ou diminué)

Rétrécissement mitral **MC, SC**

Intolérance à l'activité reliée au déséquilibre entre les besoins et l'apport en oxygène

Échanges gazeux perturbés reliés à la diminution du débit sanguin

Débit cardiaque diminué relié à l'obstacle au passage du sang de l'oreillette gauche au ventricule gauche

Connaissances insuffisantes sur la physiopathologie, les exigences du traitement et le risque de complication reliées à l'oubli ou à l'interprétation erronée de l'information

Rhumatisme articulaire aigu **Péd**

Douleur aigüe reliée à l'inflammation migratoire des articulations

Hyperthermie reliée au processus inflammatoire et à l'augmentation du métabolisme de base

Intolérance à l'activité reliée à la faiblesse générale, aux douleurs articulaires, aux restrictions médicales ou à l'alitement

Débit cardiaque diminué relié à l'inflammation ou à l'hypertrophie du cœur et à l'altération de la contractilité

Rhume des foins (coryza spasmodique) **SC**

Douleur aigüe [ou malaises] reliés à l'irritation ou à l'inflammation de la muqueuse des voies respiratoires supérieures et des conjonctives

Connaissances insuffisantes sur la cause de l'affection, le traitement approprié et les changements à apporter au mode de vie reliées à l'interprétation erronée de l'information

Rougeole **SC, Péd**

Douleur aigüe reliée à l'inflammation des muqueuses et des conjonctives et à la présence d'une éruption cutanée étendue et prurigineuse

Hyperthermie reliée à la présence de toxines virales et à la réaction inflammatoire

Risque d'infection [secondaire] relié à l'altération de la réponse immunitaire et au traumatisme des tissus dermiques

Connaissances insuffisantes sur la maladie, le mode de transmission et le risque de complication reliées à l'interprétation erronée de l'information

Rubéole **Péd, SC**

Douleur aigüe ou Bienêtre altéré reliés aux effets de l'infection virale et à la présence d'une éruption squameuse

Connaissances insuffisantes sur la nature contagieuse de la maladie, le risque de complication et les besoins en matière de soins personnels reliées à l'interprétation erronée de l'information

Rupture de l'utérus gravide **Obs**

Déficit de volume liquidien [isotonique] relié aux pertes vasculaires excessives

Débit cardiaque diminué relié à la diminution de la précharge (hypovolémie)

Douleur aigüe reliée au traumatisme tissulaire et à l'irritation causée par l'accumulation de sang

Anxiété [préciser le degré] reliée au risque de mort de la mère ou du fœtus, à la contagion de l'anxiété et à la réaction physiologique (libération de catécholamines)

Saignement utérin anormal **Gyn, MC**

Anxiété [préciser le degré] reliée à la perception d'un changement dans l'état de santé et au fait que la cause du problème est inconnue

Intolérance à l'activité reliée au déséquilibre entre l'apport et les besoins en oxygène et à la diminution de la capacité de fixation de l'oxygène dans le sang (anémie)

Salpingite aigüe **Obs, Gyn, SC**

Risque d'infection [dissémination] relié à la présence d'un processus infectieux dans des régions pelviennes très vascularisées et au traitement tardif

Douleur aigüe reliée à l'inflammation, à l'œdème ou à la congestion des tissus génitaux ou pelviens

Hyperthermie reliée au processus inflammatoire et à l'augmentation du métabolisme de base

Risque de diminution situationnelle de l'estime de soi relié à la perception négative de la maladie (infection de l'appareil génital)

Connaissances insuffisantes sur la cause et les complications de l'affection, les exigences du traitement et la transmission de la maladie reliées à l'interprétation erronée de l'information

Scarlatine **Péd**

Hyperthermie reliée aux effets des toxines circulantes

Douleur aigüe ou Bienêtre altéré reliés à l'inflammation des muqueuses et aux effets des toxines circulantes (malaise, fièvre)

Risque de déficit de volume liquidien relié à l'augmentation du métabolisme de base (hyperthermie) et à l'apport liquidien réduit

Schizophrénie **Psy, SC**

Isolement social relié à l'altération de l'état mental, à la méfiance envers les autres ou aux idées délirantes, aux comportements sociaux inacceptables, aux ressources personnelles inadéquates et à l'incapacité d'avoir des relations personnelles satisfaisantes

Maintien inefficace de l'état de santé ou Entretien inefficace du domicile reliés au dysfonctionnement cognitif ou émotionnel, à la difficulté à formuler une opinion délibérée et réfléchie, à la difficulté à communiquer, au manque de ressources matérielles ou à leur utilisation inadéquate

Risque de violence envers soi ou Risque de violence envers les autres reliés à la perturbation de la pensée ou des émotions (dépression, paranoïa, idées suicidaires), à la méfiance envers les autres et aux relations interpersonnelles inadéquates, à l'excitation catatonique ou maniaque ou aux réactions toxiques aux médicaments (y compris l'alcool)

Stratégies d'adaptation inefficaces reliées à la vulnérabilité personnelle, au réseau de soutien inadéquat, aux perceptions irréalistes et à la désintégration des opérations de la pensée

Dynamique familiale perturbée ou Stratégies d'adaptation familiale invalidantes reliées à l'ambivalence dans le réseau familial ou les relations familiales et au changement de rôle

Déficit de soins personnels (préciser) relié au trouble de la cognition ou de la perception, à l'immobilité (repli sur soi, isolement, activité psychomotrice réduite) et aux effets secondaires des psychotropes

Sciatalgie **SC**

Douleur aigüe ou Douleur chronique reliées à la compression de la racine d'un nerf périphérique

Mobilité physique réduite reliée à la douleur neurologique et à l'atteinte musculaire

Sclérodermie **SC**

Voir aussi Lupus érythémateux disséminé.

Mobilité physique réduite reliée au trouble musculosquelettique et à la douleur associée

Irrigation tissulaire périphérique inefficace reliée à la diminution de la circulation artérielle (vasoconstriction artériolaire)

Alimentation déficiente reliée à l'incapacité d'ingérer ou de digérer des aliments ou d'absorber des matières nutritives (sclérose tissulaire immobilisant la bouche, diminution du péristaltisme de l'œsophage ou de l'intestin grêle, atrophie du muscle lisse du côlon)

Prise en charge inefficace de sa santé reliée à une invalidité nécessitant un changement de mode de vie, au réseau de soutien inadéquat, à l'atteinte au concept de soi et au sentiment d'impuissance

Image corporelle perturbée reliée à l'atteinte à l'intégrité de la peau accompagnée d'une induration, d'une atrophie et d'une fibrose, à la perte de cheveux et aux contractures faciales

Sclérose en plaques **SC**

Fatigue reliée à la diminution de l'énergie métabolique et à l'augmentation des besoins d'énergie pour accomplir les activités de la vie quotidienne, aux exigences psychologiques ou émotionnelles, à la douleur, aux malaises ou aux effets indésirables des médicaments

Trouble de la perception sensorielle (visuelle, kinesthésique et tactile) relié au retard ou à l'interruption de la transmission nerveuse

Mobilité physique réduite reliée au trouble neuromusculaire, aux malaises ou à la douleur, au trouble de la perception sensorielle, à la diminution de la force, du contrôle ou de la masse musculaires et au mauvais état physique

Sentiment d'impuissance ou Perte d'espoir reliés au régime imposé par la maladie et au caractère imprévisible de celle-ci

Entretien inefficace du domicile relié aux effets invalidants de la maladie, au dysfonctionnement émotionnel, au manque d'argent et au réseau de soutien inadéquat

Stratégies d'adaptation familiale compromises ou Stratégies d'adaptation familiale invalidantes reliées à une crise de situation, à la désorganisation de la famille, aux changements de rôles, à la maladie prolongée ou à l'aggravation d'une invalidité qui épuise la capacité de soutien des proches, au sentiment de culpabilité, à l'anxiété, à l'hostilité, à la perte d'espoir ou aux relations familiales très ambivalentes

Sclérose latérale amyotrophique **MC, SC**

Mobilité physique réduite reliée à l'atrophie ou à la faiblesse musculaires

Mode de respiration inefficace ou Respiration spontanée altérée reliés à une atteinte neuromusculaire, au manque d'énergie, à la fatigue et à l'obstruction trachéobronchique

Trouble de la déglutition relié à l'atrophie musculaire et à la fatigue

Sentiment d'impuissance [préciser le degré] relié à la nature invalidante ou chronique de la maladie et à l'incapacité d'en maitriser l'issue

Deuil relié à la peur de perdre son bienêtre biopsychosocial

Communication verbale altérée reliée à une atteinte neuromusculaire

Risque de tension dans l'exercice du rôle de l'aidant naturel relié à la gravité de la maladie, à la complexité et à la quantité des soins à donner, au fait que l'aidant et la personne sont conjoints, à l'isolement de l'aidant ou de la famille, à la durée du rôle d'aidant, au manque de répit et de loisirs de l'aidant

Scoliose **Péd**

Image corporelle perturbée reliée à l'altération de la structure corporelle, à l'utilisation de dispositifs thérapeutiques et à la restriction de l'activité

Connaissances insuffisantes sur la maladie, son évolution et les exigences du traitement reliées au manque de motivation ou à l'interprétation erronée de l'information

Prise en charge inefficace de sa santé reliée à la difficulté de comprendre les conséquences à long terme de son comportement

SDRA **MC**

Voir Syndrome de détresse respiratoire aigüe de l'adulte.

Sepsie — MC

Voir aussi Infection puerpérale.

Risque de déficit de volume liquidien relié à la vasodilatation importante, au déplacement de liquide des vaisseaux aux espaces interstitiels et à l'apport liquidien réduit

Débit cardiaque diminué relié à la diminution de la précharge (retour veineux et volume circulant), à l'altération de la postcharge (augmentation de la résistance vasculaire systémique) ou aux effets inotropes négatifs de l'hypoxie, de l'activation du complément et de l'hydrolase lysosomiale

Échanges gazeux perturbés reliés aux effets des endotoxines sur le centre respiratoire du bulbe rachidien (hyperventilation et alcalose respiratoire), à l'hypoventilation, à la modification de la résistance vasculaire et à l'altération de la membrane alvéolocapillaire (perméabilité capillaire accrue entrainant une congestion pulmonaire), ou encore aux lésions cellulaires et capillaires (induites par les endotoxines) entravant l'utilisation de l'oxygène par les tissus

Risque de choc relié à la sepsie, à l'hypovolémie (déplacement de liquides vers le troisième espace), à l'hypotension et à l'hypoxémie

Sérum (maladie du) — SC

Douleur aigüe reliée à l'inflammation des articulations et aux éruptions cutanées

Connaissances insuffisantes sur la nature de la maladie, les exigences du traitement, le risque de complication et la prévention de récidives reliées à l'interprétation erronée de l'information

Sevrage d'héroïne — SC, MC

Voir aussi Syndrome de sevrage.

Douleur aigüe ou Bienêtre altéré reliés au sevrage de la drogue, aux tremblements ou aux secousses musculaires

Anxiété grave reliée à l'hyperactivité du SNC

Prise en charge inefficace de sa santé reliée au sevrage prolongé, aux problèmes financiers, à l'absence de réseau familial ou de soutien, à la perception d'obstacles au sevrage et à la négation des avantages résultant du sevrage

Sida (syndrome d'immunodéficience acquise) — MC, SC, Psy

Risque d'infection [évoluant vers la sepsie ou l'apparition d'une nouvelle infection opportuniste] relié à l'immunosuppression, à la prise d'antimicrobiens ou à l'altération des mécanismes de défense primaires, à la rupture de l'épiderme, aux traumatismes tissulaires, aux facteurs environnementaux, aux interventions effractives, à la malnutrition et au processus chronique de la maladie

Risque de déficit de volume liquidien relié aux pertes excessives (diarrhée abondante, transpiration profuse, vomissements, augmentation du métabolisme ou fièvre) ou à l'apport liquidien insuffisant (nausées, anorexie, léthargie)

Douleur aigüe ou Douleur chronique reliées à l'inflammation ou à la destruction des tissus (infection, lésion cutanée, excoriation rectale, affection maligne, nécrose), aux neuropathies périphériques, aux myalgies et aux arthralgies

Mode de respiration inefficace et Échanges gazeux perturbés reliés à l'altération musculaire (atrophie de la musculature respiratoire, perte d'énergie, fatigue), à l'impossibilité d'éliminer les sécrétions (obstruction trachéobronchique), aux infections ou aux processus inflammatoires, à la douleur, au déséquilibre ventilation-perfusion (pneumonie à *Pneumocystis carinii*, autres pneumonies, anémie)

Alimentation déficiente reliée à l'incapacité d'ingérer, de digérer ou d'absorber les aliments (nausées ou vomissements, réflexe nauséeux hyperactif, troubles gastro-intestinaux, fatigue) ou à l'augmentation de l'activité métabolique ou des besoins nutritionnels (fièvre, infection)

Fatigue reliée à la diminution de l'énergie métabolique, à l'augmentation des besoins énergétiques (augmentation du métabolisme), au fardeau psychologique ou émotionnel accablant, à l'altération biochimique (effets secondaires des médicaments, chimiothérapie) et au manque de sommeil

Mécanismes de protection inefficaces reliés au processus chronique altérant le système immunitaire et le système nerveux, à la malnutrition et au traitement médicamenteux

Isolement social relié à l'altération de l'apparence physique, de l'état mental ou du bienêtre, au sentiment d'avoir des valeurs ou des comportements sexuels ou sociaux inacceptables, à la peur phobique des autres (transmission de la maladie)

Confusion chronique reliée aux altérations physiologiques (hypoxémie, infection du système nerveux central par le virus du sida, tumeur cérébrale maligne ou infection opportuniste généralisée), à l'altération du métabolisme ou de l'élimination des médicaments, à l'accumulation de toxines (insuffisance rénale, déséquilibre électrolytique grave, insuffisance hépatique)

Sinus (maladie du) — MC

Voir aussi Dysrythmies cardiaques.

Débit cardiaque diminué relié à l'altération de la fréquence et du rythme cardiaques et à l'altération de la conduction nerveuse

Risque de traumatisme relié à l'altération de l'irrigation cérébrale causant une perturbation de l'état de conscience ou une perte d'équilibre

Soins de longue durée — SC

Voir aussi les affections pouvant entrainer l'admission dans un centre de soins de longue durée.

Anxiété [préciser le degré] ou Peur reliées au changement dans l'état de santé, les rôles, les modes d'interaction, la situation socioéconomique et l'environnement, aux besoins insatisfaits, aux changements récents dans la vie ou à la perte d'amis

Deuil relié à la perte réelle, perçue ou possible de son bienêtre biopsychosocial, de ses biens matériels ou d'un proche et aux croyances culturelles concernant le vieillissement et la débilité

Risque d'intoxication [toxicité médicamenteuse] relié aux effets du vieillissement (ralentissement du métabolisme, altération de la circulation, équilibre physiologique précaire, présence d'affections ou d'atteintes organiques multiples) ou à l'utilisation de plusieurs médicaments sur ordonnance ou en vente libre

Troubles de la mémoire reliés aux changements physiologiques du vieillissement (atrophie cérébrale, diminution de l'apport sanguin), à l'altération de la stimulation sensorielle, à la douleur, aux effets des médicaments et aux conflits psychologiques (perturbation du mode de vie)

Insomnie reliée aux facteurs intrinsèques (maladie, stress psychologique, inactivité) ou extrinsèques (changements environnementaux, horaires et habitudes de l'établissement)

Dysfonctionnement sexuel relié à l'altération biopsychosociale de la sexualité, aux facteurs psychologiques ou physiques entravant le bienêtre et l'image de soi, au manque d'intimité et à l'absence d'un partenaire

Risque de syndrome d'inadaptation à un changement de milieu relié aux pertes multiples, au sentiment d'impuissance, au manque de soutien, à l'utilisation inadéquate du réseau de soutien et à l'altération de la santé biopsychosociale

Risque de perturbation dans la pratique religieuse relié à la souffrance, au réseau de soutien ou aux stratégies d'adaptation inefficaces, au manque d'interaction sociale ou à la dépression

Soins palliatifs et soins à la fin de la vie SC

Douleur aigüe ou Douleur chronique reliées aux agents d'origine biologique, physique ou psychologique

Intolérance à l'activité ou Fatigue reliées à la faiblesse généralisée, à l'alitement prolongé ou à la sédentarité, à la douleur, à l'état dépressif et au déséquilibre entre l'apport et les besoins en oxygène

Deuil ou Angoisse face à la mort reliés à la perte appréhendée du bienêtre physique et à la crainte du processus de la mort

Stratégies d'adaptation familiale compromises, Stratégies d'adaptation familiale invalidantes ou Risque de tension dans l'exercice du rôle de l'aidant naturel reliés à la l'aggravation de l'invalidité, à la désorganisation de la famille et aux changements de rôles, aux attentes irréalistes, à l'interprétation erronée ou à la mauvaise compréhension de l'information par les proches

Risque de détresse spirituelle relié au stress psychologique ou physiologique, à l'anxiété grave, aux pertes appréhendées et à la faible estime de soi

Risque de détresse morale relié aux conflits entre les personnes prenant des décisions, aux conflits culturels, aux choix de fin de vie, à la perte d'autonomie ou à l'éloignement physique entre les personnes prenant des décisions

Stagnation pondérale et staturale Péd

Alimentation déficiente reliée à l'incapacité d'ingérer ou de digérer des aliments ou d'absorber des matières nutritives (dysfonctionnement d'un organe ou du métabolisme, facteurs génétiques), à la privation physique et aux facteurs psychosociaux

Retard de la croissance et du développement relié aux mauvais traitements (négligence ou violence physique et psychologique), à l'indifférence et aux réactions incohérentes, à la présence de nombreux gardiens et au fait que le milieu est peu stimulant

Risque de perturbation dans l'exercice du rôle parental relié au manque de connaissances, aux liens d'attachement insuffisants, aux attentes irréalistes envers soi ou envers le bébé, aux réactions inadéquates de l'enfant à la relation

Connaissances insuffisantes sur la physiopathologie de la maladie, les besoins nutritionnels, la croissance et le développement escomptés ainsi que sur le rôle de parent reliées à l'interprétation erronée de l'information

Stapédectomie **MC**

Risque de traumatisme relié à l'augmentation de la pression dans l'oreille moyenne causant un déplacement de la prothèse et des problèmes d'équilibre ou des vertiges

Risque d'infection relié au traumatisme chirurgical, aux interventions effractives et au contact avec des personnes souffrant d'une infection des voies respiratoires supérieures

Douleur aigüe reliée au traumatisme chirurgical, à la formation d'un œdème et à la présence de mèches

Surdose (dépresseurs) **MC, Psy**

Voir aussi Désintoxication.

Mode de respiration inefficace ou Échanges gazeux perturbés reliés à une atteinte neuromusculaire ou à la dépression du système nerveux central

Risque de traumatisme, Risque de suffocation ou Risque d'intoxication reliés à la dépression du système nerveux central, à l'agitation, à l'hypersensibilité aux drogues et au stress psychologique

Risque de violence envers soi ou Risque de violence envers les autres reliés aux comportements suicidaires ou à l'intoxication aux dépresseurs,

Risque d'infection relié à la technique d'injection intraveineuse de drogues, à l'impureté des drogues injectées et au traumatisme local, à la malnutrition ou à l'immunosuppression

Surrénalectomie **MC**

Irrigation tissulaire périphérique inefficace reliée à l'hypovolémie et à l'accumulation de sang dans les vaisseaux (vasodilatation)

Risque d'infection relié à l'atteinte des mécanismes de défense primaires (incision, traumatisme des tissus), à la suppression de la réponse inflammatoire et aux interventions effractives

Connaissances insuffisantes sur la maladie, le pronostic, les soins personnels appropriés et les exigences du traitement reliées à l'oubli ou à l'interprétation erronée de l'information

Syndrome d'Adams-Stokes **SC**

Voir Dysrythmies cardiaques.

Syndrome d'alcoolisme fœtal **Péd**

Risque d'accident [atteinte au système nerveux central] relié à la consommation d'alcool par la mère

Désorganisation comportementale chez le nouveau-né/nourrisson reliée à l'exposition à des agents tératogènes (alcool), à l'excès ou à la privation de stimulus environnementaux

Risque de perturbation dans l'exercice du rôle parental relié à la maladie mentale ou physique, à l'incapacité de la mère d'assumer la lourde responsabilité consistant à protéger l'enfant sans rien attendre en retour, aux situations de stress (difficultés pécuniaires ou problèmes judiciaires), à l'absence de modèle ou à un modèle d'identification inadéquat, à l'interruption du processus d'attachement ou à la réaction inadéquate de l'enfant à la relation

Psy

Stratégies d'adaptation inefficaces (chez la mère) reliées à la vulnérabilité personnelle, à la piètre estime de soi, aux agents de stress nombreux et récurrents

Dynamique familiale dysfonctionnelle reliée à l'absence ou au manque de soutien, au problème de toxicomanie de la mère, à l'alcoolisme familial et aux stratégies d'adaptation inadéquates

Syndrome de choc toxique staphylococcique — MC

Voir aussi Sepsie.

Hyperthermie reliée au processus inflammatoire, à l'augmentation du métabolisme de base et à la déshydratation

Déficit de volume liquidien [isotonique] relié aux pertes gastriques accrues (diarrhée, vomissements), à la fièvre, à l'augmentation du métabolisme de base et à l'apport liquidien réduit

Douleur aigüe reliée au processus inflammatoire, aux effets des toxines circulantes et aux lésions cutanées

Atteinte à l'intégrité de la peau ou Atteinte à l'intégrité des tissus reliées aux effets des toxines circulantes et à la déshydratation

Syndrome de Conn — MC, SC

Voir Hyperaldostéronisme primaire.

Syndrome de Cushing — SC, MC

Excès de volume liquidien relié à l'altération des mécanismes de régulation (rétention de liquide et de sodium)

Risque d'infection relié à l'immunosuppression, à la fragilité de la peau et des capillaires et au bilan azoté négatif

Alimentation déficiente reliée à l'incapacité d'utiliser les matières nutritives (perturbation du métabolisme glucidique)

Déficit de soins personnels (préciser) relié à l'atrophie musculaire, à la faiblesse généralisée, à la fatigue et à la déminéralisation des os

Image corporelle perturbée reliée à l'altération d'une partie du corps ou de l'apparence physique (effets du processus morbide et de la pharmacothérapie)

Dysfonctionnement sexuel relié aux effets de la maladie sur la fonction sexuelle (impuissance, arrêt de la menstruation)

Risque de traumatisme [fracture] relié à la dégradation accrue des protéines, au bilan protéique négatif et à la déminéralisation des os

Syndrome de détresse respiratoire (nouveau-né prématuré) — Péd

Voir aussi Nouveau-né prématuré.

Échanges gazeux perturbés reliés à la déficience de la membrane alvéolocapillaire (insuffisance de surfactant), à la déficience de l'apport en oxygène (obstruction trachéobronchique, atélectasie), à la déficience de la circulation sanguine (immaturité de la musculature artériolaire pulmonaire), à la déficience de la capacité de fixation de l'oxygène dans le sang (anémie) et à l'agression par le froid

Respiration spontanée altérée reliée à la fatigue de la musculature respiratoire et aux facteurs métaboliques

Risque d'infection relié à la déficience des mécanismes de défense primaires (action ciliaire réduite, stase des liquides biologiques, traumatisme tissulaire), à la déficience des mécanismes de défense secondaires (insuffisance des neutrophiles et de certaines immunoglobulines), aux interventions effractives ou à la malnutrition (absence de réserves de matières nutritives, besoins métaboliques accrus)

Risque d'altération de l'irrigation gastro-intestinale relié à la persistance de la circulation fœtale

Risque de perturbation de l'attachement relié à l'incapacité de l'enfant prématuré ou malade d'établir efficacement le contact avec ses parents (en raison de perturbations de l'organisation comportementale), à la séparation, aux barrières physiques, à l'anxiété face au rôle parental ou aux besoins de l'enfant

Syndrome de détresse respiratoire aigüe de l'adulte — MC

Dégagement inefficace des voies respiratoires relié à l'altération de la fonction ciliaire, à l'augmentation des sécrétions et de leur viscosité et à l'augmentation de la résistance des voies aériennes

Échanges gazeux perturbés reliés à l'altération de la perméabilité des capillaires pulmonaires accompagnée d'œdème, d'affaissement et d'hypoventilation des alvéoles

Risque de déficit de volume liquidien relié à la perte active de liquides causée par l'usage de diurétiques et à la restriction de l'apport liquidien

Débit cardiaque diminué relié à l'altération de la précharge (hypovolémie, accumulation de sang dans les vaisseaux, traitement diurétique, augmentation de la pression intrathoracique ou de la ventilation en pression expiratoire positive)

Anxiété [préciser le degré] ou Peur reliées à des facteurs physiologiques (effets de l'hypoxémie), à une crise situationnelle, à l'altération de l'état de santé et à l'appréhension de la mort

Risque d'accident [barotraumatisme] relié à l'augmentation de la pression des voies respiratoires au cours de la ventilation mécanique (pression expiratoire positive)

Syndrome de Down — Péd, SC

Voir aussi Arriération mentale.

Retard de la croissance et du développement relié aux effets de l'incapacité physique ou mentale

Risque de traumatisme relié aux problèmes cognitifs, au manque de tonus musculaire ou de coordination et à la faiblesse

Alimentation déficiente reliée au manque de tonus musculaire et à la protrusion de la langue

Dynamique familiale perturbée reliée à une crise situationnelle ou développementale nécessitant l'intégration de nouvelles habiletés

Risque de deuil problématique relié à la perte de l'«enfant parfait», aux soins de longue durée et à l'instabilité émotionnelle

Risque de perturbation de l'attachement relié à l'incapacité de l'enfant malade d'établir efficacement le contact avec ses parents et à l'incapacité des parents de répondre aux besoins personnels de l'enfant

Isolement social relié au délaissement des activités et des interactions sociales habituelles, à la prise en charge de tous les soins à donner à l'enfant, à la tendance à être trop indulgent envers l'enfant ou à le surprotéger

Syndrome de fatigue chronique **SC**

Fatigue reliée à un problème de santé et aux habitudes de sommeil inadéquates

Douleur chronique reliée à une incapacité physique chronique

Déficit de soins personnels (préciser) relié à la fatigue et à la douleur

Exercice inefficace du rôle relié à l'altération de l'état de santé et au stress

Syndrome de fibromyalgie primaire **SC**

Douleur aigüe ou Douleur chronique reliées au processus morbide (syndrome polyalgique idiopathique diffus)

Fatigue reliée à des problèmes de santé, à l'anxiété, au stress, à la dépression et au manque de sommeil

Perte d'espoir reliée à la maladie chronique invalidante, à la restriction prolongée des activités (parfois volontaire) entrainant le repli sur soi, au manque de traitement adapté à l'état pathologique et au stress prolongé

Syndrome de Guillain et Barré (polyradiculonévrite) **MC**

Mode de respiration inefficace ou Dégagement inefficace des voies respiratoires reliés à la faiblesse ou à la paralysie des muscles respiratoires, à l'altération du réflexe nauséeux et du réflexe de déglutition, à la baisse d'énergie et à la fatigue

Trouble de la perception sensorielle (préciser) relié à l'altération de la réception, de la transmission ou de l'intégration sensorielles (altération des organes des sens, privation de sommeil), au milieu de soins restrictif, aux altérations chimiques endogènes (déséquilibre électrolytique, hypoxie) et au stress psychologique

Mobilité physique réduite reliée à une atteinte neuromusculaire et à la douleur

Anxiété [préciser le degré] ou Peur reliées à une crise situationnelle, au changement dans l'état de santé et à l'appréhension de la mort

Risque de syndrome d'immobilité relié à la paralysie et à la douleur

Syndrome de Mallory-Weiss **MC**

Voir aussi Achalasie.

Risque de déficit de volume liquidien [isotonique] relié aux pertes vasculaires excessives, aux vomissements ou à la diminution de l'apport liquidien

Connaissances insuffisantes sur les facteurs favorisants, le traitement et la prévention de la maladie reliées à l'interprétation erronée de l'information

Syndrome de Reye — Péd

Déficit de volume liquidien [isotonique] relié à la déficience des mécanismes de régulation (diabète insipide), aux pertes gastriques excessives (vomissements pernicieux) ou à la diminution de l'apport liquidien

Risque d'altération de l'irrigation cérébrale relié au problème neurologique et à l'hypovolémie

Risque de traumatisme relié à la faiblesse généralisée, à la perte de coordination et au déficit cognitif

Mode de respiration inefficace relié à la baisse d'énergie, à la fatigue, au déficit cognitif, à l'obstruction trachéobronchique et au processus inflammatoire (pneumonie de déglutition)

Syndrome de sevrage — MC, SC

Confusion aigüe reliée à la toxicomanie, au sevrage, au manque de sommeil et à la malnutrition

Risque d'accident relié à l'agitation (intoxication par un stimulant du système nerveux central [antidépresseur])

Risque de suicide relié à l'abus d'alcool ou d'autres substances toxicomanogènes, aux sanctions disciplinaires ou légales ou à l'humeur dépressive (antidépresseurs)

Douleur aigüe ou Bienêtre altéré reliés aux effets biochimiques du sevrage

Déficit de soins personnels (s'alimenter, se laver ou effectuer ses soins d'hygiène, se vêtir ou soigner son apparence, utiliser les toilettes) relié au déficit cognitif ou perceptuel et au programme thérapeutique (moyens de contention)

Insomnie reliée aux effets biochimiques du sevrage et à la fatigue

Fatigue reliée aux effets biochimiques du sevrage, au manque de sommeil, à la malnutrition et à l'état physique précaire

Syndrome des enfants battus (syndrome de Silverman) — PED, CH

Risque de traumatisme relié à la relation de dépendance et à la vulnérabilité (anomalie congénitale, maladie chronique), ainsi qu'aux antécédents de mauvais traitements ou de négligence

Dynamique familiale perturbée ou Exercice du rôle parental perturbé reliés à l'absence de modèle, à l'incapacité de s'identifier au rôle parental, aux attentes irréalistes, aux agents stressants et au manque de soutien

Diminution chronique de l'estime de soi reliée au manque d'affection et de renforcements positifs de la part des membres de la famille, à la vulnérabilité de l'enfant et au sentiment d'être abandonné

Syndrome posttraumatique relié à des sévices physiques et psychologiques récurrents

Stratégies d'adaptation inefficaces reliées à une crise situationnelle ou développementale, à une menace importante pesant sur soi, à la vulnérabilité personnelle ou au réseau de soutien inadéquat

Syndrome d'immunodéficience acquise **SC**

Voir Sida.

Syndrome du canal carpien **SC, MC**

Douleur aigüe ou Douleur chronique reliées à la compression du nerf médian

Mobilité physique réduite reliée à une atteinte neuromusculaire et à la douleur

Risque de dysfonctionnement neurovasculaire périphérique relié à la compression mécanique (port d'une orthèse, exécution de tâches ou de mouvements répétitifs, etc.) et à l'immobilisation

Connaissances insuffisantes sur la maladie, le pronostic, les exigences du traitement et les mesures de précaution à prendre reliées à l'oubli et à l'interprétation erronée de l'information

Syndrome du côlon irritable **SC**

Douleur aigüe reliée aux contractions abdominales anormalement intenses, à la sensibilité accrue de l'intestin à la distension, à l'hypersensibilité à la gastrine et à la cholécystokinine, à l'irritation de la peau ou des tissus et à l'excoriation de la région périrectale

Constipation reliée aux anomalies des fibres musculaires longitudinales du côlon, aux changements dans la fréquence et l'amplitude des contractions, aux restrictions alimentaires et aux agents stressants

Diarrhée reliée aux anomalies des fibres musculaires longitudinales du côlon ou aux changements dans la fréquence et l'amplitude des contractions

Syndrome métabolique **MC, SC**

Risque de déséquilibre de la glycémie relié à l'apport alimentaire, au gain de poids, au manque d'activité physique

Mode de vie sédentaire relié aux connaissances insuffisantes sur les avantages de l'exercice physique pour la santé, au manque d'intérêt, de motivation ou de ressources

Stratégies d'adaptation familiales compromises reliées à la nature chronique de la maladie, à un degré d'invalidité qui épuise les capacités de soutien des proches, aux autres crises situationnelles ou aux évènements auxquels les proches doivent faire face, ou encore à leurs attentes irréalistes

Entretien inefficace du domicile relié au dysfonctionnement cognitif, au manque de ressources pécuniaires, au manque de planification et d'organisation familiales, aux connaissances insuffisantes et au réseau de soutien inefficace

Irrigation tissulaire périphérique inefficace reliée à la formation de plaques dans les artères (taux élevés de triglycérides, faibles taux de HDL), à l'état prothrombotique et à l'état pro-inflammatoire

Syndrome néphrotique **MC, SC**

Excès de volume liquidien relié à la déficience des mécanismes de régulation causant une altération de la pression vasculaire hydrostatique ou oncotique et une stimulation du système rénine-angiotensine-aldostérone

Alimentation déficiente reliée à l'incapacité d'ingérer suffisamment d'aliments (anorexie)

Risque d'infection relié à la maladie chronique et à la corticothérapie (suppression de la réaction inflammatoire)

Risque d'atteinte à l'intégrité de la peau relié à la présence d'un œdème et à la restriction forcée de l'activité

Syndrome prémenstruel **Gyn, SC, Psy**

Douleur aigüe ou Douleur chronique reliées à des changements hormonaux cycliques nuisant au fonctionnement des autres systèmes et appareils (congestion, spasmes vasculaires, etc.), à la carence vitaminique et à la rétention de liquides

Excès de volume liquidien relié à la fluctuation anormale des taux hormonaux

Anxiété [préciser le degré] reliée à la perturbation cyclique des œstrogènes qui nuit au fonctionnement des autres systèmes et appareils

Connaissances insuffisantes sur la physiopathologie du problème, les besoins en matière de soins personnels et les exigences du traitement reliées à l'interprétation erronée de l'information

Syndrome régional douloureux complexe **MC**

Douleur aigüe ou Douleur chronique reliées à la stimulation nerveuse continue

Irrigation tissulaire périphérique inefficace reliée à la diminution du débit artériel (vasoconstriction artériolaire)

Trouble de la perception sensorielle relié à une lésion neurologique et à la douleur

Exercice inefficace du rôle relié à une crise situationnelle, à la maladie chronique et à la douleur invalidante

Stratégies d'adaptation familiale compromises reliées à la désorganisation temporaire de la vie familiale, aux changements passagers dans l'exercice du rôle et à une invalidité prolongée qui épuise les capacités de soutien des proches

Synovite (du genou) **SC**

Douleur aigüe reliée à l'inflammation de la synoviale du genou accompagnée d'un épanchement

Difficulté à la marche reliée à la douleur et à la diminution de la force de l'articulation touchée

Syphilis congénitale **Péd**

Voir aussi Infection transmissible sexuellement.

Douleur aigüe reliée au processus inflammatoire, à la formation d'un œdème et à l'apparition de lésions cutanées

Atteinte à l'intégrité de la peau ou Atteinte à l'intégrité des tissus reliées à l'exposition à des agents pathogènes au cours d'un accouchement vaginal

Retard de la croissance et du développement relié aux effets du processus infectieux

Connaissances insuffisantes sur la physiopathologie de la maladie, sa transmission, les exigences du traitement, les résultats escomptés et le risque de complication reliées à l'anxiété des parents ou de la personne qui a la charge de l'enfant ou à l'interprétation erronée de l'information

Syringomyélie **MC**

Trouble de la perception sensorielle (préciser) relié à une lésion neurologique

Anxiété [préciser le degré] ou Peur reliées au changement dans l'état de santé, au risque de changement dans l'exercice du rôle, à la situation socioéconomique et à une atteinte au concept de soi

Mobilité physique réduite reliée à une atteinte neuromusculaire et sensorielle

Déficit de soins personnels (préciser) relié à une atteinte neuromusculaire et sensorielle

Tachycardie atriale **SC**

Voir Dysrythmies cardiaques.

Tachycardie ventriculaire **MC**

Voir Dysrythmies cardiaques.

TDA **Péd**

Voir Trouble déficitaire de l'attention.

Teigne **SC**

Voir aussi Pied d'athlète.

Atteinte à l'intégrité de la peau reliée à l'infection fongique du cuir chevelu

Connaissances insuffisantes sur la nature infectieuse du problème, le traitement et les besoins en matière de soins personnels reliées à l'interprétation erronée de l'information

Tétraplégie **MC, SC**

Voir aussi Paraplégie.

Mode de respiration inefficace relié à une atteinte neuromusculaire altérant l'innervation du diaphragme (lésion de la moelle épinière à C5 ou au-dessus de C5), à la paralysie complète ou mixte des muscles intercostaux, aux spasmes abdominaux réflexes ou à la distension gastrique

Deuil relié à l'impression d'avoir perdu une partie de soi-même, à la perturbation appréhendée de son mode de vie et de ses buts et à la réduction de ses perspectives d'avenir

Déficit de soins personnels [total] relié à une atteinte neuromusculaire

Incontinence fécale ou Constipation reliées à l'interruption des influx nerveux responsables de la défécation, à l'altération perceptuelle, aux changements dans l'apport de liquides et de nourriture, à la réduction de la mobilité ou aux effets secondaires des médicaments

Mobilité réduite au lit ou Mobilité réduite en fauteuil roulant reliées à l'altération de la fonction ou du contrôle musculaires

Risque de dysréflexie autonome relié à une lésion de la moelle épinière à D6 ou au-dessus de D6, à la distension vésicale et abdominale ou à la stimulation cutanée (tactile, douloureuse ou thermique)

Entretien inefficace du domicile relié aux effets permanents d'une lésion, au réseau de soutien absent ou inadéquat, au manque d'argent ou au manque d'expérience dans l'utilisation des ressources existantes

Thrombophlébite **SC, MC, Obs**

Irrigation tissulaire périphérique inefficace reliée à l'interruption de la circulation veineuse ou à la stase veineuse

Douleur aigüe ou Bienêtre altéré reliés à l'inflammation ou à l'obstruction de la veine, à la formation d'un œdème et à l'accumulation d'acide lactique

Mobilité physique réduite reliée à la douleur et aux traitements ou aux mesures de précaution restrictifs

Connaissances insuffisantes sur la physiopathologie de l'affection, les besoins en matière de soins personnels, les exigences du traitement et le risque d'embolie pulmonaire reliées à l'oubli ou à l'interprétation erronée de l'information

Thrombose veineuse **MC**

Voir Thrombophlébite.

Thrombose veineuse profonde **SC, MC**

Voir Thrombophlébite.

Thyroïdectomie **MC**

Voir aussi Hyperthyroïdie, Hypothyroïdie, Hypoparathyroïdie.

Dégagement inefficace des voies respiratoires relié à une obstruction trachéale consécutive à la formation d'un hématome ou d'un œdème et aux spasmes laryngés

Communication verbale altérée reliée à l'œdème tissulaire, à la douleur, à une lésion des cordes vocales ou à une atteinte du nerf laryngé inférieur (ou récurrent)

Risque d'accident [tétanie] relié au déséquilibre chimique (hypocalcémie) et à la stimulation excessive du système nerveux central

Risque de traumatisme [tête ou cou] relié à l'incapacité de maitriser les muscles du cou et à l'emplacement de la ligne de suture

Douleur aigüe reliée à la présence d'une incision chirurgicale, aux manœuvres chirurgicales et à l'œdème postopératoire

Thyrotoxicose **MC**

Voir aussi Hyperthyroïdie.

Débit cardiaque diminué relié à l'augmentation non maitrisée du métabolisme de base accroissant le travail cardiaque, à l'altération du retour veineux et de la résistance vasculaire systémique, à la modification de la fréquence cardiaque, du rythme cardiaque et de la conduction nerveuse

Anxiété [préciser le degré] reliée aux facteurs physiologiques, à la stimulation du système nerveux central (augmentation du métabolisme de base et accroissement de l'activité adrénergique causé par les hormones thyroïdiennes)

Connaissances insuffisantes sur la maladie, les exigences du traitement et le risque de complication ou de situation de crise reliées à l'oubli ou à l'interprétation erronée de l'information

Tic douloureux de la face **SC**

Voir Névralgie faciale.

Toxémie gravidique **Obs**

Voir Hypertension gravidique.

Toxicomanie **SC, Psy**

Voir la substance concernée, Désintoxication.

Traumatisme médullaire **MC, SC**

Voir Paraplégie, Tétraplégie.

Travail (déclenchement artificiel ou stimulation du) **Obs**

Connaissances insuffisantes sur l'intervention, les exigences du traitement et le risque de complication reliées à l'oubli, à l'interprétation erronée de l'information ou à la difficulté d'accès aux sources d'information

Risque d'accident (chez la mère) relié aux effets indésirables des interventions thérapeutiques

Échanges gazeux perturbés (chez le fœtus) reliés à l'altération de l'irrigation placentaire ou à la procidence du cordon

Douleur aigüe reliée aux caractéristiques des contractions déclenchées artificiellement et à l'inquiétude

Travail, deuxième période (expulsion) **Obs**

Douleur aigüe reliée aux contractions utérines intenses, à la pression du fœtus sur les os du bassin et à l'ischémie des cellules du vagin et du périnée

Débit cardiaque diminué [fluctuations] relié aux changements dans la résistance vasculaire systémique et aux fluctuations du retour veineux (manœuvres de Valsalva prolongées et répétées, effets de l'anesthésie ou des médicaments, décubitus dorsal qui comprime la veine cave inférieure et obstrue partiellement l'aorte)

Perturbation des échanges gazeux (chez le fœtus) reliée à la compression mécanique de la tête ou du cordon, à l'altération de l'irrigation placentaire provoquée par la position de la mère ou un travail prolongé, aux effets de l'anesthésie de la mère et à l'hyperventilation

Risque d'atteinte à l'intégrité de la peau ou Risque d'atteinte à l'intégrité des tissus reliés à l'étirement excessif, à la lacération de tissus délicats (travail précipité, contractions hypertoniques, mère adolescente, gros fœtus) ou à l'application de forceps

Fatigue reliée à la grossesse, au stress, à l'anxiété, au manque de sommeil, à l'épuisement physique, à la lenteur du travail, à l'anémie, à l'humidité et à la température ambiantes inadéquates, ou encore à la luminosité accrue

Travail précipité — Obs

Anxiété [préciser le degré] reliée à une crise situationnelle, à la menace pour soi ou le fœtus ou à la réaction des proches

Risque d'atteinte à l'intégrité de la peau ou Risque d'atteinte à l'intégrité des tissus reliés à la progression rapide du travail et à l'absence du matériel nécessaire

Douleur aigüe reliée aux contractions musculaires fortes et rapides et à l'anxiété

Travail prématuré — Obs, SC

Intolérance à l'activité reliée à l'hypersensibilité musculaire et cellulaire

Risque d'intoxication relié aux effets secondaires ou toxiques (selon la dose administrée) des médicaments tocolytiques

Risque d'accident (chez le fœtus) relié à l'accouchement d'un bébé prématuré

Anxiété [préciser le degré] reliée à une crise situationnelle, à la menace (réelle ou perçue) pour soi ou le fœtus et au manque de temps pour se préparer au travail

Connaissances insuffisantes sur le travail prématuré et les exigences du traitement reliées à des idées fausses ou à l'interprétation erronée de l'information

Travail, première période (phase active) — Obs

Douleur aigüe ou Bienêtre altéré reliés à l'ischémie des cellules du muscle utérin au moment de la contraction, à l'étirement des ligaments, à la dilatation et à l'effacement du col, à la pression exercée par le fœtus sur les tissus et à la stimulation des terminaisons nerveuses parasympathiques et sympathiques

Élimination urinaire altérée reliée à la diminution de l'apport liquidien, à la déshydratation, aux variations du volume liquidien, aux changements hormonaux, à l'hémorragie, à l'hypertension grave pendant le travail, à la compression mécanique de la vessie ou aux effets de l'anesthésie régionale

Stratégies d'adaptation inefficaces (de la mère ou du couple) reliées à la lenteur du travail, à la vulnérabilité personnelle, au manque de connaissances sur le déroulement du travail et sur les méthodes de soulagement de la douleur et au manque de soutien

Trichinose — SC

Douleur aigüe reliée à l'invasion parasitaire des tissus musculaires, à l'œdème des paupières, aux petites hémorragies localisées et à l'apparition d'urticaire

Déficit de volume liquidien [isotonique] relié à l'augmentation du métabolisme de base (fièvre, transpiration abondante), aux pertes gastriques excessives (vomissements, diarrhée), à l'apport liquidien réduit et à la difficulté à avaler

Mode de respiration inefficace relié à la myosite du diaphragme et des muscles intercostaux

Connaissances insuffisantes sur la cause ou la prévention de la maladie, les exigences du traitement et le risque de complication reliées à l'interprétation erronée de l'information

Trouble affectif **Psy**

Voir Trouble bipolaire, Trouble dépressif.

Trouble affectif saisonnier **Psy**

Voir aussi Trouble dépressif, dépression grave, dysthymie.

Stratégies d'adaptation inefficaces (de manière intermittente) reliées à une crise situationnelle (automne ou hiver), à la perturbation du mode de libération des tensions et au réseau de soutien inadéquat

Alimentation excessive ou Alimentation déficiente reliées au besoin de manger déclenché par des signaux internes autres que la faim, à la perturbation des stratégies d'adaptation habituelles, au changement du degré habituel d'activités, à la diminution de l'appétit, au manque d'énergie ou d'intérêt pour la préparation des repas

Trouble anxieux (généralisé) **Psy**

Anxiété [préciser le degré] ou Sentiment d'impuissance reliés : à la menace (réelle ou perçue) à l'intégrité physique ou à l'image de soi (la personne peut ou non être capable de préciser la menace) ; au conflit inconscient face aux valeurs, aux croyances et aux buts essentiels de la vie ; aux besoins insatisfaits et au monologue intérieur dévalorisant

Stratégies d'adaptation inefficaces reliées au degré d'anxiété, à la vulnérabilité personnelle, aux attentes non satisfaites, aux perceptions irréalistes ou au réseau de soutien inadéquat

Insomnie reliée au stress psychologique et aux pensées répétitives

Stratégies d'adaptation familiale compromises reliées au manque d'information des proches ou à leur interprétation erronée de l'information, au changement de rôle et à la désorganisation familiale temporaires ou à une longue maladie épuisant la capacité de soutien des proches

Interactions sociales perturbées ou Isolement social reliés à la piètre image de soi, aux ressources personnelles insuffisantes, à l'interprétation erronée des stimulus internes ou externes et à la vigilance excessive

Troubles anxieux **Péd, Psy**

Anxiété [grave ou panique] reliée à une crise situationnelle ou développementale, à la menace au concept de soi ou à l'intégrité physique, aux attentes insatisfaites, à la crainte de l'échec, au dysfonctionnement familial ou à la fixation au stade de développement antérieur

Stratégies d'adaptation inefficaces reliées à une crise situationnelle ou développementale, aux multiples changements ou pertes, au manque de confiance en soi et à la vulnérabilité personnelle

Risque de violence envers soi ou Risque d'automutilation reliés aux états de panique, au dysfonctionnement familial, aux antécédents d'automutilation, au trouble émotionnel et à l'hyperactivité motrice

Interactions sociales perturbées reliées au fait d'être centré de façon excessive sur sa personne, à l'altération des opérations de la pensée et à la difficulté d'entrer en relation avec des étrangers

Stratégies d'adaptation familiale compromises ou Stratégies d'adaptation familiale invalidantes reliées à une crise situationnelle ou développementale (divorce, arrivée d'un nouveau membre dans la famille), aux attentes irréalistes des parents, aux changements fréquents dans le mode de vie ou aux situations familiales à risque élevé (négligence, maltraitance, toxicomanie)

Trouble bipolaire — Psy

Risque de violence envers les autres relié à l'irritabilité, aux comportements impulsifs, aux idées délirantes, aux réactions colériques devant un refus, à l'excitation maniaque accompagnée de gestes ou de paroles de menace, à l'activité motrice accrue, aux comportements ouvertement agressifs et à l'hostilité

Alimentation déficiente reliée à un apport nutritionnel inférieur aux besoins métaboliques

Risque d'intoxication [au lithium] relié à l'étroite marge thérapeutique du lithium, à l'incapacité de la personne de suivre et d'évaluer correctement sa pharmacothérapie, au déni du besoin de s'informer ou de suivre un traitement

Insomnie reliée à l'hyperactivité et à la difficulté de percevoir les signes de fatigue ou le besoin de dormir

Trouble de la perception sensorielle (préciser) ou Excès de stress reliés à la diminution du seuil de sensation, à l'altération chimique endogène, au stress psychologique et au manque de sommeil

Dynamique familiale perturbée reliée à une crise situationnelle (maladie, problème financier, changements de rôles), à l'humeur euphorique, à la mégalomanie, au comportement manipulateur, à la tendance à éprouver les limites ou au refus d'assumer ses actes

Troubles de l'alimentation — SC, Psy

Voir Anorexie mentale, Boulimie.

Trouble de la personnalité antisociale — Psy

Risque de violence envers les autres relié au mépris de l'autorité ou des droits des autres, à l'incapacité de tolérer la frustration, au besoin de l'assouvissement immédiat des désirs, à l'agitation facilement déclenchée, au concept de soi fragile, à l'incapacité de verbaliser ses sentiments, à l'utilisation de stratégies d'adaptation inappropriées, notamment l'abus d'alcool ou de drogues

Stratégies d'adaptation inefficaces reliées à la très faible tolérance au stress externe, aux sentiments de honte et de culpabilité, à la vulnérabilité personnelle, aux attentes insatisfaites et aux nombreux changements

Diminution chronique de l'estime de soi reliée au manque de remarques positives ou à la répétition de remarques négatives, aux besoins insatisfaits, au retard de développement du moi ou au dysfonctionnement familial

Stratégies d'adaptation familiale compromises ou Stratégies d'adaptation familiale invalidantes reliées à la désorganisation de la famille, aux changements dans le rôle, aux relations familiales très ambivalentes, au peu de soutien que la personne offre aux proches, aux antécédents de mauvais traitements et de négligence

Interactions sociales perturbées reliées aux ressources personnelles inadéquates (sentiments superficiels), aux intérêts révélant un manque de maturité, au manque d'autocritique ou aux valeurs sociales non acceptées

Trouble de la personnalité limite (*borderline*) Psy

Risque de violence envers soi, Risque de violence envers les autres ou Risque d'automutilation reliés au recours à la projection comme principal mécanisme de défense, aux problèmes envahissants accompagnés d'un transfert négatif, aux sentiments de culpabilité, au besoin de se «punir», au concept de soi déformé, à l'incapacité de supporter sainement une augmentation de tension psychologique ou physiologique

Anxiété [grave ou panique] reliée aux conflits inconscients (stress extrême), à la perception d'une menace pour l'image de soi et aux besoins insatisfaits

Diminution chronique de l'estime de soi ou Identité personnelle perturbée reliées au manque de renforcements positifs, aux besoins insatisfaits, au retard de développement du moi et à la fixation au stade de développement antérieur

Isolement social relié aux centres d'intérêt révélant un manque de maturité, au comportement social non accepté, au manque de ressources personnelles ou à l'incapacité de s'engager dans des relations personnelles satisfaisantes

Trouble de l'humeur Psy

Voir Trouble dépressif, dépression grave, dysthymie.

Trouble de l'identité sexuelle Psy

(Concerne les personnes éprouvant une incertitude persistante et prononcée au sujet de l'identité sexuelle, c'est-à-dire de l'orientation et des comportements sexuels.)

Anxiété [préciser le degré] reliée aux conflits conscients ou inconscients face aux valeurs ou aux croyances essentielles, au concept de soi menacé et aux besoins insatisfaits

Exercice inefficace du rôle ou Identité personnelle perturbée reliés à une crise de développement au cours de laquelle la personne a de la difficulté à savoir à quel sexe elle appartient ou pour quel sexe elle ressent de l'attirance, ou au malaise à l'égard de ses parties génitales

Habitudes sexuelles perturbées reliées à l'absence de modèle ou à des modèles inadéquats, au conflit en matière d'orientation sexuelle ou de préférences sexuelles, à l'absence d'un partenaire ou à des relations difficiles avec le partenaire

Stratégies d'adaptation familiale invalidantes ou Stratégies d'adaptation familiale compromises reliées aux données inexactes, à l'incompréhension des proches, au fait que les proches sont incapables de percevoir les besoins de la personne ou d'y répondre efficacement, à la désorganisation de la famille, aux changements de rôles temporaires ou au manque de soutien mutuel entre la personne et les proches

Motivation d'une famille à améliorer ses stratégies d'adaptation

Trouble délirant **Psy**

Risque de violence envers soi ou Risque de violence envers les autres reliés à la perception d'une menace, au sentiment d'anxiété accru et au comportement irrationnel

Anxiété [grave] reliée à l'incapacité de faire confiance à autrui

Sentiment d'impuissance relié au manque d'initiative, au sentiment d'incompétence ou au type d'interaction interpersonnelle

Interactions sociales perturbées reliées à la méfiance envers les autres ou aux pensées délirantes, au manque de connaissances sur la façon d'engendrer une bonne réciprocité ou à l'inaptitude à le faire

Trouble dépressif, dépression grave, dysthymie **Psy**

Risque de violence envers soi relié à la dépression, au mépris de soi et à la perte d'espoir

Anxiété [modérée ou grave] reliée aux conflits psychologiques, au conflit inconscient en matière de valeurs et de buts fondamentaux dans la vie, aux besoins non satisfaits, à une atteinte du concept de soi, à la privation de sommeil et à l'anxiété transmise par les proches

Insomnie reliée aux altérations biochimiques (baisse des taux de sérotonine), aux peurs et aux angoisses non résolues et à l'inactivité

Isolement social ou Interactions sociales perturbées reliés à l'altération de l'état mental ou des opérations de la pensée (humeur dépressive), aux ressources personnelles inadéquates, au manque d'énergie ou à l'inertie, à la difficulté à entrer en relation avec autrui de façon satisfaisante, au mépris de soi, à la piètre image de soi, au sentiment d'incompétence, à l'absence de buts importants dans la vie, au manque de connaissances et de savoir-faire au sujet des interactions sociales

Dynamique familiale perturbée reliée à une crise situationnelle (maladie d'un proche, changement dans les rôles ou les responsabilités) ou développementale (perte d'un membre de la famille, etc.)

Risque de pratique religieuse perturbée relié au réseau de soutien et aux stratégies d'adaptation inefficaces, au manque d'interactions sociales et à la dépression

Risque d'accident [effets indésirables du traitement par électrochocs] relié aux effets des électrochocs sur le système cardiovasculaire, l'appareil respiratoire, l'appareil locomoteur et le système nerveux et aux effets pharmacologiques de l'anesthésie

Trouble d'hyperactivité **Péd, Psy**

Stratégies d'adaptation défensives reliées au déficit neurologique, au dysfonctionnement du réseau familial, à la maltraitance ou à la négligence

Interactions sociales perturbées reliées au retard du développement du moi, aux modèles de rôle négatifs et à une atteinte neurologique

Stratégies d'adaptation familiale invalidantes reliées aux sentiments démesurés de culpabilité, de colère ou de blâme entre les membres de la famille, aux comportements parentaux incohérents, aux désaccords au sujet de la discipline, des limites admises et des mesures à prendre et à l'épuisement des ressources parentales

Troubles du comportement (enfants, adolescents) **Psy, Péd, SC**

Risque de violence envers soi ou Risque de violence envers les autres reliés au retard du développement du moi, au caractère antisocial, à l'impulsivité, au dysfonctionnement du réseau familial, à la perte de relations importantes, aux antécédents de tentatives de suicide ou de comportements violents

Stratégies d'adaptation défensives reliées à une crise développementale, aux multiples changements, à la difficulté à maitriser ses impulsions et à la vulnérabilité personnelle

Diminution chronique de l'estime de soi reliée au choix de vie perpétuant l'échec et à la vulnérabilité personnelle

Stratégies d'adaptation familiale compromises ou Stratégies d'adaptation familiale invalidantes reliées aux sentiments démesurés de culpabilité et de colère des membres de la famille envers l'enfant, à la tendance exagérée à se reprocher son comportement, aux comportements parentaux incohérents, aux désaccords au sujet de la discipline, des limites admises et des mesures à prendre, ou à l'épuisement des ressources parentales (troubles du comportement de longue date)

Interactions sociales perturbées reliées au développement tardif du moi, au stade de développement (adolescence), à l'inaptitude à socialiser, à la piètre estime de soi, au dysfonctionnement du réseau familial et à une atteinte neurologique

Trouble mental organique **SC**

Voir Maladie d'Alzheimer.

Trouble obsessionnel compulsif **Psy**

Anxiété [grave] reliée à des conflits passés

Risque d'atteinte à l'intégrité de la peau relié aux comportements répétitifs en matière d'hygiène corporelle (lavage des mains, brossage des dents, douches)

Exercice inefficace du rôle relié au stress psychologique et à un problème de santé

Troubles paranoïaques **Psy**

Risque de violence envers soi ou Risque de violence envers les autres reliés à la crainte d'un malheur imminent, au délire paranoïde et à l'anxiété accrue

Anxiété [grave] reliée à l'incapacité de faire confiance (ne maitrise pas les tâches permettant d'apprendre quand faire confiance et quand se méfier)

Sentiment d'impuissance relié au sentiment d'incompétence, au manque d'initiative, aux relations interpersonnelles dysfonctionnelles (abus de pouvoir ou de force, relations marquées par la violence) et au concept de soi très perturbé

Stratégies d'adaptation familiale compromises reliées à la désorganisation de la famille, aux changements de rôles temporaires ou prolongés, à une aggravation du handicap qui épuise la capacité de soutien des proches

Troubles somatoformes **Psy**

Stratégies d'adaptation inefficaces reliées à l'anxiété grave refoulée, à la vulnérabilité personnelle, aux besoins insatisfaits, à la fixation au stade de développement antérieur ou au retard dans le développement du moi

Douleur chronique reliée à l'anxiété grave refoulée, à la piètre image de soi, aux besoins insatisfaits, aux antécédents de maladie grave chez la personne ou les proches

Trouble de la perception sensorielle (préciser) relié au stress psychologique (rétrécissement des champs de perception, expression du stress sous forme de déficits ou de problèmes physiques), au manque de sommeil et à la douleur chronique

Interactions sociales perturbées reliées à l'incapacité de s'engager dans des relations personnelles satisfaisantes, à la tendance à se préoccuper exagérément de soi et de ses symptômes physiques, aux malaises, à la douleur chronique et au rejet par les autres personnes

Tuberculose (pulmonaire) **SC**

Risque d'infection [dissémination ou réactivation] relié à la déficience des mécanismes de défense primaires (affaiblissement de l'action ciliaire ou stase des sécrétions, destruction tissulaire accompagnée d'une dissémination de l'infection), à la diminution de la résistance ou à la suppression de la réaction inflammatoire, à la malnutrition et au manque de connaissances sur la façon de se protéger contre les agents pathogènes

Dégagement inefficace des voies respiratoires relié à la présence de sécrétions épaisses, visqueuses ou sanguinolentes, à la fatigue entrainant une difficulté à tousser ou encore à l'œdème trachéal ou pharyngien

Perturbation des échanges gazeux reliée à la diminution de la surface pulmonaire efficace, à l'atélectasie, à la destruction de la membrane alvéolocapillaire, à l'œdème bronchique et à la présence de sécrétions épaisses et visqueuses

Intolérance à l'activité reliée au déséquilibre entre l'apport et les besoins en oxygène

Alimentation déficiente reliée à l'incapacité d'ingérer suffisamment d'aliments (anorexie, effets de la pharmacothérapie, fatigue, manque d'argent)

Prise en charge inefficace de sa santé reliée à la complexité du programme thérapeutique, aux difficultés pécuniaires, aux habitudes familiales concernant la santé, à la perception de la gravité du problème et des bénéfices secondaires (en particulier durant une rémission) et aux effets indésirables du traitement

Tumeur cérébrale **MC**

Douleur aigüe reliée à la compression des tissus cérébraux

Trouble de la perception sensorielle (préciser) relié à la compression ou au déplacement des tissus cérébraux et à l'interruption de la conduction nerveuse

Risque de déficit de volume liquidien relié aux vomissements récurrents dus à l'irritation du centre pneumogastrique du bulbe rachidien et à la diminution de l'apport liquidien

Déficit de soins personnels (préciser) relié à un déficit sensoriel ou neuromusculaire empêchant d'exécuter certaines tâches

Tympanoplastie **MC**
Voir Stapédectomie.

Typhus (fièvre à tiques, fièvre pourprée des montagnes Rocheuses) **SC, MC**

Hyperthermie reliée au processus inflammatoire généralisé (vascularite)

Douleur aigüe reliée à la vascularite généralisée et à la formation d'un œdème

Irrigation tissulaire périphérique inefficace reliée à la diminution ou à l'interruption de la circulation sanguine (vascularite généralisée ou formation de thrombi)

Ulcère gastroduodénal (aigu) **MC, SC**

Risque de choc relié à l'hypovolémie et à l'hypotension

Anxiété [préciser le degré] ou Peur reliées au changement de l'état de santé et à l'appréhension de la mort

Douleur aigüe reliée à l'irritation caustique ou à la destruction des tissus de l'estomac et aux spasmes musculaires réflexes de l'estomac

Connaissances insuffisantes sur la maladie, les exigences du traitement, les besoins en matière de soins personnels et le risque de complication reliées à l'oubli ou à l'interprétation erronée de l'information

Ulcère de stress **MC, SC**

Risque de déficit de volume liquidien [isotonique] relié aux pertes vasculaires (hémorragie)

Anxiété [préciser le degré] ou Peur reliées au changement dans l'état de santé et à l'appréhension de la mort

Douleur aigüe reliée à l'irritation caustique ou à la destruction des tissus de l'estomac

Ulcère veineux **SC**

Atteinte à l'intégrité de la peau et Atteinte à l'intégrité des tissus reliées à la circulation veineuse déficiente, à la formation d'œdème, à l'inflammation et à la diminution de la sensibilité

Irrigation tissulaire périphérique inefficace reliée à l'interruption du débit veineux (réflexe vasoconstricteur des petits vaisseaux)

Vaginisme **Gyn, SC**

Douleur aigüe reliée aux spasmes musculaires et à l'hyperesthésie des nerfs innervant la muqueuse vaginale

Dysfonctionnement sexuel relié à l'altération physique ou psychologique de la fonction sexuelle (spasmes marqués des muscles vaginaux)

Vaginite **Gyn, SC**

Atteinte à l'intégrité des tissus reliée à l'irritation, à l'inflammation ou au traumatisme mécanique (grattage) de tissus sensibles

Douleur aigüe reliée à l'inflammation localisée et au traumatisme tissulaire

Connaissances insuffisantes sur les besoins en matière d'hygiène, les exigences du traitement, les comportements sexuels et la transmission de l'infection par voie sexuelle reliées à des idées fausses ou à l'interprétation erronée de l'information

Varices œsophagiennes MC

Voir aussi Ulcère de stress.

Risque d'hémorragie ou Risque de déficit de volume liquidien [isotonique] reliés à la présence de varices œsophagiennes, à l'apport liquidien réduit, aux pertes gastriques (vomissements) et aux pertes vasculaires

Anxiété [préciser le degré] ou Peur reliées au changement dans l'état de santé et à l'appréhension de la mort

Variole MC, SC

Risque d'infection [dissémination] relié à la nature contagieuse de l'agent pathogène, à l'immunité acquise insuffisante, à la présence d'une affection chronique ou à l'immunosuppression

Déficit de volume liquidien relié à l'augmentation du métabolisme de base, à la diminution de l'apport liquidien (lésions du pharynx, nausées), aux pertes gastriques accrues (vomissements) et aux déplacements hydriques du lit vasculaire vers le compartiment interstitiel

Atteinte à l'intégrité des tissus reliée au déficit immunologique

Anxiété [préciser le degré] ou Peur reliées au danger de mort, à la contagion de l'anxiété ou à la séparation d'avec le réseau de soutien

Dynamique familiale perturbée reliée à la désorganisation familiale temporaire, à une crise situationnelle et au changement dans l'état de santé d'un membre de la famille

Stratégies d'adaptation inefficaces d'une collectivité reliées à un désastre d'origine humaine (bioterrorisme) et aux ressources inadéquates pour la résolution de problèmes

Veine variqueuse (varice) SC

Douleur chronique reliée à l'insuffisance et à la stase veineuses

Image corporelle perturbée reliée à l'altération morphologique (présence de veines superficielles sinueuses, foncées et tuméfiées à la jambe)

Risque d'atteinte à l'intégrité des tissus ou Risque d'atteinte à l'intégrité de la peau reliés à l'insuffisance et à la stase veineuses, ainsi qu'à la formation d'un œdème

VIH (infection par le) SC

Voir aussi Sida.

Comportement à risque pour la santé relié à la peur de mourir, à la stigmatisation (due à la maladie), à une atteinte à l'estime de soi, à l'altération du locus de contrôle et au réseau de soutien inefficace

Connaissances insuffisantes sur la maladie, le pronostic et les exigences du traitement reliées à l'oubli, à l'interprétation erronée de l'information, au manque d'expérience dans l'utilisation des sources d'information ou au déficit cognitif

Prise en charge inefficace de sa santé reliée à la complexité du régime thérapeutique (posologie et fréquence d'administration prêtant à confusion ou difficiles à suivre, durée du traitement, manque de confiance dans le traitement ou dans le personnel soignant), aux difficultés pécuniaires, à l'interaction entre la personne atteinte et les professionnels de la santé, aux croyances relatives à la santé ou aux influences culturelles, aux perceptions relatives à sa vulnérabilité et aux avantages du traitement, ou encore, aux conflits décisionnels et au sentiment d'impuissance

Risque de deuil problématique relié au manque de soutien social, à la prédisposition à l'anxiété, au sentiment d'incompétence et à la fréquence des évènements marquants de la vie

Viol **SC, Psy**

Connaissances insuffisantes sur les procédures judiciaires, les traitements prophylactiques pour la victime (ITS, grossesse), les interventions médicales et les ressources ou le réseau de soutien communautaires reliées au manque d'information

Syndrome du traumatisme de viol relié à l'agression sexuelle ou à la tentative d'agression sexuelle sans consentement

Risque d'atteinte à l'intégrité des tissus relié à la pénétration sexuelle forcée et au traumatisme de tissus délicats

Stratégies d'adaptation inefficaces reliées à la vulnérabilité personnelle, aux attentes non satisfaites, aux perceptions irréalistes, au réseau de soutien inadéquat, aux agents de stress variés et récurrents et à la menace au concept de soi

Dysfonctionnement sexuel relié à l'altération biopsychosociale de la sexualité (réaction posttraumatique), à la perte du désir sexuel ou à la détérioration de la relation avec le partenaire

Vomissements de la grossesse **Obs**

Déficit de volume liquidien [isotonique] relié aux pertes gastriques excessives et à un apport liquidien insuffisant

Risque de déséquilibre électrolytique relié aux vomissements et à la déshydratation

Alimentation déficiente reliée à l'incapacité d'ingérer et de digérer les aliments ou d'absorber les matières nutritives (vomissements prolongés)

Stratégies d'adaptation inefficaces reliées à une crise situationnelle ou développementale (grossesse, changement dans l'état de santé, changements de rôles prévus, inquiétude relative à l'issue de la grossesse)

Zona **SC**

Douleur aigüe reliée au processus inflammatoire et à l'éruption de vésicules sur le trajet des nerfs sensitifs

Connaissances insuffisantes sur la physiopathologie, les exigences du traitement et le risque de complication reliées à l'interprétation erronée de l'information

APPENDICE 1

TAXINOMIE II DE NANDA-I

C'est en avril 1986, au cours de la 7e conférence biennale de NANDA que fut approuvée, à des fins d'études, la première taxinomie des diagnostics infirmiers. La Taxinomie I révisée fut publiée en 1989. Dans la foulée de l'élaboration et de l'acceptation de la Taxinomie II, à la suite de la conférence biennale tenue en l'an 2000, NANDA a apporté de nombreux changements dans le but de mieux refléter le contenu des diagnostics infirmiers. La Taxinomie II a été conçue pour réduire les inexactitudes et les redondances. Elle contient 201 diagnostics (et leurs codes respectifs), maintenant organisés en 13 domaines et en 47 classes. Elle comporte en fait sept axes, qui sont présentés à l'appendice 2.

De concert avec NANDA-I, des associations d'infirmières avaient proposé d'inscrire les diagnostics de la Taxinomie I révisée dans la Classification internationale des maladies (CIM), dans la famille des classifications paramédicales. L'Organisation mondiale de la santé a rejeté cette proposition en raison de l'absence de preuves suffisantes de l'utilisation du diagnostic infirmier sur le plan international. Néanmoins, la liste de NANDA-I a été acceptée par la SNOMED (Systemized nomenclature of medicine), qui l'a intégrée à son système de codification international, et elle a été incluse dans le Unified medical language system de la National Library of Medicine des États-Unis. Actuellement, des chercheurs partout dans le monde se consacrent à la validation des diagnostics infirmiers afin qu'ils puissent être soumis à nouveau et inclus dans la nomenclature de la CIM.

La figure qui suit illustre les domaines et les classes de la Taxinomie II ; la description suit.

Taxinomie II : domaines et classes

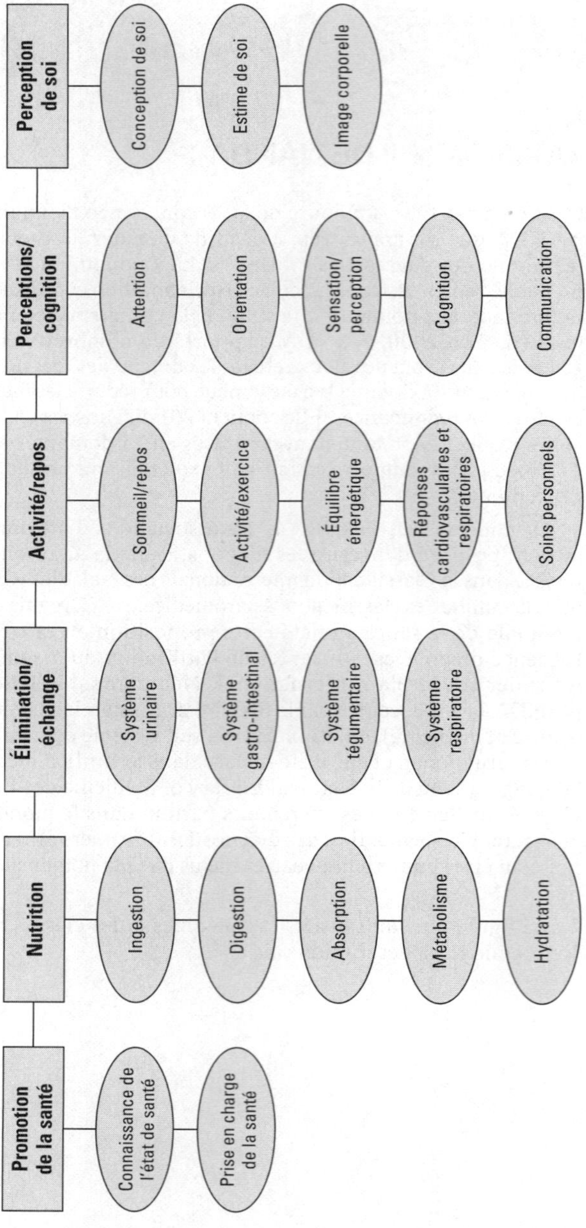

Taxinomie II : domaines et classes (*suite*)

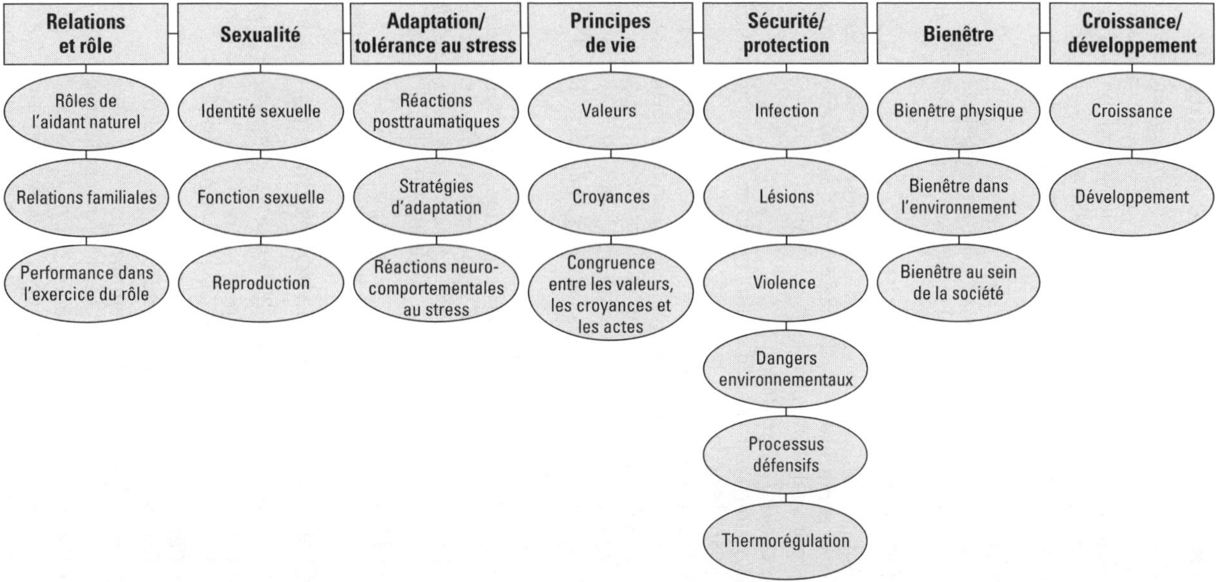

Domaine 1 : Promotion de la santé

Connaissance de ce qu'est le bienêtre ou le fonctionnement normal et stratégies utilisées pour préserver et améliorer ce bienêtre ou ce fonctionnement normal.

- ***Classe 1 : Connaissance de l'état de santé***
  Reconnaissance du fonctionnement normal et de l'état de bienêtre.
- ***Classe 2 : Prise en charge de la santé***
  Reconnaissance, maitrise, application et intégration d'activités pour préserver la santé et le bienêtre.

Domaine 2 : Nutrition

Activités d'absorption, d'assimilation et d'utilisation des substances nutritives afin d'entretenir ou de réparer les tissus et de produire de l'énergie.

- ***Classe 1 : Ingestion***
  Action d'introduire des aliments ou des substances nutritives dans l'organisme.
- ***Classe 2 : Digestion***
  Activités physiques et chimiques qui transforment les aliments en substances absorbables et assimilables.
- ***Classe 3 : Absorption***
  Action de faire passer les substances nutritives dans les tissus de l'organisme.
- ***Classe 4 : Métabolisme***
  Réactions chimiques et physiques qui se produisent dans les cellules et les organismes vivants pour développer et utiliser le protoplasme, produire des déchets et de l'énergie et libérer l'énergie nécessaire à tous les processus vitaux.
- ***Classe 5 : Hydratation***
  Action de prendre et d'absorber des liquides et des électrolytes.

Domaine 3 : Élimination/échange

Sécrétion et excrétion des déchets de l'organisme.

- ***Classe 1 : Système urinaire***
  Processus de sécrétion et d'excrétion de l'urine.
- ***Classe 2 : Système gastro-intestinal***
  Excrétion et expulsion des déchets par l'intestin.
- ***Classe 3 : Système tégumentaire***
  Processus de sécrétion et d'excrétion par la peau.
- ***Classe 4 : Système respiratoire***
  Élimination des produits dérivés du métabolisme, des sécrétions et des corps étrangers par les poumons ou les bronches.

Domaine 4: Activité/repos

Production, conservation, utilisation ou équilibre des ressources énergétiques.

- ***Classe 1: Sommeil/repos***
  Action de dormir paisiblement, de se reposer ou d'être inactif.
- ***Classe 2: Activité/exercice***
  Mouvement des parties du corps (mobilité), travail ou exécution d'actions parfois contre une résistance.
- ***Classe 3: Équilibre énergétique***
  État dynamique d'harmonie entre l'apport et l'utilisation des ressources.
- ***Classe 4: Réponses cardiovasculaires et respiratoires***
  Mécanismes cardiorespiratoires qui soutiennent l'activité et le repos.
- ***Classe 5: Soins personnels***
  Capacité d'accomplir les activités relatives à son corps et aux fonctions corporelles.

Domaine 5: Perceptions/cognition

Système humain de traitement de l'information qui comprend l'attention, l'orientation, la sensation, la perception, la cognition et la communication.

- ***Classe 1: Attention***
  Capacité mentale à remarquer ou à observer.
- ***Classe 2: Orientation***
  Conscience du temps, du lieu et de la personne.
- ***Classe 3: Sensation/perception***
  Réception de l'information par les sens (le toucher, le gout, l'odorat, la vision, l'audition, la kinesthésie) et compréhension du sens des données, ayant pour résultat l'appellation, l'association ou la reconnaissance de modèles.
- ***Classe 4: Cognition***
  Utilisation de la mémoire, de l'apprentissage, de l'analyse, de la résolution des problèmes, de l'abstraction, du jugement, du discernement, de la capacité intellectuelle, du calcul et du langage.
- ***Classe 5: Communication***
  Émission et réception de l'information verbale et non verbale.

Domaine 6: Perception de soi

Conscience de sa personne.

- ***Classe 1: Conception de soi***
  Ensemble des perceptions que la personne éprouve au sujet d'elle-même.

- ***Classe 2 : Estime de soi***
  Évaluation de sa propre valeur, de ses capacités, de son importance et de sa réussite.
- ***Classe 3 : Image corporelle***
  Image mentale de son propre corps.

Domaine 7 : Relations et rôle

Rapports et associations positives ou négatives entre les personnes ou les groupes de personnes et moyens utilisés pour exprimer ces relations ou ces liens.

- ***Classe 1 : Rôles de l'aidant naturel***
  Comportements sociaux attendus des personnes qui prodiguent des soins sans être des professionnels de la santé.
- ***Classe 2 : Relations familiales***
  Association de personnes qui ont des liens biologiques ou des liens choisis.
- ***Classe 3 : Performance dans l'exercice du rôle***
  Qualité des comportements dans des modes de fonctionnement correspondant aux normes sociales.

Domaine 8 : Sexualité

Identité sexuelle, fonction sexuelle et reproduction.

- ***Classe 1 : Identité sexuelle***
  Expérience privée, sentiment profond et connaissance structurée d'être et d'appartenir à un sexe.
- ***Classe 2 : Fonction sexuelle***
  Capacité ou aptitude à avoir des relations sexuelles.
- ***Classe 3 : Reproduction***
  Tout processus par lequel de nouveaux individus (personnes) sont procréés.

Domaine 9 : Adaptation/tolérance au stress

Réaction aux processus de vie ou aux évènements de la vie.

- ***Classe 1 : Réactions posttraumatiques***
  Réactions se produisant après un traumatisme physique ou psychologique.
- ***Classe 2 : Stratégies d'adaptation***
  Processus de maitrise du stress environnemental.
- ***Classe 3 : Réactions neurocomportementales au stress***
  Comportements reflétant les fonctions cérébrales et nerveuses.

Domaine 10 : Principes de vie

Principes qui guident la conduite, les pensées et les comportements en lien avec les actes, les coutumes ou les institutions et qui sont considérés comme vrais ou ayant une valeur intrinsèque.

- ***Classe 1 : Valeurs***
  Identification et valeur accordée aux modes de conduite privilégiés ou aux buts poursuivis.
- ***Classe 2 : Croyances***
  Attentes, opinions ou jugements au sujet des actes, des coutumes ou des institutions considérés comme vrais ou ayant une valeur intrinsèque.
- ***Classe 3 : Congruence entre les valeurs, les croyances et les actes***
  Correspondance ou équilibre atteint entre les valeurs, les croyances et les actes.

Domaine 11 : Sécurité/protection

Absence de danger, de blessures physiques ou d'atteinte du système immunitaire, prévention des pertes et maintien de la sureté et de la sécurité.

- ***Classe 1 : Infection***
  Réponses de l'hôte à la suite d'une invasion pathogène.
- ***Classe 2 : Lésions***
  Atteinte corporelle ou blessures.
- ***Classe 3 : Violence***
  Usage d'une force ou d'un pouvoir excessifs entrainant des blessures ou de la maltraitance.
- ***Classe 4 : Dangers environnementaux***
  Sources de dangers présentes dans le milieu.
- ***Classe 5 : Processus défensifs***
  Processus par lesquels la personne se protège.
- ***Classe 6 : Thermorégulation***
  Processus physiologique de régulation de la chaleur et de l'énergie corporelles afin de protéger l'organisme.

Domaine 12 : Bienêtre

Sentiment agréable résultant de la satisfaction des besoins physiques, psychiques ou sociaux.

- ***Classe 1 : Bienêtre physique***
  Sentiment agréable résultant de la satisfaction des besoins physiques.

- ***Classe 2 : Bienêtre dans l'environnement***
  Sentiment agréable produit par l'environnement.
- ***Classe 3 : Bienêtre au sein de la société***
  Sentiment agréable résultant de la situation sociale.

Domaine 13 : Croissance/développement

Adéquation entre l'âge et la croissance physique, le développement des organes ou l'atteinte des étapes importantes du développement.

- ***Classe 1 : Croissance***
  Augmentation des dimensions physiques ou maturation des organes.
- ***Classe 2 : Développement***
  Accomplissement, manque d'accomplissement ou échec dans l'atteinte de certaines étapes importantes du développement.

L'encadré qui suit définit les notions suivantes : domaine, classe, titre et code.

Domaine : « Sphère d'activité ou d'étude ou centre d'intérêt » (Roget, 1980, p. 287).

Classe : « Subdivision d'un groupe plus vaste de personnes ou d'objets, classés d'après leur qualité, leur rang ou leur degré » (Roget, 1980, p. 157).

Catégorie diagnostique : Nom du diagnostic infirmier, qui consiste en une description concise d'un ensemble d'indices apparentés. Elle peut contenir un descripteur.

Code du diagnostic : Nombre entier de 32 bits ou code de 5 chiffres attribué à un diagnostic infirmier, correspondant aux recommandations de la National Library of Medicine (NLM) relatives aux codes terminologiques du domaine de la santé.

Source : Nanda International, 2009, p. 466-467.

APPENDICE 2

DÉFINITION DES AXES DE LA TAXINOMIE II DE NANDA-I

Chacun des axes de la taxinomie est une dimension de la réaction humaine dont on tient compte dans l'élaboration d'un diagnostic. Un axe est parfois inclus dans la notion couverte par le diagnostic ; par exemple, dans le diagnostic Stratégies d'adaptation inefficaces d'une collectivité, le sujet du soin (la collectivité) est indiqué. Dans d'autres cas, comme dans le diagnostic Intolérance à l'activité, il est implicite : la personne est le sujet du soin. Parfois, un axe ne convient pas à un diagnostic donné et il ne sera pas indiqué dans le nom ni dans le code du diagnostic ; ainsi, l'axe de temps ne s'applique pas à toutes les situations.

Axe 1 : Concept diagnostique

Le concept diagnostique constitue l'élément clé, la partie fondamentale et essentielle de l'énoncé diagnostique. Les concepts diagnostiques sont les suivants.

- *Accident*
- *Activités de loisirs*
- *Adaptation*
- *Alimentation*
- *Allaitement*
- *Angoisse face à la mort*
- *Anxiété*
- *Aspiration (fausse route)*
- *Attachement*
- *Automutilation*
- *Autonégligence*
- *Bienêtre*
- *Bienêtre spirituel*
- *Blessure*
- *Capacité adaptative intracrânienne*
- *Chagrin*
- *Champ énergétique*
- *Choc*
- *Chute*
- *Communication*
- *Communication verbale*
- *Comportement à risque pour la santé*
- *Comportement du nouveau-né/nourrisson*
- *Conflit décisionnel*
- *Conflit face au rôle*
- *Conflit face au rôle parental*
- *Confusion*
- *Connaissance*
- *Constipation*
- *Contamination*
- *Croissance*
- *Débit cardiaque*
- *Déficit de soins personnels*
- *Dégagement des voies respiratoires*
- *Déglutition*
- *Déni*
- *Dentition*
- *Déséquilibre électrolytique*
- *Détresse morale*
- *Détresse spirituelle*

- *Deuil*
- *Développement*
- *Diarrhée*
- *Dignité humaine*
- *Douleur*
- *Dynamique familiale*
- *Dysfonctionnement neurovasculaire périphérique*
- *Dysfonctionnement sexuel*
- *Dysréflexie autonome*
- *Échanges gazeux*
- *Élimination*
- *Élimination urinaire*
- *Équilibre hydrique*
- *Entretien du domicile*
- *Errance*
- *Estime de soi*
- *Excès de stress*
- *Exercice du rôle*
- *Exercice du rôle parental*
- *Fatigue*
- *Fausse route (aspiration)*
- *Fonction hépatique*
- *Fonction neurovasculaire*
- *Fonction sexuelle*
- *Glycémie*
- *Habitudes de sommeil*
- *Habitudes sexuelles*
- *Hémorragie*
- *Hyperthermie*
- *Hypothermie*
- *Ictère*
- *Identité*
- *Image corporelle*
- *Inadaptation à un changement de milieu*
- *Incontinence*
- *Incontinence à l'effort*
- *Incontinence fonctionnelle*
- *Incontinence par besoin impérieux*
- *Incontinence réflexe*
- *Incontinence par regorgement*
- *Infection*
- *Insomnie*
- *Intégrité de la peau*
- *Intégrité des tissus*
- *Interactions sociales*
- *Interprétation de l'environnement*
- *Intolérance à l'activité*
- *Intoxication*
- *Irrigation tissulaire*
- *Isolement social*
- *Lien mère-fœtus*
- *Maintien de la santé*
- *Marche*
- *Maternité*
- *Mécanismes de protection*
- *Mémoire*
- *Mobilité*
- *Mobilité au lit*
- *Mobilité en fauteuil roulant*
- *Mobilité physique*
- *Mode d'alimentation chez le nouveau-né/nourrisson*
- *Mode de respiration*
- *Mode de vie sédentaire*
- *Motilité*
- *Muqueuse buccale*
- *Nausée*
- *Négligence de l'hémicorps*
- *Non-observance*
- *Perception sensorielle*
- *Perte d'élan vital*
- *Perte d'espoir*
- *Peur*
- *Planification*
- *Pouvoir d'action*
- *Pratique religieuse*
- *Prise en charge de sa santé*
- *Privation de sommeil*
- *Réaction allergique au latex*
- *Réaction posttraumatique*
- *Recherche d'un meilleur niveau de santé*
- *Relations*
- *Résilience*
- *Respiration spontanée*
- *Rétablissement postopératoire*
- *Rétention*
- *Sentiment de solitude*

- *Sentiment d'impuissance*
- *Sevrage de la ventilation assistée*
- *Sommeil*
- *Soins personnels*
- *Soins personnels : s'alimenter*
- *Soins personnels : se laver/ effectuer ses soins d'hygiène*
- *Soins personnels : se vêtir et/ou soigner son apparence*
- *Soins personnels : utiliser les toilettes*
- *Stratégies d'adaptation*
- *Suffocation*
- *Suicide*
- *Syndrome de mort subite du nourrisson*
- *Syndrome d'immobilité*
- *Syndrome du traumatisme de viol*
- *Température corporelle*
- *Tension dans l'exercice du rôle de l'aidant naturel*
- *Thermorégulation*
- *Transfert*
- *Traumatisme*
- *Violence*
- *Volume liquidien*

Axe 2 : Sujet du diagnostic

Le sujet du diagnostic désigne la population précise à laquelle s'applique le diagnostic infirmier. Les valeurs de l'axe 2 sont les suivantes.

- *Individu :* un être humain distinct des autres, une personne.
- *Famille :* deux personnes ou plus ayant des liens continus et durables, conscientes de leurs obligations réciproques, percevant les choses de la même façon et partageant certaines obligations envers les autres ; elles peuvent être apparentées par le sang ou liées par choix.
- *Groupe :* personnes réunies, classées ou agissant ensemble.
- *Collectivité :* Un groupe de personnes vivant dans la même localité sous la même administration et comprenant, entre autres, des voisinages et des villes.

Lorsque le sujet du diagnostic n'est pas précisé, par défaut, il s'agit de l'individu.

Axe 3 : Jugement

Le jugement porte sur un descripteur qui permet de circonscrire ou de préciser un diagnostic infirmier. Les valeurs de l'axe 3 sont les suivantes.

- *Altéré :* dont l'état s'est empiré ; affaibli, diminué, réduit ou détérioré.
- *Amélioré :* rendu supérieur en qualité, en valeur ou en étendue.
- *Anormal :* qui ne correspond pas aux normes.
- *Anticipé :* dont on se rend compte à l'avance, qu'on peut prévoir.
- *Atteinte :* dommage physique ou moral ; effet d'un mal.
- *Bas :* qui contient moins que la normale d'un élément habituellement présent.

- *Capacité:* habileté à faire ou à agir.
- *Compromis:* vulnérable, menacé.
- *Défensif:* l'intention est de se protéger contre la perception d'une menace.
- *Déficient:* inadéquat en ce qui a trait à la quantité, à la qualité ou au degré; insuffisant.
- *Déséquilibré:* état d'instabilité.
- *Désorganisé:* dont le fonctionnement systématique est perturbé.
- *Difficulté:* caractère de ce qui est difficile; chose difficile; ennui, problème, obstacle.
- *Diminué:* atténué, plus petit quant à la dimension, à la quantité ou au degré.
- *Dysfonctionnel:* anormal, dont le fonctionnement est inadéquat.
- *Efficace:* qui produit l'effet désiré ou attendu.
- *Erroné:* qui contient des erreurs; qui constitue une erreur; faux, inexact.
- *Excessif:* qui dépasse la mesure de ce qui est nécessaire, désirable ou utile.
- *Inefficace:* qui ne produit pas l'effet désiré.
- *Interrompu:* dont la continuité ou l'uniformité a été rompue.
- *Invalidant:* qui rend inapte, incapable.
- *Motivation à améliorer* (dans les diagnostics se rapportant au bienêtre) ou *réceptivité* (dans le cas d'un enfant): intention de progresser, d'améliorer, d'enrichir.
- *Organisé:* doté d'un mode de fonctionnement systématique.
- *Perçu:* ce dont on est conscient par l'intermédiaire des sens; ce à quoi on peut attribuer une signification.
- *Perturbé:* agité ou interrompu, dérangé.
- *Retardé:* reporté, lent, prolongé.
- *Réduit:* diminué, restreint.
- *Situationnel:* relié à des circonstances particulières.
- *Trouble:* anomalie des activités de l'organisme ou du comportement (physique ou mental); dérèglement, désorganisation, perturbation, désordre.

Axe 4: Topologie

La topologie consiste à déterminer les parties ou les régions du corps, incluant les tissus, les organes, les sites anatomiques ou les structures. L'axe 4 regroupe les éléments suivants.

- *Auditif*
- *Buccal*
- *Cardiaque*
- *Cardiopulmonaire*
- *Cérébral*
- *Cutané*
- *Gastro-intestinal*
- *Gustatif*
- *Intestinal*
- *Intracrânien*
- *Kinesthésique*
- *Muqueuses*

- *Neurovasculaire*
- *Olfactif*
- *Peau*
- *Périphérique*
- *Rénal*
- *Tactile*
- *Tissus*
- *Urinaire*
- *Vasculaire périphérique*
- *Visuel*

Axe 5 : Âge

Cet axe renvoie à l'âge de la personne qui est le sujet du diagnostic. Les valeurs de l'axe 5 sont les suivantes.

- *Fœtus*
- *Nouveau-né*
- *Nourrisson*
- *Petit enfant ou trottineur*
- *Enfant d'âge préscolaire*
- *Enfant d'âge scolaire*
- *Adolescent*
- *Adulte*
- *Personne âgée*

Axe 6 : Temps

Le temps est la durée d'une période ou d'un intervalle. Les valeurs de l'axe 6 sont les suivantes.

- *Aigu :* qui dure depuis moins de six mois.
- *Chronique :* qui dure depuis plus de six mois.
- *Intermittent :* qui cesse ou revient par intervalles ; périodique, cyclique.
- *Continu :* ininterrompu, incessant.

Axe 7 : Type de diagnostic

Le type de diagnostic réfère à l'actualité ou à la potentialité du problème, ou encore à la désignation de diagnostic de promotion de la santé ou de bienêtre. Les valeurs de l'axe 7 sont les suivantes.

- *Actuel :* qui existe réellement, au moment présent.
- *Bienêtre :* qualité de la santé ou fait d'être en bonne santé ; un diagnostic de bienêtre est toujours actuel.
- *Promotion de la santé :* comportement motivé par le désir d'accroître son bienêtre et d'actualiser son potentiel de santé (Pender, Murdaugh et Parsons, 2006).
- *Risque de :* vulnérabilité résultant surtout de l'exposition à des facteurs qui augmentent les dangers de blessures ou de pertes.

BIBLIOGRAPHIE

Ouvrages

Aacovou, I. *The Role of the Nurse in the Rehabilitation of Patients with Radical Changes in Body Image due to Burn Injuries*, Nicosia, Cyprus, Psychiatric Department, Makarios Hospital, 2004.

Ackley, B.J. et G.B. Ladwig. *Nursing Diagnosis Handbook : A Guide to Planning Care*, 9e éd., St. Louis, Mo., Mosby Elsevier, 2011.

Adams, L. *Be Your Best*, éd. rev., New York, Perigee Trade, 1989.

Adams, S. « Shock, systemic inflammatory response and multiple organ dysfunction », dans Brooker, C. et M. Nicol (dir.). *Nursing Adults : The Practice of Caring*, Edinburgh, Scotland, Mosby, 2003.

Agence de la santé publique du Canada. *Guide canadien d'immunisation*. 7e éd., Ottawa, 2006.

Alberte, R. et M. Emmons. *Your Perfect Right*, San Luis Obispo, Calif, Impact, 1970.

American Nurses' Association. *Nursing's Social Policy Statement*, 2e éd., Washington, D.C., American Nurses Publishing, 2003.

American Nurses' Association. *Social Policy Statement*, Kansas City, Mo., 1980.

American Nurses' Association. *Standards of Clinical Nursing Practice*, 2e éd., Kansas City, Mo., American Nurses Publishing, 1998.

Androwich, I., L. Buckhart et K.V. Gettrust. *Community and Home Health Nursing*, Albany, N.Y., Delmar, 1996.

Asp, A.A. « Diabetes mellitus », dans Copstead, L.C., et J.L. Banasik (dir.). *Pathophysiology*, cd. 3, Philadelphia, Elsevier Saunders, 2005.

Association des pharmaciens du Canada. *Compendium des produits et spécialités pharmaceutiques*, Ottawa, 2010.

Balzer, J.W. « The nursing process applied to family health promotion », dans Stanhope, M. et J. Lancaster. *Community Health Nursing : Process and Practice for Promoting Health*, 3e éd., St. Louis, CV Mosby, 1992, p. 453-468.

Banasik, J.L. et L.E.C. Copstead (dir.). *Pathophysiology*, cd. 3, St. Louis, Mo., Elsevier Saunders, 2005.

Bare, B., L.S. Brunner, D.S. Suddarth et S.C. Sweltzer. *Soins infirmiers en médecine et chirurgie*, 5e éd., Saint-Laurent, ERPI, 2011.

Bastable, S.B. *Essentials of Patient Education*, Sudbury, Mass., Jones and Bartlett, 2005.

Beers, M.H. et R. Berkow. *The Merck Manual of Diagnosis and Therapy*, 18e éd. Whitehouse Station, N.J., Merck Research Laboratories, 2006.

Bellis, T.J. *When the Brain Can't Hear : Unraveling the Mystery of Auditory Processing Disorder*, New York, Atria Books, 2002.

Blach, D.A. et D.D. Ignatavicius. « Interventions for clients with vascular problems », dans Ignatavicius, D.D. et M.L. Workman. *Medical-Surgical Nursing: Critical Thinking for Collaborative Care*, cd. 5, St. Louis, Mo., Elsevier Saunders, 2006.

Branden, N. *Healthy Relationships*, New York, Bantam Books, 1994.

Branden, N. *The Six Pillars of Self-Esteem*, New York, Bantam Books, 1995.

Braunwald, E., A.S. Fauci, S.L. Hauser, J.L. Jameson, D.L., Kasper et D.L. Longo. *Principes de médecine interne*, 16e éd., Paris, Flammarion Médecine Sciences, 2006.

Brunner et Suddarth. *Soins infirmiers : Médecine et chirurgie*, 6 tomes, 5e éd., Saint-Laurent, ERPI, 2011.

Bulechek, G.M., H.K. Butcher et J. McCloskey Dochterman. *Nursing Interventions Classification (NIC)*, 5e éd.

Carey, C.F., H.H. Lee et K.F. Woeltje (dir.). *The Washington Manual of Medical Therapeutics*, 31e éd., Philadelphia, Lippincott Williams & Wilkins, 2004.

Cassileth, B.R. *The Alternative Medicine Handbook : The Complete Reference Guide to Alternative and Complementary Therapies*, New York, WW Norton, 1998.

Colorado Department of Labor and Employment. *Traumatic Brain Injury : Medical Treatment Guidelines*, Rule XVII, Exhibit G, Denver, Colo., Division of Worker's Compensation, 2005.

Condon, R.E. et L.M. Nyhus (dir.). *Manual of Surgical Therapeutics*, 9e éd., Boston, Little, Brown, 1996.

Cox, H. et autres. *Clinical Applications of Nursing Diagnosis : Adult, Child, Women's Psychiatric, Gerontic and Home Health Considerations*, 4e éd., Philadelphia, F.A. Davis, 2002.

Cummings, B. « Managing stress : Coping with life's challenges », dans *Health : The Basics*, 5e éd., Upper Saddle River, N.J., Pearson Education, 2003.

Deglin, J.H. et A.H. Vallerand. *Davis's Drug Guide for Nurses*, 9e éd., Philadelphia, F.A. Davis, 2005.

Dietzen, K.K. « Assessment of the gastrointestinal system », dans Ignatavicius, D.D. et M.L. Workman. *Medical-Surgical Nursing : Critical Thinking for Collaborative Care*, 5e éd., St. Louis, Mo., Elsevier Saunders, 2006.

Doenges, M.E. et M.F. Moorhouse. *Maternal/Newborn Plans of Care*, 3e éd., Philadelphia, F.A. Davis, 1999.

Doenges, M.E., M.F. Moorhouse et A. Murr. *Nursing Care Plans Across the Life Span*, 8e éd., Philadelphia, F.A. Davis, 2010.

Doenges, M.E., M.F. Moorhouse et A.C. Murr. *Nursing Care Plans : Guidelines for Individualizing Patient Care Across the Life Span*, 7e éd., Philadelphia, F.A. Davis, 2006.

Doenges, M.E., M.F. Moorhouse et A. Murr. *Nursing Diagnosis Manual : Planning, Individualizing, and Documenting Client Care*, 2e éd., Philadelphia, F.A. Davis, 2008.

Doenges, M.E., M.C. Townsend et M.F. Moorhouse. *Psychiatric Care Plans : Guidelines for Planning and Documenting Client Care*, 3e éd., Philadelphia, F.A. Davis, 1999.

Engel, J. *Pocket Guide to Pediatric Assessment*, 4e éd., St. Louis, Mosby, 2002.

Équipe de la rédaction. « Complications and high-risk conditions of the prenatal period », *Straight A's in Maternal-Neonatal Nursing*, 2e éd., Philadelphia, Lippincott Williams & Wilkins, 2008.

Équipe de la rédaction. « Cultural childbearing practices », dans *Lippincott Manual of Nursing Practice Pocket Guides : Maternal-Neonatal Nursing*, Philadelphia, Lippincott Williams & Wilkins, 2007.

Équipe de la rédaction. « RDAs for Pregnant Women », dans *Lippincott Manual of Nursing Practice Pocket Guides : Maternal-Neonatal Nursing*, Philadelphia, Lippincott Williams & Wilkins, 2007.

Équipe de la rédaction. « Renal system », dans *Pathophysiology Made Incredibly Easy !*, 3e éd., Philadelphia, Lippincott Williams & Wilkins, 2006.

Felver, L. et M.J. Kirkhom. « Fluid, electrolyte, and acid-base homeostasis », dans Copstead, L.E.C. et J.L. Banasik (dir.). *Pathophysiology*, 3e éd., St. Louis, Mo., Elsevier Saunders, 2005.

Fitzpatrick, F.G. *Community : A Trinity of Models*, Washington, D.C., Georgetown University Press, 1986.

Floyd, J.A. « Sleep enhancement », dans Ackley, B.J. et autres. *Evidence-Based Nursing Care Guidelines : Medical-Surgical Interventions*, St. Louis, Mo., Mosby Elsevier, 2008.

Goeppenger, J. et G.F. Schuster. « Community as client : Using the nursing process to promote health », dans Stanhope, M. et J. Lancaster. *Community Health Nursing : Process and Practice for Promoting Health*, 4e éd., St. Louis, Mo., Mosby, 1996, p. 289-314.

Goleman, D. *Emotional Intelligence : Why It can Matter More than IQ*, éd. 10e anniversaire, New York, Bantam, 2006.

Gordon, M. *Manual of Nursing Diagnosis*, 12e éd., Toronto, Jones & Bartlett, 2010.

Gordon, T. *Family Effectiveness Training*, Solana Beach, Calif., Gordon Training International, 1997.

Gordon, T. *Parent Effectiveness Training*, New York, Three River Press, 2000.

Gordon, T. *Teaching Children Self-Discipline : At Home & At School*, New York, Random House, 1989.

Gorman, L., D. Sultan et M. Raines. *Psychosocial Nursing for General Patient Care*, 2e éd., Philadelphia, F.A. Davis, 2002.

Gorski, L.A. « Intravenous therapy », dans Ackiey, B.J. et autres. *Evidence-Based Nursing Care Guidelines : Medical-Surgical Interventions*, St. Louis, Mo., Mosby Elsevier, 2008.

Gouvernement du Canada. *TERMIUM PlusMD La banque de données terminologiques et linguistiques du Canada*, [En ligne], [www.termiumplus.gc.ca].

Harkuiich, J.T. et autres. *Teacher's Guide : A Manual for Caregivers of Alzheimer's Disease in Long-Term Care*. Cleveland Heights, Ohio, Embassy Printing, (en attente de droits d'auteur).

Higgs, Z.R. et D.D. Gustafson. *Community as a Client : Assessment and Diagnosis*, Philadelphia, F.A. Davis, 1985.

Hogstei, M.O. et L.C. Curry. *Health Assessment Through the Life Span*, 4e éd., Philadelphia, F.A. Davis, 2005.

Holloway, B., C. Moredich et K. Aduddell. *OB Peds Women's Health Notes : Nurse's Clinical Pocket Guide*, Philadelphia, F.A. Davis, 2006.

Ignatavicius, D.D. et M.L. Workman (dir.). *Medical-Surgical Nursing : Critical Thinking for Collaborative Care*, St. Louis, Mo., Elsevier Saunders, 2006.

Jaffe, M.S. et B.F. McVan. *Laboratory and Diagnostic Test Handbook*, Philadelphia, F.A. Davis, 1997.

Johnson, M. et M. Maas. *Classification des résultats de soins infirmiers*, traduction française par l'ANFIIDE et l'AFEDI, Paris, Masson, 1999.

King, L. *Toward a Theory for Nursing : General Concepts of Human Behavior*, New York, Wiley, 1971.

Kuhn, M.A. *Pharmacotherapeutics : A Nursing Process Approach*, 4e éd., Philadelphia, F.A. Davis, 1998.

Kuriansky, J. *The Complete Idiot's Guide to a Healthy Relationship*, Indianapolis, Ind., Alpha Books, 2002.

Lampe, S. *Focus Charting*, 7e éd., Minneapolis, Minn., Creative Nursing Management, 1997.

Lauderdale, J. « Transcultural perspectives in childbearing », dans M.M. Andrews et J.S. Boyle (dir.). *Transcultural Concepts in Nursing Care*, 5e éd., Philadelphia, Wolters Kluwer Health, Lippincott Williams & Wilkins, 2007.

Lee, D., C. Barrett et D. Ignatavicius. *Fluids and Electrolytes : A Practical Approach*, 4e éd., Philadelphia, F.A. Davis, 1996.

Leeuwen, A.M., T.R. Kranpitz et L. Smith. *Comprehensive Handbook of Diagnostic Tests with Nursing Implications*, 2e éd., Philadelphia, F.A. Davis, 2006.

Leininger, M.M. *Transcultural Nursing : Concepts, Theories, Research and Practices*, 4e éd., New York, McGraw-Hill, 2002.

Lipson, J.G. et S.L. Dibble (dir.). *Culture & Clinical Care*, 5e éd., St. Louis, Mosby-Year Book, 2005.

Lipson, J.G., S. Dibble et P. Minarik (dir.). *Culture and Nursing Care : A Pocket Guide*, San Francisco, University of California, UCSF Nursing Press, 1996.

Lyon, L. *The Community in Urban Society*, Chicago, Temple University Press, 1987.

Maier, R.V. « Approach to the patient with shock », dans D.L. Kasper et autres. (dir.). *Harrison's Principles of Internal Medicine*, 16e éd., New York, McGraw-Hill, 2005.

Manning, J.E. « Fluid and blood resuscitation », dans Tintinalli, J.E. *Emergency Medicine: A Comprehensive Study Guide*, New York, McGraw-Hill, 2004.

McCance, K.L. et S.E. Huether. *Pathophysiology: The Biologic Basis for Disease in Adults and Children*, 4e éd., St. Louis, Mo., Mosby, 2002.

McCloskey, J.C. et G.M. Bulechek (dir.). *Classification des interventions de soins infirmiers (CISI•NIC)*, traduction française par Christophe Debout et l'AFEDI, sous la direction de Marie-Thérèse Celis-Geradin, 3e éd., Paris, Masson, 2010.

McCloskey, J.C. et G.M. Bulechek (dir.). *Nursing Interventions Classification (NIC)*, 4e éd., St. Louis, CV Mosby, 2004.

McCormack, B. et M. Yorkey. « Ten great things that exercise can do for you », dans *Fit Over 40 for Dummies*, Hoboken. N.J., Wiley, 2000, chap. 24.

McLeod, M.E. « Interventions for clients with diabetes mellitus », dans Ignativicius, D.D. et M.L. Workman (dir.). *Medical-Surgical Nursing: Critical Thinking for Collaborative Care*, 5e éd., Philadelphia, Elsevier Saunders, 2006.

Mcllvoy, L.H. et K. Meyer. « Cerebral perfusion promotion », dans Ackley, B.J. et autres. *Evidence-Based Nursing Care Guidelines: Medical-Surgical Interventions*, St. Louis, Mo., Mosby Elsevier, 2008.

Meek, J. *The American Academy of Pediatrics New Mother's Guide to Breastfeeding*, New York, Bantam Books, 2002.

Mentgen, J. et M.J.T. Bulbrook. *Healing Touch, Level 11 Notebook*, Lakewood, Colo., Healing Touch, 2001.

Moorhead, S., M. Johnson et M. Maas (dir.). *Nursing Outcomes Classification (NOC)*, 4e éd., St. Louis, CV Mosby, 2004.

Moorhead, S., M. Johnson, M, Mass, et E. Swanson (dir.). *Nursing outcomes classification (NOC)*, 4e éd., St. Louis, Mosby Elsevier, 2008.

Murray-Swank, A. et autres. *Religiosity, Psychosocial Adjustment and Subjective Burden of Persons Who Care for Those with Mental Illness*, Arlington, Va., Psychiatric Services, American Psychiatric Association, 2006.

NANDA International. *Diagnostics infirmiers: Définitions et classification 2009-2011*, Paris, Elsevier Masson, 2010.

NANDA International. *NANDA Nursing Diagnoses: Definitions and Classification 2009-2011*, Philadelphia, 2009.

Nicholi, A.M. *The Harvard Guide to Psychiatry*, 3e éd., Cambridge, Mass., Belknap Press of Harvard University Press, 1999.

Olds, S.B., M.L. London, P.W. Ladewig et M.R. Davidson. *Maternity-Newborn Nursing: A Family-Centered Approach*, 7e éd., Upper Saddle River, N.J., Prentice Hall, 2003.

Pender, N.J., C.C. Murdaugh et M.A. Parsons. *Health Promotion in Nursing Practice*, 5e éd., Upper Saddle River, N.J., Prentice Hall, 2006.

Peplau, H.E. *Interpersonal Relations in Nursing: A Conceptual Frame of Reference for Psychodynamic Nursing*, New York, Putnam, 1952.

Phillips, C.R. *Family-Centered Maternity and Newborn Care*, 4e éd., St. Louis, Mo., Mosby, 1996.

Phillips, C.R. *Family-Centered Maternity Care*, Sudbury, Mass., Jones & Bartlett, 2003.

Pruyser, P. *The Minister as Diagnostician*, Philadelphia, Westminster Press, 1976.

Purnell, L.D. et B.J. Paulanka. *Transcultural Health Care : A Culturally Competent Approach*, 3e éd., Philadelphia, F.A. Davis, 2008.

Ricci, S.S. et T. Kyle. *Maternity and Pediatric Nursing*, Philadelphia, Lippincott Williams & Wilkins, 2008.

Rimmer, J.H. *Aging, Mental Retardation and Physical Fitness*, Chicago, Center on Health Promotion Research for Persons with Disabilities, University of Illinois, 1996.

Roget's II : The New Thesaurus, Boston, Houghton Mifflin, 1980.

Sartin, J.S. « Gastrointestinal disorders », dans Copstead, L.E.C. et J.L. Banasik. *Pathophysiology*, 3e éd., St. Louis, Mo., Elsevier Saunders, 2005.

Schnell, Z. *Davis's Comprehensive Handbook of Laboratory and Diagnostic Test with Nursing Implications*, Philadelphia, F.A. Davis, 2003.

Seligman, M., K. Reivich, L.H. Jaycox et J. Gillham. *The Optimistic Child*, Boston, Houghton Mifflin, 1995.

Shore, L.S. *Nursing Diagnosis : What It Is and How to Do It : A Programmed Text*, Richmond, Medical College of Virginia Hospitals, 1988.

Singer Kaplan, H. *Sexual Desire Disorders Dysfunctional Regulation of Sexual Motivation*, London, Routledge, 1995.

Sommers, M.S., S.A. Johnson et T.A. Beery. *Diseases and Disorders : A Nursing Therapeutics Manual*, 3e éd., Philadelphia, F.A. Davis, 2007.

Sparks, S.M. et C.M. Taylor. *Nursing Diagnoses Reference Manual*, 6e éd., Springhouse, Penn., Springhouse Publishing, 2004.

Spradley, B.W. et J.A. Allender (dir.). *Readings in Community Health Nursing*, 5e éd., Philadelphia, Lippincott, 1997.

Stanley, M. et P.G. Beare. *Gerontological Nursing : Promoting Successful Aging with Older Adults*, 3e éd., Philadelphia, F.A. Davis, 2005.

Stark, J. « The renal system », dans Alspach, J.G. *Core Curriculum for Critical Care Nursing*, St. Louis, Mo., Saunders, 2006.

State of Colorado Labor and Employment, Division of Worker's Compensation. *Traumatic Brain Injury Medical Treatment Guidelines*, Denver, 1998.

Tabloski, P.A. *Gerontological Nursing*, Upper Saddle River, N.J., Pearson Prentice-Hall, 2006.

Thompson, J. et autres. *Mosby's Manual of Clinical Nursing*, 5e éd., St. Louis, CV Mosby, 2002.

Townsend, M.C. *Nursing Diagnoses in Psychiatric Nursing : Care Plans and Psychotronic Medications*, 6e éd., Philadelphia, F.A. Davis, 2004.

Townsend, M.C. *Psychiatric Mental Health Nursing : Concepts of Care in Evidence-Based Practice*, 5e éd., Philadelphia, F.A. Davis, 2006.

Townsend, M.C. et P. Audet. *Soins infirmiers : Psychiatrie et santé mentale*, Saint-Laurent, ERPI, 2004.

US Department of Health and Human Services, Public Health Service. *Acute Pain Management : Operative or Medical Procedures and Trauma*, Rockville, Md., Agency for Health Care Policy and Research, 1992.

US Department of Health and Human Services, Public Health Service. *Cataract in Adults : Management of Functional Impairment*, Rockville, Md., Agency for Health Care Policy and Research, 1993.

US Department of Health and Human Services, Public Health Service. *Depression in Primary Care : vol. 1, Detection and Diagnosis*, Rockville, Md., Agency for Health Care Policy and Research, avril 1993.

US Department of Health and Human Services, Public Health Service. *Depression in Primary Care, vol. 2 : Treatment of Major Depression*, AHCPR, Rockville, Md., Agency for Health Care Policy and Research, avril 1993.

US Department of Health and Human Services, Public Health Service. *Early Identification of Alzheimer's Disease and Related Dementias*, Rockville, Md., Agency for Health Care Policy and Research, 1996.

US Department of Health and Human Services, Public Health Service. *Management of Cancer Pain*, Rockville, Md., Agency for Health Care Policy and Research, 1994.

US Department of Health and Human Services, Public Health Service. *Post-Stroke Rehabilitation : Assessment, Referral, and Patient Management*, Rockville, Md., Agency for Health Care Policy and Research, 1995.

US Department of Health and Human Services, Public Health Service. *Pressure Ulcers in Adults : Prediction and Prevention*, Rockville, Md., Agency for Health Care Policy and Research, 1992.

US Department of Health and Human Services, Public Health Service. *Sickle Cell Disease : Screening, Diagnosis, Management, and Counseling in Newborns and Infants*, Rockville, Md., Agency for Health Care Policy and Research, 1993.

US Department of Health and Human Services, Public Health Service. *Treatment of Pressure Ulcers*, Rockville, Md., Agency for Health Care Policy and Research, 1994.

US Department of Health and Human Services, Public Health Service. *Urinary Incontinence in Adults*, Rockville Md., Agency for Health Care Policy and Research, 1992.

Venes, D. et C.L. Thomas (dir.). *Taber's Cyclopedic Medical Dictionary*, 21e éd., Philadelphia, F.A. Davis, 2009.

Viscovsky, C. « Interventions for clients with hematologic problems », dans Ignatavicius, D.D. et L.M. Workman (dir.). *Medical-Surgical Nursing : Critical Thinking for Collaborative Care*, 5e éd., St. Louis, Mo., Elsevier Saunders, 2006.

Winklernan, C. « Assessment of the renal/urinary system », dans D.D. Ignatavicius et M.L. Workman (dir.). *Medical-Surgical Nursing : Critical Thinking for Collaborative Care*, 5e éd., St. Louis, Mo., Elsevier Saunders, 2006.

Workman, M.L. « Interventions for clients with electrolyte imbalances », dans Ignatavicius, D.D. et M.L. Workman (dir.). *Medical-Surgical Nursing: Critical Thinking for Collaborative Care*, 5e éd., St. Louis, Mo., Elsevier Saunders, 2006.

Workman, M.L. « Interventions for clients with shock », dans Ignatavicius, D.D. et M.L. Workman, (dir.). *Medical-Surgical Nursing: Critical Thinking for Collaborative Care*, 5e éd., St. Louis, Mo., Elsevier Saunders, 2006.

Yura, H. et M.B. Walsh. *The Nursing Process: Assessing, Planning, Implementing, Evaluating*, 5e éd., Norwalk, Conn., Appleton & Lange, 1988.

Articles

Abrams, R.C. et autres. « Predictors of self-neglect in community-dwelling elders », *American Journal of Psychiatry*, nº 159, 2002, p. 1724-1730.

Ackerman, M.H. et D.J. Mick. « Instillation of normal saline before suctioning patients with pulmonary infections: A prospective randomized trial », *American Journal of Critical Care*, vol. 7, nº 4, 1998, p. 261.

Albert, H. « Heart failure: The physiologic basis for current therapeutic concepts », *Critical Care Nurse* (suppl.), juin 1999.

Allen, L.A. « Treating agitation without drugs », *American Journal of Nursing*, vol. 99, nº 4, 1999, p. 36.

American Academy of Pediatrics, Task Force on Sleep Position and SIDS. « Changing concepts of sudden infant death syndrome: Implications for infant sleeping environment and sleep position », *Pediatrics*, vol. 105, 2000, p. 650.

American College of Obstetricians and Gynecologists (ACOG), Committee on Obstetric Practice. « Exercise during pregnancy and the postpartum period », *Obstetrics & Gynecology*, vol. 99, nº 17, 2002, p. 1-73.

Anderson, N.R. « The role of the home healthcare nurse in smoking cessation: Guidelines for successful intervention », *Home Healthcare Nurse*, vol. 24, nº 7, 2006 p. 424-431.

Angelucci, P.A. « Caring for patients with benign prostatic hyperplasia », *Nursing*, vol. 27, nº 11, 1997, p. 34.

Angelucci, P.A. « Caring for patients with bening prostatic tattoing », *School Health Reporter*, été 1999.

AORN latex guideline. « 2004 standards, recommended practices, and guidelines », *AORN Journal*, vol. 9, nº 3, 2004, p. 653-672.

Armstrong, M.L. et K.P. Murphy. « A look at adolescent tattooing », *School Health Reporter*, été 1999.

Astle, S.M. « Restoring electrolyte balance », *RN Journal*, vol. 68, nº 5, 2005, p. 31-34.

Augustus, L.J. « Nutritional care for patients with HIV », *American Journal of Nursing*, vol. 97, nº 10, 1997, p. 62.

Ayers, D.M. et M. Montgomery. « Putting a stop to dysfunctional uterine bleeding », *Nursing*, vol. 39, nº 1, 2009, p. 44-50.

Baldwin, K. « Stroke : It's a knock-out punch », *Nursing Made Incredibly Easy !*, vol. 4, nº 2, 2006, p. 10-23.

Baranoski, S. « Skin tears : Staying on guard against the enemy of frail skin », *Nursing 2003*, vol. 33, nº 10 (suppl. Travel Nursing), 2003, p. 14-20.

Barry, J., C. McQuade et T. Livingstone. « Using nurse care management to promote self-efficiency in individuals with rheumatoid arthritis », *Rehabilitation Nursing*, vol. 23, nº 6, 1998, p. 300.

Bartley, M.K. « Keep venous thromboembolism at bay », *Nursing 2006*, vol. 36, nº 10, 2006, p. 36-41.

Barton-Burke, M. « Cancer-related fatigue and sleep disturbances : Further research on the prevalence of these two symptoms in long-term cancer survivors can inform education, policy, and clinical practice », *American Journal of Nursing*, vol. 106, nº 3 (suppl.), 2006, p. 72-77.

Bates, B., J.Y. Choi, P.W. Duncan et autres, « Veterans Affairs/Department of Defense clinical practice guidelines for the management of adult stroke rehabilitation care : An executive summary », *Stroke*, vol. 36, nº 9, 2005, p. 2049-2056.

Bauer, J. et R. Steinhauer. « A readied response : The emergency plan », *RN Journal*, vol. 65, nº 6, 2002, p. 40.

Bauldoff, G.S. et P.T. Diaz. « Improving outcomes for COPD patients », *Nurse Practitioner : The American Journal of Primary Care*, vol. 31, nº 8, 2006, p. 26-43.

Beanie, S. « Bedside emergency : Hemorrhage », *RN Journal*, vol. 70, nº 8, 2007, p. 30-34.

Beanie, S. « In from the cold », *RN Journal*, vol. 69, nº 11, 2006, p. 22-27.

Beatty, G.E. « Shedding light on Alzheimer's », *The Nurse Practitioner : The American Journal of Primary Health Care*, vol. 31, nº 9, 2006, p. 32-43.

Beauchamp-Johnson, B.M. « Scale down bariatric surgery risks », *Nurse Management*, vol. 37, nº 9, 2006, p. 27-32.

Becker, B. « To stand or not to stand », *Rehab Management*, vol. 18, nº 2, 2005, p. 28-34.

Belza, B. « The impact of fatigue on exercise performance », *Arthritis Care and Research*, vol. 7, nº 4, 1994, p. 176-180.

Bergen, A.F. « Heads up : A 20 years tale in several parts », *Team Rehabilitation Report*, vol. 9, nº 9, 1998, p. 45.

Berkowitz, C. « Epidural pain control : Your job, too », *RN Magazine*, vol. 60, nº 8, 1997, p. 22.

Bermingham, J. « Discharge planning : Charting patient progress », *Continuing Care*, vol. 16, nº 1, 1997, p. 13.

Bernardi, L., R. Saviolo, D.H. Sodick et autres. « Do hemodynamic responses to the Valsalva maneuver reflect myocardial dysfunction ? », *Chest*, vol. 95, nº 5, 1989, p. 986-991.

Birkett, D.P. « What is the relationship between stroke and depression », *The Harvard Mental Health Letter*, vol. 14, nº 12, 1998, p. 8.

Blank, C.A. et P.C. Reid. « Abdominal trauma : Dealing with the damage », *Nursing*, vol. 37, nº 4 (suppl. ED Insider), 2007, p. 4.

Blank, C.A. et P.C. Reid. « Taking the tension out of traumatic pneumothoraxes », *Nursing 99*, vol. 29, nº 4, 1999, p. 41.

Blann, L.E. « Early intervention for children and families with special needs », *American Journal of Maternal/Child Nursing*, vol. 30, nº 4, 2005, p. 263-267.

Boesch, C., J. Myers, A. Habersaat et autres. « Maintenance of exercise capacity and physical activity patterns after cardiac rehabilitation », *Journal of Cardiopulmonary Rehab and Prevention*, vol. 25, nº 1, 2005, p. 14-21.

Bonanno, G. et autres. « What predicts psychological resilience after disaster ? The role of demographics, resources, and life stress », *Journal of Consulting Clinical Psychology*, vol. 75, nº 5, 2007, p. 671-682.

Bone, L.A. « Restoring electrolyte balance : Calcium and phosphorus », *RN Magazine*, vol. 59, nº 3, 1996, p. 47.

Bonner, S.M. « TKO knee pain with total knee replacement », *Nursing Made Incredibly Easy !*, vol. 5, nº 2, 2007, p. 30-39.

Boon, T. « Don't forget the hospice option », *RN Magazine*, vol. 61, nº 2, 1998, p. 32.

Borbasi, S., J. Jones, C. Lockwood et autres. « Health professionals' perspective of providing care to people with dementia in the acute setting : Toward better practice », *Geriatric Nursing*, vol. 27, nº 5, 2006, p. 300-308.

Borton, D. « Isolation precautions : Clearing up the confusion », *Nursing 97*, vol. 27, nº 1, 1997, p. 49.

Boucher, M.A. « When laryngectomy complicates care », *RN Magazine*, vol. 59, nº 88, 1996, p. 40.

Bowman, A., J.E. Breiner, K.C. Doerschug et autres. « Implementation of an evidence-based feeding protocol and aspiration risk reduction algorithm », *Critical Care Nursing Quaterly*, vol. 28, nº 4, 2005, p. 324-333.

Bradley, M. et M. Pupiales. « Essential elements of ostomy care », *American Journal of Nursing*, vol. 97, nº 7, 1997, p. 38.

Branski, S.H. « Delirium in hospitalized geriatric patients », *American Journal of Nursing*, vol. 97, nº 4, 1998, p. 161.

Bray, B., S.L. Van Sell et M. Miller-Anderson. « Stress incontinence : It's no laughing matter », *RN Magazine*, vol. 70, nº 4, 2007, p. 25-29.

Breakey, J.W. « Body Image : The inner mirror, *Journal of Prosthetics and Orthotics*, vol. 9, nº 3, 1997, p. 107.

Breitenbach, J.E. « Putting an end to perfusion confusion », *Nursing Made Incredibly Easy !*, vol. 5, nº 3, 2007, p. 50-60.

Bright, L. « Strategies to improve the patient safety outcome indicator : Preventing or reducing falls », *Home Healthcare Nurse*, vol. 23, nº l, 2005, p. 29-36.

Brown, K.A. « Malignant hyperthermia », *American Journal of Nursing*, vol. 97, nº 10, 1997, p. 33.

Buckle, J. « Alternative/complementary therapies », *Critical Care Nurse*, vol. 18, nº 5, 1998, p. 54.

Burgio, K.L. et autres. « Behavioral training for post-prostectomy urinary incontinence », *The Journal of Urology*, vol. 141, nº 2, 1989, p. 303.

Burkhart, J. et P.A. Solari-Twadell. « Spirituality and religiousness : Differentiating the diagnosis through a review of the nursing literature », *International Journal of Nursing Terminologies and Classifications*, vol. 12, 2001, p. 45-54.

Burns, S.M. « Mechanical ventilation of patients with acute respiratory distress syndrome and patents requiring weaning : The evidence guiding practice », *Critical Care Nurse*, vol. 25, nº 4, 2005, p. 14-24.

Burt, S. « What you need to know about latex allergy », *Nursing 98*, vol. 28, nº 10, 1998, p. 33.

Butcher, H.K. et M. McGonigal-Kenney. « Depression & dispiritedness in later life », *American Journal of Nursing*, vol. 105, nº 12, 2005, p. 52-61.

Butler, A.C. et A.T. Beck. « Cognitive therapy for depression », *Clinical Psychologist*, vol. 48, nº 3, 1995, p. 3-5.

Calamaro, C. et R. Waite. « Cultural proficiency, research, and evidence-based practice : Implications for the nurse practitioner », *Journal of Pediatric Health Care*, vol. 23, nº 1, 2008, p. 69-72.

« Calcium in kidney stones », *Harvard Health Letter*, vol. 22, nº 8, 1997, p. 8.

Calianno. C. et S.J. Holton. « Fighting the triple threat of lower extremity ulcers », *Nursing*, vol. 37, nº 3, 2007, p. 57-63.

Campbell, H. et autres. « Diogenes syndrome : Frontal lobe dysfunction or multi-factorial disorder », *Geriatric Medicine*, vol. 35, nº 3, 2005, p. 77-79.

Canales, M.A.P. « Asthma management, putting your patient on the team », *Nursing 97*, vol. 27, nº 12, 1997, p. 33.

Capili, B. et J.K. Anastasi. « A symptom review : Nausea and vomiting in HIV », *Journal of the Association of Nurses in AIDS Care*, vol. 9, nº 6, 1998, p. 47.

Carbone, I.M. « An interdisciplinary approach to the rehabilitation of open-heart surgical patients », *Rehabilitation Nursing*, vol. 24, nº 2, 1999, p. 55.

Carlson, E.V., M.G. Kemp et S. Short. « Predicting the risk of pressure ulcers in critically ill patients », *American Journal of Critical Care*, vol. 8, nº 4, 1999, p. 262.

Carroll, P. « Closing in on safer suctioning », *RN Magazine*, vol. 61, nº 5, 1998, p. 22.

Carroll, P. « Preventing nosocomial pneumonia », *RN Magazine*, vol. 61, nº 6, 1998, p. 44.

Carroll, P. « Pulse oximetry : At your fingertips », *RN Magazine*, vol. 60, nº 2, 1997, p. 22.

Cataldo, R. « Decoding the mystery : Evaluating complementary and alternative medicine », *Rehab Management*, vol. 12, n° 2, 1999, p. 42.

Catania, K., C. Huang, P. James et M. Ohr. « PUPPI : The pressure ulcer prevention protocol interventions », *American Journal of Nursing*, vol. 107, n° 4, 2007, p. 44-51.

Cavendish, R. « Clinical snapshot : Peridontal disease », *American Journal of Nursing*, vol. 99, n° 3, 1999, p. 36.

Cayley, W.E. « Diagnosing the cause of chest pain », *American Family Physician*, vol. 72, n° 10, 2005, p. 2012-2021.

Centers for Disease Control and Prevention. « Recommended immunization schedules for persons aged 0-18 years – United States », *Morbidity and Mortality Weekly Report (MMWR)*, vol. 55, n°s 51 et 52, 2006, p. Q1-Q4.

« Changing concepts of sudden infant death syndrome : Implications for infant sleeping environment and sleep position. Task Force on Infant Sleep Position and Sudden Infant Death Syndrome », *Pediatrics*, vol. 105, n° 3, 2000, p. 650-656.

Chatters, L.M., R.J. Taylor et K.D. Lincoln. « Advances in the measurement of religiosity among older African Americans : Implications for health and mental health researchers », *Journal of Mental Health Aging*, vol. 8, n° 1, 2001, p. 181-200.

Chatterton, R. et autres. « Suicides in an Australian inpatient environment », *Journal of Psychosocial Nursing and Mental Health Services*, vol. 37, n° 6, 1999, p. 34.

Cheever, K.R. « An overview of pulmonary arterial hypertension : Risks, pathogenesis, clinical manifestations, and management », *Journal of Cardiovascular Nursing*, vol. 20, n° 2, 2005, p. 108-116.

Children's Hospital. « Short stature and growth hormone : A delicate balance », *Practice Update* (newsletter), Denver, Colo., été 1999.

Chilton, B.A. « Recognizing spirituality », *Image : The Journal of Nursing Scholarship*, vol. 30, n° 4, 1998, p. 400.

Cirolia, B. « Understanding edema : When fluid balance fails », *Nursing 96*, vol. 26, n° 2, 1996, p. 66.

Clark, C.C. « Post-traumatic stress disorder : How to support healing », *American Journal of Nursing*, vol. 97, n° 8, 1996, p. 26.

Cleary-Goldman, J. et autres. « Impact of matemal age on obstetric outcome », *Obstetrics & Gynecology*, vol. 105, n° 5, 2005, p. 983-990.

Cochran, H. « Diagnose and treat primary insomnia », *American Journal of Primary Health Care*, vol. 28, n° 9, 2003, p. 13-27.

Cohen, D. « Optional but necessary », *Rehab Management*, vol. 18, n° 10, 2005, p. 26-29.

Cole, C. et K. Richards. « Sleep disruption in older adults », *American Journal of Nursing*, vol. 107, n° 5, 2007, p. 40-49.

Consult Stat. « Chest tubes : When you need a seal », *RN Magazine*, vol. 61, n° 3, 1998, p. 67.

Cook, L. « The value of lab values », *American Journal of Nursing*, vol. 99, n° 5, 1999, p. 66.

Cook, L.S. « Choosing the right intravenous catheter », *Home Healthcare Nurse*, vol. 25, nº 8, 2007, p. 523-531.

Cormier, M. « The role of hepatitis C support groups », *Gastroenterology Nursing*, vol. 28, nº 3 (suppl.), 2005, p. S4-S9.

Craft-Rosenberg, M., « Nursing diagnosis extension and classification (NDEC) report », *Nursing Diagnosis*, janvier 1999.

Creswell, C. et T. Chalder. « Defensive coping styles in chronic fatigue syndrome », *Journal of Psychosomatic Research*, vol. 51, nº 4, 2001, p. 607-610.

Crigger, N. et W. Forbes. « Assessing neurologic function in older patients », *American Journal of Nursing*, vol. 97, nº 30, 1997, p. 37.

Crow, S. « Combating infection : Your guide to gloves », *Nursing 97*, vol. 27, nº 3, 1997, p. 26.

D'Arcy, Y. « Conquering PAIN : Have you tried these new techniques ? », *Nursing 2005*, vol. 35, nº 3, 2005, p. 36-41.

D'Arcy, Y. « Eye on capnography », *Men in Nursing*, vol. 2, nº 2, 2007, p. 25-29.

D'Arcy, Y. « Managing pain in a patient who's drug-dependent », *Nursing 2007*, vol. 37, nº 3, 2007, p. 36-40.

Dahlin, C. « Oral complications at the end of life », *American Journal of Nursing*, vol 104, nº 7, 2004, p. 40-47.

Day, M.W. « Fight back against inflammatory bowel disease », *Nursing*, vol. 38, nº 11, 2008, p. 34-40.

« Defensive Functioning Scale », Brandeis University Psychological Counseling Center, Waltham, Mass., 2002.

DeJong, M.J. « Emergency ! Hyponatremia », *American Journal of Nursing*, vol. 98, nº 12, 1998, p. 36.

Dellinger, R.P. et autres. « Surviving sepsis campaign : Guidelines for management for severe sepsis and septic shock », *Critical Care Medicine*, vol. 32, nº 3, 2004, p. 858-873.

Dennison, R.D. « Nurse's guide to common postoperative complications », *Nursing 97*, vol. 27, nº 11, 1997, p. 56.

De Olazabal, J.R. et autres. « Disordered breathing and hypoxia during sleep in coronary artery disease », *Chest*, vol. 1378, nº 5, 1982, p. 548-552.

Diel-Oplinger, L. et M.F. Kaminski. « Choosing the right fluid to counter hypovolemic shock », *Nursing 2004*, vol. 34, nº 3, 2004, p. 52-54.

DiMaria-Ghalili, R.A. et E. Amella. « Nutrition in older adults : Interventions and assessment can help curb the growing threat of malnutrition », *American Journal of Nursing*, vol. 105, nº 3, 2005, p. 40-50.

Dionne, M. « This bed is just right », *Rehab Manage*ment, vol. 18, nº 11, 2005, p. 32-39.

Dossey, B.M. « Holistic modalities & healing moments », *American Journal of Nursing*, vol. 98, nº 6, 1998, p. 44.

Dossey, B.M. et L. Dossey. « Body-Mind-Spirit : Attending to holistic care », *American Journal of Nursing*, vol. 98, nº 8, 1998, p. 35.

« Drugs that bring erections down », Sex & Health Institute, mai 1998, p. 5.

Duchanne, S. « Autonomic dysreflexia (sexuality and SCI) », *Paraplegia News*, nov. 2006.

Dunn, D. « Age-smart care : Preventing perioperative complications in older adults », *Nursing 2006*, vol. 4, nº 31, 2006, p. 30-39.

Dunn, D. « Preventing perioperative complicatons in special populations », *Nursing 2005*, vol. 35, nº 11, 2005, p. 36-43.

Dunne, D. « Common questions about ileoanal reservoirs », *American Journal of Nursing*, vol. 97, nº 11, 1997, p. 67.

Durston, S. « What you need to know about viral hepatitis », *Nursing 2005*, vol. 35, nº 8, 2005, p. 36-41.

Dutton, R.P. « Current concepts in hemorrhagic shock », *Anesthesiology Clinics*, vol. 25, nº 1, 2007, p. 23.

Dworak, P.A. et A. Levy. « Strolling along », *Rehab Management*, vol. 18, nº 9, 2005, p. 26-31.

Edmond, M. « Combating infection : Tackling disease transmission », *Nursing 97*, vol. 27, nº 7, 1997, p. 65.

Edwards-Beckett, J. et H. King. « The impact of spinal pathology on bowel control in children », *Rehabilitation Nursing*, vol. 21, nº 6, 1996, p. 292.

Eisenhauer, C. « Media review : The new glucose revolution : The authoritative guide to the glycemic index – The dietary solution for lifelong health », *Family Community Health*, vol. 30, nº 1, 2007, p. 86.

Eldar-Avidan, D., M. Haj-Yahia et C. Greenbaum. « Divorce is a part of my life... resilience, survival, and vulnerability : Young adults' perception of the implications of parental divorce », *Journal of Marital and Family Therapy*, vol. 35, nº 1, 2009, p. 30-46.

Elgart, H.N., K.L. Johnson et N. Munro. « Assessment of fluids and eletrolytes », *AACN Advances Critical Care*, vol. 15, nº 4, 2004, p. 607-621.

Elpern, E.H., B. Covert et R. Kleinpell. « Moral distress of staff nurses in a medical intensive care unit », *American Journal of Critical Care*, vol. 14, 2005, p. 523-530.

Epps, C.K. « The delicate business of ostomy care », *RN Magazine*, vol. 5, nº 11, 1996, p. 32.

Epstein, C.D. et J.R. Peerless. « Weaning readiness and fluid balance in older critically ill surgical patients », *American Journal of Critical Care*, vol. 15, nº 1, 2006, p. 54-64.

Équipe de la rédaction. « Patho Puzzler : Don't let your head explode over increased ICP », *Nursing Made Incredibly Easy !*, vol. 5, nº 2, 2007, p. 21-25.

Erickson, E.H. « Reflections on the dissent of contemporary youth », *International Journal of Psychoanalysis*, vol. 51, nº 1, 1970, p. 11-22.

Estes, K. et J. Thomure. « Aspirin for the primary prevention of adverse cardiovascular events », *Critical Care Nursing*, vol. 31, nº 4, 2008, p. 324-339.

Fagring, A.J., F. Gaston-Johansson et E. Danielson. « Description of unexplained chest pain and its influence on daily life in men and women », *European Journal of Cardiovascular Nursing*, vol. 4, nº 4, 2005, p. 337-344.

Fanes, J. « Easing your patient's postoperative pain », *Nursing*, vol. 28, nº 6, 1998, p. 58.

Faries, J. « Easing your patient's postoperative pain », *Nursing 98*, vol. 28, nº 6, 1998, p. 58.

Feigenbaum, K. « Update on gastroparesis », *Gastroenterology Nursing*, vol. 29, nº 3, 2006, p. 239-244.

Feldman, R., A.I. Eidelman, L. Sirota et A. Weller. « Comparison of skin-to-skin (kangaroo) and traditional care : Parenting outcomes and preterm infant development », *Pediatrics*, vol. 110, nº l, 2002, p. 16-26.

Ferrin, M.S. « Restoring electrolyte balance : Magnesium », *RN Magazine*, vol. 59, nº 5, 1996, p. 31.

Fich, K.B. « Suicide awareness at the elementary school level », *Journal of Psychosocial Nursing and Mental Health Services*, vol. 38, nº 7, 2000, p. 20.

Fishman, T.D., A.D. Freedline et D. Kahn. « Putting the best foot forward », *Nursing 96*, vol. 26, nº 1, 1996, p. 58.

Flannery, J. « Using the level of cognitive functioning assessment scale with traumatic brain injury in an acute care setting », *Rehabilitation Nursing*, vol. 23, nº 2, 1998, p. 88.

Focazio, B. « Mucositis », *American Journal of Nursing*, vol. 97, nº 12, 1997, p. 12-48.

Frost, K.L. et R. Topp. « A physical activity RX for the hypertensive patient », *American Journal of Primary Health Care*, vol. 31, nº 4, 2006, p. 29-37.

Fry, V.S. « The creative approach to nursing », *American Journal of Nursing*, vol. 53, 1953, p. 301.

Galea, S., A. Nandi et D. Vlahov. « The epidemiology of post-traumatic stress disorders after disasters », *Epidemiology Review*, vol. 27, nº 1, 2005, p. 78-91.

Gance-Cleveland, B. « Motivational interviewing as a strategy to increase families' adherence to treatment regimens », *Journal for Specialists in Pediatric Nursing*, vol. 10, nº 3, 2005, p. 151-155.

Garnett, L.R. « Is obesity all in the genes ? », *Harvard Health Letter*, vol. 21, nº 6, 1996, p. 1.

Giasson, M. et L. Bouchard. « Effect of therapeutic touch on the well-being of persons with terminal cancer », *Journal of Holistic Nursing*, vol.16, nº 3, 1998, p. 383-398.

Gibbons, S., W, Lauder et R. Ludwick. « Self-neglect : A proposed new NANDA diagnosis », *International Journal of Nursing Terminologies and Classifications*, vol. 17, nº 1, 2006, p. 10-18.

Goertz, S. « Eye of diagnostics : Gauging fluid balance with osmolality », *Nursing 2006*, vol. 36, nº 10, 2006, p. 70-71.

Goldberg, S.M. « Identifying intestinal obstruction : Better safe than sorry », *Nursing Critical Care*, vol. 3, nº 5, 2008, p. 18-23.

Goldrich, G. « Understanding the 12-lead ECG, part I », *Nursing 2006*, vol. 36, nº 11, 2006, p. 36-41.

Goldrick, B.A. et A.M. Goetz. « 'Tis the season for influenza », *American Journal of Primary Health Care*, vol. 31, nº 12, 2006, p. 24-33.

Good, K.K., J.A. Verble, J. Secrest et autres. « Postoperative hypothermia – The chilling consequences », *AORN Journal*, vol. 83, nº 5, 2006, p. 1055-1066.

Gorman, D. et autres. « Take a rapid treatment approach to cardiogenic shock », *Nursing Critical Care*, vol. 3, nº 4, 2008, p. 18-27.

Goshorn, J. « Clinical snapshot : Kidney stones », *American Journal of Nursing*, vol. 96, nº 9, 1996, p. 40.

Graf, C. « Functional decline in hospitalized older adults », *American Journal of Nursing*, vol. 106, nº 1, 2006, p. 58-67.

Grandjean, C.K. et S.W. Gibbons. « Assessing ambulatory geriatric sleep complaints », *The Nurse Practitioner*, vol. 25, nº 9, 2000, p. 25.

Gray, M. « Assessment and management of urinary incontinence », *American Journal of Primary Health Care*, vol. 30, nº 7, 2005, p. 32-43.

Gray, M. « Overactive bladder : An overview », *Journal of Wound, Ostomy and Continence Nursing*, vol. 32, nº 3 (suppl.), 2005, p. 1-5.

Gray, M., D.Z. Bliss, D.B. Doughty et autres. « Incontinence-associated dermatitis : A consensus », *Journal of Wound, Ostomy and Continence Nursing*, vol. 34, nº 1, 2007, p. 45-54.

Gregory, C.M. « Caring for caregivers : Proactive planning eases burdens on caregivers », *Lifelines*, vol. 1, nº 2, 1997, p. 51.

Greifzu, S. « Fighting cancer fatigue », *RN Magazine*, vol. 61, nº 8, 1998, p. 41.

Gritter, M. « The latex threat », *American Journal of Nursing*, vol. 98, nº 9, 1998, p. 26.

Grzankowski, J.A. « Altered thought processes related to traumatic brain injury and their nursing implications », *Rehabilitation Nursing*, vol. 22, nº 1, 1977, p. 24.

Hadaway, L.C. « Reopen the pipeline for IV therapy », *Nursing*, vol. 35, nº 8, 2005, p. 54-61.

Hadaway, L.C. « Targeting therapy with central venous access devices », *Nursing*, vol. 38, nº 6, 2008, p. 34-40.

Hadaway, L.C. et D.A. Millam. « On the road to successful IV starts », *Nursing*, vol. 37, nº 8 (suppl.), 2007, p. 1-14.

Hahn, J. « Cueing in to client language », *Reflections*, vol. 25, nº 1, 1999, p. 8-11.

Halpin-Landry, J.E. et S. Goldsmith. « Feet first : Diabetes care », *American Journal of Nursing*, vol. 99, nº 2, 1999, p. 26.

Hankins, J. « The role of albumin in fluid and electrolyte balance », *Journal of Infusion Nursing*, vol. 29, nº 5, 2006, p. 260-265.

Hanley, C. « Delirium in the acute care setting », *MEDSURG Nursing*, vol. 13, nº 4, 2004, p. 217-225.

Hanneman, S.K. et M. Gusick. « Frequency of oral care and positioning of patients in critical care : A replication study », *American Journal of Critical Care*, vol. 14, nº 5, 2005, p. 378-386.

Hanson, M.J.S. « Caring for a patient with COPD », *Nursing 97*, vol. 27, nº 12, 1997, p. 39.

Harvey, C., M. Dixon et N. Padberg. « Support group for families of trauma patients : A unique approach », *Critical Care Nurse*, vol. 15, nº 4, 1995, p. 59.

Hayes, D.D. « Bradycardia, keeping the current flowing », *Nursing 97*, vol. 27, nº 6, 1997, p. 50.

Hayn, M.A. et T.R. Fisher. « Stroke rehabilitation : Salvaging ability after the storm », *Nursing 97*, vol. 27, nº 3, 1997, p. 40.

Hedges, S.T. et autres. « Evidence-based treatment recommendations for uremic bleeding », *Nature Clinical Practice Nephrology*, vol. 3, nº 3, 2007, p. 138-153.

Held-Warmkessel, J. et L. Schiech. « Responding to 4 gastrointestinal complications in cancer patients », *Nursing*, vol. 38, nº 7, 2008, p. 32-38.

Hernandez, D. « Microvascular complications of diabetes nursing assessment and interventions », *American Journal of Nursing*, vol. 98, nº 6, 1998, p. 16.

Herson, L. et autres. « Identifying and overcoming barriers to providing sexuality information in the clinical setting », *Rehabilitation Nursing*, vol. 24, nº 4, 1999, p. 148-151.

Hess, C.T. « Caring for a diabetic ulcer », *Nursing 99*, vol. 29, nº 5, 1999, p. 70.

Hess, C.T. « Wound care », *Nursing 98*, vol. 28, nº 3, 1998, p. 18.

Hill, R. « Don't let constipation stop you up », *Nursing Made Incredibly Easy !*, vol. 5, nº 5, 2007, p. 40-47.

Hoffman, J. « Tuning in to the power of music », *RN Magazine*, vol. 60, nº 6, 1997, p. 52.

Holcomb, S.S. « Acute abdomen : What a pain ! », Nursing, vol. 38, nº 9, 2008, p. 34-40.

Holcomb, S.S. « Understanding the ins and outs of diuretic therapy », *Nursing 97*, vol. 27, nº 2, 1997, p. 34.

Holm, K. et M. Foreman. « Analysis of measures of functional and cognitive ability for aging adults with cardiac and vascular disease », *Journal of Cardiovascular Nursing*, vol. 21, nº 5 (suppl. 1), 2006, p. S40-S45.

Honkus, V.L. « Sleep deprivation in critical care unit », *Critical Care Nursing Quaterly*, vol. 26, nº 3, 2003, p. 179-191.

Houghton, D. « HAI prevention : The power is in your hands », *Nursing Management*, vol. 37, nº 5 (suppl.), 2006, p. 1-7.

Hughes, L. « Physical and psychological variables that influence pain in patients with fibromyalgia », *Orthopaedic Nursing*, vol. 25, nº 2, 2006, p. 112-119.

Hunt, R. « Community-based nursing », *American Journal of Nursing*, vol. 98, nº 10, 1998, p. 44.

Hunter, A., S. Denman-Vitale et L. Garzon « Global infections : Recognition, management, and prevention », *American Journal of Primary Health Care*, vol. 32, nº 2, 2007, p. 34-44.

Huston, C.J. « Emergency ! Dental luxation and avulsion », *American Journal of Nursing*, vol. 97, nº 9, 1997, p. 48.

Hutchison, C.P. « Healing touch : an energic approach », *American Journal of Nursing*, vol. 99, nº 4, 1999, p. 43.

Infusion Nurses Society. « Infusion nursing standards of practice », *Journal of Infusion Nursing*, vol. 29, nº 1 (suppl.), 2006, p. S1-S92.

Isaacs, A. « Depression and your patient », *American Journal of Nursing*, vol. 98, nº 7, 1998, p. 26.

Iscoe, K.E., J.E. Campbell, V. Jamnik et autres. « Efficacy of continuous real time blood glucose monitoring during and after prolonged high-intensity cycling exercise : Spinning with a continuous glucose monitoring system », *Diabetes Technology and Therapeutics*, vol. 8, nº 6, 2006, p. 627-635.

« It's probably not Alzheimer's : New insights on memory loss », *Focus on Healthy Aging*, vol. 2, nº 7, 1999, p. 1.

Iyasu, S. et autres. « Risk factors for sudden infant death syndrome among Northern Plains Indians », *Journal of The American Medical Association*, vol. 288, nº 21, 2002, p. 2717.

Jaempf, G. et V.J. Goralski. « Monitoring postop patients », *RN Magazine*, vol. 59, nº 7, 1996, p. 30.

Jennings, L.M. « Latex allergy : Another real Y2K issue », *Rehabilitation Nursing*, vol. 24, nº 4, 1999, p. 140.

Jirovec, M.M., J.F. Wyman et T.J. Wells. « Addressing urinary incontinence with educational continence-care competencies », *Image : The Journal of Nursing Scholarship*, vol. 30, nº 4, 1998, p. 375.

Johnson, C.V. et J.A. Hayes. « Troubled spirits : Prevalence and predictors of religious and spiritual concerns among university students and counseling center clients », *Journal of Counseling Psychology*, vol. 50, 2003, p. 409-419.

Johnson, J., V. Pearson et L. McDivitt. « Stroke rehabilitation : Assessing stroke survivors' longterm learning needs », *Rehabilitation Nursing*, vol. 22, nº 5, 1997, p. 243.

Kachourbos, M.J. « Relief at last : An implanted bladder control system helps people control their bodily functions », *Team Rehabilitation Report*, août 1997, p. 31.

Kalvemark S., A.A.T. Hoglund, M.G. Hansson et autres. « Living with conflicts – Ethical dilemmas and moral distress in the health care system », *Social Science & Medicine*, vol. 58, nº 6, 2004, p. 1075-1084.

Kanachki, L. « How to guide ventilator-dependent patients from hospital to home », *American Journal of Nursing*, vol. 97, nº 2, 1997, p. 37.

Kania, D.S. et C.M. Scott. « Postexposure prophylaxis considerations for occupational and nonoccupational exposures », *Advanced Emergency Nursing Journal*, vol. 29, nº 1, 2007, p. 20-32.

Kaplow, R. « AACN synergy model for patient care : A framework to optimize outcomes », *Critical Care Nurse*, fév. 2003 (suppl.), p. 27-30.

Katerndahl, D. « Panic and plaques : Panic disorder and coronary artery disease in patients with chest pain », *Journal of the American Board of Family Practice*, vol. 17, nº 2, 2004, p. 114-126.

Kearney, P.M. et T. Griffin. « Between joy and sorrow : Being a parent of a child with a developmental disability », *Journal of Advanced Nursing*, vol. 34, 2001, p. 582-592.

Keegan, L. « Getting comfortable with alternative & complementary therapies », *Nursing 98*, vol. 28, nº 4, 1998, p. 50.

Kehl-Pruett, W. « Deep vein thrombosis in hospitalized patients : A review of evidence-based guidelines for prevention », *Dimensions of Critical Care Nursing*, vol. 25, nº 2, 2006, p. 53-59.

Kelso, L.A. « Cirrhosis : Caring for patients with end-stage liver failure », *American Journal of Primary Health Care*, vol. 33, nº 7, 2008, p. 24-30.

Kersting, K. « A new approach to complicated grief », *Monitor on Psychology*, vol. 35, nº 10, 2004, p. 51.

King, B. « Preserving renal function », *RN Magazine*, vol. 60, nº 8, 1997, p. 34.

Kinloch, D. « Installation of normal saline during endotracheal suctioning : Effects on mixed venous oxygen saturation », *American Journal of Critical Care*, vol. 8, nº 4, 1999, p. 231.

Kirshblum, S. et K. O'Connor. « The problem of pain : A common condition of people with SCI », *Team Rehabilitation Report*, août 1997, p. 15.

Kirton, C. « The HIV/AIDS epidemic : A case of good news/bad news », *Nursing Made Incredibly Easy!*, vol. 3, nº 2, 2005, p. 28-40.

Klonowski, E.I. et J.E. Masodi. « The patient with Crohn's disease », *RN Magazine*, vol. 62, nº 3, 1999, p. 32.

Klotter, J. « Latex allergy prevention », *Townsend Letter for Doctors and Patients*, mai 2006.

Kolcaba, K. et M.A. DiMarco. « Comfort theory and its application to pediatric nursing », *Pediatric Nurse*, vol. 31, nº 3, 2005, p. 187-194.

Kolcaba, K. et E.M. Fisher. « A holistic perspective on comfort care as an advance directive », *Critical Care Nursing Quarterly*, vol. 18, nº 4, 1996, p. 66-76.

Kopala, B. et L. Burkhart. « Ethical dilemma and moral distress : Proposed new NANDA diagnoses », *International Journal of Nursing Terminologies and Classifications*, vol. 16, nº 1, 2005, p. 3-13.

Korinko, A. et A. Yurick. « Maintaining skin integrity during radiation therapy », *American Journal of Nursing*, vol. 97, nº 2, 1997, p. 40.

Kouch, M. « Managing symptoms for a "good death" », *Nursing 2006*, vol. 36, nº 111, 2006, p. 58-63.

Kumasaka, L. et A. Miles. « My pain is God's will », *American Journal of Nursing*, vol. 96, nº 6, 1996, p. 45.

Kurtz, M.J., D.K. Van Zandt et L.R. Sapp. « A new technique in independent intermittent catheterization : The Mitrofanoff catheterizable channel », *Rehabilitation Nursing*, vol. 21, nº 6, 1996, p. 311.

Lai, S.C. et M.N. Cohen. « Promoting lifestyle changes », *American Journal of Nursing*, vol. 99, nº 4, 1999, p. 63.

Lambing. A. « Bleeding disorders : Patient history key to diagnosis », *American Journal of Primary Health Care*, vol. 32, nº 12, 2007, p. 16-24.

Lamblass, M. « Treating pediatric overweight through reductions in sedentary behavior : A review of the literature », *Journal of Pediatric Health Care*, vol. 23, nº 1, 2008, p. 29-36.

Lapointe, L.A. « Coagulopathies in trauma patients », *AACN Advanced Practice in Acute Critical Care*, vol. 13, nº 2, 2002, p. 192-203.

Larden, C.N., M.L. Palmer et P. Janssen. « Efficacy of therapeutic touch in treating pregnant inpatients who have a chemical dependency », Journal of Holistic Nursing, vol. 22, nº 41, 2004, p. 320-332.

Lark, S. « The 21-day arthritis and pain miracle », *Article for the Lark Letter : A Woman's Guide to Optimal Health and Balance*, Special Report, 2005.

Larsen, L.S. « Effectiveness of a counseling intervention to assist family caregivers of chronically ill relatives », *Journal of Psychosocial Nursing and Mental Health Services*, vol. 36, nº 8, 1998, p. 26.

Laskowski-Jones, L. « Responding to trauma : Your priorities in the first hour », *Nursing 2006*, vol. 36, nº 9, 2006, p. 52-58.

Lauder, W., I. Anderson et A. Barclay. « A framework for good practice in interagency interventions with cases of self-neglect », *Journal of Psychiatric and Mental Health Nursing*, vol. 12, nº 2, 2005, p. 192-198.

Lauder, W., I. Anderson et A. Barclay. « Housing and self-neglect : The responses of health, social care and environmental health agencies », *Journal of Interprofessional Care*, vol. 19, nº 4, 2005, p. 317-325.

Lewis, M.L. et D.S. Dehn. « Violence against nurses in outpatient mental health settings », *Journal of Psychosocial Nursing and Mental Health Services*, vol. 37, nº 6, 1999, p. 28.

Linch, S.H. « Elder abuse : What to look for, how to intervene », *American Journal of Nursing*, vol. 97, nº 1, 1997, p. 26.

Livneh, H. et R.F. Antonak. « Psychosocial adaptation to chronic illness and disability : A primer for counselors (practice & theory) », *Journal of Counseling Psychology*, vol. 83, nº 1, 2005, p. 12-20.

Loeb, J.L. « Pain management in long term care », *American Journal of Nursing*, vol. 99, nº 2, 1999, p. 48.

Lorente L., M. Lecuona, A. Jimenez et autres. « Ventilator-associated pneumonia using a heated humidifier or a heat and moisture exchanger : A randomized controlled trial », *Critical Care*, vol. 10, nº 4, 2006, p. R116.

Lorio, A.K. « Transfer dependent », *Rehab Management*, vol. 18, nº 7, 2005, p. 22-26.

Loughrey, L. « Taking a sensitive approach to urinary incontinence », *Nursing*, vol. 29, nº 5, 1999, p. 60.

Lyman, B. « Metabolic complications associated with parenteral nutrition », *Journal of Infusion Nursing*, vol. 25, nº 1, 2002, p. 36-44.

MacNeill, D. et T. Weis « Case study : Coordinating care », *Continuing Care*, vol. 17, nº 4, 1998, p. 78.

Malinowski, A. et L.L. Stamler. « Comfort : Exploration of the concept in nursing », *Journal of Advanced Nursing*, vol. 39, nº 6, 2002, p. 599-606.

Mann, A.R. « Manage the power of pain », *Men in Nursing*, vol. 1, nº 4, 2006, p. 20-28.

Manoguerra, A.S. et D.J. Cobaugh. « Guideline on the use of ipecac syrup in the out-of-hospital management of ingested poisons », *Clinical Toxicology*, vol. 43, nº 1, 2005, p. 1-10.

Matthews, P. « Ventilator-associated infections : Reducing the risks », *Nursing*, vol. 27, nº 2, 1997, p. 59.

Mauk, K.L. « Medications for management of overactive bladder », *ARN Network*, juin-juil., 2005, p. 3-7.

McAllister, M. « Promoting physiologic-physical adaptation in chronic obstructive pulomonary disease : Pharmacotherapeutic evidence-based research and guidelines », *Home Healthcare Nurse*, vol. 23, nº 8, 2005, p. 523-531.

McCaffery, M. « Pain management handbook », *Nursing 97*, vol. 27, nº 4, 1997, p. 42.

McCaffery, M. et B.R. Ferrell. « Opioids and pain management, what do nurses know », *Nursing 99*, vol. 29, nº 3, 1999, p. 48.

McCaffrey, R. et L. Rozzano. « The effect of music on pain and acute confusion in older adults undergoing hip and knee surgery », *Holistic Nursing Practice*, vol. 20, nº 5, 2006, p. 218-224.

McCain, D. et S. Sutherland. « Nursing essentials : Skin grafts for patients with burns », *American Journal of Nursing*, vol. 98, nº 7, 1998, p. 34.

McClave, S.A. et autres. « Are patients fed appropriately according to their caloric requirements ? », *Journal of Parenteral and Enteral Nutrition*, vol. 22, nº 6, 1998, p. 375.

McClave, S.A., J.K. Lukan, J.A. Lowen et autres. « Poor validity of residual volumes as a marker for risk of aspiration in critically ill patients », *Critical Care Medicine*, vol. 33, nº 2, 2005, p. 324-330.

McConnel, E. « Preventing transcient increases in intracranial pressure », *Nursing 98*, vol. 28, nº 4, 1998, p. 66.

McCool, F.D. et M.J. Rosen. « Nonpharmacologic airway clearance therapies », *Chest*, vol. 129, nº 1 (suppl.), 2006, p. 250S- 259S.

McCullagh, M.C. « Home modification », *American Journal of Nursing*, vol. 106, nº 10, 2006, p. 54-63.

McHale, J.M. et autres. « Expert nursing knowledge in the care of patients at risk of impaired swallowing », *Image : The Journal of Nursing Scholarship*, vol. 30, nº 2, 1998, p. 137.

McKinley, L.L. et C.P. Zasler. « Weaving a plan of care », *Continuing Care*, vol. 17, nº 7, 1998, p. 38.

McLean, S.E., L.A. Jensen, D.G. Schroeder et autres. « Improving adherence to a mechanical ventilation weaning protocol for critically ill adults : Outcomes after an implementation program », *American Journal of Critical Care*, vol. 15, nº 3, 2006, p. 299-309.

Mendez-Eastman, S. « When wounds won't heal », *RN Magazine*, vol. 51, nº 1, 1998, p. 20.

Metheny, N. et autres. « Testing feeding tube placement : Auscultation vs pH method », *American Journal of Nursing*, vol. 98, nº 5, 1998, p. 37.

Michael, K.M., J.K. Allen et R.E. Macko. « Fatigue after stroke : Relationship to mobility, fitness, ambulatory activity, social support, and falls efficacy », *Rehab Nursing*, vol. 31, nº 5, 2006, p. 210-217.

Miller, C.K., J.S. Ulbrecht, J. Lyons et autres. « A reduced-carbohydrate diet improves outcomes in patients with metabolic syndrome : A transitional study », *Topics in Clinical Nutrition*, vol. 22, nº 1, 2007, p. 82-91.

Miller, D. « Is advanced maternal age an independent risk factor for uteroplacental insufficiency ? », *American Journal of Obstetrics and Gynecology*, vol. 192, nº 6, 2005, p. 1974-1982.

Miller, S.K. et P.T. Alpert. « Assessment and differential diagnosis of abdominal pain », *American Journal of Primary Health Care*, vol. 31, nº 7, 2006, p. 39-47.

Milne, J.L. et M. Krissovich. « Behavioral therapies at the primary care level : The current state of knowledge », *Journal of Wound, Ostomy and Continence Nursing*, vol. 31, nº 6, 2004, p. 367-376.

Mintz, T.G. « Relocation stress syndrome in older adults », *Social Work Today*, vol. 5, nº 6, 2005, p. 38.

Moe, S.M. « Disorders involving calcium, phosphorus, and magnesium », *Primary Care*, vol. 35, nº 2, 2008, p. 215-237.

Mohr, W.K. « Cross-ethnic variations in the care of psychiatric patients : A review of contributing factors and practice considerations », *Journal of Psychosocial Nursing and Mental Health Services*, vol. 36, nº 5, 1998, p. 16.

Moshang, J. « The growing problem of type 2 diabetes », *LPN 2005*, vol. 1, nº 3, 2005, p. 26-34.

Mosocco, D. « Clipboard : Childhood vaccines », *Home Healthcare Nurse*, vol. 25, nº 1, 2007, p. 7-8.

Muller, A.C. et A.E. Bell. « Diagnostic update : Electrolyte update : Potassium, chloride and magnesium », *Nurse Critical Care*, vol. 3, nº 1, 2008, p. 5-7.

Murphy, K. « Anxiety : When is it too much ? », *Nursing Made Incredibly Easy!*, vol. 3, nº 5, 2005, p. 22-31.

Nadolski, M. « Getting a good night's sleep : Diagnosing and treating insomnia », *Plastic Surgical Nursing*, vol. 25, nº 4, 2005, p. 167-173.

Naylor, M.D., C. Stephens, K.H. Bowles et autres. « Cognitively impaired older adults », *American Journal of Nursing*, vol. 105, nº 2, 2005, p. 52-61.

Neal-Boylan, L. « Health assessment of the very old person at home », *Home Healthcare Nurse*, vol. 25, nº 6, 2007, p. 388-398.

Nelson, D.P. et autres. « Recognizing sepsis in the adult patient », *American Journal of Nursing*, vol. 109, nº 3, 2009, p. 40-50.

Newman, D.K. « Assessment of the patient with an overactive bladder », *Journal of Wound, Ostomy and Continence Nursing*, vol. 32, nº 3 (suppl.), 2005, p. 5-10.

Nieves, J. et D. Capone-Swearer. « The clot that changes lives », *Nursing 2006 Critical Care*, vol. 1, nº 3, 2006, p. 18-28.

Nunnelee, J.D. « Healing venous ulcers », *RN Magazine*, vol. 60, nº 11, 1997, p. 38.

Nusbaum, N. « Safety versus autonomy : Dilemmas and strategies in protection of vulnerable community-dwelling elderly », *Annals of Long-Term Care*, vol. 12, nº 5, 2004, p. 50-53.

Oddy, W.H., J. Li, L. Landsborough et autres. « The association of maternal overweight and obesity with breastfeeding duration », *Journal of Pediatrics*, vol. 149, nº 2, 2006, p. 185-191.

Odom-Forren, J. « Preventing surgical site infections », *Nursing 2006*, vol. 36, nº 6, 2006, p. 59-63.

O'Donnell, M. « Addisonian crisis », *American Journal of Nursing*, vol. 97, nº 3, 1997, p. 41.

Okan, D., K. Woo, E.A. Ayello et autres. « The role of moisture balance in wound healing. Advances for skin & wound care », *Journal for Prevention and Healing*, vol. 20, nº 1, 2007, p. 39-53.

Olansky, S. « Chronic sorrow : A response to having a mentally defective child », *Social Casework*, vol. 43, 1962, p. 190-193.

Olsen, D.M. et autres. « Quiet time : A nursing intervention to promote sleep in neurocritical care units », *American Journal of Critical Care*, vol. 10, nº 2, 2001, p. 74-78.

O'Neil, C., J.R. Avila et C.W. Fetrow. « Herbal medicines, getting beyond the hype », *Nursing 99*, vol. 29, nº 4, 1999, p. 58.

Palmer, J.L. et N.A. Metheny. « How to try this : Preventing aspiration in older adults with dysphagia », *American Journal of Nursing*, vol. 108, 2008, p. 1-40.

Parkman, C.A. et B.E. Calfee. « Advance directives, honoring your patient's end-of-life wishes », *Nursing 97*, vol. 27, nº 4, 1997, p. 48.

Parsons, K.S., T.L. Galinsky et T. Waters. « Suggestions for preventing musculoskeletal disorders in home healthcare workers, Part 1 : Lift and transfer assistance for partially weight-bearing home care patients », *Home Healthcare Nurse*, vol. 24, nº 3, 2006, p. 158-164.

Parsons, K.S., T.L. Galinsky et T. Waters. « Suggestions for preventing musculoskeletal disorders in home healthcare workers, Part 2 : Lift and transfer assistance for non-weight-bearing home care patients », *Home Healthcare Nurse*, vol. 24, nº 4, 2006, p. 227-233.

Pasero, C. et M. McCaffrey. « No self-report means no pain-intensity rating », *American Journal of Nursing*, vol. 105, nº 10, 2005, p. 50-53.

Patel, M. et autres. « Sleep in the intesnsive care setting », *Critical Care Nursing Quaterly*, vol. 31, nº 4, 2008, p. 309-318.

Pearsen, O.R., M.E. Busse, R.W.M. van Deursen et autres. « Quantification of walking mobility in neurological disorders », *QJM*, vol. 97, 2004, p. 463-475.

Perry, A. « Quality of life », *Rehability Management*, vol. 18, nº 7, 2005, p. 18-21.

Phillips, J.K. « Actionstat : Wound dehiscence », *Nursing 98*, vol. 28, nº 3, 1998, p. 33.

Pieper, B., M. Sieggreen, B. Freeland et autres. « Discharge information needs of patients after surgery », *Journal of Wound, Ostomy and Continence Nursing*, vol. 33, nº 3, 2006, p. 281-290.

Pierce, L.L. « Barriers to access : Frustation of people who use a wheelchair for full-time mobility », *Rehabilitation Nursing*, vol. 23, nº 3, 1998, p. 120.

Pignone, M.P. et autres. « Counseling to promote a healthy diet in adults : A summary of the evidence for the US Preventive Services Task Force », *American Journal of Preventive Medicine*, vol. 24, nº 1, 2003, p. 75.

Poe, S.S., M.M. Cvach, D.G. Gartrell et autres. « An evidence-based approach to fall risk assessment, prevention, and management : Lessons learned », *Journal of Nursing Care Quality*, vol. 20, nº 2, 2005, p. 107-116.

Powers, J. et S.J. Bennett. « Measurement of dyspnea in patients treated with mechanical ventilation », *American Journal of Critical Care*, vol. 8, nº 4, 1999, p. 254.

Pringle-Specht, J.K. « Nine myths of incontinence in older adults », *American Journal of Nursing*, vol. 105, nº 6, 2005, p. 58-68.

Pronitis-Ruotolo, D. « Surviving the night shift : Making Zeitgeber work for you », *American Journal of Nursing*, vol. 101, nº 7, 2001, p. 63.

Purgason, K. « Broken hearts : Differentiating stress-induced cardiomyopathy from acute myocardial infarction in the patient presenting with acute coronary syndrome », *Dimensions of Critical Care Nursing*, vol. 25, nº 6, 2006, p. 247-253.

Ragsdale, J.A. « Hereditary hemorrhagic telangiectasia from epistaxis to life-threatening GI bleeding », *Gastroenterology Nursing*, vol. 30, nº 4, 2007, p. 293-299.

Raina, P., M. O'Donnell, P. Rosenbaum et autres. « The health and well-being of caregivers of children with cerebral palsy », *Pediatrics*, vol. 115, nº 6, 2005, p. e626-e636.

Rawsky, E. « Review of the literature on falls among the elderly », *Image : The Journal of Nursing Scholarship*, vol. 30, nº 1, 1998, p. 47.

Reddy, L. « Heads up on cerebral bleeds », *Nursing 2006*, vol. 3, nº 5 (suppl. E D), 2006, p. 4-9.

Richards, K.C. « Sleep promotion », *Critical Care Nursing Clinics of North America*, vol. 8, nº 1, 1996, p. 39-52.

Ried, S. and T. Dassen. « Chronic confusion, dementia, and impaired environmental interpretation syndrome : A concept comparison », *Nursing Diagnosis*, vol. 11, nº 2, 2000, p. 45-59.

Riggs, J.M. « Manage heart failure », *Nursing 2006 Critical Care*, vol. 1, nº 4, 2006, p. 18-28.

Robertson R.G. et M. Montagnini. « Genetic failure to thrive », *American Family Physician*, vol. 70, nº 2, 2004, p. 343-350.

Robinson, A.W. « Getting to the heart of denial », *American Journal of Nursing*, vol. 99, nº 5, 1999, p. 38.

Rogers, S., M. Ryan et L. Slepoy. « Successful ventilator weaning : A collaborative effort », *Rehabilitation Nursing*, vol. 23, nº 5, 1998, p. 265.

Romero, D.V., J. Treston et A.L. O'Sullivan. « Hand-to-hand combat : Preventing MRSA infection Advances in skin & wound care », *Journal for Prevention and Healing*, vol. 19, nº 6, 2006, p. 328-333.

Rosen, L. « Sit on it », *Rehabilitation Management*, vol. 18, nº 2, 2005, p. 36-41.

Rosenthal, K. « Guarding against vascular site infection », *Nursing Management*, vol. 37, nº 4, 2006, p. 54-66.

Rosenthal, K. « Tailor your IV insertion techniques for special populations, *Nursing*, vol. 35, nº 5, 2005, p. 36-41.

Sacks, F.M. et M. Katan. « Randomized clinical trials on the effects of dietary fat and carbohydrate on plasma proteins and cardiovascular disease », *American Journal of Medicine*, vol.30, nº 113 (suppl. 9B), 2002, p. 13-24.

Sallis, J.F. « The role of behavioral science in improving health through physical activity Summary of presentation Science Writers Briefing », avec la collaboration de l'OBSSR et l'American Psychological Association, déc. 1996.

Salmon, D.A., L.H. Moulton, S.B. Omer et autres. « Factors associated with refusal of childhood vaccines among parents of school-aged children : A case-control », *Archives of Pediatrics and Adolescent Medecine*, vol. 159, nº 5, 2005, p. 470-476.

Samarel N., J. Fawcett, M.M. Davis et F.M. Ryan. « Effects of dialogue and therapeutic touch on preoperative and postoperative experiences of breast cancer surgery : An exploratory study », *Oncolology Nursing Forum*, vol. 25, nº 8, 1998, p. 1369-1376.

Sampselle, C.M. « Behavioral interventions in young and middle-age women », *American Journal of Nursing* (suppl. State of the Science on Urinary Incontinence), vol. 103, nº 3, 2003, p. 9.

Sateia, M.J. et autres. « Evaluation of chronic insomnia : An American Academy of Sleep Medicine review », *Sleep*, vol. 23, nº 2, 2000, p. 243-308.

Sauerbeck, L.R. « Primary stroke prevention », *American Journal of Nursing*, vol. 106, nº 11, 2006, p. 40-49.

Scanlon, C. « Defining standards for end-of-life care », *American Journal of Nursing*, vol. 97, nº 11, 1997, p. 58.

Schaffer, D.B. « Closed suction wound drainage », *Nursing 97*, vol. 27, nº 11, 1997, p. 62.

Scharer, K. et G. Brooks. « Mothers of chronically ill neonates and primary nurses in the NICU : Transfer of care », *Neonatal Network*, vol. 13, nº 5, 1994, p. 37-46.

Scheck, A. « Therapists on the team, diabetic wound prevention is everybody's business », *Rehabilitation Nursing*, vol. 16, nº 7, 1999, p. 18.

Schiffman, R.F. « Drug and subtance use in Adolescents MCN », *American Journal of Maternal/Child Nursing*, vol. 29, nº 1, 2004, p. 21-27.

Schmelling, S. « Home, adapted home », *Rehabilitation Management*, vol. 18, nº 6, 2005, p. 12-19.

Schraeder, C. et autres. « Community nursing organizations : A new frontier », *American Journal of Nursing*, vol. 97, nº 1, 1997, p. 63.

Schulman, A. (Staff Working Paper). The President's Council on Bioethics. « Bioethics and Human Dignity », 2005.

Schulman, C. « End points of resuscitation : Choosing the right parameters to monitor », *Dimensions of Critical Care Nursing*, vol. 21, nº 1, 2002, p. 2-10.

Schulmeister, L. « Pacemakers & environmental safety », *Nursing 98*, vol. 28, nº 7, 1998, p. 58.

Schumacher, K., C.A. Beck et J.M. Marren. « Family caregivers : Caring for older adults working with their families », *American Journal of Nursing*, vol. 106, nº 8, 2006, p. 40-49.

Schwebel, D.C. et B.K. Barton. « Contributions of multiple risk factors to child injury », *Journal of Pediatric Psycholology*, vol. 30, nº 7, 2005, p. 553-561.

Schweiger, J.L. et R.A. Huey. « Alzheimer's disease », *Nursing 98*, vol. 29, nº 6, 1999, p. 34.

The Children's Hospital. « Short stature and growth hormone : A delicate balance », *Practice Update* (newsletter), Denver, été 1999.

Sieggreen, M. « A contemporary approach to peripheral arterial disease », *Health Practice : American Journal of Primary Health Care*, vol. 31, nº 7, 2006, p. 14-25.

Sieggreen, M. « Getting a leg up on managing venous ulcers », *Nursing Made Incredibly Easy !*, vol. 4, nº 6, 2006, p. 52-60.

Sieggreen, M. « Understanding critical limb ischemia », *Nursing*, vol. 38, nº 10, 2008, p. 50-55.

Sinacore, D.R. « Managing the diabetic foot », *Rehabilitation Management*, vol. 11, nº 4, 1998, p. 60.

Singh, H. et autres. « Gastrointestinal prophylaxis in critically ill patients », *Critical Care Nursing Quaterly*, vol. 31, nº 4, 2008, p. 291-301.

Smatlak, P. et A.R. Knebel. « Clinical evaluation of noninvasive monitoring of oxygen saturation in critically ill patients », *American Journal of Critical Care*, vol. 7, nº 5, 1998, p. 370.

Smith, A.M. et P.M. Schwirian. « The relationship between caregiver burden and TBI survivors' cognition and functional ability after discharge », *Rehabilitation Nursing*, vol. 23, nº 5, 1998, p. 252.

Smith, D.W., P. Arnstein, K.C. Rosa et C. Weils-Federman. « Effects of integrating therapeutic touch into a cognitive behavioral pain treatment program. Report of a pilot clinical trial », *Journal of Holistic Nursing*, vol. 20, nº 4, 2002, p. 367-387.

Smith Hammond, C.A. et L.B. Goldstein. « Cough and aspiration of food and liquids due to oral-pharyngeal dysphagia : AACP evidence-based clinical practice guidelines », *Chest*, vol. 129, nº 1 (suppl.), 2006, p. 154S-168S.

Smochek, M.R. et autres. « Interventions for risk for suicide and risk for violence », *Nursing Diagnosis*, vol. 11, nº 2, avril-juin 2000, p. 60.

Sommer, K.D. et N.W. Sommer. « When your patient is hearing impaired », *RN*, vol. 65, nº 12, 2002, p. 28-32.

Sonnenblick, M., Y. Friedlander et A.J. Rosin. « Diuretic-induced severe hyponatremia : Review and analysis of 129 reported patients », *Chest*, vol. 103, nº 2, 1993, p. 601-606.

Société canadienne de pédiatrie. « Lignes directrices pour la détection, la prise en charge et la prévention de l'hyperbilirubinémie chez les nouveaux-nés à terme et peu prématurés (35 semaines d'âge gestationnel ou plus) », *Paediatrics Child Health*, vol.12, nº 3, 2007, p. 13B-24B.

Spahn, D.R. « Management of bleeding following major trauma : A European guideline », *Critical Care*, vol. 11, nº 1, 2006, p. 17.

Spaniol, J.R. et autres. « Fluid resuscitation therapy for hemorrhagic shock », *Journal of Trauma Nursing*, vol. 14, nº 3, 2007, p. 152-60.

Spenceley, S.M. « Sleep inquiry : A look with fresh eyes », *Image : Journal of Nursing Scholarship*, vol. 25, nº 3, 1993, p. 249-255.

Spurlock, W.R. « Spiritual well-being and caregiver burden in Alzheimer's caregivers », *Geriatric Nursing*, vol. 26, nº 3, 2005, p. 154-161.

Stabin, M.G. et H. Breitz. « Breast milk secretion of radiopharmaceuticals ; mechanisms, findings, and radiation dosimetry », *Journal of Nuclear Medicine*, vol. 41, nº 5, 2000, p. 863-873.

« Staying healthy : Vigilance pays off in preventing falls », *Harvard Health Letter*, vol. 24, nº 6, 1999, p. 1.

Stegeman, C.A. « Oral manifestations of diabetes », *Home Healthcare Nurse*, vol 23, nº 4, 2005, p. 233-240.

Steiner, M.E. et G.J. Despotis. « Transfusion algorithms and how they apply to blood conservation : The high-risk cardiac surgical patient », *Oncology Clinics of North America*, vol. 21, nº 1, 2007, p. 177.

Stockert, P.A. « Getting UTI patients back on track », *RN Magazine*, vol. 62, nº 3, 1999, p. 49.

Strimike, C.L., J.M. Wojcik et B.A. Stark. « Incision care that really cuts it », *RN Magazine*, vol. 60, nº 7, 1997, p. 22.

Sullivan, C.S., J. Logan et K.M. Kolasa. « Medical nutrition therapy for the bariatric patient », *Nutrition Today*, vol. 41, nº 5, 2006, p. 207-212.

Summer, C.H. « Recognizing and responding to spiritual distress », *American Journal of Nursing*, vol. 98, nº 1, 1998, p. 26.

Szymanski, L. et B. King. « Practice parameters for the assessment and treatment of children, adolescents, and adults with mental retardation and comorbid mental disorders », *Journal of the American Academy of Child & Adolescent Psychiatry* (suppl. 12), vol. 38, décembre 1999.

Tabian, O.C., U. Anderson, R. Besser et autres. « Guidelines for preventing health-care associated pneumonia, 2003 – Recommendations of CDC and Healthcare Infection Control Practices Advisory Committee », *MMWR*, vol. 53, nº RR03, mars 2004, p. 1-36.

« Taking Control of Stress », Harvard Health Publications, Sandy, Tex., suppl. spécial, 2007.

« The changing concept of sudden infant death syndrome : Diagnostic coding shifts, controversies regarding the sleep environment, and new variations to consider in reducing risk », *Pediatrics*, vol. 116, nº 5, 2005, p. 1245-1255.

Thom, T. et autres. « Heart disease and stroke statistics – 2006 update : A report from the American Health Association Committee and Stroke Statistics Subcommittee », *Circulation*, vol. 113, 2006, p. e85-e151.

Tiemey, M. et autres. « Risk factors for harm in cognitively impaired seniors who live alone : A prospective study », *Journal of the American Geriatric Society*, vol. 52, nº 9, 2004, p. 1435-1441.

Travers, P.L. « Autonomic dysreflexia : A clinical rehabilitation problem », *Rehabilitation Nursing*, vol. 24, nº 1, 1997, p. 19.

Travers, P.L. « Poststroke dysphagia : Implications for nurses », *Rehabilitation Nursing*, vol. 24, nº 2, 1999, p. 69.

Travis, S. « Caring for you, caring for me : A ten-year caregiver educational initiative of the Rosalynn Carter Institute for Human Development », *Health and Social Work*, mai 2006.

Trendali, J. « Concept analysis : Chronic fatigue », *Journal of Advanced Nursing*, vol. 32, nº 5, 2005, p. 126-131.

Turkowski, B.B. « Managing insomnia », *Orthopedic Nursing*, vol. 25, nº 5, 2006, p. 339-345.

Turnbough, L. et L. Wilson. « Take your medicine : Nonadherence issues in patients with ulcerative colitis », *Gastroenterology Nursing*, vol. 30, nº 3, 2007, p. 212-217.

Ufema, J. « Reflections on death and dying », *Nursing 99*, vol. 29, nº 6, 1999, p. 96.

« Understanding transcultural nursing », *Nursing 2005*, vol. 35, nº 1 (suppl. Career Directory), 2005, p. 14-23.

University of Iowa, Gerontological Nursing Interventions Research Center. « Acute Confusion/Delirium », *Research Dissemination Core*, 1998.

US Environmental Protection Agency. « Smog – Who does it hurt ? What you need to know about ozone and your health », *Public information brochure*, Washington, DC, 1999.

Vacca, V.M. et S. Violett. « Teamwork integral to treating cerebral arteriovenous malformation », *Nursing Critical Care*, vol. 3, nº 3, 2008, p. 20-27.

« Vigilance pays off in preventing falls », *Harvard Health Letter*, vol. 24, nº 6, 1999, p. 6-7.

Walker, B.L. « Preventing falls », *RN*, vol. 61, nº 5, 1998, p. 40.

Walker, D. « Back to basics : Choosing the correct wound dressing », *American Journal of Nursing*, vol. 96, nº 9, 1996, p. 35.

Waliston, B.S. et K.A. Wallston. « Locus of control and health : A review of the literature », *Health Education Monographs*, University of South Florida, printemps 1978(rév. 11 jan 1999), p. 107-117.

Wallhagen, M., E. Pettengill et M. Whiteside. « Sensory impairment in older adults, Part 1 : Hearing loss », *American Journal of Nursing*, vol. 106, nº 10, 2006, p. 40-49.

Warms, C.A., J.M. Marshal, A.J. Hoffman et autres. « There are a few things you did not ask about my pain : Writing in the margins of a survey questionnaire », *Rehabilitation Nursing*, vol. 30, nº 6, 2006, p. 248-256.

Watson, R. et autres. « The relationship between caregiver burden and self-care deficits in former rehabilitation patients », *Rehabilitation Nursing*, vol. 23, nº 5, 1998, p. 258.

Waugh, K.G. « Measuring the right angle », *Rehabilitation Management*, vol. 18, nº 1, 2005, p. 40-47.

Weeks, S.M. « Caring for patients with heart failure », *Nursing 96*, vol. 26, nº 3, 1996, p. 52.

Wehling-Weepie, A.K. et A. McCarthy. « A healthy lifestyle program : Promoting child health in schools », *The Journal of School Nursing*, vol. 18, nº 6, 2002, p. 322.

Weinhouse, C.L. et R.J. Schwab. « Sleep in the critically ill patient », *Sleep*, vol. 29, 2006, p. 707-715.

Weiss, B. « When a family member requires your care », *RN*, vol. 68, nº 4, 2005, p. 63-65.

Wheeler, M.S. « Pain assessment and management in the patient with mild to moderate cognitive impairement », *Home Healthcare Nurse*, vol. 24, nº 6, 2006, p. 354-359.

Wheeler, S.U. et K. Houston. « The role of diversional activities in the general medical hospital setting », *Holistic Nursing Practice*, vol. 19, nº 2, 2005, p. 67-69.

Whetstone, L. et S. Morrissey. « Children at risk : The association between perceived weight status and suicidal thoughts and attempts in middle school youth », *Journal of School Health*, vol. 77 nº 2, 2007, p. 59-66.

Whiteman, K. et C. McCormick. « When your patient is in liver failure », *Nursing 2005*, vol. 35, nº 4, 2005, p. 58-63.

Whiteside, M.M., M.I. Wallhagen et E. Pettengill. « Sensory impairment in older adults, Part 2 : Vision loss », *American Journal of Nursing*, vol. 106, nº 11, 2006, p. 52-61.

Whitfield, W. « Research in religion and mental health. Naming of parts – Some reflections », *International Journal of Psychiatric Nursing Research*, vol. 8, nº 1, 2002, p. 891-896.

Whittle, H. et autres. « Nursing management of pressure ulcers using a hydrogel dressing protocol : Four cases studies », *Rehabilitation Nursing*, vol. 21, nº 5, 1996, p. 237.

Williams, A.M. et S.B. Deaton. « Phantom limb pain : Elusive, yet real », *Rehabilitation Nursing*, vol. 22, nº 2, 1997, p. 73.

Wipke-Tevis, D.D. et W. Sae-Sia. « Caring for vascular leg ulcers », *Home Healthcare Nurse*, vol. 22, nº 4, 2004, p. 237-247.

Woods, D.L., R.F. Craven et J. Whitney. « The effect of therapeutic touch on behavioral symptoms of persons with dementia », *Alternative Therapies in Health and Medicine*, vol. 11, nº 1, 2005, p. 66-74.

Woods, D.L. et M. Dimond. « The effect of therapeutic touch on agitated behavior and cortisol in persons with Alzheimer's disease », *Biological Research for Nursing*, vol. 4, nº 2, 2002, p. 104-114.

Wooten, J.M. « OTC laxatives aren't all the same », *RN*, vol. 69, nº 9, 2006, p. 78.

Wung, S. et T. Kozik. « Electrocardiographic evaluation of cardiovascular status », *Journal of Cardiovascular Nursing*, vol. 23, nº 2, 2008, p. 169-174.

Wyman, J.F. « Behavioral interventions for the patient with overactive bladder », *Journal of Wound, Ostomy and Continence Nursing*, vol. 32, nº 3 (suppl.), 2005, p. 11-15.

Wyman, J.F. « Treatment of urinary incontinence in men and older women », *American Journal of Nursing* (suppl. State of the Science on Urinary Incontinence), vol. 103, nº 3, 2003, p. 26.

Wyman, J.F. et autres. « Comparative efficacy of behavioral interventions in the management of female urinary incontinence », *American Journal of Obstetrics and Gynecology*, vol. 179, nº 4, 1998, p. 999.

Yawn, B. et autres. « Identification of women's coronary heart disease risk factors prior to first myocardial infarction », *Journal of Women's Health*, vol. 13, nº 10, 2004, p. 1087-1096.

Zimmario, D. et autres. « Supplementation with dietary fiber improves fecal incontinence », *Nursing Research*, vol. 50, nº 4, 2001, p. 203-213.

Zink, E.K. et K. McQuillan. « Managing traumatic brain injury », *Nursing 2005*, vol. 35, nº 9, 2005, p. 36-43.

A

D

E

F

G

H

I

K-L

M

R

S

T

U-V

W-Z

DIAGNOSTICS INFIRMIERS GROUPÉS SUIVANT LES MODES FONCTIONNELS DE SANTÉ DE GORDON[1]

1. D'après Marjory Gordon, *Manual of Nursing Diagnosis*, 12e éd., Toronto, Jones & Bartlett, 2010.

Activité et exercice

Sommeil et repos

Cognition et perception

Perception de soi

Relation et rôle

Sexualité et reproduction

Adaptation et tolérance au stress